조경남 원장이 제안한 질환별 명약 처방

흔한 약초가 사람을 살린다

흔한 약초가 사람을 살린다

초판인쇄 | 2018년 7월 6일
초판발행 | 2018년 7월 10일

지 은 이 | 조경남
펴 낸 이 | 고명흠
펴 낸 곳 | 푸른행복

출판등록 | 2010년 1월 22일 제312-2010-000007호
주　　소 | 경기도 고양시 덕양구 통일로 140(동산동)
　　　　　　삼송테크노밸리 B동 329호
전　　화 | (02)3216-8401 / **팩스** (02)3216-8404
E-MAIL | munyei21@hanmail.net
홈페이지 | www.munyei.com

ISBN 979-11-5637-090-1 (13510)

※ 이 책의 내용을 저작권자의 허락없이 복제, 복사, 인용, 무단전재하는 행위는 법으로 금지되어 있습니다.
※ 잘못된 책은 바꾸어 드립니다.
※ 이 도서의 국립중앙도서관 출판예정도서목록(CIP)은 서지정보유통지원시스템 홈페이지(http://seoj.nl.go.kr)와
　국가자료공동목록시스템(http://www.nl.go.kr/kolisnet)에서 이용하실 수 있습니다.(CIP제어번호: CIP2018018133)

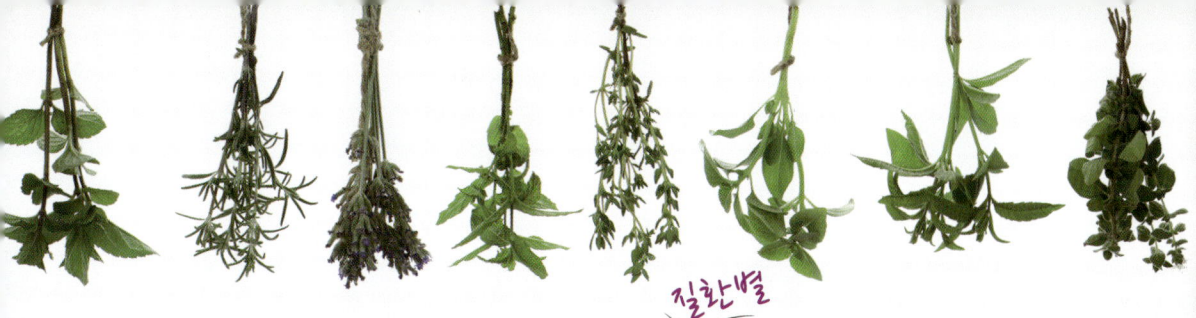

조경남 원장이 제안한 질환별 명약 처방

흔한 약초가 사람을 살린다

🎁 질병 치료 처방전 상세 수록

조경남 지음

푸른행복

머리말

지난 10여 년 동안 필자는 건강을 주제로 책을 써왔다. 펜을 든다는 것은 각고(刻苦)의 노력이 필요하다. 실제로 저술하는 동안에는 체중은 줄고 얼굴빛이 어두워진다. 그리고 잠시 펜을 놓을 때는 살이 오르고 피로감도 사라진다. 그래서 탈고(脫稿)하면 다시는 책을 쓰지 않으리라 굳게 다짐을 하는데 책 내용을 실천한 결과 건강해졌다는 독자들의 이야기가 들려오면 다시 펜을 들 수밖에 없다.

이 책의 주제는 '약초'이다. 아픈 사람이라면 한 번쯤 관심을 갖게 되는 약초……. 하지만 접하기 어렵고 생활에 적용하기도 쉽지 않은 것이 현실이다. 이에 필자는 약초의 효능을 명확하게 이해할 수 있도록 자세하게 설명하였고, 이를 활용할 수 있는 방법을 제시하였다. 약초(藥草)는 즐거움[樂]을 선물하는 풀[草]이다. 약초를 배우는 과정도 즐겁지만 그것을 활용하여 몸이 건강해지면 더욱 즐겁다.

이 책에는 84종의 약초와 10종의 약용 버섯이 수록되어 있다. 84종의 약초는 실제 임상에서 활용도가 가장 높은 것들이다. 한의학을 전공한 전문가들이 흔히 사용하는 약초들이고 과학적으로 효과가 입증된 것들이다. 방송에서 특정 약초가 소개되면 '광풍'이 몰아치다가 얼마 가지 않아서 시들해지는 그런 약초가 아니라 수천 년에 걸쳐 효과가 입증된 약초이다. 책의 설명을 읽고 제시하는 대로 활용한다면 부작용 없는 치료제를 얻게 될 것이다. 이 책에 나오는 약초는 독성이 없을 뿐 아니라, 몇 가지 약초를 함께 활용하더라도 간에 부담이 없다. 질병을 예방하는 차원이라면 가정에서 차 대용으로 활용하면 좋을 것이고, 질병을 치료할 목적이라면 책에서 제시하는 용량과 용법을 참고하여 진하게 달이거나 분말 또는 환으로 만들어 복용하면 좋을 것이다. 또한 10종의 약용 버섯은 대다수가 《동의보감》에 나오는 것으로 현대에 이르러 항암효과가 알려지면서 세간의 주목을 받고 있는 것들이다.

이 책에 나오는 약초와 친구 삼아 살아간다면 건강한 100세 시대를 맞이하리라 생각한다. 우리의 기억에 남아 있는 어린 시절의 자연처럼, 지금 우리 곁에 있는 자연은 여전히 우리를 돌보고 아픈 곳을 치료하는 엄마와 같다. 아픈 배를 만져주는 엄마의 따뜻한 손처럼 자연은 약초라는 손을 내밀어 아픈 곳을 감싸준다.

　책이 나오기까지 도움을 주신 분들께 진심으로 감사드린다. 필자는 자랑스러운 경희대학교 후배들의 노고를 잊지 않으리라. 또한 한국약초회 회원들의 응원도 평생 기억할 것이다. 약초회 회원들의 말 한마디가 필자에게는 힘이 되었고, 새로운 길을 여는 지혜가 되었음을 고백한다. 끝으로 사랑스러운 아들과 딸 그리고 마음의 응원군인 아내에게 사랑과 감사의 마음을 전한다.

대모산 기슭에서
지은이 씀

차례

머리말 • 4

제1장 약초 사용 전 알아두기

01 약초의 명칭 • 18
02 약초의 채취 • 22
03 약초를 말리는 방법 • 29
04 약초의 저장법 • 31
05 약초의 복용법 • 32
06 약초의 복용량 • 36
07 약의 복용 시간 • 38
08 약을 복용할 때 금기할 음식 • 39
09 약초의 효능 • 42

제2장 조경남 원장이 알려주는 명약 처방

기운이 없고 위(胃)가 약한 사람에게 처방하는
보중익기탕 • 56

기운이 없고 장(腸)이 약한 사람에게 처방하는
삼령백출산 • 58

급·만성소화불량에 처방하는
향사평위산 • 60

위염, 위궤양에 처방하는
반하사심탕 • 62

위장이 약한 사람의 두통과 어지럼증에 처방하는
반하백출천마탕 • 64

면역력이 떨어졌을 때 처방하는
경옥고 • 67

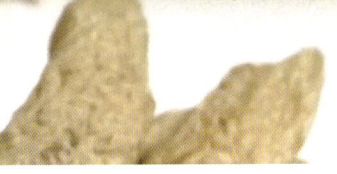
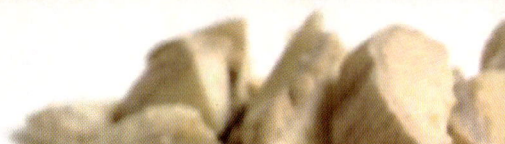

허약체질을 개선할 때 처방하는
공진단 • 69

기초체력이 약해졌을 때 처방하는
연령고본단 • 71

과로를 풀어줄 때 처방하는
쌍화탕 • 74

기관지가 건조한 사람의 기관지염에 처방하는
맥문동탕 • 76

노인성 천식에 처방하는
소자강기탕 • 78

기력이 없는 노인의 만성기침에 처방하는
오과다 • 81

만성비염, 비후성 비염에 처방하는
신이고 • 83

요통과 허리디스크에 처방하는
독활기생탕 • 85

퇴행성관절염에 처방하는
대방풍탕 • 88

류머티즘성 관절염에 처방하는
대강활탕 • 91

다발성 통증에 처방하는
영선제통음 • 93

빈혈과 혈액순환 장애에 처방하는
사물탕 • 96

생리불순과 불임증에 처방하는
조경종옥탕 • 98

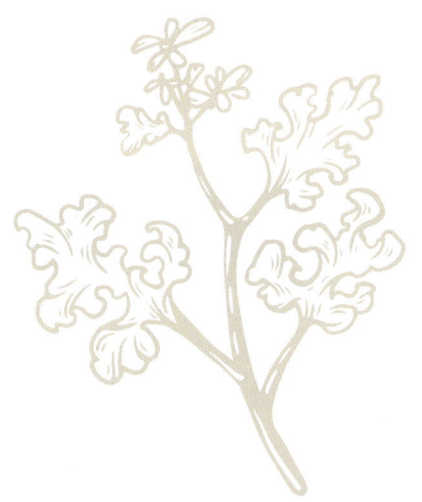

몸이 약하고 냉이 많은 여성에게 처방하는
비원전 • 101

스트레스가 많은 여성의 생리통에 처방하는
칠제향부환 • 103

면역력이 떨어진 사람의 대상포진에 처방하는
탁리소독음 • 106

불면증과 우울증에 처방하는
귀비탕 • 109

갱년기장애에 처방하는
소요산 • 111

스트레스로 인한 신경쇠약에 처방하는
분심기음 • 113

간염과 지방간에 처방하는
인진오령산 • 116

생식기 주변에 습진이 있을 때 처방하는
용담사간탕 • 118

제3장 약초가 사람을 살린다

01 혈액을 보충하는 약초

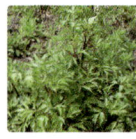
당귀(참당귀)
124

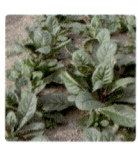
숙지황(지황)
129

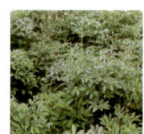
작약(작약)
134

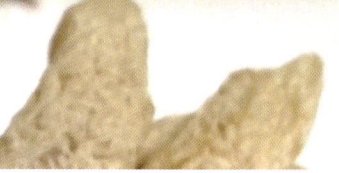
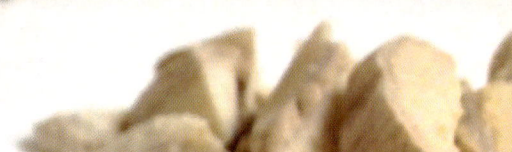

02 기력을 보충하는 약초

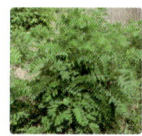
황기(황기)
140

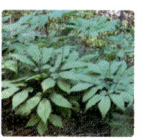
인삼(인삼)
146

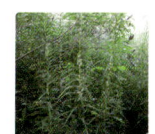
황정(층층둥굴레)
152

03 정력을 강화하는 약초

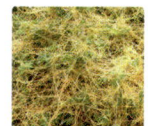
토사자(실새삼)
158

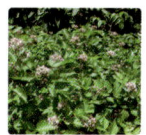
복분자(복분자딸기)
163

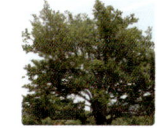
산수유(산수유나무)
167

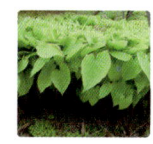
음양곽(삼지구엽초)
172

04 기관지를 보호하는 약초

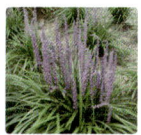
맥문동(맥문동)
178

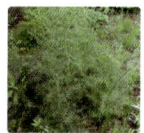
천문동(천문동)
182

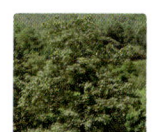
호도(호두나무)
187

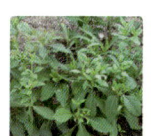
사삼(잔대)
192

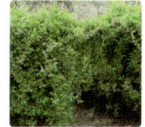
오미자(오미자)
197

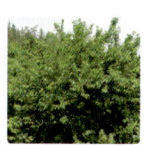
상심자(뽕나무)
202

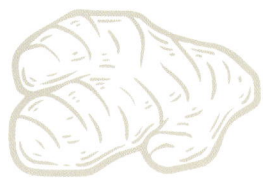

05 기관지염을 치료하는 약초

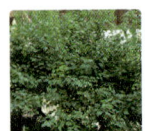
행인(살구나무)
208

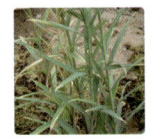
절패모(중국패모)
212

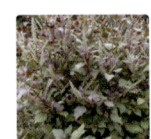
자소자(차즈기)
216

06 편도염을 치료하는 약초

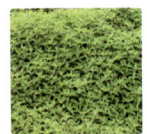
박하(박하)
222

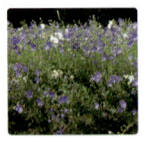
길경(도라지)
226

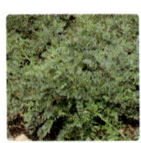
감초(감초)
230

07 허리통증과 무릎통증을 치료하는 약초

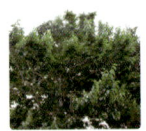
두충(두충)
236

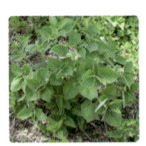
속단(속단)
241

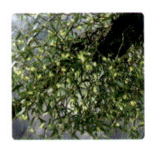
곡기생(겨우살이)
246

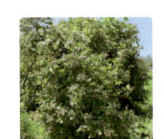
오가피(오갈피나무)
252

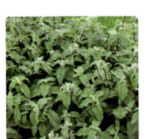
우슬(쇠무릎)
256

08 근육통과 신경통을 치료하는 약초

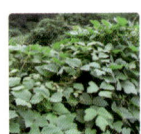
갈근(칡)
262

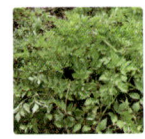
강활(강활)
268

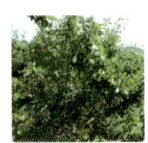
모과(모과나무)
272

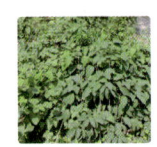
위령선(으아리)
276

09 두통을 치료하는 약초

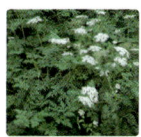
천궁(천궁)
282

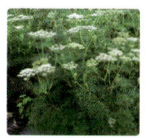
고본(고본)
286

10 간질환을 치료하는 약초

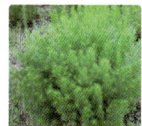
인진(사철쑥)
292

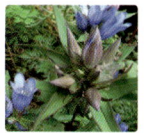
용담초(용담)
296

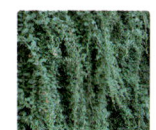
구기자(구기자나무)
300

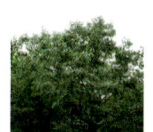
지구자(헛개나무)
305

11 소화불량을 치료하는 약초

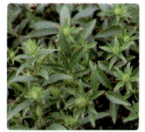
창출(모창출)
310

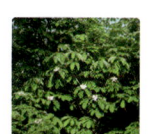
후박(일본목련)
315

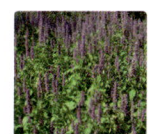
곽향(배초향)
320

12 위염을 치료하는 약초

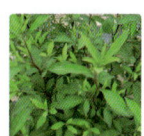
백출(삽주)
326

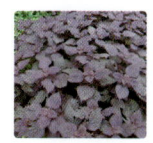
자소엽(차즈기)
331

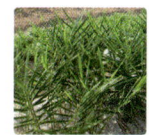
생강(생강)
336

13 장염을 치료하는 약초

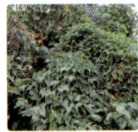
산약(마)
342

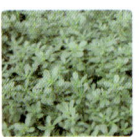
마치현(쇠비름)
347

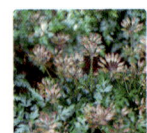
황련(황련)
352

14 안질환을 치료하는 약초

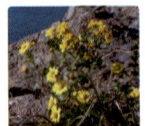
감국(감국)
358

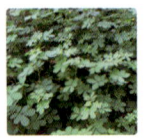
결명자(결명자)
362

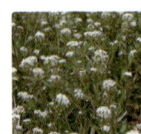
제채(냉이)
366

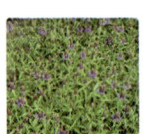
하고초(꿀풀)
370

15 비염과 축농증을 치료하는 약초

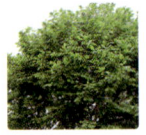
신이(목련)
376

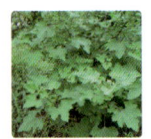
창이자(도꼬마리)
381

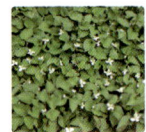
어성초(약모밀)
385

16 울화병을 치료하는 약초

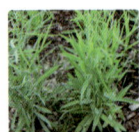
시호(시호)
390

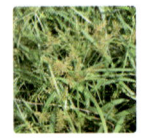
향부자(향부자)
395

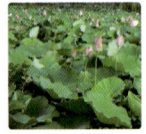
연자육(연꽃)
400

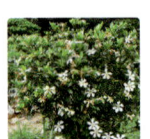
치자(치자나무)
405

17 자궁질환을 치료하는 약초

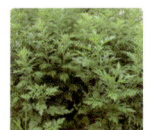
애엽(쑥)
412

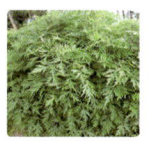
익모초(익모초)
416

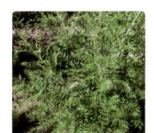
고삼(고삼)
421

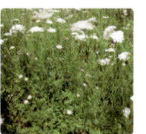
사상자(사상자)
426

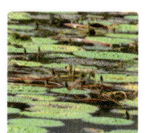
검인(가시연꽃)
431

18 뇌질환을 치료하는 약초

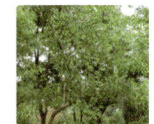
산조인(묏대추나무)
436

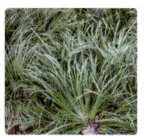
석창포(석창포)
441

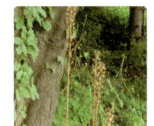
천마(천마)
445

19 잇몸질환을 치료하는 약초

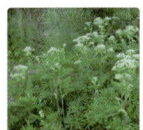
백지(구릿대)
450

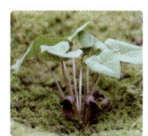
세신(족도리풀)
454

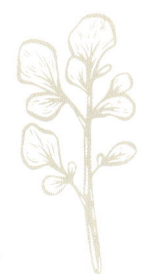

20 소변질환을 치료하는 약초

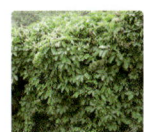
목통(으름덩굴)
460

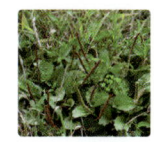
차전자(질경이)
464

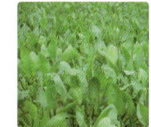
택사(질경이택사)
469

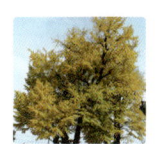
백과(은행나무)
473

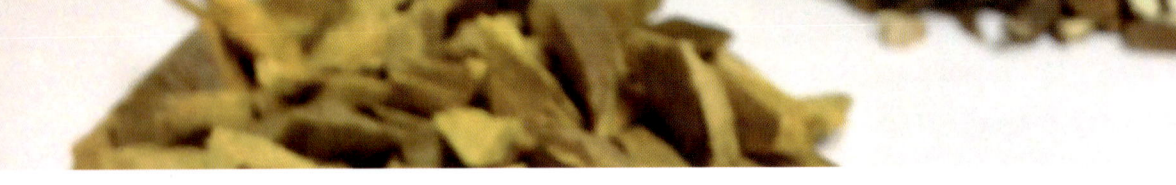

21 피부질환을 치료하는 약초

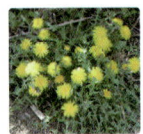
포공영(민들레)
480

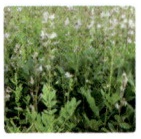
백선피(백선)
485

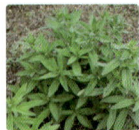
자근(지치)
489

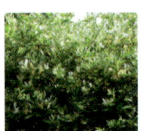
금은화(인동덩굴)
493

22 고지혈증을 개선하는 약초

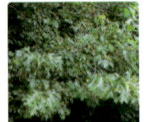
산사(산사나무)
500

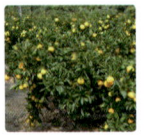
진피(귤나무)
505

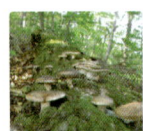
마고(표고)
510

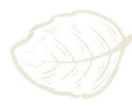

23 출혈을 멎게 하는 약초

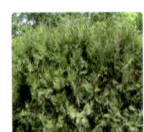
측백엽(측백나무)
514

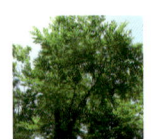
괴화(회화나무)
519

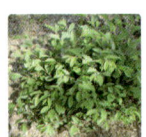
지유(오이풀)
524

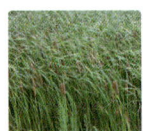
포황(부들)
528

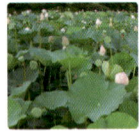
우절(연꽃)
532

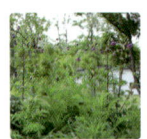
대계(엉겅퀴)
537

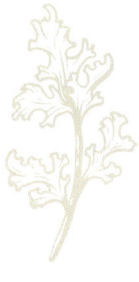

24 약용 버섯

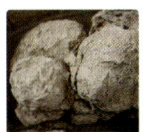
복령
542

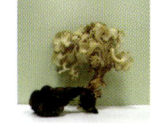
저령
545

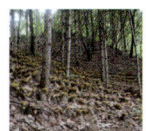
영지(불로초)
547

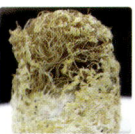
동충하초
549

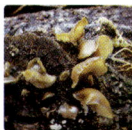
목이
551

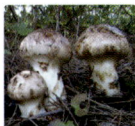
송이
553

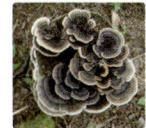
운지(구름송편버섯)
556

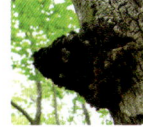
차가버섯
(자작나무시루뻔버섯)
558

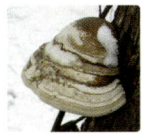
말굽버섯
560

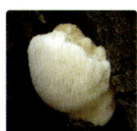
노루궁뎅이
562

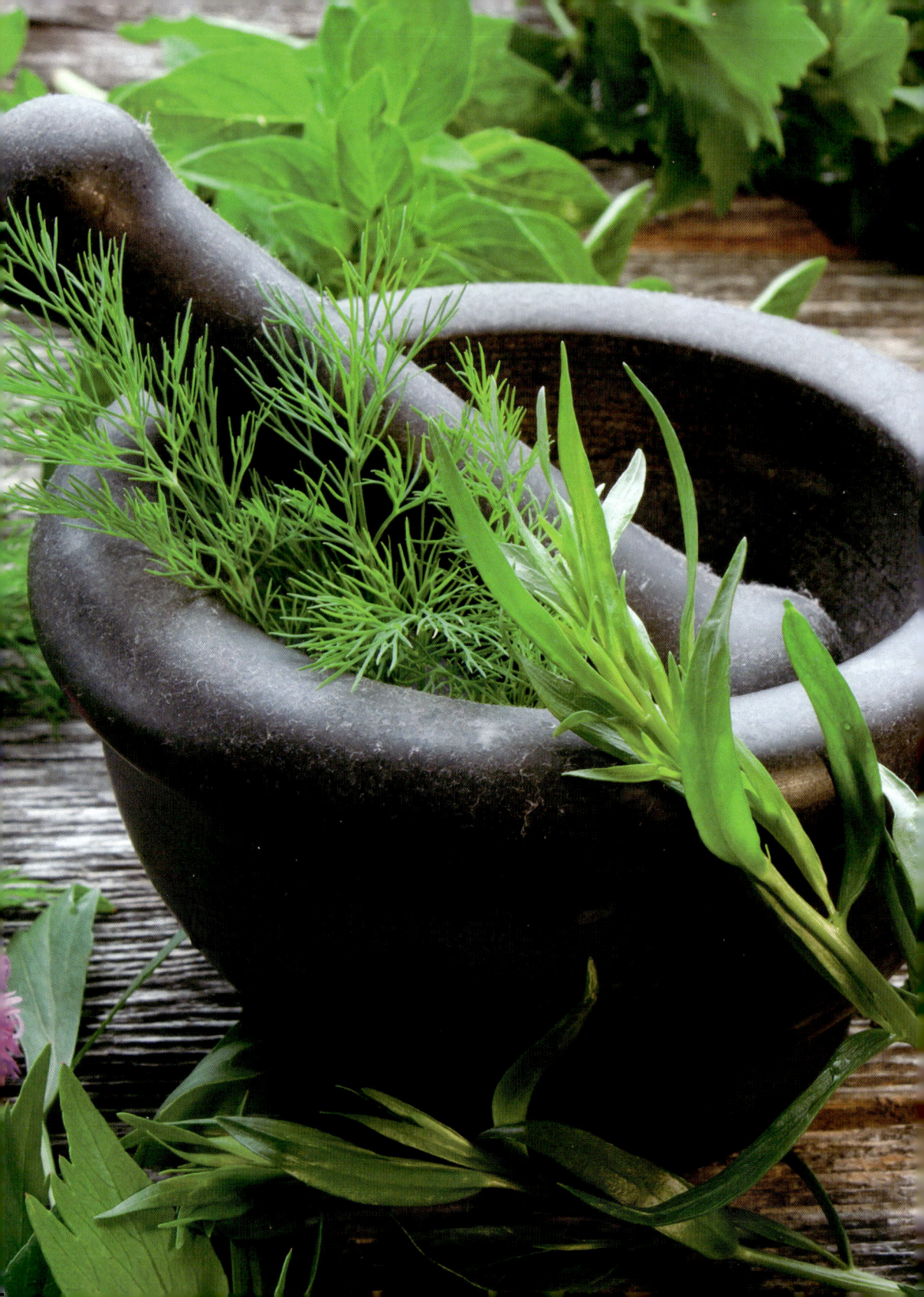

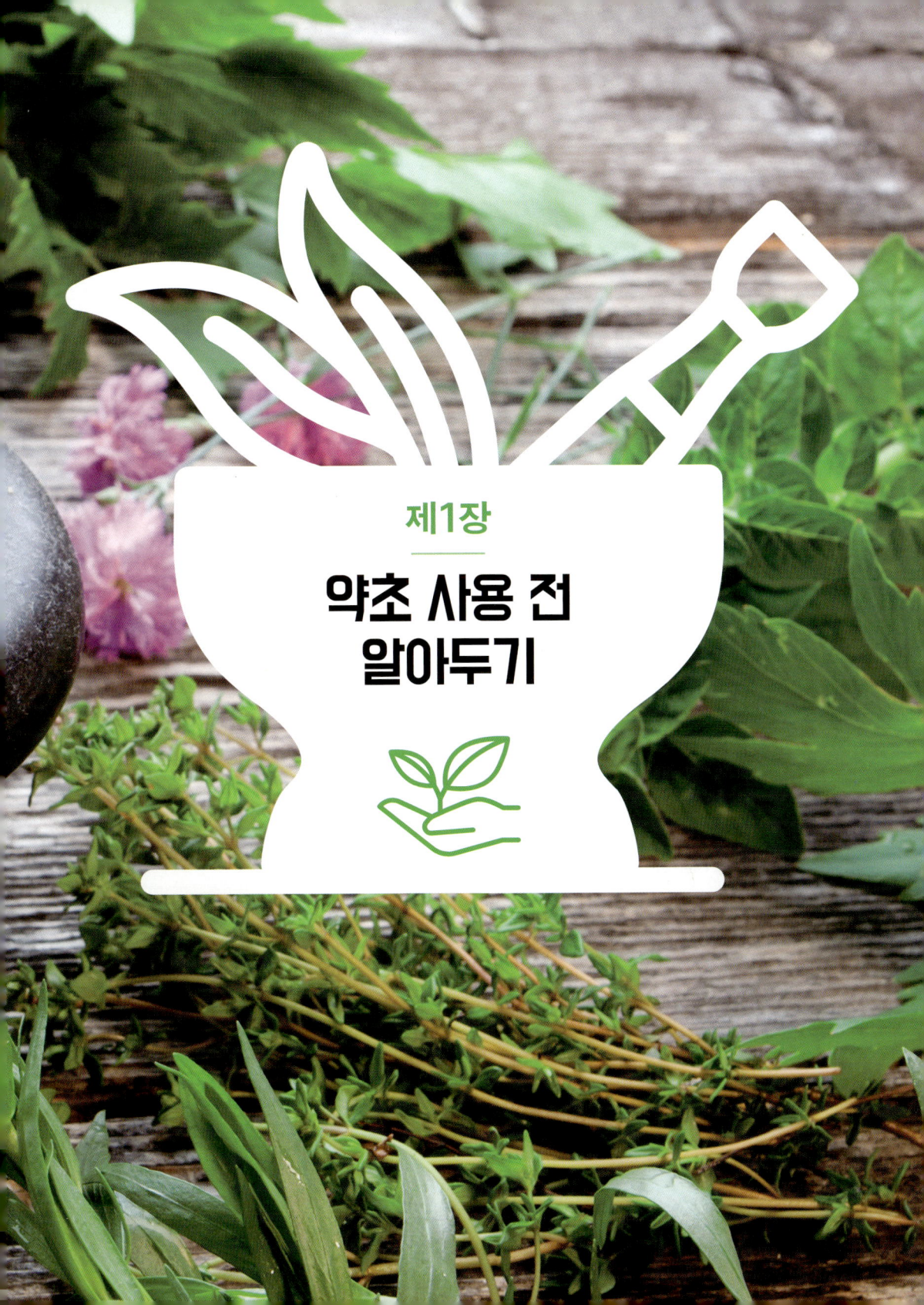

제1장

약초 사용 전 알아두기

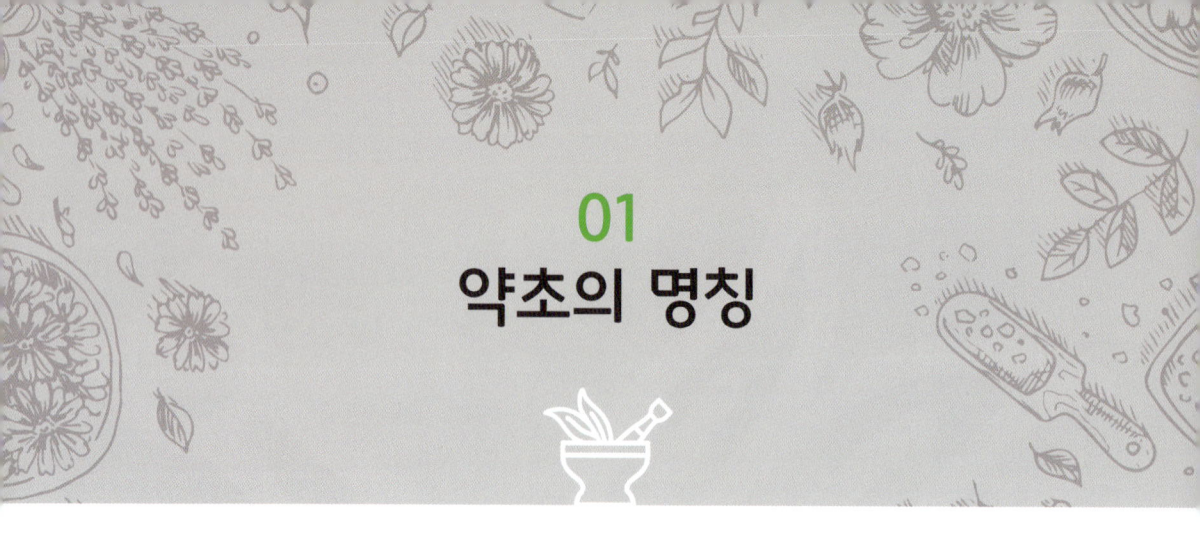

01 약초의 명칭

한의학에서는 약초의 명칭을 한(漢)나라의 것을 그대로 사용하는 경우가 많아 우리나라 고유의 명칭이 차츰 사라지고 있어 아쉽다. 예를 들어 '너삼'이 고삼(苦蔘)으로, '멧미나리'가 시호(柴胡)로, '족도리풀'이 세신(細辛)으로 불린다. 하지만 세상만사(世上萬事) 잃은 것이 있으면 얻은 것도 있을 것이고, 얻은 것이 있으면 잃게 되는 것이 생기는 법이다. 한나라에서 사용했던 약초의 명칭은 약초를 구분하기 위한 꼬리표가 아니었다. 명칭 속에는 약초의 맛과 성질, 효능, 산지, 약용 부위 등이 고스란히 담겨 있다. 따라서 약초의 이름만 이해해도 약초를 절반은 아는 셈이 된다.

🌿 약초의 산지에 따른 명칭

- **천궁(川芎)**: 천궁의 뿌리줄기로, 본래 '궁궁(芎藭)'이라고 했는데, 한자로 쓸 때 획이 너무 많아 쓰기 어려울 뿐 아니라 중국 쓰촨성[四川省]에서 산출되는 것이 최상품이기 때문에 지금은 쓰촨성의 '川' 자를 넣어 천궁(川芎)이라고 부른다. 현재 우리나라에서 많이 재배되고 있다.
- **촉초(蜀椒)**: 초피나무의 열매껍질로, 촉(蜀)나라, 즉 지금의 중국 쓰촨성에서 생산되었다고 하여 촉초(蜀椒) 또는 천초(川椒)라고 부른다. 추어탕에 향신료로 들어간다.

🌱 약초의 성질과 형색에 따른 명칭

- **황기(黃耆)**: 황기의 뿌리로, 색이 노랗고 맛이 달며 성질이 화평(和平)하므로 약초 중에서 장로(長老)와 유사하다고 하여 붙여진 이름이다. '기(耆)'는 60~70세가 넘은 어른, 스승, 장로라는 뜻이 있다. 부작용 없이 사용할 수 있는 소중한 약초이다.
- **우슬(牛膝)**: 쇠무릎의 뿌리로, 지상부 마디마디가 소의 무릎과 비슷하게 생겼다고 하여 붙여진 이름이다. 하반신으로 혈액순환을 촉진하는 효능이 있다.
- **세신(細辛)**: 족도리풀의 뿌리로, 뿌리가 가늘고 맛이 매워서 붙여진 이름이다. 치통과 구취를 없애는 효능이 있고 은단과 박하사탕의 원료이기도 하다.

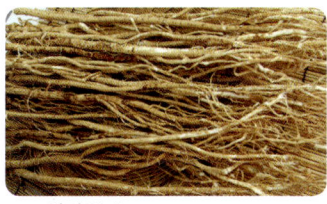
▲ 황기(황기)

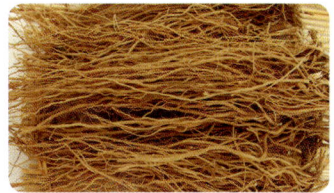
▲ 우슬(쇠무릎)

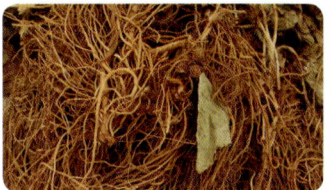
▲ 세신(족도리풀)

🌸 약초의 생태에 따른 명칭

- **토사자(兎絲子)**: 새삼 또는 실새삼의 씨앗으로, 처음 나왔을 때 뿌리의 모양이 토끼와 비슷하고, 실처럼 가늘고 긴 줄기가 다른 식물을 감고 올라가기 때문에 이 이름이 붙여졌다. 식물성 영양제라고 불릴 정도로 몸을 보(補)하는 효능이 뛰어나다.
- **차전자(車前子)**: 질경이의 씨앗으로, 우마차(牛馬車)가 지나간 수레바퀴 자국 사이사이에서 자생하므로 이 이름이 붙여졌다. 전립선질환에 효과가 있다.
- **인진(茵蔯)**: 사철쑥의 지상부로, 해를 넘긴 묵은[陳] 줄기로 인(因)하여 새싹이 난다는 뜻에서 붙여진 이름이다. 인진은 간을 돕는 중요한 약초이다.

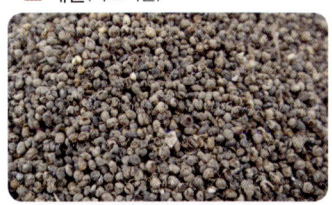
▲ 토사자(새삼 또는 실새삼)

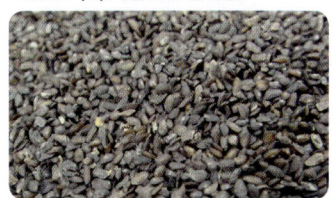
▲ 차전자(질경이)

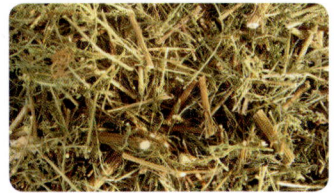
▲ 인진(사철쑥)

🌾 약초의 효능에 따른 명칭

- **방풍**(防風): 방풍의 뿌리로, 풍사(風邪)를 다스리며 중풍의 예방 등에 효과가 있다는 데서 붙여진 이름이다.
- **당귀**(當歸): 참당귀 또는 일당귀의 뿌리로, 당연히 (혈액을) 제자리로 돌아가게 한다는 뜻에서 붙여진 이름이다. 부족한 혈액을 보충하는 효능이 있어 다양한 질환에 폭넓게 이용된다.
- **결명자**(決明子): 결명자의 씨앗으로, 시야를 열고[決] 밝게[明] 하는 효능이 있어서 붙여진 이름이다. 결명자는 안질환은 물론 고혈압에도 효과가 있는 약초이다.

🌿 약초와 관련된 이야기에 따른 명칭

- **복분자**(覆盆子): 복분자딸기의 덜 익은 열매로, 이것을 복용한 후 소변줄기의 힘이 강해져서 항아리[盆: 요강]를 뒤집었다[覆]는 이야기에서 유래한 이름이다. 복분자는 남성뿐 아니라 여성에게도 좋은 약초이다.
- **두충**(杜冲): 두충의 줄기껍질로, 두중(杜仲)이라는 사람이 이 약초를 복용하고 득도(得道)하였다는 데서 유래한 이름이다. 원래는 그 사람의 이름을 따서 두중이라고 불렀는데, 일반적으로 두충(杜冲)으로 부르고 있다. 두충은 근육을 강화하는 효능이 좋은 약초이다.
- **오배자**(五倍子): 붉나무에 기생하는 벌레집으로, 상인이 이것을 내다팔 때 5배(五倍)의 이익을 얻는다는 말이 있어서 이 이름이 붙여졌다. 구내염, 장염, 기관지염 등에 사용한다.

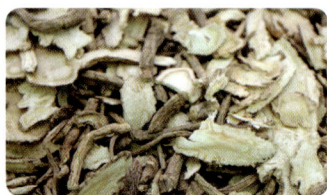

▲ 방풍(방풍)

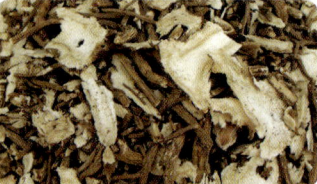

▲ 당귀(참당귀 또는 일당귀)

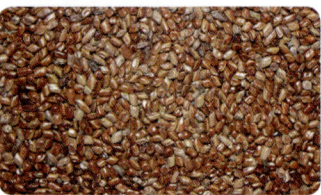

▲ 결명자(결명자)

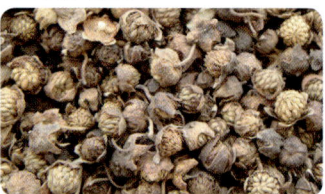

▲ 복분자(복분자딸기)

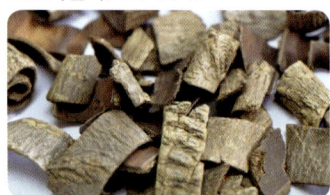

▲ 두충(두충)

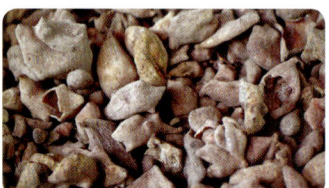

▲ 오배자(붉나무 벌레집)

🌼 약초의 사용 부위에 따른 명칭

- 꽃을 사용하는 약초: 괴화(槐花), 갈화(葛花), 홍화(紅花)
- 열매나 씨앗을 사용하는 약초: 오미자(五味子), 자소자(紫蘇子), 창이자(蒼耳子)
- 잎을 사용하는 약초: 자소엽(紫蘇葉), 애엽(艾葉), 상엽(桑葉)
- 뿌리를 사용하는 약초: 갈근(葛根), 천초근(茜草根), 호장근(虎杖根)
- 껍질을 사용하는 약초: 진피(陳皮), 오가피(五加皮), 백선피(白鮮皮)

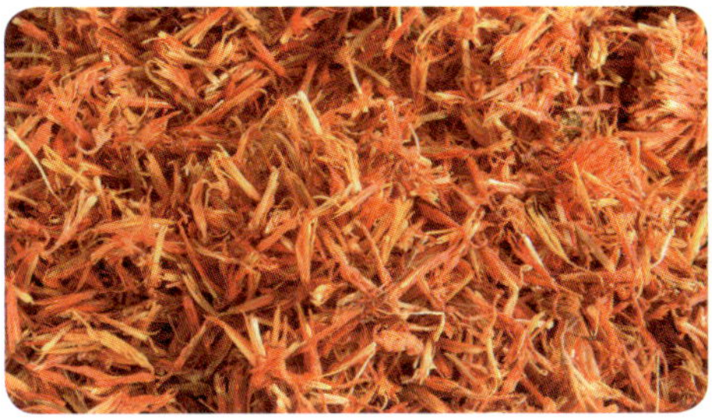

▲ 홍화(잇꽃)

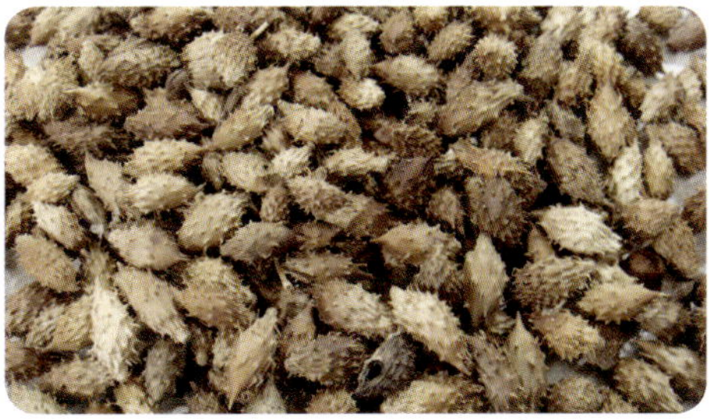

▲ 창이자(도꼬마리)

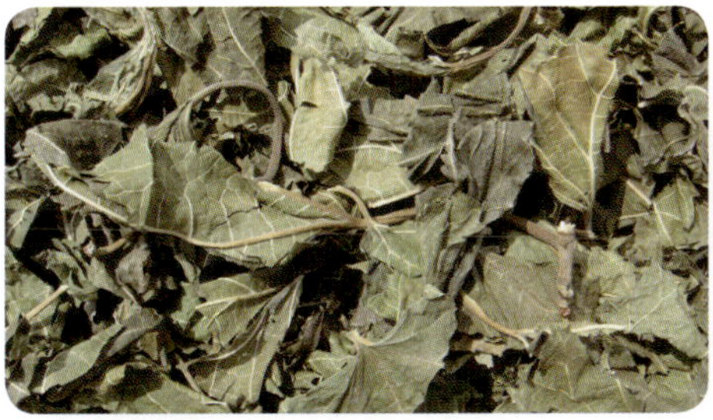

▲ 상엽(뽕나무)

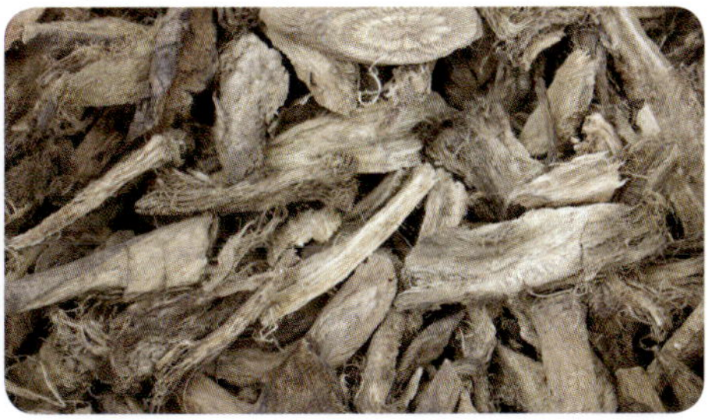

▲ 갈근(칡)

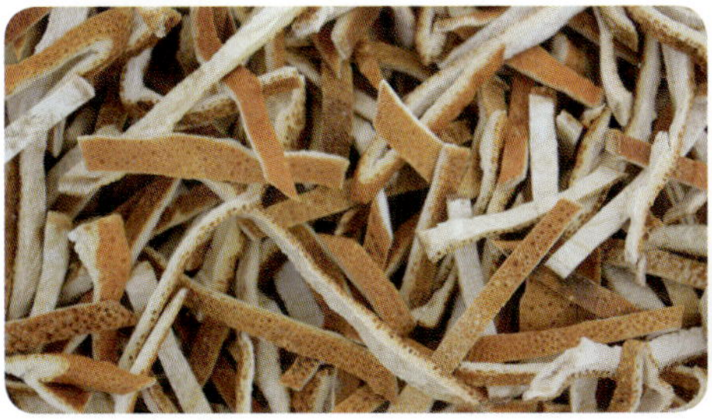

▲ 진피(귤나무)

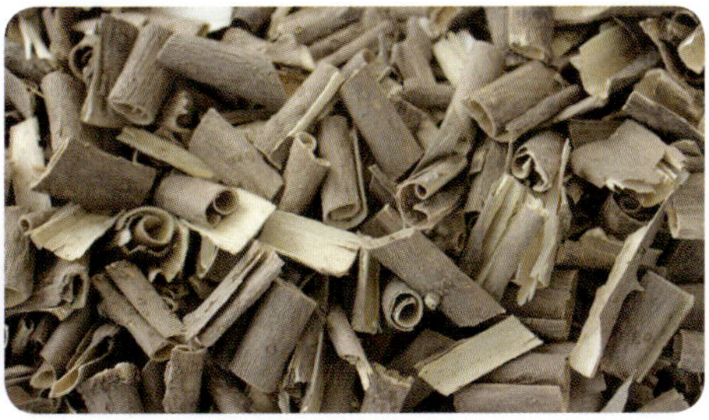

▲ 오가피(오갈피나무)

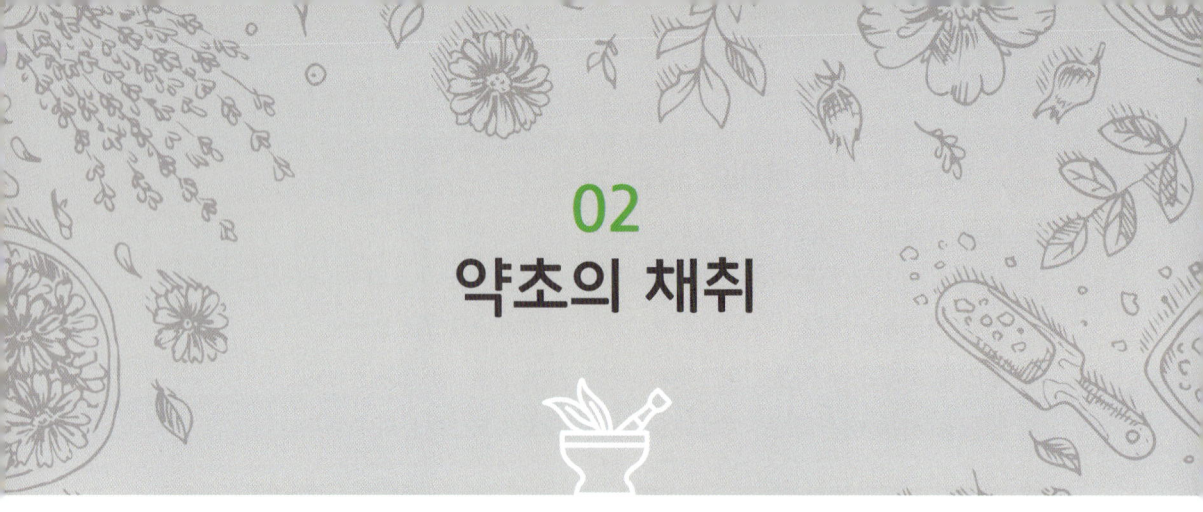

02
약초의 채취

약초의 채취 시기는 약효에 영향을 주기 때문에 매우 중요하다. 시기가 너무 이르거나 너무 늦으면 약의 효과를 기대할 수 없고, 도리어 역작용이나 부작용이 생길 수도 있다. 다음은 채취 시기에 대한 《동의보감》의 설명이다.

> 무릇 약초를 채취하는 시기를 흔히 음력 2월과 8월로 잡는 것은 이른 봄에는 물이 올라 싹트기 시작하나 아직 가지와 잎으로는 퍼지지 않아서 뿌리에 있는 약기운이 아주 진하기 때문이고, 가을에는 가지와 잎이 마르고 진액(津液)이 아래로 내려오기 때문이라고 한다. 그러나 지금까지의 실제 경험에 비추어 보자면, 봄에는 차라리 일찍 캐는 것이 좋고, 가을에는 차라리 늦게 캐는 것이 좋으며 꽃, 열매, 줄기, 잎은 각각 그것이 성숙되는 시기에 따는 것이 좋다. 또한 절기가 일찍 오고 늦게 오는 때가 있으므로 반드시 글에 적힌 대로 음력 2월이나 8월에 채취할 필요는 없는 것이다.

'약(藥)'이라는 말에는 '즐기다[樂]'와 '풀[草]'이라는 뜻이 담겨 있다. 병을 낫게 하여 사람을 즐겁게 해주는 풀. 태초부터 자연은 사람의 행복을 위해 존재하는데, 곡식으로 배를, 꽃으로 눈을, 향기로 코를, 부드러운 바람으로 살결을 즐겁게 한다. 또한 자연은 질병의 고통을 즐거움으로 바꿔주기 위해 초근목피(草根木皮)를 준비하였다. 약(藥)이라는 말을 세부적으로 분석하면 약초를 언제 채취해야 좋은지 알 수 있다.

艸 + 幺 + 白 + 木

'幺(요)'는 어리다는 뜻이고, '白(백)'은 선명하다는 뜻이다. 어리고 선명하다는 것은 식물이 지니고 있는 힘이 최고점을 향해 발현되고 있다는 뜻이다. 과일이나 채소를 고를 때 빛깔이 좋고 싱싱한 것을 선택하는 것처럼 약(藥)으로 사용하기 위해서는 해당 식물의 약성(藥性)이 최대로 발현되는 것을 선택해야 한다. 이는 약초를 채취할 때 가장 중요하게 적용되는 원칙이다.

잎을 사용하는 약초는 잎이 완전히 성숙하기 전에 채취해야 한다. 나무껍질을 사용하는 오가피나 두충은 봄에 진액(津液)이 한창 올라오고 있을 때 채취하는 것이 좋다. 씨앗이나 뿌리도 마찬가지이다. 자연 속에서 그들이 지녀야 할 성질이 가장 잘 발현될 때 채취하여 약으로 사용한다. 초(草)라는 말을 분석하면 더욱 명확해진다.

艸 + 早

'早(조)'는 어리다, 젊다는 뜻이다. 풀[草]이라는 말 자체에 어리다는 의미가 담겨 있다. 생기발랄하게 자라고 있는 상태, 성숙을 위해 분투하고 있는 모습이 그려진다. 약초는 식물이 지니고 있는 성질이 최고점을 향해 발현되고 있을 때 최대의 효과를 나타낸다. 이제 부위별로 언제 채취하는 것이 좋은지 살펴보자.

뿌리를 사용하는 약초

뿌리를 약초로 사용하는 식물은 매우 다양하다. 인삼, 황기, 감초, 백수오 등 우리가 보약이라고 생각하는 약초는 대체로 뿌리를 약으로 사용한다. 그렇다면 약의 기운이 뿌리로 내려가는 시기는 언제일까? 가을이 되어 낙엽이 지고 난 다음, 아니면 이른 봄에 싹이 나오면서 진액이 가지와 잎으로 올라가기 전이다. 즉 뿌리를 사용하는 약초는 가을 이후에 또는 초봄에 채취해야 한다.

예) 사삼(잔대), 길경(도라지), 백지(구릿대), 인삼, 황기, 감초, 천궁, 강활

제1장 약초 사용 전 알아두기

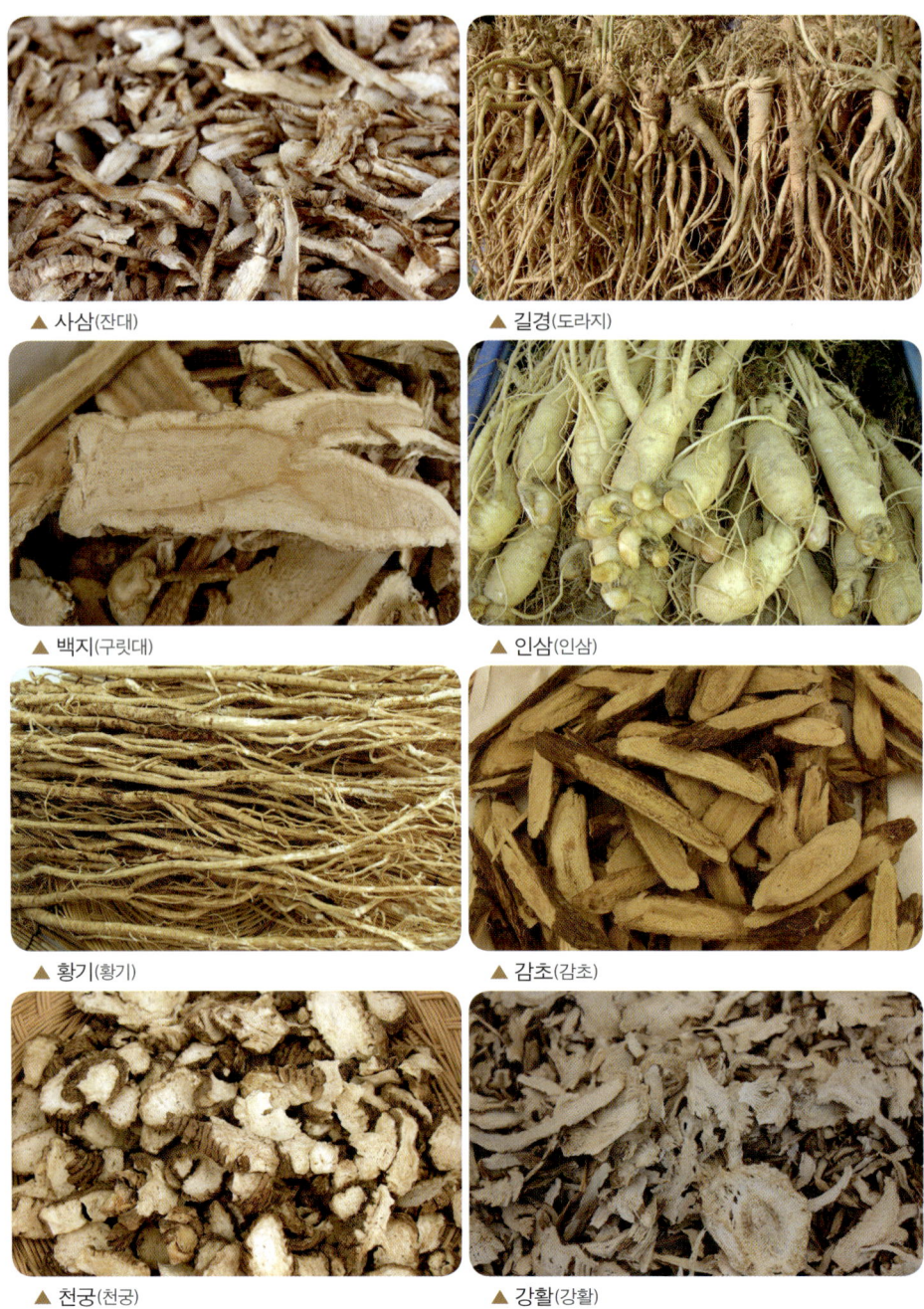

나무껍질을 사용하는 약초

나무껍질을 사용하는 약초는 언제 채취해야 할까? 약의 기운이 최고로 올라와 있을 때는 언제일까를 생각하면 된다. 봄 햇살에 마음이 동(動)한 식물이 땅을 뚫고 올라온다. 앙상했던 가지에 싹이 트고 뿌리는 문어발보다 강한 흡입력으로 지기(地氣)를 끌어당긴다. 이내 나무의 몸통과 가지에 물이 오르기 시작한다. 이렇게 한창 물이 올랐을 때 나무껍질을 채취해야 한다. 잎이 손바닥보다 넓어지는 한여름이 되면 약의 기운이 나무 전체로 퍼지기 때문에 나무껍질의 약효는 약해진다. 낙엽이 지는 가을에도 마찬가지이다. 약의 기운이 뿌리로 향하면 나무껍질은 빈털터리가 된다. 이때 채취한 나무껍질의 약효는 강하지 않다. 결국 나무껍질을 사용하는 약초는 종류에 따라 다르지만 5~6월에 채취하는 것이 좋다.

예) 두충, 오가피(오갈피나무), 해동피(음나무)

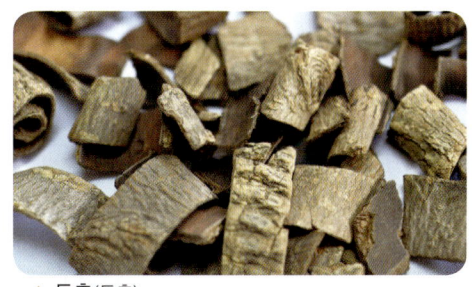
▲ 두충(두충)

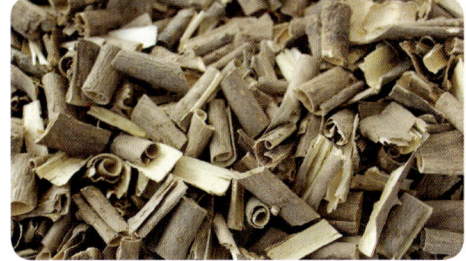
▲ 오가피(오갈피나무)

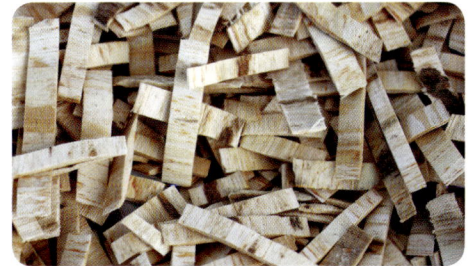
▲ 해동피(음나무)

잎을 사용하는 약초

식물의 잎을 사용하는 약초는 언제 채취해야 할까? 마찬가지로 약의 기운이 잎에 충만할 때 채취해야 한다. 녹찻잎을 따느라 바쁜 손길에서 답을 찾을 수 있다. 녹차는 어린잎을 따서 만든다. 무게로 친다면 성숙한 잎을 채취하는 것이 마땅하겠지만, 효과 면에서는 어린잎이 더 좋다.

잎을 사용하는 약초도 녹찻잎처럼 어렸을 때, 완전히 성장하기 전에 채취해야 한다. 어린잎에는 성장에 필요한 물질(생리활성물질)이 아주 풍부해서 사람이 섭취하면 피로가 풀리거나 손상된 조직이 치료되는 효과를 얻을 수 있다.

예) 자소엽(차즈기), 상엽(뽕나무)

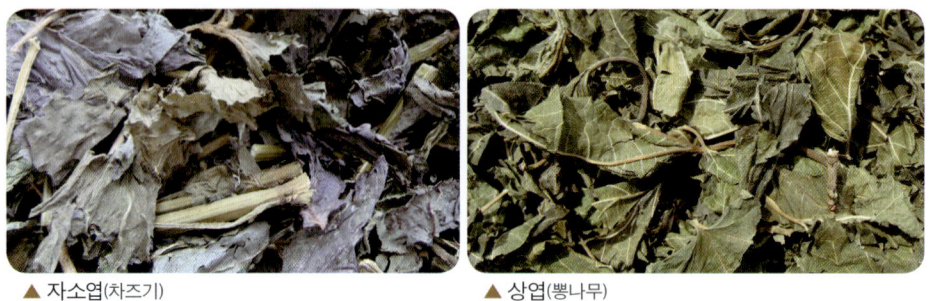

▲ 자소엽(차즈기)   ▲ 상엽(뽕나무)

꽃을 사용하는 약초

목련의 꽃이 약으로 사용된다는 것을 아는가? 목련꽃은 비염과 축농증에 효과적인 약초이다. 그런데 이것을 채취하는 시기는 꽃이라고 보기 어려울 때이다. 세상에 자신의 존재를 알리기 전, 꽃봉오리가 망울져 있을 때 채취한다. 꽃을 사용하는

예) 금은화(인동덩굴), 신이(목련), 갈화(칡), 감국

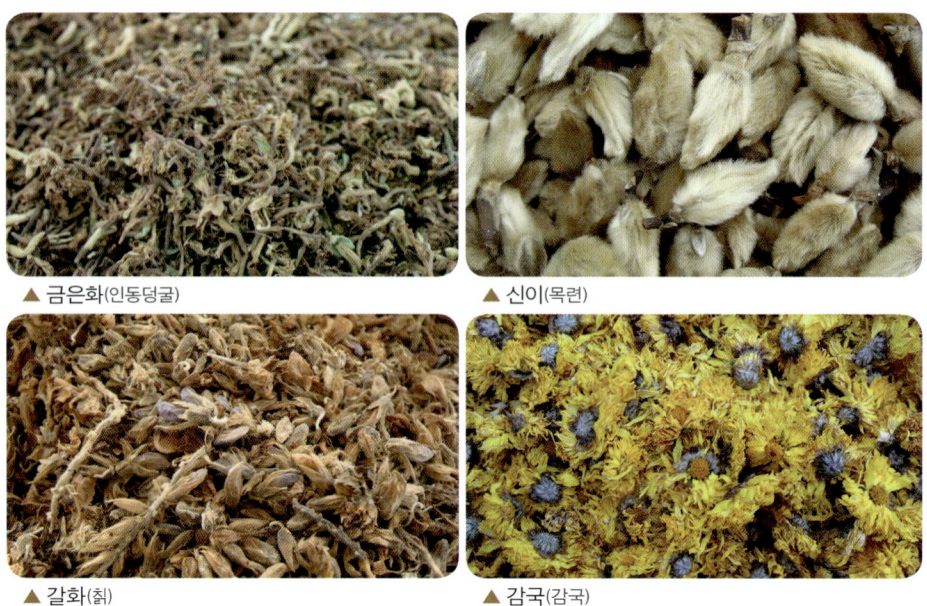

▲ 금은화(인동덩굴)   ▲ 신이(목련)

▲ 갈화(칡)   ▲ 감국(감국)

모든 약초가 그런 것은 아니지만, 꽃이 완전히 피지 않았거나 반쯤 피었을 때 채취하는 것이 좋다. 꽃이 활짝 피면 곤충이나 바람에 의해 꽃의 약효가 줄어들기 때문이다.

열매나 씨앗을 사용하는 약초

열매나 씨앗을 사용하는 약초는 대체로 이름이 '자(子)' 또는 '인(仁)'으로 끝난다.

예) 구기자, 대추, 산수유, 산사, 오미자, 산조인(묏대추나무)

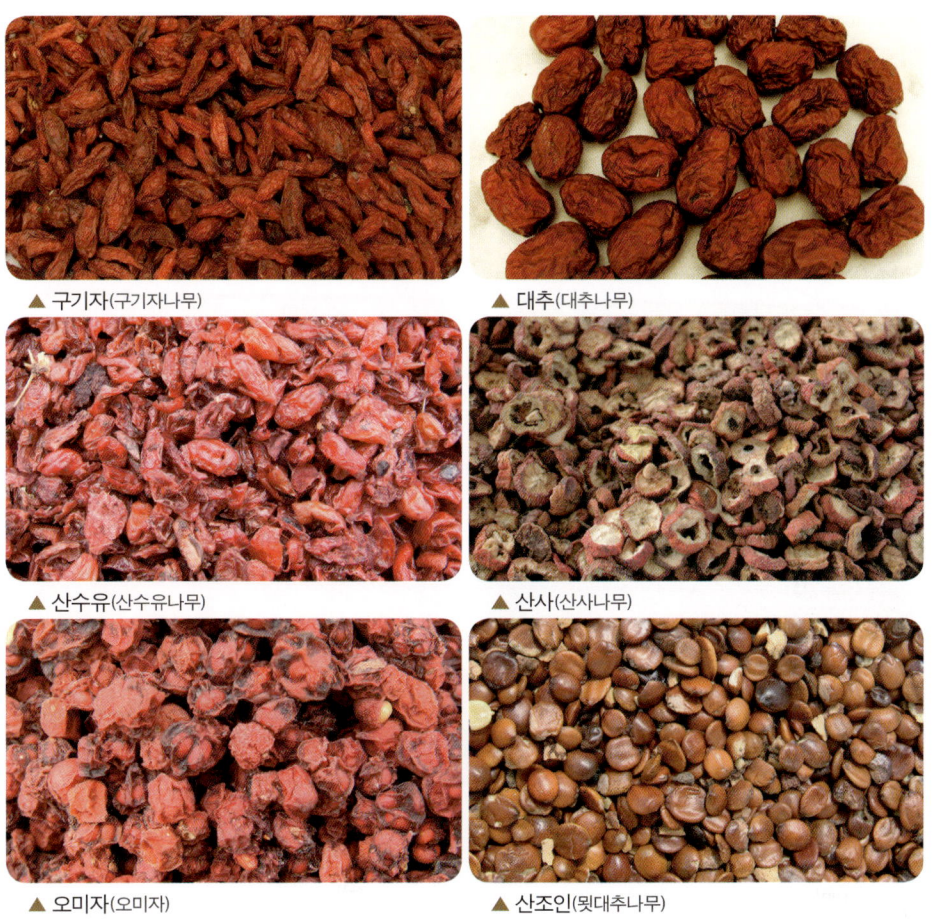

▲ 구기자(구기자나무)   ▲ 대추(대추나무)
▲ 산수유(산수유나무)   ▲ 산사(산사나무)
▲ 오미자(오미자)   ▲ 산조인(묏대추나무)

제1장 약초 사용 전 알아두기

이것은 씨앗이 완전히 성숙했을 때 채취하는 것이 일반적인데, 그래야 약의 기운이 온전히 열매와 씨앗으로 이동하기 때문이다. 하지만 복분자처럼 예외인 것도 있다. 복분자는 신맛이 주요한 약성을 나타내기 때문에 익지 않았을 때 채취해야 한다.

 식물 전체를 사용하는 약초

식물 전체를 약으로 사용하는 경우가 있다. 무의 뿌리와 잎을 모두 먹는 것처럼 말이다. 식물 전체를 사용하는 약초 또한 약의 기운이 최고점에 달했을 때 채취해야 한다. 사람으로 따지면 청소년기에 해당하므로 봄이나 초여름이 적기이다. 만약 꽃이 피는 식물이라면 꽃이 필 무렵, 늦어도 꽃이 만개했을 때 채취하는 것이 좋다.

예) 마치현(쇠비름), 포공영(민들레), 인진(사철쑥), 곽향(배초향)

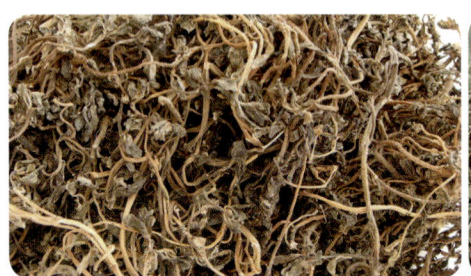
▲ 마치현(쇠비름)

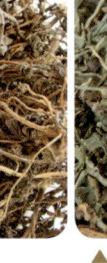
▲ 포공영(민들레)

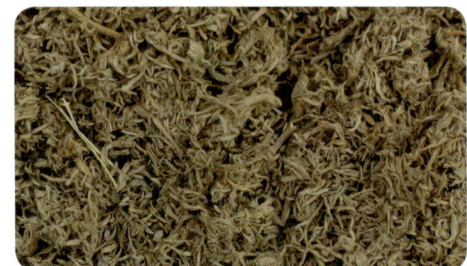
▲ 인진(사철쑥)

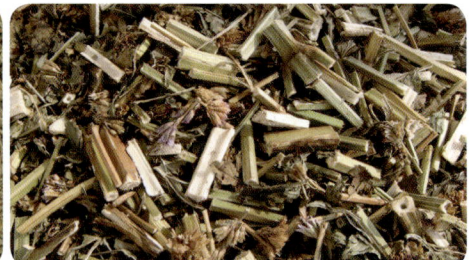
▲ 곽향(배초향)

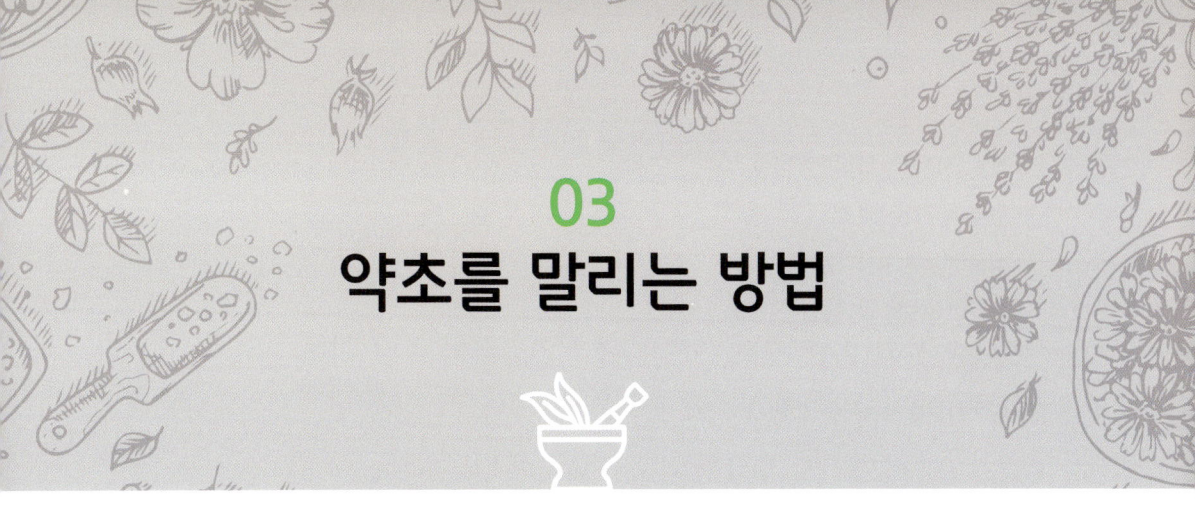

03
약초를 말리는 방법

대부분의 약초는 저장과 유통을 위해서라도 채취한 후에 바로 말리는 것이 좋다. 채취한 약초를 바로 섭취한다면 건조할 필요가 없겠지만 계절과 지역에 따라 산출되는 약초가 다르기 때문에 말려서 오랫동안 보관해야 할 필요성이 생긴다. 다음은 약초의 건조에 대한《동의보감》의 설명이다.

> 폭건(暴乾)은 햇볕에 쪼여 말리는 것이고, 음건(陰乾)은 볕에 노출시키지 않고 그늘에서 말리는 것을 말한다. 그런데 지금 내가 보기에는 약초를 채취하여 그늘에 말리면 나빠지는 경우가 많다. 녹용(鹿茸)의 경우만 하더라도 비록 그늘에 말려야 한다고 하지만, 그럴 경우 모두 썩어서 훼손되므로 오히려 불에 말리면 쉽게 마르고 약의 품질도 좋다. 풀이나 나무의 뿌리와 싹도 그늘에서 말리면 다 나빠진다. 음력 9월 이전에 채취한 것은 다 햇볕에 말리는 것이 좋고, 음력 10월 이후에 채취한 것은 모두 그늘에서 말리는 것이 좋다.

《동의보감》의 설명대로 음력 9월 이전에 채취한 것은 상할 우려가 있기 때문에 햇볕이나 불에 신속하게 말려야 한다. 반면 음력 10월 이후에 채취한 것은 계절적으로 상할 가능성이 낮기 때문에 그늘에서 말려도 좋다.

약초를 건조시키는 또 하나의 원칙은 다음과 같다.

• 꽃을 사용하는 약초 • 잎을 사용하는 약초 • 식물 전체를 사용하는 약초 • 휘발성 물질을 많이 함유한 약초	20℃ 이하에서 건조
• 뿌리를 사용하는 약초 • 나무껍질을 사용하는 약초	20~60℃에서 건조

뿌리를 사용하는 약초의 경우 겉껍질을 벗기지 않고 말리는 것이 좋다. 겉껍질을 그대로 두면 잘 마르지 않기 때문에 약초를 재배하는 사람들 입장에서는 어려움이 있을 것이다. 하지만 과일의 껍질에 식물성 약성분(phytochemical)이 많은 것처럼, 약초의 겉껍질에 약성분이 더 많다. 예를 들어 고려시대 개성 지방에서는 약성이 떨어지지만 때깔 좋게 보이려는 상업적인 이유로 인삼의 겉껍질을 벗겨 유통시켰다고 하는데, 인삼의 겉껍질에 사포닌이 더 많이 들어 있으므로 벗기지 않고 사용하는 것이 효과적이다.

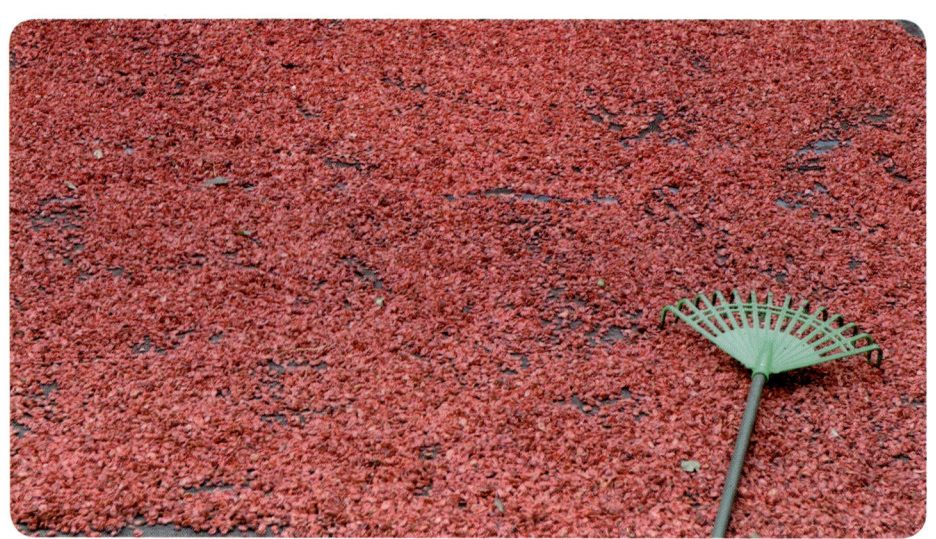

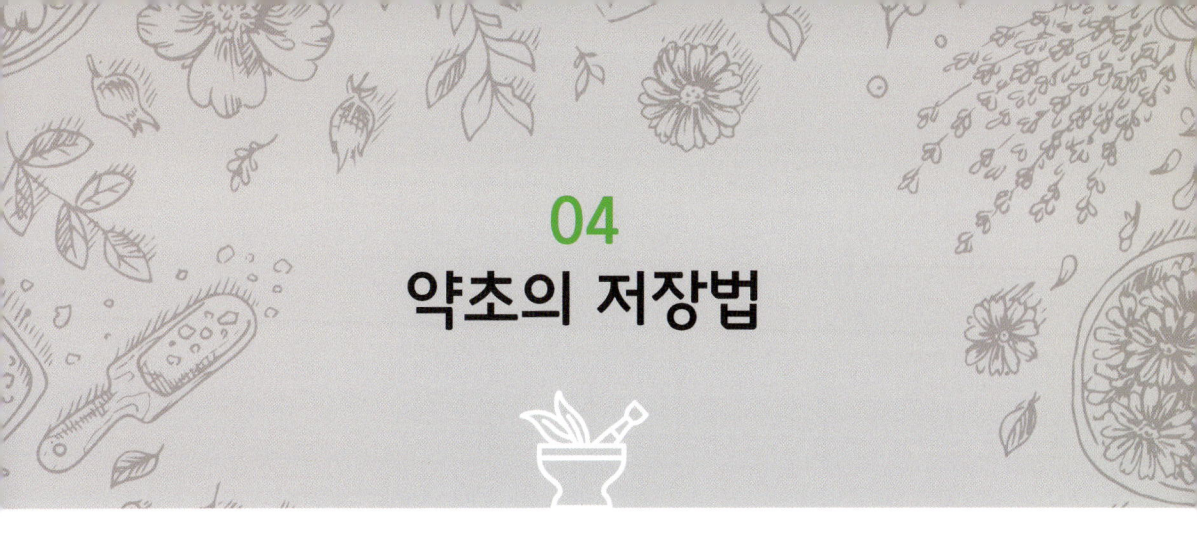

04
약초의 저장법

여름철에는 약초가 상할 수 있기 때문에 보관에 주의를 기울여야 한다. 약초를 대량으로 저장하는 곳에서는 방충제를 사용하지만, 가정에서 소량으로 보관할 때는 햇볕이 잘 들고 통풍이 잘되는 곳에 보관하거나 냉장 또는 냉동 보관하는 것이 좋다. 만약 잘 사용하지 않는 약초를 오랫동안 보관해야 한다면 자주 살펴 변질을 막아야 한다. 다음은 《동의보감》에서 이르는 충해(蟲害)가 심한 약초이므로 여름철에는 특히 신경을 써야 한다.

> 당귀, 천문동, 사삼, 독활, 백지, 길경, 방풍, 포황, 홍화, 대추, 의이인, 연자육, 검인, 산조인, 구기자, 모과, 오미자, 산수유, 택사, 고본, 도인, 행인. 이 외에도 씨앗을 사용하는 약초는 충해가 심하므로 주의해야 한다.

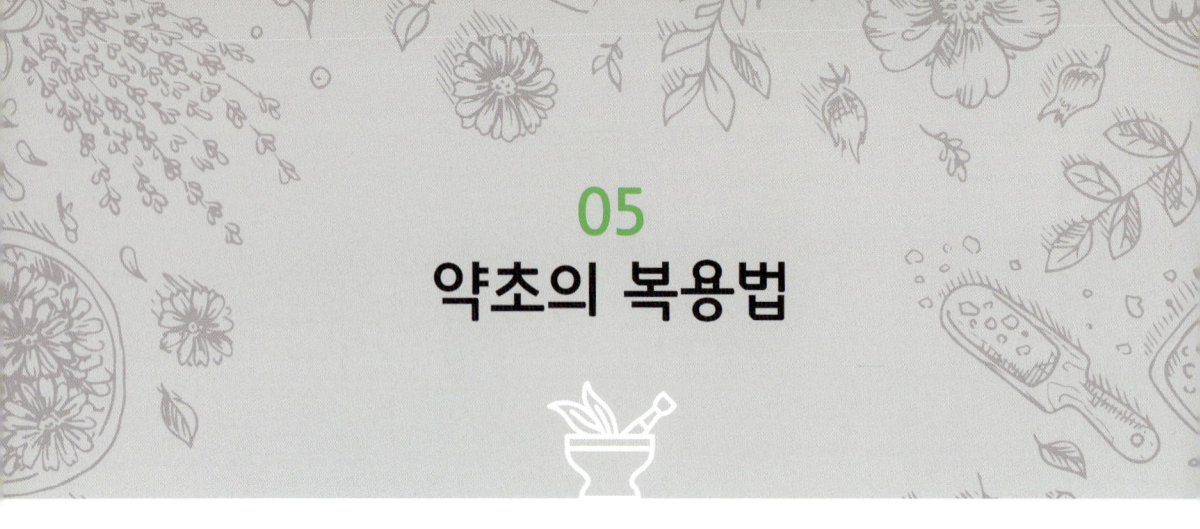

05
약초의 복용법

　약초를 복용하는 방법은 질병의 종류(種類)와 경중(輕重), 나이에 따라 달라질 수 있다. 전통적으로 약초를 달여서 탕(湯)으로 복용하는 방법이 있고, 가루[散]나 환(丸)을 만들어 복용하는 방법이 있다. 하지만 시대가 변하면서 약초를 응용하는 분야가 많아졌고, 일반인들도 기호에 따라 복용하는 방법을 달리하고 있다. 특히 최근에 효소 열풍이 대단한데, 약초를 발효시키는 것에 대하여 연구자들 간에도 의견이 분분하므로 여기에서는 다루지 않는다.

달여서 먹는 방법

- 약초를 달일 때는 깨끗한 물을 사용해야 하며 단맛이 나는 물이 좋다.
- 물의 양은 최소한 약초가 물에 잠길 정도가 되어야 하며, 모두 달인 후에도 약초가 물 위로 드러나서는 안 된다. 《동의보감》에서도 '적당히 짐작하여 붓는다.'는 식으로 모호하게 표현하였는데, 이는 약을 복용하는 사람에 따라 필요한 물의 양이 다를 수 있기 때문이다. 어린아이는 많은 양의 탕약을 마시지 못하기 때문에 약초가 잠길 정도로 최소한의 물을 붓는 것이 좋을 것이고, 성인이라면 1회에 1컵(120mL) 정도의 탕약이 나올 정도로 물의 양을 조절하면 된다. 예를 들어 200g의 약초를 달여 성인이 하루 3회 복용한다고 가정하여 필요한 물의 양을 계산하면 다음과 같다.

- 200mL(약초에 흡수되는 물의 양)+1,000mL(증발되는 물의 양)+360mL(3회 복용량)
- 이렇게 하면 총 1,560이 나온다. 즉 약초 200g을 달일 때 필요한 물의 양은 1,560mL이다.

- 약초를 달일 때는 강한 불을 사용하지 않는다. 《동의보감》의 표현을 빌리자면 '뭉근한 불'로 달여야 한다고 하였다.
- 달일 때 쓰는 용기는 사기그릇이나 유리그릇이 좋다. 참고로 《동의보감》에서는 은이나 돌그릇을 사용하라고 하였다.
- 달이는 시간은 약초의 효능에 따라 큰 차이가 있다. 땀을 나게 하는 약(감기약)이나 변비를 치료하는 약은 30~60분간 달인다. 그 외의 치료약은 1~2시간 달이고, 보약은 2~3시간 달인다.

가루나 환을 만들어 먹는 방법

- 약초를 가루나 환으로 만들면 휴대가 간편하고 쓴맛을 싫어하는 사람도 먹을 수 있다. 또한 물로 달일 때 완전히 추출되지 않는 성분이나 높은 온도에서 파괴되는 성분을 취할 수 있다는 장점이 있다.
- 환의 크기에 대하여 《동의보감》은 다음과 같이 설명한다. '환의 크기는 질병의 위치에 따라 달라진다. 허리나 무릎, 자궁, 신장 등에 생긴 병을 치료하려면 환을 크게 만들어서 사용한다. 반면 위장이나 가슴의 병을 치료할 때는 그보다 작게 만들고, 머리와 두면부의 질환을 치료할 때는 극히 작게 만들어야 한다.' 이러한 구분이 하나의 기준이 될 수는 있지만 모든 경우에 해당되는 것은 아니다.
- 보통 환의 크기는 우황청심환처럼 4g 정도의 크기로 만들어 한 번에 1개를 먹기도 하고, 녹두 크기로 만들어 한 번에 50~100개씩 먹기도 한다.
- 가루나 환의 1회 복용량은 4~10g이 일반적이지만, 병세가 위중하면 늘리고 그렇지 않으면 줄일 수 있다.

제1장 약초 사용 전 알아두기

꿀에 재서 먹는 방법

　신선한 약초의 즙이나 건조된 약초의 분말을 꿀에 섞어서 먹으면 맛도 좋고 장기간 보관하면서 복용할 수 있다. 특히 위장이 약하고 기력이 없는 사람이 이렇게 복용하면 좋다.

 ## 차로 우려서 먹는 방법

　잎이나 꽃을 사용하는 약초를 차로 우려서 마시면 좋다. 특히 향기가 있는 약초를 오래 달이면 약효가 줄어들기 때문에 차로 복용하는 것이 좋다. 가볍고 향기를 지닌 약초는 인체의 상부(上部)에 그 효능을 나타내는 경우가 많아서 이들 약초를 차로 복용하면 두통이나 어지럼증, 안구충혈, 여드름 등의 치료에 효과를 얻을 수 있다.

 ## 음식으로 먹는 방법

　약초를 음식으로 먹으려면 맛이 중요한 요소로 작용한다. 쓴맛이 강한 약초를 음식으로 사용하는 것은 무리이다. 다행히 음식으로 사용하는 약초는 대부분 몸을 보(補)하는 약초이고, 그 맛은 담담하거나 단맛이 주류이다. 《동의보감》을 보면 왕세자들에게 처방되었던 연자죽, 세종대왕이 즐겨 먹었던 떡으로 전해지는 구선왕도고(九仙王道糕)가 언급된다. 연자죽은 만성적인 화병에 좋은 음식이고, 구선왕도고는 소화력이 약하고 기력이 없는 사람에게 좋은 음식이다.

 ## 술로 담가서 먹는 방법

　술은 기혈(氣血)의 순환을 촉진하여 약의 효능을 온몸에 퍼뜨리는 작용을 하므로 치료 효과를 높이는 데에 도움이 되기도 한다. 하지만 필자는 약초를 술로 담가 먹는 방법을 추천하지는 않는다. 적절하게 복용하는 사람보다 과음하는 사람들이 더 많기 때문이다. 혹을 떼기 위해 마신 약술이 오히려 혹을 붙이는 꼴이 될 수도 있다.

다음은 약술에 대한 설명이다.

약술을 담글 때는 약을 모두 얇게 썰어 비단 주머니에 넣고 술을 부어 밀봉한 후, 봄에는 약 100일, 여름에는 약 90일, 가을에는 약 100일, 겨울에는 약 120일을 두었다가 진하게 우러나면 걸러낸다. 맑은 것은 복용하고, 찌꺼기는 햇볕에 바싹 말려 거칠게 가루 내어 다시 술에 담가 마신다. 보통 거칠게 가루 낸 약초 120g 정도로 술 한 병을 담근다.

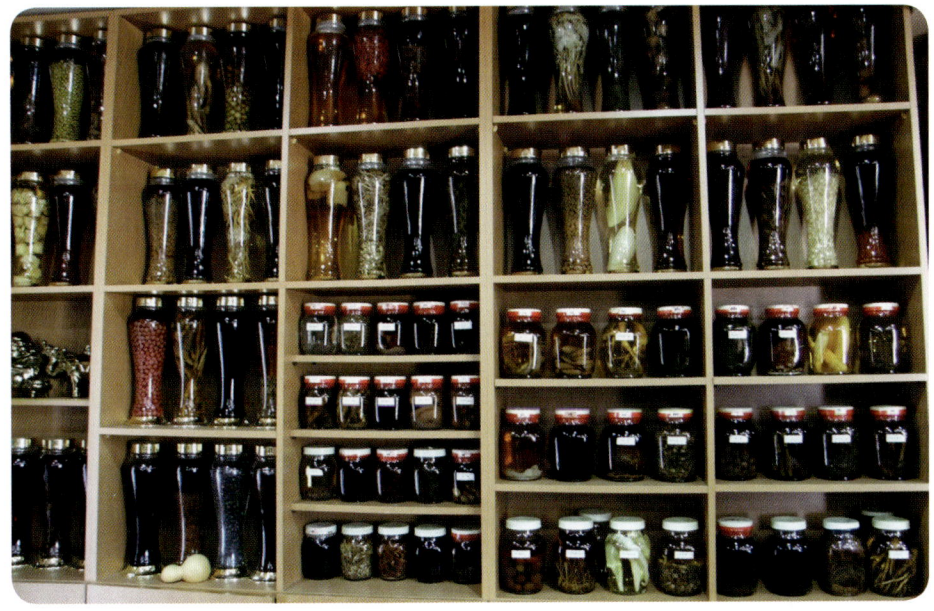

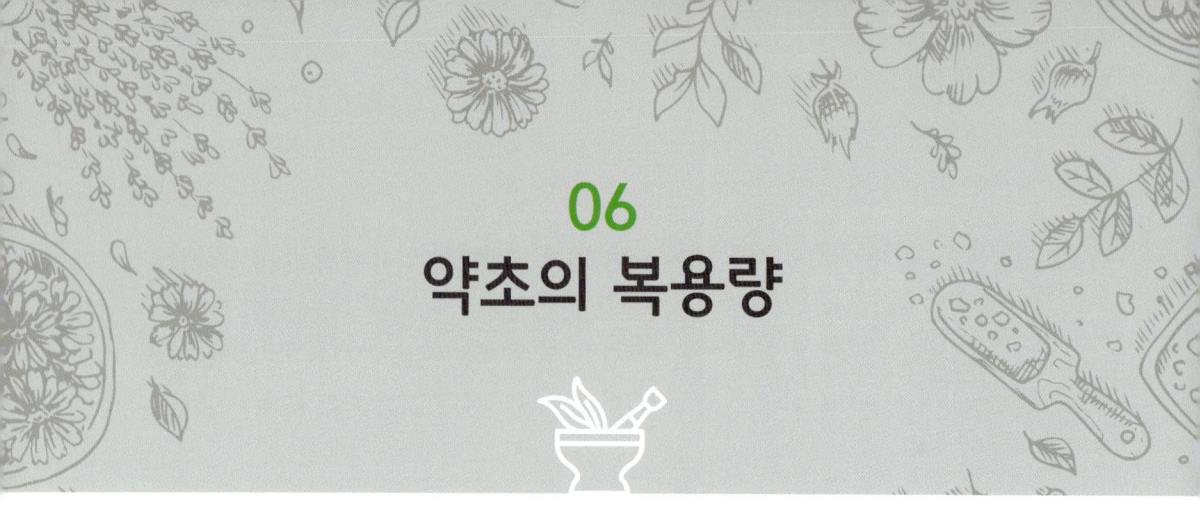

06 약초의 복용량

약초는 천연물이고 부작용이 강하지 않아서 복용량의 폭이 넓은 편이다. 복용의 최대량과 최소량에 표준이 있는 것은 아니며, 다음에 설명되는 조건들을 참고하면서 복용량을 결정해야 한다.

🌿 약초의 맛과 성질에 따라 결정

약초의 복용량을 결정하는 데 가장 큰 영향을 주는 요소는 맛과 성질이다. 맛과 성질이 강하지 않고 독성이 없는 약초의 복용량은 처음부터 많아도 큰 해가 없다. 예를 들어 황기는 맛과 성질이 강하지 않아서 많은 양을 복용해도 큰 해는 없다. 반면 맛과 성질이 강하고 독성이 있는 약초의 복용량은 소량으로 시작하여 반응을 보면서 늘려나가야 한다. 예를 들어 부자(附子)는 열(熱)이 아주 많은 약초이기 때문에 처음부터 많은 양을 사용하면 안 된다.

🌺 함께 사용하는 약초에 따라 결정

단일 약초를 복용할 경우에는 많은 양을 사용해도 된다. 하지만 다른 약초와 함께 사용할 때는 양을 줄이는 것이 보통이다. 단, 해당 약초가 주된 약초라면 많은 양을 사용해야 하고, 보조적인 약초라면 적게 사용해야 한다. 예를 들어 기운이 없고 소화가 안 되는 증상에 인삼과 백출을 사용할 경우, 기력을 높이는 것이 목적이라면 인삼의 양이 많아야 하고, 소화를 잘되게 하는 것이 목적이라면 백출의 양이 많아야 한다.

 질병에 따라 결정

약초의 복용량은 질병의 성질과 상태에 따라 다르다. 병세가 심하지 않거나 만성질환이라면 복용량을 적게 유지하면서 장기간 복용하는 것이 좋고, 병세가 중하거나 급성질환이면 복용량을 늘려 병세가 악화되는 것을 막아야 한다.

 체질에 따라 결정

체질이 강한 사람은 약한 사람보다 복용량이 많아도 되지만, 노인이나 어린아이의 복용량은 장년(壯年)보다 적어야 한다. 또한 여성의 복용량은 남성보다 적어야 한다. 노인과 어린아이, 여성은 간의 기능이 다소 떨어지기 때문이다. 우리나라 사람들은 농축액을 좋아하는 편이라서 약초를 진하게 먹는 것이 무조건 좋다고 생각하지만, 간이 대사할 수 있는 양을 벗어나면 분명 해가 된다.

 계절과 지역에 따라 결정

인삼처럼 성질이 따뜻한 약초는 여름에 적게 사용하고, 겨울에 많이 사용해야 한다. 반대로 황련처럼 성질이 매우 차가운 약초는 여름에 많이 사용하고, 겨울에 적게 사용해야 한다. 또한 전라남도 해남이나 진도처럼 겨울에도 비교적 따뜻한 지역에 사는 사람에게는 차가운 약초의 양을 조금 늘려도 되지만, 강원도에 사는 사람에게 차가운 약초를 많이 복용시키는 것은 좋지 않다. 마찬가지로 강이나 바다 가까이에 사는 사람에게 습기(濕氣)를 제거하는 약초를 많이 사용하면 보약의 효과를 얻을 수 있지만, 건조한 지역 사람에게는 독이 될 수 있다.

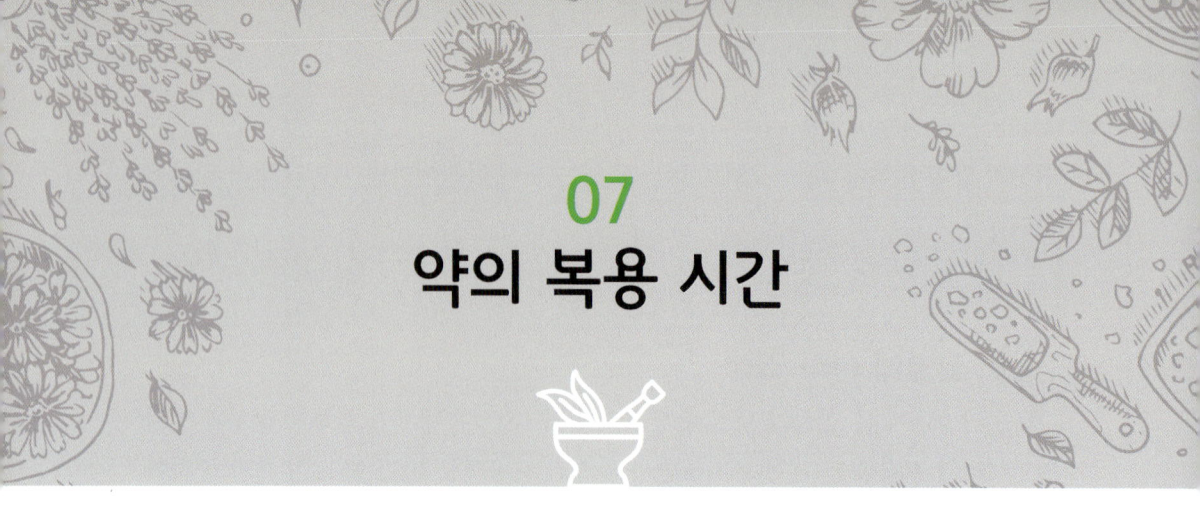

07
약의 복용 시간

두통이나 요통, 견비통, 피부질환 등의 치료제로 사용할 때는 식후 40분쯤에 복용하는 것이 좋고, 보약인 경우에는 식사 후 1시간쯤 지나 약간 공복이 되었을 때 복용하는 것이 좋다. 식후에 바로 약을 복용하면 약을 흡수하는 데 효과적이지 않기 때문이다. 단, 강력한 치료 효과를 얻어야 하거나 빠른 효과를 내야 할 경우에는 식전에 복용하는 것이 좋다. 그러나 반드시 죽 같은 부드러운 음식을 약간 섭취하고 난 다음 안정을 취한 상태에서 복용해야 한다.

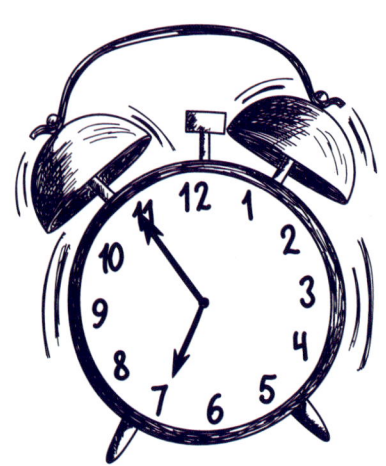

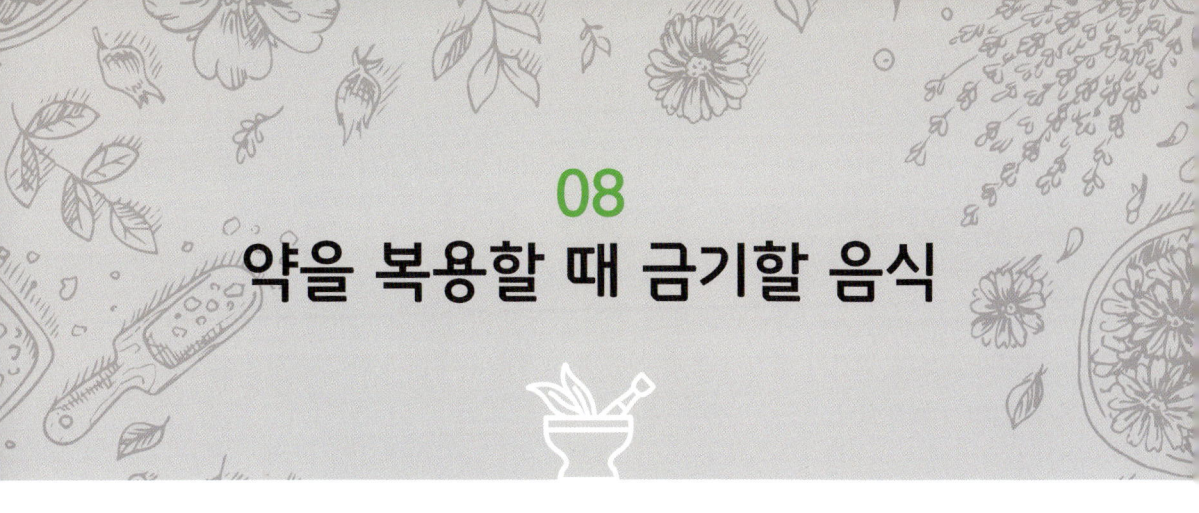

08 약을 복용할 때 금기할 음식

 어떤 음식은 약효를 떨어뜨리기 때문에 약을 복용할 때는 섭취하지 않거나 섭취량을 대폭 줄일 필요가 있다. 또한 과식(過食)과 야식(夜食)은 절대 금해야 한다. 과식과 야식을 하면 위장이 쉬지 못하고 간도 과로하게 된다. 이런 상태에서 약이 들어가면 간은 혹사를 당하고, 몸 상태는 더욱 나빠진다. 병을 치료하기 위해서 약을 먹는 것인데, 도리어 병을 키울 수 있으므로 주의해야 한다.

기름진 음식

 고서(古書)에 약을 먹을 때는 돼지고기, 개고기, 고깃국, 생선회, 비늘 없는 생선 등을 먹지 말아야 한다는 말이 자주 나온다. 이는 돼지고기가 약효를 떨어뜨리기 때문이라고 하였는데, 구체적인 이유는 '미끄럽거나 막히게 하는 것을 먹지 말아야 한다.'는 구절에서 찾을 수 있다. 미끄럽다는 말은 기름진 음식이라는 뜻이고, 생선으로 치면 비늘이 없는 생선에 해당한다. 이러한 음식은 '막히게 하는 성질'이 있기 때문에 약효를 떨어뜨린다는 설명이다.
 기름진 음식에 대한 경고는 약을 복용하는 사람에게만 해당되는 것이 아니었다.《동의보감》에 다음과 같은 구절이 있다.
 '소단(消癉, 당뇨병), 쓰러지는 병, 반신불수(중풍), 다리에 힘이 빠지는 병, 기(氣)가 가득 차서 숨이 위로 치받는 병은 살찌고 귀한 사람이 달고 기름진 음식을 먹어서 생긴 병이다.'

'비늘 없는 고기와 여러 가지 짐승의 고기는 먹지 말아야 한다. 저절로 죽은 짐승의 고기를 먹으면 명(命)을 재촉하는 경우가 많다.'

허준이 《동의보감》을 집필했던 당시의 고기는 지금처럼 사육한 것이 아니었고 항생제에 오염된 것도 아니었을 텐데 먹지 말아야 한다고 강조했다. 사육한 것이 아니더라도 본래 고기의 성질이 몸을 이롭게 하기보다 해롭게 한다는 것을 경험적으로 알았기 때문이다.

생채소

약초를 복용할 때 생채소를 먹지 말아야 하는 것은 몸이 냉한 사람에게 해당된다. 《동의보감》에 다음과 같은 구절이 있다.

'채소의 성질은 아주 차다. 채소나 오이는 기(氣)를 다스리기도 하지만 귀나 눈을 어둡게 하기도 한다. 이러한 것들을 1년 내내 많이 먹으면 안 된다. 노인은 더욱 금해야 한다.'

채소는 열을 내는 데 필요한 당분의 비율이 낮아 차가운 성질을 지닌 음식이다. 따라서 몸이 찬 사람이 많이 먹으면 몸을 더 차게 만들고, 눈과 귀를 어둡게 할 수 있다. 《동의보감》에 열(熱)이 많은 약초인 세신(細辛)을 복용할 때 생채(生菜)를 먹지 말라는 설명이 나오는데, 이는 생채소가 보약이나 몸을 따뜻하게 하는 약초의 효과를 떨어뜨릴 수 있기 때문이다.

매운 음식

매운맛은 막힌 것을 뚫어주고 열을 내며 땀을 배출시키는 순작용을 한다. 하지만 너무 많이 먹으면 기(氣)를 소모시키는 역작용이 나타나기 때문에 약을 먹을 때는 섭취량을 줄이는 것이 좋다. 특히 보약을 먹을 때는 더욱 주의해야 하는데, 《동의보감》에서는 숙지황이 든 약을 복용할 때 파와 마늘을 먹지 말라고 하였다.

약초의 사용 부위에 따른 효능

손으로 물건을 집고 다리로 공을 찬다. 눈은 보는 기관이고 귀는 듣는 기관이다. 뼈는 기초를 세우고 근육은 움직임을 주며, 피부는 보호하는 역할을 한다. 세포 하나에서 시작된 사람이지만 부위별로 기능이 다르다는 것을 강조하고 싶다. 사람뿐이겠는가! 하나의 씨앗에서 출발했지만 식물의 뿌리와 잎의 기능은 완전히 다르다. 기능이 다르기 때문에 어떤 부위를 약으로 사용하는가에 따라 약효는 달라진다.

🌱 수액의 효능

고로쇠나무, 자작나무, 다래나무, 소나무담쟁이에서 수액을 채취한다. 사람의 혈액처럼 수액에는 다양한 영양분이 함유되어 있어 사람이 섭취하면 몸을 보하는 효능을 얻게 된다. 특히 수액에는 식물의 골격을 만드는 칼슘과 마그네슘 등의 미네랄이 함유되어 있어 사람의 뼈를 튼튼하게 해준다. 고로쇠가 골리수(骨利水)에서 유래된 것도 이러한 연유에서이다.

수액에는 식물이 성장하고 물질을 합성하는 데 필요한 당분과 물, 단백질 등이 포함되어 있어 피로감을 해소하고 신진대사를 활성화하는 데 도움을 준다. 또한 수액은 이온음료처럼 흡수가 빠르게 될 뿐 아니라 배설되는 속도가 빨라서 몸에 있는 독소를 빼주는 역할을 한다. 즉 수액에는 해독작용이 있어 다양한 질환을 치료하는 데 도움이 된다. 마지막으로 수액은 봄에 나무가 잎을 펼칠 때 가장 많이 나오는데, 이는 봄의 성장하는 기운이 수액에 있다는 뜻이다. 따라서 피로하고 기운이 없을 때 수액을 마시면 매우 효과적이다.

예) 고로쇠나무 수액, 자작나무 수액, 다래나무 수액, 소나무담쟁이 수액

새싹의 효능

봄의 성장하는 기운을 수액에서만 얻을 수 있는 것은 아니다. 추운 겨울을 이겨내고 두꺼운 흙을 뚫고 나오는 새싹에서는 성장하는 기운이 아주 강하게 발현된다. 그래서 취나물, 씀바귀, 고들빼기, 두릅 새순처럼 봄에 나는 새순을 먹으면 춘곤증을 이겨낼 수 있고 기운이 난다. 새싹에는 성장에 필요한 물질이 다량 함유되어 있어서

사람이 섭취하면 오장육부의 움직임을 활발하게 해주므로 피로를 물리치고 기운을 더해주는 것이다. 아장아장 걷는 아기의 걸음마에서 활기를 느끼지 않는가! 사람이나 식물이나 갓 생겨난 것은 역동적이다. 따라서 새싹을 약초로 이용한다면 삶에 역동성이 더해질 것이다.

더불어 약간의 쓴맛이 도는 새싹이 있다. 씀바귀와 고들빼기, 민들레가 여기에 해당하는데, 이들 약초에는 소화를 촉진하는 효능까지 더해져 있다. 쓴맛에는 밑으로 내려주는 힘이 있다. 그 힘의 강도에 따라 효능에 차이가 있기는 하지만, 씀바귀처럼 약한 쓴맛은 위장에 있는 음식물을 내려주는 효능, 즉 소화시키는 효능으로 발휘된다.

예) 갈용(칡 새순), 두릅나무 새순, 음나무 새순, 오갈피나무 새순, 취나물, 씀바귀, 고들빼기, 민들레

 덩굴의 효능

덩굴식물은 줄기가 위로 곧게 자랄 수 없다. 이는 큰 식물과의 경쟁에서 햇빛을 차지할 수 없게 되는 커다란 약점으로 작용한다. 그래서일까? 덩굴식물은 이웃한 식물을 감고 올라가 햇빛을 차지하려 한다. 그러기 위해서 대부분의 덩굴식물은 매우 긴 줄기를 가지고 있다. 칡 덩굴, 다래나무 덩굴, 소나무담쟁이 덩굴이 여기에 해당한다.

덩굴식물의 생태적인 특징은 약효로 나타난다. 높은 곳에 있는 마지막 잎에까지 물을 공급해야 하므로 대부분의 덩굴식물은 수분을 소통시키는 힘이 아주 좋다. 그래서 약으로 사용하는 덩굴식물은 인체의 수분대사를 원활하게 하고 이뇨작용을 나타낸다. 덩굴식물의 줄기는 물 이외에도 대사에 필요한 물질을 이동시켜야 한다. 이는 인체의 기혈(氣血)이 막혀 통증이 생겼을 때 덩굴식물을 약으로 사용하는 것과 관련이 있다.

예) 으름덩굴, 다래나무, 소나무담쟁이, 칡 덩굴

껍질의 효능

식물의 껍질은 내부의 물질이 밖으로 유출되는 것을 막는 역할을 한다. 동시에 외부에서 침입하는 균을 방어하고 상처 난 곳을 치료하는 역할을 한다. 또한 껍질은 식물을 단단하게 만든다.

하나씩 살펴보자. 내부의 물질이 밖으로 유출되는 것을 막는 껍질의 역할이 약효로 발휘되면 무의식적으로 소변이 나가는 것을 막아주는 효능, 설사를 멎게 하는 효능, 기침을 멎게 하는 효능 등으로 나타난다. 특히 껍질을 사용하는 약초의 맛이 떫거나 시다면 더욱 그렇다(맛에 대한 설명은 아래 참조). 침입하는 균을 막고 상처 난 곳을 치료하는 껍질의 역할은 면역력을 강화하고 염증을 치료하는 효능으로 발현된다. 과일의 껍질에 면역물질이 많은 것과 같은 이치이다. 마지막으로 식물을 단단하게 만드는 껍질의 역할은 뼈와 근육을 튼튼하게 하는 효능으로 나타난다. 그래서 껍질을 사용하는 약초는 대부분 근골(筋骨)을 강화하는 효능이 있다.

예) 오배자(붉나무 벌레집), 오가피(오갈피나무 줄기껍질·뿌리껍질), 두충(두충 줄기껍질)

 가시의 효능

식물의 입장에서 가시는 방어수단이지만 찔린 사람에게는 큰 자극일 수밖에 없다. 그렇다. 가시가 있는 약초는 강한 자극으로 막힌 것을 소통시키는 효능이 있다. 가시가 없는 약초보다 가시가 있는 약초는 뭔가를 뚫고 나가는 힘이 강하기 때문에 기혈(氣血)의 소통이 원활하지 못하여 생기는 통증질환에 효과를 발휘한다. 이것은 같은 종 내에서도 일어나는 현상인데, 가시가 없는 오가피보다 가시가 있는 가시오가피의 효능이 더 강하다는 것이 한 예가 된다.

예) 해동피(음나무 줄기껍질), 철사영선(청가시덩굴 뿌리), 발계(청미래덩굴 뿌리), 창이자(도꼬마리 열매)

 잎의 효능

식물의 잎에서 일어나는 일을 생각해보자. 잎에서는 산소와 이산화탄소가 교환된다. 즉 호흡작용이 일어난다. 인체에서 호흡을 하는 곳은 폐와 피부이다. 따라서 잎을 사용하는 약초는 폐질환이나 피부질환에 사용되는 경향이 있다. 또한 잎에서는 수분이 증발되기도 하는데, 이것을 인체에 적용한다면 발한작용(發汗作用)에 해당한다. 몸에서 땀이 나는 것은 열(熱)을 배출시킨다는 뜻이기도 하므로 발한시키는 약초는 대부분 해열작용이 있다. 결국 잎을 사용하는 약초를 복용하면 몸에 있는 열(또는 염증)이 내려가는 효과를 얻을 수 있다.

또 잎에서는 광합성이 일어난다. 물과 이산화탄소, 햇빛을 이용해서 녹말을 비롯한 각종 물질을 만들어낸다. 따라서 잎을 사용하는 약초를 복용하면 몸에서 벌어지는 다양한 물질대사에 긍정적인 영향을 준다. 예를 들어 음식을 소화시키는 데 필요한 물질을 만들 때나, 간에서 물질을 합성하는 데에 영향을 준다. 이와 같이 잎을 사용하는 약초는 피로감을 해소하는 데 일부 기여하는 바가 있다.

예) 상엽(뽕나무), 자소엽(차즈기)

 꽃의 효능

꽃은 생식기관이다. 젊은 남녀가 그렇듯이 짝을 만나기 위해 열심을 내야 한다. 꽃은 화려한 빛깔과 향기로 상대를 유혹하기로 했고, 다행스럽게도 홀딱 넘어가는 이들이 있어 매년 반복되는 생식 활동에 지장은 없다. 사람도 꽃의 화려함과 향기에 빠져드는데, 이것을 약효로 표현한다면 '정신을 안정시키는 효능' 또는 '답답한 마음을 풀어주는 효능'이라고 할 수 있겠다. 전문가들은 기(氣)를 다스린다고 해서 '이기(理氣)', 막힌 기를 돌린다고 해서 '행기(行氣)'라는 말을 사용한다. 이렇듯 꽃을 사용하는 약초는 기분을 풀어주고, 신경을 안정시키기 때문에 대부분 신경성 질환에 사용된다. 그리고 신경이 안정되면 위장도 편안해지기 때문에 위장질환에도 사용되는 경우가 많다.

예) 홍화(잇꽃), 감국

 열매의 효능

식물은 자연에 봉사하는 마음으로 열매를 내어준다. 물론 열매를 먹는 이에게 자신의 소중한 씨앗을 퍼뜨려 달라는 속마음을 숨기고 있다. 속마음을 몰라도 상관없다. 달고도 시큼한 열매를 먹으면 몸에 기운이 솟고 정신이 번쩍 든다. 작은 열매일수록 신맛이 강하고 큰 열매일수록 단맛이 강하다. 신맛은 안으로 수렴시키는 힘이 강하기 때문에 열매를 단단하게 한다. 이는 열매가 아직 익지 않았다는 증거이기도 하다. 반면 단맛은 이완시키는 힘이 강하기 때문에 열매를 무르게 한다. 이는 열매가 완전히 익었다는 증거이다. 따라서 신맛이 남아 있는 열매를 약으로 사용하면 수렴시키는 힘을 얻겠다는 뜻이고, 단맛이 강한 열매를 약으로 사용하면 이완시키는 힘을 얻겠다는 뜻이다.

예를 들어 신맛이 강한 산사를 약으로 사용하면 위장의 수축력을 강하게 하여 소화를 촉진하는 효능을 얻는다. 반면 단맛이 강한 대추를 약으로 쓰면 신경을 안정시키고 몸을 이완시키는 효능을 얻게 된다. 물론 신맛과 단맛이 섞여 있는 열매가 많아서 두 가지 효능(보약의 효능)을 모두 얻을 수도 있다.

예) 대추, 용안육, 상심자(뽕나무), 산사

씨앗의 효능

씨앗에는 영양소가 풍부하게 함유되어 있을 뿐 아니라 식물의 모든 정보가 들어 있다. 씨앗을 보관했다가 1,000년 후에 심으면 씨앗에서는 보이지 않았던 거대한 식물을 볼 수 있다. 따라서 씨앗을 약으로 사용하는 것은 그 식물 전체를 섭취하는 것과 다름없다. 영양소로 표현하면 탄수화물, 단백질, 지방, 비타민, 미네랄, 효소, 섬유질, 식물성 약성분이 씨앗에 모두 들어 있다. 그리고 이들 영양소를 기반으로 발아시키는 기술(에너지)도 씨앗에 있다. 씨앗을 약으로 사용하는 경우는 몸이 극도로 허약해졌을 때이다. 영양분이 부족해 몸의 기능이 약해졌을 때 씨앗을 약으로 사용하면 몸을 회복하는 데 크게 기여한다. 생각해보면 삼시 세끼 밥상에 오르는 주식(主食)은 쌀이나 콩 같은 씨앗이라 밥이 보약이라는 말이 틀리지 않다.

몸이 극도로 허약해졌을 때 그 영향을 가장 크게 받는 곳은 생식기이다. 생식기는 말 그대로 생식(生殖)에 필요한 장기이지 생명(生命)에 필요한 장기는 아니다. 남녀 모두 생식기를 제거하더라도 당장 죽지 않는 것을 보면 알 수 있다. 그래서 몸이 극도로 허약해지면 당장 생명을 유지하는 데 기여하지 못하는 생식기에는 에너지를 보내지 못한다. 반대로 생각하면 몸을 크게 보(補)하는 효능을 가진 씨앗 약초가 생식기능을 강화할 수 있다는 뜻이기도 하다. 그래서 토사자, 차전자, 오미자 같은 씨앗 약초는 틀림없이 생식기능을 강화하는 효능을 지니고 있다.

예) 토사자(새삼 또는 실새삼), 차전자(질경이), 오미자

 뿌리의 효능

식물의 뿌리가 하는 일은 크게 두 가지이다. 하나는 영양분을 저장하는 역할이고, 다른 하나는 땅에서 영양분을 흡수하는 역할이다. 영양분을 저장하는 역할은 몸을 보하는 약효로 발휘되기 때문에 인삼이나 황기처럼 보약으로 쓰이는 경우가 많다. 물론 모든 뿌리가 보약일 수는 없다. 세신이나 위령선처럼 가느다란 뿌리는 보약으로 쓰지 않는다. 대신 가는 뿌리는 줄기처럼 막힌 것을 소통시키는 힘이 좋아서 통증질환에 주로 사용된다.

뿌리의 두 번째 역할은 땅에서 영양분을 흡수하는 것이다. 이는 영양분을 흡수하는 위장을 돕는 약효로 발휘된다. 그래서 뿌리 약초는 대체로 위장질환에 쓰인다. 특히 전분을 많이 포함하는 백출이나 산약은 위장을 튼튼하게 하고 소화를 촉진하는 효능이 아주 좋아서 위장질환에 빠지지 않고 사용된다.

예) 산약(마), 백출, 창출, 인삼, 황기, 감초

 약초의 맛에 따른 효능

앞에서 약초의 사용 부위에 따라 어느 정도 약효가 결정된다는 것을 서술하였다. 하지만 이것만으로 약초의 효능을 명확하게 알아내는 것은 어려운 일이다. 약초의 전체적인 모습을 파악하기 위해서는 또 다른 도구가 필요한데, 그것은 바로 약초의 맛이다.

동일한 재료로 만든 음식이라도 재료의 비율이나 신선도에 따라 맛이 달라진다. 자연 그대로의 과일도 마찬가지이다. 설익었을 때와 완전히 익었을 때의 맛이 다르고, 일교차가 큰 지역에서 생산된 것과 비닐하우스에서 생산된 것의 맛에는 차이가

식초

신맛은 수렴(收斂)하는 효능이 좋아서 물질을 몸 밖으로 나가지 못하게 한다. 소변을 자주 보는 증상, 설사, 유정(遺精), 대하증 등이 있을 때 신맛이 나는 약초를 사용하는 원리도 이와 같다. 반대로 몸 밖으로 내보내야 할 상황에서는 신맛이 약효를 떨어뜨리는 역할을 하므로 주의해야 한다. 《동의보감》에서 복령(茯苓)을 복용할 때 식초를 먹지 말라고 한 것은 복령이 이뇨제이기 때문이다. 소변을 잘 나가게 하는 약초를 복용할 때 식초를 먹으면 효과가 떨어지는 것은 당연하다.

피

'피는 생명이다.' 혈액에는 신진대사에 필요한 물질이 가득 들어 있어 천연 영양제라고 할 만하다. 하지만 이것은 살아 있는 사람에게 살아 있는 피를 공급했을 때에 해당한다. 죽은 동물의 혈액에는 노폐물과 독소가 많이 들어 있다. 따라서 피를 먹으면 독소를 해독하는 간(肝)에 부담을 준다. 이는 보약이나 간에 좋은 약초를 복용할 때 피를 먹지 말아야 할 이유이다. 《동의보감》에도 숙지황과 하수오를 복용할 때는 피를 먹지 말라고 했으며, 보골지(補骨脂, 정력제)를 복용할 때는 특히 돼지의 피를 먹지 말라고 했다.

밀가루

밀가루는 소화불량을 일으킬 수 있어 금기해야 한다. 《동의보감》에 의하면 '밀가루는 장(腸)과 위(胃)를 튼튼하게 하고 기력을 세게 하며 오장(五臟)을 도우니 오래 먹으면 몸이 든든해진다.'고 하였다. 반면 '묵은 밀가루는 열(熱)과 독(毒)이 있고 풍(風)을 동(動)하게 한다.'고도 하였다. 시중에 유통되는 밀가루는 묵은 것이며, 첨가제까지 포함되어 있어 열과 독이 있을 수밖에 없다. 더구나 밀단백질의 대부분은 소화불량을 일으키는 글루텐이므로 소화력이 약한 사람에게는 좋지 않다. 결국 약초를 복용할 때 밀가루를 많이 섭취하면 약의 흡수가 방해될 가능성이 높다.

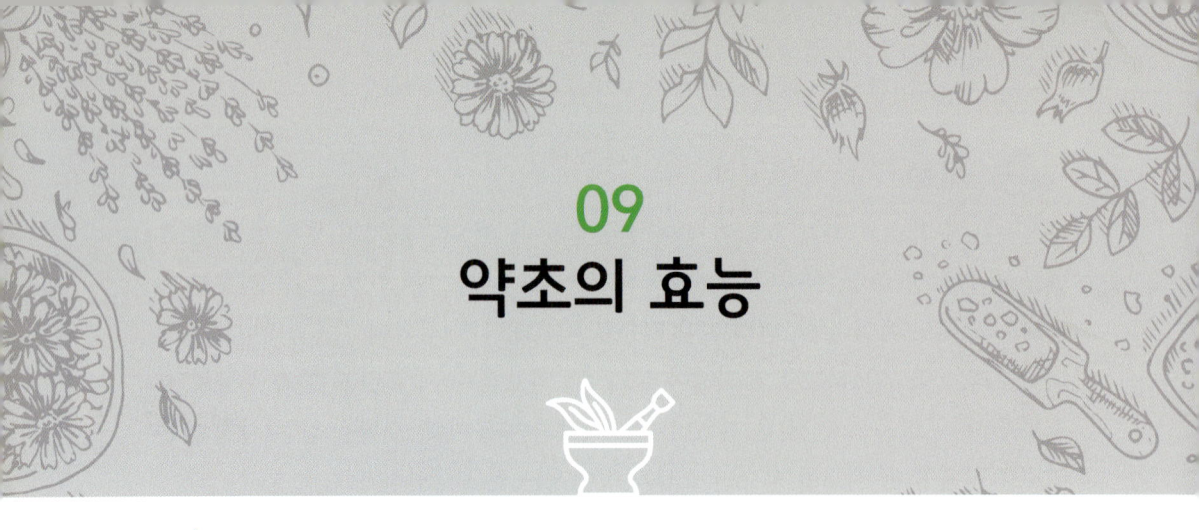

09 약초의 효능

약초의 효능을 이해하는 방법

 키와 몸무게로 사람을 평가하는 것이 옳을까? 아니면 영어 점수로 평가하는 것이 옳을까? 질문의 의도를 모르기 때문에 정답은 없다. 만약 농구선수를 선발한다면 키가 클수록 좋을 것이고, 씨름선수라면 몸무게가 많이 나갈수록 좋을 것이다. 그리고 외교관을 뽑을 생각이라면 영어 점수가 높을수록 좋을 것이다.

 그렇다면 약초는 어떤 기준으로 평가해야 할까? 방송에서 약초에 대하여 설명하는 것을 보고 있자니 약초를 평가하는 기준은 모두 성분 일색이다. 비타민과 미네랄이 풍부해서 좋다, 또는 특정한 성분이 다른 약초보다 많아서 좋다는 식이다. 하지만 성분만으로 약초를 평가하는 것은 옳지 않다. 외교관을 뽑을 때 영어 점수를 보는 것이야 당연하겠지만, 농구선수를 뽑을 때 영어 점수에 기준을 두면 될까? 이것은 합리적이지 않다.

 예로부터 약초의 효능을 평가할 때는 성분을 기준으로 삼지 않았다. 아니, 그럴 수도 없었다. 실험실이 있었던 것도 아니고 분석할 기술도 없었다. 사람을 평가할 때 점수나 학력보다 인성이 중요한 것처럼 약초를 평가할 때도 약초의 성질이 중요하다. 필자는 조상들이 약초의 효능을 평가할 때 기준으로 삼았던 것에 대하여 설명하고자 한다. 조상들의 평가 기준은 감각적인 부분이 많아서 과학적이지 않다는 반론이 있을 수 있다. 하지만 살면서 중요한 일을 결정할 때 반드시 과학적인 근거가 있어야 하는 것은 아니다. 차라리 경험적이거나 감각적인 결정이 더 정확할 때가 많다.

있다. 같은 과일이므로 이들의 성분에는 큰 차이가 없을 것인데 말이다.

어떤 요리사는 맛에 대하여 이렇게 정의한다. '맛은 재료의 본질이다.' 필자는 이 말을 듣고 "유레카!"라고 외쳤다. 맞는 말이다. 맛을 보면 그 재료가 어떠한지를 알 수 있다. 맛을 본다고 해서 어떤 성분이 얼마만큼 들어 있는지 정확하게 알 수는 없다. 하지만 그 속에 들어 있는 성분들의 종합적인 작용을 맛으로 느낄 수 있다. 사실 약효는 특정 성분이 몸속으로 들어왔다고 해서 발휘되는 것이 아니다. 성분들 간의 상호작용이 이루어질 때 비로소 약효가 나타난다. 남녀가 만났다고 모두 사랑에 빠지는가? 서로에게 불꽃이 튀어야 하고 상호 끌림이 있어야 사랑에 빠진다.

맛은 재료의 본질이다. 그리고 재료 속에 존재하는 성분들 간의 상호작용이 맛으로 드러난다. 따라서 맛을 보면 본질이 어떠한가를 알 수 있고, 그 안에 존재하는 것들의 상호작용(약효)이 잘 이루어지는지를 알 수 있다. 그래서 약초의 효능을 알고 싶을 때는 맛을 봐야 한다. 같은 약초라도 특유의 맛이 없으면 약효도 없다. 특유의 맛이 강하게 나타나면 그 약초의 효능도 강하게 나타난다. 맛을 보면 그 약초의 채취 시기가 적절했는지도 알 수 있다. 채취 시기가 맞지 않았다면 제대로 된 맛이 날 수 없다.

맛에 관한 자연의 법칙이 있다. '몸에서 필요한 맛이 당긴다.' 기운이 없으면 단맛이 당기고, 한창 성장할 때는 신맛이 당긴다. 몸에 열이 있으면 쓴맛이 당기고, 스트레스를 받았을 때는 매운맛이 당긴다. 몸에 열이 있는 사람이 따뜻한 물을 찾겠는가? 기운이 없는 노인이 찬물을 찾겠는가? 몸은 부족한 것을 찾기 마련이다. 이것은 불변의 법칙이다. 그래서 기운이 없고 피로한 사람에게는 단맛이 나는 약초를 주어야 하고, 몸에 열이 나거나 염증이 있는 사람에게는 쓴맛이 나는 약초를 주어야 한다. 화병을 앓고 있다면 매운맛이 나는 약초가 필요하다.

단맛

결혼을 한 사람이라면 허니문(honeymoon)을 기억할 것이다. 얼마나 달콤하면 꿀 같은 달[蜜月]이라고 했을까! 허니문 기간에 긴장하는 사람은 없다. 웃고 즐기고 모든 것이 평화로워 몸과 마음이 이완된다. 이 세상에 존재하는 것(음식, 감정, 분위기 등)

에서 단맛을 느꼈다면 그것은 분명 몸에 기운을 불어넣고 몸을 이완시키는 역할을 할 것이다.

따라서 단맛이 나는 약초는 대부분 보약이다. 황기, 인삼, 백출, 감초, 백수오 등은 몸이 약해졌을 때 사용하는 보약이다. 당(糖)이 있어야 단맛이 나기 때문에 단맛을 지닌 약초는 몸에 에너지를 더해주고 피로를 풀어주는 역할을 한다. 이것은 맛에 관한 자연의 법칙에도 부합된다. 사람들은 몸이 약해졌을 때, 기운이 없을 때, 피로할 때 단맛을 찾게 된다. 그래서 몸이 약한 사람들은 단맛을 잘 먹기도 하고 많이 먹기도 한다. 몸을 혹사시켰을 때 입에서 단내가 난다고 하는데, 입에서 단내가 나면 음식이든 약이든 단맛이 강한 것을 더 잘 먹을 수 있다. 단내가 나는 것도 단맛을 더 받아들이기 위한 자연의 순리인 것이다.

예) 황기, 인삼, 백출, 감초, 백수오, 대추, 구기자

쓴맛

'양약고구(良藥苦口)'라는 말이 있다. 좋은 약은 입에 쓰다는 뜻이다. 이 말을 이해하기 위해서는 여름철에 먹었던 익모초를 떠올려야 한다. 지혜가 뛰어난 조상들은 더위에 상하여 속앓이를 하는 아이에게 쓴맛이 강한 익모초를 먹였다. 그러면 신기하게도 몸에서 열이 내리고 밥맛이 돌아왔다. 그렇다. 쓴맛은 열을 내리고 염증을 없애는 역할을 한다. 쓴맛이 강한 약초는 보약이 아니라 치료약인 셈이다. 하늘 높은 줄 모르고 날뛰는 사람에게는 '인생의 쓴맛'을 보여줘야 제자리를 찾는 것처럼 쓴맛은 부풀어 오른 염증을 가라앉히고 열을 떨어뜨리는 양약(良藥)이다.

양약고구(良藥苦口)라는 말은 생명을 위협하는 염증성 질환과 발열성 질환을 신속하게 치료해야만 좋은 약으로 취급되었던 시절에 나왔다. 지금도 약국에서 판매되는 약들은 대부분 쓴맛이 강하다. 이는 현대의학에서 지향하는 바가 열을 내리고 염증을 치료하는 것이라는 방증이다. 기운이 없어서 염증이 낫지 않을 수도 있는데, 쓰디쓴 약으로 염증만 치료하면 근본을 치료하는 것이 아니다. 즉각적인 효과는 있겠지만 언 발에 오줌을 누는 식의 치료일 수도 있다. 그래서 전통의학과 현대의학의 융합이 필요하다.

쓴맛 또한 맛에 관한 자연의 법칙에 부합된다. 발열성 감기를 앓으면 입맛이 써진다. 이러한 현상은 감기뿐 아니라 열이 동반된 질병에서 흔히 볼 수 있다. 이것은 발열성 질환을 치료하기 위해서는 쓴맛이 필요하다는 몸의 신호이다. 입맛이 써야 쓴맛이 나는 약을 잘 먹을 수 있다. 입이 써지는 것은 쓴맛을 더 받아들이기 위한 자연의 순리인 것이다.

예) 익모초, 용담초, 포공영, 고삼

 매운맛

매운 음식을 보기만 해도 땀이 나는 사람이 있다. 우리의 기억 속에는 맛의 기능이 기록되어 있기 때문에 보는 것이나 생각하는 것만으로도 반응을 한다. 매운맛은 자극제이다. 원인이 무엇이든 움직임이 둔해졌을 때 매운맛은 강한 자극을 주어 움직이게 만든다. 흔히 장마철에 매운 음식이 당기지 않는가? 습한 기운 때문에 몸이 찌뿌드드하고 입맛이 없을 때 매운 음식을 먹으면 몸이 개운해지고 입맛이 살아난다. 매운맛이 기혈의 순환을 촉진해서 습기를 없애고, 위장을 자극해서 소화액 분비를 촉진했기 때문이다.

매운맛은 오장육부의 기능이 약해져서 순환이 되지 않을 때 필요하다. '인생의 매운맛'을 봐야 정신을 차리고 자신의 일을 성실하게 하는 것처럼, 매운맛이 나는 약초는 약해진 몸의 기능을 활성화하여 오장육부가 제 역할을 하도록 한다.

매운맛도 맛에 관한 자연의 법칙에서 벗어나지 않는다. 몸에서 필요할 때 매운맛을 찾게 된다. 가정이나 직장에서 받은 스트레스 때문에 가슴이 답답했을 때 매운 음식을 먹고 나서 스트레스가 확 풀리는 경험을 했을 것이다. 스트레스는 말초순환을 방해한다. 한의학적으로 기혈(氣血)의 순환이 막히는 것이다. 몸은 순환이 안 되는 것을 방치하지 않기 때문에 매운맛을 당기게 한다. 즉 스트레스를 받으면 자기도 모르게 매운맛이 먹고 싶어지는 것이 자연의 순리이다.

예) 생강, 촉초, 계피

신맛

신맛을 먹었을 때 얼굴 표정을 생각해보자. 눈은 감기고 얼굴 근육은 수축된다. 전통적으로 한의학에서는 신맛이 수렴(收斂)시키는 힘이 좋다고 말한다. 수렴한다는 것은 몸에 있는 어떤 것(기운, 땀, 소변, 대변 등)을 나가지 못하게 한다는 뜻이다. 그래서 신맛이 나는 오미자, 산수유, 복분자, 매실은 땀을 막고, 기침을 막고, 소변을 막고, 대변을 막고, 남성의 유정(遺精)을 막고, 여성의 대하(帶下)를 막는 데 쓰인다.

신맛이 배출되는 것을 막는 역할만 하는 것은 아니다. 기본적으로 신맛은 수축을 유도하기 때문에 힘을 모으는 데 기여한다. 야구선수가 홈런을 치기 위해 팔과 다리, 몸통을 움츠렸다가 배트를 휘두르는 것과 같은 이치이다. 신맛이 있는 매실을 먹으면 소화가 잘된다고 한다. 이것은 매실의 신맛이 위장을 수축시키기(힘을 모으기) 때문이다. 수축된 위장은 다시 확장될 것이고, 이것이 반복되면 위장운동이 활발해져 소화가 잘된다. 매실뿐 아니라 시큼한 음식은 모두 소화를 촉진한다.

맛에 관한 자연의 법칙을 떠올려보자. 신맛 또한 몸에서 필요할 때 당긴다. 임신을 하면 시큼한 것이 먹고 싶어진다고 한다. 이것은 모체의 자궁에서 또 하나의 생명체가 자라나고 있기 때문이다. 위에서 언급한 대로 신맛은 수축을 유도해서 힘을 모으게 한다. 힘을 모은다는 것은 더 큰 힘을 내기 위한 전 단계이다. 즉 태아의 성장에 필요한 에너지를 얻기 위해서 신맛을 찾게 되는 것이다.

예) 산사, 매실, 오미자, 산수유

 ### 짠맛

"짜게 먹으면 고혈압이 생길 수 있으니 주의해야 합니다." 병원에서 자주 듣는 말이다. 하지만 짜게 먹어서 고혈압이 생기는 것이 아니라, 정제소금을 많이 먹어서 고혈압이 생긴다는 말로 이해해야 한다. 천일염을 포함하여 짠맛이 나는 음식이나 약초는 몸에 이로운 점이 훨씬 많다. 전통적으로 한의학에서는 짠맛의 역할을 '연견(軟堅)'이라는 말로 표현한다. 딱딱한 것을 부드럽게 해준다는 뜻이다. 바닷가에서 자라는 함초(鹹草)라는 식물이 있다. 짠맛[鹹]이 나기 때문에 함초라고 하였는데, 이것을 먹으면 변비가 해소된다. 이는 짠맛이 딱딱한 대변을 부드럽게 해주기 때문이다.

약국에서 판매되는 변비약의 성분을 보면 '○○나트륨'이 들어 있는 경우가 많다. 즉 짠맛이 있는 성분이 변비를 치료한다는 것을 알 수 있다. 짠맛은 대변만 부드럽게 하는 것이 아니다. 몸의 어떤 부위가 딱딱해졌을 때, 또는 병적으로 딱딱해진 조직이 형성되었을 때 짠맛이 나는 약초가 필요하다.

맛에 관한 자연의 법칙은 짠맛에도 적용된다. 사람들은 나이가 들수록 입맛이 짜진다고 말한다. 실제로 젊은 사람보다 나이 든 사람들이 짜게 먹는다. 연구에 의하면 짠맛을 느끼는 혀의 감각이 퇴화하기 때문이라고 하는데, 필자의 생각으로는 짠맛을 느끼는 혀의 감각이 퇴화하는 것도 자연의 순리인 듯하다. 나이가 들면 근육이나 관절이 딱딱해지기도 하고 병적으로 딱딱해지는 조직들이 생기기 때문에 몸에는 짠맛이 필요하다. 이렇게 필요한 짠맛을 정제소금으로 채운다면 고혈압이 생길 수밖에 없지 않겠는가.

예) 함초, 미역, 다시마

약초의 무게에 따른 효능

약초의 사용 부위와 맛을 확인했다면 마지막으로 약초의 무게에 주목해야 한다. 약초의 무게는 약초의 효능이 어느 방향으로 향하는지 알 수 있게 해준다. 가벼운 약초는 인체의 상반신 또는 피부 쪽으로 효능을 발휘하는 반면, 무거운 약초는 인체의 하반신 또는 몸속으로 효능을 나타낸다. 돌탑을 쌓을 때 크고 무거운 돌로 기초를 닦고, 작고 가벼운 돌을 위로 올리는 것과 같은 이치이다. 진중한 성격을 지닌 사람이 중심에 서서 기획을 하고, 밖에서 영업을 하는 사람은 활동적인 성격이어야 한다. 자연의 법칙은 약초나 음식, 동물, 사람에게 모두 적용된다.

가벼운 약초

가벼운 약초의 효능은 위쪽이나 피부 쪽으로 향하기 때문에 얼굴에 생기는 질환, 머리에 생기는 질환, 피부에 생기는 질환에 사용한다. 예를 들어 감국은 눈이 충혈되었을 때, 머리가 아프고 어지러울 때 사용하고, 목적(속새 지상부)은 눈에 막이 끼었을 때 사용한다. 이처럼 얼굴이나 머리의 질병을 치료할 때는 가벼운 약초를 사용하는 것이 좋다. 만약 무거운 약초를 얼굴이나 머리의 질병에 사용해야 한다면 적은 양을 단시간 달여서 복용해야 한다.

가벼운 약초는 아래로 처지는 것을 위로 끌어올리는 역할도 한다. 예를 들어 기운이 없어서 몸이 축 늘어지거나 실제로 위가 하수(下垂)되었을 때는 가벼운 약초인 승마와 시호를 사용한다. 이들 약초는 가벼워서 늘어진 조직을 위로 끌어올리는 데 도움을 준다.

 무거운 약초

시금치나 상추만 먹고 배가 든든할 수 있을까? 쌀과 보리, 고구마, 감자처럼 속이 꽉 찬 음식을 먹어야 든든해진다. 약초 중에서도 인삼, 백출, 숙지황처럼 속이 꽉 차서 무거운 약초는 몸속으로, 그리고 인체의 하반신으로 효능을 나타낸다. 그래서 보약은 대부분 무거운 약초이고, 허리와 무릎, 자궁의 질환을 치료하는 약초도 무거운 것들이 많다.

무겁다는 것은 어떤 물질을 많이 함유하고 있다는 뜻이다. 만약 단맛이 나면서 무거운 약초라면 두말할 필요 없이 보약이다. 쓴맛이 강하면서 무겁다면 몸속 염증을 치료하는 약초이고, 매우면서 무겁다면 몸속을 데워주는 약초이다. 무거운 약초는 오래 달이는 것이 좋다. 약효 성분을 많이 함유하고 있어서 오래 달여야 충분히 우려낼 수 있기 때문이다.

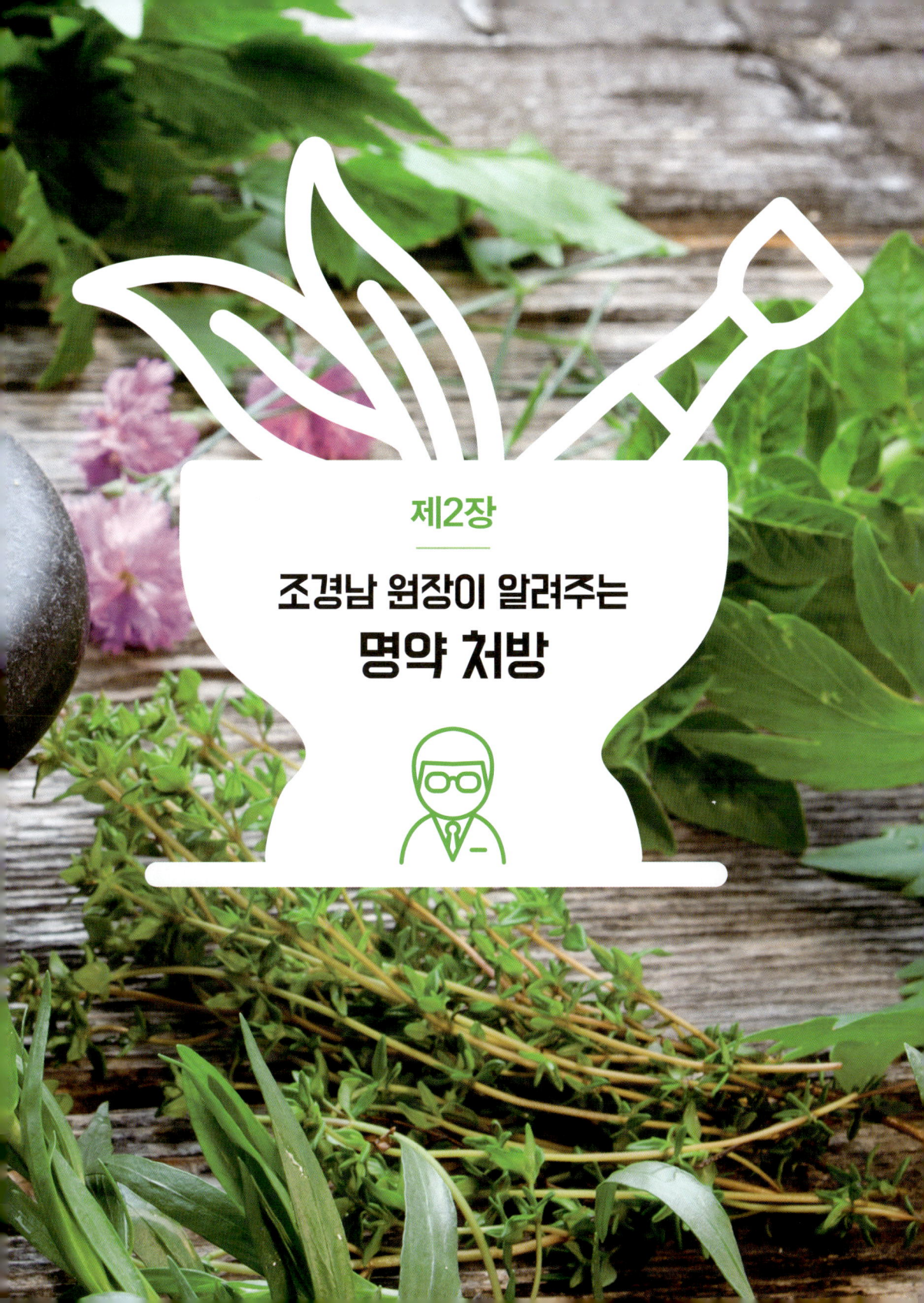

제2장

조경남 원장이 알려주는
명약 처방

기운이 없고 위(胃)가 약한 사람에게 처방하는
보중익기탕(補中益氣湯)

적응증
식욕부진, 소화불량, 설사, 위하수증, 만성피로, 어지럼증, 냉증(冷症), 헛땀

구성 약초

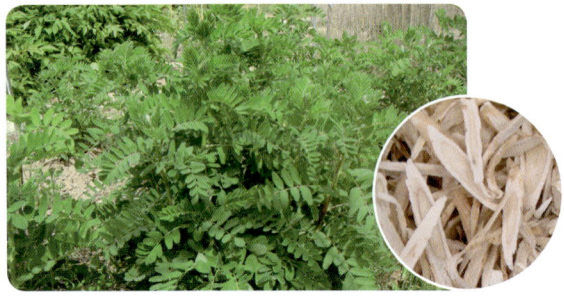
황기(황기) 6g

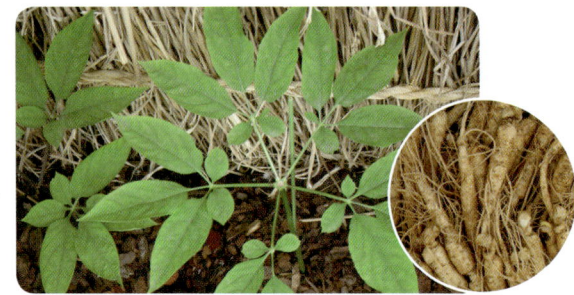
인삼(인삼) 4g

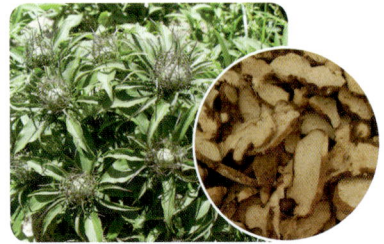
백출(삽주) 4g

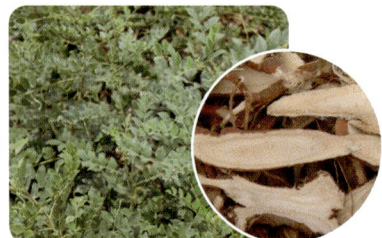
감초(감초) 4g

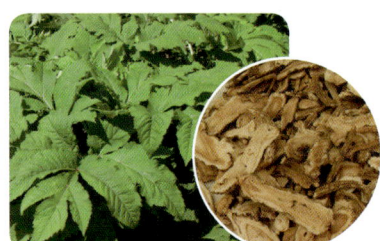
당귀(참당귀) 2g

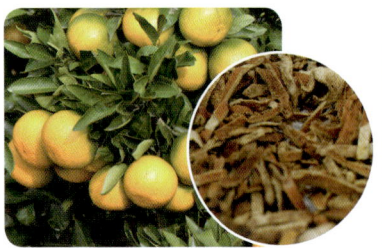
진피(귤나무) 2g

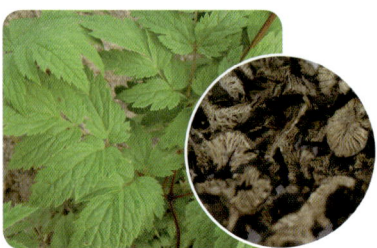
승마(승마, 술을 축인 것) 1.5g

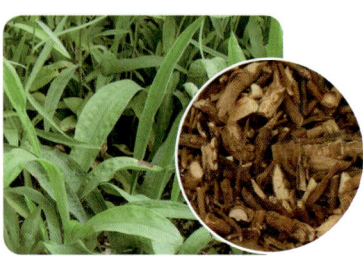
시호(시호, 술을 축인 것) 1.5g

조제 및 복용법

상기 용량은 1첩에 해당하며 곱하기 20을 하면 1제가 된다. 1제는 하루 3회 복용하는 것을 기준으로 10일분에 해당한다. 따라서 황기 120g, 인삼 80g, 백출 80g, 감초 80g, 당귀 40g, 진피 40g, 승마 30g, 시호 30g에 물 5,000mL를 붓고 중불로 2~3시간 달여 3,000mL 정도 되게 한다. 이것을 10일 동안 나누어 마시는데, 1회에 100mL씩 하루 3회 공복에 마신다. 유리병에 담아 냉장고에 보관했다가 데워서 마신다.

 약재를 버리지 말고 다시 달이면 묽은 약액(藥液)이 나온다. 여기에 꿀이나 조청을 타서 수시로 차처럼 마신다.

섭생법

- 보중익기탕은 위가 약한 사람이 복용하는 처방이므로 찬 음식, 기름진 음식, 밀가루 음식, 가공식품 등 소화에 부담이 되는 음식을 먹지 말아야 한다.
- 좋은 음식이라도 과식을 피하고 규칙적인 식사를 해야 한다.
- 아침식사와 점심식사를 맛있게 하고 저녁식사는 과일이나 근채류 위주로 간단하게 먹는 것이 좋다.
- 계획적으로 꾸준히 운동을 하되 가급적 오후 4시 이전에 하는 것이 좋다. 저녁에 운동을 하는 것은 위장이 나쁜 사람에게 좋지 않다.
- 일부러 물을 많이 마시는 것은 좋지 않다. 위장이 약한 사람이 물(특히 찬물)을 지나치게 마시면 위장기능이 더 약해질 수도 있다.
- 마음을 편안하게 하는 노래를 듣고 부르는 것이 좋다.《동의보감》에서는 음악이 위장기능을 돕는다고 하였다.
- 화를 내거나 남을 비방하는 일을 피한다. 스트레스는 위장기능을 약하게 하는 강력한 힘을 지니고 있다.

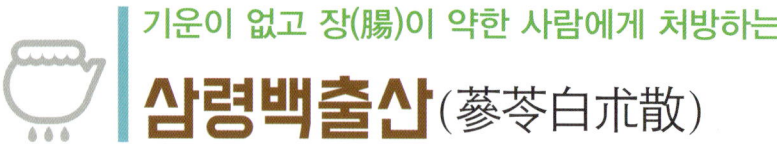

기운이 없고 장(腸)이 약한 사람에게 처방하는
삼령백출산 (蔘苓白朮散)

적응증
만성설사, 소화불량, 식욕부진, 만성피로, 수술(항암치료) 후 체력저하

구성 약초

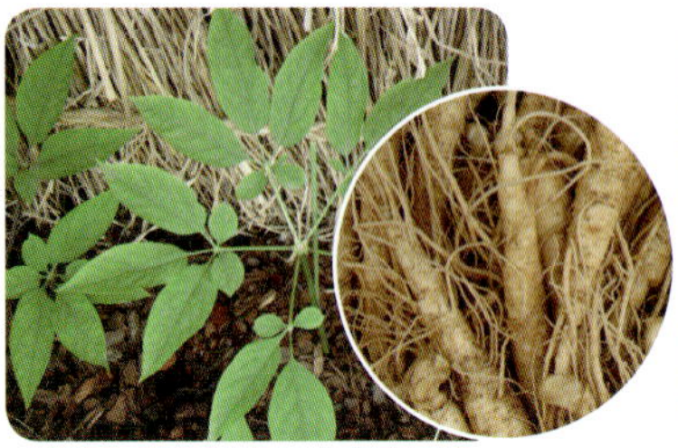

인삼(인삼) 24g

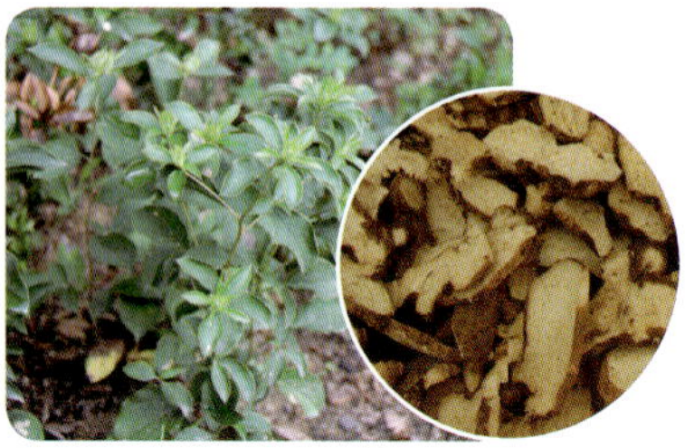

백출(삽주) 24g

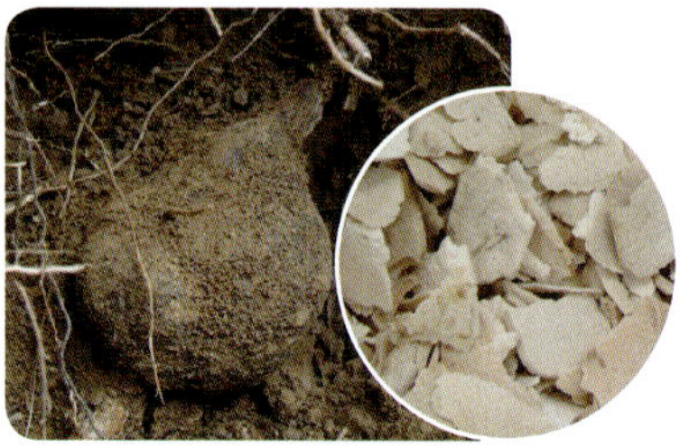

백복령(복령) 24g

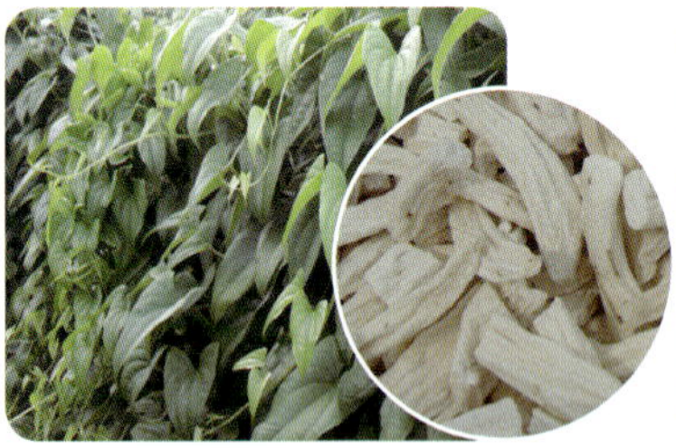

산약(마) 24g

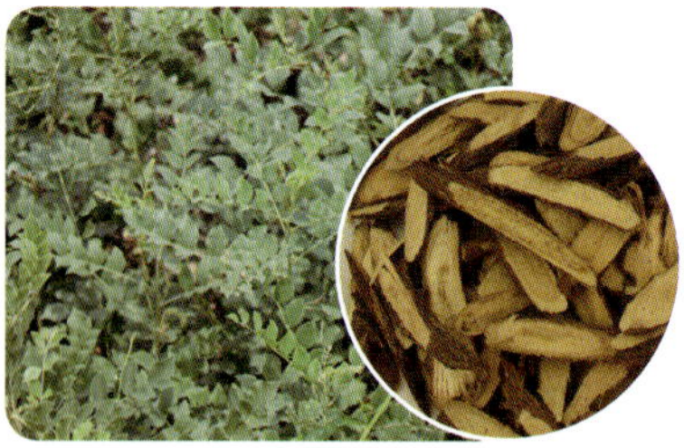

감초(감초) 24g

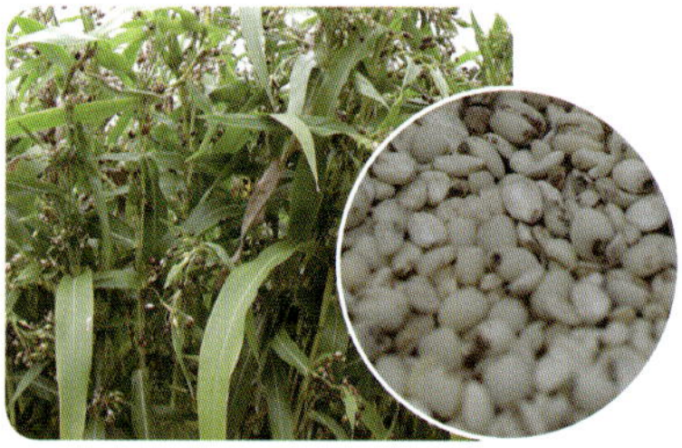

의이인(율무) 12g

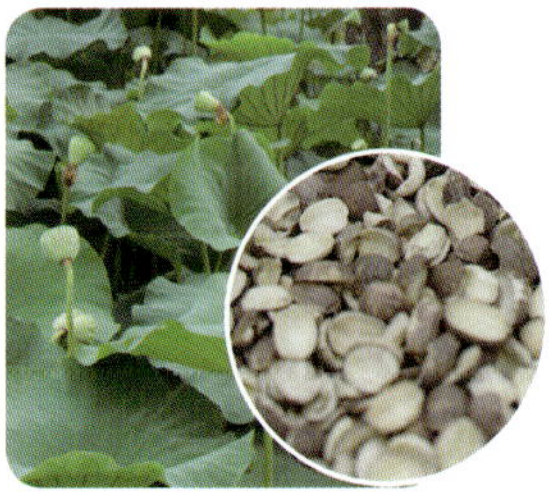

연자육(연꽃) 12g

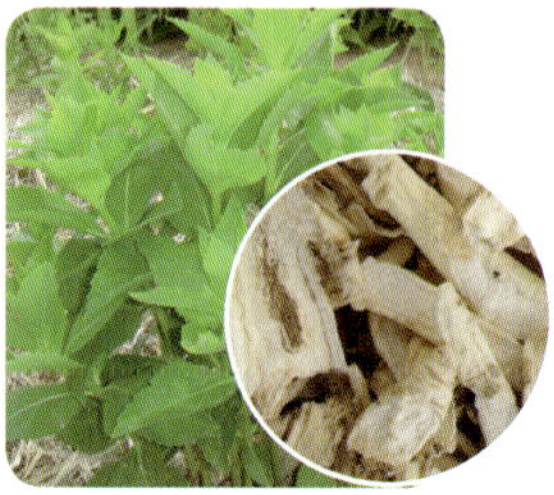

길경(도라지) 12g

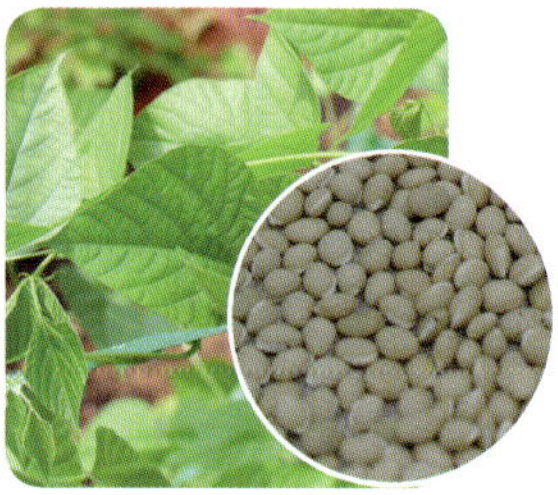

백편두(편두) 12g

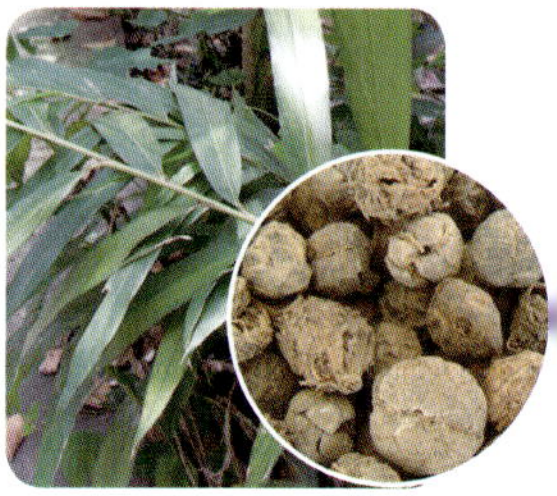

사인(양춘사) 12g

조제 및 복용법

위의 약초들을 모두 섞어서 가루를 내고, 한 번에 8g씩 대추 달인 물에 타서 먹는다. 상기 용량은 10일분에 해당하며 하루 2~3회 식후에 복용한다.

섭생법

- 기력이 없고 장이 약한 사람이 복용하는 처방이므로 장의 기능을 약하게 하는 찬 음식, 기름진 음식, 밀가루 음식, 가공식품 등을 먹지 말아야 한다.
- 이 처방을 복용하면 장내세균의 균형이 정상화되어 대변의 형태가 갖춰질 뿐 아니라 몸에 기운이 생긴다. 음식을 섭취할 때도 장내세균의 균형을 맞추는 데 도움이 되는 음식(섬유질이 많은 음식 등)을 섭취하면 좋다.
- 하복부를 따뜻하게 해야 하므로 혈액순환을 방해하는 옷을 입지 말아야 한다.
- 규칙적으로 운동을 하면 하복부의 혈액순환이 촉진되므로 상기 증상을 치료하는 데 도움이 된다.
- 운동을 할 때는 햇빛이 있는 야외에서 하는 것이 좋다. 적절한 일광(日光)은 장 기능을 강화하는 데 간접적으로 도움을 준다.
- 운동을 할 수 없을 때에는 하복부의 혈액순환을 돕는 반신욕이나 좌훈을 한다.

〈혼동하기 쉬운 약초 비교〉

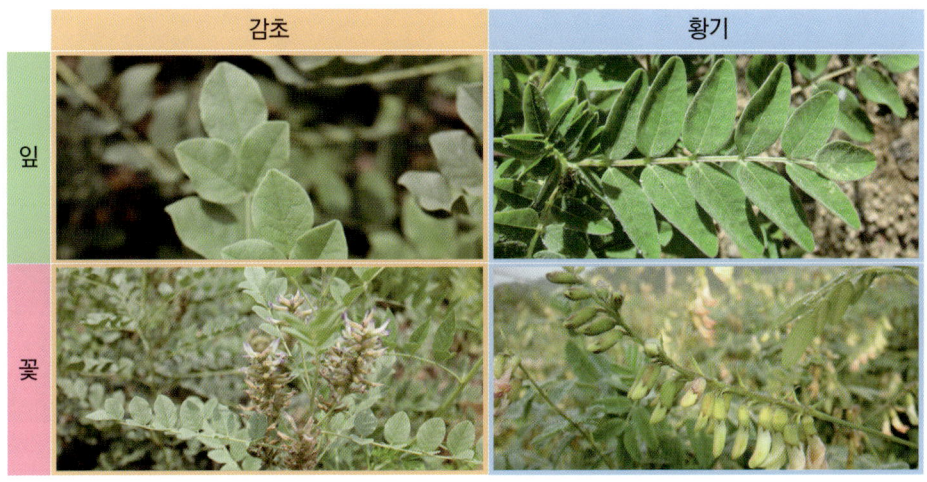

급·만성소화불량에 처방하는
향사평위산 (香砂平胃散)

적응증
급성소화불량, 만성소화불량, 가스가 차는 증상, 체기(滯氣)

구성 약초

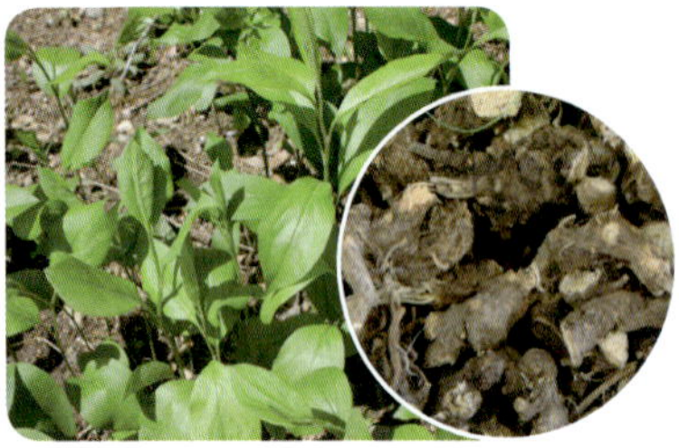

창출(모창출) 8g

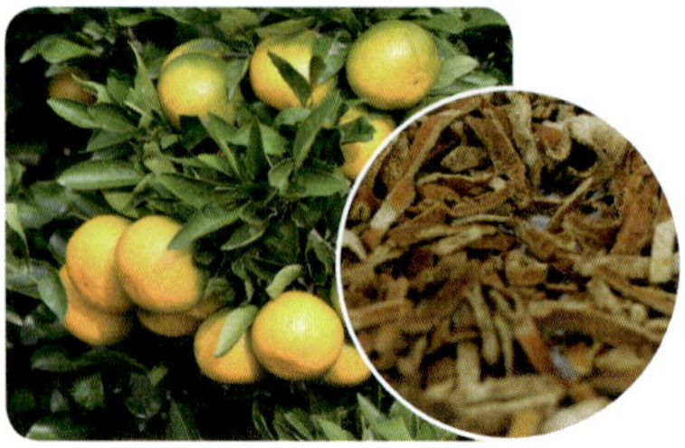

진피(귤나무) 4g

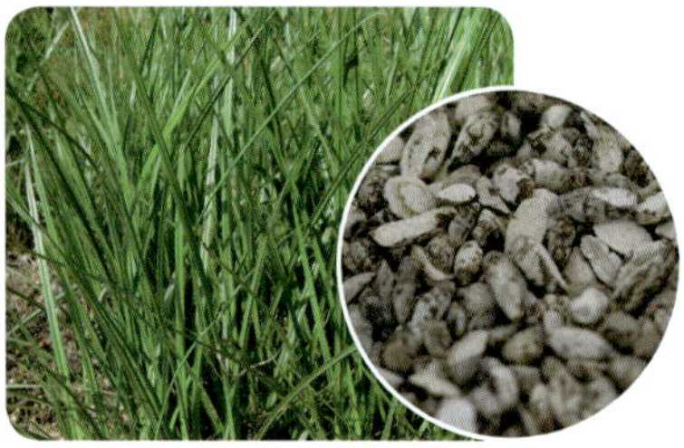

향부자(향부자) 4g

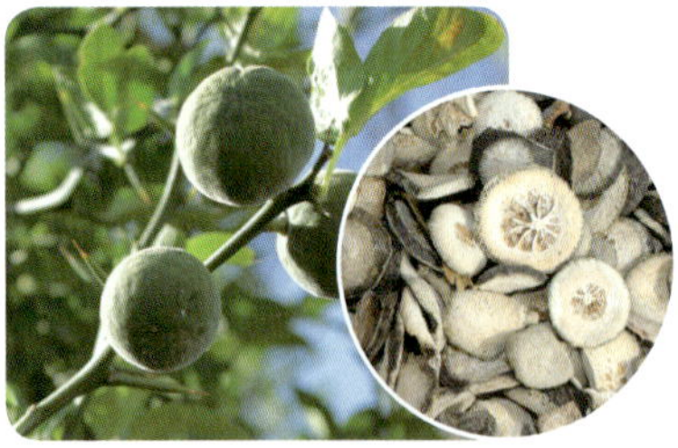

지실(탱자나무) 3g

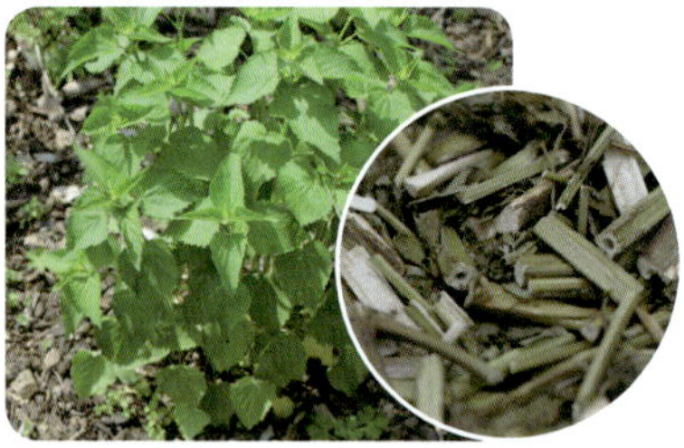

곽향(배초향) 3g

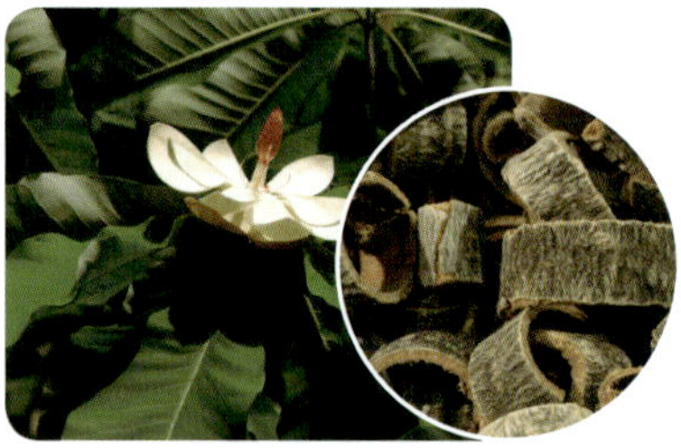

후박(일본목련) 2.5g

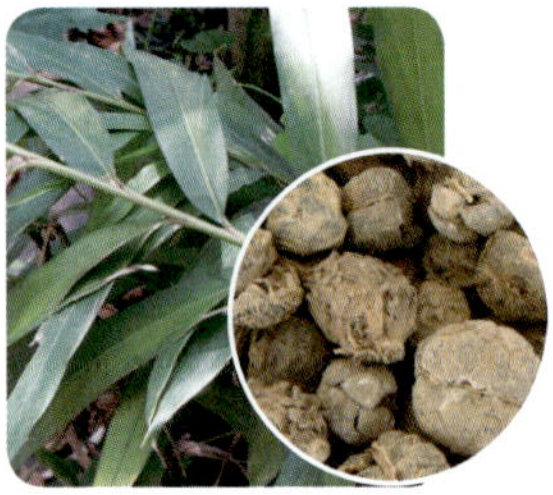

사인(양춘사) 2.5g

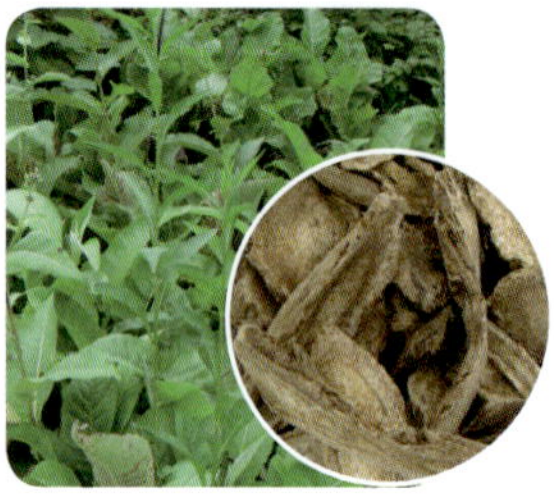

목향(목향) 2g

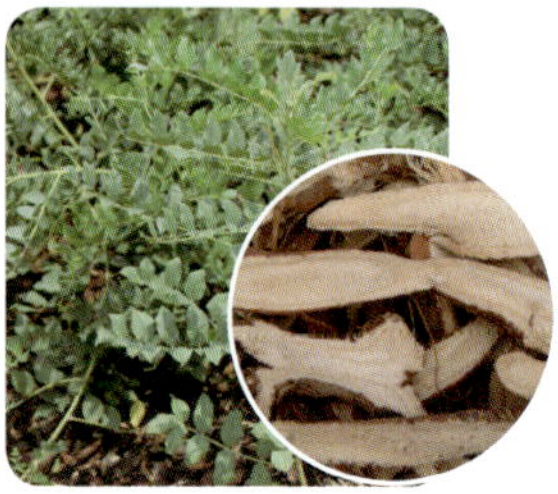

감초(감초) 2g

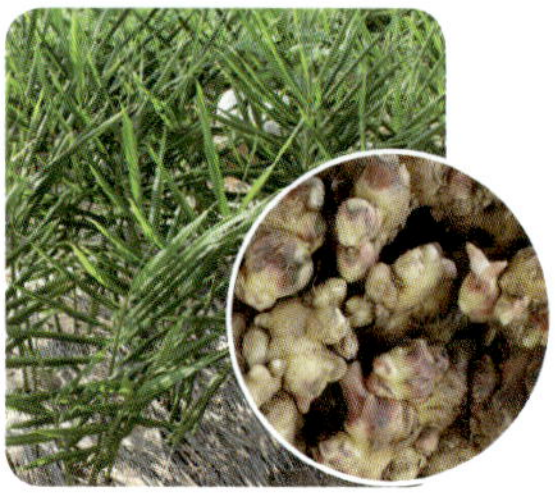

생강(생강) 3편

조제 및 복용법

상기 용량은 1첩에 해당하며 곱하기 20을 하면 1제가 된다. 1제는 하루 3회 복용하는 것을 기준으로 10일분에 해당한다. 따라서 창출 160g, 진피 80g, 향부자 80g, 지실 60g, 곽향 60g, 후박 50g, 사인 50g, 목향 40g, 감초 40g, 생강 60편에 물 5,000mL를 붓고 중불로 1~2시간 달여 3,000mL 정도 되게 한다. 이것을 10일 동안 나누어 마시는데, 1회에 100mL씩 하루 3회 공복에 마신다. 유리병에 담아 냉장고에 보관했다가 데워서 마신다.

 약재를 버리지 말고 다시 달이면 묽은 약액(藥液)이 나온다. 여기에 꿀이나 조청을 타서 수시로 차처럼 마신다.

섭생법

- 소화불량은 대체로 과식을 하거나 자주 먹는 습관 때문에 생긴다. 따라서 과식을 피하고 규칙적으로 식사를 하는 습관을 가져야 한다.
- 늦은 저녁식사를 피해야 한다. 저녁은 위장이 휴식을 취하는 시간인데, 이때 음식을 먹으면 소화불량이 생기기 쉽다.
- 향사평위산을 복용한 후 소화불량이 개선되더라도 소화가 더디게 되는 음식(육고기, 밀가루 음식 등)을 먹지 말아야 한다. 증상이 없어져도 손상을 받은 위장은 그 기능이 완벽하지 않기 때문이다.
- 식사를 마친 후에는 가볍게 산책을 해서 위장의 운동을 도와주어야 한다. 식사 후에 격한 운동을 하거나 깊은 생각을 하면 위장기능이 떨어지기 때문에 또다시 소화불량이 나타날 수도 있다.
- 스트레스는 위장기능을 약하게 하는 주범이다. 따라서 자주 체하거나 소화불량이 있는 사람은 스트레스를 관리해야 한다.

위염, 위궤양에 처방하는
반하사심탕(半夏瀉心湯)

적응증
위염, 위산과다, 위궤양, 십이지장궤양, 소화불량

구성 약초

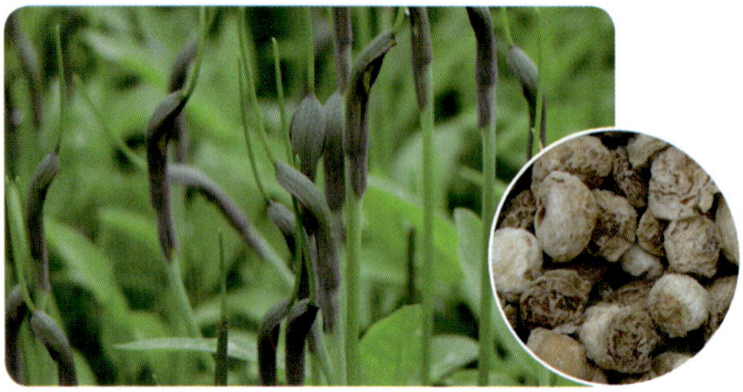

반하(반하) 8g

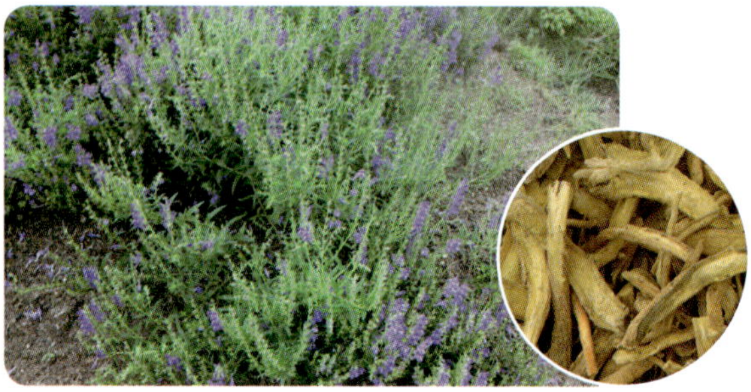

황금(속썩은풀) 6g

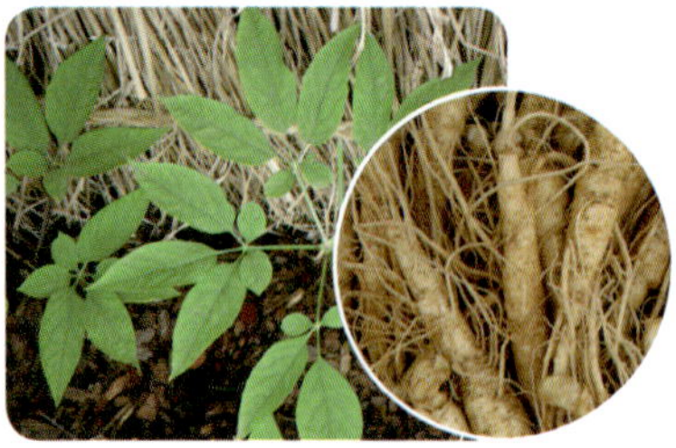

인삼(인삼) 6g

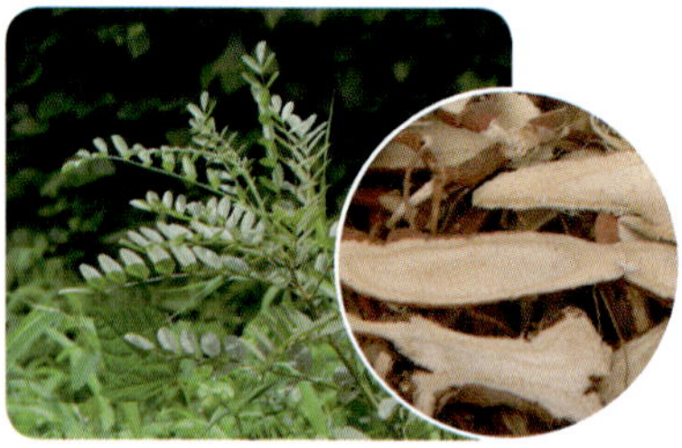

감초(감초) 6g

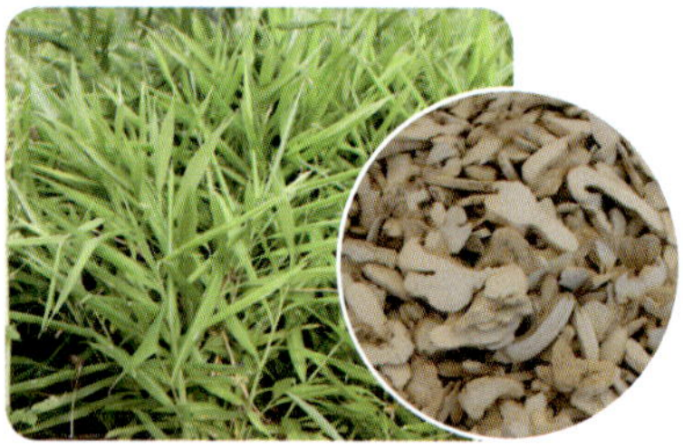

건강(생강) 4g

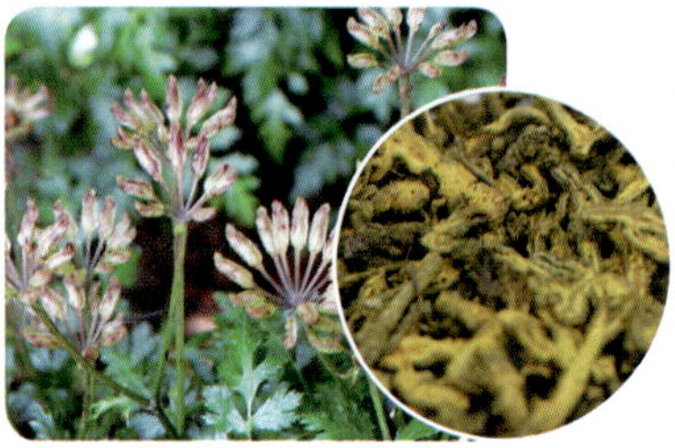

황련(황련) 2g

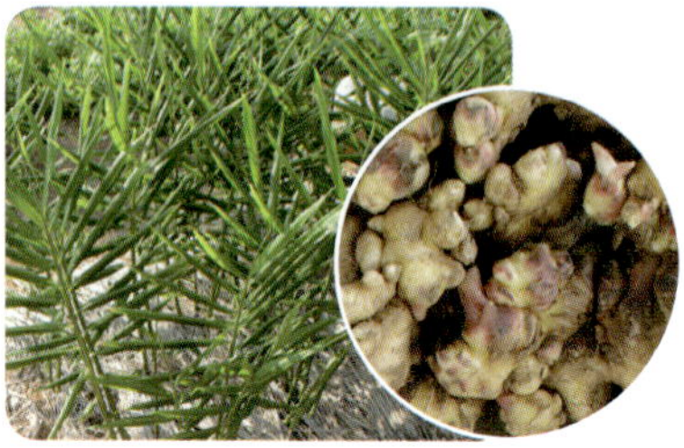

생강(생강) 3편

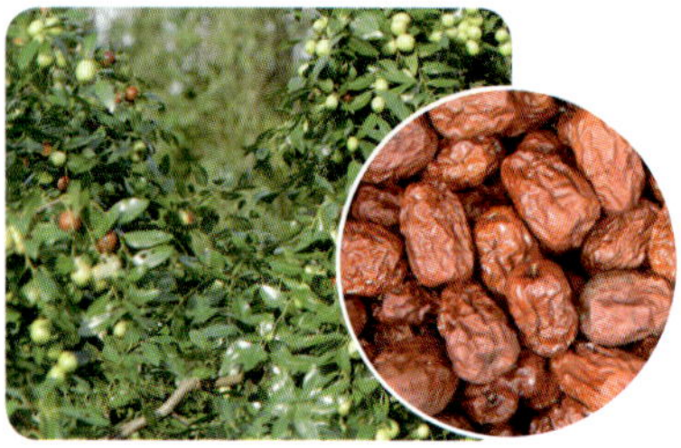

대추(대추나무) 2개

조제 및 복용법

상기 용량은 1첩에 해당하며 곱하기 20을 하면 1제가 된다. 1제는 하루 3회 복용하는 것을 기준으로 10일분에 해당한다. 따라서 반하 160g, 황금 120g, 인삼 120g, 감초 120g, 건강 80g, 황련 40g, 생강 60편, 대추 40개에 물 5,000mL를 붓고 중불로 1~2시간 달여 3,000mL 정도 되게 한다. 이것을 10일 동안 나누어 마시는데, 1회에 100mL씩 하루 3회 공복에 마신다. 유리병에 담아 냉장고에 보관했다가 데워서 마신다.

> 약재를 버리지 말고 다시 달이면 묽은 약액(藥液)이 나온다. 여기에 꿀이나 조청을 타서 수시로 차처럼 마신다.

섭생법

- 위염과 위궤양을 치료하는 처방이므로 증상이 치료되면 복용을 중단하는 것이 좋다.
- 술과 커피 등 위염을 일으킬 수 있는 음식을 금해야 한다.
- 과식과 폭식, 불규칙한 식사는 위염의 원인이 되므로 식사를 규칙적으로 하고 천천히 먹는 습관을 가져야 한다.
- 위염과 위궤양은 스트레스가 원인인 경우가 많다. 따라서 자신에게 맞는 스트레스 관리법을 찾아 실천해야 한다.
- 자극성이 강한 맵거나 짠 음식을 피하고 신선한 제철 과일과 채소를 충분히 섭취해야 한다.
- 육고기와 유제품 섭취를 줄이고 정제하지 않은 곡류를 주식으로 먹는다.
- 식사 후에 가볍게 산책을 하면 위염을 치료하는 데 도움이 된다.
- 마음을 편안하게 하는 음악을 듣고 부르는 것이 좋다.《동의보감》에서는 음악이 위장기능을 돕는다고 하였다.

위장이 약한 사람의 두통과 어지럼증에 처방하는
반하백출천마탕(半夏白朮天麻湯)

적응증
두통, 어지럼증, 식욕부진, 소화불량

구성 약초

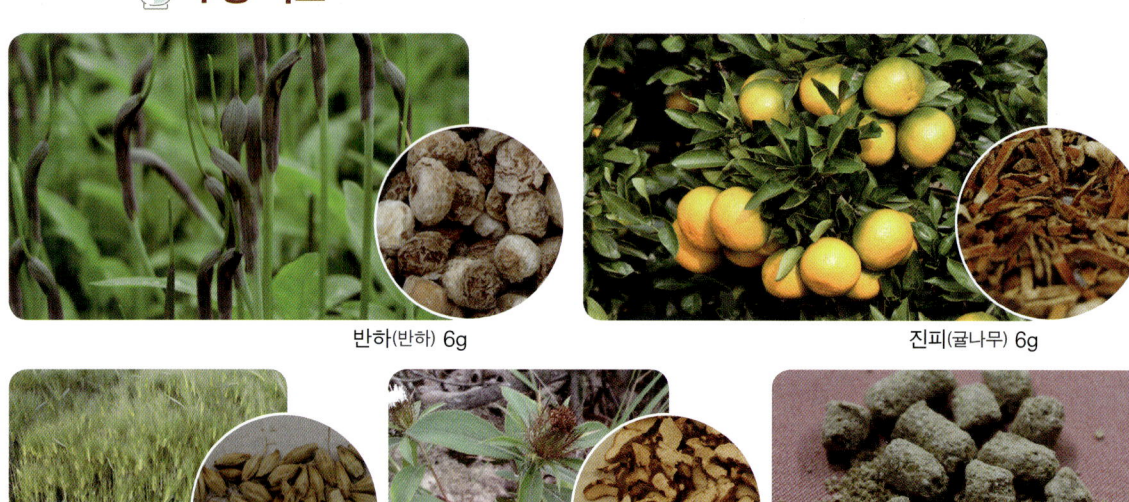

반하(반하) 6g

진피(귤나무) 6g

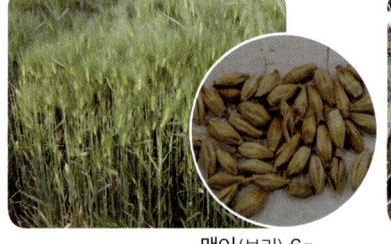

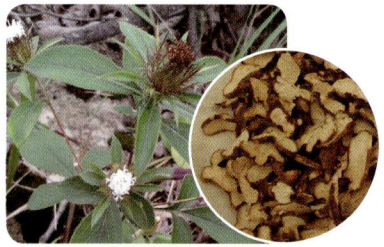

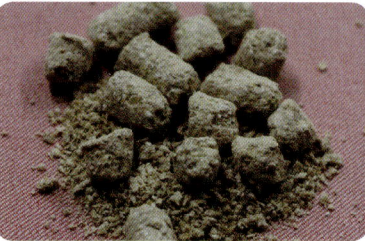

맥아(보리) 6g

백출(삽주) 4g

신곡 4g

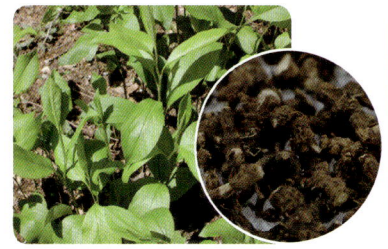

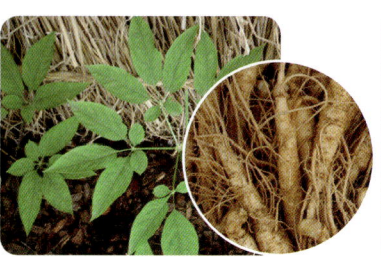

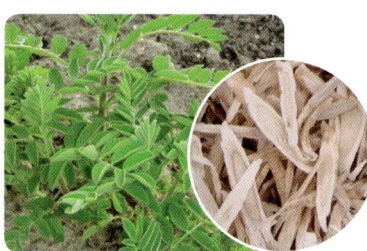

창출(모창출) 2g

인삼(인삼) 2g

황기(황기) 2g

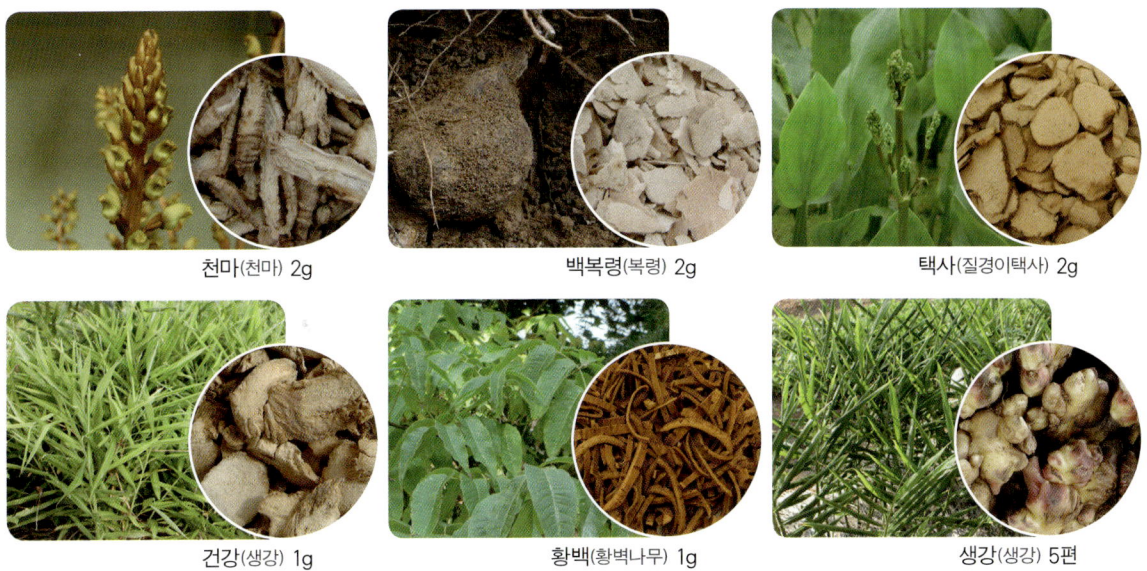

천마(천마) 2g | 백복령(복령) 2g | 택사(질경이택사) 2g
건강(생강) 1g | 황백(황벽나무) 1g | 생강(생강) 5편

🎁 조제 및 복용법

상기 용량은 1첩에 해당하며 곱하기 20을 하면 1제가 된다. 1제는 하루 3회 복용하는 것을 기준으로 10일분에 해당한다. 따라서 반하 120g, 진피 120g, 맥아 120g, 백출 80g, 신곡 80g, 창출 40g, 인삼 40g, 황기 40g, 천마 40g, 백복령 40g, 택사 40g, 건강 20g, 황백 20g, 생강 100편에 물 6,000mL를 붓고 중불로 2~3시간 달여 3,000mL 정도 되게 한다. 이것을 10일 동안 나누어 마시는데, 1회에 100mL씩 하루 3회 공복에 마신다. 유리병에 담아 냉장고에 보관했다가 데워서 마신다.

약재를 버리지 말고 다시 달이면 묽은 약액(藥液)이 나온다. 여기에 꿀이나 조청을 타서 수시로 차처럼 마신다.

📋 섭생법

- 반하백출천마탕은 신진대사 과정에서 생성된 담음(痰飮, 노폐물)이 위장기능을

약화시켰을 때 사용한다. 따라서 담음을 쉽게 생성시키는 음식(육고기, 밀가루 음식, 가공식품 등)을 먹지 말아야 한다.
- 소화에 부담이 되지 않는 과일과 곡식, 채소 위주의 식사를 하되 과식을 피해야 하며, 규칙적인 식사를 해야 한다.
- 계획적이고 꾸준한 운동을 하되 오후 4시 이전에 하는 것이 좋다. 저녁에 운동을 하는 것은 위장이 나쁜 사람에게 좋지 않다.
- 물을 일부러 많이 마실 필요는 없다. 위장이 약한 사람이 지나치게 물을 마시면 위장이 더 약해질 수도 있으니 주의해야 한다.
- 잠을 일찍 자는 것이 좋다. 충분한 수면은 위장기능을 강화하는 데 간접적으로 도움이 되기 때문이다.

〈혼동하기 쉬운 약초 비교〉

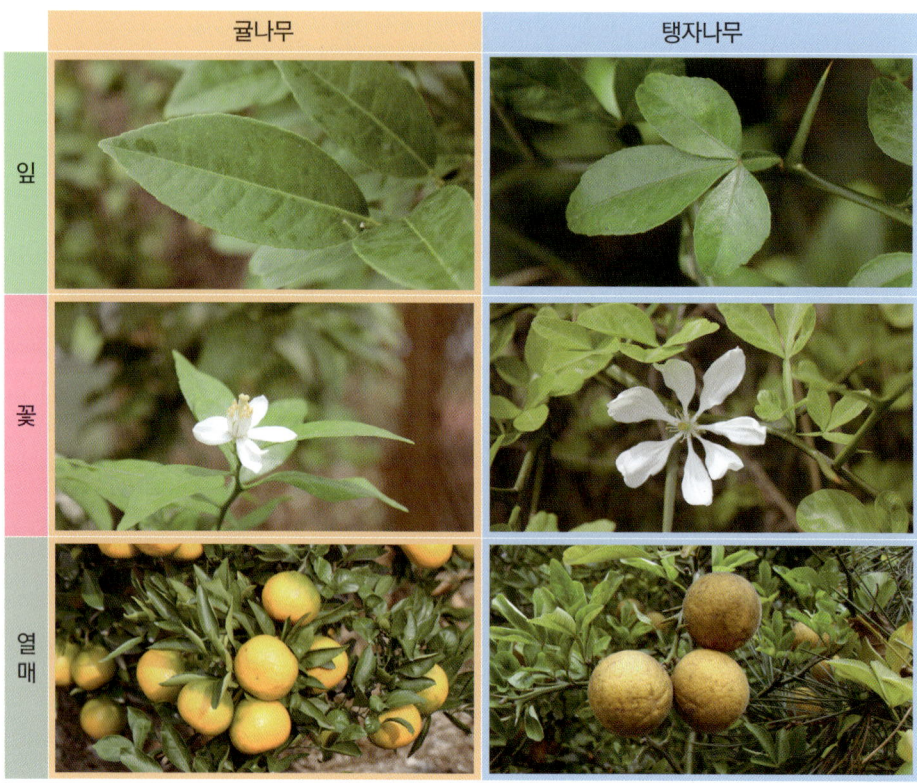

면역력이 떨어졌을 때 처방하는

경옥고(瓊玉膏)

적응증

만성피로, 기력저하, 빈혈, 신경쇠약, 만성위장병, 만성폐질환, 만성비염, 항암치료 후유증

구성 약초

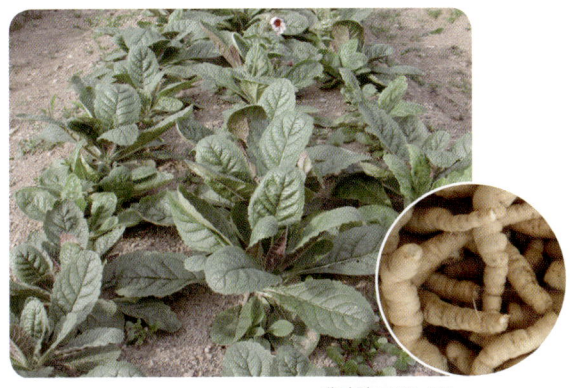

생지황(지황) 10kg

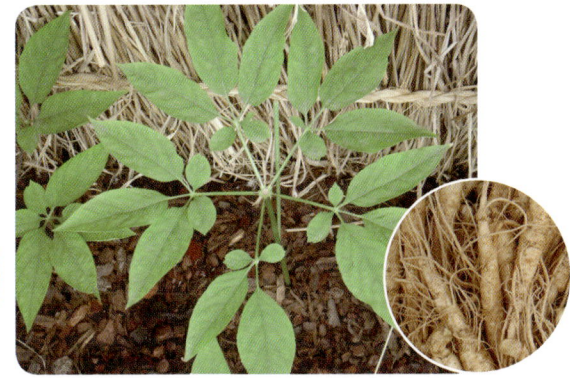

인삼(인삼) 1kg

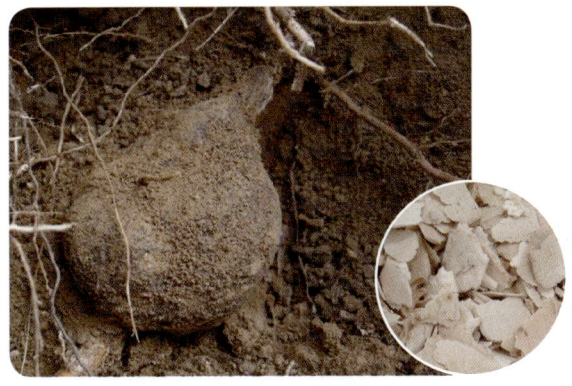

백복령(복령) 1.2kg

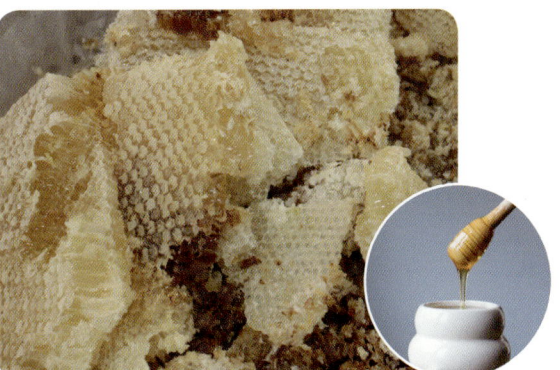

꿀 6kg

제2장 조경남 원장이 알려주는 명약 처방

🎁 조제 및 복용법

　상기 약초 중에서 인삼과 백복령은 곱게 가루 내고, 생지황은 즙을 내고, 꿀은 약한 불로 끓인다. 모든 준비가 끝나면 이들을 섞어서 반죽한 뒤 미리 준비해둔 항아리에 반죽을 넣는다. 반죽이 든 항아리를 큰 솥에 넣고 중탕을 하는데, 3일 밤낮 내내 끓인다. 그리고 3일이 지나면 가마솥에서 항아리를 꺼내어 우물물에 하루 동안 담가두고 식힌다. 이렇게 하루가 지난 후 다시 가마솥에 넣고 하루 동안 중탕을 한다. 이렇게 경옥고를 만드는 데에 총 5일이 걸린다.

　경옥고가 완성되면 1회에 10~15g씩, 하루 2~3회 복용한다. 장기간 복용할수록 효과가 좋은 처방이므로 꾸준히 복용하는 것이 좋다.

📋 섭생법

- 노화나 질병으로 인하여 면역력이 떨어졌을 때 복용하는 처방이므로 경옥고를 복용할 때는 과로나 스트레스처럼 기력을 소모시키는 행위를 피한다.
- 면역력이 떨어지면 소화력도 좋지 않을 것이므로 소화에 부담이 되는 밀가루 음식, 육고기, 찬 음식 등을 먹지 않는 것이 좋다.
- 매 끼니마다 과일과 뿌리채소를 충분히 섭취하도록 한다. 과일과 뿌리채소는 경옥고의 효과를 높여주는 데 기여한다.
- 과식을 피하고, 특히 저녁식사를 늦게 하거나 과식하는 것을 피해야 한다.
- 《동의보감》에서는 경옥고를 복용할 때 파와 마늘을 먹지 말라고 했는데, 이들 음식을 많이 섭취하면 위장에 염증이 생겨 약의 효과를 떨어뜨릴 수 있다.
- 체력을 소모시키는 과격한 운동을 피하고 가벼운 산책을 한다.
- 잠을 일찍 자는 것이 좋다. 밤 10시 전후에 취침하여 7시간 정도 충분한 수면을 취하면 면역력을 강화하는 데 도움이 된다.

허약체질을 개선할 때 처방하는
공진단(拱辰丹)

적응증
허약체질, 체력저하, 피로감, 빈혈, 식욕부진, 간기능 저하

구성 약초

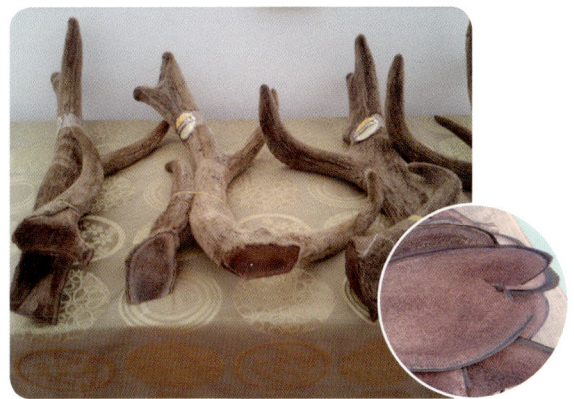
녹용(사슴) 160g

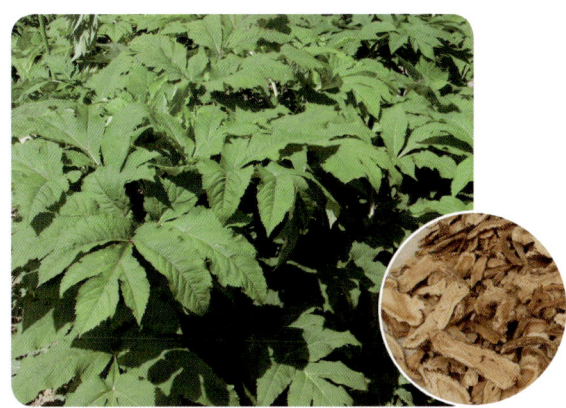
당귀(참당귀) 160g

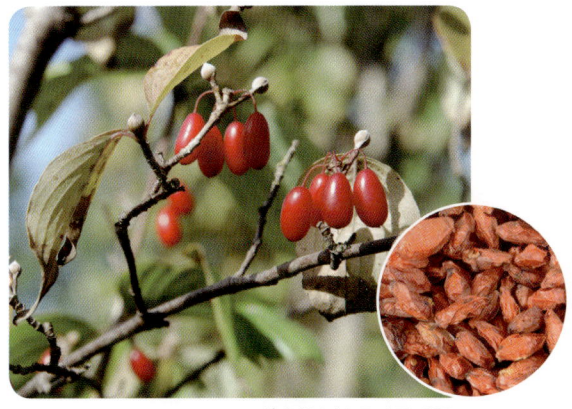
산수유(산수유나무) 160g

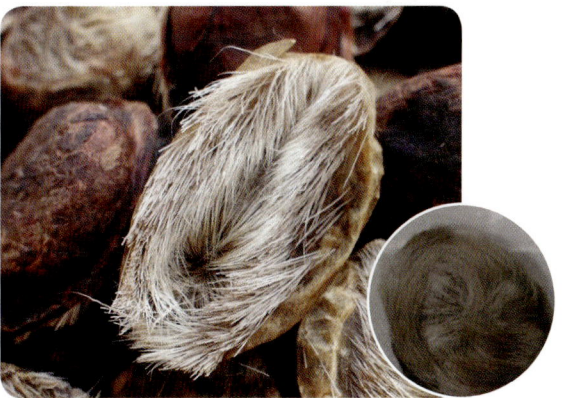
사향(사향노루) 20g

제2장 조경남 원장이 알려주는 명약 처방

📦 조제 및 복용법

위의 약초를 모두 곱게 가루 내어 쌀풀로 반죽해서 녹두 크기의 환으로 만든다. 이것을 1회에 100개씩, 하루 2~3회 복용한다. 가루를 꿀로 반죽해서 청심환 크기의 환으로 만들어 1회에 1개씩, 하루 2~3회 복용해도 좋다.

📋 섭생법

- 공진단은 선천적으로 체질이 약한 사람이 과로 등으로 체력이 떨어지고 피로감이 심하게 나타날 때 사용하는 처방이므로 과로와 스트레스, 과음 등 체력을 약화시키는 행위를 금해야 한다.
- 간기능이 약한 사람에게 좋은 처방이므로 간에 무리를 줄 수 있는 육식과 과식을 피해야 한다.
- 정제되지 않은 곡류를 주식으로 하고, 과일과 채소를 충분히 섭취해야 한다.
- 과식과 야식을 피하고 간식을 먹지 않는 것도 중요하다. 간식은 위장과 간에 부담을 준다.
- 밤 10시 전후에 취침하여 7시간 정도 충분한 수면을 취해야 한다.
- 체력을 과도하게 소모시키는 운동을 피하고 가벼운 산책을 하는 것이 좋다.

〈혼동하기 쉬운 약초 비교〉

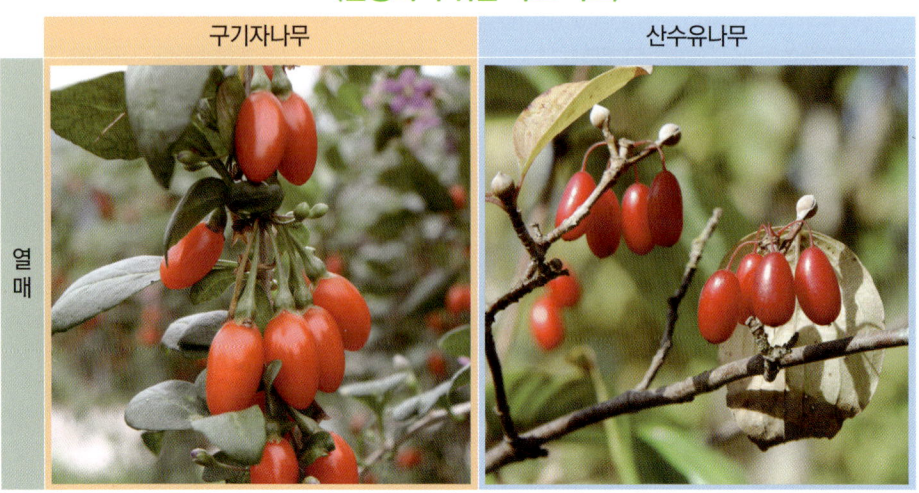

연령고본단 (延齡固本丹)

기초체력이 약해졌을 때 처방하는

적응증

체력저하, 만성피로, 정력약화, 전립선질환, 갱년기장애, 불면증, 식욕부진, 요통, 관절염, 시력저하, 건망증, 불임증

구성 약초

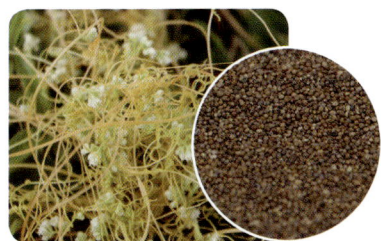
토사자(실새삼, 술로 가공한 것) 160g

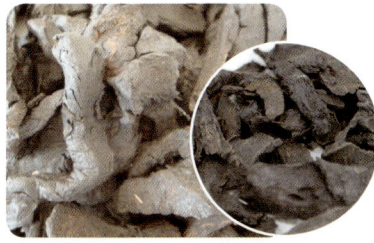
육종용(육종용, 술로 씻은 것) 160g

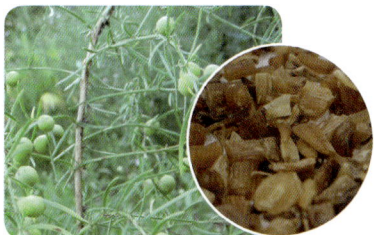
천문동(천문동) 80g

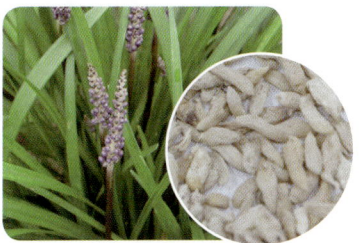
맥문동(맥문동) 80g

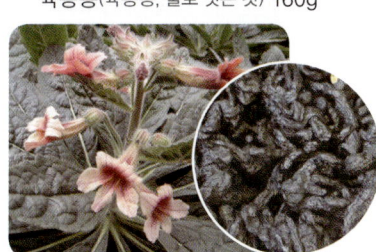
생지황(지황, 술로 씻은 것) 80g

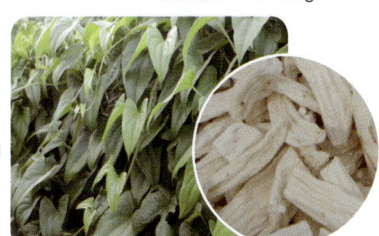
산약(마) 80g

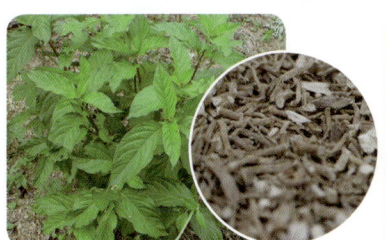
우슬(쇠무릎, 술로 씻은 것) 80g

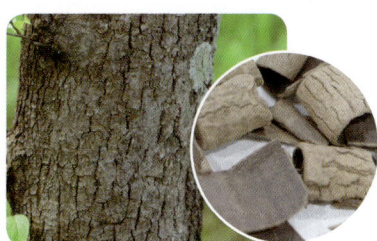
두충(두충, 생강즙에 축여 볶은 것) 80g

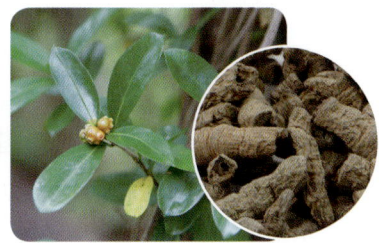
파극(파극천, 술에 담갔다가 심을 뺀 것) 80g

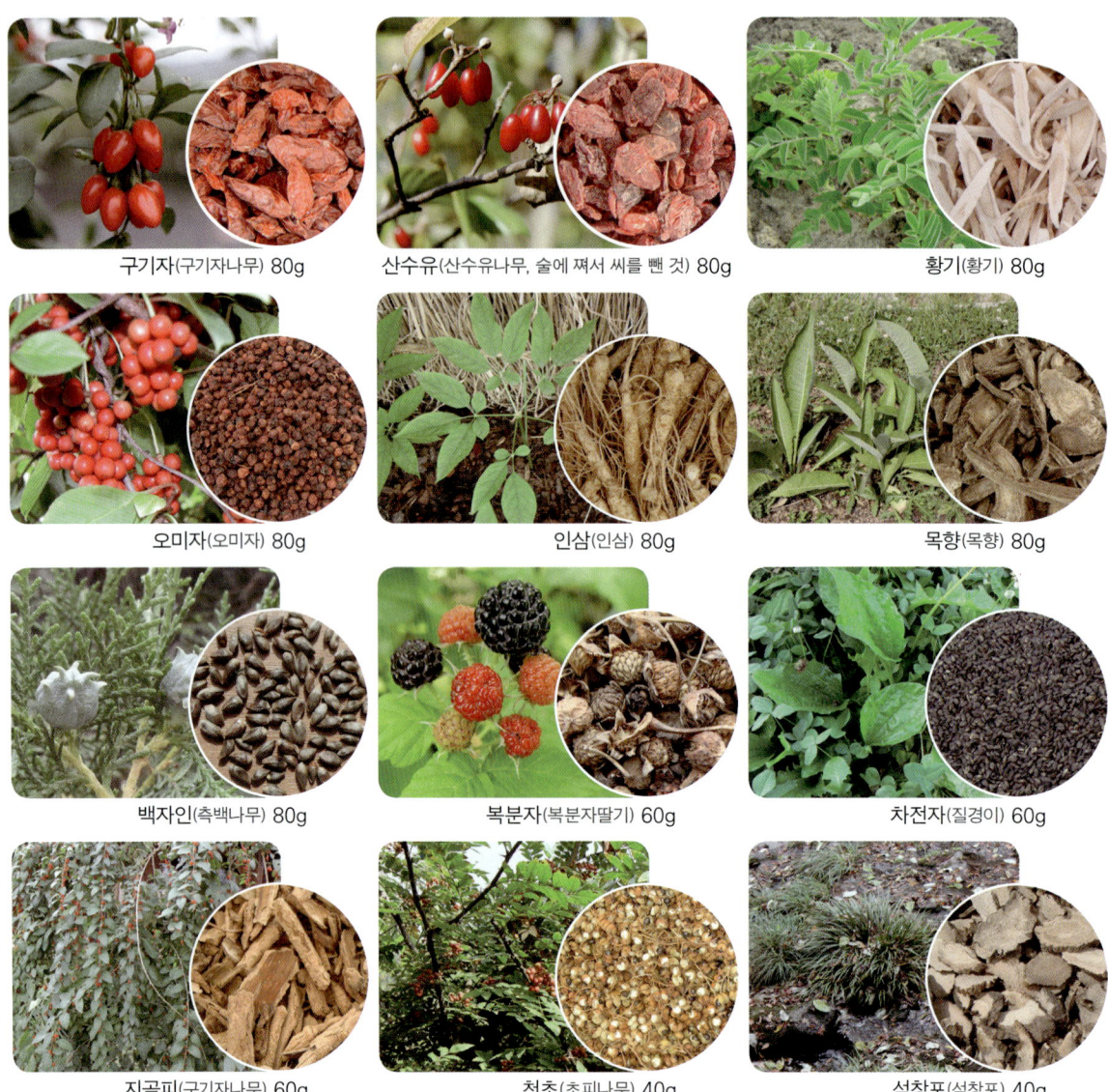

구기자(구기자나무) 80g　　산수유(산수유나무, 술에 쪄서 씨를 뺀 것) 80g　　황기(황기) 80g

오미자(오미자) 80g　　인삼(인삼) 80g　　목향(목향) 80g

백자인(측백나무) 80g　　복분자(복분자딸기) 60g　　차전자(질경이) 60g

지골피(구기자나무) 60g　　천초(초피나무) 40g　　석창포(석창포) 40g

🎁 조제 및 복용법

위의 약초를 곱게 가루 내어 술로 반죽한 쌀풀에 섞어서 녹두 크기의 환을 만든다. 이것을 1회에 100개씩, 하루 2~3회 복용한다. 가루를 꿀로 반죽해 청심환 크기

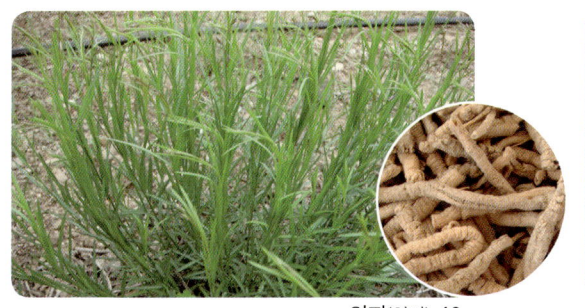
원지(원지) 40g

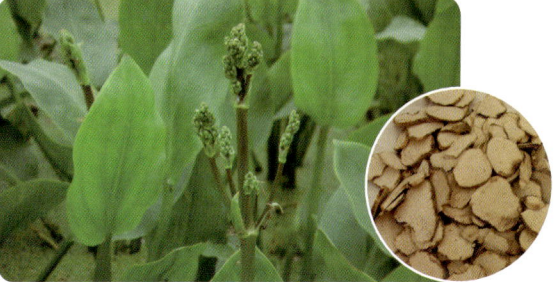
택사(질경이택사) 40g

의 환(4g)을 만들어서 1회에 1개씩, 하루 2~3회 복용해도 좋다.

섭생법

- 연령고본단은 후천적으로 체력이 약해지고 피로감이 심하게 나타날 때 사용하는 처방이므로 과로와 스트레스, 과음 등 체력을 약화시키는 행위를 금해야 한다.
- 오랜 과로와 만성적인 질병으로 인하여 기초체력이 떨어진 경우에 사용하면 가장 좋다. 따라서 음식 섭취와 운동 등 생활습관을 개선하면서 연령고본단을 장기간 복용할 것을 권한다.
- 정제되지 않은 곡류를 주식으로 하고, 과일과 채소를 충분히 섭취해야 한다.
- 과식과 야식을 피하고 간식을 먹지 말아야 한다. 과식과 야식, 간식은 위장을 약하게 하며, 결과적으로 체력을 약하게 하는 원인이 된다.
- 연령고본단에는 근골을 강화하는 약초들이 많이 포함되어 있기 때문에 약을 복용하면서 근육을 강화시키는 운동을 병행하면 좋다.
- 연령고본단은 남녀의 성기능을 강화하는 효능이 있어서 정력제로 많이 알려져 있다. 하지만 연령고본단을 복용하면서 과도한 성관계를 하는 것은 피해야 한다. 부족한 것을 보충하는 약을 복용하면서 그만큼 소모시키면 효과가 떨어지기 때문이다.

과로를 풀어줄 때 처방하는
쌍화탕(雙和湯)

적응증
과로, 피로감, 근육통, 근육경련, 몸살감기, 병후 쇠약증

구성 약초

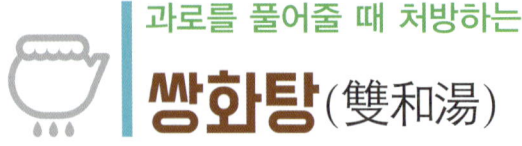

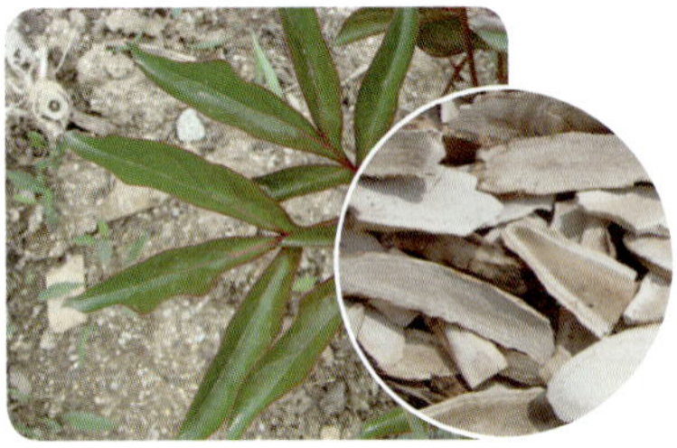

작약(작약) 10g

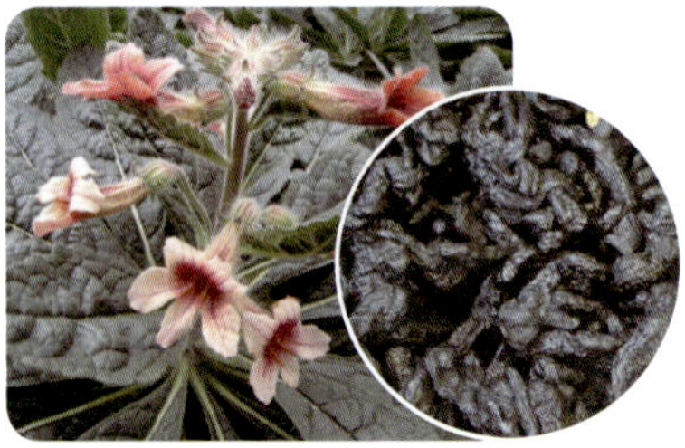

숙지황(지황) 4g

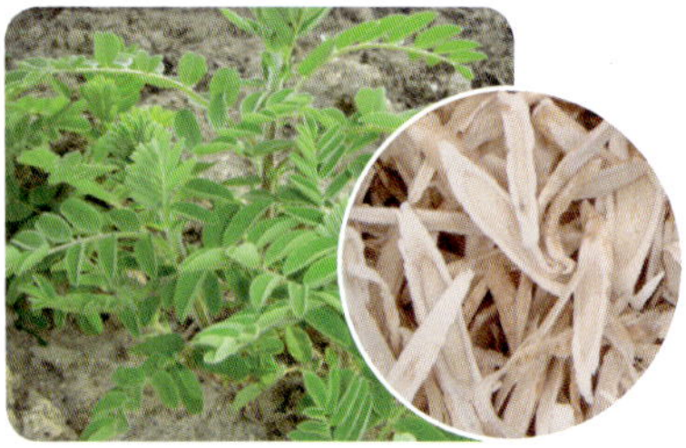

황기(황기) 4g

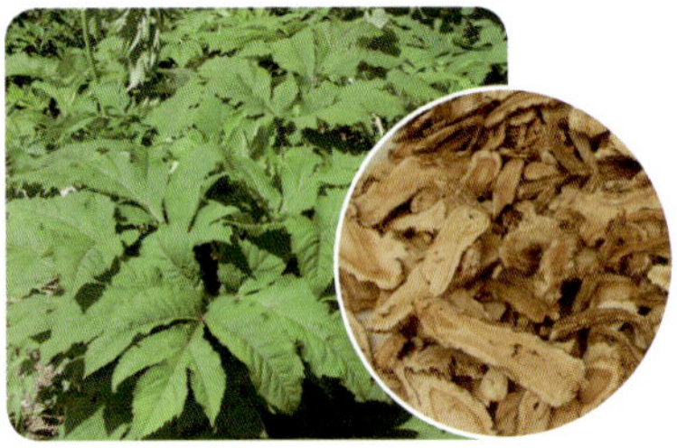

당귀(참당귀) 4g

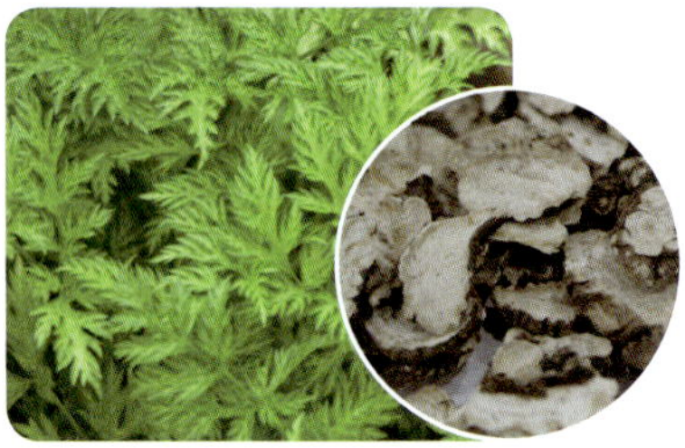

천궁(천궁) 4g

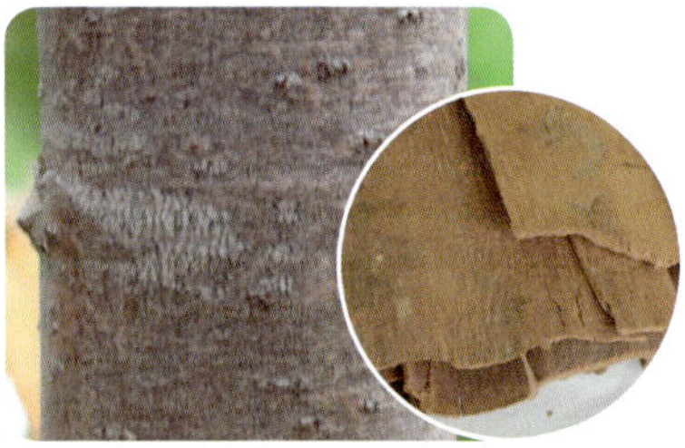

계피(육계나무) 3g

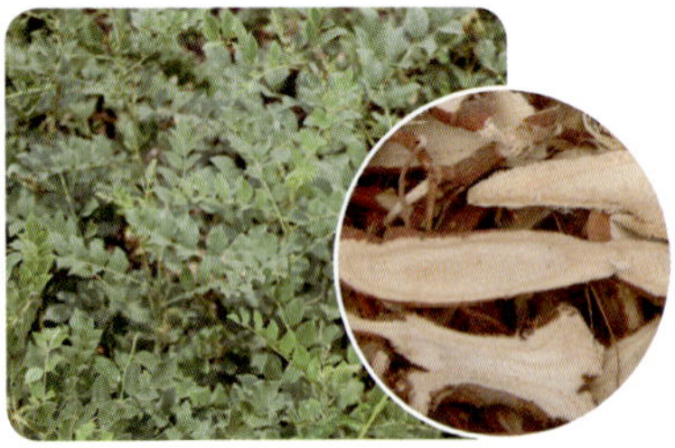

감초(감초) 3g

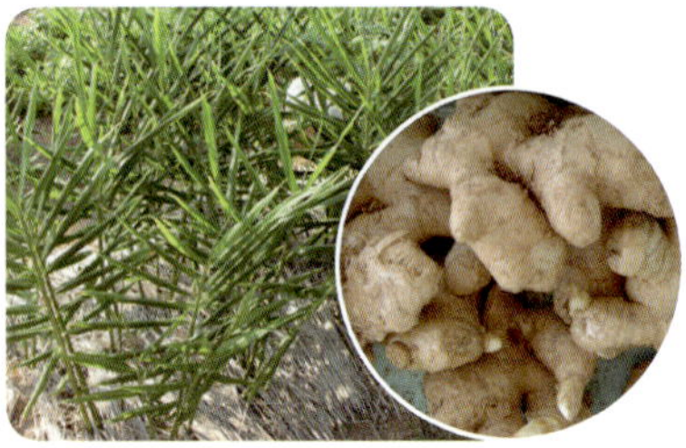

생강(생강) 3편

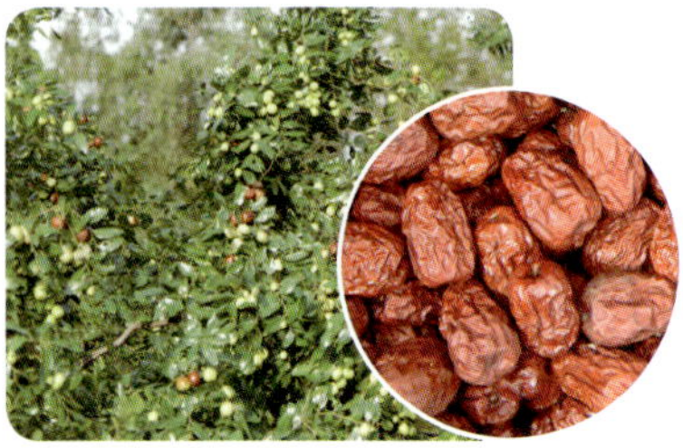

대추(대추나무) 2개

조제 및 복용법

상기 용량은 1첩에 해당하며 곱하기 20을 하면 1제가 된다. 1제는 하루 3회 복용하는 것을 기준으로 10일분에 해당한다. 따라서 작약 200g, 숙지황 80g, 황기 80g, 당귀 80g, 천궁 80g, 계피 60g, 감초 60g, 생강 60편, 대추 40개에 물 6,000mL를 붓고 중불로 2~3시간 달여 3,000mL 정도 되게 한다. 이것을 10일 동안 나누어 마시는데, 1회에 100mL씩 하루 3회 공복에 마신다. 유리병에 담아 냉장고에 보관했다가 데워서 마신다.

> 약재를 버리지 말고 다시 달이면 묽은 약액(藥液)이 나온다. 여기에 꿀이나 조청을 타서 수시로 차처럼 마신다.

섭생법

- 육체적인 과로, 정신적인 과로 이후에 체력이 떨어졌을 때 사용하는 처방이므로 쌍화탕을 복용할 때는 충분한 휴식을 취해야 한다.
- 밤 10시 전후에 취침하는 것이 좋고, 7시간 정도 충분한 수면을 취해서 피로를 풀어야 한다.
- 가벼운 운동을 하면 피로를 풀어주는 데 도움이 된다.
- 따뜻한 물로 목욕을 하거나 반신욕, 족욕을 하면 피로를 푸는 데 도움이 된다.
- 체력이 떨어지면 소화력도 약해지기 때문에 소화에 부담이 되는 음식과 찬 음식, 밀가루 음식을 먹지 말아야 한다.
- 과식은 금물이다. 몸이 약하면 무조건 잘 먹어야 한다고 생각하는데, 소화력이 떨어진 상태에서의 과식은 몸을 심한 과로에 빠지게 한다.
- 정제되지 않은 곡류를 주식으로 하고, 과일과 채소를 충분히 섭취해야 한다.

기관지가 건조한 사람의 기관지염에 처방하는
맥문동탕(麥門冬湯)

적응증
만성기침, 마른기침, 짙은 가래, 기관지염, 기관지천식, 구강건조증

구성 약초

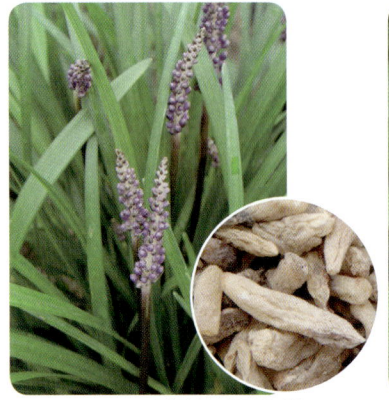
맥문동(맥문동) 12g

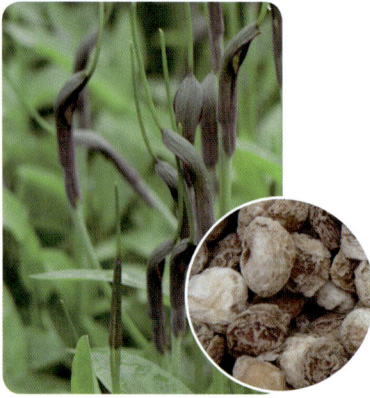
반하(반하) 8g

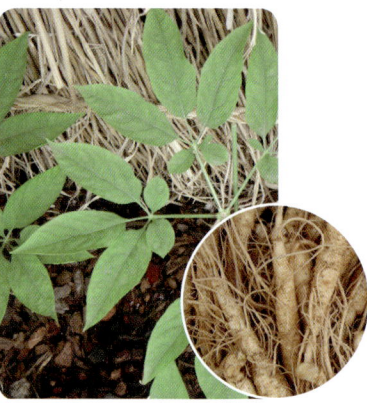
인삼(인삼) 4g

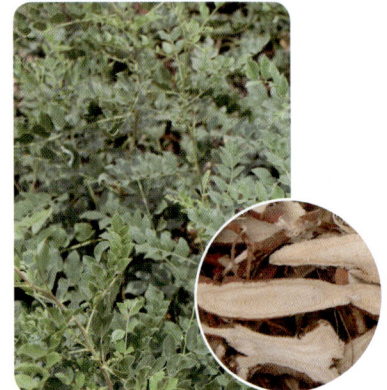
감초(감초) 2g

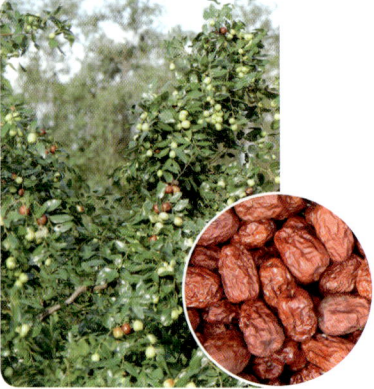
대추(대추나무) 3개

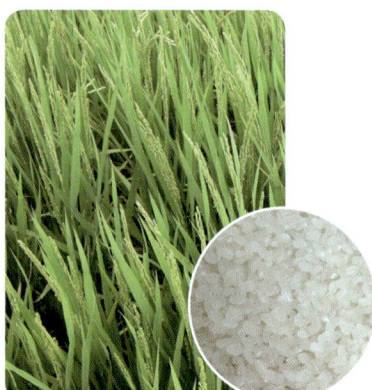
멥쌀 1홉(약 160g)

조제 및 복용법

상기 용량은 1첩에 해당하며 곱하기 20을 하면 1제가 된다. 1제는 하루 3회 복용하는 것을 기준으로 10일분에 해당한다. 따라서 맥문동 240g, 반하 160g, 인삼 80g, 감초 40g, 대추 60개, 멥쌀 약 3.2kg에 물 5,000mL를 붓고 중불로 2~3시간 달여 3,000mL 정도 되게 한다. 이것을 10일 동안 나누어 마시는데, 1회에 100mL씩 하루 3회 공복에 마신다. 유리병에 담아 냉장고에 보관했다가 데워서 마신다.

 약재를 버리지 말고 다시 달이면 묽은 약액(藥液)이 나온다. 여기에 꿀이나 조청을 타서 수시로 차처럼 마신다.

섭생법

- 맥문동탕은 기관지가 약하고 건조한 사람에게 사용하는 처방이므로 집 안에 가습기를 틀거나 식물을 키워서 주위 환경이 건조해지는 것을 막아야 한다.
- 맥문동탕을 복용하면서 따뜻한 물로 반신욕이나 족욕을 하면 좋다. 반신욕과 족욕은 혈액순환을 원활하게 하고 몸을 따뜻하게 해주기 때문에 기침, 가래, 기관지염을 치료하는 데 많은 도움이 된다.
- 건조해지는 것을 막기 위해 물을 자주 섭취하는 것이 도움이 될 수 있지만 몸이 냉한 사람이 물을 지나치게 섭취하는 것은 좋지 않다. 이런 사람은 따뜻한 물을 입에 머금고 있다가 천천히 넘기는 방식의 수분 섭취가 필요하다.
- 물을 잘 마시지 않는 사람이라면 신선한 과일을 먹는 것이 좋다. 단, 과일을 간식으로 먹지 말고 식사시간에 맞추어 식사를 대신할 정도로 충분히 먹어야 한다.
- 밤 10시 전후에 취침하여 7시간 정도 충분한 수면을 취하는 것이 좋다.

노인성 천식에 처방하는
소자강기탕 (蘇子降氣湯)

적응증
기침, 가래, 천식, 매핵기(梅核氣)

구성 약초

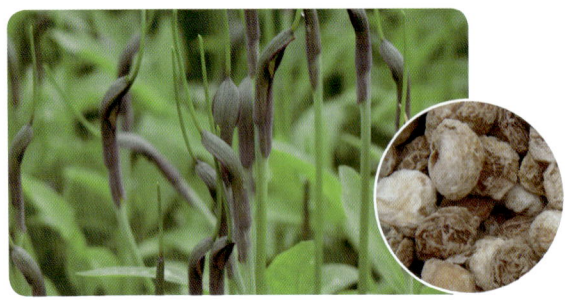
반하(반하) 4g

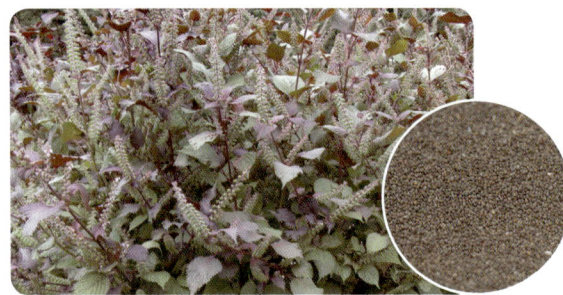
자소자(차즈기) 4g

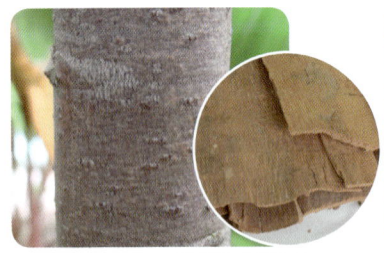
계피(육계나무) 3g

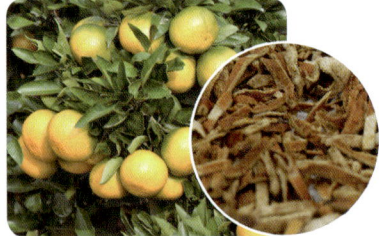
진피(귤나무) 3g

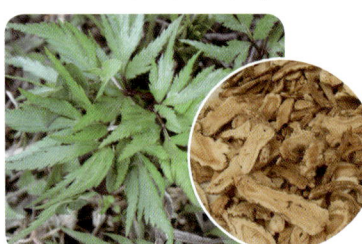
당귀(참당귀) 2g

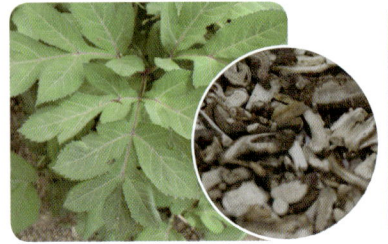
전호(바디나물) 2g

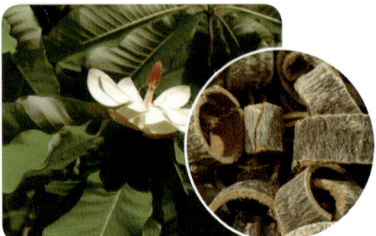
후박(일본목련) 2g

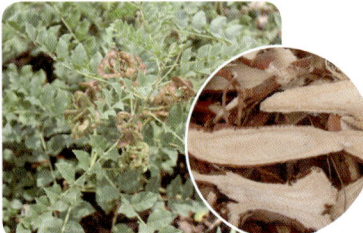
감초(감초) 2g

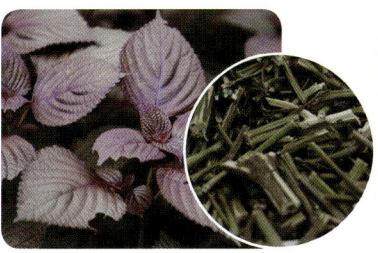
자소엽(차즈기) 5장

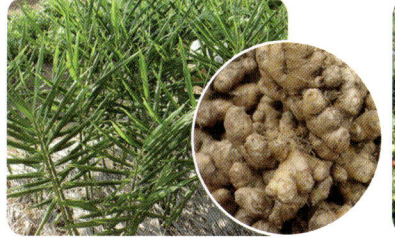
생강(생강) 3편

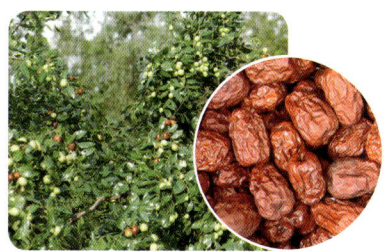
대추(대추나무) 2개

조제 및 복용법

상기 용량은 1첩에 해당하며 곱하기 20을 하면 1제가 된다. 1제는 하루 3회 복용하는 것을 기준으로 10일분에 해당한다. 따라서 반하 80g, 자소자 80g, 계피 60g, 진피 60g, 당귀 40g, 전호 40g, 후박 40g, 감초 40g, 자소엽 100장, 생강 60편, 대추 40개에 물 6,000mL를 붓고 중불로 1~2시간 달여 3,000mL 정도 되게 한다. 이것을 10일 동안 나누어 마시는데, 1회에 100mL씩 하루 3회 공복에 마신다. 유리병에 담아 냉장고에 보관했다가 데워서 마신다.

> 약재를 버리지 말고 다시 달이면 묽은 약액(藥液)이 나온다. 여기에 꿀이나 조청을 타서 수시로 차처럼 마신다.

섭생법

- 소자강기탕은 기관지가 약한 사람에게 사용하는 처방이므로 기관지를 자극할 수 있는 흡연을 금하고 미세먼지가 심한 날에는 외출을 삼가는 등 기관지를 보호하는 노력이 필요하다.
- 기관지가 약해지면 예민해지기 때문에 찬 공기나 미세먼지 등에 의해 자극을 받으면 기침과 천식이 생길 수 있다. 따라서 만성적인 기침과 천식을 치료하기 위해서는 소자강기탕을 복용하는 동시에 기관지를 튼튼하게 하는 산약(마 뿌리줄기)과 맥문동, 황정(층층둥굴레 뿌리줄기) 등을 음식으로 먹는 것이 좋다.
- 소화에 부담이 되지 않는 음식을 섭취해야 하고, 과식과 야식, 간식을 하지 않

는 것이 좋다.
- 집 안에 가습기를 틀거나 식물을 키워서 주위 환경이 건조해지는 것을 막아야 한다.
- 따뜻한 물로 반신욕이나 족욕을 하면 좋다. 반신욕과 족욕은 혈액순환을 원활하게 하고 몸을 따뜻하게 해주기 때문에 기침, 가래, 천식을 치료하는 데 많은 도움이 된다.
- 운동을 하면 폐기능이 향상되며, 계획적이고 규칙적인 운동은 상기 증상을 치료하는 데 도움이 된다.

〈혼동하기 쉬운 약초 비교〉

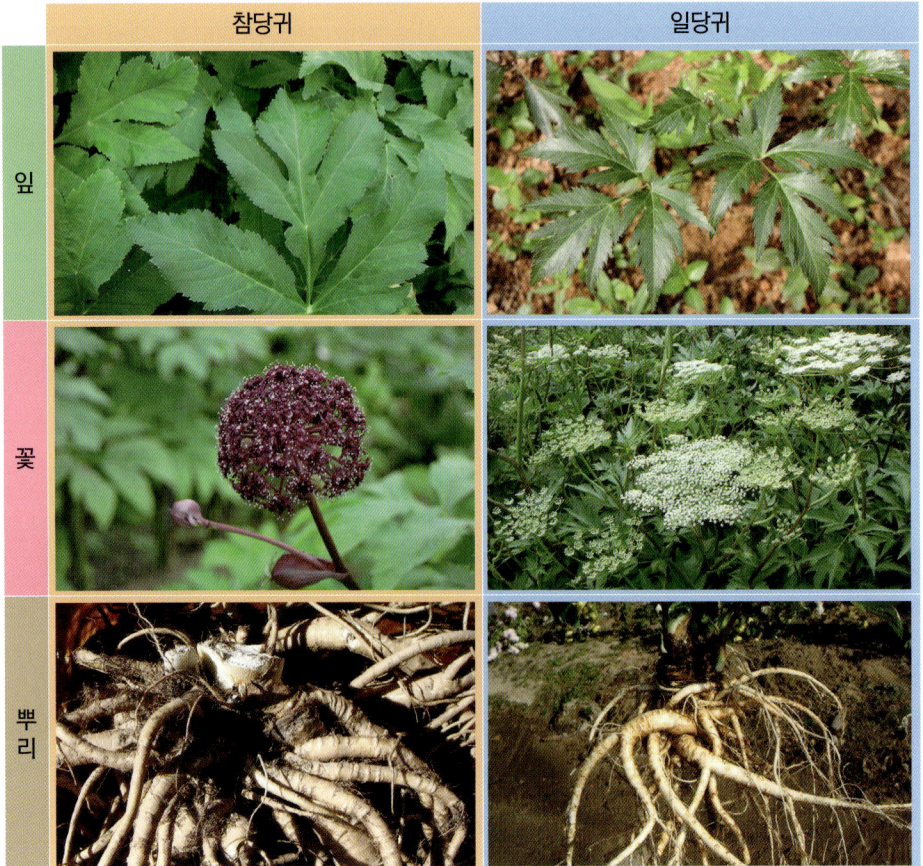

기력이 없는 노인의 만성기침에 처방하는
오과다(五果茶)

적응증
만성기침, 천식

구성 약초

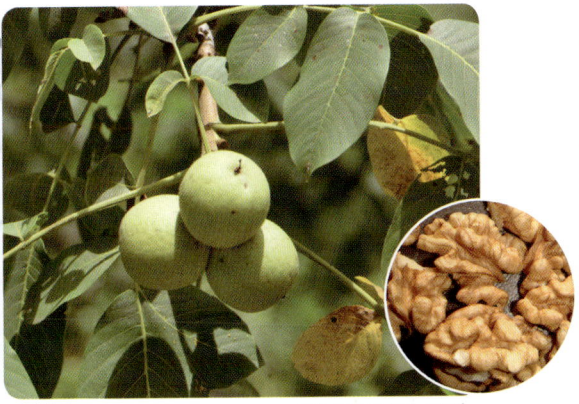
호도(호두나무) 10개

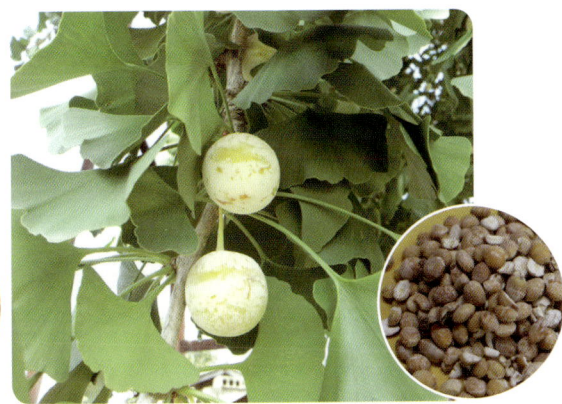
백과(은행나무) 15개

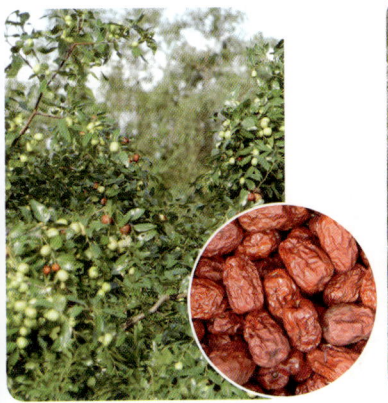
대추(대추나무) 7개

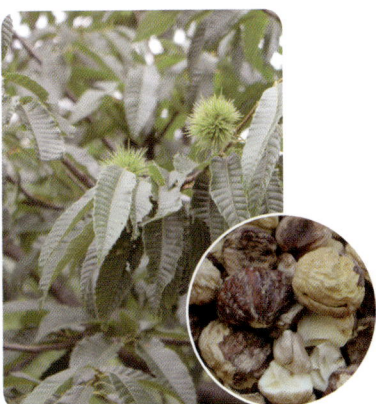
생밤(속껍질을 벗기지 않은 것) 7개

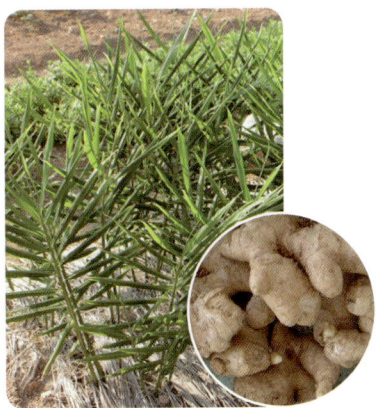
생강(생강) 1개

제2장 조경남 원장이 알려주는 명약 처방

🎁 조제 및 복용법

위의 재료에 물을 약 500mL 붓고 2시간 정도 달여서 물의 양이 약 250mL가 되면 약초를 꺼낸 후 꿀을 조금 타서 복용한다.

📋 섭생법

- 오과다는 기운이 없는 노인의 만성기침에 사용하는 처방이며 기관지를 보호하는 효과가 있기 때문에 감기를 예방할 목적으로 복용해도 된다.
- 오과다는 처방이지만 차(茶)처럼 마셔도 좋다. 차로 마시려면 위의 약초에 물을 1,000~1,500mL 붓고 2시간 정도 달여서 물의 양이 500~800mL가 되었을 때 나누어 마시면 된다.
- 감기 기운이 없고 단순히 기침만 나오는 경우에는 생밤 대신 말린 밤을 사용한다.
- 기관지를 자극할 수 있는 흡연을 금하고 미세먼지가 심한 날에는 외출을 삼가는 등 기관지를 보호해야 한다.
- 소화에 부담이 되지 않는 음식을 섭취해야 하고, 과식과 야식, 간식을 하지 않는 것이 좋다.
- 집 안에 가습기를 틀거나 식물을 키워서 주위 환경이 건조해지는 것을 막아야 한다.
- 따뜻한 물로 반신욕이나 족욕을 하면 좋다. 반신욕과 족욕은 혈액순환을 원활하게 하고 몸을 따뜻하게 해주기 때문에 상기 증상을 치료하는 데 많은 도움이 된다.

만성비염, 비후성 비염에 처방하는
신이고(辛夷膏)

적응증
만성비염, 비후성 비염, 알레르기 비염

구성 약초

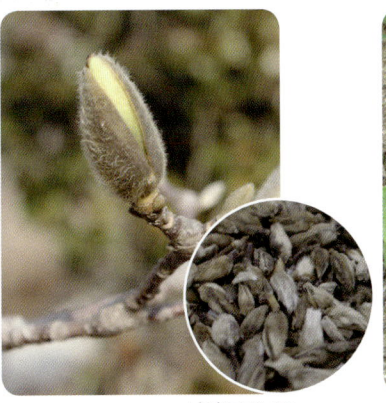
신이(목련) 80g

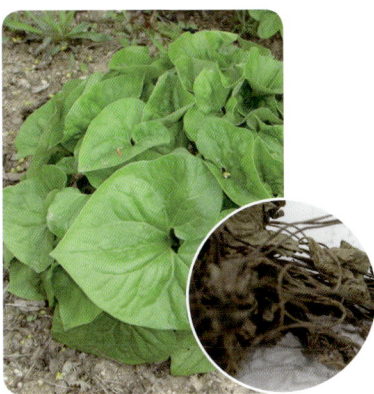
세신(족도리풀) 20g

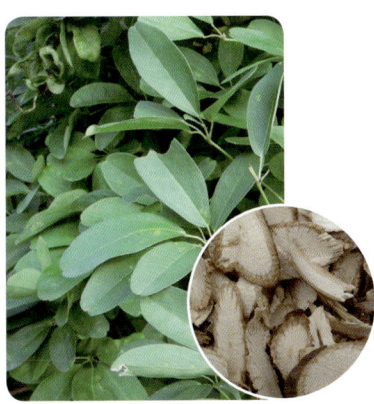
목통(으름덩굴) 20g

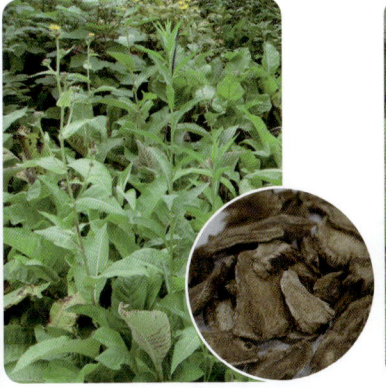
목향(목향) 20g

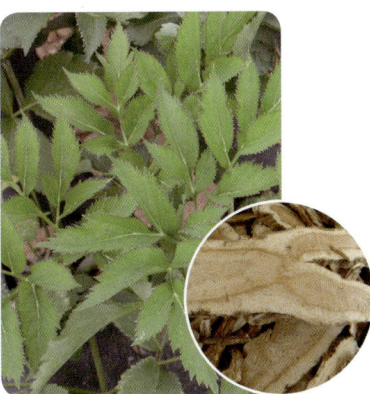
백지(구릿대) 20g

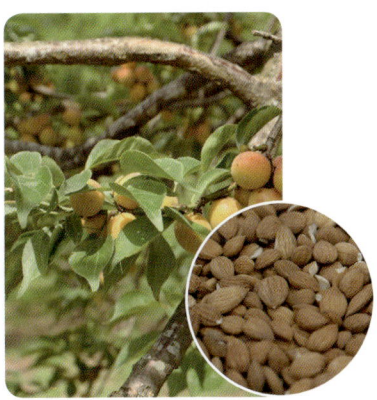
행인(살구나무) 20g

📦 조제 및 복용법

위의 약초들을 가루 내어 식용기름 120g과 섞은 다음 약한 불에 졸여서 고약(膏藥)을 만든다. 식으면 용뇌(龍腦) 4g을 넣어서 환을 만든다. 이것을 솜에 싸서 콧속에 넣는다.

📋 섭생법

- 신이고는 만성비염의 증상을 치료하는 처방이므로 비염의 원인을 파악하여 원인 치료를 하면서 신이고를 사용해야 한다.
- 신이고를 사용하면서 경옥고, 공진단, 연령고본단 등을 함께 복용하면 비염을 완치하는 데 도움이 된다. 이들 처방은 체력과 면역력을 강화하는 효과가 있다.
- 비염은 면역력과 관련이 있기 때문에 육고기, 유제품, 인스턴트식품 등 면역력을 저하시키는 음식을 먹지 말아야 한다.
- 정제되지 않은 곡류를 주식으로 하고, 과일과 채소를 충분히 섭취해야 한다.
- 과식과 야식을 피하고 간식을 먹지 않는 것도 중요하다. 과식과 야식, 간식은 면역력을 떨어뜨린다.
- 규칙적으로 꾸준히 운동을 해서 면역력을 높여야 한다. 단, 의욕이 넘쳐 너무 격한 운동을 하면 몸이 더 약해지고 비염 증상도 심해지는 경우가 있으니 주의해야 한다.

〈혼동하기 쉬운 약초 비교〉

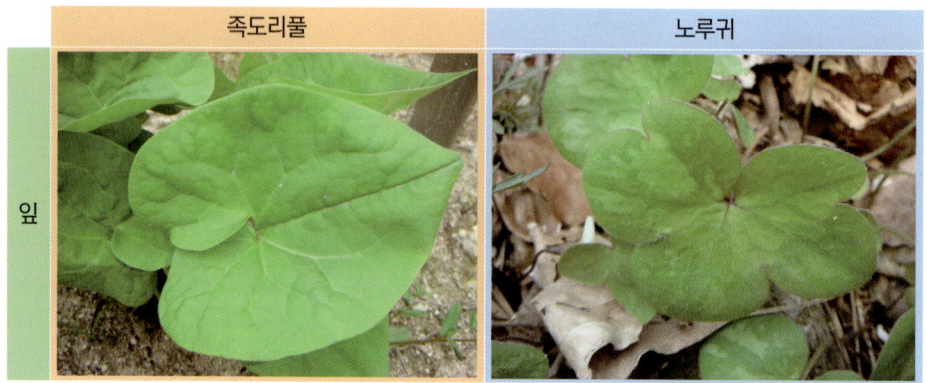

요통과 허리디스크에 처방하는
독활기생탕(獨活寄生湯)

적응증
요통, 허리디스크, 척추관절염, 척주관협착증, 좌골신경통

구성 약초

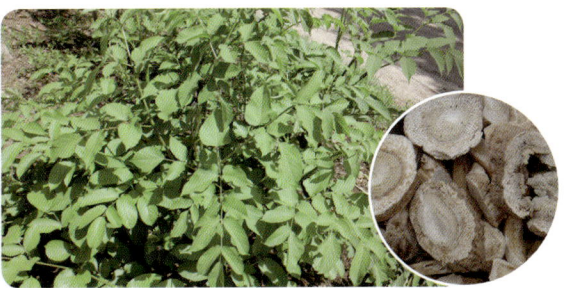
독활(독활) 3g

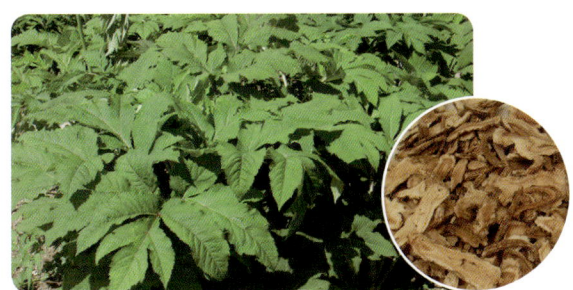
당귀(참당귀) 3g

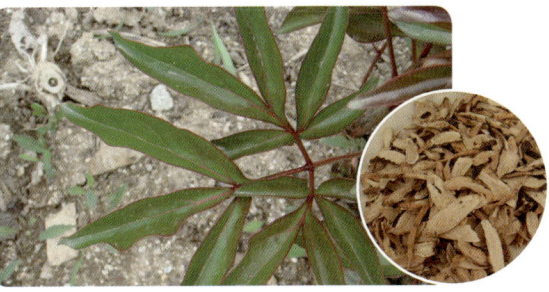
작약(작약) 3g

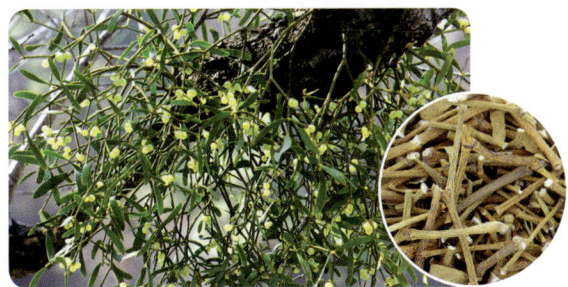
곡기생(참나무겨우살이) 3g

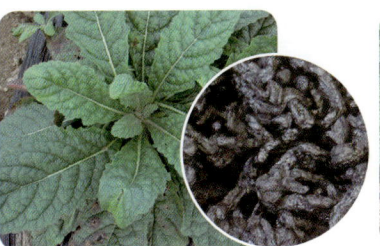
숙지황(지황) 2g

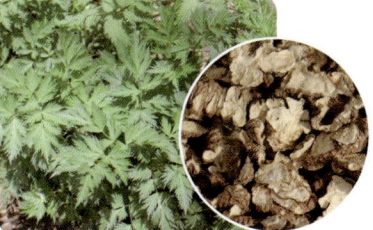
천궁(천궁) 2g

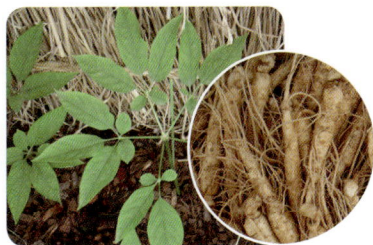
인삼(인삼) 2g

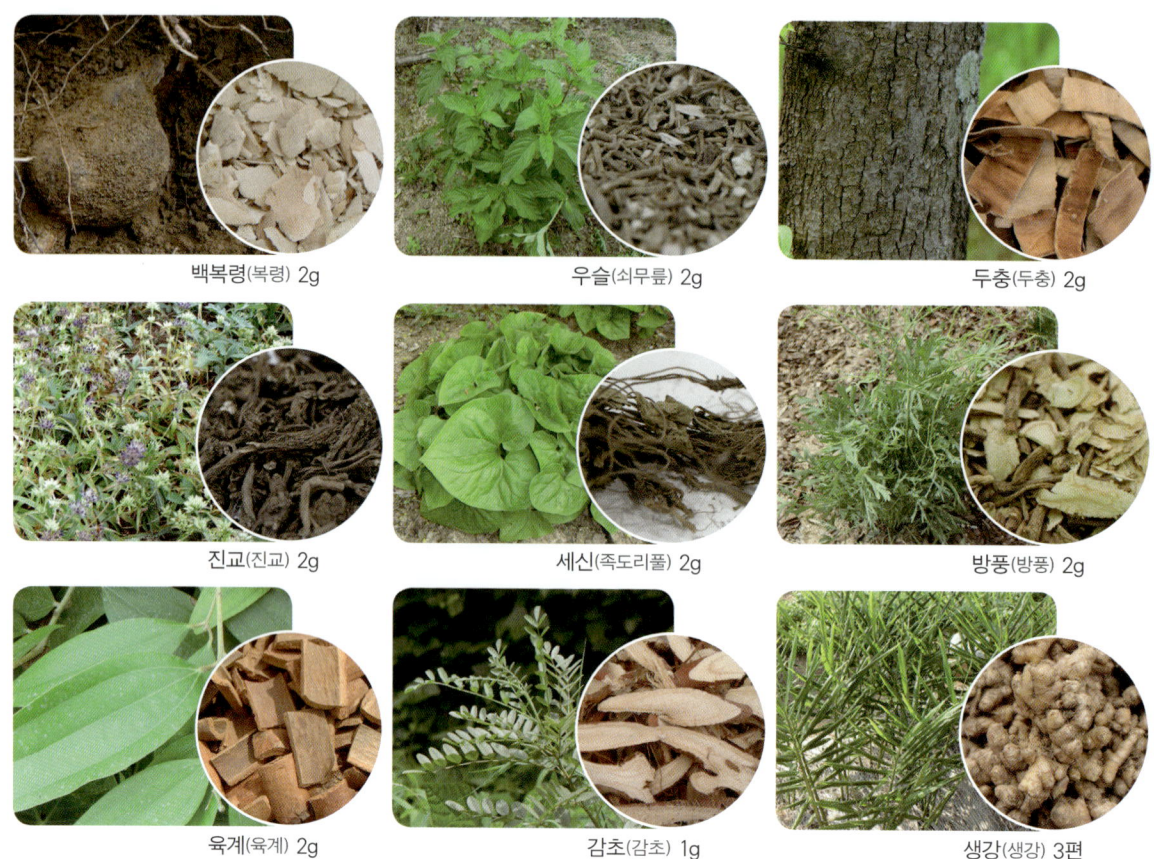

백복령(복령) 2g 우슬(쇠무릎) 2g 두충(두충) 2g
진교(진교) 2g 세신(족도리풀) 2g 방풍(방풍) 2g
육계(육계) 2g 감초(감초) 1g 생강(생강) 3편

🎁 조제 및 복용법

상기 용량은 1첩에 해당하며 곱하기 20을 하면 1제가 된다. 1제는 하루 3회 복용하는 것을 기준으로 10일분에 해당한다. 따라서 독활 60g, 당귀 60g, 작약 60g, 곡기생 60g, 숙지황 40g, 천궁 40g, 인삼 40g, 백복령 40g, 우슬 40g, 두충 40g, 진교 40g, 세신 40g, 방풍 40g, 육계 40g, 감초 20g, 생강 60편에 물 6,000mL를 붓고 중불로 2~3시간 달여 3,000mL 정도 되게 한다. 이것을 10일 동안 나누어 마시는데, 1회에 100mL씩 하루 3회 공복에 마신다. 유리병에 담아 냉장고에 보관했다가 데워서 마신다.

> 약재를 버리지 말고 다시 달이면 묽은 약액(藥液)이 나온다. 여기에 꿀이나 조청을 타서 수시로 차처럼 마신다.

섭생법

- 독활기생탕은 만성적으로 체력과 근력이 약해진 사람의 요통에 사용하는 처방이므로 장기간 복용해야 한다.
- 근력을 강화하는 운동을 병행하면 좋은데, 시간을 내서 운동을 하는 것도 좋지만 평상시 걸을 때 마사이족이 걷는 방식으로만 걸어도 다리와 허리 근육이 강화되는 효과가 나타난다.
- 오래된 통증은 근육의 긴장을 유발하고, 이는 결과적으로 통증을 악화시키는 요인이 되기 때문에 주기적으로 스트레칭을 해서 긴장된 근육을 풀어주어야 한다.
- 따뜻한 물로 반신욕을 하면 긴장된 근육이 풀어지고 혈액순환이 촉진되어 요통을 치료하는 데 도움이 된다.
- 음주, 흡연, 과식은 근육을 약화시키는 원인이므로 금해야 한다.
- 자는 동안 손상된 조직이 치유되므로 적절한 수면이 필요하다. 밤 10시 전후에 취침하여 7시간 정도 충분한 수면을 취하는 것이 좋다.

〈혼동하기 쉬운 약초 비교〉

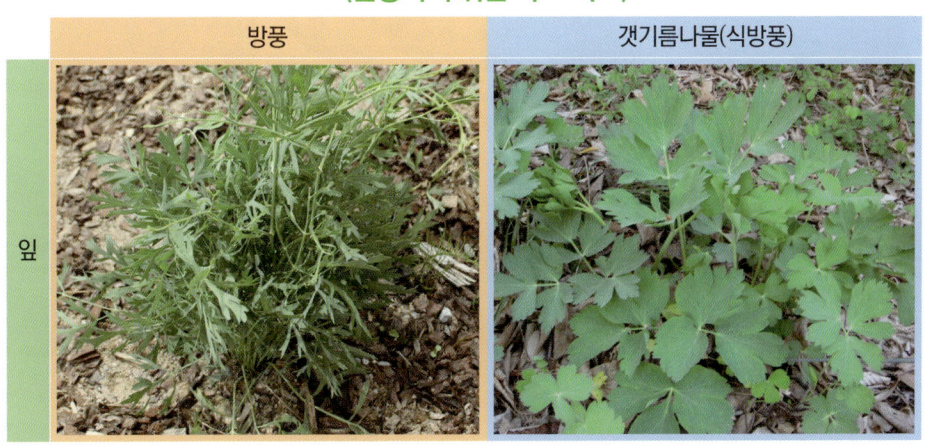

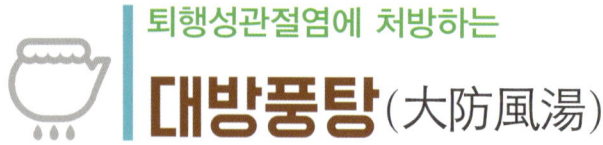

퇴행성관절염에 처방하는
대방풍탕(大防風湯)

적응증

퇴행성관절염, 하지무력증, 소아마비

구성 약초

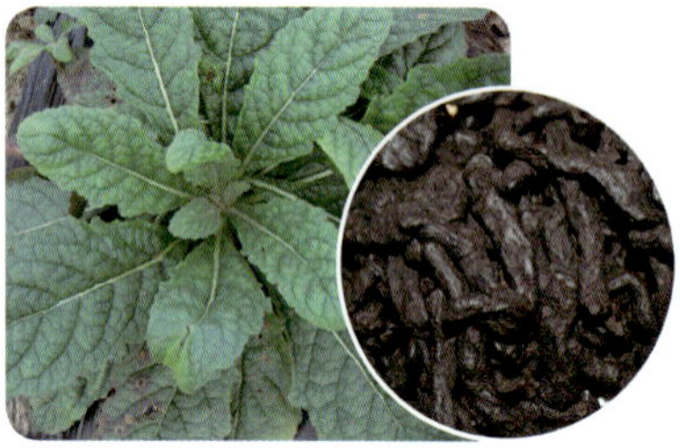

- 숙지황(지황) 6g
- 백출(삽주) 4g 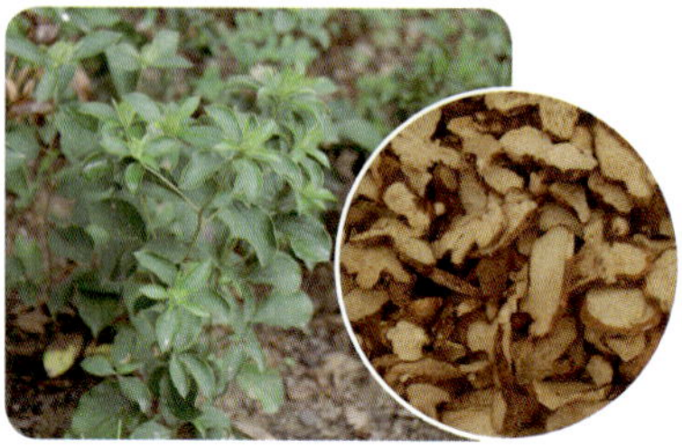
- 방풍(방풍) 4g 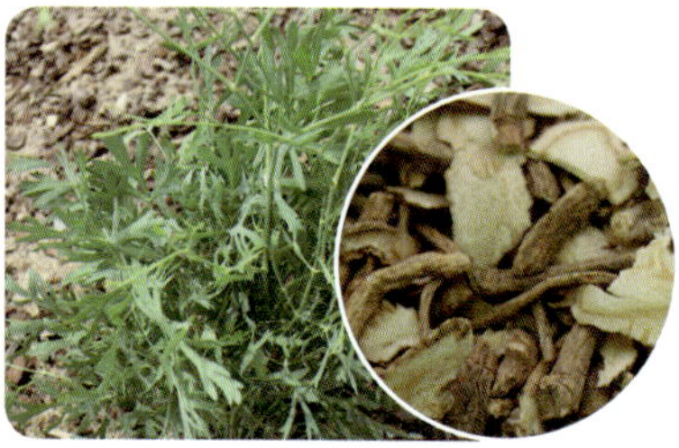
- 당귀(참당귀) 4g 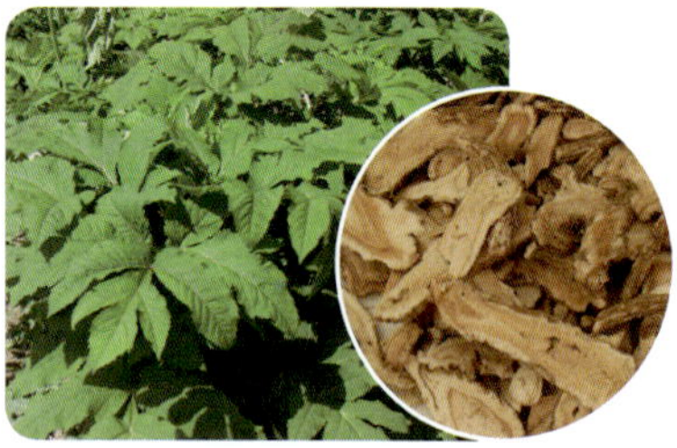
- 백작약(백작약) 4g 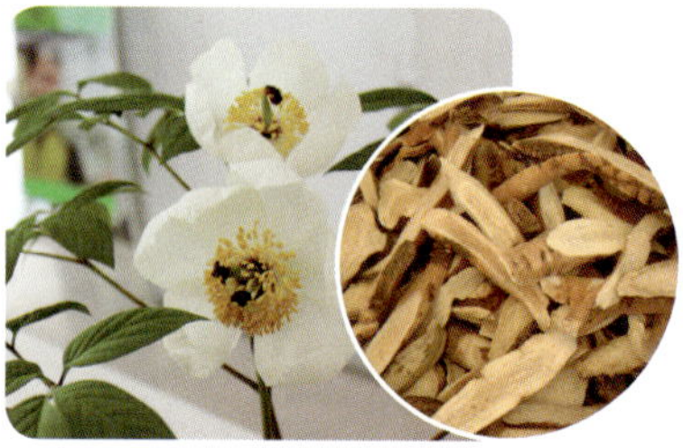
- 두충(두충) 4g 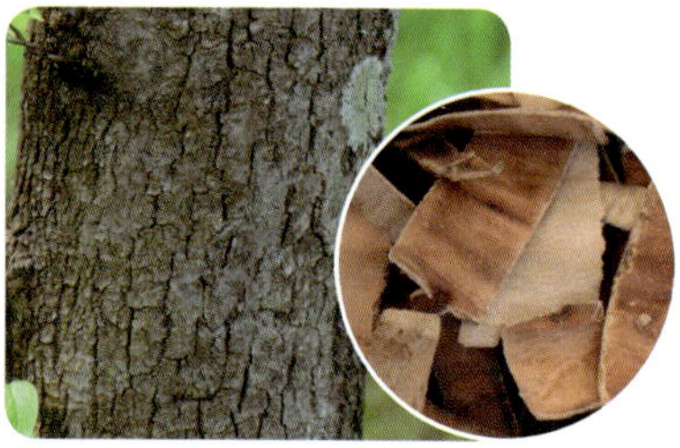
- 황기(황기) 4g 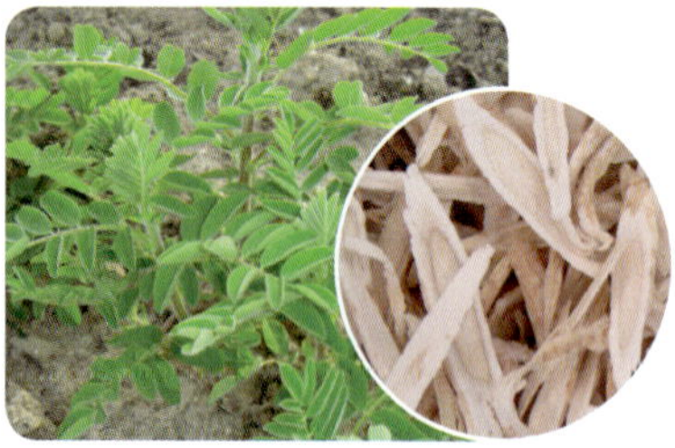
- 부자(오두, 가공한 것) 2g 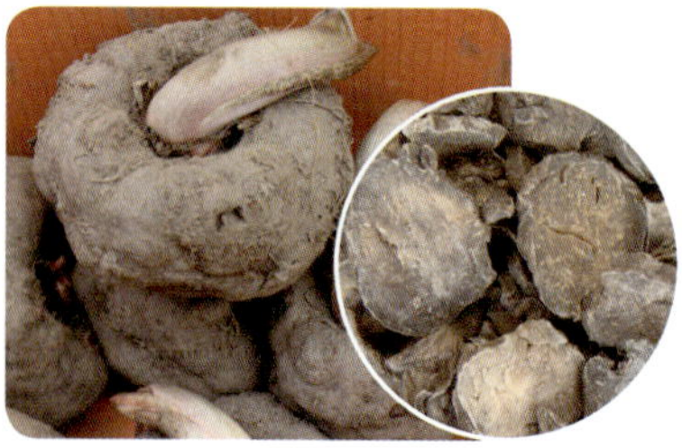
- 천궁(천궁) 2g

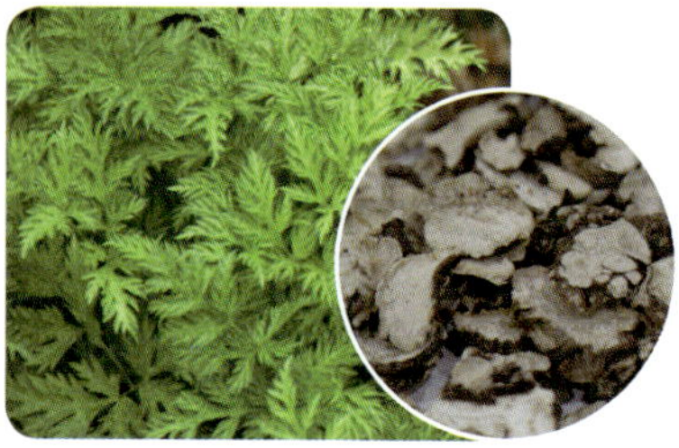

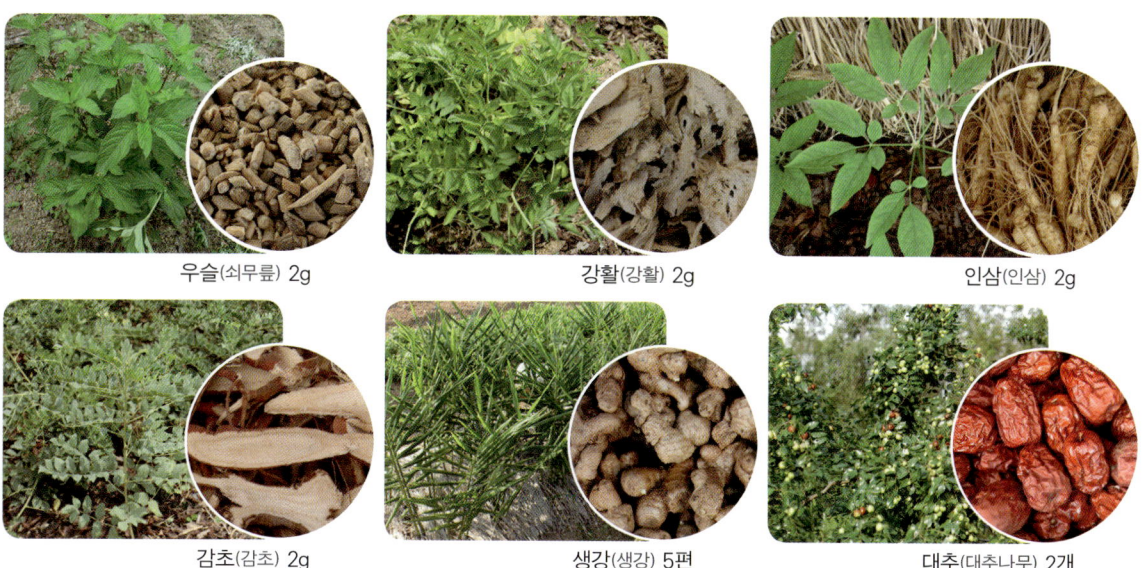

우슬(쇠무릎) 2g   강활(강활) 2g   인삼(인삼) 2g

감초(감초) 2g   생강(생강) 5편   대추(대추나무) 2개

🎁 조제 및 복용법

상기 용량은 1첩에 해당하며 곱하기 20을 하면 1제가 된다. 1제는 하루 3회 복용하는 것을 기준으로 10일분에 해당한다. 따라서 숙지황 120g, 백출 80g, 방풍 80g, 당귀 80g, 백작약 80g, 두충 80g, 황기 80g, 부자(가공한 것) 40g, 천궁 40g, 우슬 40g, 강활 40g, 인삼 40g, 감초 40g, 생강 100편, 대추 40개에 물 6,000mL를 붓고 중불로 2~3시간 달여 3,000mL 정도 되게 한다. 이것을 10일 동안 나누어 마시는데, 1회에 100mL씩 하루 3회 공복에 마신다. 유리병에 담아 냉장고에 보관했다가 데워서 마신다.

> ☕ 약재를 버리지 말고 다시 달이면 묽은 약액(藥液)이 나온다. 여기에 꿀이나 조청을 타서 수시로 차처럼 마신다.

섭생법

- 대방풍탕은 만성적인 퇴행성관절염에 사용하는 처방이므로 장기간 복용해야 한다.
- 약을 복용하면서 근력을 강화하는 운동을 병행하면 좋다. 체중이 많이 나가는 사람은 수영이나 자전거타기 등 관절에 무리가 가지 않는 운동을 선택해야 한다.
- 집에서 쉴 때 무릎에 힘을 주었다가 빼기를 반복하는 운동을 하면 통증을 완화시키는 데 도움이 된다.
- 목디스크나 허리디스크가 있을 때 견인치료를 하는 것처럼 무릎관절을 견인하면 관절이 부드러워지고 통증이 완화된다.
- 따뜻한 물로 반신욕을 하면 긴장된 근육이 풀어지고 혈액순환이 촉진되어 관절염을 치료하는 데 도움이 된다.
- 음주, 흡연, 과식은 근육을 약화시키는 원인이므로 금해야 한다.
- 자는 동안 손상된 조직이 치유되므로 적절한 수면이 필요하다. 밤 10시 전후에 취침하여 7시간 정도 충분한 수면을 취하는 것이 좋다.

〈혼동하기 쉬운 약초 비교〉

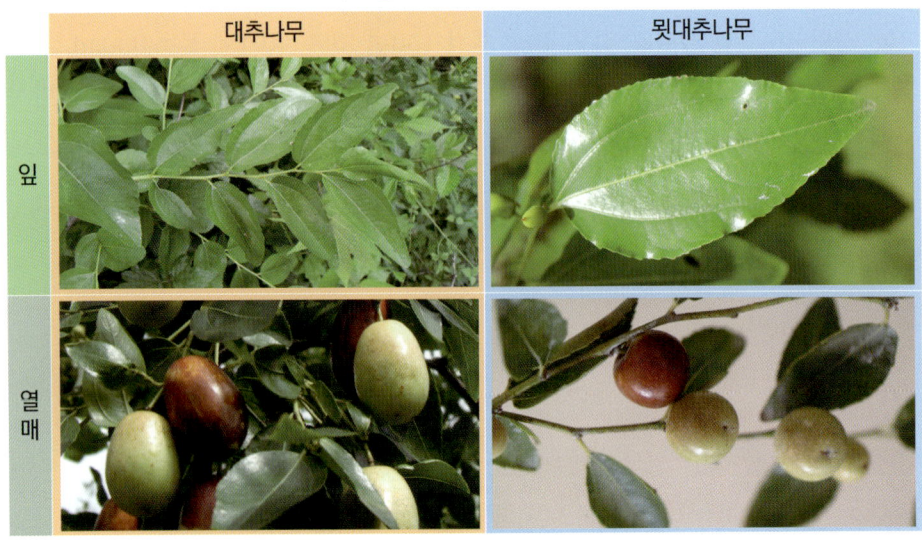

류머티즘성 관절염에 처방하는
대강활탕 (大羌活湯)

적응증
류머티즘성 관절염, 관절통증, 관절부종

구성 약초

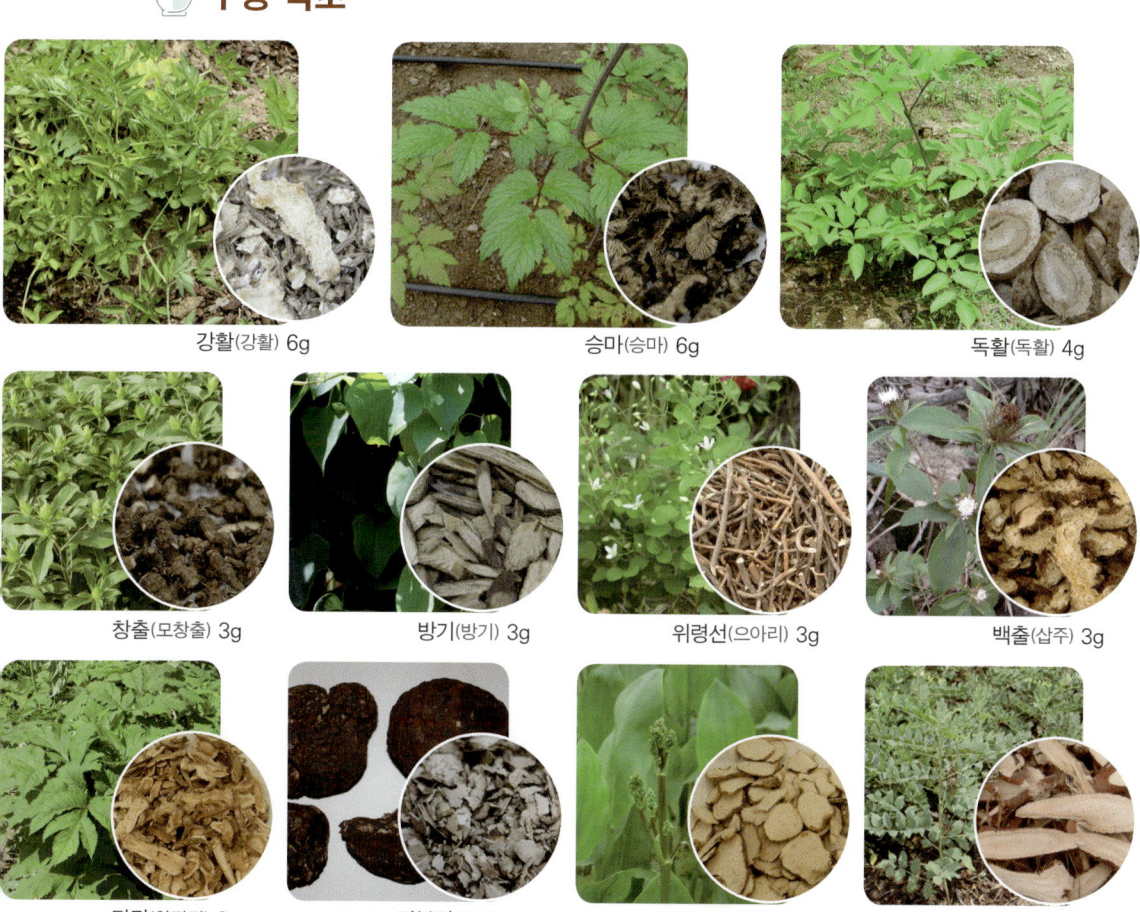

강활(강활) 6g   승마(승마) 6g   독활(독활) 4g

창출(모창출) 3g   방기(방기) 3g   위령선(으아리) 3g   백출(삽주) 3g

당귀(참당귀) 3g   적복령(복령) 3g   택사(질경이택사) 3g   감초(감초) 3g

🎁 조제 및 복용법

상기 용량은 1첩에 해당하며 곱하기 20을 하면 1제가 된다. 1제는 하루 3회 복용하는 것을 기준으로 10일분에 해당한다. 따라서 강활 120g, 승마 120g, 독활 80g, 창출 60g, 방기 60g, 위령선 60g, 백출 60g, 당귀 60g, 적복령 60g, 택사 60g, 감초 60g에 물 6,000mL를 붓고 중불로 1~2시간 달여 3,000mL 정도 되게 한다. 이것을 10일 동안 나누어 마시는데, 1회에 100mL씩 하루 3회 공복에 마신다. 유리병에 담아 냉장고에 보관했다가 데워서 마신다.

📋 섭생법

- 대강활탕은 관절이 붓고 아플 때 사용하는 처방이므로 증상이 없어지면 복용을 중단해야 한다. 만약 장기간 복용해야 한다면 몸을 보(補)하는 처방과 함께 사용해야 한다.
- 관절이 붓고 통증이 심할 때는 가급적 관절운동을 하지 말아야 한다. 부기가 빠지면 서서히 관절을 움직여주어야 하는데, 관절의 통증은 염증 때문에 생기는 것으로 염증이 치료되면서 관절이 굳을 수 있기 때문이다.
- 류머티즘성 관절염은 자가면역질환이며, 잘못된 식생활과 스트레스로 인하여 발생하는 경향이 있다. 따라서 마음을 수양(修養)하고 식생활을 개선해야 한다.
- 육고기와 밀가루 음식, 인스턴트식품, 유제품 등을 제한하고 현미를 주식으로 하여 채식 위주의 식사를 해야 한다.
- 음주와 흡연, 과로, 과식은 통증을 증가시키는 원인이므로 삼간다.
- 따뜻한 물로 반신욕을 하면 긴장된 근육이 풀어지고 혈액순환이 촉진되어 관절통증을 개선하는 데 많은 도움이 된다.
- 자는 동안 손상된 조직이 치유되므로 적절한 수면이 필요하다. 밤 10시 전후에 취침하여 7시간 정도 충분한 수면을 취하는 것이 좋다.

다발성 통증에 처방하는
영선제통음 (靈仙除痛飮)

적응증
지절통(肢節痛), 다발성관절염, 관절변형

구성 약초

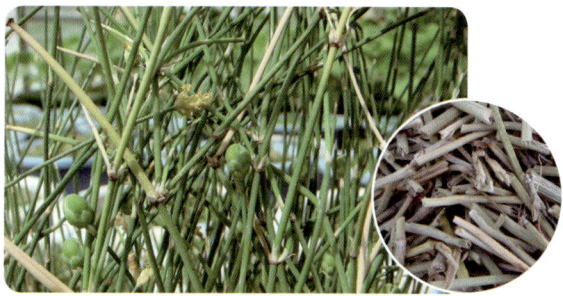
마황(초마황) 4g

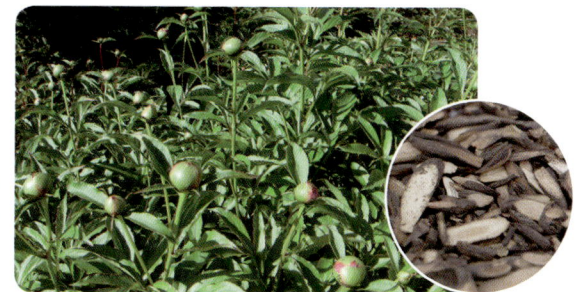
적작약(적작약) 4g

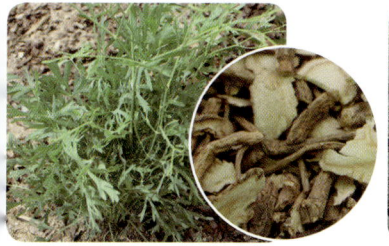
방풍(방풍) 2g

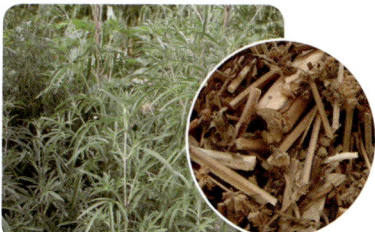
형개(형개) 2g

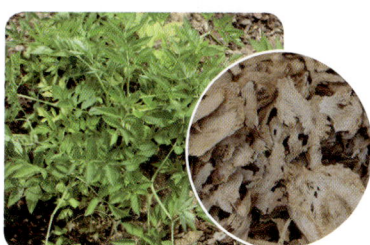
강활(강활) 2g

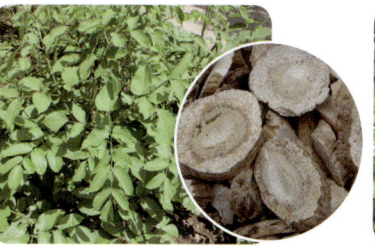
독활(독활) 2g

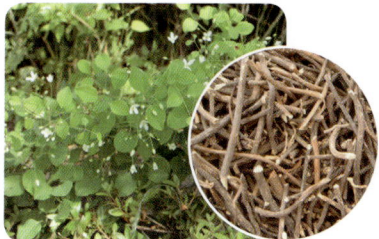
위령선(으아리) 2g

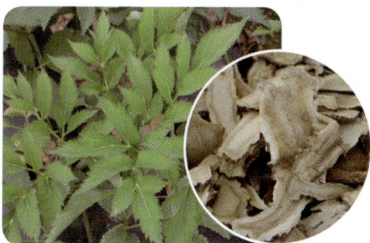
백지(구릿대) 2g

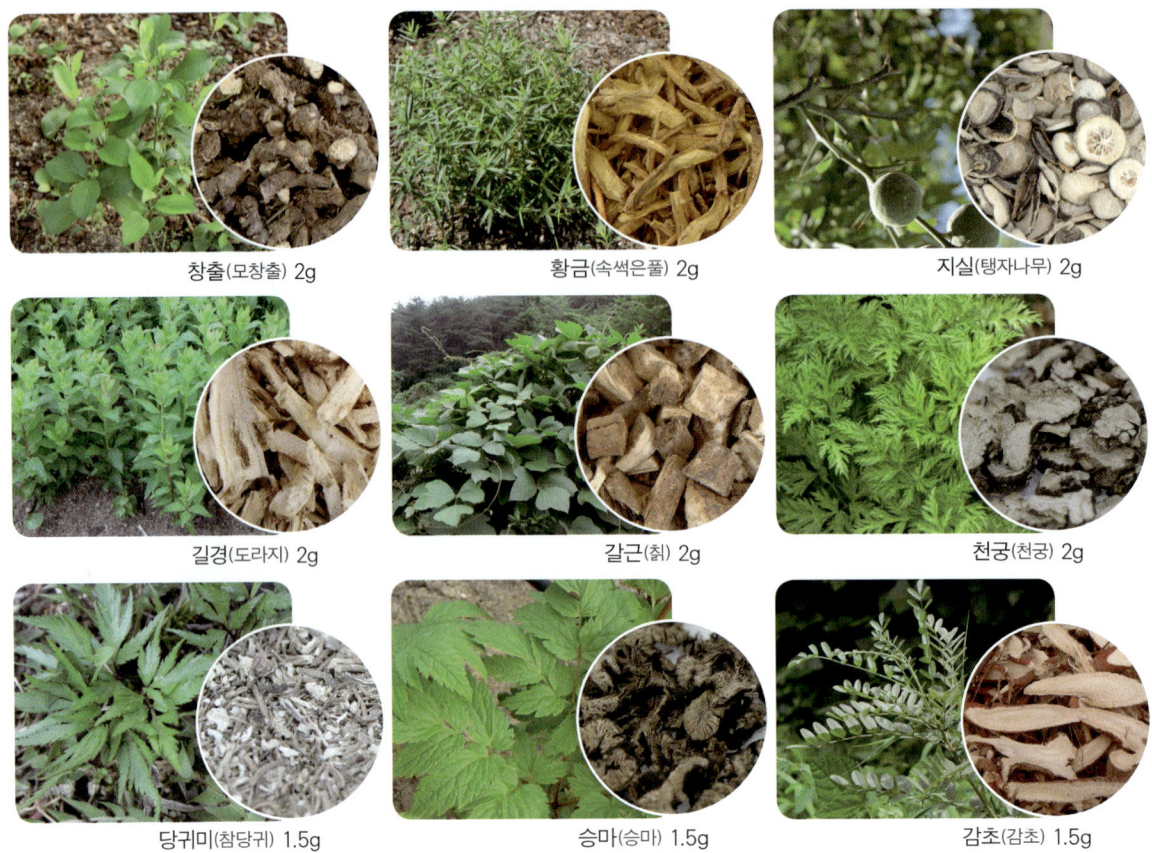

창출(모창출) 2g 황금(속썩은풀) 2g 지실(탱자나무) 2g
길경(도라지) 2g 갈근(칡) 2g 천궁(천궁) 2g
당귀미(참당귀) 1.5g 승마(승마) 1.5g 감초(감초) 1.5g

🎁 조제 및 복용법

상기 용량은 1첩에 해당하며 곱하기 20을 하면 1제가 된다. 1제는 하루 3회 복용하는 것을 기준으로 10일분에 해당한다. 따라서 마황 80g, 적작약 80g, 방풍 40g, 형개 40g, 강활 40g, 독활 40g, 위령선 40g, 백지 40g, 창출 40g, 황금 40g, 지실 40g, 길경 40g, 갈근 40g, 천궁 40g, 당귀미 30g, 승마 30g, 감초 30g에 물 6,000mL를 붓고 중불로 1~2시간 달여 3,000mL 정도 되게 한다. 이것을 10일 동안 나누어 마시는데, 1회에 100mL씩 하루 3회 공복에 마신다. 유리병에 담아 냉장고에 보관했다가 데워서 마신다.

🍵 약재를 버리지 말고 다시 달이면 묽은 약액(藥液)이 나온다. 여기에 꿀이나 조청을 타서 수시로 차처럼 마신다.

📋 섭생법

- 영선제통음은 여러 관절이 동시에 아프거나 통증이 돌아다니면서 나타날 때 사용하는 처방이며 보약이 아니라 치료약이므로 증상이 없어지면 복용을 중단해야 한다. 만약 장기간 복용해야 한다면 몸을 보(補)하는 처방과 함께 사용해야 한다.
- 관절의 통증이 심할 때는 가급적 관절운동을 하지 않는 것이 좋다. 영선제통음을 복용하면서 통증이 서서히 줄어들면 통증이 악화되지 않는 범위 내에서 관절을 움직여야 한다.
- 각종 독성물질은 관절의 통증을 악화시키는 경향이 있으므로 독성물질의 원인이 되는 음식(육고기, 밀가루 음식, 인스턴트식품, 유제품)을 제한하고 현미를 주식으로 하여 채식 위주의 식사를 해야 한다.
- 음주와 흡연, 과로, 과식은 통증을 증가시키는 원인이므로 삼간다.
- 따뜻한 물로 반신욕을 하면 긴장된 근육이 풀어지고 혈액순환이 촉진되어 관절통증을 개선하는 데 많은 도움이 된다.

〈혼동하기 쉬운 약초 비교〉

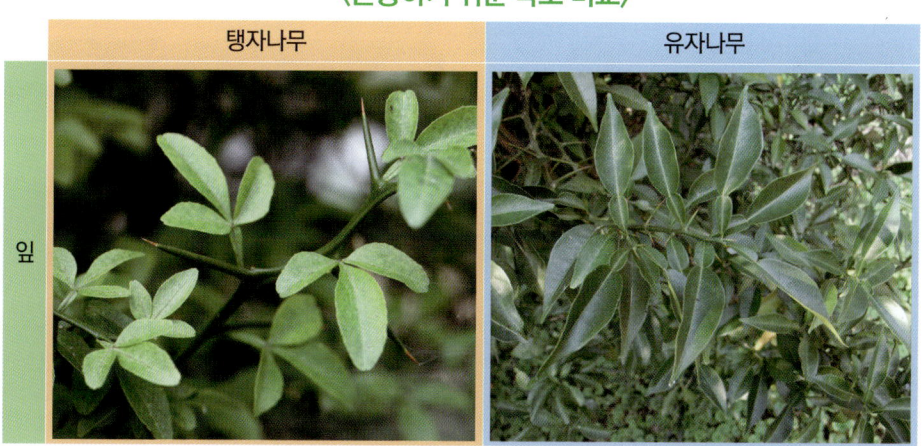

빈혈과 혈액순환 장애에 처방하는
사물탕 (四物湯)

적응증
빈혈, 어지럼증, 손발저림, 생리불순, 생리통, 불임증, 자궁출혈, 자궁내막증, 만성피로, 피부건조증

구성 약초

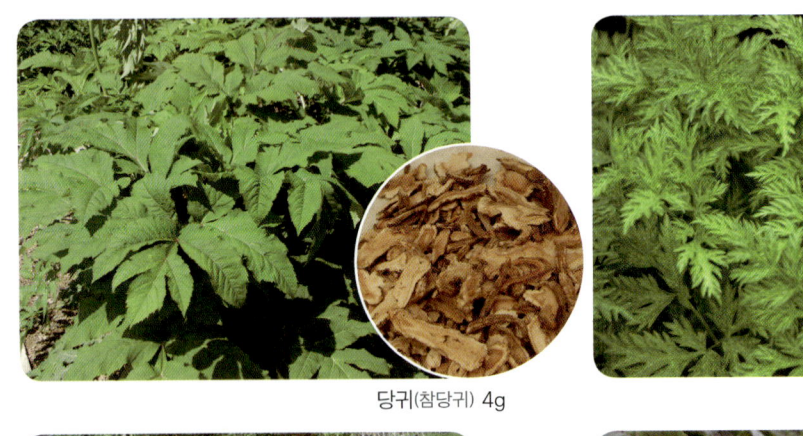
당귀(참당귀) 4g

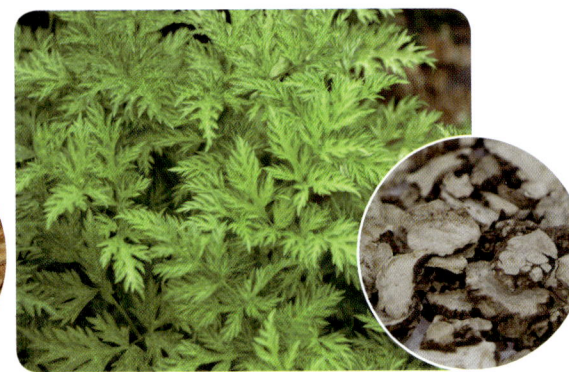
천궁(천궁) 4g

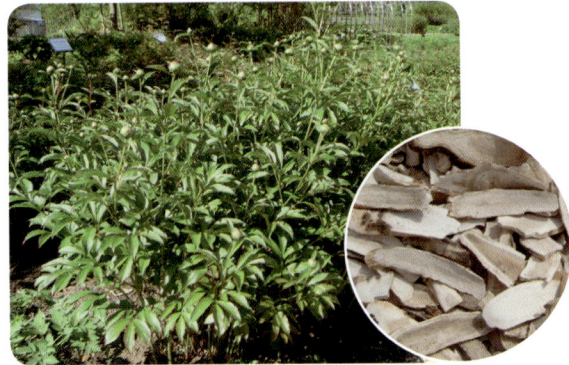
작약(작약) 4g

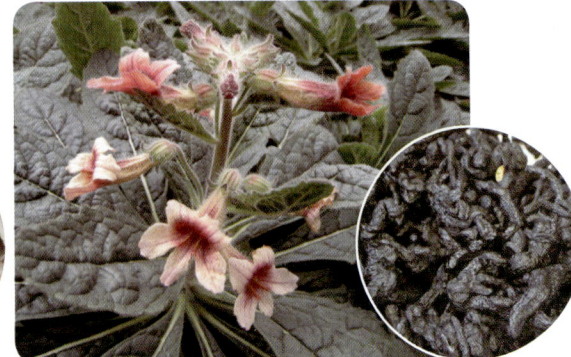
숙지황(지황) 4g

조제 및 복용법

상기 용량은 1첩에 해당하며 곱하기 20을 하면 1제가 된다. 1제는 하루 3회 복용하는 것을 기준으로 10일분에 해당한다. 따라서 당귀 80g, 천궁 80g, 작약 80g, 숙지황 80g에 물 5,000mL를 붓고 중불로 2~3시간 달여 3,000mL 정도 되게 한다. 이것을 10일 동안 나누어 마시는데, 1회에 100mL씩 하루 3회 공복에 마신다. 유리병에 담아 냉장고에 보관했다가 데워서 마신다.

 약재를 버리지 말고 다시 달이면 묽은 약액(藥液)이 나온다. 여기에 꿀이나 조청을 타서 수시로 차처럼 마신다.

섭생법

- 부족해진 혈액을 보충하고 혈액순환을 촉진하는 처방이므로 장기간 복용하면 좋다.
- 상기 증상 때문에 사물탕을 복용할 때는 과로를 피하고 영양분을 충분하게 섭취해야 한다.
- 가공하지 않은 신선한 제철 식재료를 선택하여 자연에 감사하는 마음으로 식사를 하면 몸과 마음이 건강해지는 데 도움이 된다.
- 당근과 시금치 등 빈혈을 개선하는 데 도움이 되는 음식을 충분히 섭취하면 좋다.
- 스트레스를 해소하고 적절한 운동을 하면 혈액순환이 원활해지므로 상기 증상을 치료하는 데 도움이 된다.
- 자는 동안에 몸이 치유되므로 가급적 밤 10시 전후에 취침하여 충분한 수면을 취해야 한다.

생리불순과 불임증에 처방하는
조경종옥탕(調經種玉湯)

적응증
생리불순, 생리통, 여성불임증

구성 약초

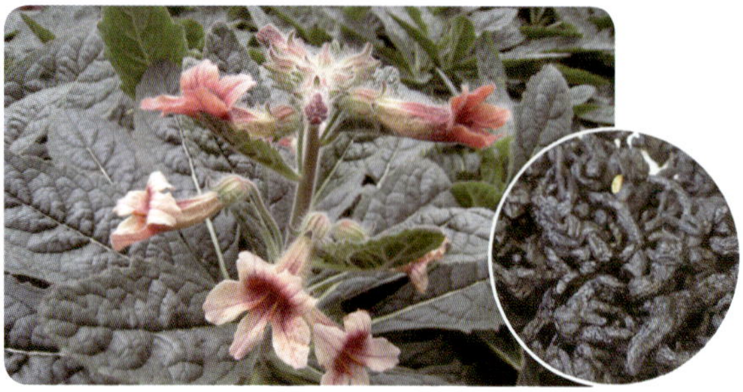

숙지황(지황) 6g

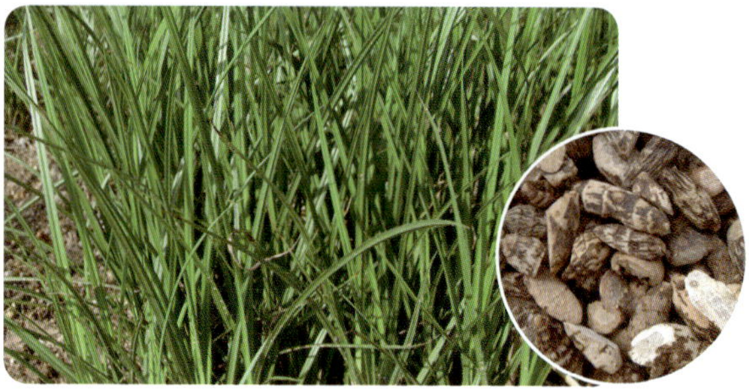

향부자(향부자, 볶은 것) 6g

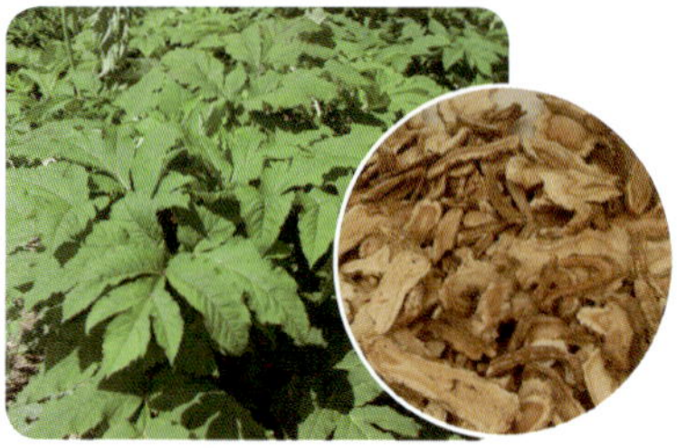

당귀(참당귀, 술에 축인 것) 4g

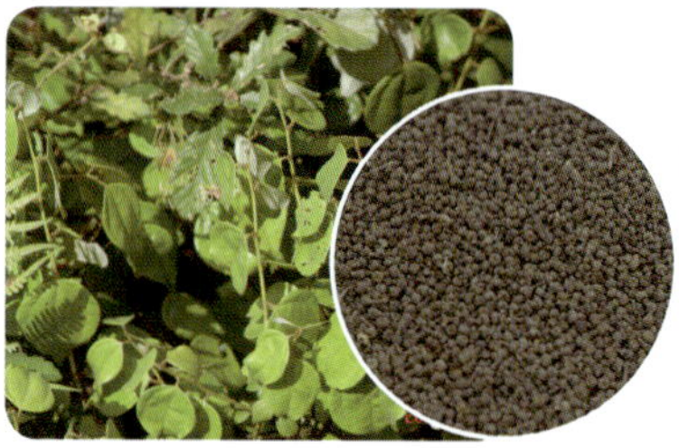

오수유(오수유) 4g

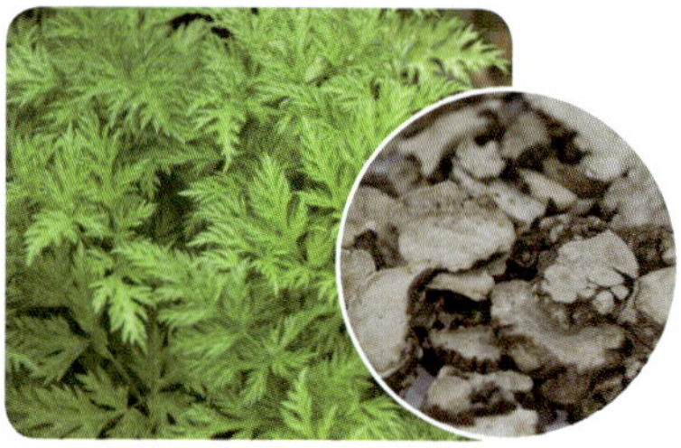

천궁(천궁) 4g

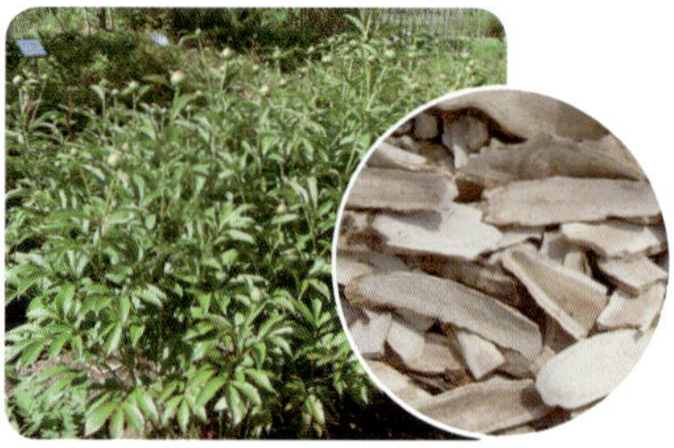

작약(작약) 3g

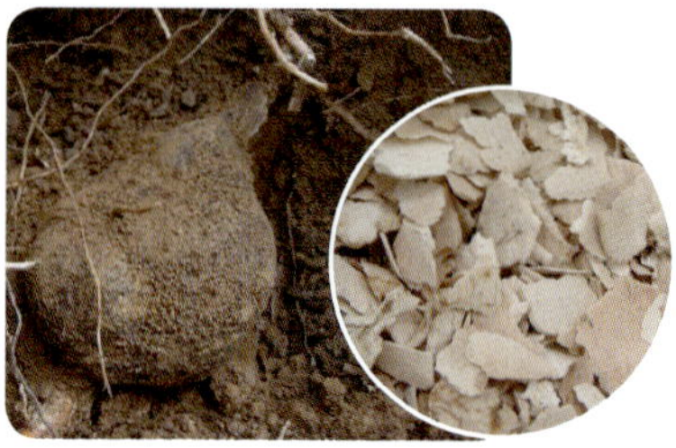

백복령(복령) 3g

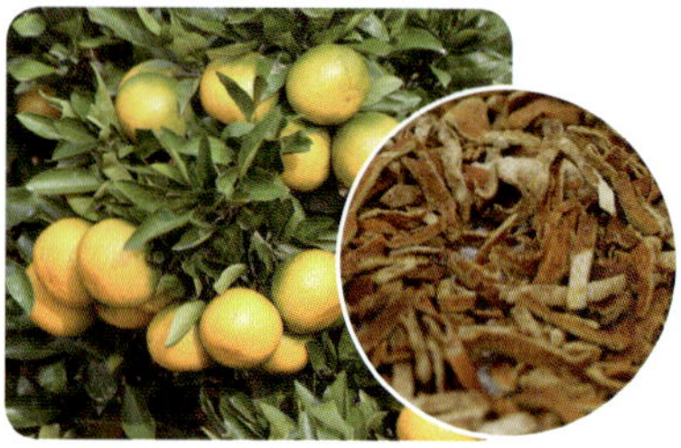

진피(귤나무) 3g

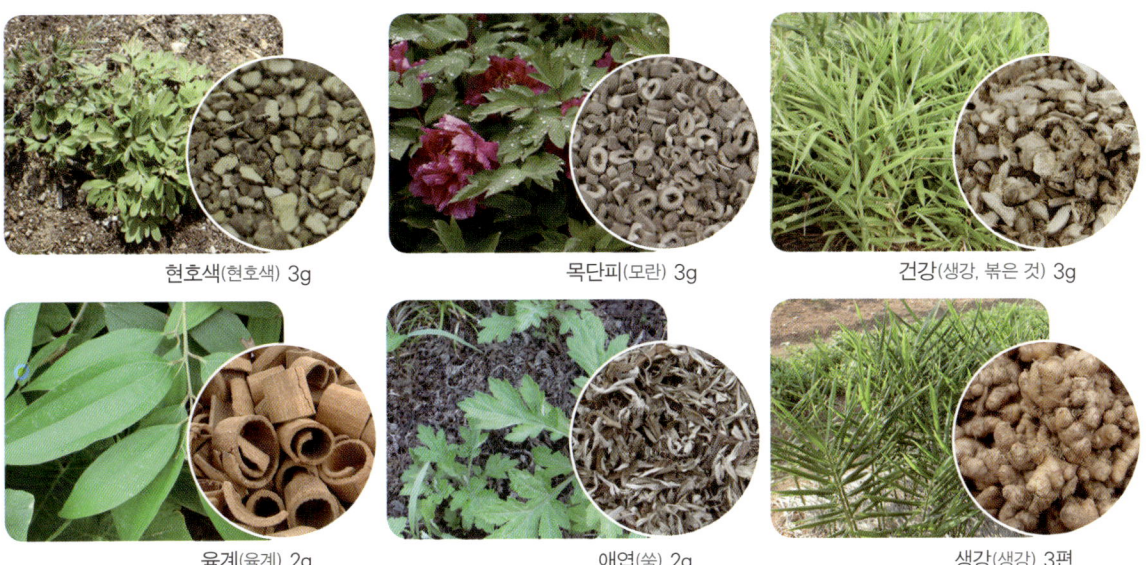

현호색(현호색) 3g　　목단피(모란) 3g　　건강(생강, 볶은 것) 3g

육계(육계) 2g　　애엽(쑥) 2g　　생강(생강) 3편

📦 조제 및 복용법

상기 용량은 1첩에 해당하며 곱하기 20을 하면 1제가 된다. 1제는 하루 3회 복용하는 것을 기준으로 10일분에 해당한다. 따라서 숙지황 120g, 향부자(볶은 것) 120g, 당귀(술에 축인 것) 80g, 오수유 80g, 천궁 80g, 작약 60g, 백복령 60g, 진피 60g, 현호색 60g, 목단피 60g, 건강(볶은 것) 60g, 육계 40g, 애엽 40g, 생강 60편에 물 6,000mL를 붓고 중불로 2~3시간 달여 3,000mL 정도 되게 한다. 이것을 10일 동안 나누어 마시는데, 1회에 100mL씩 하루 3회 공복에 마신다. 유리병에 담아 냉장고에 보관했다가 데워서 마신다.

> 약재를 버리지 말고 다시 달이면 묽은 약액(藥液)이 나온다. 여기에 꿀이나 조청을 타서 수시로 차처럼 마신다.

📋 섭생법

- 조경종옥탕은 월경을 조절하고 하복부의 혈액순환을 강화하는 처방이므로 증

상이 없더라도 장기간 복용하면 좋다.
- 자궁은 체내에서 혈액순환이 가장 느린 곳에 속하므로 혈액순환을 방해하는 요인(짧은 치마, 쪼이는 바지, 찬 음식, 운동부족, 스트레스)을 없애야 한다. 이러한 요인이 지속되면 조경종옥탕의 효능은 반감된다.
- 규칙적인 운동이 중요하다. 특히 하체를 움직이는 운동을 하면 자궁 쪽으로 혈액순환이 원활해져서 생리불순과 생리통이 개선되고 임신하는 데에도 도움이 된다.
- 운동을 할 수 없다면 집에서 반신욕이나 족욕, 좌훈을 규칙적으로 해야 한다. 이 방법은 운동 못지않게 하복부의 혈액순환을 촉진하는 데 도움이 된다.
- 환경호르몬이 생리불순, 생리통, 불임증의 원인이 된다는 연구 결과가 많다. 따라서 환경호르몬이 많이 포함된 음식을 절제하고 세제나 미용용품도 천연 소재로 바꾸는 것이 좋다.
- 생리불순과 불임증은 스트레스와 연관되어 있다. 따라서 본인에게 맞는 스트레스 해소법을 찾아 실천해야 한다.

〈혼동하기 쉬운 약초 비교〉

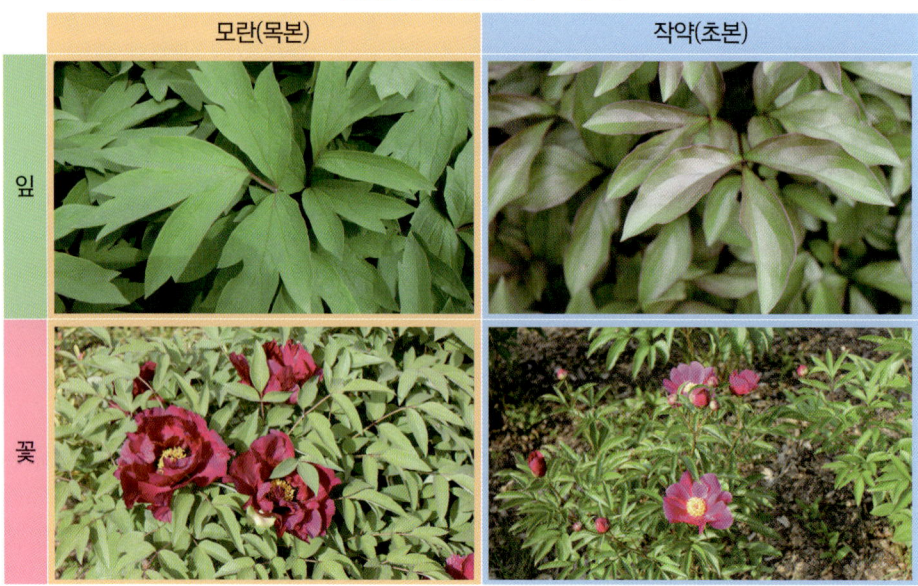

몸이 약하고 냉이 많은 여성에게 처방하는
비원전(秘元煎)

적응증
대하증(帶下症), 조루(早漏), 만성피로, 설사

구성 약초

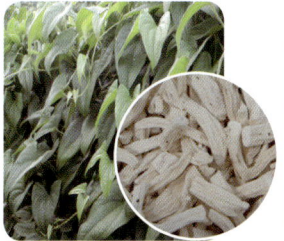
산약(마, 볶은 것) 8g

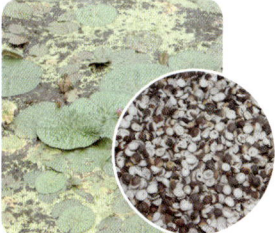
검인(가시연꽃, 볶은 것) 8g

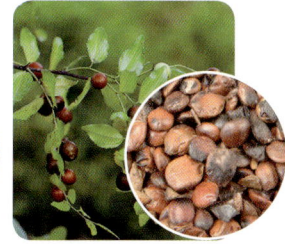
산조인(묏대추나무, 볶은 것) 8g

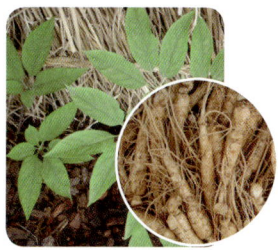
인삼(인삼) 8g

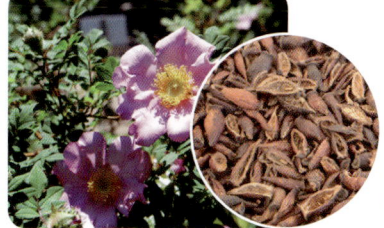
금앵자(금앵자) 8g

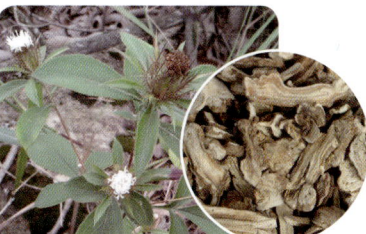
백출(삽주, 볶은 것) 6g

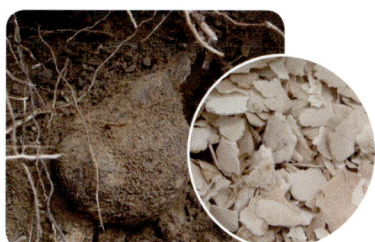
백복령(복령) 6g

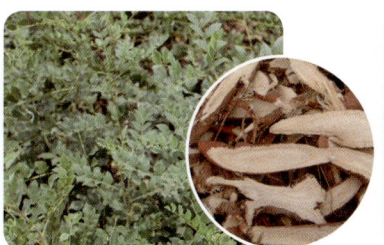
감초(감초, 구운 것) 4g

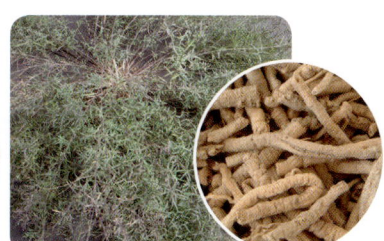
원지(원지, 볶은 것) 3g

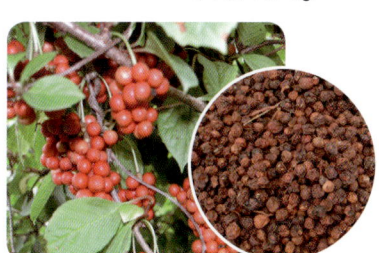
오미자(오미자) 14개

조제 및 복용법

상기 용량은 1첩에 해당하며 곱하기 20을 하면 1제가 된다. 1제는 하루 3회 복용하는 것을 기준으로 10일분에 해당한다. 따라서 산약(볶은 것) 160g, 검인(볶은 것) 160g, 산조인(볶은 것) 160g, 인삼 160g, 금앵자 160g, 백출(볶은 것) 120g, 백복령 120g, 감초(구운 것) 80g, 원지(볶은 것) 60g, 오미자 280개에 물 5,500mL를 붓고 중불로 2~3시간 달여 3,000mL 정도 되게 한다. 이것을 10일 동안 나누어 마시는데, 1회에 100mL씩 하루 3회 공복에 마신다. 유리병에 담아 냉장고에 보관했다가 데워서 마신다.

> 약재를 버리지 말고 다시 달이면 묽은 약액(藥液)이 나온다. 여기에 꿀이나 조청을 타서 수시로 차처럼 마신다.

섭생법

- 비원전은 몸이 약한 사람의 대하증과 조루 등에 사용하는 처방이므로 장기간 복용해야 하며, 체력을 약화시키는 과로와 스트레스를 피해야 한다.
- 상기 증상은 몸이 약한 사람에게 나타나기 때문에 무리한 운동을 하지 말고 가벼운 산책 등으로 하복부의 혈액순환을 원활하게 하면 상기 증상을 개선하는 데 도움이 된다.
- 운동을 할 수 없다면 집에서 반신욕이나 족욕, 좌훈을 규칙적으로 해야 한다. 이 방법은 운동 못지않게 하복부의 혈액순환을 촉진하는 데 도움이 된다.
- 자극성이 있는 맵고 짠 음식을 피하고 담백한 음식 위주로 섭취해야 한다. 특히 소화에 부담이 되는 육고기와 밀가루 음식을 삼가고 과일과 채소 위주의 식사를 하면 좋다.
- 자는 동안 손상된 조직이 치유되므로 적절한 수면이 필요하다. 밤 10시 전후에 취침하여 7시간 정도 충분한 수면을 취하는 것이 좋다.

스트레스가 많은 여성의 생리통에 처방하는
칠제향부환 (七製香附丸)

적응증
생리통, 생리불순, 불임증, 손발저림, 어깨결림, 피부건조증, 화병

구성 약초

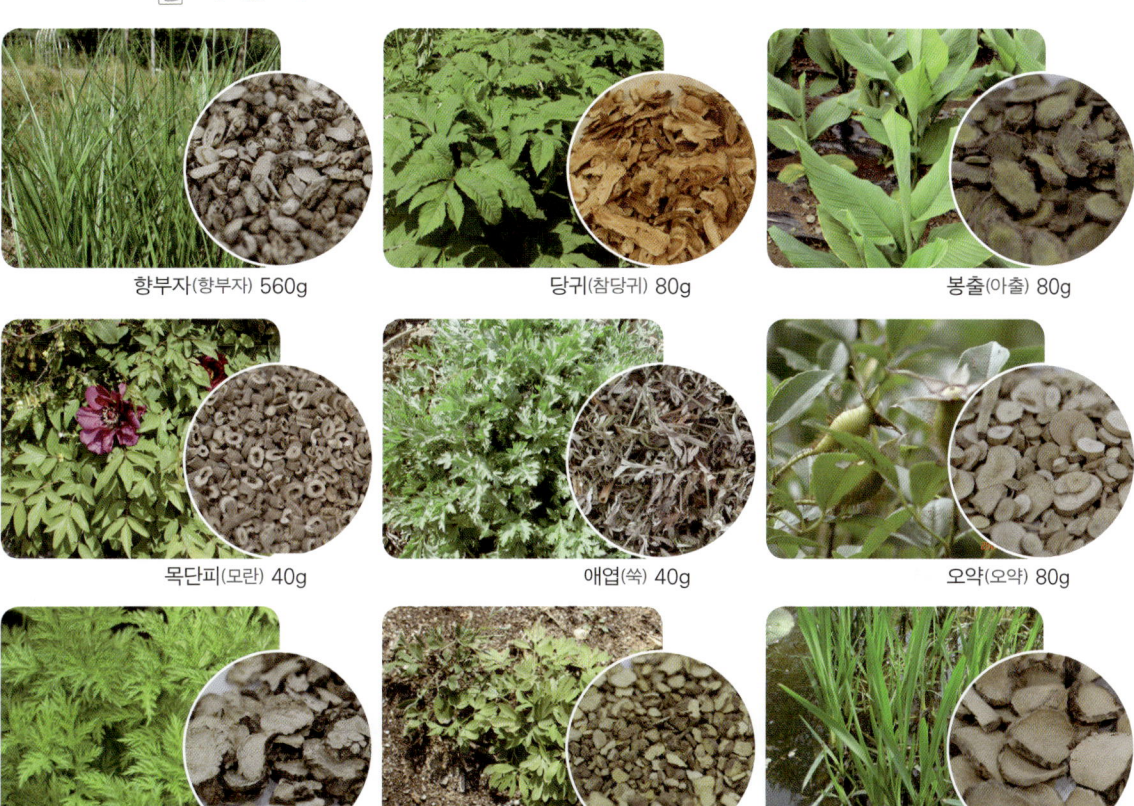

향부자(향부자) 560g

당귀(참당귀) 80g

봉출(아출) 80g

목단피(모란) 40g

애엽(쑥) 40g

오약(오약) 80g

천궁(천궁) 40g

현호색(현호색) 40g

삼릉(흑삼릉) 40g

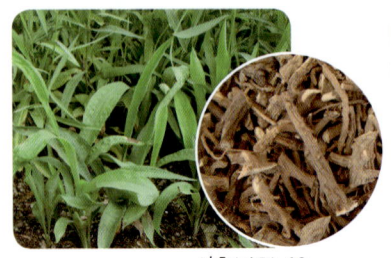
시호(시호) 40g

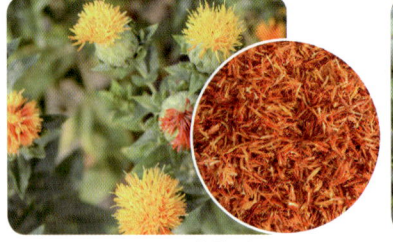
홍화(잇꽃) 40g

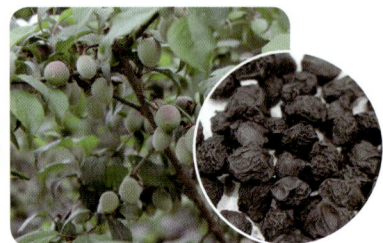
오매(매실나무) 40g

조제 및 복용법

1. 향부자 80g과 당귀 80g을 항아리에 넣고 술(600mL)로 담근다.
2. 향부자 80g과 봉출 80g을 항아리에 넣고 어린아이의 소변(600mL)으로 담근다.
3. 향부자 80g과 목단피 40g, 애엽 40g을 항아리에 넣고 쌀뜨물(600mL)로 담근다.
4. 향부자 80g과 오약 80g을 항아리에 넣고 쌀뜨물(600mL)로 담근다.
5. 향부자 80g과 천궁 40g, 현호색 40g을 항아리에 넣고 물(600mL)로 담근다.
6. 향부자 80g과 삼릉 40g, 시호 40g을 항아리에 넣고 식초(600mL)로 담근다.
7. 향부자 80g과 홍화 40g, 오매 40g을 항아리에 넣고 소금물(600mL)로 담근다.

이렇게 7개의 항아리에 각각 담그는데, 봄에는 5일, 여름에는 3일, 가을에는 7일, 겨울에는 10일 동안 담근다. 이후 다른 약초는 버리고 향부자만 꺼내서 볕에 말린 다음 가루 내어 녹두 크기의 환을 만든다. 이것을 1회에 50개씩 하루 2회 공복에 먹는다.

섭생법

- 칠제향부환은 스트레스로 인한 혈액순환 장애에 사용하는 처방이므로 증상이 개선되면 복용을 중단하는 것이 좋다. 다만 스트레스가 지속되는 경우에는 소량씩 장기간 복용해도 된다.
- 스트레스 관리를 해야 한다. 운동이나 취미생활을 하면서 마음에 있는 걱정과 불안감 등을 해소하는 것이 중요하다.
- 스트레스로 인한 혈액순환 장애를 개선하려면 규칙적인 운동이 필요하다. 조

깅이나 등산처럼 움직임이 많은 운동이 적합하며, 과도한 운동을 피해야 한다.
- 칠제향부환을 복용하면서 반신욕이나 족욕, 좌훈을 하면 하복부 쪽의 혈액순환이 원활해져서 상기 증상을 개선하는 데 도움이 된다.
- 짧은 치마와 쪼이는 바지를 피하는 것이 좋다. 이러한 옷은 혈액순환을 저해하여 상기 증상을 치료하는 데 방해가 된다.
- 과식을 하지 말고 소화가 잘되는 음식을 규칙적으로 먹는다.
- 충분한 휴식을 취하고, 밤 10시 전후에 취침하는 것이 좋다.

<혼동하기 쉬운 약초 비교>

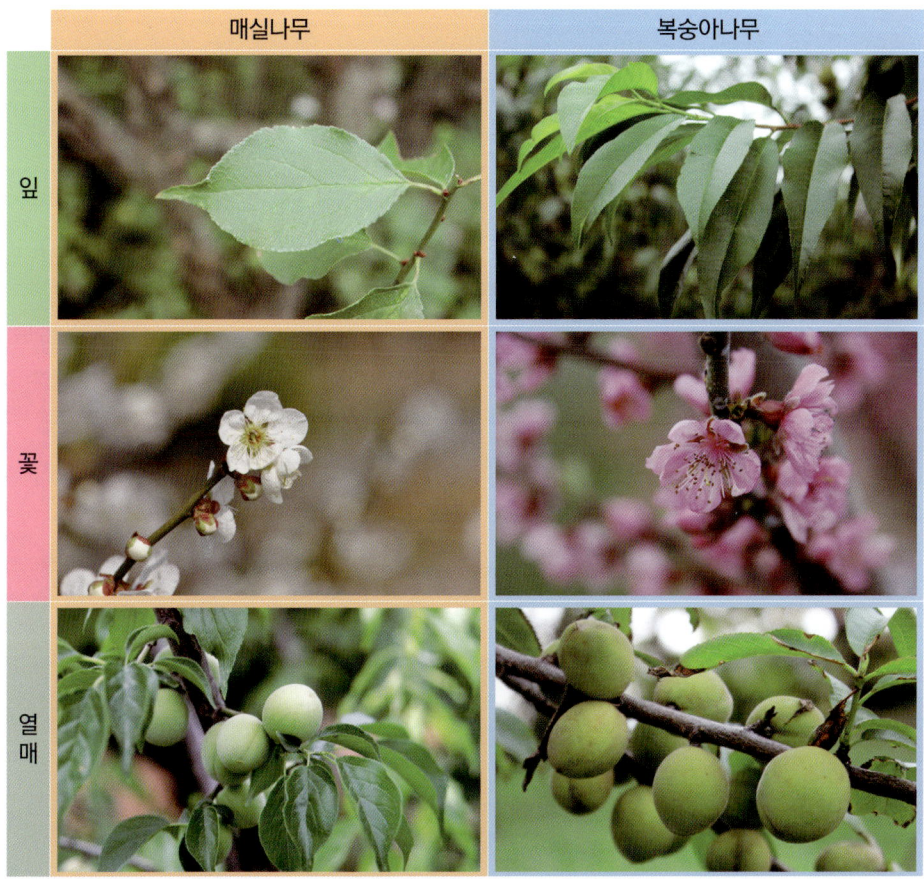

면역력이 떨어진 사람의 대상포진에 처방하는
탁리소독음 (托裏消毒飲)

적응증

대상포진, 맹장염, 중이염, 림프샘염, 가슴막염, 간염, 두드러기, 유방염, 종기

구성 약초

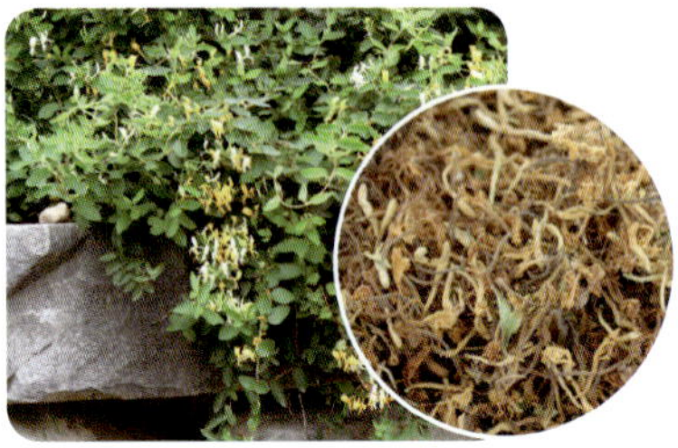

- 금은화(인동덩굴) 12g
- 진피(귤나무) 12g 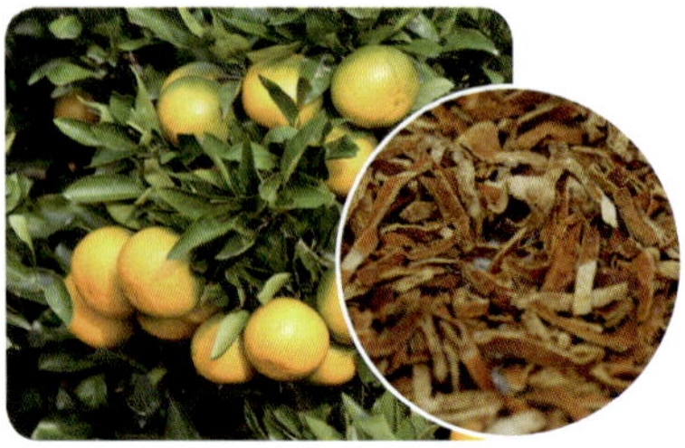
- 황기(황기) 8g 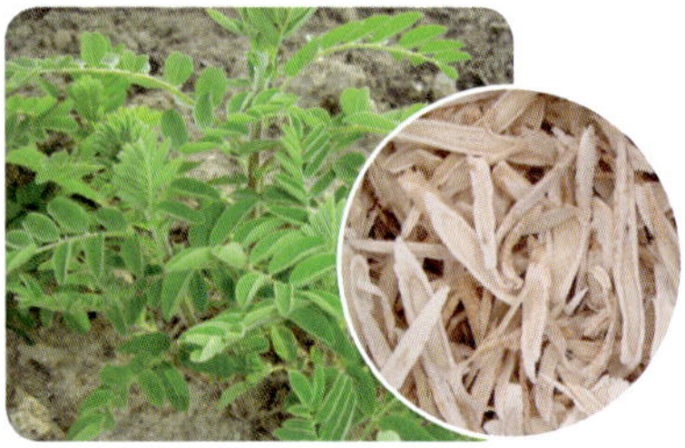
- 천화분(하늘타리) 8g 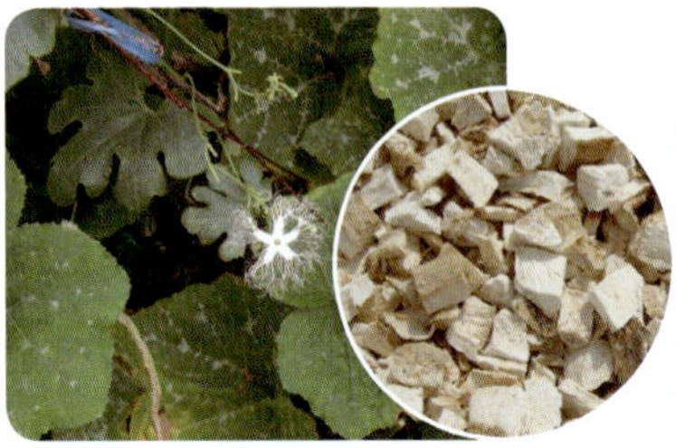
- 방풍(방풍) 4g 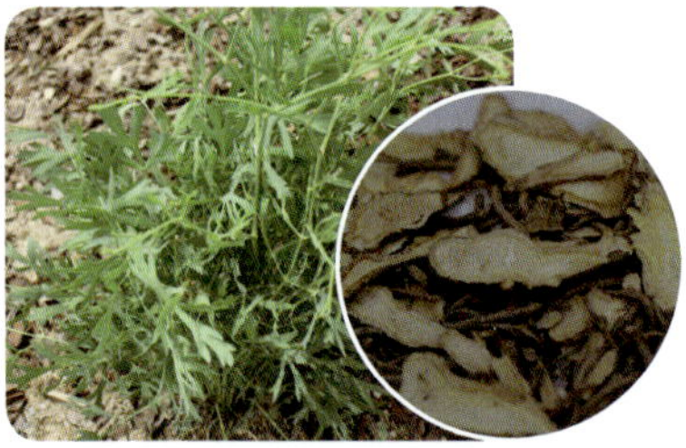
- 당귀(참당귀) 4g 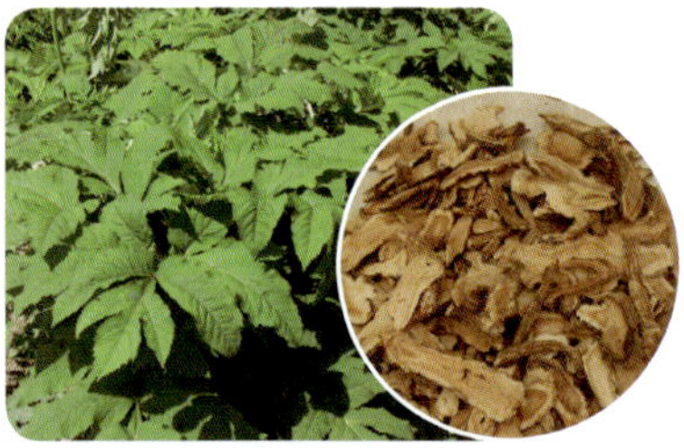
- 천궁(천궁) 4g 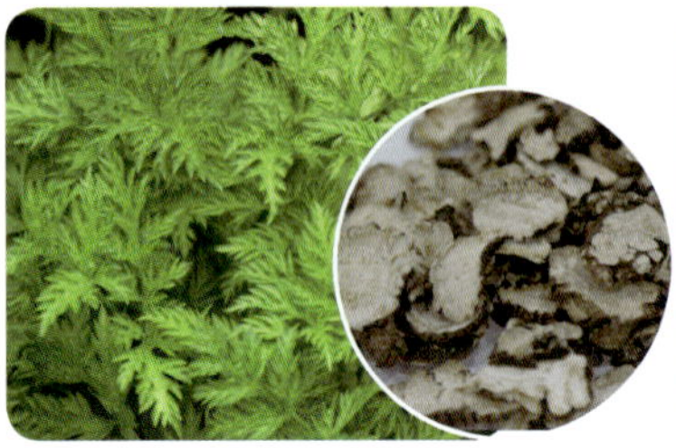
- 백지(구릿대) 4g 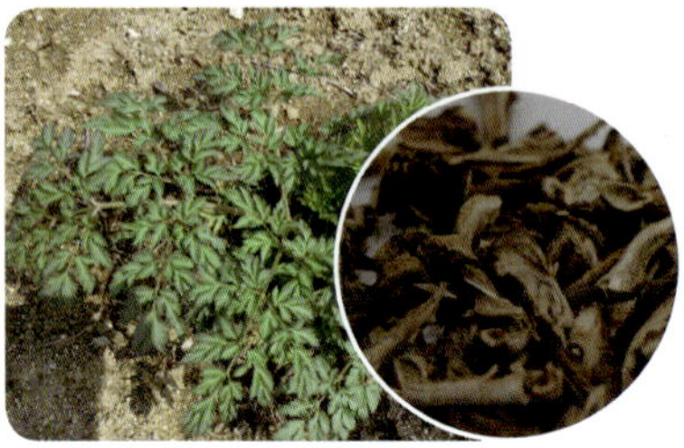
- 길경(도라지) 4g

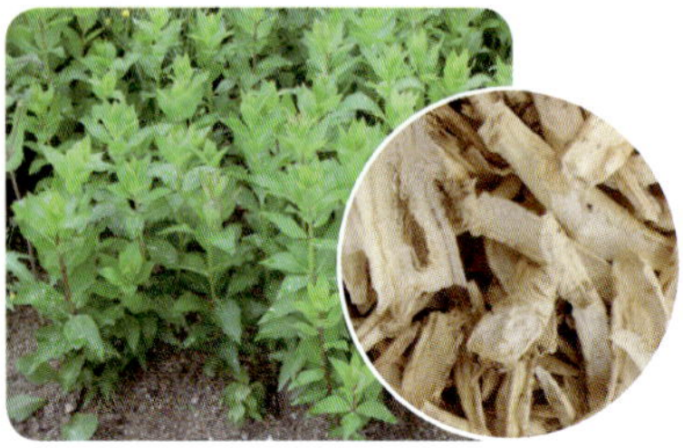

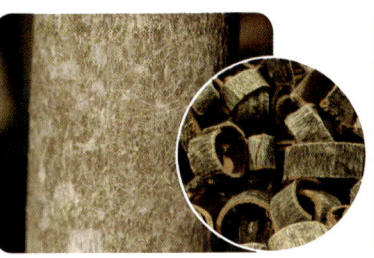
후박(일본목련) 4g

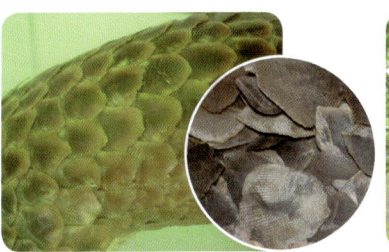
천산갑(천산갑, 볶은 것) 4g

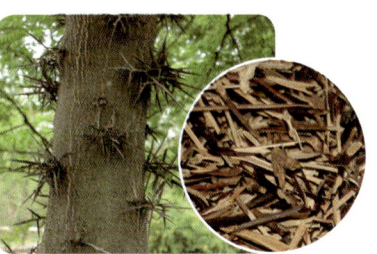
조각자(주엽나무) 4g

조제 및 복용법

상기 용량은 1첩에 해당하며 곱하기 20을 하면 1제가 된다. 1제는 하루 3회 복용하는 것을 기준으로 10일분에 해당한다. 따라서 금은화 240g, 진피 240g, 황기 160g, 천화분 160g, 방풍 80g, 당귀 80g, 천궁 80g, 백지 80g, 길경 80g, 후박 80g, 천산갑(볶은 것) 80g, 조각자 80g에 물 7,000mL를 붓고 중불로 2~3시간 달여 3,000mL 정도 되게 한다. 이것을 10일 동안 나누어 마시는데, 1회에 100mL씩 하루 3회 공복에 마신다. 유리병에 담아 냉장고에 보관했다가 데워서 마신다.

> 약재를 버리지 말고 다시 달이면 묽은 약액(藥液)이 나온다. 여기에 꿀이나 조청을 타서 수시로 차처럼 마신다.

섭생법

- 탁리소독음은 '몸속에 있는 독을 몰아내서 없애는 탕약'이라는 뜻을 담고 있고, 몸이 약한 사람에게 효과적인 처방이므로 약을 복용하면서 체력을 약화시키는 행위를 금해야 한다.
- 바이러스나 세균에 의한 독으로 인하여 염증이 생기는데, 몸이 약하면 독을 없애는 힘이 떨어지므로 염증이 쉽게 치료되지 않는다. 따라서 몸을 과로에 빠지게 하는 행위를 금해야 하며, 특히 과식을 피하고 소화에 부담이 되는 음식, 독성물질을 함유한 음식을 먹지 말아야 한다.
- 몸이 약하면 고기 위주의 식사를 해야 체력이 좋아진다고 생각하기 쉬운데,

제2장 조경남 원장이 알려주는 명약 처방

고기보다는 정제되지 않은 곡류와 과일, 채소 위주의 식사가 좋다. 이러한 식사는 소화와 신진대사 과정에서 몸을 과로에 빠뜨리지 않기 때문이다. 반면 고기 위주의 식사는 소화에 부담이 될 뿐 아니라 독성물질을 함유하고 있는 경우가 많아서 염증이 오래 낫지 않는 이들에게 도움이 되지 않는다.
- 운동을 무리하게 하지 말고 가벼운 산책 정도의 운동을 규칙적으로 하는 것이 좋다.
- 자는 동안 손상된 조직이 치유되므로 적절한 수면이 필요하다. 밤 10시 전후에 취침하여 7시간 정도 충분한 수면을 취하는 것이 좋다.

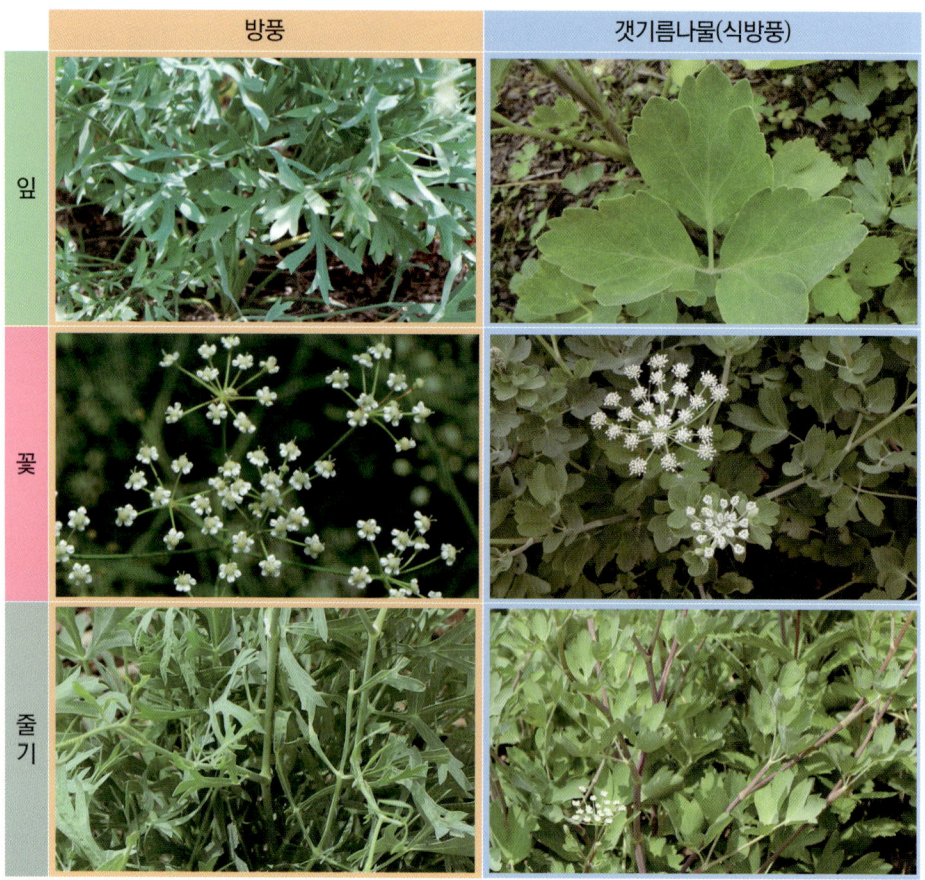

〈혼동하기 쉬운 약초 비교〉

불면증과 우울증에 처방하는
귀비탕(歸脾湯)

적응증
불면증, 불안증, 우울증, 신경쇠약, 건망증, 자궁출혈, 갑상샘저하증

구성 약초

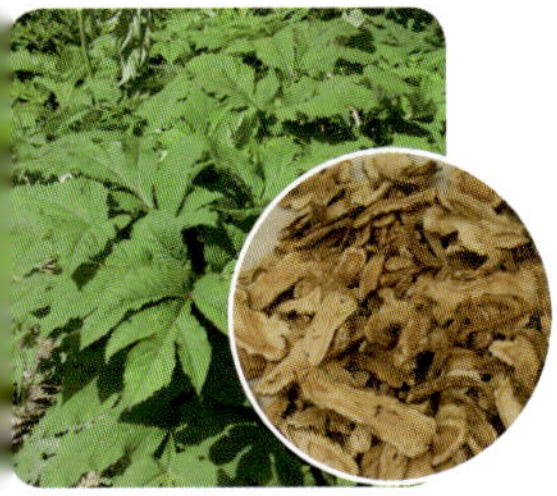

당귀(참당귀) 4g

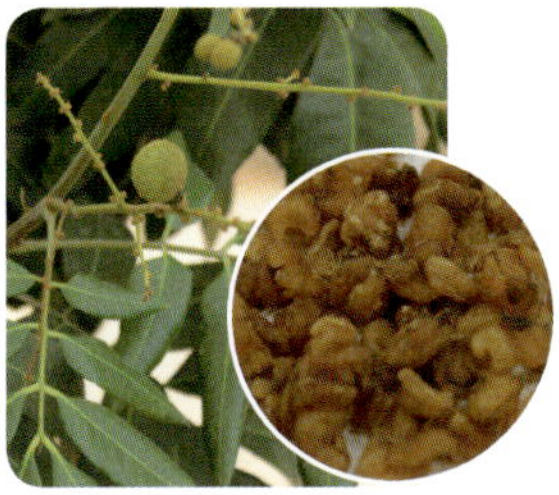

용안육(용안) 4g

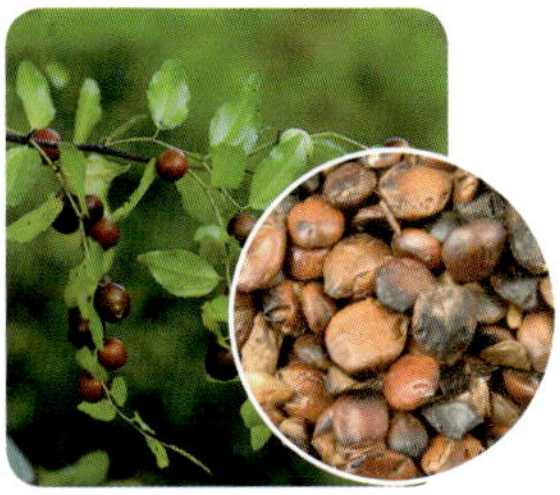

산조인(묏대추나무, 볶은 것) 4g

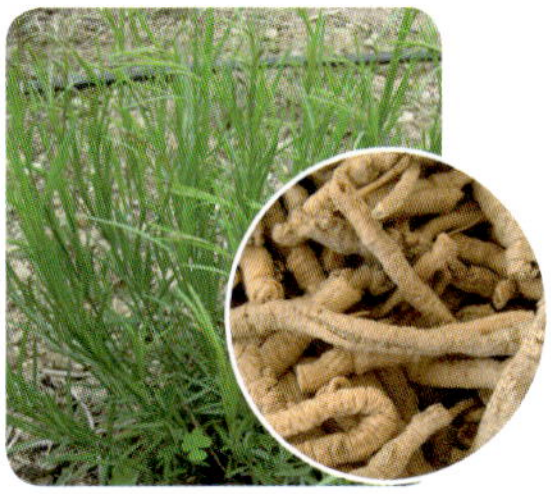

원지(원지) 4g

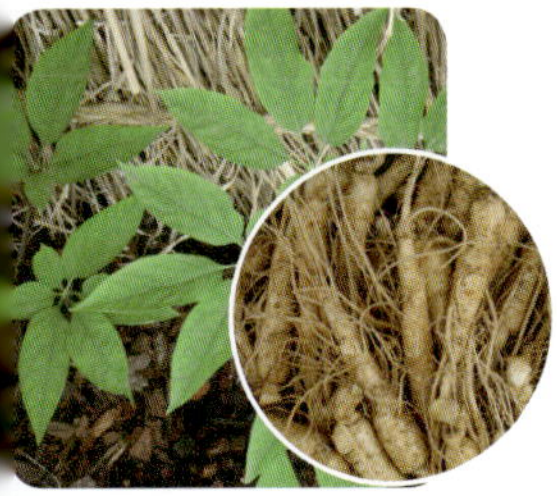

인삼(인삼) 4g

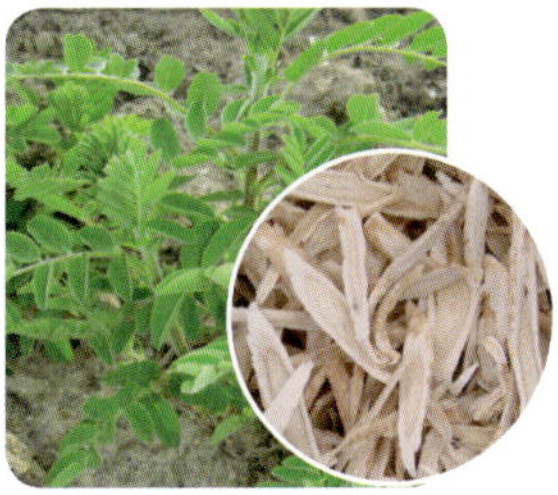

황기(황기) 4g

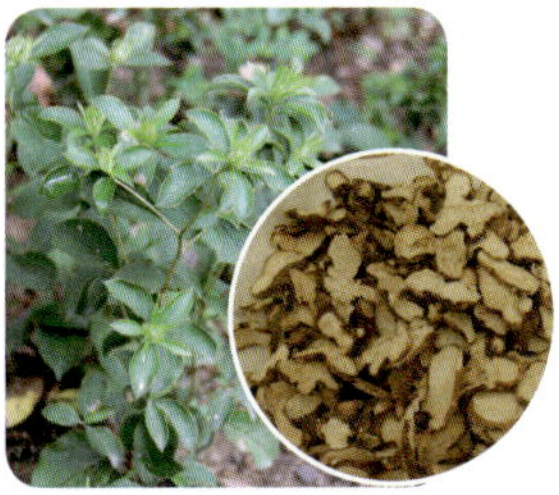

백출(삽주) 4g

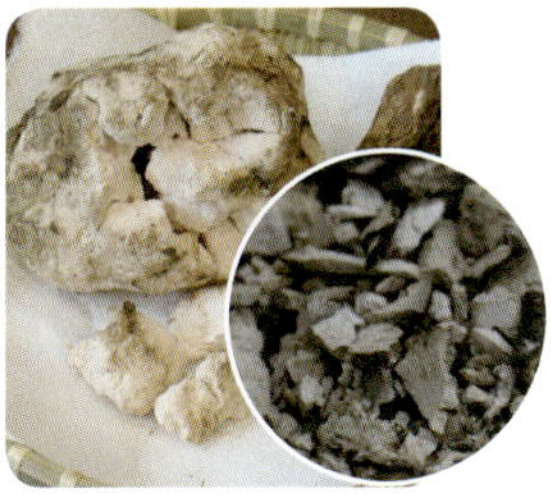

백복신(복령) 4g

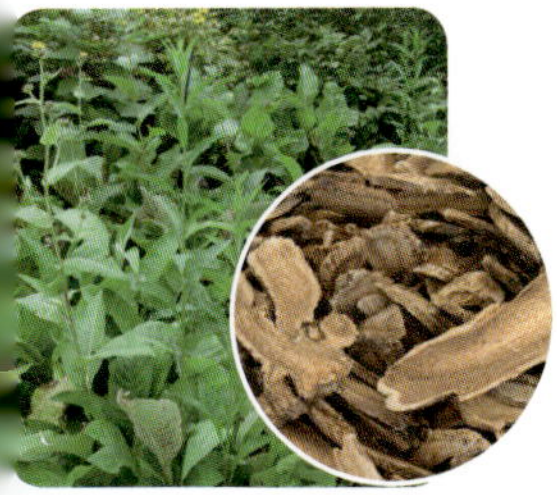

목향(목향) 2g

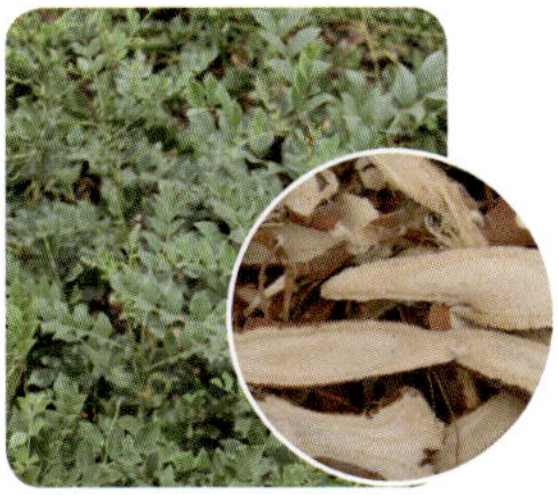

감초(감초) 1g

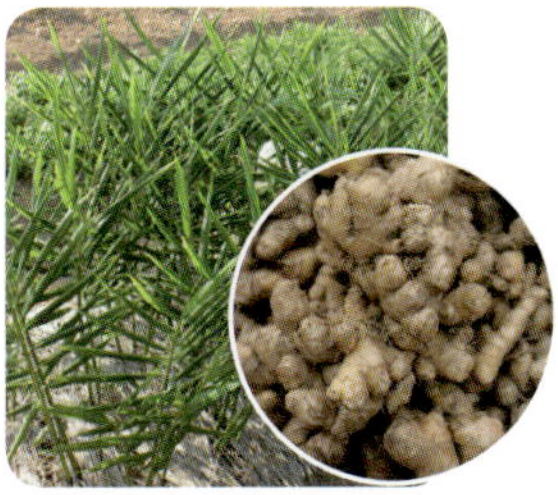

생강(생강) 5편

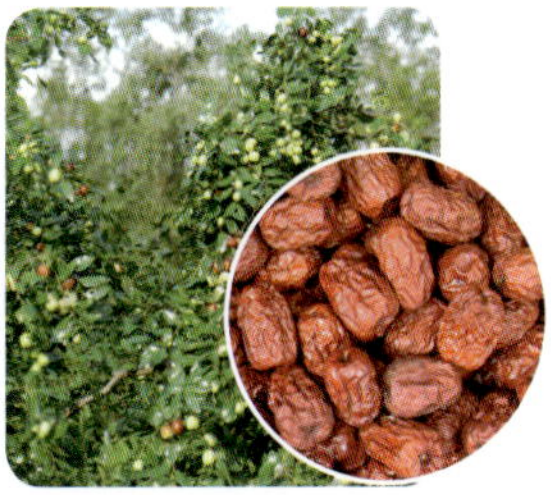

대추(대추나무) 2개

제2장 조경남 원장이 알려주는 명약 처방

🎁 조제 및 복용법

상기 용량은 1첩에 해당하며 곱하기 20을 하면 1제가 된다. 1제는 하루 3회 복용하는 것을 기준으로 10일분에 해당한다. 따라서 당귀 80g, 용안육 80g, 산조인(볶은 것) 80g, 원지 80g, 인삼 80g, 황기 80g, 백출 80g, 백복신 80g, 목향 40g, 감초 20g, 생강 100편, 대추 40개에 물 6,000mL를 붓고 중불로 2~3시간 달여 3,000mL 정도 되게 한다. 이것을 10일 동안 나누어 마시는데, 1회에 100mL씩 하루 3회 공복에 마신다. 유리병에 담아 냉장고에 보관했다가 데워서 마신다.

 약재를 버리지 말고 다시 달이면 묽은 약액(藥液)이 나온다. 여기에 꿀이나 조청을 타서 수시로 차처럼 마신다.

📋 섭생법

- 귀비탕은 정신적인 스트레스로 몸이 약해지면서 불면증, 우울증 등이 생겼을 때 사용하는 처방이다. 약해진 몸을 보(補)하고 신경을 안정시키는 효능이 있으므로 장기간 복용할 것을 권한다.
- 귀비탕을 복용하면서 마음을 편안하게 해주는 환경을 만들어야 한다. 혼자서 극복하려고 하면 상태가 악화되는 경우가 많으므로 종교 활동 등을 권한다.
- 가공된 음식과 육고기에는 신경을 자극하는 성분이 포함되어 있어 상기 증상을 악화시킬 수 있다. 따라서 가공하지 않은 제철 과일과 채소, 곡류를 섭취하도록 한다.
- 담배와 술, 커피 등은 상기 증상을 악화시키는 요인이므로 삼가도록 한다.
- 숲이 우거진 곳에서 산책을 하면 신경이 안정되고 식욕이 좋아져 상기 증상을 개선하는 데 도움이 된다.
- 반신욕이나 족욕을 하면 긴장이 풀어져서 마음이 안정되고 숙면을 취하는 데 도움이 된다.

갱년기장애에 처방하는
소요산(逍遙散)

적응증
갱년기장애, 안면홍조, 불면증, 불안증, 우울증

구성 약초

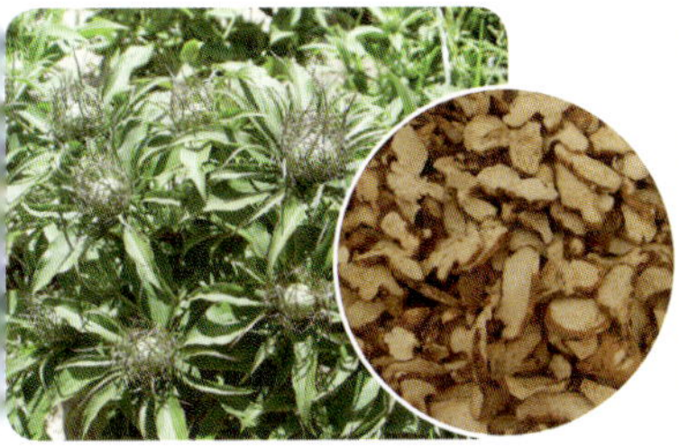

백출(삽주) 4g

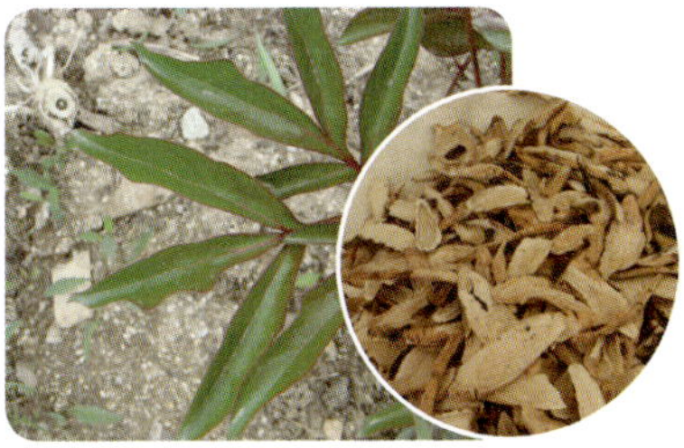

작약(작약) 4g

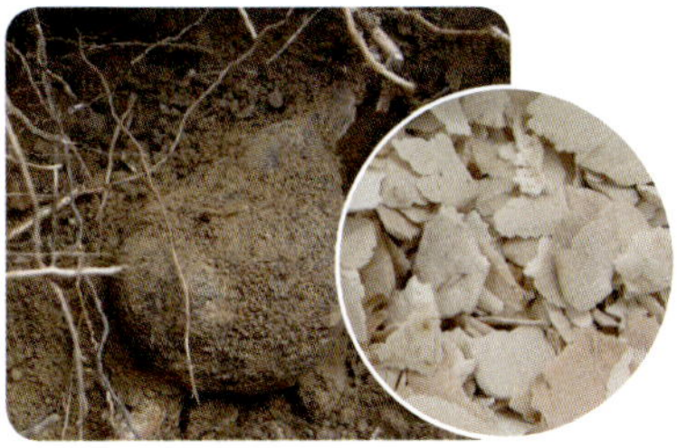

백복령(복령) 4g

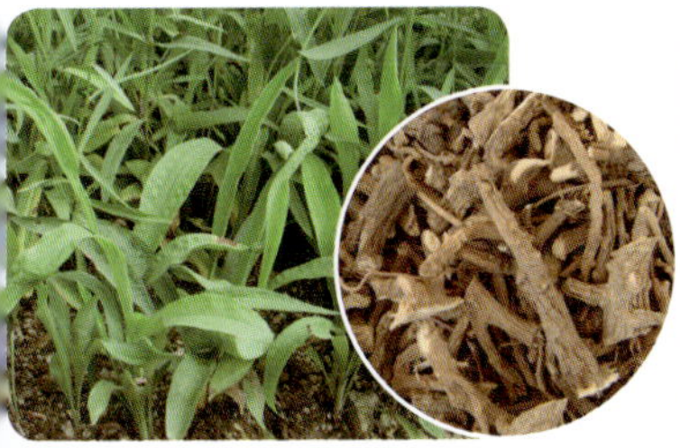

시호(시호) 4g

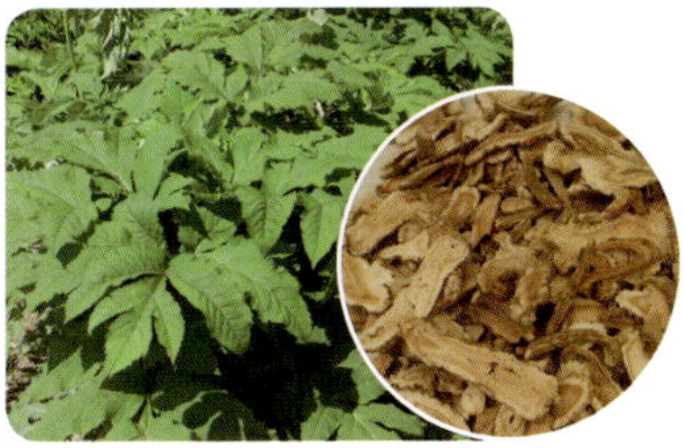

당귀(참당귀) 4g

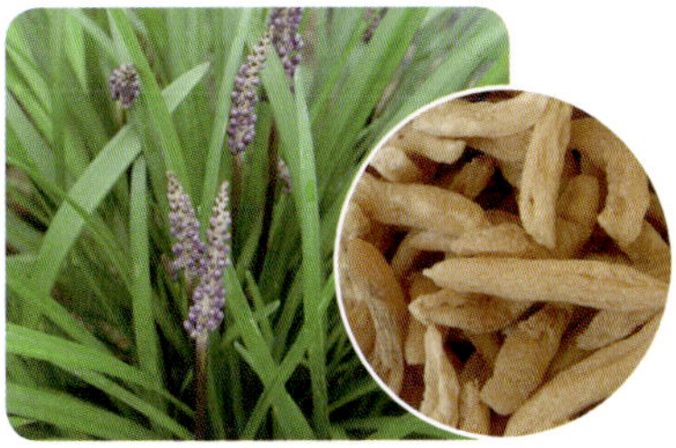

맥문동(맥문동) 4g

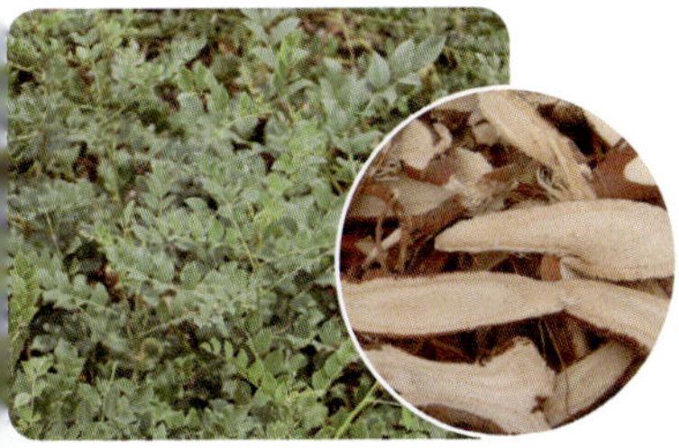

감초(감초) 2g

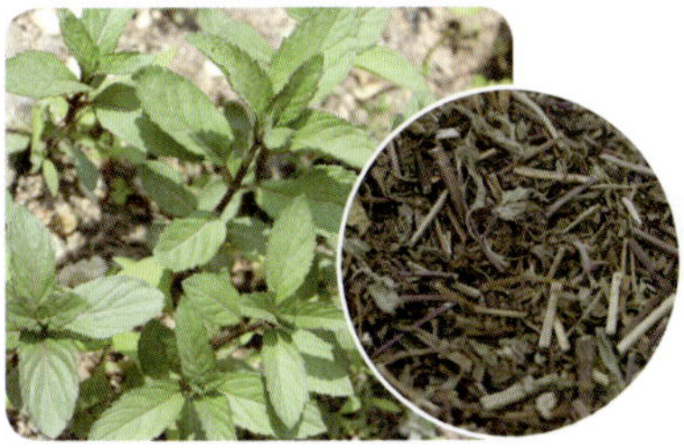

박하(박하) 2g

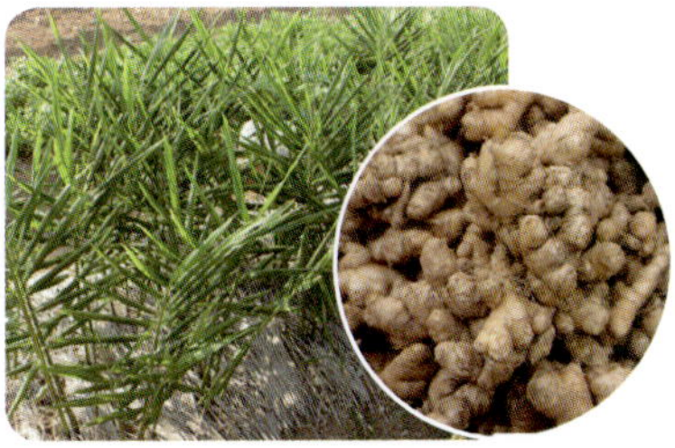

생강(생강) 3편

🎁 조제 및 복용법

상기 용량은 1첩에 해당하며 곱하기 20을 하면 1제가 된다. 1제는 하루 3회 복용하는 것을 기준으로 10일분에 해당한다. 따라서 백출 80g, 작약 80g, 백복령 80g, 시호 80g, 당귀 80g, 맥문동 80g, 감초 40g, 박하 40g, 생강 60편에 물 5,500mL를 붓고 중불로 2~3시간 달여 3,000mL 정도 되게 한다. 이것을 10일 동안 나누어 마시는데, 1회에 100mL씩 하루 3회 공복에 마신다. 유리병에 담아 냉장고에 보관했다가 데워서 마신다.

> 약재를 버리지 말고 다시 달이면 묽은 약액(藥液)이 나온다. 여기에 꿀이나 조청을 타서 수시로 차처럼 마신다.

📋 섭생법

- 소요(逍遙, 이리저리 슬슬 거닐며 돌아다님)가 필요한 사람, 즉 갱년기 여성이나 스트레스로 인하여 얼굴로 열이 오르고 마음이 안정되지 않는 사람에게 사용하는 처방이므로 증상이 개선되면 복용을 중단하는 것이 좋다.
- 갱년기장애가 있을 때는 운동이 아주 중요하다. 최소 1주일에 2~3회 운동을 하되 몸에 무리가 되지 않는 운동을 해야 한다.
- 가급적 스트레스를 피해야 한다. 실제로 밝고 긍정적인 여성은 갱년기 증상을 심하게 겪지 않는다.
- 가공식품과 소화에 부담이 되는 음식을 피하고 과식, 야식을 하지 말아야 한다. 잘못된 식생활은 갱년기장애를 악화시키기도 한다.
- 정제하지 않은 곡류를 주식으로 하고, 신선한 과일과 채소를 충분히 섭취하면 좋다.
- 자극성이 있는 음료와 커피를 피하고 순수한 물을 적당히 마신다.

스트레스로 인한 신경쇠약에 처방하는
분심기음(分心氣飮)

적응증
신경쇠약, 소화불량, 변비, 소변불통, 부종

구성 약초

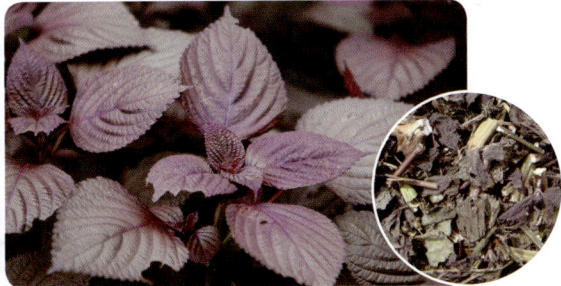
자소엽(차즈기) 5g

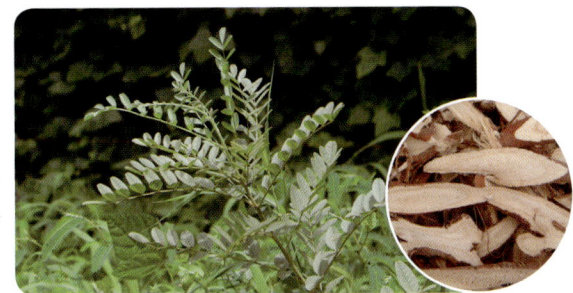
감초(감초) 3g

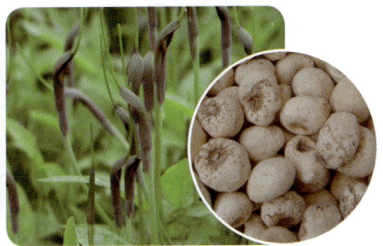
반하(반하) 3g

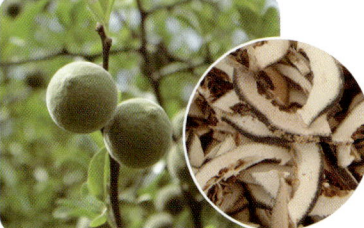
지각(탱자나무) 3g

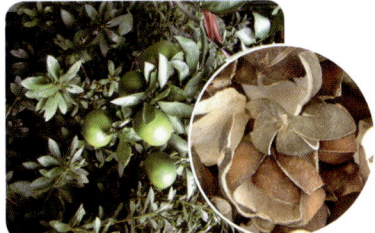
청피(귤나무) 2g

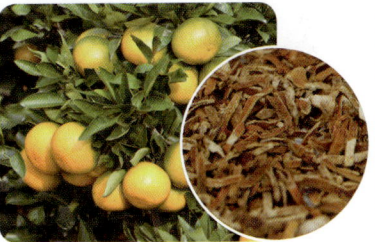
진피(귤나무) 2g

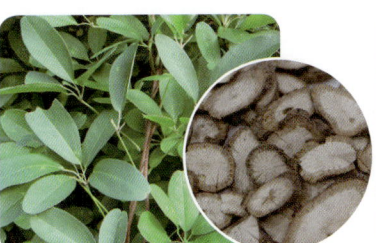
목통(으름덩굴) 2g

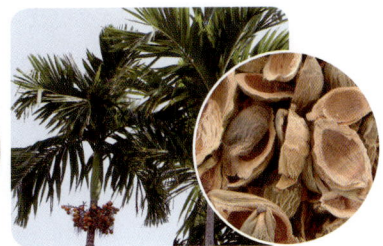
대복피(빈랑) 2g

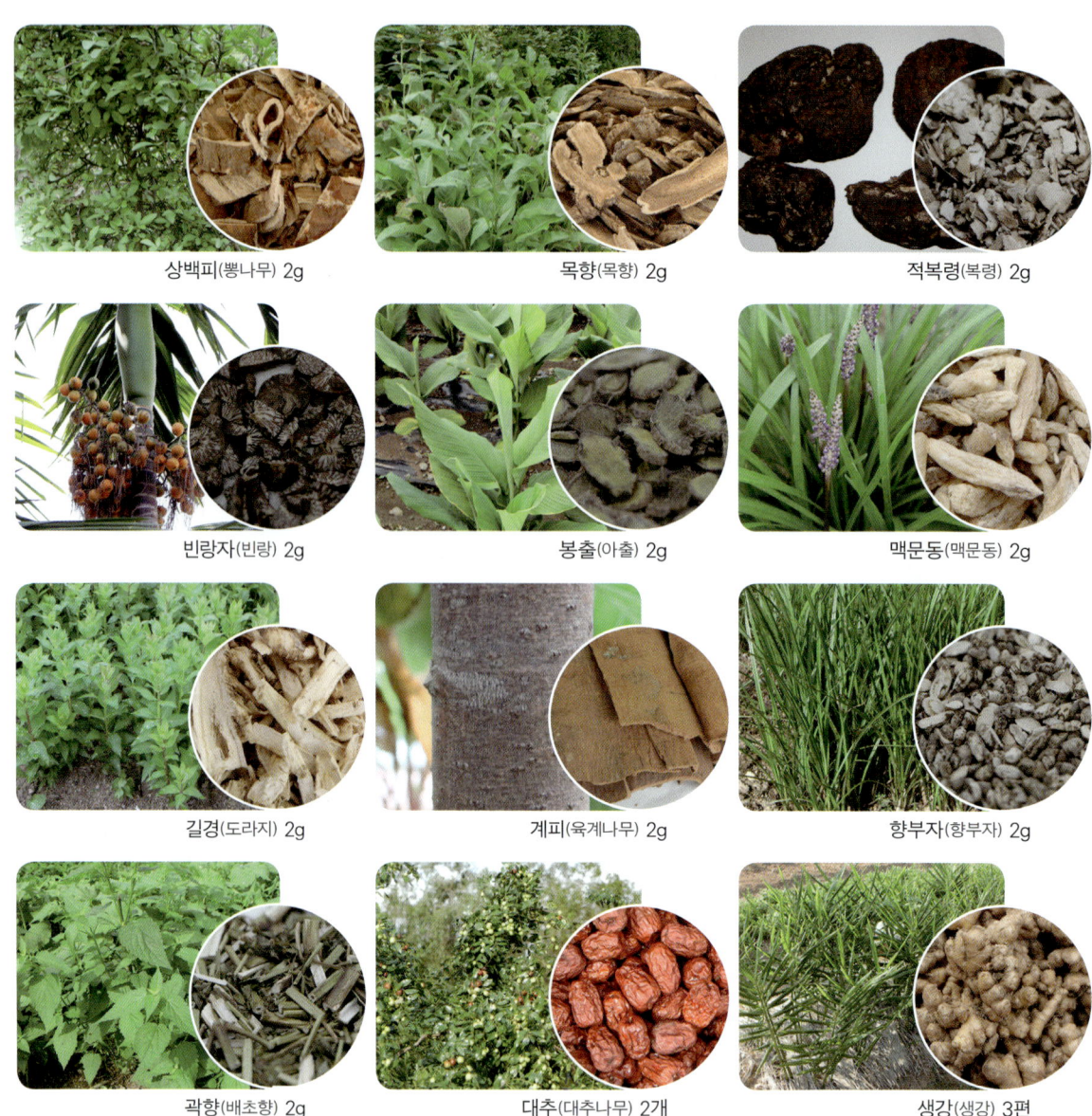

상백피(뽕나무) 2g　　목향(목향) 2g　　적복령(복령) 2g

빈랑자(빈랑) 2g　　봉출(아출) 2g　　맥문동(맥문동) 2g

길경(도라지) 2g　　계피(육계나무) 2g　　향부자(향부자) 2g

곽향(배초향) 2g　　대추(대추나무) 2개　　생강(생강) 3편

🎁 조제 및 복용법

상기 용량은 1첩에 해당하며 곱하기 20을 하면 1제가 된다. 1제는 하루 3회 복

용하는 것을 기준으로 10일분에 해당한다. 따라서 자소엽 100g, 감초 60g, 반하 60g, 지각 60g, 청피 40g, 진피 40g, 목통 40g, 대복피 40g, 상백피 40g, 목향 40g, 적복령 40g, 빈랑자 40g, 봉출 40g, 맥문동 40g, 길경 40g, 계피 40g, 향부자 40g, 곽향 40g, 대추 40개, 생강 60편에 물 6,000mL를 붓고 중불로 1~2시간 달여 3,000mL 정도 되게 한다. 이것을 10일 동안 나누어 마시는데, 1회에 100mL씩 하루 3회 공복에 마신다. 유리병에 담아 냉장고에 보관했다가 데워서 마신다.

> 약재를 버리지 말고 다시 달이면 묽은 약액(藥液)이 나온다. 여기에 꿀이나 조청을 타서 수시로 차처럼 마신다.

섭생법

- 분심기음은 스트레스로 인한 기능장애에 사용하는 처방이다. 스트레스는 말초순환을 저해하고 오장육부의 기능을 약화시키기 때문에 여러 증상이 나타날 수 있는데, 가장 대표적인 것은 소화불량이다. 분심기음은 엉클어진 심기(心氣)를 나눈다는 뜻을 지니고 있어 신경성으로 인한 소화불량과 소변장애, 부종 등에 가장 적합한 처방이다.
- 원인을 없애는 것이 중요하므로 스트레스 관리를 해야 한다. 산책이나 운동, 취미생활을 하면서 응어리진 마음을 달래야 한다.
- 혼자서 극복하려고 하면 상태가 악화되는 경우가 많기 때문에 종교 활동 등을 권한다.
- 가벼운 운동을 규칙적으로 해야 한다. 운동은 스트레스로 인한 기능장애를 개선하는 데 큰 역할을 한다. 몸에 피로감을 주는 과도한 운동보다는 운동을 한 이후에 기분이 좋아지는 정도가 좋다.
- 평상시 본인이 좋아하는 음식을 섭취하되 과식을 하지 말아야 한다.
- 충분한 수면은 상기 증상을 개선하는 데 중요하므로 가급적 일찍 자는 것이 좋다.

간염과 지방간에 처방하는
인진오령산(茵蔯五苓散)

적응증
간염, 지방간, 간경화증, 황달, 숙취

구성 약초

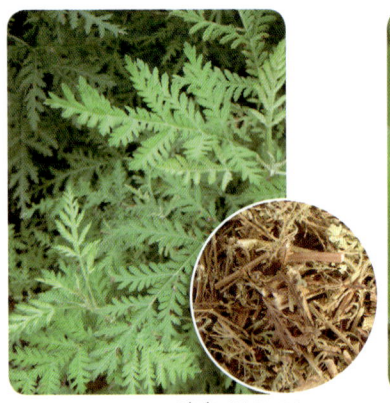
인진(사철쑥) 20g

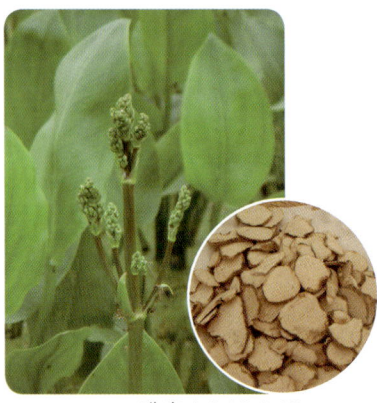
택사(질경이택사) 10g

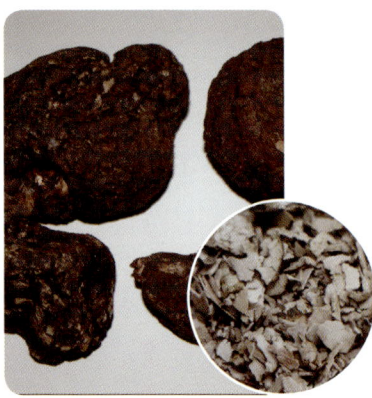
적복령(복령) 6g

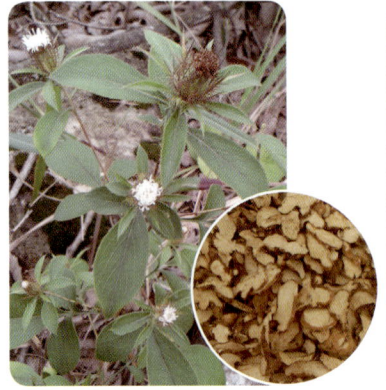
백출(삽주) 6g

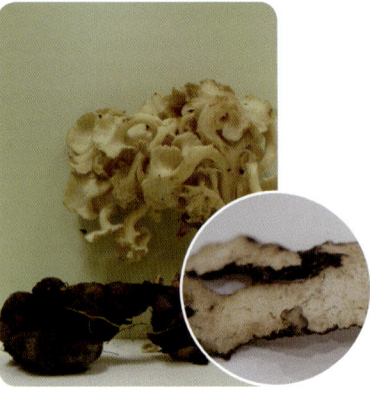
저령(저령) 6g

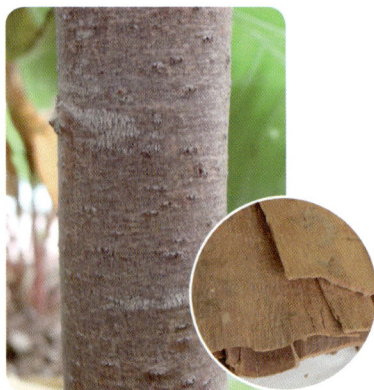
계피(육계나무) 2g

조제 및 복용법

위의 약초를 가루 내어 1회에 4~10g씩 하루에 2~3회 복용한다.

섭생법

- 인진오령산은 간기능을 개선하고 간세포를 재생시키는 효능이 있는 처방이므로 증상이 개선될 때까지 복용하는 것이 좋다.
- 간에 무리를 주는 술이나 각종 가공음료를 마시지 말아야 한다.
- 과식은 간에 부담을 주기 때문에 약간 배고플 정도로 소식을 하는 것이 좋다.
- 간이 좋지 않을 때 단백질을 섭취해야 한다는 생각에서 고기 위주의 식사를 하는 경우가 있는데, 단백질을 분해하는 과정에서 생성되는 독소와 고기에 포함된 독소를 간에서 해독해야 하기 때문에 결과적으로 고기 위주의 식사는 간에 부담이 된다.
- 상기 증상이 있을 때는 소화에 부담이 되지 않는 자연식 위주의 식사를 해야 한다.
- 몸은 수면을 취할 때 회복되므로 상기 증상이 있을 때에는 충분한 수면이 절대적으로 필요하다. 가급적 밤 10시 전후에 취침을 하고, 낮에도 간간이 휴식을 취하는 것이 좋다.

〈혼동하기 쉬운 약초 비교〉

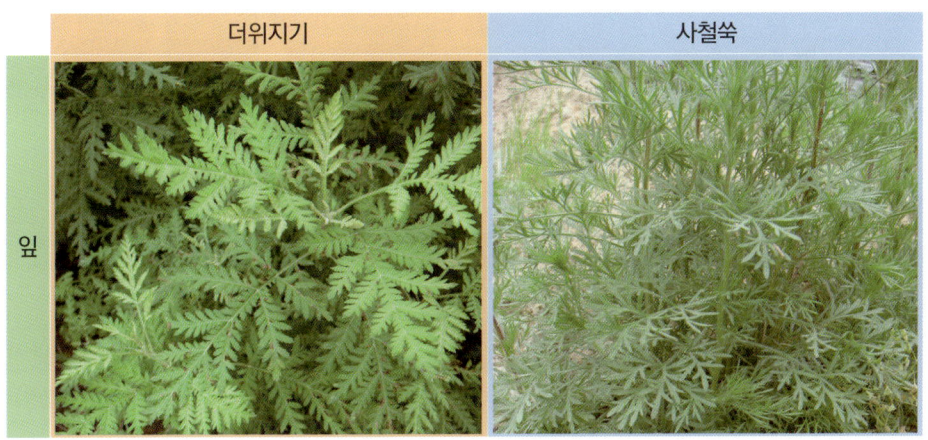

생식기 주변에 습진이 있을 때 처방하는
용담사간탕 (龍膽瀉肝湯)

적응증

사타구니 습진, 생식기 가려움증, 대하증(帶下症), 질염, 자궁염, 전립샘염, 방광염, 요도염, 안구충혈, 만성피로

구성 약초

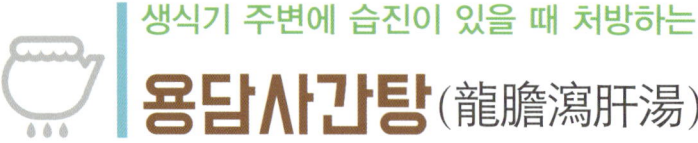

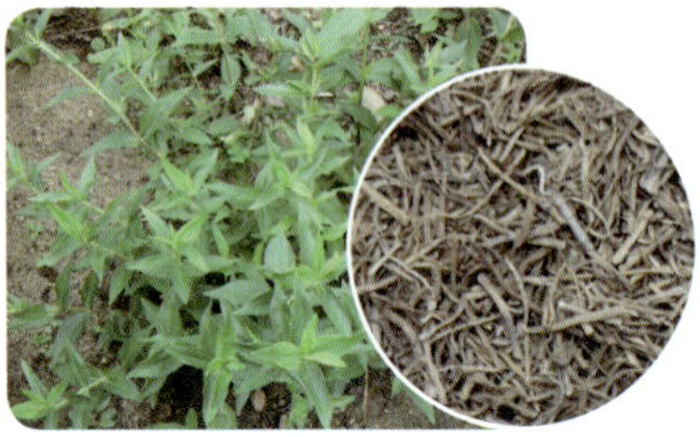

용담초(용담) 4g 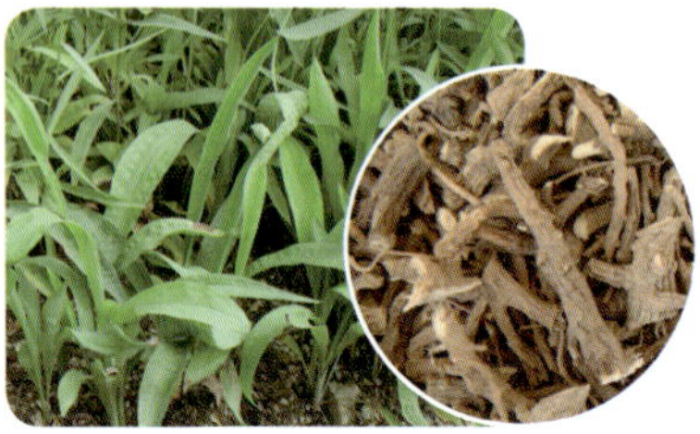   시호(시호) 4g 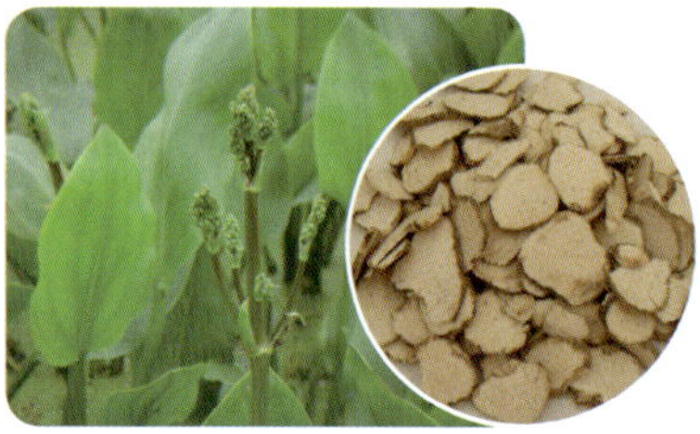   택사(질경이택사) 4g

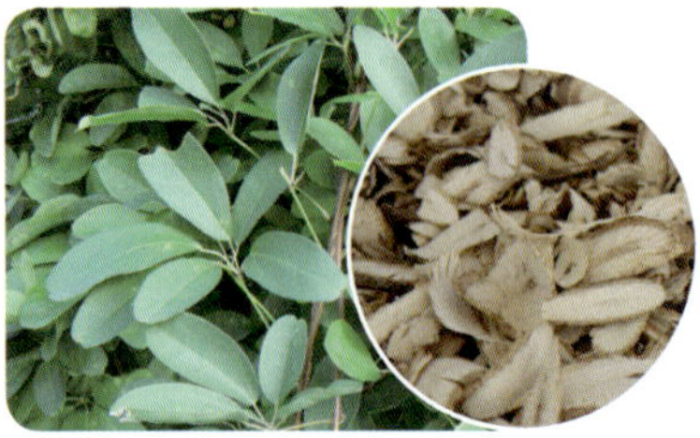

목통(으름덩굴) 2g 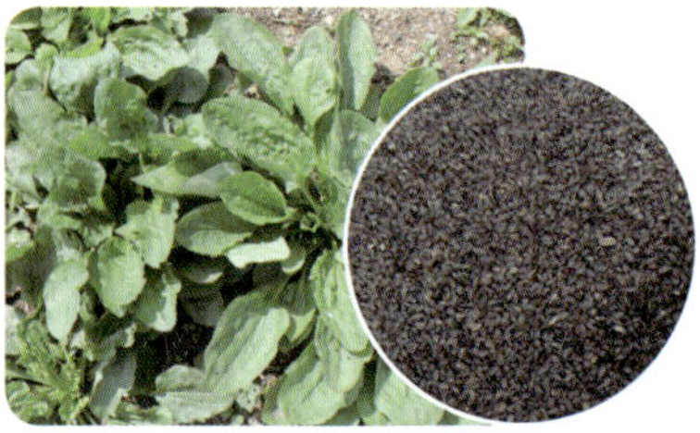   차전자(질경이) 2g 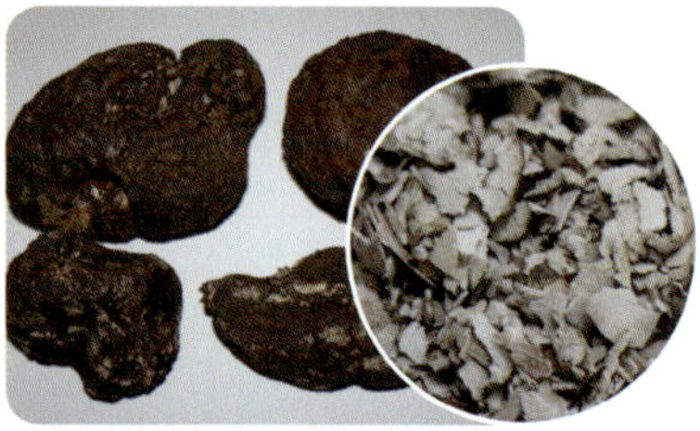   적복령(복령) 2g

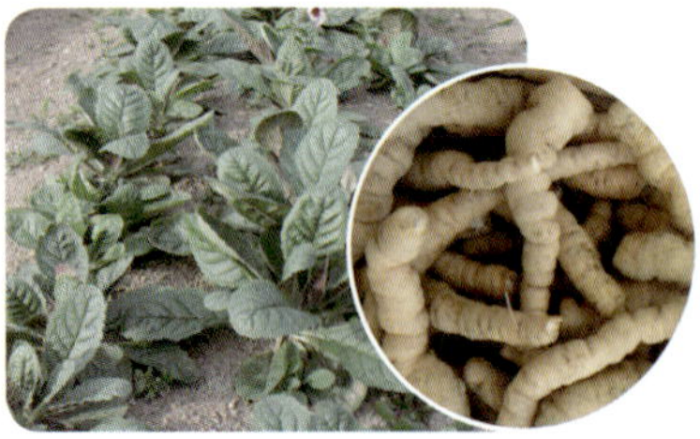

생지황(지황) 2g 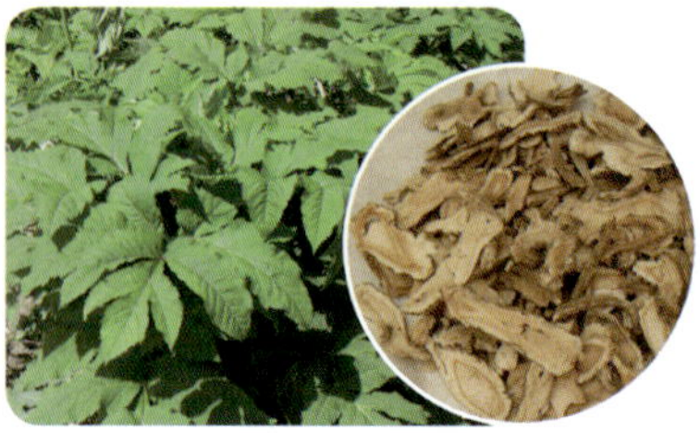   당귀(참당귀) 2g 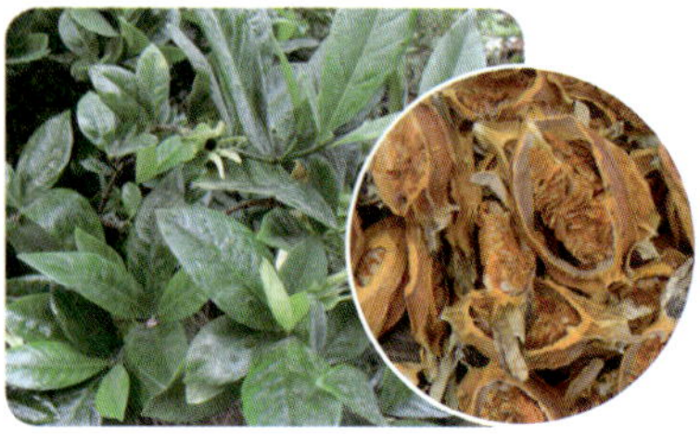   치자(치자나무) 2g

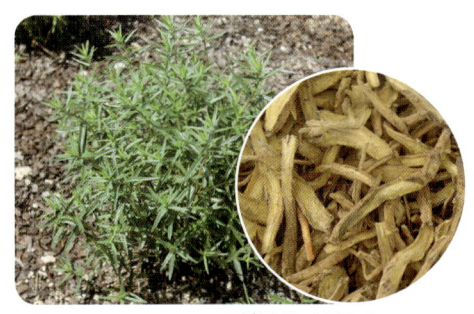
황금(속썩은풀) 2g

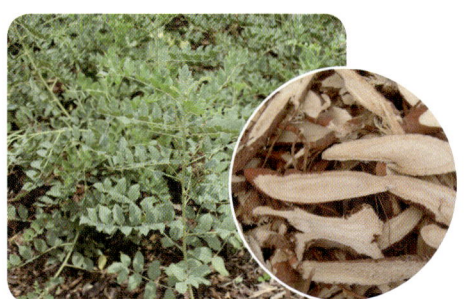
감초(감초) 2g

조제 및 복용법

상기 용량은 1첩에 해당하며 곱하기 20을 하면 1제가 된다. 1제는 하루 3회 복용하는 것을 기준으로 10일분에 해당한다. 따라서 용담초 80g, 시호 80g, 택사 80g, 목통 40g, 차전자 40g, 적복령 40g, 생지황 40g, 당귀 40g, 치자 40g, 황금 40g, 감초 40g에 물 5,500mL를 붓고 중불로 1~2시간 달여 3,000mL 정도 되게 한다. 이것을 10일 동안 나누어 마시는데, 1회에 100mL씩 하루 3회 공복에 마신다.

섭생법

- 용담사간탕은 맛이 쓰고 성질이 차므로 상기 증상이 발현될 때에만 복용해야 하며, 증상이 개선된 후에는 복용을 중단하는 것이 좋다.
- 염증성 질환을 개선하는 데 도움이 되는 과일과 채소 위주의 식사를 하는 것이 좋다. 반대로 몸에 열을 생성시키는 고기와 인스턴트식품을 먹지 말아야 한다.
- 여성의 경우 쪼이는 바지를 입지 않아야 한다.
- 땀이 날 정도의 운동을 하고 시원한 물로 샤워를 하면 몸에 생성된 과도한 열을 해소하는 데 도움이 된다.
- 충분한 수면을 취하는 것도 상기 증상을 치료하는 데 도움이 되므로 밤늦게 자는 습관을 개선해야 한다.

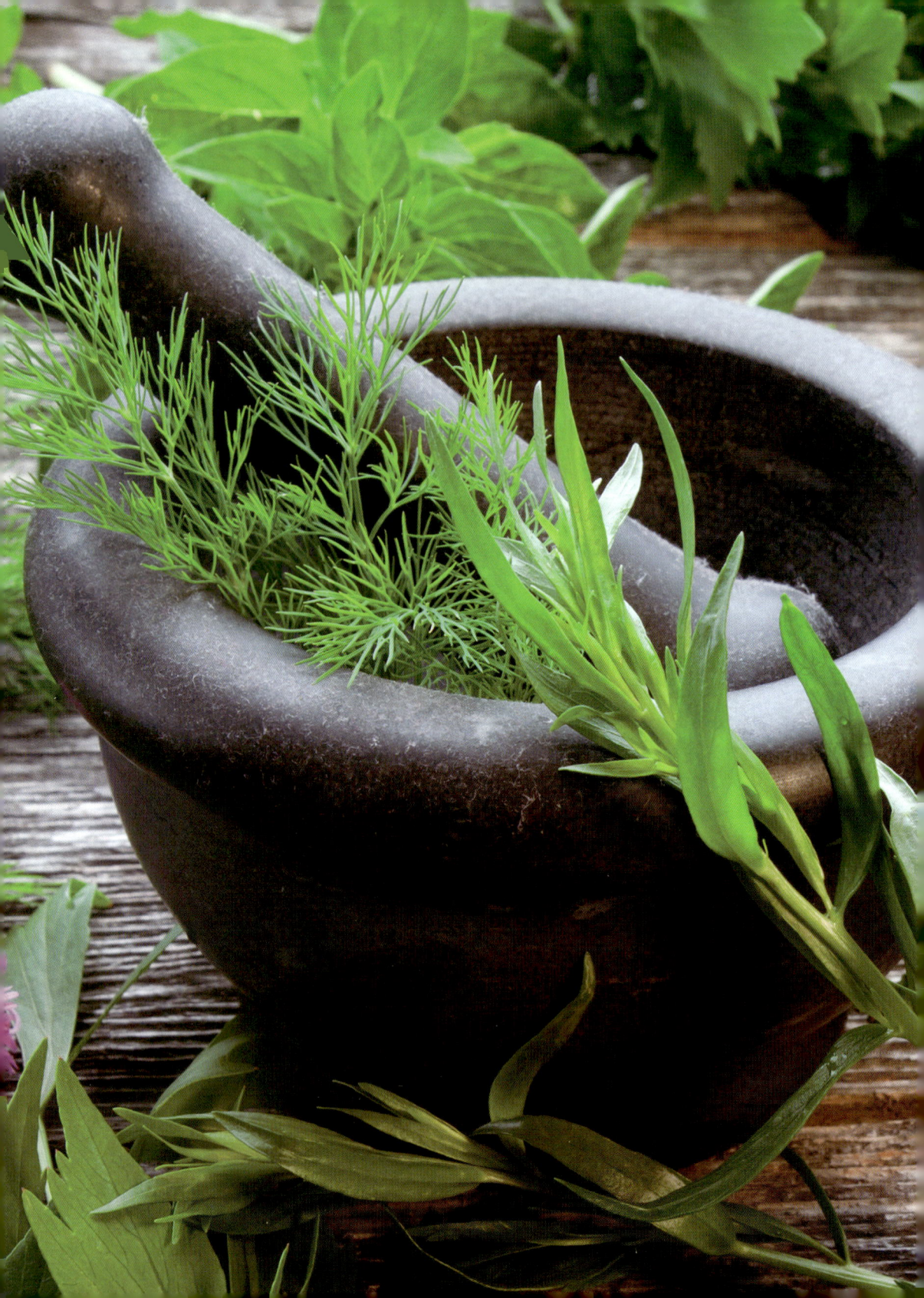

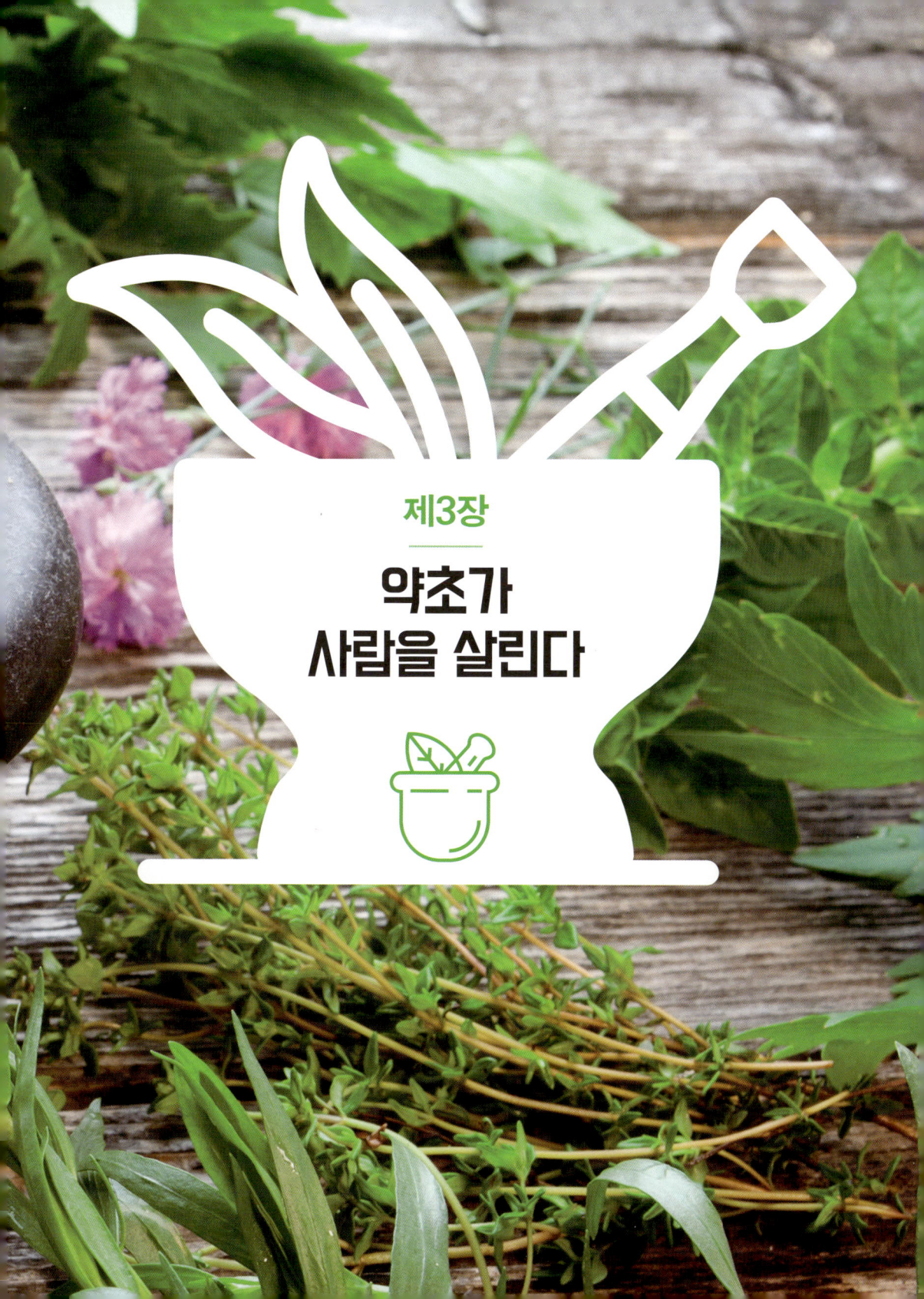

제3장
약초가 사람을 살린다

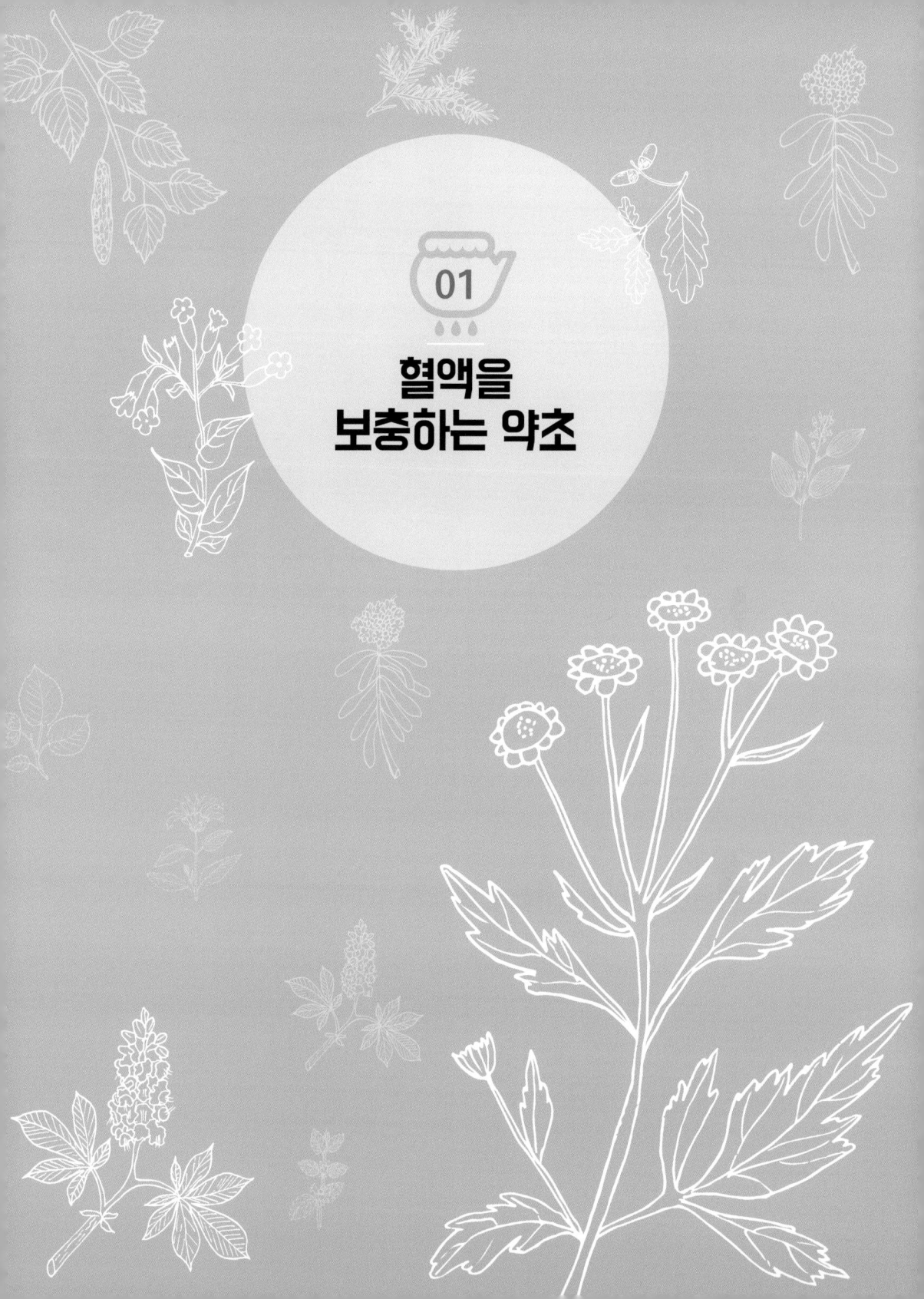

당귀 (참당귀)

- 식물 이름 : 참당귀
  사용 부위 : 뿌리
  약재 이름 : 당귀(當歸)
  작용 부위 : 주로 간과 비장에 작용한다.
  맛과 성질 : 맛은 달고 약간 쓰면서 맵다
            (참당귀). 맛은 달다(일당귀).
            성질은 따뜻하다.

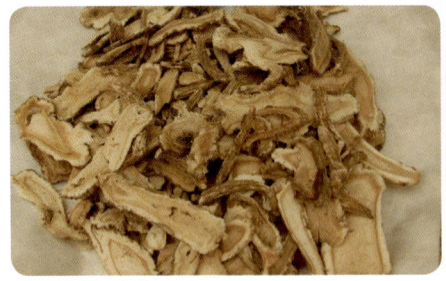
▲ 당귀 _ 약재

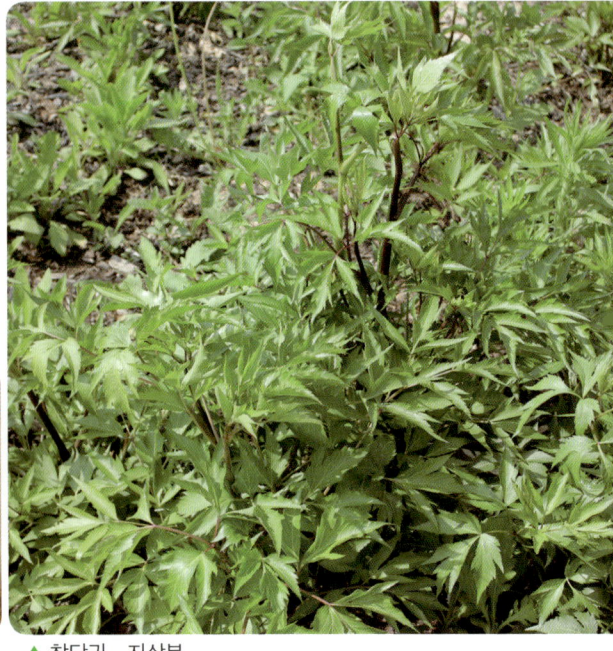
▲ 참당귀 _ 지상부

🌱 생김새

　당귀의 기원식물인 참당귀는 산형과의 숙근성 여러해살이풀로, 키는 1~2m이다. 줄기가 곧게 자라고 자줏빛을 띠며 세로맥이 있다. 잎은 1~3회 깃꼴겹잎이고 잔잎은 3개로 갈라지며, 다시 2~3개로 갈라진다. 꽃은 8~9월에 가지와 줄기 끝에서 큰 겹산형꽃차례가 올라와 자주색으로 달린다. 열매는 9~10월에 길이 0.8cm, 너비 0.5cm의 타원형으로 달리며 넓은 날개가 있다. 원뿌리는 길이가 3~7cm, 너비가 2~5cm로 굵고 짧으며, 갈라진 뿌리의 길이는 5~20cm이다. 뿌리의 표면은 옅은 황갈색 또는 흑갈색이며 세로로 주름이 많이 나 있다. 일본이 주산지인 일당귀는 키가 60~90cm이고 줄기는 잎자루와 더불어 검은빛을 띤 자주색이다. 뿌리잎과 아래쪽의 줄기잎은 잎자루가 길고 삼각형이며 깃꼴겹잎이다. 꽃은 8~9월에 흰색으로 피며 겹산형꽃차례로 달린다.

채취 및 건조

당귀처럼 뿌리를 사용하는 약초는 약의 기운이 뿌리에 집중되었을때 채취해야 한다. 적기는 늦가을 잎이 진 이후, 또는 이른 봄 잎이 나오기 전이다. 잎이 무성해지면 약의 기운이 잎으로 몰리기 때문에 뿌리에서 약효를 기대할 수 없다. 늦가을에 뿌리를 캐서 줄기와 잎, 흙을 제거하고 바람이 통하는 그늘진 곳에서 며칠 동안 말린 다음 크기에 따라 나누어 작은 단으로 묶고 약한 불에 쬐어 말린다. 유질이 많아서 변질되기 쉽고 벌레가 생기므로 반드시 건조한 곳에 보관해야 한다.

효능

당귀는 혈액을 생성하는 효능이 뛰어난 약재이다. 따라서 혈액이 부족해서 생기는 다양한 질병에 약방의 감초처럼 사용된다. 한약을 달일 때 나는 특유의 향이 바로 당귀 냄새인데, 이는 대부분의 보약에 당귀가 들어간다는 뜻이다. 과로하거나 만성질환을 앓으면 혈액이 부족해져 얼굴빛이 창백해지고 피부가 거칠어지는 기본적인 증상 외에 어지럽거나 기력이 없고 쉽게 피로감을 느끼는 등 다양한 증상이 나타난다. 이때 당귀를 사용하면 부족해진 혈액을 보충할 수 있다. 당귀는 여성에게 꼭 필요한 약재이다. 여성은 매달 월경(月經)을 하기 때문에 혈액이 부족해지

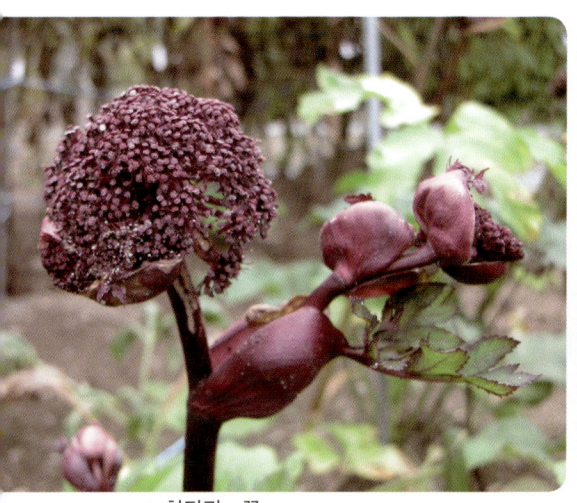

▲ 참당귀 _ 꽃

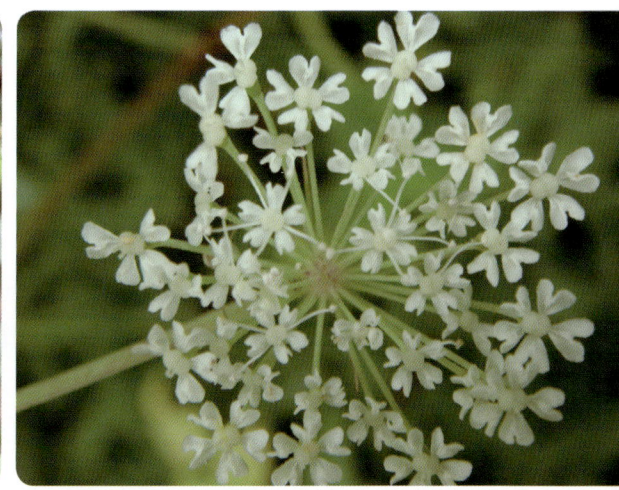

▲ 일당귀 _ 꽃

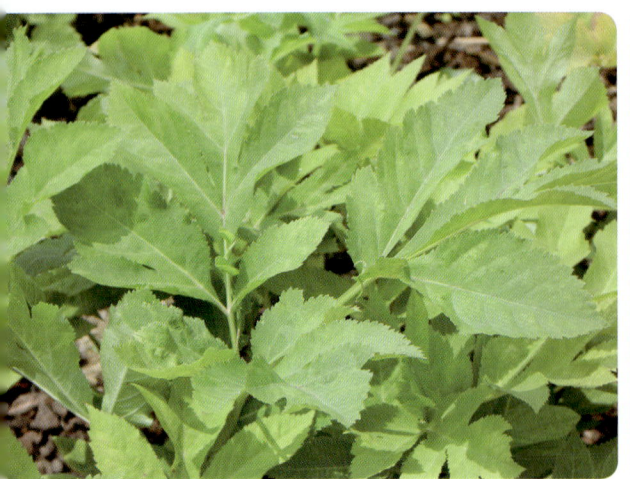
▲ 참당귀 _ 잎

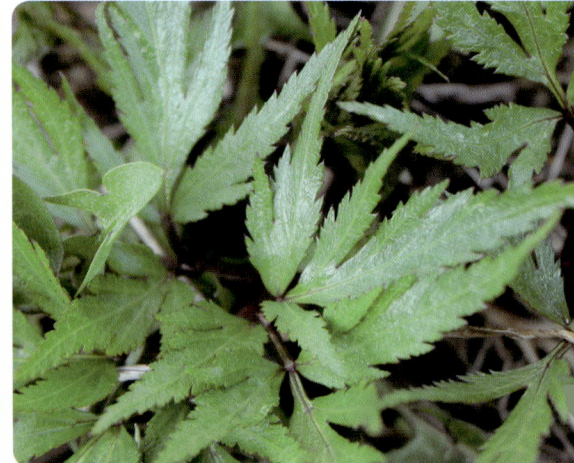
▲ 일당귀 _ 잎

기 쉽고, 남성보다 예민하여 속된 말로 '피가 마르는 생활'을 할 가능성이 높다. 과로를 하지 않더라도, 그리고 생명을 위협할 만한 질병이 없더라도 혈액이 부족해질 수 있다. 따라서 보약이든 치료약이든 여성의 약에는 반드시 당귀가 들어간다.

당귀는 혈액을 만들 뿐만 아니라 혈액을 순환시킨다. 즉 어혈(瘀血)을 제거하는 작용을 한다. 그래서 각종 통증에 많이 응용되는데, 생리통에는 도인(桃仁)과 홍화를, 두통에는 천궁과 백지를, 위장의 통증에는 단삼을, 타박상으로 인한 통증에는 소목과 홍화를 더하여 사용한다. 단, 혈액순환과 어혈을 제거하는 효능은 당귀의 잔뿌리[當歸尾]가 더 강하므로 통증에는 당귀의 잔뿌리를 사용한다. 한편 당귀의 원뿌리[當歸身]는 혈액을 만드는 작용이 뛰어나다.

또한 당귀는 혈액을 보충하여 정신을 안정시킨다. '혈자신기야(血者神氣也)'라는 말이 있다. 혈액이 충실해야 비로소 뇌(腦)의 정신활동이 정상적으로 이루어진다는 뜻이다. 혈액을 돈으로 비유해보자. 통장에 10억 원이 있다면 마음이 편안해진다. 길을 가다가 누가 툭 치더라도 웃을 수 있다. 반대로 통장에 100만 원밖에 없다면 마음이 어떻겠는가? 누가 건드리지 않아도 스스로 불안할 것이다. 혈액도 마찬가지이다. 어떤 이유에서든지 혈액이 부족해지면 정신적인 문제가 생긴다. 그래서 혈액을 만드는 효능이 뛰어난 당귀는 정신질환에 필수적인 약초이다. 가슴이 뛰는 증상, 불안증, 건망증, 불면증 등에 당귀를 사용한다.

🥣 효능 TIP

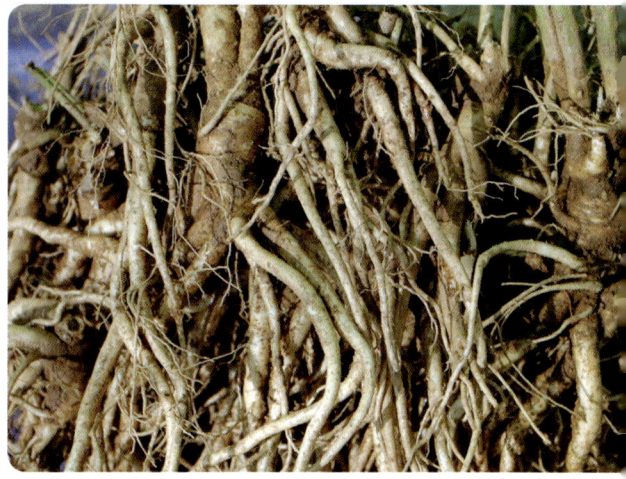

▲ 참당귀 _ 뿌리

당귀의 효능을 이해하는 데 참고해야 할 사항은 네 가지이다.

첫째, 당귀는 뿌리를 사용하는 약재이다. 식물의 뿌리는 영양분이 저장되는 곳이므로 보약으로 사용하는 경우가 많다. 더구나 여러해살이 식물은 이듬해를 위해 반드시 뿌리에 영양분을 저장해야 하므로 한해살이 식물과 달리 보약으로 사용될 가능성이 높다.

둘째, 당귀는 맛이 달면서 맵고 약간 쓰다. 단맛은 영양분을 공급하는 맛이며, 이는 혈액을 만드는 당귀의 효능과 관련이 있다. 매운맛은 퍼뜨리는 효능이 있으며, 이는 혈액을 순환시키는 효능과 관련된다. 쓴맛은 열과 염증을 가라앉히는데, 당귀의 쓴맛은 강하지 않기 때문에 큰 역할을 하지 못한다.

셋째, 당귀는 산형과 식물이다. 작은 꽃들이 모여 우산 모양을 이룬다고 해서 산형(繖形)이라고 한다. 작은 꽃들을 동시다발적으로 피우기 위해서는 큰 힘이 필요한데, 이러한 생태(生態)는 매운맛과 따뜻한 성질을 갖게 만든다. 그래서 산형과 식물은 대부분 맵고 따뜻한 성질을 지니고 있다.

넷째, 당귀의 작용 부위는 간과 비장이다. 간은 혈액을 만들고 저장하는 역할을 하기 때문에 혈액을 만드는 당귀가 간에 작용하는 것은 당연하다. 비장은 소화작용과 관련이 있는 장기인데, 소화력이 약하면 혈액이 잘 만들어지지 않기 때문에 당귀가 비장에 작용하여 혈액을 만드는 데 도움을 준다.

약초의 효능 더하기

주당귀(酒當歸) : 황주(黃酒, 쌀과 밀, 기장을 누룩으로 빚은 술. 알코올 도수는 15~20%이다)를 적당량의 물로 희석하여 당귀에 붓고 골고루 섞는다. 당귀에 술이 웬만큼 흡수되면 솥에 넣고 약한 불로 덖어서 말린다. 이렇게 하면 당귀의 효능이 인체의 상부(上部)와 외부(外部)에 나타나며, 혈액을 순환시키는 효능이 더욱 좋아진다. 따라서 어혈로 인한 통증, 생리통, 산후복통, 손발저림, 타박상 등에는 이 방법을 사용한다. 달이거나 가루 내어 환을 만들어 먹는다.

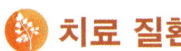 치료 질환

빈혈, 생리불순, 생리통, 손발저림, 불임, 타박상, 불면증, 건망증, 두통

용량 및 용법

- 당귀의 1회 복용량은 건조된 것으로 4~20g이다. 달여서 복용해도 되고, 가루나 환을 만들어 복용해도 된다.
- 빈혈이 있는 사람은 당귀를 녹두 크기의 환으로 만들어 1회에 20~30환씩, 하루 3회 복용한다. 장기간 복용할수록 효과가 좋다.
- 임신부 변비, 산후 변비, 노인 변비에는 당귀를 녹두 크기의 환으로 만들어 1회에 20~30환씩, 하루 2~3회 복용한다.
- 평소 몸이 약하고 빈혈기가 있는 사람이 과로하여 기운이 없고 눈이 충혈된 경우에는 황기 20g, 당귀 8g을 1회 분량으로 달여서 하루 2~3회 복용한다.
- 생리불순과 생리통, 불임에는 사물탕(당귀 4g, 천궁 4g, 작약 4g, 숙지황 4g)을 기본으로 하고 증상에 따라 다른 약초와 함께 사용한다.
- 산조인, 원지, 인삼, 백복령 등과 함께 달여서 복용하면 불면증을 치료한다.
- 계지, 생강, 대추, 작약, 물엿 등과 함께 달여서 복용하면 산후 빈혈을 치료한다.

숙지황 (지황)

- 식물 이름 : 지황
- 사용 부위 : 뿌리(포제 가공한 것)
- 약재 이름 : 숙지황(熟地黃)
- 작용 부위 : 주로 간과 신장에 작용한다.
- 맛과 성질 : 맛은 달고 성질은 약간 따뜻하다.

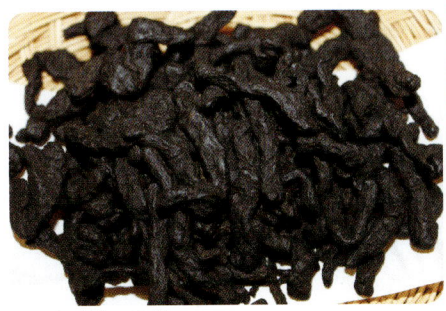

▲ 숙지황 _ 약재

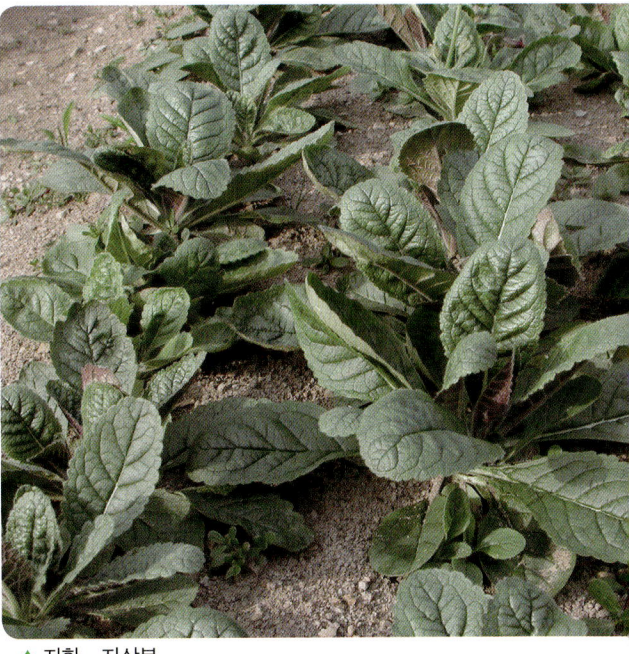

▲ 지황 _ 지상부

생김새

숙지황의 기원식물인 지황은 현삼과의 여러해살이풀로 키는 20~30cm이다. 줄기가 곧게 서며 전체에 짧은 털이 있다. 뿌리잎은 뭉쳐나고 긴 타원형이다. 잎끝은 둔하고 밑부분이 뾰족하며 가장자리에 물결 모양의 톱니가 있다. 잎 표면은 주름이 있으며, 뒷면은 맥이 튀어나와 그물처럼 된다. 줄기잎은 어긋나며 타원형이다. 꽃은 6~7월에 총상꽃차례로 달리며 15~18cm 꽃대 위에 붉은빛이 강한 연한 자주색으로 핀다. 열매는 삭과이며 타원형이다. 뿌리는 감색으로 굵고 옆으로 뻗는다.

채취 및 건조

숙지황의 원재료가 되는 생지황은 가을(10~11월)에 채취한다. 뿌리를 사용하는 약초는 대부분 가을 이후에 채취하는데, 이는 가을이 되면 약의 기운이 뿌리에 집중되기 때문이다. 숙지황을 만드는 과정은 다음과 같다. 건지황을 찜통에 넣고 표면이

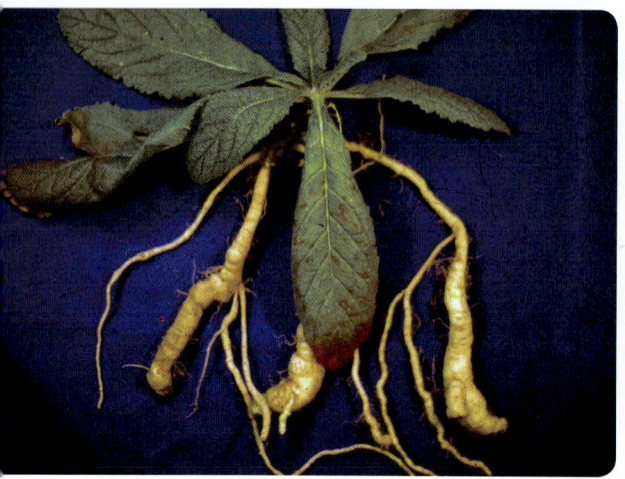
▲ 지황 _ 전초(채취품)

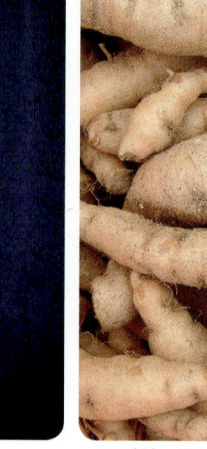
▲ 지황 _ 뿌리(채취품)

검게 되도록 찐 다음 햇볕에 거의 마르도록 말리고 다시 얇게 썰어 햇볕에 말린다.

이 과정을 아홉 번 거듭하면 숙지황이 되는데, 찜통에 찌는 과정에서 생지황즙을 이용하기도 하고 술이나 생강즙을 이용하기도 한다.

효능

숙지황(熟地黃)은 '지황(地黃)을 익혔다[熟]'는 뜻이다. 지황을 약으로 사용할 때는 크게 세 종류로 나눈다. 첫째, 생지황이다. 밭에서 캔 지황을 말리지 않고 냉장 보관하면서 사용하는 것으로 몸에 진액(津液)을 생성시키고 허열(虛熱)을 내리는 데 쓴다. 둘째, 생지황을 약한 불에 천천히 말려 건조한 것이 건지황이다. 셋째, 숙지황은 건지황을 아홉 번 찌고 아홉 번 말리는 구증구포[九蒸九曝]를 거친 것이다.

숙지황을 활용하려면 '정(精)'의 개념을 이해해야 한다. 《동의보감》에 '정위신본(精爲身本)'이라는 말이 나온다. 정(精)이 몸의 근본이라는 뜻이다. 그리고 '정'은 정자와 난자가 결합되어 형체가 생기기 전의 상태라고 표현되어 있다. 즉 '정'은 사람이 만들어지는 시작점이다. 이것은 생명이 탄생하는 시점에서의 개념이다. 한편, 성장이 끝난 성인에게 '정'은 '신진대사에 필요한 최소 단위의 물질'로 이해해야 한다. '다른 사람에게 정을 주면 사람을 낳고, 자신에게 남기면 자신을 살린다.'는 《동의보감》의 표현은 생식(生殖)을 위한 '정'이 있고, 또한 자신의 생명 유지를 위한 '정'이 있음을 말하는 것이다.

《동의보감》에서는 '정(精)'을 보충하는 첫 번째 약재로 숙지황을 꼽는다. 그만큼 숙지황에는 몸에 필요한 영양소가 충실하다. 그래서 과로, 질병, 노화로 인해 몸이 약해진 사람의 보약에는 숙지황이 필수적이다. 몸이 약해져 기초가 흔들릴 때 숙지황이 몸에 필요한 물질을 보충하는 역할을 하는 것이다. 그래서 뼈를 튼튼하게 하고 모발을 검게 하는 데 숙지황을 사용하라는 말이 나온다.

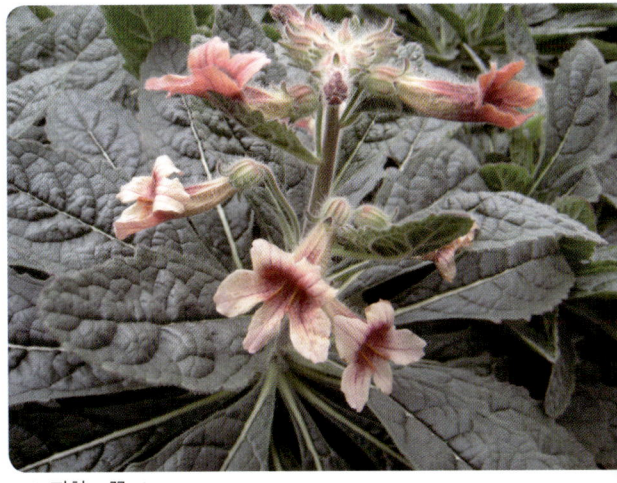
▲ 지황 _ 꽃

여기서 뼈는 골수(骨髓)를 의미한다. 혈액을 만드는 골수의 기능이 약해지면 뼈는 물론 몸 전체의 기능이 약해지고 혈액도 부족해진다. 이러한 점에서 볼 때 숙지황은 정(精)을 만드는 원료이자 혈(血)을 만드는 원료인 셈이다. 그래서 숙지황은 여성에게 꼭 필요한 약초이다. 여성의 질병은 혈액 부족에 의한 것이 많고, 특히 생리불순, 생리통, 불임처럼 자궁과 연관된 질환은 혈액을 보충해주어야 치료되기 때문이다.

 효능 TIP

숙지황의 효능을 이해하는 데 참고해야 할 사항은 네 가지이다.

첫째, 숙지황은 뿌리를 사용하는 약재이다. 여러해살이 식물은 이듬해를 위해 영양분을 뿌리에 저장한다. 혹한(酷寒)을 견디고 봄에 싹을 틔우는 것은 새로운 생명을 만드는 데 필요한 물질이 뿌리에 가득하기 때문이다. 특히 숙지황의 원료인 생지황은 연작(連作)이 되지 않는데, 그만큼 생지황이 땅의 영양분을 많이 흡수한다는 뜻이기도 하다. 이러한 특성은 숙지황(생지황)이 정(精)과 혈(血)의 원료가 되는 것과

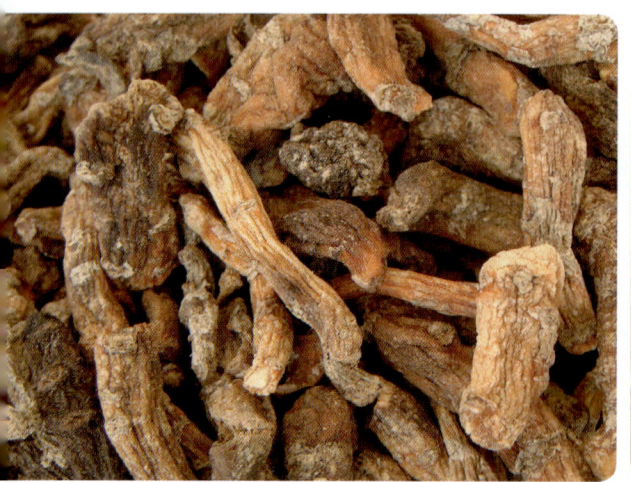
▲ 지황 _ 건지황

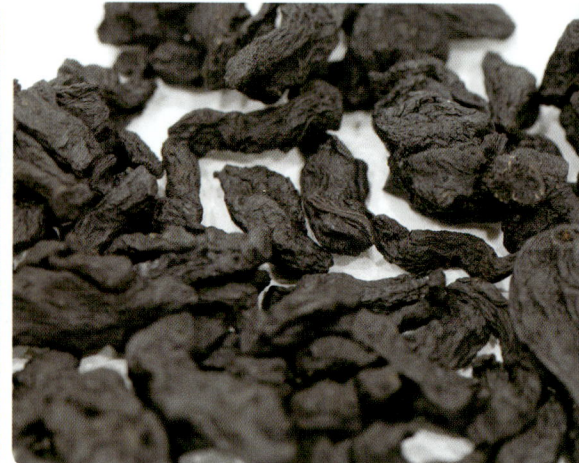
▲ 지황 _ 숙지황

관련이 있다.

둘째, 숙지황을 만드는 과정이다. 술을 이용하여 건지황을 아홉 번 찌고 말리는 과정을 거치면 생지황과 건지황이 지니고 있던 차가운 성질은 따뜻한 성질로 변하여 보약으로 사용할 수 있게 된다. 더불어 이 과정에서 위장장애를 유발하는 물질도 줄어든다.

셋째, 숙지황은 단맛과 따뜻한 성질을 지닌다. 단맛은 영양분을 공급하는 맛이다. 숙지황의 단맛은 정(精)과 혈액을 만드는 데 기여한다. 참고로 산야에서 이름을 알 수 없는 약초를 발견했을 때 맛을 보면 약초의 효능을 짐작할 수 있다. 단맛은 영양분을 보충하는 맛이므로 보약에 주로 사용한다. 쓴맛은 열과 염증을 억제하며, 매운맛은 막힌 것을 뚫어주고 땀을 배출시킨다. 신맛은 조직을 수축시켜 비정상적으로 배출되는 것을 막는 역할을 하며, 짠맛은 소금에서 알 수 있듯이 단단한 것을 부드럽게 만든다.

넷째, 숙지황의 작용 부위는 간과 신장이다. 간은 혈액을 저장하고 혈액량을 조절하는 곳이고, 신장은 정(精)을 만들고 저장하는 곳이므로 숙지황의 효능과 관련된다.

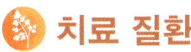 치료 질환

생리불순, 불임, 만성피로, 간기능 저하, 요통, 관절염, 정력감퇴, 탈모

용량 및 용법

- 숙지황의 1회 복용량은 건조된 것으로 4~20g이다. 달여서 복용하는 것이 일반적이다. 건조하더라도 여전히 점액질이 많아 가루 내기 어려운데, 다른 약초와 배합하면 분말이 된다. 따라서 가루나 환으로 복용하려면 증상에 맞추어 다른 약초와 함께 사용해야 한다.
- 아홉 번 찌고 아홉 번 말린 숙지황을 사용해야 부작용이 없다. 만약 완전하게 가공하지 않은 것을 복용하면 설사할 수 있다.
- 정(精)을 보충하는 약재이므로 구기자, 복분자, 토사자, 차전자, 오미자, 맥문동 등과 함께 달이거나 환을 만들어 오래 복용하면 정력이 좋아지고 남성불임증에 효과가 좋다.
- 혈(血)을 보하는 약재이므로 당귀, 천궁, 작약 등과 함께 달여서 복용하면 여성의 생리불순과 불임, 피로감 등에 효과가 좋다. 기력이 없으면 황기와 인삼을 더하고, 소화력이 약하면 숙지황의 양을 반으로 줄이고 백출, 진피를 더해서 복용한다.
- 정혈(精血)이 부족해지면 요통(퇴행성 요통)이 생길 수 있는데, 이 경우 두충, 토사자, 오가피, 겨우살이 등과 함께 달이거나 환을 만들어 복용하면 좋다.
- 정혈의 부족으로 이명(耳鳴)이나 난청(難聽)이 생긴 경우에는 하수오, 토사자, 녹용 등과 함께 장기간 복용하면 효과가 있다.
- 극심한 체력저하로 인하여 호흡이 짧아지고 숨이 차는 증상이 생긴 경우에는 숙지황 40g, 당귀 10g, 감초 8g을 1회 분량으로 달여 하루 2~3회 복용한다.

작약 (작약)

- 식물 이름 : 작약
- 사용 부위 : 뿌리
- 약재 이름 : 작약(芍藥)
- 작용 부위 : 주로 간과 비장에 작용한다.
- 맛과 성질 : 맛은 쓰면서 약간 시고 성질은 약간 차갑다.

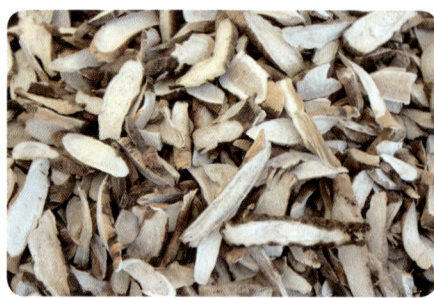

▲ 작약 _ 약재

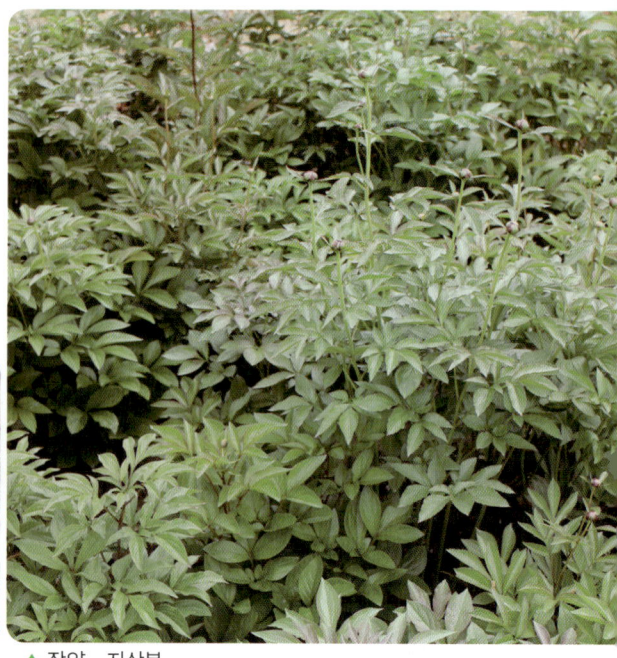

▲ 작약 _ 지상부

🌿 생김새

작약은 작약과의 숙근성 여러해살이풀로 키는 50~80cm이다. 줄기 밑부분이 비늘 같은 잎으로 둘러싸여 있다. 잎은 서너 개가 어긋나며 잎자루가 길고 3개씩 2회 갈라진다. 잔잎은 길이 5~12cm, 너비 3~8cm로 긴 타원형이거나 거꿀달걀 모양이고 양 끝이 좁다. 꽃은 5~6월에 피는데, 흰색 또는 붉은색의 큰 꽃이 원줄기 끝에 한 송이씩 달린다. 꽃잎은 5~7개로 거꿀달걀 모양이며 수술이 많다. 열매는 골돌과이며 길이가 2~3cm이고 2~4개가 긴 타원형을 이룬다. 뿌리는 굵은 육질의 덩이뿌리이며 여러 갈래로 갈라지는데, 갈라진 뿌리에서 잔뿌리가 내린다.

🌱 채취 및 건조

작약처럼 뿌리를 사용하는 약초는 보통 가을에 채취한다. 잎이 지는 가을 이후에라야 약의 기운이 뿌리로 내려가기 때문이다. 작약은 9월 하순부터 10월 중순 사이

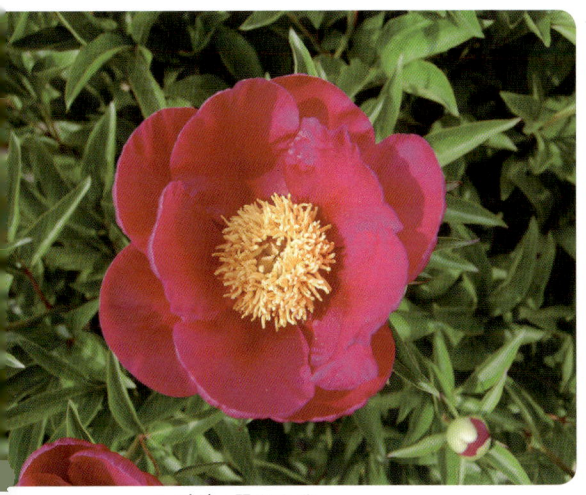
▲ 작약 _ 꽃(붉은색)

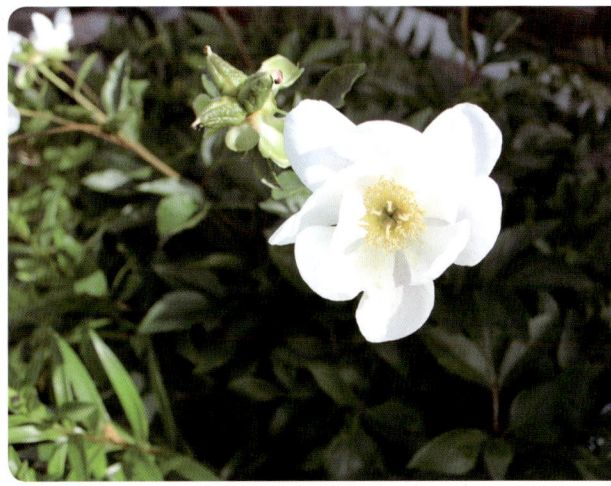
▲ 작약 _ 꽃(흰색)

에 채취하는 것이 가장 좋다. 뿌리를 캐서 잔뿌리와 불순물을 제거하고 햇볕에 절반 정도 말린 후 단으로 묶어 다시 햇볕에 바싹 말린다.

효능

작약은 영양분의 공급이 부족하거나 과로, 질병으로 영양분의 소모가 증가하여 인체의 조직이 경직되고 근육에 경련이 일어날 때 주로 사용한다. 동물실험에서도 위장과 자궁 평활근의 수축력을 떨어뜨리고 비정상적인 경련을 억제하는 것으로 밝혀졌다. 이는 작약이 근육의 수축력을 조절한다는 뜻이다. 예를 들어 평소에 운동을 하지 않던 사람이 갑자기 축구를 하면 종아리에 쥐가 나는데, 이것은 장딴지 근육에 경련이 일어난 것으

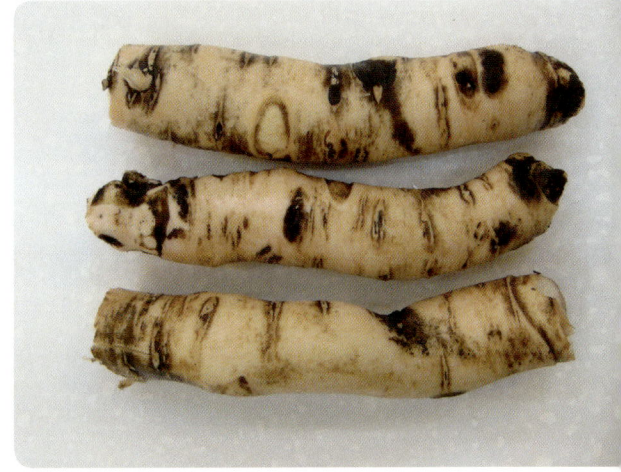
▲ 작약 _ 뿌리(채취품)

작약(작약)

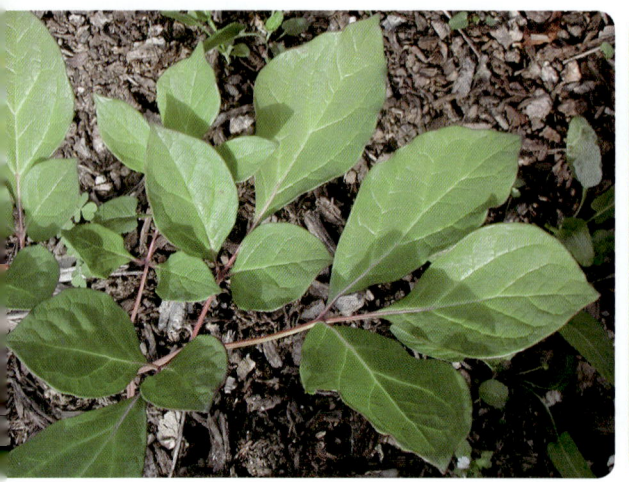
▲ 작약 _ 잎

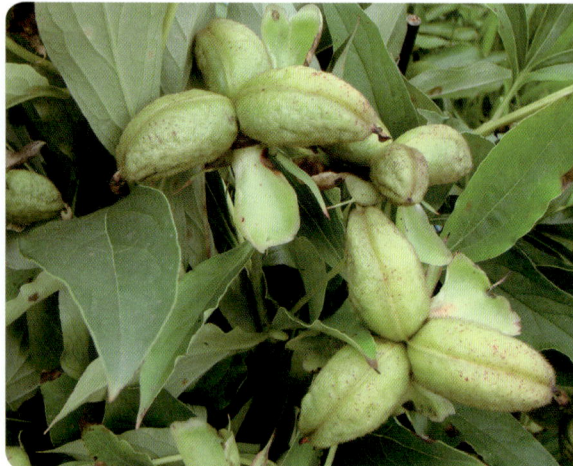
▲ 작약 _ 열매

로, 이때 작약을 사용하면 근육의 수축력이 조절되어 경련이 멎는다. 한국전쟁 이후 먹을 것이 부족했던 시절, 먹지 못하여 '뱃가죽이 등에 붙었다'는 표현을 하곤 했다. 복부의 근육은 물론 내부 장기의 평활근에도 영양분이 공급되지 못하여 비정상적인 근육의 수축이 일어나 복통이 생기는 경우가 많았다. 이때 작약이 복통을 치료하는 묘약이었다. 작약에는 여러 종류의 당(糖), 점액질, 유기산과 미량의 미네랄이 함유되어 있다. 이러한 성분 때문에 근육의 경련이 완화되는 것으로 보인다. 또한 작약의 성분 중에 파에오니플로린(paeoniflorin)은 혈관 평활근의 경련을 억제하는 작용이 있어 혈액순환을 돕는다.

　혈액과 관련이 깊은 당귀, 숙지황, 작약의 특성을 비교하면 다음과 같다. 당귀는 혈액을 만드는 역할이 두드러진다. 숙지황은 혈액을 만드는 데 필요한 원료 역할을 하는 약초이다. 그리고 작약은 근육과 혈관의 비정상적인 경련과 경직을 완화하여 혈액이 잘 소통될 수 있게 한다. 공산품을 만드는 공장에 비유하면, 당귀는 물건을 생산하는 기술자, 숙지황은 물건을 만드는 데 필요한 원자재, 작약은 손상되거나 막힌 도로를 보수하는 기술자이다.

효능 TIP

작약의 효능을 이해하는 데 참고해야 할 사항은 세 가지이다.

첫째, 작약은 뿌리를 사용하는 약재이며, 비교적 무겁다. 식물이 영양분을 저장하는 곳은 열매, 씨앗, 그리고 뿌리이다. 그래서 열매, 씨앗, 뿌리는 비교적 무겁고 보약으로 사용된다는 공통점이 있다. 뿌리라도 가벼우면 보약으로 사용할 수 없다. 작약은 질이 단단하고 무거워서 보약으로 적합하다.

둘째, 작약의 맛은 쓰면서 시고, 성질은 약간 차갑다. 쓴맛은 '굳어지게 하는 효능'이 있다. 굳어진다는 것은 제 위치로 돌아오게 한다는 뜻이기도 하다. 벌에 쏘여 붓고 아플 때, 즉 염증이 생겼을 때 쓴맛은 열을 내리고 부종을 가라앉히는 작용을 한다. 신맛은 조직을 수축시키는 맛으로 경련을 완화하는 데 도움을 준다.

셋째, 작약의 작용 부위는 간과 비장이다. 한의학적으로 간은 혈액을 총괄하는 장기이고, 비장은 혈액을 만드는 장기이다. 또한 간과 비장은 근육의 수축과 이완에 관여하기 때문에 작약이 직접적으로 영향을 주는 장기라고 할 수 있다.

치료 질환

복통, 근육통, 근육경련, 식욕부진, 변비, 설사, 생리통, 생리불순

용량 및 용법

- 작약의 1회 복용량은 건조된 것으로 6~12g이다. 달여서 복용해도 되고, 가루나 환을 만들어 복용해도 된다.
- 작약은 육체노동을 하는 사람, 체격이 마른 사람, 나이가 들어 근육이 마른 사람에게 적합한 약재이다. 이런 사람은 작약 10g, 당귀 4g, 천궁 3g, 숙지황 4g, 황기 4g, 계피 2g, 감초 2g을 1회 분량으로 달여 하루 2~3회 복용하면 매우 좋다.
- 쥐가 자주 나는 경우에는 작약 16g, 감초 8g을 1회 분량으로 달여 하루 2~3

작약(작약)

회 복용하면 효과를 얻을 수 있다.
- 어린아이가 밥을 잘 먹지 않고 자주 배가 아프다고 할 때에는 작약 20g, 계피 8g, 감초 4g을 1회 분량으로 달여 물엿이나 꿀을 타서 먹이면 좋다.
- 정신적인 스트레스 때문에 소화가 안 되고 가슴과 옆구리가 아플 때에는 시호 5g, 작약 4g, 지실 2g, 감초 1.5g을 1회 분량으로 달여 하루 2~3회 복용한다. 스트레스 때문에 정서가 불안하고 발작적으로 흥분할 때에도 좋다.

〈혼동하기 쉬운 약초 비교〉

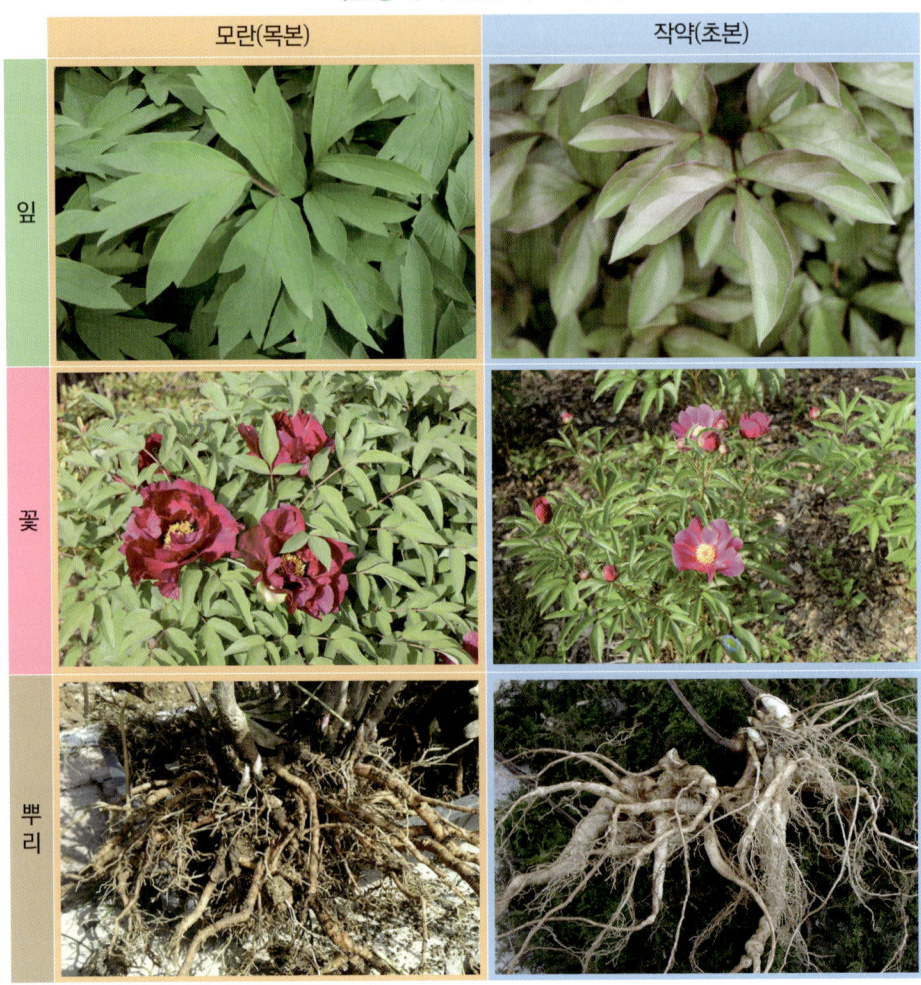

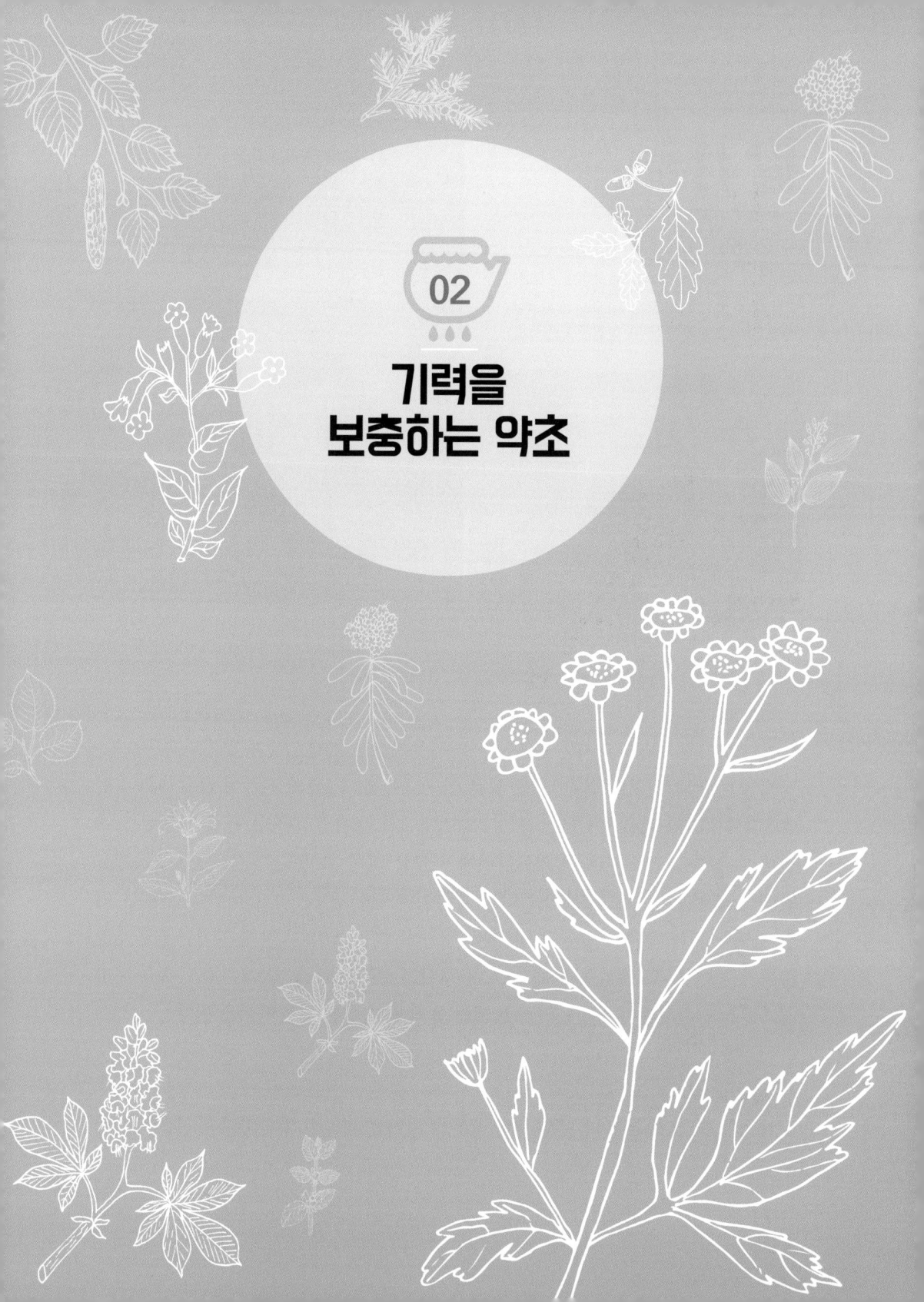

02 기력을 보충하는 약초

황기 (황기)

- 식물 이름 : 황기
- 사용 부위 : 뿌리
- 약재 이름 : 황기(黃芪/黃耆)
- 작용 부위 : 주로 폐와 비장에 작용한다.
- 맛과 성질 : 맛은 달고 성질은 따뜻하다.

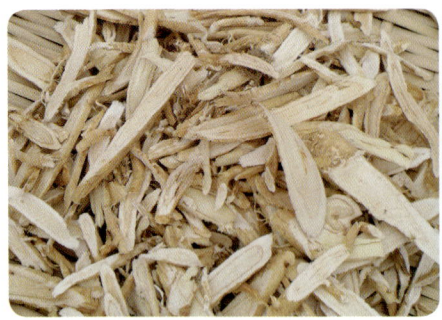
▲ 황기_약재

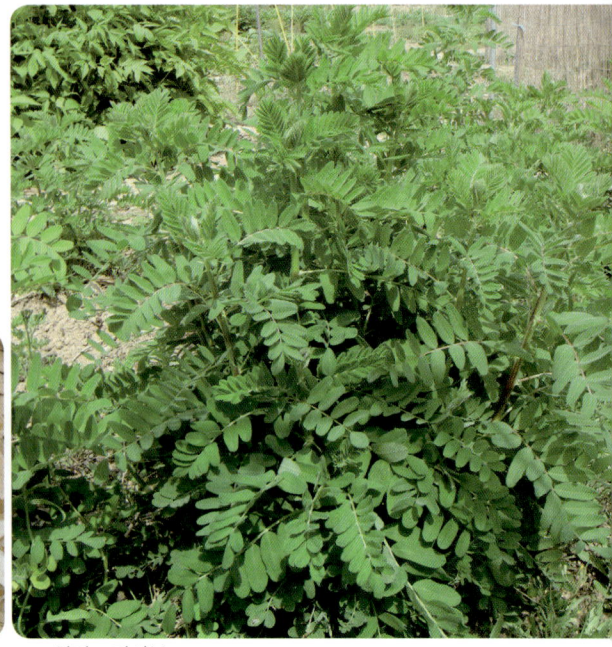
▲ 황기_지상부

 생김새

황기의 기원식물인 황기는 콩과의 여러해살이풀로 키가 1m 이상 자란다. 줄기는 곧게 서며 전체에 털이 약간 있다. 잎은 어긋나며, 6~11쌍의 잔잎이 홀수 깃꼴겹잎을 이룬다. 잔잎은 길이 1~2cm의 긴 타원형이며 끝이 둔하거나 둥글다. 꽃은 7~8월에 엷은 황색으로 피며, 잎겨드랑이에서 많은 꽃이 한쪽으로 몰려 총상꽃차례로 달린다. 꽃자루는 길고 꽃부리는 나비 모양이며 길이가 1.5~1.8cm이다. 열매는 약간 광택이 있는 협과로 길이 2~3cm에 둥근 달걀 모양이다. 열매 안에는 5~7개의 종자가 들어 있다. 뿌리는 곧게 뻗으며 길이는 20~100cm, 굵기는 0.5~2cm이고 겉껍질은 담황갈색이나 절단면의 둘레는 유백색, 속살은 담황백색을 띤다.

 채취 및 건조

하늘과 땅, 그리고 물의 기운을 받아 자란 황기는 싸늘한 가을바람에 잎을 내려놓고 겨울을 준비하며 자신에게 있는 모든 기운을 뿌리로 몰아넣는다. 따라서 황기의 채취 적기는 잎이 지는 가을(9~10월)이다. 만약 이 시기를 놓쳤다면 뿌리의 기운이 잎으로 가기 전에, 그러니까 이른 봄에 채취해야 한다. 캐낸 후에는 흙을 깨끗하게 제거하고 뿌리의 머리 부분과 잔뿌리를 잘라낸 다음 햇볕에 말려 사용한다.

효능

조선 초기에 황기는 '감판마(甘板麻)'라고 불렸다. 그리고 1600년대에 들어와서는 '너삼불휘' 등으로 이름이 바뀌었다가 1700년대에는 '단너삼'이 되었다. 이는 너삼[너삼의 약재 이름은 고삼(苦蔘)이다. 황기와 고삼은 모두 콩과 식물이며 뿌리를 약으로 사용한다는 공통점이 있다. 그런데 고삼은 말 그대로 쓴맛이 강하고 황기는 단맛이 강하다. 그래서 고삼을 쓴너삼, 황기를 단너삼이라고도 한다]과 비슷하지만 너삼과 달리 단맛이 나기 때문에 붙여진 이름이다. 황기는 3년 이상 되어야 효과가 있는데, 오래된 것일수록 단면이 성글어지고 6년이 넘으면 가운데가 검게 되면서 비게 된다.

황기는 면역력을 높이고 허약한 몸 상태를 개선하는 약재이다. 황(黃)은 색이 노랗다는 것이고, 기(耆)는 '오래 산다[老]'는 뜻이니, 황기를 먹으면 면역력이 높아지고 허약한 몸이 튼튼해져 수명이 연장된다. 또한 기(芪)라고도 하는데, 이는 '바닥

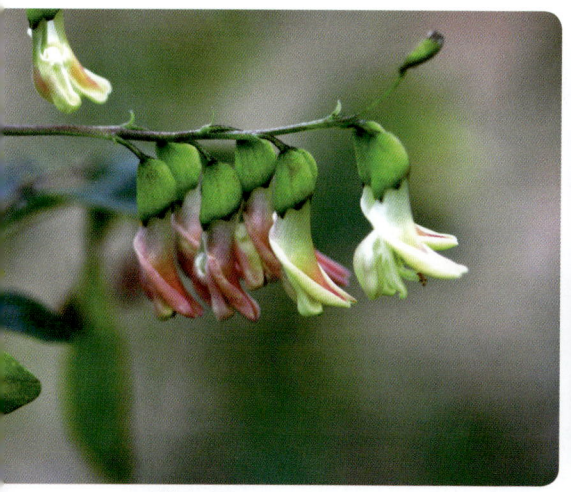

▲ 황기_꽃

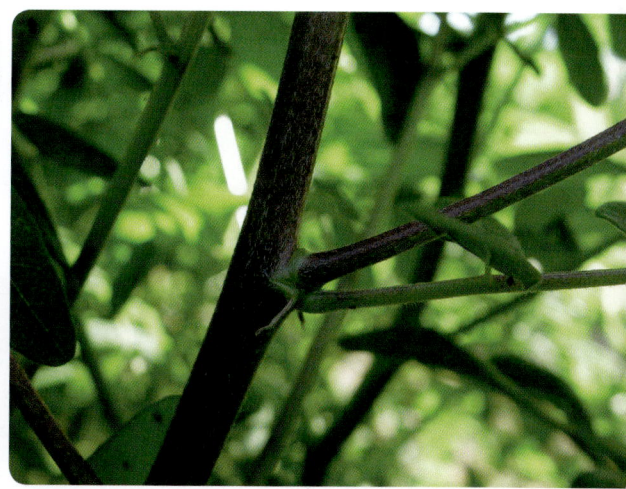

▲ 황기_줄기

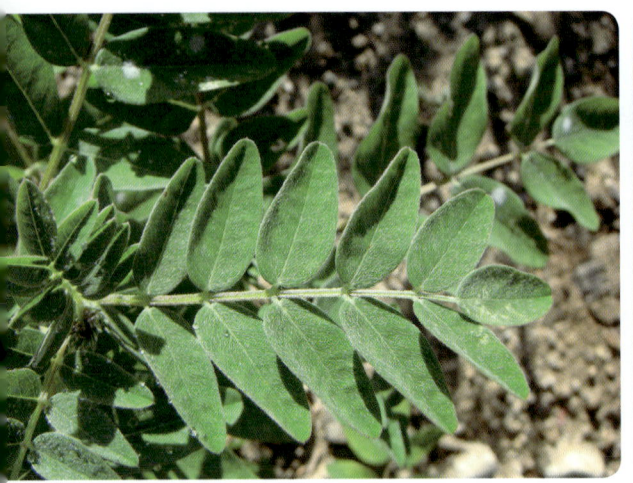
▲ 황기_잎

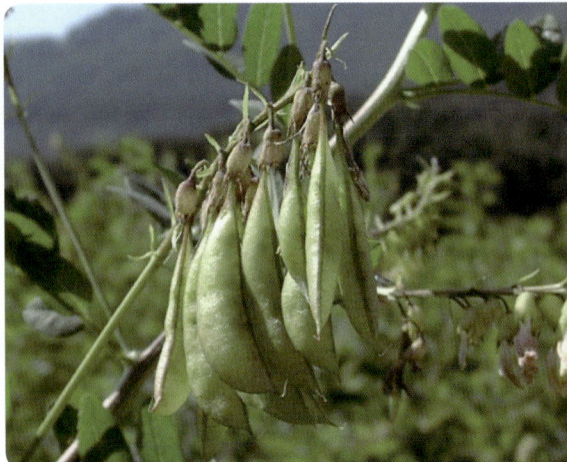
▲ 황기_열매

[底]'이라는 뜻으로 원기(元氣)를 보한다는 의미이다. 이처럼 황기의 이름에서 허약한 몸을 보강한다는 의미를 찾을 수 있다.

　황기는 평소 기운이 없고 소화력이 약하며 안색이 창백할 때 인삼, 백출, 감초 등과 함께 사용하면 좋다. 예를 들어 기면증(嗜眠症)으로 무기력하며 낮에도 수시로 졸리고, 휴일에는 기운이 없어 하루 종일 잠만 자고, 자고 나도 개운하지 않고 머리가 무거운 사람에게 매우 적합한 약초이다. 또한 황기는 상처가 잘 아물지 않거나 염증이 계속되는 경우에도 사용한다. 과로와 스트레스로 인하여 면역력이 떨어지면 구내염이나 질염이 쉽게 발생한다. 이러한 염증은 재발하는 경향이 있는데, 이럴 때 감초와 함께 달여서 복용하면 효과가 좋다. 수술 부위가 잘 아물지 않을 때에도 사용한다.

　황기는 땀을 멎게 하는 효능이 좋다. 여름철 보양식인 삼계탕에 황기를 넣는 것도 허약한 몸을 보하면서 땀을 덜 흘리게 하는 효과를 얻기 위해서이다. 특히 몸 전체에서 땀이 많이 나거나 조금만 움직여도 지나치게 땀이 나는 경우에 좋다. 그리고 황기는 마른 체격에 피부가 희고 얇은 사람에게 보다 적합하다.

　또한 황기는 몸이 약한 사람의 부종에 사용한다. 피곤하면 눈 주위가 붓고 아침에 일어나면 몸이 붓는 경우, 혀가 부어서 혀에 치아 모양이 찍히는 경우, 피곤하면 손가락이 부어서 반지가 빠지지 않는 경우에 황기를 사용하면 좋다. 특히 신장이나 간, 심장에 이상이 없음에도 부종이 계속될 때에는 황기를 써야 한다.

효능 TIP

황기의 효능을 이해하는 데 참고해야 할 사항은 세 가지이다.

첫째, 황기는 단맛과 따뜻한 성질을 지니고 있다. 단맛은 몸에 영양분을 보충하는 맛이다. 게다가 황기는 성질까지 따뜻해서 보약이 아닐 수 없다.

둘째, 황기는 땅속 깊숙이 뿌리를 내리고 있다. 대체로 식물의 뿌리에는 강장효과(强壯效果, 몸을 건강하게 하고 혈기를 왕성하게 하는 효능)가 있는데, 뿌리가 길수록, 여러 해 묵은 것일수록 그 효과가 크다. 황기의 뿌리는 1m에 이르고, 여러 해를 살면서 땅의 기운을 빨아들이므로 사람이 먹으면 몸이 튼튼해질 수밖에 없다.

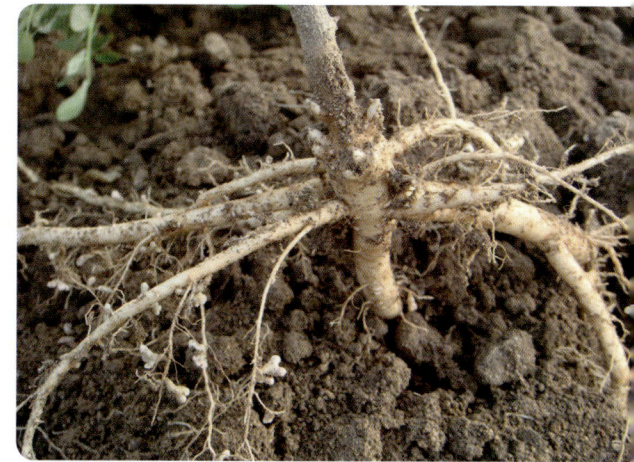
▲ 황기 _ 뿌리

셋째, 황기는 폐와 비장에 작용한다. 한의학적으로 폐는 기(氣)를 주관하는 장기이다. 따라서 폐가 약해지면 몸에 기운이 없어진다. 황기가 폐에 작용하는 것은 기력을 강화하는 작용이 좋기 때문이다. 현대의학에서 말하는 비장은 림프기관이지만, 한의학에서는 소

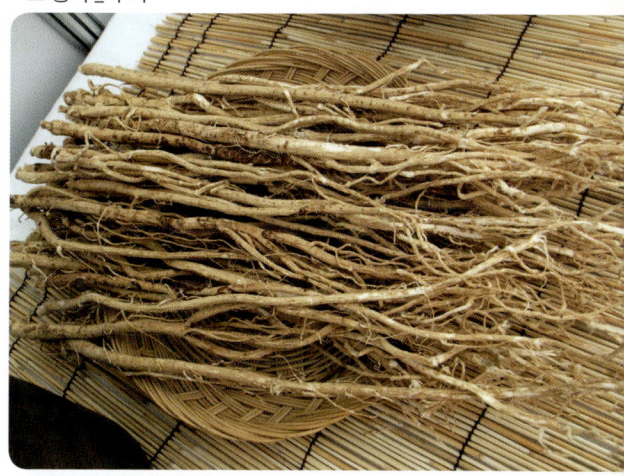
▲ 황기 _ 건조한 뿌리

화를 담당하는 핵심 장기로 본다. 면역력이 강화되고 기력이 보충되면 더불어 소화력이 좋아지기 때문에 황기는 비장에 작용하는 약초로 분류되었다.

 약초의 효능 더하기

밀황기(蜜黃耆, 황기를 꿀에 재워 볶은 것) : 황기에 졸인 꿀과 끓인 물을 조금 넣고 고루 저어서 잠시 뜸을 들였다가 솥에 넣는다. 그리고 약한 불로 황기에 황색이 돌고 꿀이 손에 들러붙지 않을 정도로 볶은 다음 꺼내어 식힌다. 이렇게 하면 기(氣)를 보하고 위장을 튼튼하게 하는 효능이 좋아진다. 달이거나 환을 만들어 먹는다.

 치료 질환

만성피로, 체력저하, 면역력 저하, 만성염증, 구내염, 질염, 부종, 식은땀

 용량 및 용법

- 황기의 1회 복용량은 건조된 것으로 4~12g이다. 달여서 복용해도 되고, 가루나 환을 만들어 복용해도 된다.
- 인삼과 함께 복용하면 면역력을 높이는 효과가 더욱 커진다.
- 소화력이 약하고 자주 설사하는 경우에는 백출, 백복령, 산약 등과 함께 사용해야 한다.
- 맥이 약하고 면역력이 저하되어 감기에 쉽게 걸리며 식은땀이 나는 경우에는 백출, 방풍 등과 함께 사용한다.
- 허약한 사람의 부종에는 백출과 방기, 복령 등과 함께 사용한다.
- 상처가 잘 아물지 않을 때에는 인삼, 당귀, 계피 등과 함께 사용한다.
- 구내염이 자주 생길 때에는 황기 10g, 감초 5g을 1회 분량으로 달여서 하루 2~3회 복용한다.

- 몸이 약한 사람이 과로한 후 허열(虛熱)이 나고 눈이 충혈되는 경우에는 황기 20g, 당귀 8g을 1회 분량으로 달여서 하루 2~3회 복용한다. 단, 황기와 당귀를 같이 쓰면 설사를 하는 경우가 종종 있는데, 이때는 황기를 꿀에 재워 볶고, 당귀는 술에 담갔다가 사용하면 설사를 막을 수 있다.

〈혼동하기 쉬운 약초 비교〉

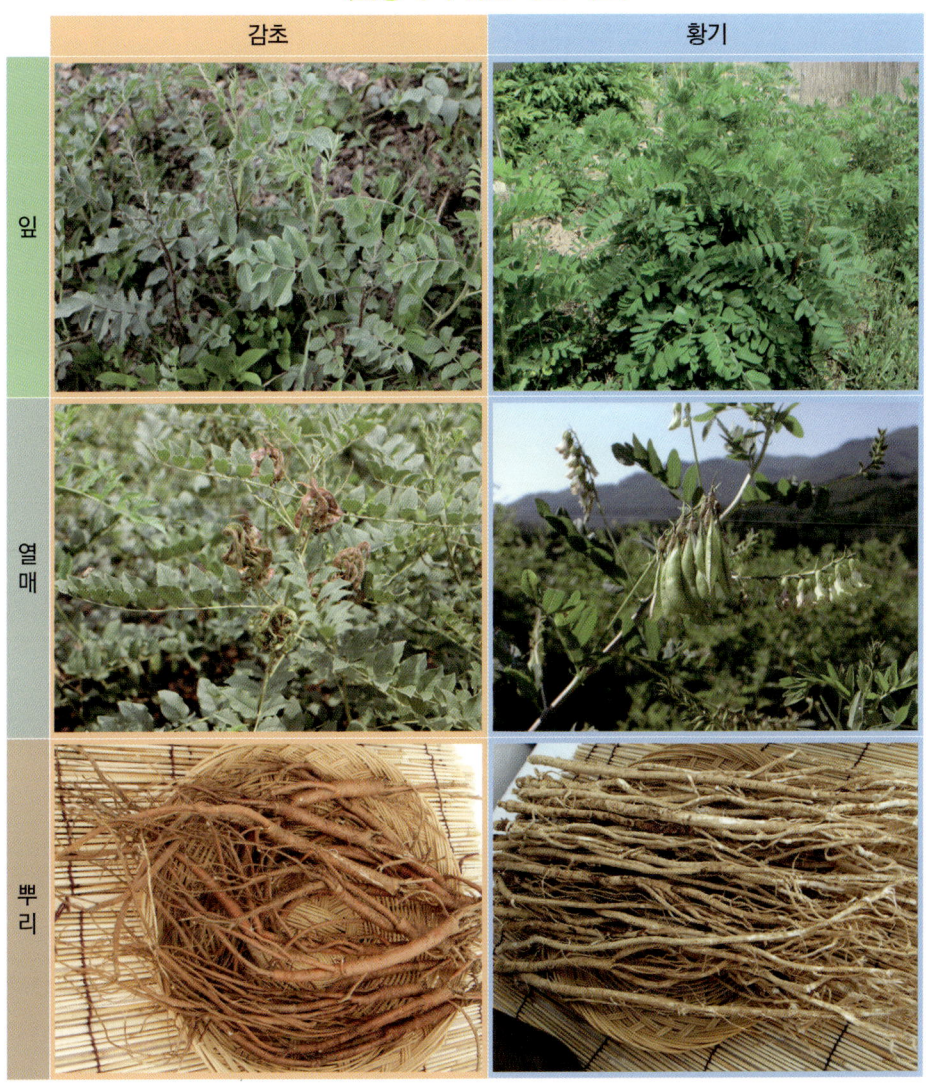

황기(황기) 145

인삼 (인삼)

- 식물 이름 : 인삼
- 사용 부위 : 뿌리
- 약재 이름 : 인삼(人蔘)
- 작용 부위 : 주로 폐와 비장, 심장에 작용한다.
- 맛과 성질 : 맛은 달면서 약간 쓰고 성질은 따뜻하다.

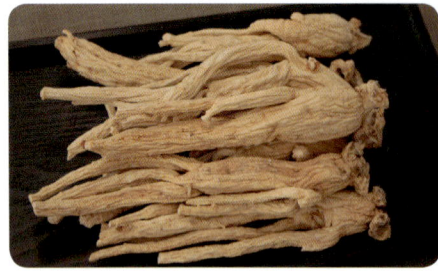
▲ 인삼 _ 약재

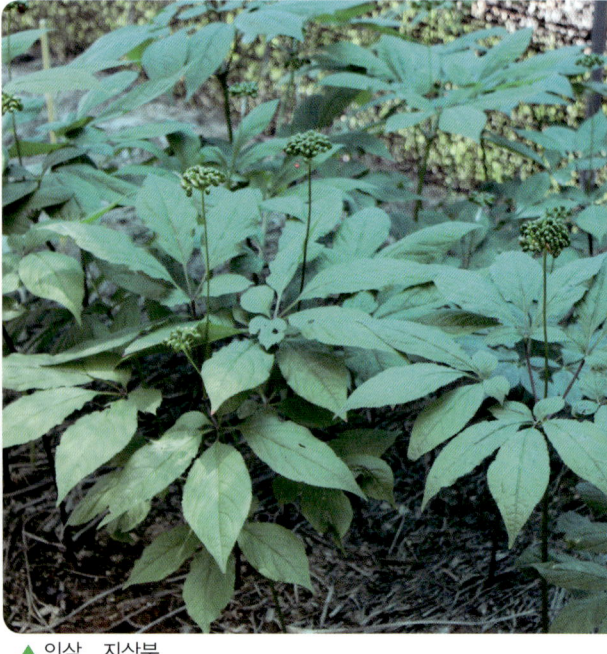
▲ 인삼 _ 지상부

🌿 생김새

인삼의 기원식물인 인삼은 두릅나무과의 여러해살이풀로 키는 50~60cm이다. 줄기는 짧고 두툼한 뿌리줄기에서 나오며 곧거나 비스듬히 선다. 뿌리줄기에서 돌려나는 3~4개의 잎은 잎자루가 길고 손꼴겹잎이며, 5개의 잔잎은 달걀 모양으로 가장자리에 톱니가 있다. 4월에 1개의 꽃자루가 올라와 연한 노란빛을 띤 녹색의 작은 꽃들이 산형꽃차례로 달린다. 열매는 납작한 구형이며 붉은색으로 익는다. 뿌리는 원뿌리와 곁뿌리, 땅속줄기 세 부분으로 이루어져 있다. 뿌리를 인삼이라 하며 약용한다.

💡 채취 및 건조

인삼처럼 뿌리를 사용하는 약초는 가을이 되어 잎이 시들고 약의 기운이 뿌리에 충만해졌을 때 채취한다. 인삼은 9월 말에 캐는 것이 가장 좋다. 채취하는 시기가 빠를수록 뿌리에 축적되는 영양분이 적어지기 때문에 무게도 덜 나가고 품질도 떨어진다.

효능

인삼은 원기(元氣)를 보강하는 힘이 좋은 약재이다. 따라서 큰 질병을 앓은 후 몸이 극도로 쇠약해진 경우, 수술 이후에 회복이 더딘 경우, 노화로 인해 몸이 약해진 경우에 사용하면 좋은 효과를 얻는다. 기운이 없고 호흡이 얕으며, 목소리에 힘이 없어서 잘 들리지 않고, 조금만 움직여도 식은땀이 날 때 인삼은 최고의 약이다. 이와 같은 증상에 황기를 사용해도 되지 않을까? 황기와 인삼은 기력(氣力)을 더해준다는 공통점이 있어 함께 사용하면 효과가 커진다. 잘 알려진 십전대보탕(十全大補湯)이 그렇고, 한방에서 가장 흔히 사용하는 보중익기탕(補中益氣湯)에도 황기와 인삼이 들어간다. 하지만 분명히 다른 점이 있는데, 그 차이점을 다음과 같이 비유할 수 있다.

방을 따뜻하게 하기 위해서는 아궁이에 불을 지피고 장작을 넣어 화력을 높여야 한다. 동시에 열기(熱氣)가 새지 않도록 방문을 닫아야 한다. 여기서 장작에 해당하는 약초가 인삼이고, 방문을 닫는 역할을 황기가 한다. 그래서 황기의 사용처는 대부분 피부와 연관이 있다. 상처가 잘 아물지 않을 때, 구내염이 생겼을 때, 부종이

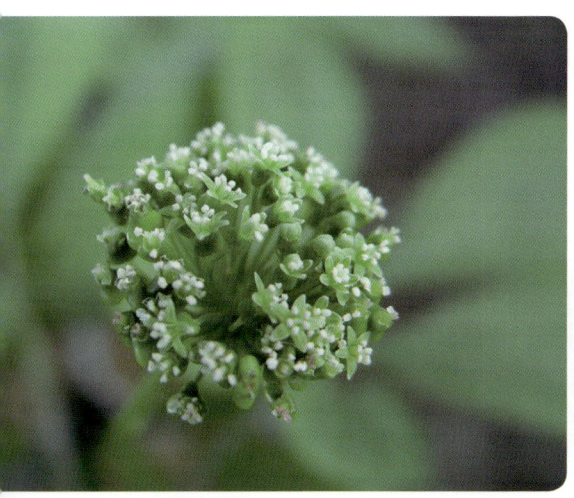
▲ 인삼 _ 꽃

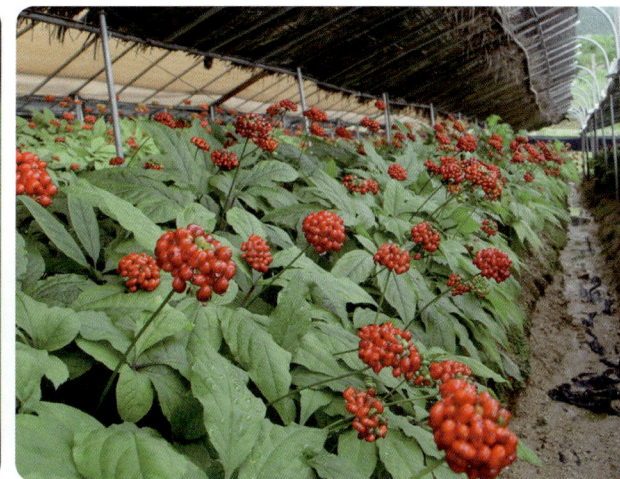
▲ 인삼 _ 재배밭(자경종)

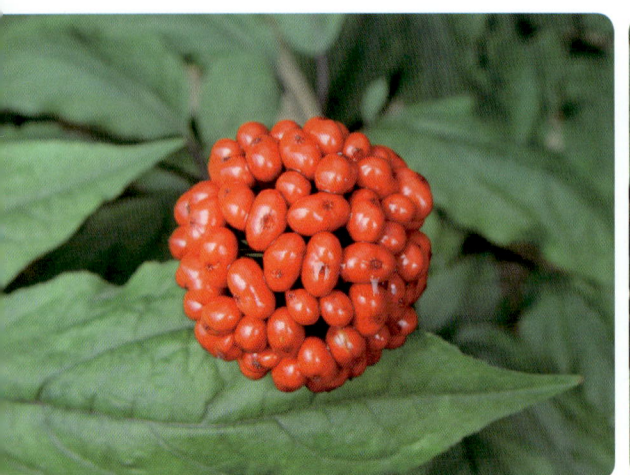
▲ 인삼 _ 열매(붉은색, 자경종)

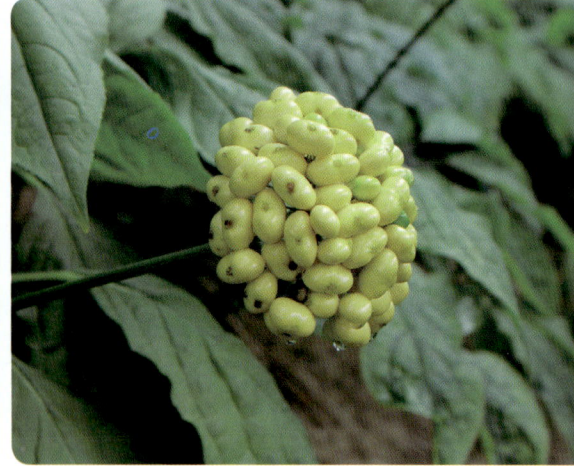
▲ 인삼 _ 열매(노란색, 황숙종)

있을 때, 헛땀이 날 때 황기를 사용한다.

한편 인삼은 몸에 열과 에너지를 공급하는 역할을 한다. 기운이 없을 때, 목소리에 힘이 없을 때, 쉽게 지칠 때, 추위를 많이 탈 때 인삼을 사용한다. 따라서 인삼은 어린아이에게 적합한 약초가 아니다. 아이들은 잘 때 이불을 걷어차고 심지어 배를 내놓고 잔다. 아이들은 신진대사가 저하되는 밤에도 땀을 흘리면서 잘 정도로 열과 에너지가 넘친다. 근래에 어린아이의 보약으로 홍삼이 유행하는데 권장할 만한 것은 아니다. 인삼보다 열을 내는 작용이 덜할 뿐이지 여전히 인삼의 효능을 지니고 있기 때문이다.

인삼은 지력(智力)을 증진시키고 정신력을 강하게 하는 효능이 있다. 두뇌의 활동을 활발하게 하고 정신력을 왕성하게 하며 시력, 청력, 사고력, 기억력을 좋게 하고 집중력을 향상시키는 작용이 있어 원기가 부족해지면서 사고력과 판단력이 흐려질 때 사용하면 좋다. 단, 장기간 복용해야 효과를 얻을 수 있다.

인삼은 소화력이 약한 경우에도 사용한다. 원기가 부족해지면 소화기능이 저하되는 것은 당연지사. 그래서 만성질환을 앓거나 노쇠한 사람에게는 식욕부진, 소화불량, 사지권태, 체중감소 등의 증상이 나타난다. 이 경우 인삼은 원기를 보충하면서 약해진 위장을 튼튼하게 하는 역할을 한다.

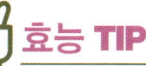 **효능 TIP**

인삼의 효능을 이해하는 데 참고해야 할 사항은 세 가지이다.

첫째, 인삼은 여러해살이 식물이며 뿌리를 사용하는 약초이다. 식물은 뿌리에 영양분을 저장한다. 여러해살이 식물은 이듬해에 싹을 내야 하므로 더더욱 그럴 수밖에 없다. 그래서 뿌리를 사용하는 약초는 대체로 근기(根氣)를 길러주고 면역력을 향상시키는 효능이 있다.

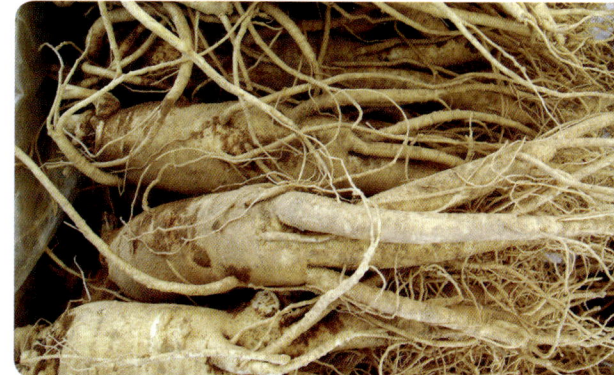
▲ 인삼 _ 수삼

둘째, 인삼의 맛은 달고 성질은 따뜻하다. 단맛은 몸에 영양분을 공급하고, 따뜻한 성질은 몸에 열을 공급하는 작용을 한다. 즉 보약으로 적합한 약초이다. 특히 인삼은 뿌리이면서 단맛과 따뜻한 성질을 지니고 있어 몸을 보(補)하는 효능이 더욱 강하다.

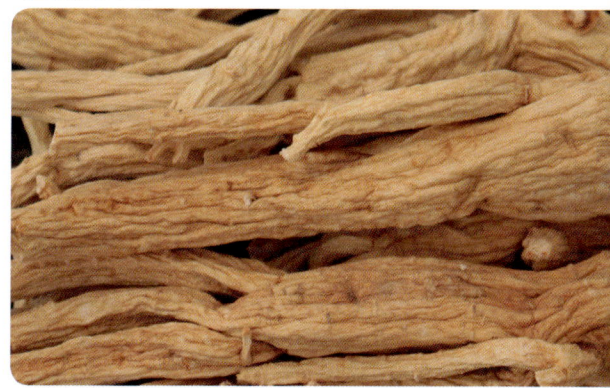
▲ 인삼 _ 건삼

셋째, 인삼의 작용 부위는 폐와 비장, 심장이다. 폐는 호흡기능의 중추이면서 몸 전체의 기(氣)를 관장하는 장기이다. 다시 말해서 기운이 있느냐 없느냐는 폐가 얼마나 건강한가의 척도이다. 그래서 폐에 작용하는 약초를 복용하면 호흡기능도 좋아지지만 몸 전체적으로 기운이 난다. 인삼이 비장

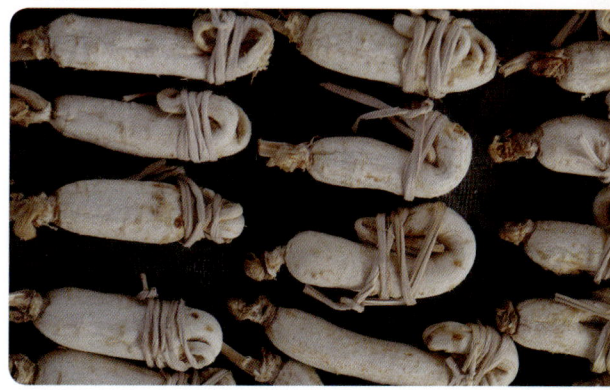
▲ 인삼 _ 곡삼

인삼(인삼) **149**

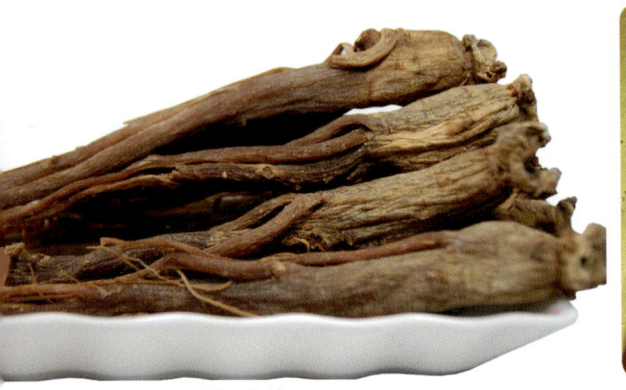
▲ 인삼 _ 홍삼

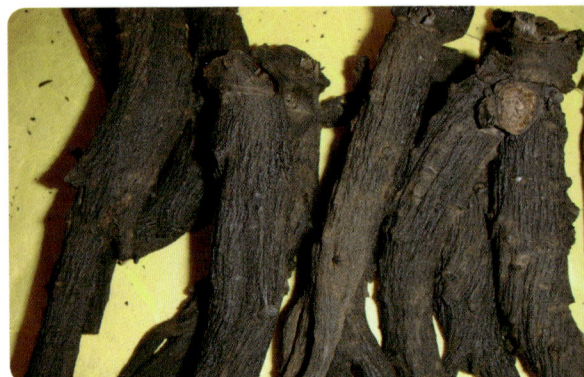
▲ 인삼 _ 흑삼

에 작용한다는 것은 소화력을 향상시킨다는 의미이고, 심장에 작용한다는 것은 정신력을 강화한다는 뜻이다. 한방에서 심장은 '마음' 또는 '정신'과 같은 의미로 사용되기 때문이다.

치료 질환

만성피로, 체력저하, 면역력 저하, 식욕부진, 소화불량

용량 및 용법

- 인삼의 1회 복용량은 건조된 것으로 4~12g이다. 달여서 복용해도 되고, 가루나 환을 만들어 복용해도 된다.
- 큰 질병이나 오래된 질병, 또는 대량 출혈로 인해 맥이 극히 약하고 허약 상태가 극심하여 쇼크에 이른 경우에는 다량의 인삼을 달여 급히 복용한다.
- 여름철에 더위를 먹었을 때는 맥문동 8g, 인삼 4g, 오미자 4g을 1회 분량으로 달여서 하루 2~3회 복용한다.
- 신경쇠약으로 불면증, 건망증 등이 나타나면 백복령, 원지, 산조인, 당귀 등과 함께 사용한다.

- 소화력이 약한 경우에는 백출, 백복령, 산약, 감초와 함께 사용한다.
- 음식을 먹으면 구역질이 심하게 나고 먹은 것을 토할 때에는 인삼가루 20g, 생강즙 20g, 좁쌀 1홉(약 160g)으로 죽을 쑤어 공복에 먹는다.

약초 이야기

옛날에 사냥꾼 형제가 살았다. 어느 날 형제는 사냥하러 산에 갔다가 노인을 만났다. 노인은 겨울이 빨리 올 것 같으니 눈이 내리면 바로 산에서 내려가라고 형제에게 충고했다. 그런데 형제는 사냥하는 데 정신이 팔려 눈이 내리는 줄도 몰랐다. 곧 산이 온통 눈으로 덮여 길을 찾을 수가 없었다. 형제는 커다란 나무의 밑동에 파인 구덩이 속에서 얼마간 지내기로 했는데, 우연히 나무뿌리 주위에서 손가락만 한 약초를 발견했다. 형태는 사람 모양 같고 잔수염이 나 있었다. 맛이 약간 달았고 많이 먹으니 힘이 넘쳤지만, 한편으로는 코피가 나기도 했다. 형제는 그 약초를 조금씩 먹으며 겨울을 났다. 그러고는 봄이 되자 산에서 내려왔다. 마을 사람들은 형제가 죽지 않았을 뿐만 아니라 혈기가 더욱 왕성해진 것을 보고 매우 놀랐다. 겨우내 먹었던 약초 덕분이었다. 이후부터 사람들은 약초의 생김새가 사람[人]과 닮았다고 해서 인삼(人蔘)이라고 했다.

〈혼동하기 쉬운 약초 비교〉

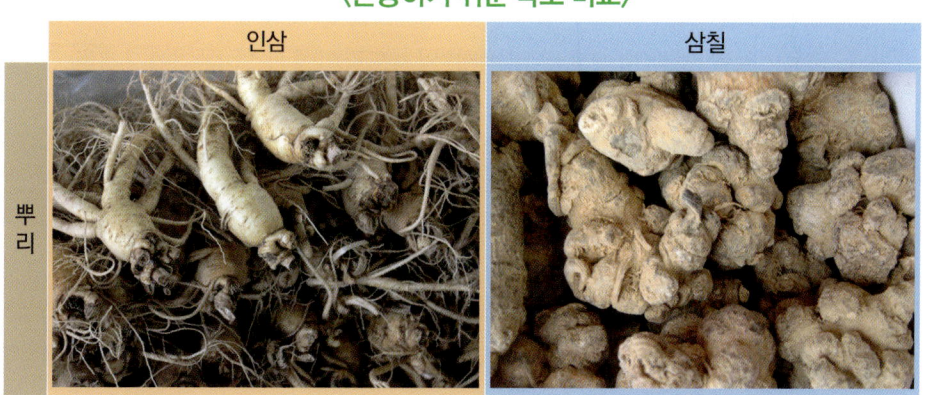

황정 (층층둥굴레)

- 식물 이름 : 층층둥굴레, 진황정
- 사용 부위 : 뿌리줄기
- 약재 이름 : 황정(黃精)
- 작용 부위 : 주로 폐와 비장, 신장에 작용한다.
- 맛과 성질 : 맛은 달고 성질은 따뜻하지도 차갑지도 않다.

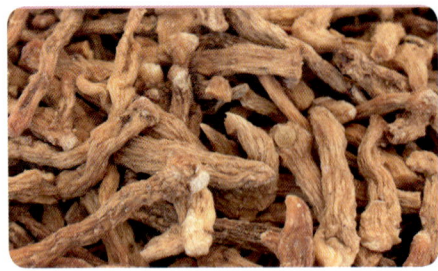
▲ 황정 _ 약재

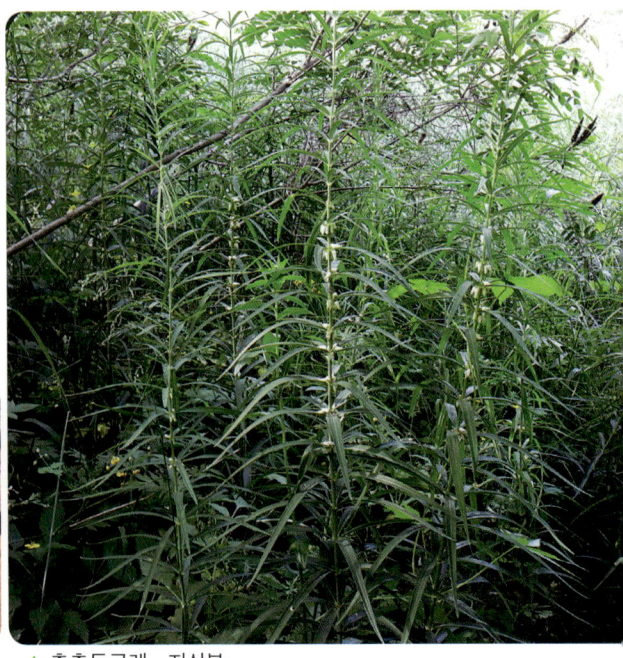
▲ 층층둥굴레 _ 지상부

🌿 생김새

황정의 기원식물인 층층둥굴레는 백합과의 여러해살이풀로 키는 30~90cm이다. 굵은 뿌리줄기가 옆으로 뻗으며 번식한다. 줄기는 가늘고 길며 곧게 서는데 전체적으로 밋밋하다. 잎은 피침 모양 또는 줄 모양이며 3~5개가 원줄기에서 돌려나기로 난다. 잎의 길이는 5~11cm, 너비는 0.5~1cm이며, 양 끝이 좁고 밑부분이 점점 좁아진다. 꽃은 6월에 연한 황색으로 피는데, 잎겨드랑이에서 난 꽃대에 2개씩 긴 방울처럼 달린다. 꽃의 크기는 1.5cm, 꽃대의 길이는 0.2cm, 꽃자루의 길이는 0.2cm이다. 열매는 둥근 장과이며 검은색으로 익는다.

🌱 채취 및 건조

뿌리를 사용하는 약초는 약의 기운이 뿌리에 충만해졌을 때 채취한다. 황정은 봄과 가을에 채취하는데, 가을에 채취한 것이 품질이 좋다. 봄에는 잎이 나기 전에 채취해야 한다. 뿌리를 캐서 지상 부분과 잔뿌리를 제거하고 흙을 씻어낸 다음 찜통에 넣고 기름기가 나올 때까지 쪄서 햇볕이나 불에 말린다.

효능

황정은 약초의 이름에서 그 효능을 짐작할 수 있다. 즉 땅[黃]의 정수(精粹)를 얻을 수 있다고 해서 황정(黃精)이라는 이름이 붙여졌다. 실제로 황정은 강장(强壯)의 효능이 좋아서 예로부터 보신약(補身藥)으로 사용되었다. 단, 단독으로 사용하면 효과가 크지 않으므로 숙지황, 당귀, 황기, 토사자, 구기자 등과 함께 사용해야 한다.

황정의 효능은 크게 세 가지이다. 첫째, 위장을 튼튼하게 하고 소화·흡수를 촉진하므로 소화기능이 약해졌거나 식욕이 없을 때, 정신적으로나 육체적으로 피로를 느낄 때 사용하면 좋다. 둘째, 황정은 건조해진 기관지와 폐를 부드럽게 하는 효능이 있는데, 건조한 날씨 때문이 아니라 몸이 약해지고 노화 때문에 기관지가 건조해져 마른기침이 지속되는 경우에 사용한다. 셋째, 노화와 질병으로 인하여 몸에 정(精)이 부족해졌을 때 이를 보충하는 효능이 있다. 정은 신진대사에 필요한 최소 단위의 물질을 의미하는데, 이것이 부족해지면 뇌의 기능이 약해져 불면증, 건망증 등이 생기고, 근육의 힘이 약해져 허리나 무릎에 통증이 생긴다. 황정은 예로부터 신경쇠약과

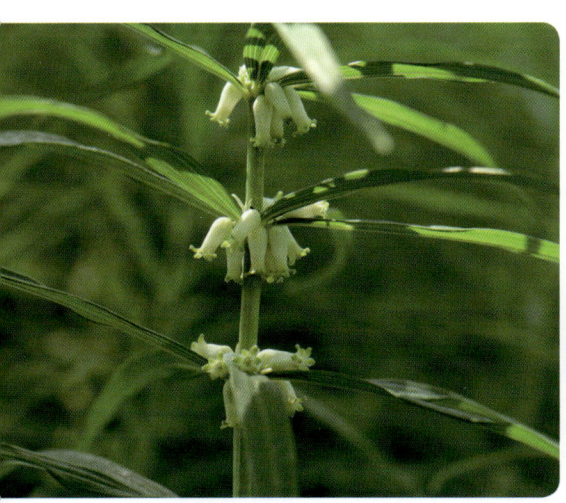

▲ 층층둥굴레 _ 꽃

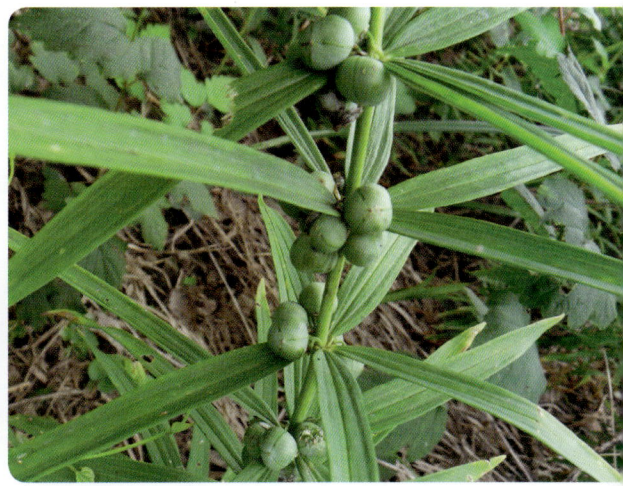

▲ 층층둥굴레 _ 열매

근육통, 관절통에 사용되었는데, 이는 정을 공급하는 효능이 있기 때문이다.

🧉 효능 TIP

황정의 효능을 이해하는 데 참고해야 할 사항은 세 가지이다.

첫째, 황정은 뿌리를 사용하는 약초이다. 뿌리에는 체력과 근기(根氣)를 길러주는 효능이 있다. 식물의 입장에서 본다면 열매와 씨앗은 후손을 위한 것이고, 뿌리는 자신의 생존을 위한 것이므로 뿌리에 영양물질이 많을 수밖에 없다. 그래서 몸이 약한 사람일수록 뿌리 음식과 뿌리 약재를 가까이 해야 한다.

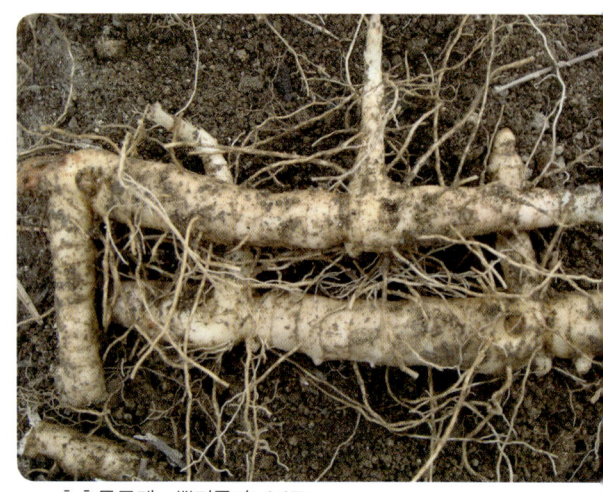

▲ 층층둥굴레 _ 뿌리줄기(채취품)

둘째, 황정은 단맛을 지닌 약재이다. 단맛은 몸에 영양분을 보충하는 맛이다. 음식이든 약초든 단맛을 지녔다는 것은 열과 에너지를 내는 데 필요한 영양물질이 많다는 뜻이다. 황정은 단맛이 나는 뿌리 약재이므로 강장의 효능이 좋다. 더불어 영양분을 많이 함유하고 있기 때문에 소화를 돕고 건조해진 폐를 부드럽게 하며 근골(筋骨)을 튼튼하게 한다.

셋째, 황정의 작용 부위는 폐와 비장, 신장이다. 폐에 작용하여 마른기침과 만성해수(咳嗽)를 그치게 하고, 비장에 작용하여 소화를 촉진하며, 신장에 작용하여 근골을 튼튼하게 한다. 약초의 특징은 한곳에만 효능을 나타내는 것이 아니라 여러 장기(臟器)에 작용하고, 다양한 증상을 치료한다는 것이다.

약초의 효능 더하기

찐황정[蒸黃精] : 황정을 여러 번 반복하여 찌는데, 윤기가 흐르고 검은색을 띨 때까지 찐 다음 얇게 썰어서 말린다. 이렇게 하면 인후(咽喉)를 자극하는 부작용이 없어지기 때문에 임상에서는 생것을 사용하지 않는다. 황정을 술로 찌면 강장의 효능이 더욱 좋아지는데 방법은 다음과 같다. 황정 1kg당 400mL의 술을 부어 4~8시간 밀폐해둔다. 이후 그릇에 넣어 밀봉한 다음 가마솥에 넣고 강한 불로 술이 모두 황정으로 흡수될 때까지 2~3일 푹 고아 표면이 검은색이 되면 꺼내어 절단해서 볕에 말린다. 달이거나 환을 만들어 먹는다.

치료 질환

식욕부진, 소화불량, 마른기침, 신경쇠약, 근육통, 관절통

용량 및 용법

- 황정의 1회 복용량은 건조된 것으로 10~20g이다. 달여서 복용해도 되고, 가루나 환을 만들어 복용해도 된다.
- 빈혈에는 숙지황, 당귀, 작약과 함께 사용한다.
- 정기(精氣)를 보강하는 방법은 다음과 같다. 구기자 100g, 황정 100g을 가루 내어 꿀로 반죽한 다음 녹두 크기의 환을 만들어 1회에 70개씩 공복에 먹는다.
- 기(氣)가 약하고 병후에 몸이 수척해진 경우에는 황기, 인삼, 토사자, 사삼 등과 함께 사용한다.
- 체액이 부족해져 몸이 건조해졌을 때는 구기자, 작약, 사삼과 함께 사용한다.
- 신경쇠약으로 불면증, 건망증, 불안감 등이 있을 때는 산조인, 백자인, 원지, 백복신 등과 함께 사용한다.
- 소화력이 약해진 경우에는 백출, 산약과 함께 사용한다.
- 만성기침에는 사삼, 맥문동, 산약 등을 더하여 사용한다.

약초 이야기

산길을 가던 화타는 두 남자가 한 여인을 쫓는 것을 보았다. "왜 저 여인을 쫓는 것이오?" 화타가 궁금하여 묻자 두 남자가 대답했다. "저 여인은 3년 전에 집을 나간 여종입니다. 산에서 발견했는데 몸이 들짐승처럼 빨라서 도저히 따라잡지 못하겠습니다." 화타는 여인의 몸이 날렵하고 강해진 것이 산에서 나는 약초를 먹었기 때문이라고 생각했다. 그래서 몰래 여인을 찾아가 달래면서 어떤 약초를 먹고 지냈는지 물었다. 여인은 황색의 약초를 알려주었고, 화타는 몸의 정기(精氣)를 보(補)해주는 황색 약초라 하여 황정(黃精)이라는 이름을 붙였다.

〈혼동하기 쉬운 약초 비교〉

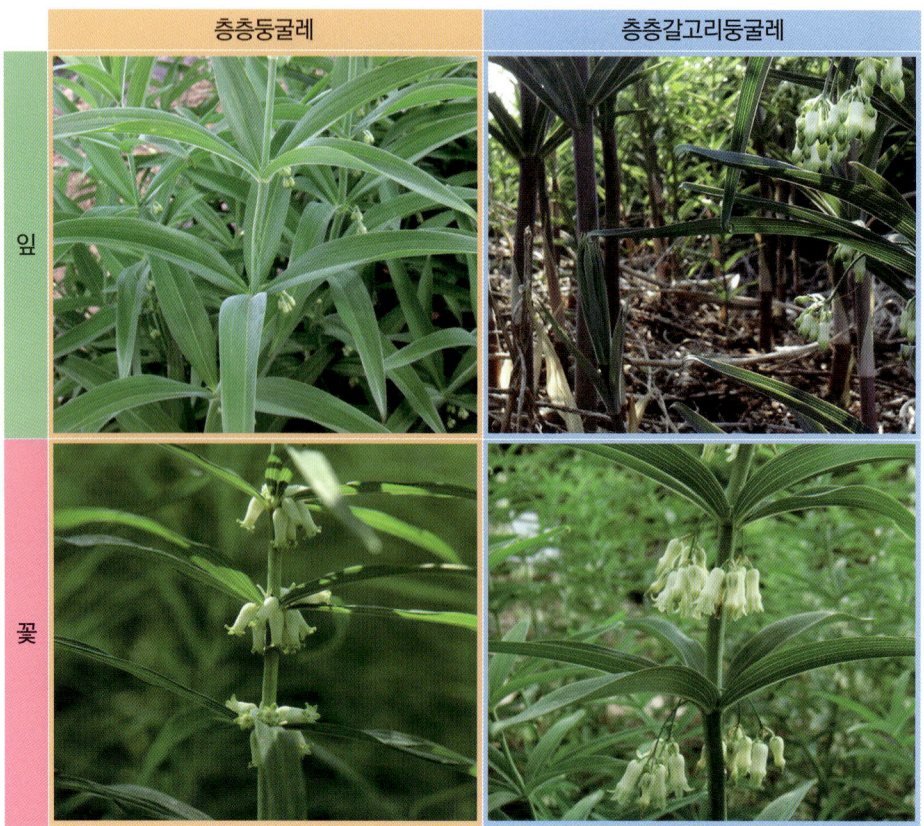

	층층둥굴레	층층갈고리둥굴레
잎		
꽃		

03 정력을 강화하는 약초

토사자 (실새삼)

- 식물 이름 : 실새삼 또는 새삼
- 사용 부위 : 잘 익은 씨앗
- 약재 이름 : 토사자(菟絲子)
- 작용 부위 : 주로 간장과 신장, 비장에 작용한다.
- 맛과 성질 : 맛은 달면서 맵고 성질은 약간 따뜻하다.

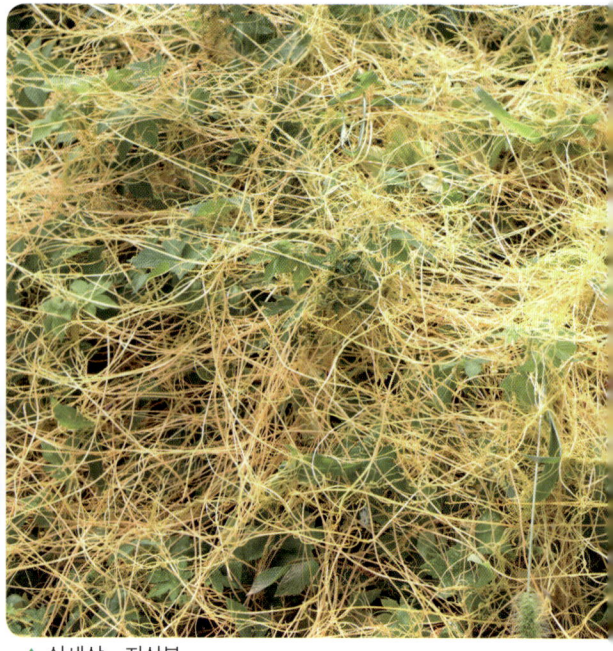

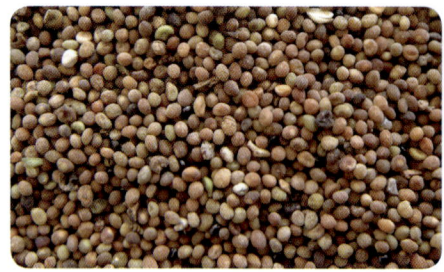

▲ 토사자 _ 약재

▲ 실새삼 _ 지상부

생김새

토사자의 기원식물인 실새삼은 메꽃과의 기생 덩굴성 한해살이풀로, 덩굴 길이는 약 50cm이다. 줄기는 황색에 실 모양이고 다른 식물을 왼쪽으로 감으면서 뻗어 올라간다. 비늘처럼 생긴 잎이 드문드문 어긋난다. 꽃은 7~8월에 흰색으로 피는데, 줄기 곳곳에 짧은 꽃대가 나와서 작은 꽃이 이삭 모양으로 뭉쳐 달린다. 꽃은 종 모양이고 끝이 5갈래로 갈라져 넓게 펼쳐진다. 열매는 삭과이며, 9~10월에 익으면 벌어지면서 종자가 나온다. 뿌리는 없다.

채취 및 건조

씨앗을 사용하는 약초는 가을이 되어 씨앗이 잘 익었을 때 채취한다. 너무 일찍 채취하면 약의 기운이 씨앗으로 온전히 전달되지 않기 때문이다. 토사자는 9월쯤 되어야 익으니 이 시기에 맞추어 채취한다. 줄기와 함께 잘라 햇볕에 말린 다음 씨앗을 털고 체로 불순물을 제거한 뒤 사용한다.

🌸 효능

　옛날에 어느 부자가 여러 마리의 토끼를 키웠다. 그는 하인을 고용하여 토끼를 키우게 하고는, 만약 토끼가 한 마리라도 없어지면 품삯에서 제하겠다고 하였다. 어느 날 하인은 물건을 들다가 실수로 떨어뜨려 토끼의 허리를 다치게 하였다. 놀란 하인은 그 토끼를 재빨리 콩밭에 숨겼다. 그런데 며칠 후 하인은 다친 토끼가 더 팔팔하게 뛰어다니는 것을 보았다. 이를 이상하게 생각한 하인은 이번에는 다른 토끼를 다치게 한 다음 콩밭에 놓아두었다. 그리고 며칠 후 그 토끼도 더 건강하게 뛰어노는 것을 발견했다. 하인은 분명 토끼가 먹은 풀 때문일 거라고 생각하고는 허리를 다쳐 누워 계시는 아버지에게 토끼가 먹었던 풀의 열매를 따다가 달여드렸다. 그랬더니 놀랍게도 얼마 지나지 않아 아버지의 아픈 허리가 치료되었고, 동네 사람들의 요통도 치료할 수 있게 되었다. 이후 사람들은 토끼가 먹었던 실처럼 생긴 잡초의 열매를 토사자(菟絲子)라고 불렀다.

　위의 이야기처럼 토사자에는 뼈와 근육을 강화하는 효능이 있다. 특히 노화로 인해 허리가 약해진 사람에게 사용하면 좋고, 허리의 근력이 약한 여성에게 비교적 잘

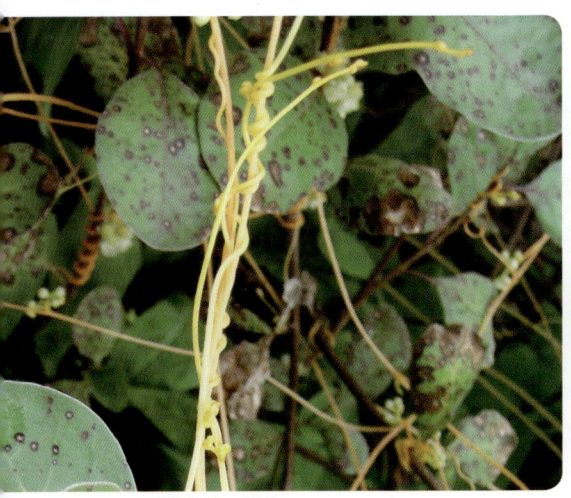
▲ 실새삼 _ 줄기

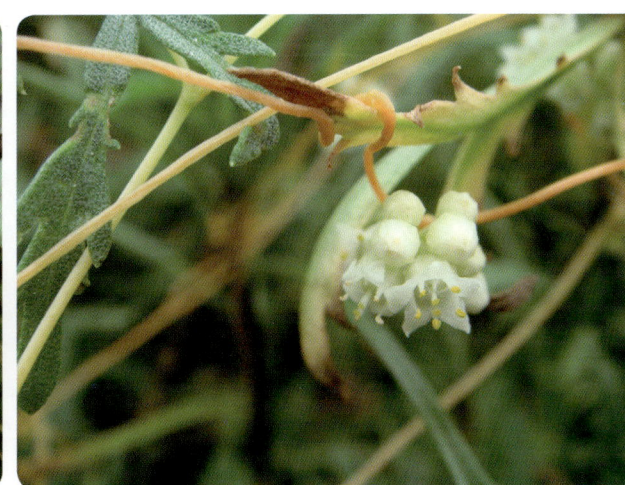
▲ 실새삼 _ 꽃

맞는다. 《동의보감》에서도 '허리나 무릎이 시큰거리고 연약한 것'을 치료한다고 하였다. 허리를 지탱하는 근육이 약해지면 평범한 집안일에도 허리에 피로감이 쉽게 나타나고 시큰거리는 증상이 생긴다. 그리고 식당에서 밥을 먹을 때 등받이가 없으면 오래 앉아 있을 수 없어 손을 뒤로 하여 바닥을 짚어야 한다. 무릎도 마찬가지여서, 무릎관절을 지탱하는 근육이 약해지면 시큰거리는 증상과 통증이 생긴다. 이처럼 근육이 약해졌을 때 토사자를 사용하면 매우 좋다.

토사자는 남녀의 불임증에도 효과가 좋다. 약리학적으로 월경과 성호르몬의 분비를 조절하는 작용이 있다는 것이 밝혀졌고, 한방적으로도 토사자는 임신을 주관하는 경락인 임맥(任脈)과 충맥(衝脈)을 강화하는 작용이 있어 남녀 불임증에 요긴하게 사용된다. 그 외에도 토사자는 남성의 발기부전과 정액이 저절로 나오는 유정(遺精), 소변이 시원하게 나오지 않거나 조절되지 않는 증상, 노화로 인한 시력감퇴, 이명(耳鳴) 등에도 사용한다.

효능 TIP

토사자의 효능을 이해하는 데 참고해야 할 사항은 세 가지이다.

첫째, 실새삼(또는 새삼)은 기생식물이다. 뿌리가 없어 물과 영양분을 흡수할 필요도 없고, 엽록소가 없어 힘들여 광합성을 할 필요도 없다. 단지 다른 식물에 붙어 양분을 취하기만 하면 된다. 실새삼 입장에서 보면 불로소득을 얻고 있는 셈이다. 그 결과 기생하는 식물, 특히 씨앗에는 질 좋은 영양분이 가득해진다. 그래서 잘 익은 씨앗인 토사자는 '영양 덩어리'이며,

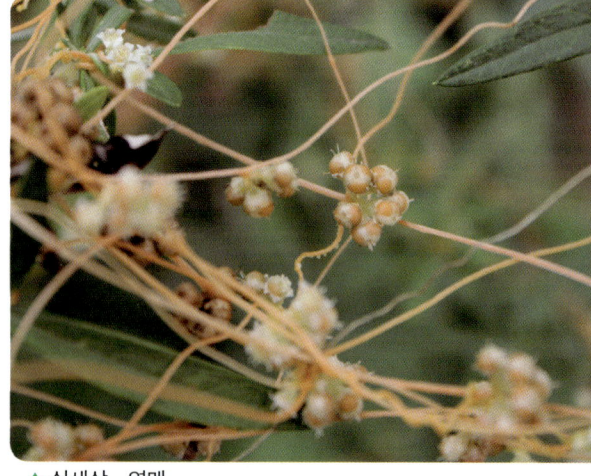
▲ 실새삼 _ 열매

그렇기 때문에 신기(腎氣, 기초체력)와 정력을 강화하고 뼈를 잘 붙게 하며, 근력을 강하게 하고 불임을 치료하는 효능이 있는 것이다.

둘째, 토사자는 매우 단단한 씨앗이다. 식물은 영양소를 씨앗에 저장한다. 자연계의 이치로 볼 때 씨앗은 동물에게 질 좋은 음식이며, 동시에 식물이 후손을 잇는 핵(核)이다.

씨앗이 좋고 그 수가 많으면 식물이 건강하며 번성하고 있다는 의미이다. 사람에게 있어 씨앗에 해당하는 것은 정자와 난자이고, 좀 넓게 표현하면 기초체력이라고 할 수 있다. 이런 이유 때문에 토사자는 체력을 보강하고 생식능력을 강화하는 효능을 발휘한다. 더구나 토사자는 들깨 크기의 작은 씨앗임에도 대단히 단단하다. 단단한 씨앗은 인체의 조직을 강하게 하는 특성이 있는데, 이러한 성질 때문에 뼈와 근육을 튼튼하게 하고 정자와 난자를 충실하게 하는 효능을 보다 강하게 발휘하는 것이다.

셋째, 토사자의 성질은 따뜻하고 맛은 달면서도 맵다. 단맛은 몸에 영양분을 보충하는 약초의 특징이므로 이해가 된다. 하지만 씨앗이 매운맛을 지녔다는 것은 의외일 수 있다. 매운맛은 몸에 열을 더해주고 기혈(氣血)의 순환을 촉진한다. 그리고 매운맛의 정도가 강하면 열을 몸 밖으로 배출시킨다. 토사자의 매운맛은 그리 강한 편이 아니므로 몸에 열을 더해주면서 기혈의 순환을 돕는 정도이다. 그래서 《동의보감》에서도 '음경(陰莖) 속이 차가워서 정액이 절로 흘러나오는 증상, 소변이 찔끔찔끔 나오는 증상에 주로 쓴다.'고 하였다.

🌿 약초의 효능 더하기

염토사자(鹽菟絲子, 토사자에 소금물을 흡수시켜 볶은 것) : 토사자를 소금물에 잘 섞어 잠시 밀폐한 뒤 솥에 넣고 약한 불로 볶으면서 말린다. 이렇게 하면 단단한 씨앗이 잘 부서져 약성분이 잘 용출된다. 또한 보신(補腎)의 효능이 좋아지기 때문에 발기부전, 유정(遺精), 이명(耳鳴), 요통 등이 있을 때에는 이 방법을 사용한다. 환을 만들어 먹는다.

치료 질환

요통, 관절염, 불임증, 유정, 시력감퇴, 이명

용량 및 용법

- 토사자의 1회 복용량은 건조된 것으로 6~12g이다.
- 불순물을 제거하고 술에 2~3일간 재웠다가 쪄서 말린 것을 사용한다. 급한 경우에는 술로 볶은 뒤 가루 내어 사용한다. 이렇게 하면 토사자의 껍질이 잘 벗겨진다. 토사자는 껍질을 벗긴 후에 사용해야 하며, 술로 가공하는 것이 일반적이다. 그리고 탕약보다는 가루나 환으로 먹는 것이 좋다.
- 같은 양의 토사자와 숙지황을 가루 내어 녹두 크기의 환을 만들어서 매일 70개씩 먹으면 좋은 보약이 된다.
- 여성불임에는 십전대보탕(당귀 4g, 천궁 4g, 작약 4g, 숙지황 4g, 인삼 4g, 백출 4g, 백복령 4g, 감초 4g, 계피 4g, 황기 4g)에 토사자 6g을 더하여 사용하면 좋다.
- 남성불임에는 구기자 340g, 토사자 280g, 복분자 200g, 차전자 120g, 오미자 40g을 가루 내어 녹두 크기의 환을 만들어서 1회에 60개씩 하루 2~3회 복용한다.

〈기생약초 비교〉

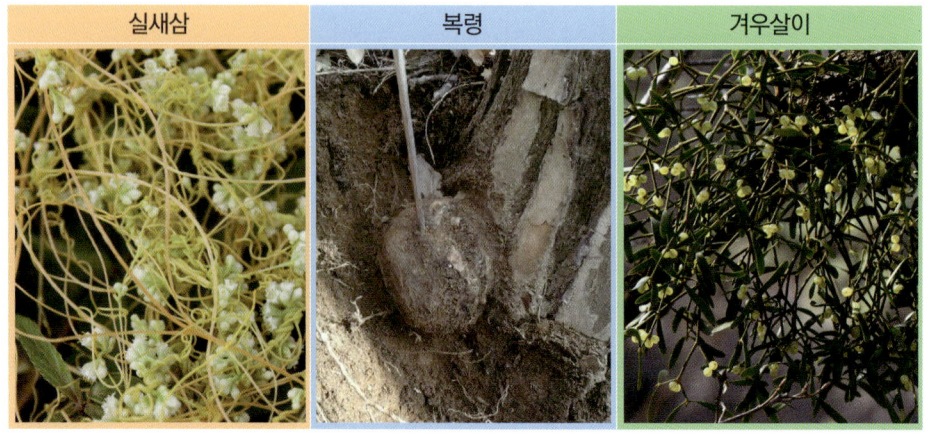

| 실새삼 | 복령 | 겨우살이 |

복분자 (복분자딸기)

- 식물 이름 : 복분자딸기
- 사용 부위 : 덜 익은 열매
- 약재 이름 : 복분자(覆盆子)
- 작용 부위 : 주로 간과 신장에 작용한다.
- 맛과 성질 : 맛은 달면서 시고 성질은 따뜻하다.

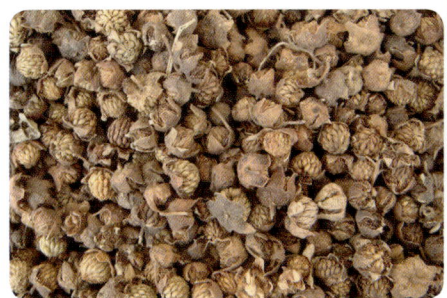

 복분자 _ 약재

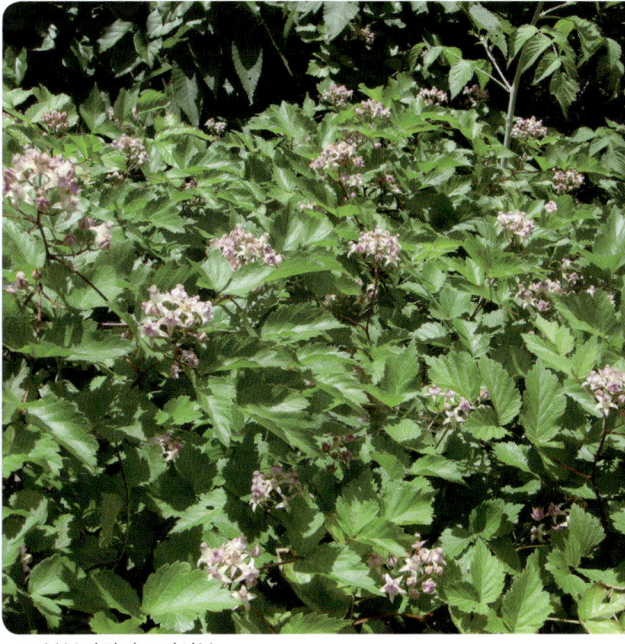

 복분자딸기 _ 지상부

🌿 생김새

　복분자의 기원식물인 복분자딸기는 장미과의 낙엽활엽관목으로 키는 3m 정도이다. 줄기 끝이 휘어져 땅에 닿으면 뿌리를 내리며 번식한다. 줄기는 자주색 또는 붉은색이며 하얀 가루로 덮여 있다. 잎은 어긋나고 깃꼴겹잎이며, 잔잎은 달걀 모양 또는 타원형으로 끝이 뾰족하고 가장자리에 톱니가 있다. 5~6월에 분홍색 꽃이 가지 끝에 산방 또는 복산방꽃차례로 달리고, 꽃이 지면 꽃받침은 뒤로 말린다. 열매는 둥글고 처음에 붉은색으로 익으나 나중에 검은색으로 성숙해진다.

🌱 채취 및 건조

　약으로 사용하는 복분자는 열매가 다 자랐으나 아직 녹색을 띠고 있을 때 채취한다. 일반적으로 유통되는 복분자는 열매가 완전히 익어 검은색으로 변한 이후에 채취하는데, 이것은 식용은 가능하지만 약효가 없어 약용할 수는 없다. 덜 익은 열매

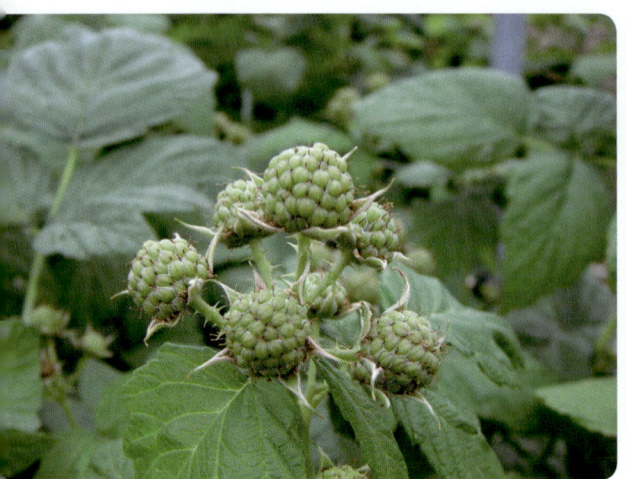
▲ 복분자딸기 _ 덜 익은 열매

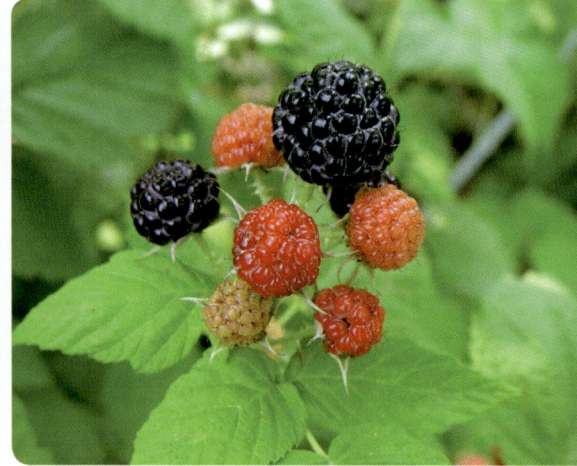
▲ 복분자딸기 _ 익은 열매

를 따서 끓는 물에 1~2분쯤 담근 후에 뜨거운 햇볕에 말린다.

효능

  옛날 어느 마을에 농사일을 잘하고 인성도 좋아서 서로 품앗이를 하려고 할 정도로 인기가 좋은 청년이 있었다. 어느 날 이웃 마을에서 일을 마치고 돌아오던 청년은 몹시 배가 고파서 목이라도 축여야겠다는 생각에 개울가로 향했다. 그런데 시원하게 물을 마시고 길을 재촉하려던 청년의 눈에 붉게 익어가는 딸기가 보였다. 웬 떡이냐! 몹시 배가 고팠던 터라 익은 것인지 설익은 것인지 생각하지 않고 닥치는 대로 입에 넣었다. 배를 채운 청년은 집으로 돌아와 잠이 들었다.

  다음 날 일찍 일어난 청년이 오줌을 누는데, 오줌발이 어찌나 강했던지 요강이 엎어지는 일이 벌어졌다. 자신의 몸이 평소와 다르다는 것을 느낀 그는 곰곰이 생각을 했고, 전날 개울가에서 먹었던 딸기가 그 원인이라는 결론을 내렸다. 그래서 설익은 것까지 모두 따와서 짓찧은 후에 말렸다가 허기가 질 때마다 먹었는데, 이후부터 남성의 힘이 강해지는 것을 느꼈고 혼인하여 자식을 많이 두었다.

  청년이 먹었던 딸기는 복분자이다. 복분자를 약으로 사용하려면 설익은 것을 채취해야 한다. 설익었을 때 복분자의 맛은 시고 떫다. 시고 떫은맛은 몸에 있는 기운,

164

소변, 정액 등이 배출되는 것을 막는 역할을 한다. 최대로 열어둔 수도꼭지에 고무호스를 연결하고 발로 고무호스를 밟으면 호스의 압력이 올라가서 고무호스가 빵빵해지는 것처럼, 설익은 복분자는 소변이나 정액이 나가는 길을 막는 역할을 한다. 《동의보감》에 복분자를 먹으면 '남자의 음경이 단단해지고 길어진다.'는 말이 있는데, 이는 복분자의 시고 떫은맛이 늘어진 조직을 수축시켜 단단하게 만들어주기 때문이다.

효능 TIP

복분자의 효능을 이해하는 데 참고해야 할 사항은 세 가지이다.

첫째, 복분자는 열매이자 씨앗이다. 열매와 씨앗은 대체로 신기(腎氣)를 보충하는 효능이 있다. 복분자 외에도 구기자, 토사자, 오미자 등의 씨앗에는 약해진 체력을 보강하고 면역력을 높이는 효능이 있다.

둘째, 복분자는 덜 익은 열매를 채취하여 사용한다. 그래서 단맛과 더불어 신맛이 강하게 느껴진다. 단맛은 몸에 필요한 에너지를 보충하는 맛이다. 단맛이 있는 대부분의 약초가 그렇듯이 복분자의 단맛은 피로회복과 간기능 향상에 효과가 좋다. 신맛은 이완된 조직을 수축시키는 맛이다. 복분자의 신맛은 정력을 강하게 하고 소변

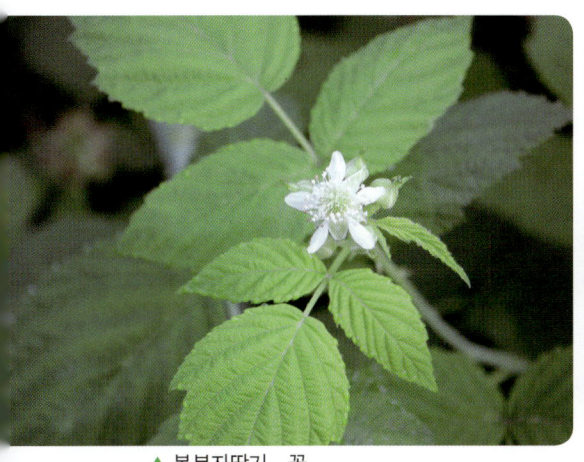
▲ 복분자딸기 _ 꽃

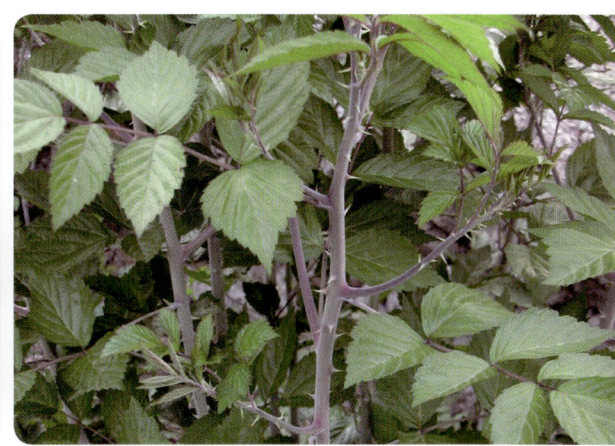
▲ 복분자딸기 _ 줄기

줄기를 굵게 만든다.

셋째, 복분자는 간과 신장에 주로 작용한다. 간은 몸에 필요한 물질을 만드는 동시에 신진대사 과정에서 형성된 노폐물과 각종 독소를 처리한다. 복분자가 피로회복에 좋은 효과를 나타내는 것도 작용 부위가 간이기 때문이다. 또한 복분자는 신장에 작용하여 체력과 면역력 강화에 도움을 준다.

 약초의 효능 더하기

주복분자(酒覆盆子, 복분자에 술을 흡수시켜 건조한 것) : 복분자에 황주(黃酒, 쌀과 밀, 기장을 누룩으로 빚은 술. 알코올 도수는 15~20%이다)를 붓고 술이 모두 흡수되면 용기에 넣어 약한 불로 가열하여 말린다. 복분자 100kg당 황주 12kg을 사용한다. 이 방법을 사용하면 복분자의 효능이 더욱 좋아진다. 달이거나 환을 만들어 먹는다.

 치료 질환

발기부전, 조루(早漏), 불임증, 시력감퇴, 피로감

 용량 및 용법

- 복분자의 1회 복용량은 건조된 것으로 8~16g이다. 달여서 복용해도 되고, 가루나 환을 만들어 복용해도 된다.
- 발기부전을 치료하는 방법은 다음과 같다. 구기자 320g, 토사자(술에 찐 것) 320g, 오미자 80g, 복분자(술에 담근 것) 160g, 차전자 80g을 가루 내어 정제된 꿀로 반죽한 다음 녹두 크기의 환을 만든다. 이것을 공복에 100개씩 먹고 취침 전에는 60개씩 먹는다.
- 조루에는 연자육과 검인을 함께 사용하면 좋다.
- 노안으로 시력이 약해진 경우에는 구기자, 숙지황, 하수오 등과 함께 사용한다.

산수유 (산수유나무)

- 식물 이름 : 산수유나무
- 사용 부위 : 잘 익은 열매로서 씨를 제거한 것
- 약재 이름 : 산수유(山茱萸)
- 작용 부위 : 주로 간과 신장에 작용한다.
- 맛과 성질 : 맛은 떫으면서 신맛이 강하고 성질은 따뜻한 편이다.

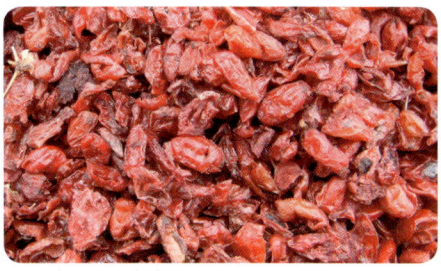
▲ 산수유 _ 약재

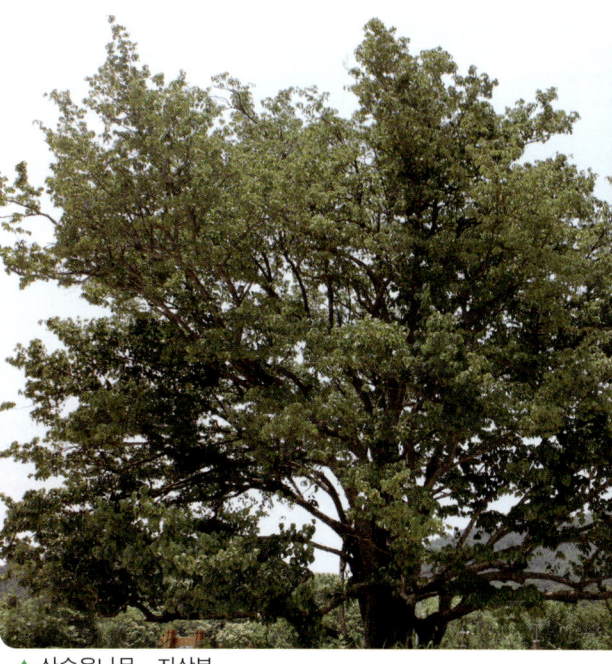
▲ 산수유나무 _ 지상부

생김새

산수유의 기원식물인 산수유나무는 층층나무과의 낙엽활엽소교목으로 키는 7m 정도이다. 나무껍질은 연한 갈색으로 잘 벗겨진다. 일년생 가지는 처음에는 털이 있으나 나중에 떨어진다. 잎은 마주나며 길이 4~12cm, 너비 2.5~6cm에 달걀 모양이다. 꽃은 암수한꽃으로 3~4월에 잎보다 먼저 노랗게 피며 20~30개의 꽃이 산형꽃차례로 뭉쳐 달린다. 열매는 길이 1.5~2cm의 긴 타원형 핵과이며, 처음에는 녹색이었다가 8~10월에 붉게 익는다. 열매에서 단맛과 떫고 강한 신맛이 난다.

채취 및 건조

열매를 사용하는 약초는 가을에 열매가 잘 익었을 때 채취한다. 너무 일찍 채취하면 약의 기운이 열매에 온전하게 전해지지 않기 때문이다. 산수유는 열매가 익어서 붉은색으로 변했을 때 채취한다. 채취한 열매에서 꼭지를 제거하고 약한 불에 쬐어

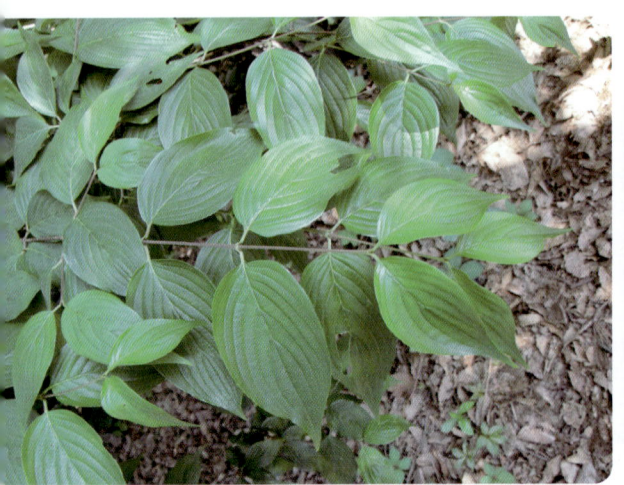
▲ 산수유나무 _ 잎

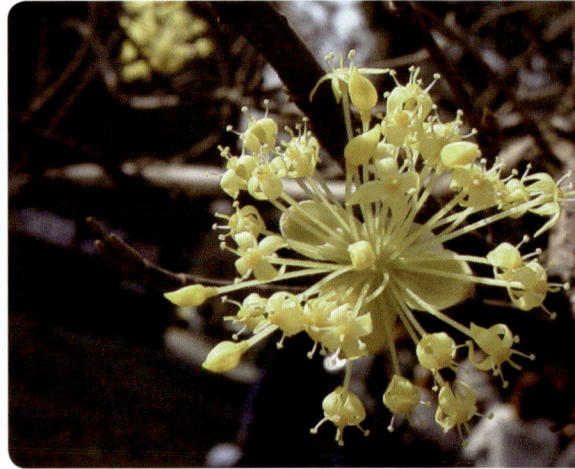
▲ 산수유나무 _ 꽃

말려서 식힌 후에 씨를 제거한 열매살만 취해 다시 햇볕에 말리거나 약한 불에 쬐어 말린다.

효능

싱싱한 산수유는 색이 붉고[茱] 살이 통통[萸]하여 윤기가 흐른다. 생김새가 대추 같아서 돌대추라는 뜻으로 석조(石棗)라고도 하며, 살이 많은 대추라는 뜻으로 육조(肉棗)라고도 한다.

열매살을 사용하는 약초는 대체로 몸에 영양분을 공급한다. 산수유에는 사포닌, 타닌, 우르솔산, 몰식자산, 사과산, 주석산, 비타민 A가 함유되어 있어 영양 가치가 매우 높다. 그래서 산수유는 예로부터 자양강장제로 널리 사용되었다. 《동의보감》에서도 '정신이 어질어질하고 귀에서 소리가 나는 증상, 허리와 무릎이 시큰거리고 아픈 증상'에 산수유를 사용한다고 하였다. 한방에서는 몸이 약해졌을 때 여섯 가지 약재로 구성된 육미지황원(六味地黃元)이라는 처방을 사용하는데, 여섯 가지 약재 중에 하나가 산수유이다. 그만큼 산수유는 몸을 보(補)하는 효능이 뛰어나다.

산수유의 또 다른 효능은 남성의 정력을 강화하고 소변장애를 치료하는 것이다. 한의학에서는 산수유를 수삽약(收澁藥)으로 분류하는데, 이는 비정상적으로 배출되

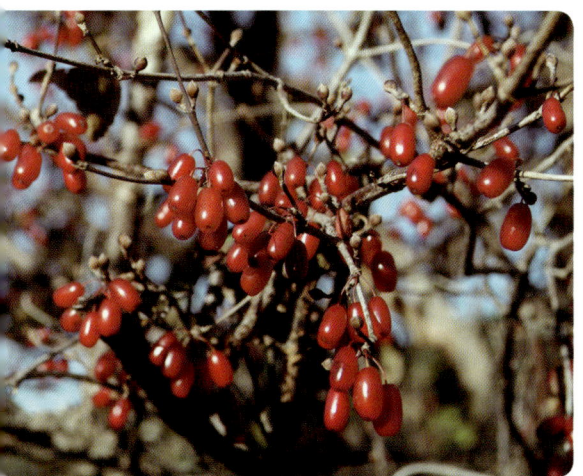
▲ 산수유나무 _ 열매

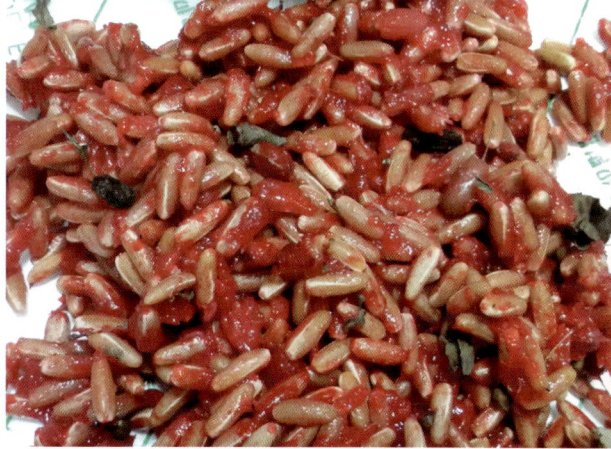
▲ 산수유나무 _ 씨앗

는 정액이나 소변을 막는 약이라는 뜻이다. 그래서 의지와 상관없이 정액이 배출되는 증상, 소변을 참지 못하는 증상, 소변을 지나치게 자주 보는 증상, 그리고 여성의 질에서 대하가 과도하게 나오는 증상에 산수유를 사용한다.

효능 TIP

산수유의 효능을 이해하는 데 참고해야 할 사항은 세 가지이다.

첫째, 산수유는 열매살을 사용하는 약재이다. 열매살에는 영양분이 많이 들어 있어 체력을 보강하는 효능이 좋다. 그래서 산수유에 대한 고서(古書)의 설명을 보면 '골수(骨髓)를 보한다', '정수(精髓)를 더해준다', '신기(腎氣)를 보한다'는 말이 자주 나온다.

둘째, 산수유는 떫으면서 강한 신맛을 가지고 있다. 사실 산수유의 효능은 맛에서 결정된다고 해도 과언이 아니다. 떫은맛과 신맛의 공통점은 수렴시키는 효능이다. 즉 몸에서 비정상적으로 배출되는 물질이나 기운을 나가지 못하게 하는 것이다. 산수유가 열매살이기 때문에 영양분을 공급하는 면도 있으나 떫고 신맛이 더 이상 배출되지 않게 함으로써 강장제로서의 효과를 나타내는 것이다. 돈을 많이 벌지 못하더라도 과소비를 막으면 가정 경제가 건강해지는 것과 같은 이치이다.

셋째, 산수유의 작용 부위는 간과 신장이다. 산수유가 간의 기능을 돕기 때문에 피로감이 개선되는 데 도움이 되고, 신장에 작용하기 때문에 정력을 강화하고 소변 장애와 대하증을 치료하는 데에 사용된다.

 약초의 효능 더하기

주산수유(酒山茱萸, 산수유에 술을 흡수시켜 건조한 것) : 산수유에 황주(黃酒, 쌀과 밀, 기장을 누룩으로 빚은 술. 알코올 도수는 15~20%이다)를 붓고 고루 버무려 용기에 담아 밀봉한 뒤 물이 담긴 솥에 넣고 중탕한다. 술이 다 흡수될 때까지 가열한 다음 꺼내어 통풍이 잘되는 곳에서 말린다. 산수유 50kg당 황주 20kg을 사용한다. 이렇게 하면 산수유의 효능이 더욱 좋아진다. 달이거나 환을 만들어 먹는다.

 치료 질환

피로감, 이명(耳鳴), 요통, 관절염, 정력감퇴, 유정(遺精), 빈뇨(頻尿), 대하증

 용량 및 용법

- 산수유의 1회 복용량은 건조된 것으로 8~16g이다. 달여서 복용해도 되고, 가루나 환을 만들어 복용해도 된다.
- 잘 익은 열매를 채취하여 불에 약간 그을려 냉각시킨 상태에서 씨를 뽑아내고 햇볕에 말려 사용한다. 반드시 씨를 제거하고 열매살만을 사용해야 하는데, 이는 씨앗이 정반대의 효능을 나타내기 때문이다. 《동의보감》에서는 산수유의 씨앗은 '정(精)을 미끄러져 나가게 하기 때문에 제거한다.'라고 하였다.
- 허약해져 피로감이 심할 때는 인삼 100g, 황기 120g, 숙지황 100g, 구기자 100g, 산약 100g, 산수유 100g을 가루 내어 녹두 크기의 환으로 만들어서 1

회에 60개씩 하루 2~3회 복용한다.
- 유정(遺精)이 있을 때는 연자육, 검인, 산약을 함께 사용한다.
- 소변을 자주 보는 증상에는 오약, 익지인, 계피를 함께 사용한다.

〈혼동하기 쉬운 약초 비교〉

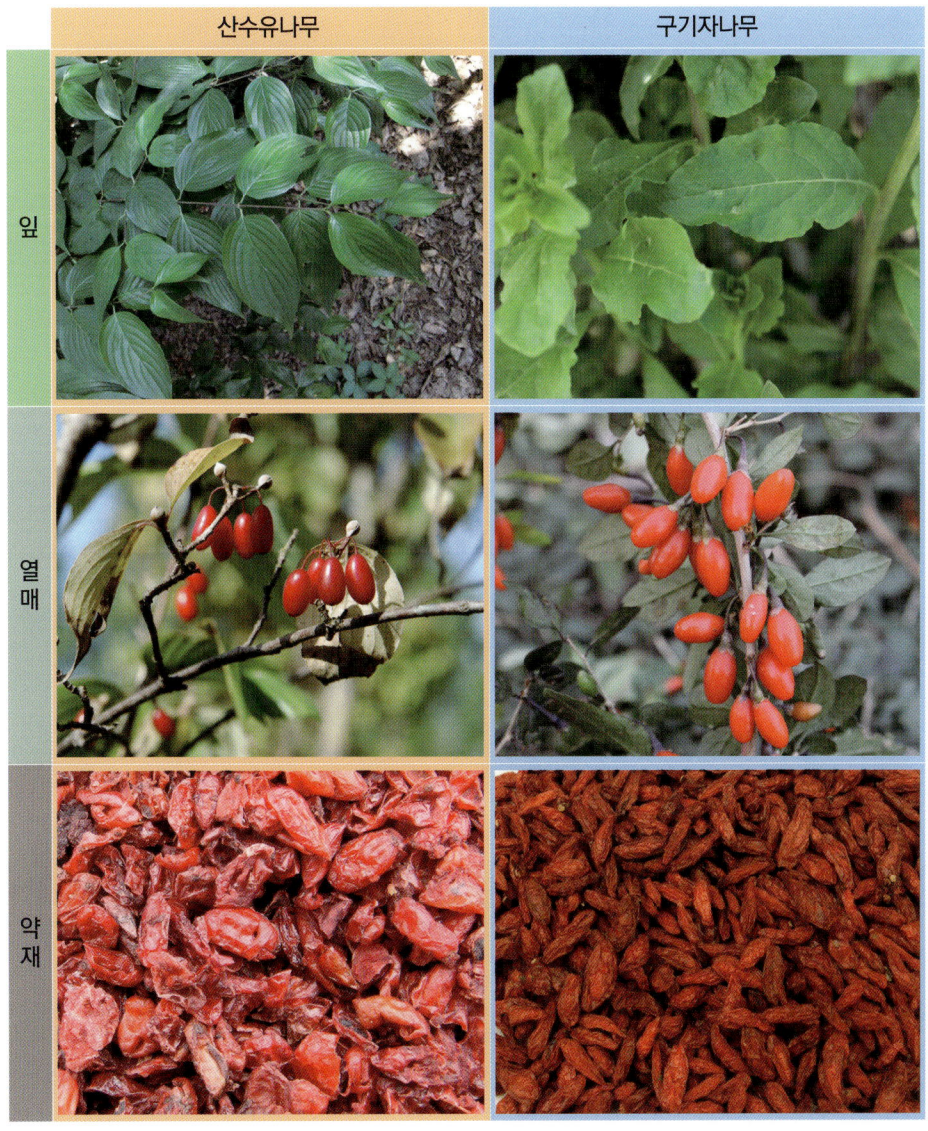

음양곽 (삼지구엽초)

- 식물 이름 : 삼지구엽초
- 사용 부위 : 줄기와 잎
- 약재 이름 : 음양곽(淫羊藿)
- 작용 부위 : 주로 간과 신장에 작용한다.
- 맛과 성질 : 맛은 달면서 맵고 성질은 따뜻하다.

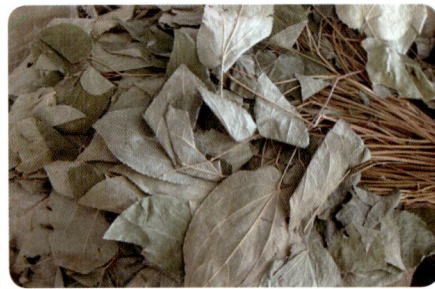
▲ 음양곽 _ 약재

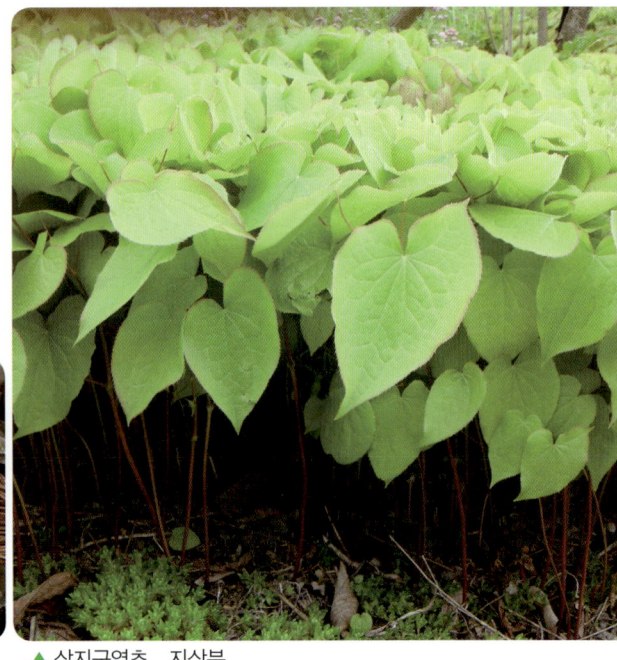
▲ 삼지구엽초 _ 지상부

 생김새

　음양곽의 기원식물인 삼지구엽초는 매자나무과의 여러해살이풀로 키는 30cm 정도이다. 3개의 가지가 각각 3개로 나뉘어 모두 9장의 작은 잎이 달려서 삼지구엽초라고 한다. 잎은 어긋나고 길이 5~13.5cm, 너비 1.5~7.2cm이며 가장자리에 잔톱니가 규칙적으로 나 있다. 꽃은 4~5월에 황백색으로 피며, 지름은 2cm 내외이다. 꽃자루는 길고 약간 아래를 보면서 갈라진 형태로 달린다. 열매는 8월경에 길이 1.0~1.3cm, 너비 0.5~0.6cm로 길고 딱딱하게 달린다. 옆으로 뻗는 뿌리는 단단하며 꾸불꾸불한 잔뿌리가 많이 나 있다. 줄기와 잎 등의 지상부를 음양곽이라 하며 약용한다.

 채취 및 건조

　줄기와 잎을 사용하는 약초는 약의 기운이 잎에 충만해졌을 때 채취해야 한다. 음양곽은 여름과 가을 사이에 채취하는데, 줄기와 잎을 베어서 불순물을 제거하고 햇볕에 말려서 사용한다.

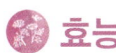
효능

옛날 중국 쓰촨성 북부에 수백 마리의 양을 치는 양치기가 있었다. 양들 가운데 숫양은 한 마리밖에 없었는데, 이 숫양은 연일 여러 암양과 사랑을 나누어도 전혀 피로한 기색이 없었다. 이를 부럽고 신기한 눈으로 지켜보던 양치기는 어느 날 숫양이 틈틈이 이름 모를 풀을 뜯어 먹는 것을 보게 되었다. 양치기가 그 풀을 뜯어서 직접 먹어보았더니 남성의 힘이 솟구치는 것을 느낄 수 있었다. 결국 양치기의 경험담과 함께 전파된 이 풀은 양이 먹어서 음욕이 왕성해졌다는 뜻에서 '음양(淫羊)', 그리고 풀잎이 콩잎을 닮았다고 하여 '곽(藿)' 자를 더해 '음양곽'이라는 이름을 얻게 되었다.

음양곽의 효능은 동물실험에서도 입증되었다. 이탈리아 밀라노대학 천연물연구소에서 대표적인 최음제로 알려진 페룰라헤모니스, 계피, 음양곽 등을 비교하는 실험을 했는데, 음양곽이 발기부전을 개선하는 데 가장 효과가 좋았다고 한다. 또 다른 약리연구에서도 음양곽은 최음작용이 있고 정액 분비를 촉진하여 정낭을 충만

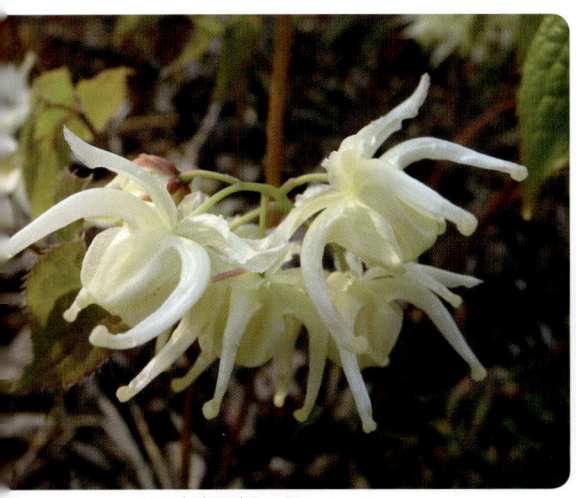
▲ 삼지구엽초 _ 꽃

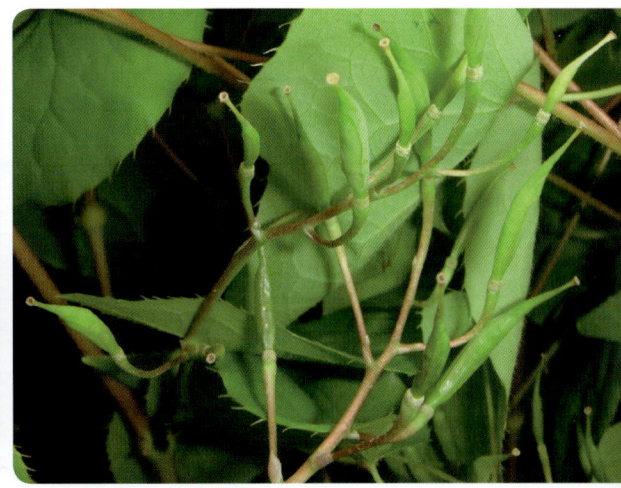
▲ 삼지구엽초 _ 열매

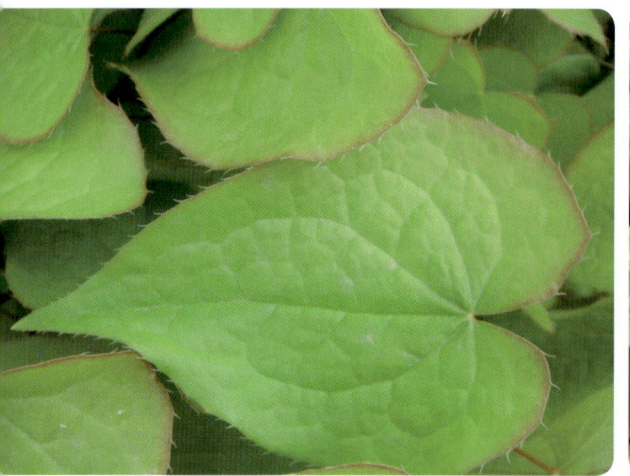
▲ 삼지구엽초 _ 잎

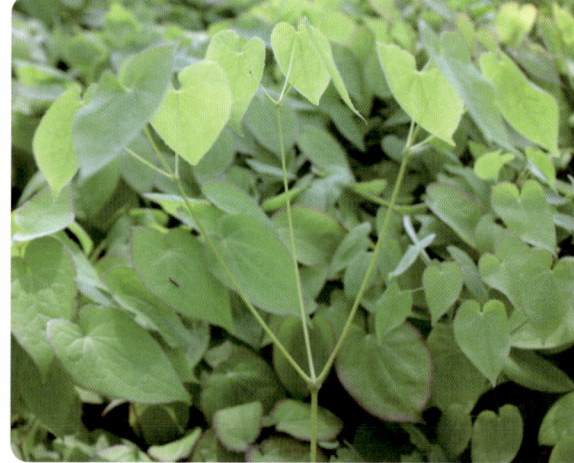
▲ 삼지구엽초 _ 잎과 줄기

시키는 작용을 하며 그에 따라 감각신경을 자극하여 간접적으로 성적흥분을 일으키다는 것이 증명되었다. 이러한 효능을 간파한 우리나라의 모 제약회사에서 음양곽을 원료로 한 드링크제를 시판하였는데, 15세 미만은 복용이 금지돼 출시 당시에 화제를 모았다.

성욕을 촉진하는 음양곽의 효능은 여성에게는 강하게 나타나지 않는다. 하지만 몸을 따뜻하게 하는 효능이 비교적 좋아서 몸이 찬 여성의 불임증에 사용된다. 《동의보감》에서도 '음양곽은 여성이 아이를 낳지 못하는 데 쓴다.'라고 하였다. 그 외에도 음양곽은 뼈마디가 아프고 허리와 무릎에 힘이 없는 증상, 피부에 감각이 둔해지고 저리는 증상에도 사용된다.

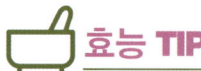 효능 TIP

음양곽의 효능을 이해하는 데 참고해야 할 사항은 두 가지이다.

첫째, 음양곽의 맛은 달면서 맵고 성질은 따뜻하다. 약초의 맛이 달면서 성질이 따뜻하면 몸에 열과 에너지를 공급하는 효능이 좋다. 여기에 매운맛이 더해지면 차가운 기운을 몸 밖으로 몰아낼 수 있다. 음양곽의 단맛과 매운맛, 그리고 따뜻한 성질은 몸이 약하고 차가운 사람에게 효과적임을 의미한다. 따라서 과도한 스트레스로 인한 발기부전과 불임에는 적합하지 않다. 음양곽의 따뜻하고 매운 성질이 체액을 소모시키는 경향이 있어 만성적인 스트레스 때문에 몸에 체액이 부족한 사람에게는 적합하지 않다는 뜻이다.

둘째, 음양곽은 잎과 줄기를 사용하는 약초이다. 불을 피울 때에는 땔감으로 쓸 장작이 필수적이지만 불쏘시개 역할을 하는 볏짚이나 낙엽도 있어야 한다. 음양곽은 불쏘시개 역할에 비유할 수 있다. 즉 양기(陽氣)를 돋우는 효능이 있지만 숯불처럼 오래 지속되는 것이 아니라 마른 낙엽이 불에 타듯이 효능이 오래가지 않는다. 따라서 땔감의 역할을 하는 다른 약초와 함께 사용해야 한다. 또한 불쏘시개 역할이므로 많은 양을 사용할 필요는 없다.

 약초의 효능 더하기

볶은 음양곽[炙淫羊藿] : 먼저 양지유(羊脂油)를 솥에 넣고 가열하여 녹인 다음 찌꺼기를 제거하고, 여기에 음양곽을 넣고 약간 볶아서 양지유가 다 흡수되면 꺼내어 식힌다. 음양곽 50kg당 양지유 12.5kg을 사용한다. 이렇게 하면 음양곽의 효능이 더욱 좋아진다. 달이거나 환을 만들어 먹는다.

 치료 질환

발기부전, 남성불임, 여성불임, 요통, 관절염

 용량 및 용법

- 음양곽의 1회 복용량은 건조된 것으로 4~12g이다.
- 잎이나 꽃을 사용하는 약초는 보통 오래 달이지 않는다. 특히 음양곽처럼 매운맛이 있는 약초는 더욱 그렇다. 오래 달이면 약효 성분이 휘발되어 없어지기 때문이다. 복분자, 토사자, 보골지, 숙지황, 당귀, 산수유 등과 함께 달여서

복용하는 경우가 많은데, 이 경우 다른 약초를 2시간 이상 달이고 나중에 음양곽을 넣어 10분 정도 더 달여서 복용한다. 가루나 환으로 만들어서 복용하는 것도 좋은 방법이다.

- 청년기의 발기부전에는 음양곽, 토사자, 육종용을 가루 내어 환을 만들어서 복용한다.
- 장년기의 발기부전에는 계피, 녹용, 토사자, 음양곽을 가루 내어 환을 만들어서 복용한다.
- 남성불임에는 육종용, 파극, 토사자와 함께 사용하고, 여성불임에는 숙지황, 당귀, 천궁, 작약, 육종용과 함께 사용한다.
- 요통에는 두충, 겨우살이, 황기 등과 함께 사용한다.

<혼동하기 쉬운 약초 비교>

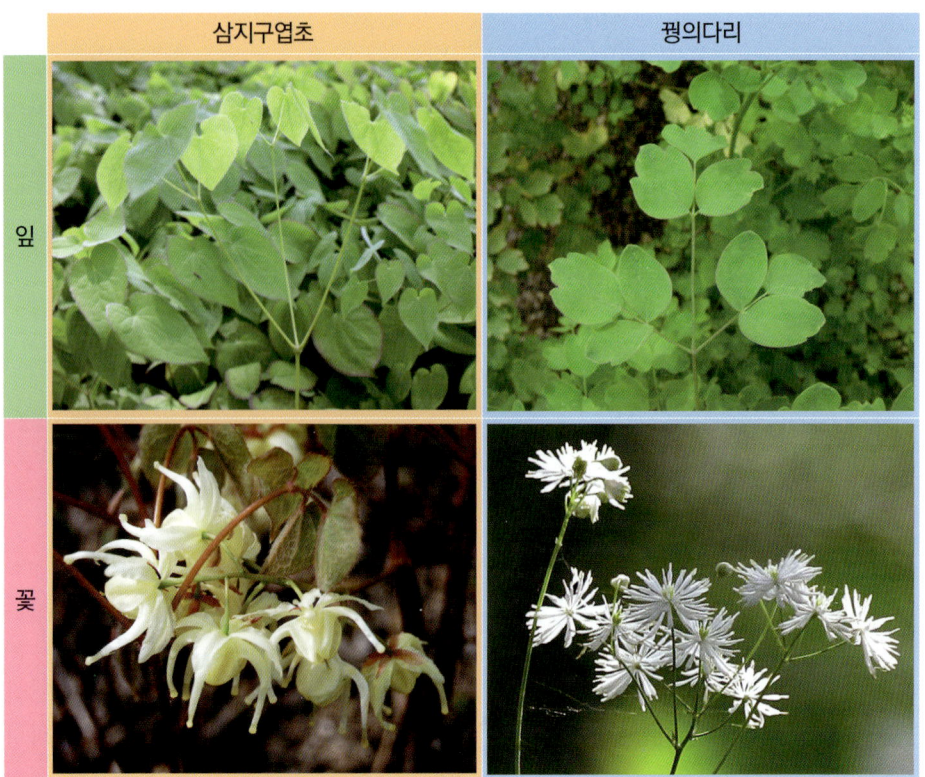

04 기관지를 보호하는 약초

맥문동 (맥문동)

- 식물 이름 : 맥문동
- 사용 부위 : 뿌리 팽대부
- 약재 이름 : 맥문동(麥門冬)
- 작용 부위 : 주로 폐와 위, 심장에 작용한다.
- 맛과 성질 : 맛은 달면서 약간 쓰고 성질은 약간 차갑다.

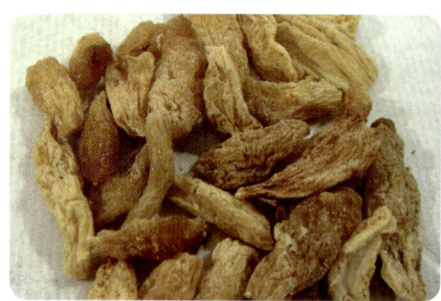
▲ 맥문동 _ 약재

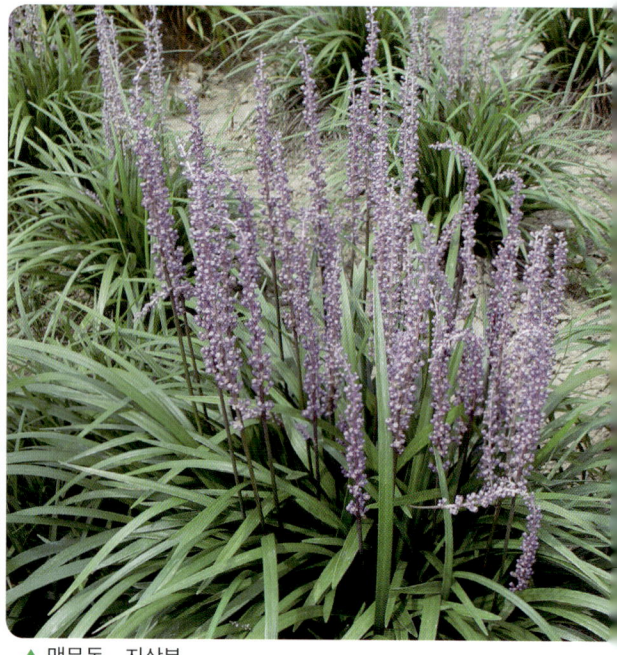
▲ 맥문동 _ 지상부

생김새

맥문동의 기원식물인 맥문동은 백합과의 여러해살이풀로 키는 30~50cm이다. 줄기는 잎과 따로 구분이 되지 않는다. 잎은 줄 모양으로 밑동의 뿌리 부근에서 뭉쳐나며 길이는 30~50cm, 너비는 0.8~1.2cm이다. 잎끝이 뾰족해지다가 둔해지기도 하고, 11~15개의 세로맥이 있다. 꽃은 5~6월에 연한 자주색으로 피는데, 길이 30~50cm의 꽃대에 마디마다 3~4개씩 모여 달리며 총상꽃차례를 이룬다. 열매는 얇은 껍질이 일찍 벗겨지며 검은색 종자가 노출된다. 뿌리는 굵고 짧으며 딱딱하다. 뿌리 끝에 흰색의 덩이뿌리가 달리는데, 이 덩이뿌리에 다시 잔뿌리가 내린다.

채취 및 건조

맥문동의 꽃은 5~6월에 피고 열매는 9~10월에 달린다. 겨울을 지낸 맥문동의 성장기는 여름인 것이다. 뿌리를 사용하는 맥문동은 성장기를 피해서 채취해야 하므로 겨울과 봄에 캐야 한다. 보통은 4월에 뿌리가 비대해졌을 때 캐서 잔뿌리를 제거하고 물에 담갔다가 건져내어 축축해진 다음에 심(心)을 뽑아내고 다시 깨끗하게 씻어서 햇볕에 말린 후 사용한다.

효능

맥문동은 몸에 진액(津液)이 부족해졌을 때 사용하는 약재이다. 가장 흔히 사용되는 경우는 폐와 기관지가 건조해져 마른기침이 계속될 때이다. 발열과 몸살, 인후염 같은 감기의 초기 증상은 없어졌으나 마른기침이 오랫동안 낫지 않을 때에는 반드시 맥문동을 사용해야 한다. 이러한 증상은 환절기와 건조해지는 계절에 생기며, 몸이 약하고 나이가 많은 사람에게 나타나는 경향이 있다. 증상이 심하면 가슴이 아플 정도로 마른기침이 계속되는데, 이럴 때에는 일반적인 진해제(鎭咳劑)를 복용해도 효과가 없고, 반드시 맥문동이 들어간 처방을 복용해야 한다. 증상이 가벼울 때는 목이 간질거리는 정도로 나타나는데, 만약 이 증상이 몇 개월 지속된다면 분명 폐와 기관지가 건조해진 것이므로 맥문동을 사용해야 한다.

맥문동은 당뇨병이나 폐결핵, 기타 열병(熱病)으로 인해 몸이 건조해졌을 때 사용하면 좋다. 또한 과로로 인해 열이 나고 입이 마르며 갈증이 나는 것을 치료한다. 또

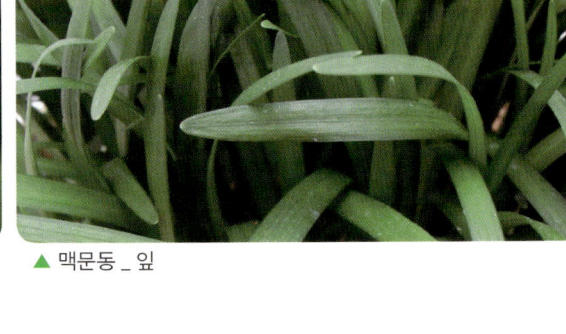

▲ 맥문동 _ 꽃

▲ 맥문동 _ 잎

맥문동(맥문동)   **179**

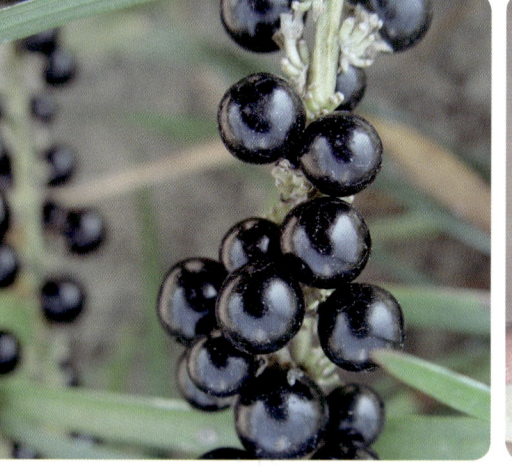
▲ 맥문동 _ 열매

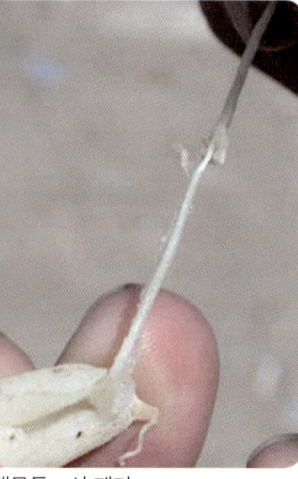
▲ 맥문동 _ 심 제거

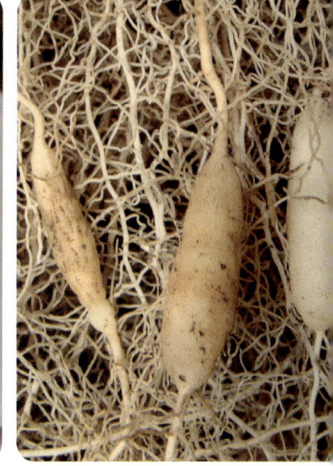
▲ 맥문동 _ 뿌리

한 맥문동은 심약(心弱)한 사람의 마음을 안정시키고 기력을 보충하며 스트레스와 충격으로 인해 심열(心熱)이 생겼을 때 열을 내려준다.

효능 TIP

맥문동의 효능을 이해하는 데 참고해야 할 사항은 세 가지이다.

첫째, 맥문동은 맛이 달면서 약간 쓰고, 성질은 차가운 편이다. 단맛은 몸에 영양분을 공급하는 맛이고, 쓴맛은 열과 염증을 가라앉히는 맛이다. 여기에 차가운 성질이 더해지면 열을 조절하는 효능이 강해진다. 결과적으로 맥문동의 맛과 성질은 열을 조절하면서 몸에 부족해진 진액을 공급하는 데 있음을 알 수 있다.

둘째, 맥문동은 점도가 높아서 만져보면 손에 달라붙을 정도로 끈적거린다. 점도가 높은 약재는 몸에 영양분을 공급하는 성질과 체액을 만드는 성질이 강하다. 맥문동뿐 아니라 숙지황과 황정 또한 만져보면 점도가 높은 것을 알 수 있는데, 이러한 약재는 분명 보약(補藥)의 재료가 된다. 단, 점도가 높은 약재는 위장장애를 일으킬 수 있으므로 소화력이 약한 사람이나 대변이 묽게 나오는 사람에게 사용할 때에는 주의가 필요하다.

셋째, 맥문동의 작용 부위는 폐와 위, 심장이다. 이는 맥문동이 건조해진 폐와 기관지를 부드럽게 하고, 입이 건조하고 갈증이 나는 것[이러한 증상을 한방에서는 위열(胃熱)이라고 한다]을 개선하며, 마음을 안정시키고 기력을 보충하여 심기(心氣)를 기르는 효능이 있다는 뜻이다.

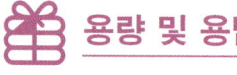 **치료 질환**

마른기침, 당뇨병, 폐결핵, 신경쇠약

용량 및 용법

- 맥문동의 1회 복용량은 건조된 것으로 4~16g이다. 달여서 복용해도 되고, 가루나 환을 만들어 복용해도 된다.
- 맥문동은 뿌리를 관통하는 질긴 심(心)을 제거하고 사용해야 한다. 그렇지 않으면 가슴이 답답해지는 증상이 나타날 수 있다.
- 신경쇠약으로 마음의 안정이 필요한 사람은 오미자, 산조인, 원지 등과 함께 사용한다.
- 마른기침에는 사삼, 생지황, 행인, 반하 등과 함께 사용하면 좋다.
- 폐결핵으로 미열, 기침, 가래, 식은땀이 지속되는 경우에는 결핵약을 복용하면서 맥문동, 현삼, 사삼, 비파엽 등을 함께 사용한다.
- 당뇨병으로 입마름이 심한 경우에는 사삼, 석곡, 옥죽을 넣어 사용하면 좋다. 이들 약재에는 혈당을 내리는 효능도 있다.
- 음식을 먹으면 구역질을 심하게 하고 먹은 것을 토할 때에는 맥문동을 우려낸 물에 쌀을 넣고 죽을 쑤어 먹는다. 임신부도 먹을 수 있다.

맥문동(맥문동) **181**

천문동(천문동)

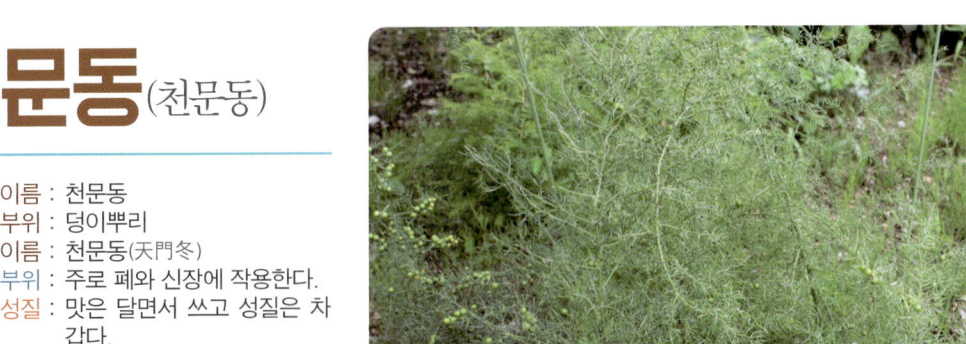

📖 **식물 이름** : 천문동
　사용 부위 : 덩이뿌리
　약재 이름 : 천문동(天門冬)
　작용 부위 : 주로 폐와 신장에 작용한다.
　맛과 성질 : 맛은 달면서 쓰고 성질은 차
　　　　　　갑다.

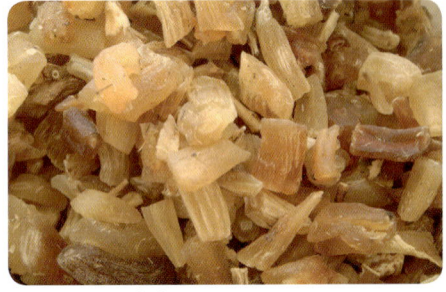

▲ 천문동 _ 약재

▲ 천문동 _ 지상부

🌿 생김새

　천문동의 기원식물인 천문동은 백합과의 여러해살이풀로 키는 1~2m이다. 원줄기는 덩굴성으로 길고 가늘게 자라며, 잔가지는 가는 잎 모양으로 1~3개씩 모여난다. 잎은 미세한 막질 또는 짧은 가시로 줄기에 흩어져 난다. 꽃은 담황색으로 5~6월에 1~3개씩 모여 핀다. 꽃의 길이는 0.3cm, 꽃자루의 길이는 0.2~0.5cm이고 꽃잎은 6장이며 옆으로 퍼지는 선상 타원형이다. 열매는 구형의 장과이며 흰색이다. 열매의 지름은 0.6cm 정도이고 안에 1개의 검은 종자가 들어 있다. 뿌리는 짧고 많은 방추형 뿌리가 사방으로 퍼진다.

🌳 채취 및 건조

　뿌리를 사용하는 약초는 약의 기운이 뿌리에 충만해졌을 때 채취해야 하므로 잎이 시드는 가을 이후가 채취의 적기이다. 천문동은 보통 가을과 겨울에 캐는데, 겨울에 캔 것이 질이 좋다. 뿌리를 캐어 흙을 깨끗이 씻어낸 다음 잔뿌리를 제거한다. 크기에 따라 나누어 끓는 물에 넣고 삶거나 찐다. 이것을 건져내어 맑은 물속에 담 갔다가 뜨거울 때 겉껍질을 벗기고 깨끗하게 씻어서 약한 불로 말린다.

 ## 효능

천문동은 부족해진 진액(津液)을 공급하는 효능이 매우 좋다. 이는 맥문동의 효능 과 흡사하여 천문동과 맥문동을 함께 사용하는 경우가 많다. 천문동은 기관지와 폐 가 건조해져 마른기침이 나오는 증상에 적합하며, 가래가 나오더라도 양이 적고 점 도가 높을 때, 나아가 가래에 피가 섞여 나올 때 사용할 수 있다.

천문동은 수분이 많고 질이 윤택하므로 초기 기침에는 사용하지 않으며, 만성기 침으로 진액이 소모되어 기관지가 건조해졌을 경우에 보다 적합하다. 즉 천문동을 사용하는 기준은 기침이 아니라 몸에 진액이 부족한지 여부이다. 따라서 기침이 동 반되지 않고 진액만 부족해진 경우에 사용해도 된다. 고서(古書)에 '오래 복용하면 얼굴색이 깨끗해지고 희어지며, 추위와 더위를 이겨내고 몸이 가벼워지며, 허기지 지 않고 수명이 늘어나며, 아이를 많이 두게 한다.'는 말이 있는데, 진액을 보충하는 천문동의 효능이 그만큼 좋다는 뜻이다.

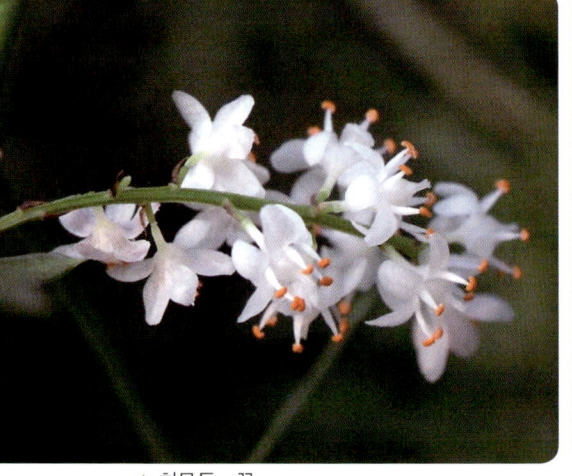

▲ 천문동 _ 꽃

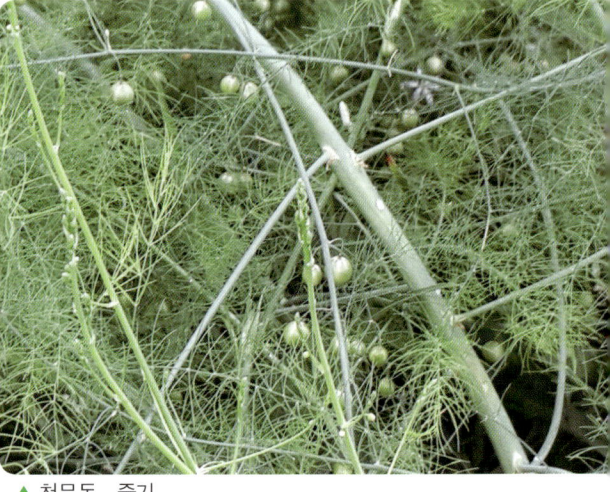

▲ 천문동 _ 줄기

천문동(천문동) **183**

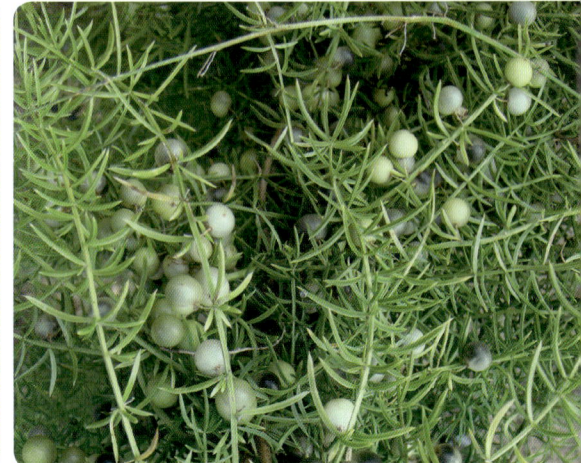

▲ 천문동 _ 잎　　　　　　　　　　　▲ 천문동 _ 열매

편도염으로 목이 붓고 열이 나며 음식 삼키기가 어려울 때 천문동에 금은화, 도라지를 넣고 달여서 자주 마시면 효과가 좋다. 특히 소아편도염에 효과가 뛰어나다. 또한 성대를 많이 사용하는 사람은 천문동을 대량으로 달여놓고 차처럼 마시면 성대를 보호하는 데 도움이 된다.

천문동은 노인 변비와 산후 변비에도 활용된다. 나이가 들면서 체액이 부족해지는 것은 자연스러운 일이다. 그런데 그 상태가 심해지면 장액(腸液)의 분비가 줄어들어 변비가 생길 수 있다. 이런 경우 몸이 약하면 강한 변비약을 사용하기 어려운데, 이때 천문동과 당귀를 달여서 복용하면 변비가 자연스럽게 해소된다. 산후 변비에 천문동을 사용하는 것도 같은 이유에서이다.

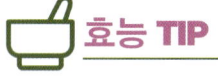 효능 TIP

천문동의 효능을 이해하는 데 참고해야 할 사항은 세 가지이다.

첫째, 천문동은 맛이 달면서 약간 쓰고, 성질은 차갑다. 단맛은 몸에 영양분을 공급하는 맛이고, 쓴맛은 열과 염증을 가라앉히는 맛이다. 여기에 차가운 성질이 더해지면 열을 조절하는 효능이 강해진다. 이러한 맛과 성질은 맥문동과 매우 흡사한데,

둘의 차이점은 천문동의 성질이 더 차갑다는 것이다. 이러한 차이는 천문동이 맥문동보다 진액을 공급하는 효능이 강한 것과 연관된다.

둘째, 천문동은 점도가 매우 높다. 점도가 높은 약재는 몸에 영양분을 공급하고 체액을 만드는 작용이 강하다. 효능이 유사한 맥문동도 점도가 높지만 천문동의 점도가 더 높기 때문에 체액을 공급하는 효능 또한 천문동이 더 좋다고 할 수 있다.

셋째, 천문동의 작용 부위는 폐와 신장이다. 약재의 효능에서 설명한 대로 천문동은 폐와 기관지의 건조한 상태를 완화시키는 효능이 있어 작용 부위가 폐라는 것을 알 수 있고, 이는 맥문동도 마찬가지이다. 작용 부위가 신장이라는 점이 천문동의 특징인데, 여기서 신장은 몸의 근본적인 힘, 기초체력을 의미한다. 천문동은 진액을 보충하는 효능이 좋아서 간접적으로 기초체력을 강화하므로 신장에 작용한다고 하는 것이다.

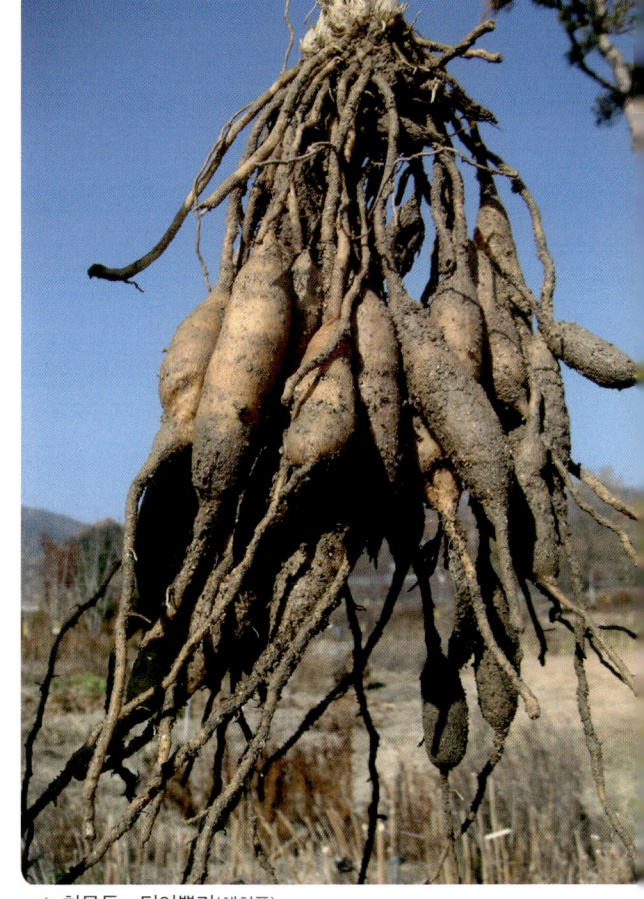

▲ 천문동 _ 덩이뿌리(채취품)

🌸 치료 질환

마른기침, 편도염, 노인 변비, 산후 변비

천문동(천문동) **185**

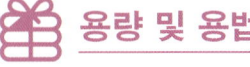 용량 및 용법

- 천문동의 1회 복용량은 건조된 것으로 6~12g이다. 달여서 복용해도 되고, 가루나 환을 만들어 복용해도 된다.
- 만성기관지염으로 마른기침이 나오고 심하면 가래에 피가 섞여 나올 때에는 맥문동, 백합, 생지황, 사삼을 함께 사용한다.
- 소아백일해에는 진피, 패모, 과루인과 함께 사용하면 좋다.
- 인후(咽喉)가 부었을 때에는 맥문동, 길경을 넣고 진하게 달여 설탕을 타서 먹으면 좋다.
- 노인 변비에는 천문동 320g, 맥문동 160g, 당귀 160g, 생지황 160g을 달여서 고약으로 만들고, 이것에 꿀을 타서 매일 아침저녁으로 10숟가락씩 먹는다.

〈혼동하기 쉬운 약초 비교〉

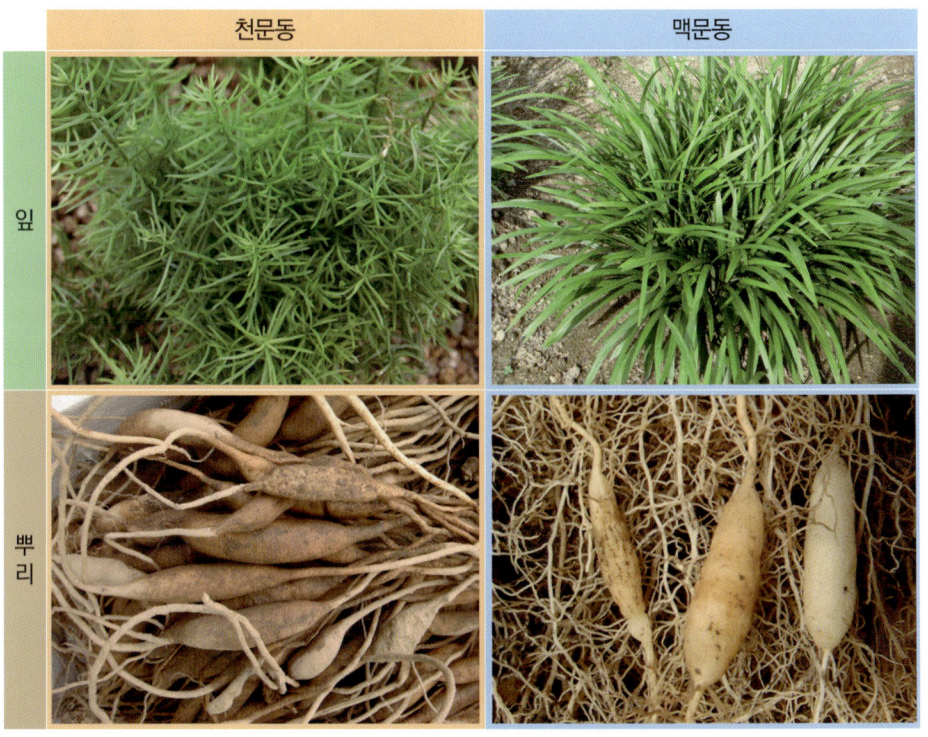

186

호도(호두나무)

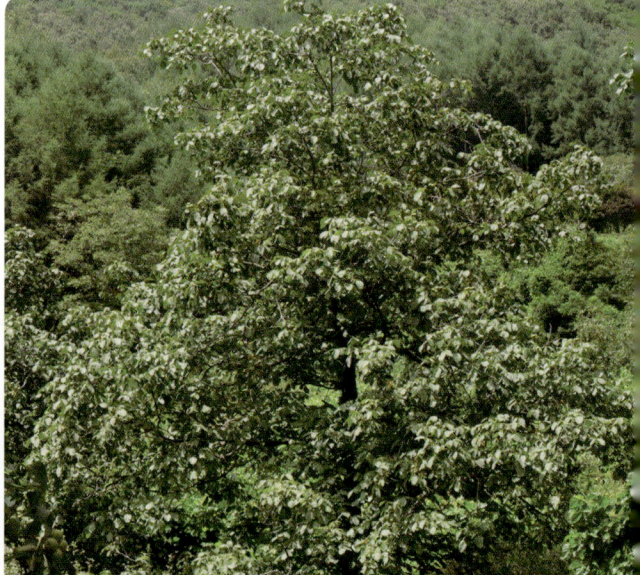

📖 식물 이름 : 호두나무
　사용 부위 : 잘 익은 씨앗
　약재 이름 : 호도(胡桃)
　작용 부위 : 주로 폐와 신장에 작용한다.
　맛과 성질 : 맛은 달고 성질은 따뜻하다.

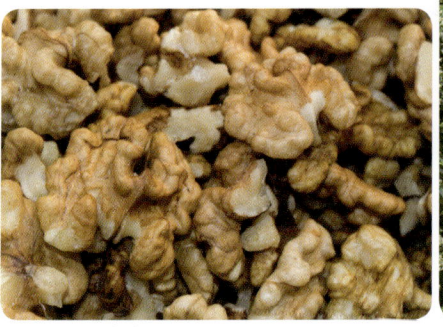

▲ 호도 _ 약재

▲ 호두나무 _ 지상부

🌿 생김새

　호도의 기원식물인 호두나무는 가래나무과의 낙엽활엽교목으로 키는 20m 정도
이다. 굵은 가지가 사방으로 퍼지고 나무껍질은 회백색이다. 일년생 가지는 털이 없
고 윤채가 있다. 잎은 어긋나고 홀수 깃꼴겹잎이며 잎자루는 길이가 25cm이다. 잔
잎은 5~7개로 타원형이며 길이는 7~20cm, 너비는 5~20cm이다. 잎은 위로 갈수
록 커지는데 가장자리에 밋밋하거나 뚜렷하지 않은 톱니가 있다. 꽃은 암수한그루
로 5월에 피는데, 수꽃은 미상꽃차례로 녹색으로 피고, 암꽃은 1~3개가 수상꽃차
례로 달린다. 열매는 둥글고 털이 없으며, 핵은 거꿀달걀 모양으로 연한 갈색이고
주름살과 파진 골이 있다. 9월에 익는다.

🟢 채취 및 건조

　열매를 사용하는 약초는 약의 기운이 온전히 열매에 전달되었을 때 채취해야 하

호도(호두나무)　**187**

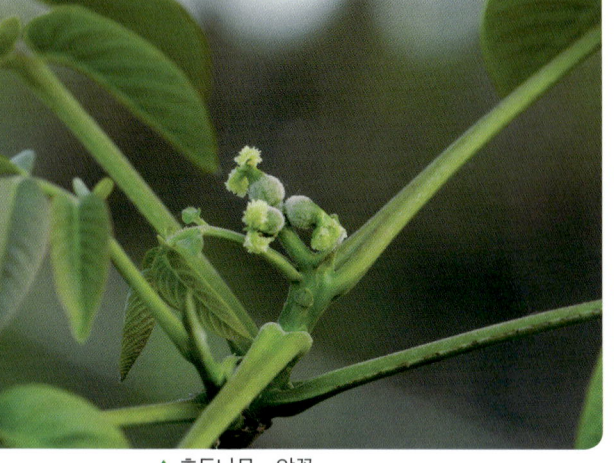

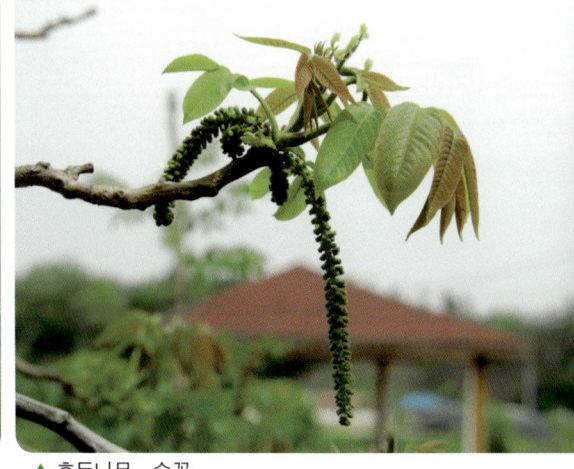

▲ 호두나무 _ 암꽃　　　　　　　　　▲ 호두나무 _ 수꽃

므로 채취의 적기는 가을이다. 호도는 9월 하순부터 10월 중순 사이에 채취하여 열매살을 제거하고 핵각(核殼)을 깨끗이 씻어 햇볕에 말린 다음 핵각을 빻아 부수고 핵인(核仁)을 취하여 사용한다.

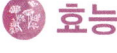 효능

호도(胡桃)에는 크게 네 가지 효능이 있다. 먼저, 정신을 안정시키는 효능이다. 자양성(滋養性)이 뛰어나 생것으로 매일 3~5개씩 먹으면 불면증에 좋고, 정신이 불안정하여 꿈을 많이 꾸는 증상이나 어지러운 증상을 개선할 수 있다. 옛날 사람들은 호도를 먹으면 머리가 맑아지고 명석해진다고 했는데, 우연의 일치인지 호도의 생김새는 뇌(腦)를 닮았다.

둘째, 호도는 허리 근육과 생식기능을 강화하는 효능이 있다. 50세가 넘으면 자연 노화에 의해 척추를 감싸고 있는 근육이 약화되고, 그 결과 척추와 추간판에 가해지는 하중이 증가하여 요추 추간판탈출증(허리디스크)이나 척주관협착증, 척추관절염 등이 생긴다. 자양성이 풍부한 호도는 약해진 근육에 영양분을 공급하므로 이러한 질환을 치료하는 효과가 있다. 단, 단독으로 사용하는 것보다 두충, 파고지 등과 함께 사용해야 효과가 좋다. 또한 호도는 생식기능을 강화하는 효능이 있어서 소

188

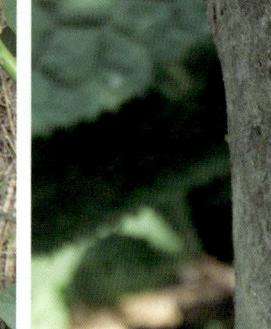
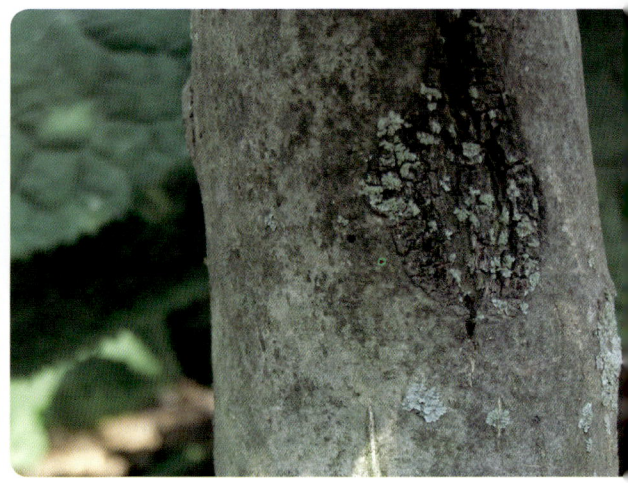

▲ 호두나무 _ 잎   ▲ 호두나무 _ 나무껍질

변을 자주 보는 증상과 조루(早漏), 유정(遺精), 발기부전 등에도 효과가 있다.

셋째, 호도는 만성기관지염과 만성천식에 사용한다. 갑자기 날씨가 추워져서 기침과 숨찬 증상이 재발하는 경우에 적합하며, 나이가 들어 몸이 허약해진 노인에게 사용하는 경우가 많다. 또한 기관지염을 예방하는 효능이 있어 기관지가 약한 사람은 평소에 음식으로 꾸준히 복용하는 것이 좋다.

넷째, 호도는 노인 변비와 산후 변비에 효과가 좋다. 나이가 들면 체액이 부족해지고 장액(腸液)의 분비도 줄어들어 변비가 생기기 쉽다. 산모 또한 과다한 체력 소모와 출혈로 인하여 변비가 생길 수 있는데, 이 경우에 호도는 좋은 음식이자 약이 된다. 따라서 평소 대변이 묽은 사람에게 호도를 사용할 때에는 주의해야 한다.

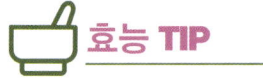

효능 TIP

호도의 효능을 이해하는 데 참고해야 할 사항은 세 가지이다.

첫째, 호도는 단단한 껍질에 둘러싸인 씨앗이다. 자연의 섭리는 참으로 놀랍다. 지방 성분이 많은 씨앗은 대체로 두꺼운 껍질에 싸여 있는데, 이는 지방 성분이 산패(酸敗)되는 것을 막기 위함이다. 호도는 60% 정도의 지방을 함유하고 있는데, 연

호도(호두나무) **189**

노란색의 투명한 기름으로 질이 매우 좋은 건성유(乾性油)이다. 호도의 지방은 건조해진 폐를 부드럽게 하여 만성기관지염과 만성천식을 치료하고, 장을 부드럽게 하여 변비를 개선하며, 뇌수(腦髓)를 보충하여 머리를 맑게 한다.

둘째, 호도의 맛은 달고 성질은 따뜻하다. 단맛은 몸에 영양분을 보충하는 맛이다. 여기에 따뜻한 성질이 더해지면 그 효능은 더욱 강해진다. 따라서 나이가 많은 사람이 평소 호도를 즐겨 먹으면 약해진 체력이 보강되고 폐와 기관지가 튼튼해진다.

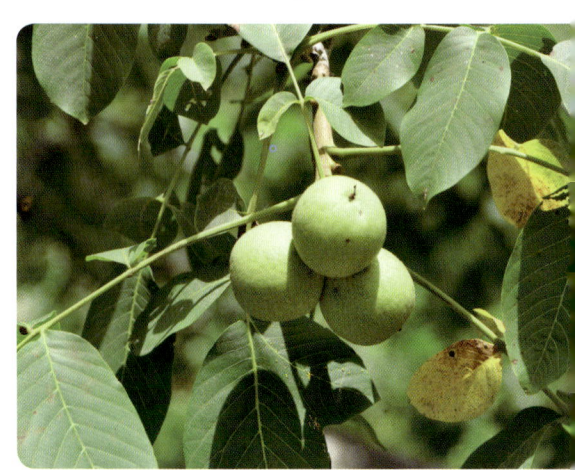

▲ 호두나무 _ 열매

셋째, 호도의 작용 부위는 폐와 신장이다. 호도가 폐에 작용한다는 것은 앞에서 설명하였다. 신장은 기초체력을 의미한다. 따라서 유전적으로 건강하게 태어났다면 신장이 좋다고 말한다. 그리고 청장년기에는 신장이 좋을 수밖에 없다. 반대로 노인은 자연 노화로 인하여 기초체력이 떨어지므로 신장이 약해졌다고 표현

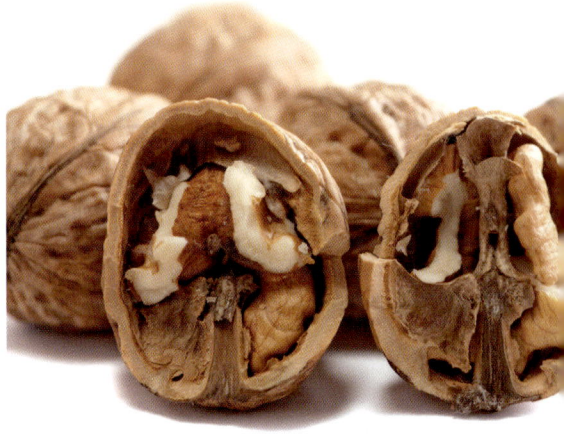

▲ 호두나무 _ 종인

한다. 그래서 신장에 작용하는 약재에는 대부분 체력을 보강하는 효능이 있다. 호도도 마찬가지인데, 특히 호도에는 23% 정도의 단백질이 함유되어 있고, 다른 식물성 단백질에 비하여 질이 좋은 단백질이므로 체력을 강화하는 데 많은 도움이 된다.

🌿 치료 질환

불면증, 요통, 조루(早漏), 유정(遺精), 발기부전, 기관지염, 천식, 변비

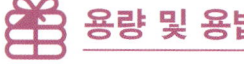 **용량 및 용법**

- 호도의 1회 복용량은 건조된 것으로 8~12g이다. 달여서 복용해도 되고, 가루나 환을 만들어 복용해도 된다.
- 신경쇠약으로 꿈을 많이 꾸고 불면증이 있을 때에는 원지, 산조인, 사삼, 하수오와 함께 사용한다.
- 허리 근육이 약해져서 만성적인 요통이 있을 때에는 두충(생강즙에 볶은 것) 160g, 파고지(볶은 것) 160g, 호도 30개를 가루 내어 생강즙 100g과 반죽해서 녹두 크기의 환을 만들어 1회에 100개씩 복용한다.
- 만성기침에는 인삼, 구기자, 사삼, 맥문동 등과 함께 사용하는데, 호도의 속껍질을 벗기지 않고 사용하는 것이 좋다.
- 변비에는 당귀와 함께 사용한다.
- 야뇨증에는 자기 전에 호도 4~5개를 따뜻한 물과 함께 복용하면 좋다.

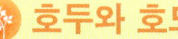 **호두와 호도**

호두의 약재 이름은 호도(胡桃)이다. 호도의 '호'는 중국 밖에서 들어온 식물의 이름에 붙이는 접두사이고, '도'는 나무의 열매가 복숭아를 닮아서 붙은 것이다. 중국은 고대부터 중국 밖의 존재를 '오랑캐'라 불렀으며, '호'는 오랑캐를 통칭하는 용어이다. 즉 표준어는 호두이고, 약재의 이름으로 통용되는 명칭은 호도이다.

〈혼동하기 쉬운 약초 비교〉

호두나무	가래나무
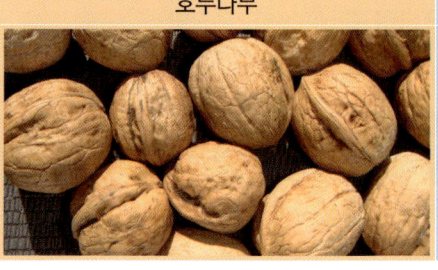	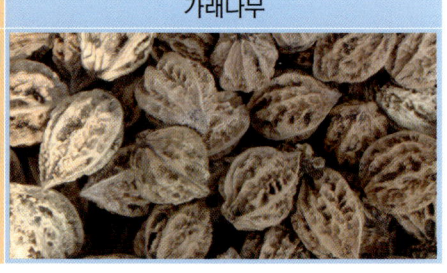

열매

사삼(잔대)

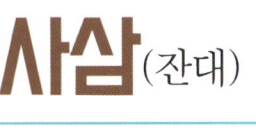

📖식물 이름 : 잔대 및 동속 식물
　사용 부위 : 뿌리
　약재 이름 : 사삼(沙蔘)
　작용 부위 : 주로 폐와 위에 작용한다.
　맛과 성질 : 맛은 달면서 약간 쓰고 성질
　　　　　　은 약간 차갑다.

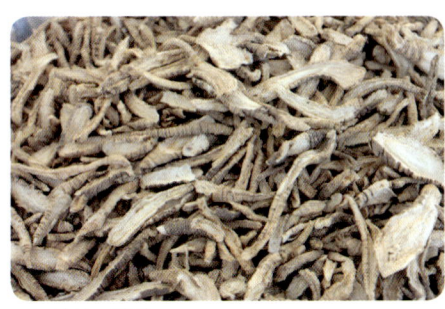

▲ 사삼 _ 약재

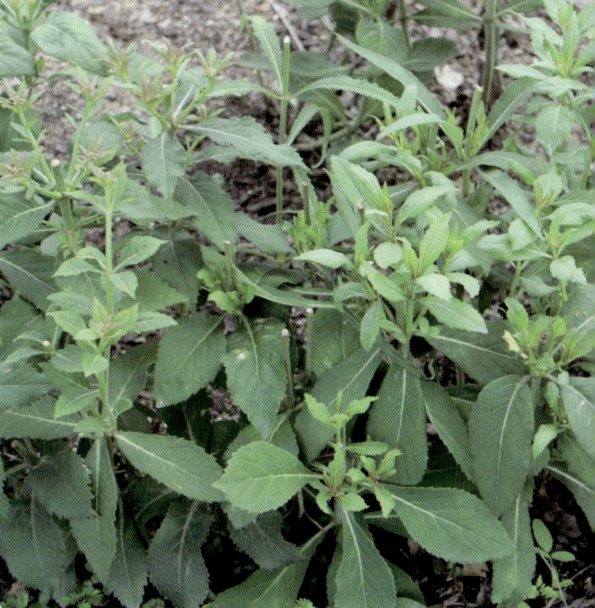

▲ 잔대 _ 지상부

🌿 생김새

　사삼의 기원식물인 잔대는 초롱꽃과의 여러해살이풀로 키는 40~120cm이다.
줄기가 곧게 서며 잔털이 나 있다. 뿌리잎은 잎자루가 길고 둥근 부채 모양이며 꽃
이 필 때쯤 사라진다. 줄기잎은 마주나기 또는 돌려나기, 어긋나기를 하며 긴 타원
형 또는 피침 모양, 넓은 줄 모양 등 다양하다. 줄기잎의 길이는 4~8cm, 너비는
0.5~4cm이며 양 끝이 좁고 가장자리에 톱니가 있다. 꽃은 7~9월에 원줄기 끝에
하늘색으로 피어 원추꽃차례를 이룬다. 꽃받침은 5개로 갈라지고 꽃부리는 길이
1.3~2.2cm에 종 모양이다. 열매는 삭과이며 끝에 꽃받침이 달린 채 익는다. 생김
새는 술잔 비슷하고 측면의 능선 사이에서 터져 종자를 퍼뜨린다. 뿌리는 도라지처
럼 희고 굵은데, 이를 사삼이라 하며 약용한다.

🟢 채취 및 건조

사삼처럼 뿌리를 사용하는 약초는 보통 가을에 채취한다. 꽃이 떨어지고 잎이 마른 이후에는 약의 기운이 뿌리로 내려가기 때문이다. 가을에 뿌리를 채취하여 깨끗이 씻고 잔뿌리를 제거한 뒤 햇볕에 말려 사용한다.

🔴 효능

《동의보감》을 저술한 허준은 인삼과 사삼을 다음과 같이 비교하였다. '인삼은 보폐중양기(補肺中陽氣, 폐를 보하면서 기를 보충한다), 사삼은 보폐중음기(補肺中陰氣, 폐를 보하면서 진액을 보충한다).' 이 말은 두 약초 모두 폐에 좋은데 인삼은 기(氣)를 보충하는 효능이 강하고, 사삼은 진액(津液)을 보충하는 효능이 강하다는 뜻이다. 따라서 기운이 없고 피로할 때에는 인삼을 사용하는 것이 좋고, 진액이 고갈될 때에는 사삼을 사용하는 것이 좋다.

사삼은 폐와 기관지가 건조해져 마른기침이 계속 나오는 경우에 효과적이다. 이는 맥문동, 천문동의 효능과 같은 것으로, 임상에서는 함께 사용하는 경우가 많다. 또한 사삼, 맥문동, 천문동 모두 감기 초기보다는 마른기침이 만성화되어 잘 낫지 않을 때 사용한다. 그리고 사삼은 말을 많이 하는 직업을 가진 사람에게 마른기침이

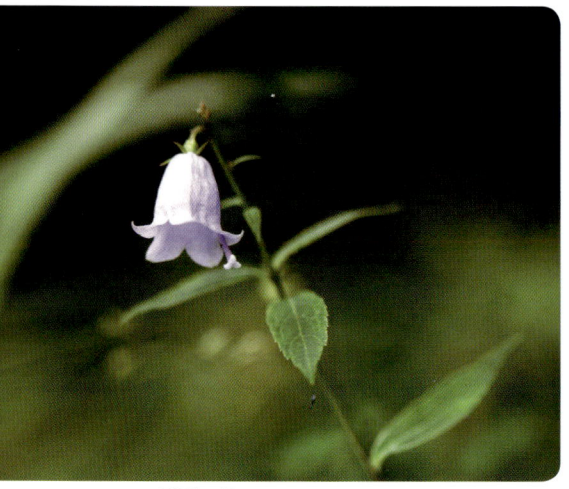

▲ 잔대 _ 꽃

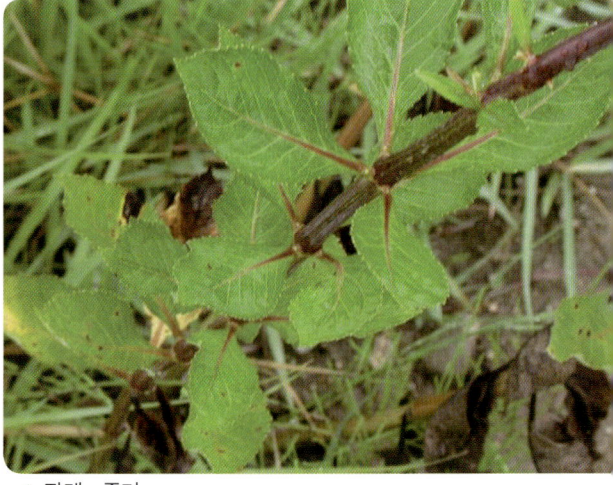

▲ 잔대 _ 줄기

사삼(잔대)

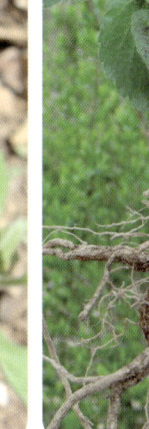
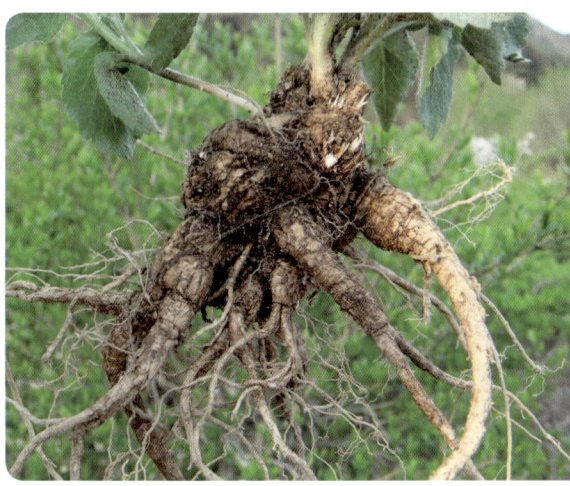

▲ 잔대 _ 잎   ▲ 잔대 _ 뿌리

계속되는 경우에 쓰면 좋다.

오장육부 중에서 건조해졌을 때 병이 나는 장부가 있다. 바로 폐(肺)와 위(胃)이다. 특히 폐는 건조한 기운에 매우 취약하다. 건조해지는 가을과 겨울철에 감기에 걸리는 것, 체액이 부족해진 노인에게 폐질환과 기관지질환이 많은 것을 보면 알 수 있다. 그래서 폐질환을 치료하기 위해서는 체액을 보충하는 것이 매우 중요하다. 그리고 폐질환은 보통 면역력이 저하된 상태에서 발생하므로 기력을 보충하는 것에도 신경을 써야 한다. 이 두 가지 효능을 모두 갖추고 있는 약재가 사삼인데, 효능이 유사한 다른 약재와 구분하면 다음과 같다.

- 인삼은 기와 진액을 보충하는데, 기를 보충하는 효능이 더 강하다.
- 맥문동은 기와 진액을 보충하는데, 진액을 보충하는 효능이 더 강하다.
- 사삼은 기와 진액을 보충하는데, 인삼과 맥문동의 중간 정도의 효능이 있다.

만성기관지염으로 마른기침이 계속된다고 할 때, 기력이 없는 사람이라면 인삼의 양을 늘려야 한다. 반면 단순히 마른기침만 나오는 경우에는 맥문동의 양이 많으면 좋다. 그렇다면 사삼은 어떤 경우에 적합할까? 민간에서는 출산한 산모에게 사삼이

들어간 탕약을 먹인다. 이는 출산으로 인한 과도한 체력 소모 때문에 기력과 체액이 모두 부족해졌기 때문이다. 따라서 체액이 부족해져 마른기침이 계속되는 경우 기력이 없다고 판단되면 사삼의 양을 늘려야 한다.

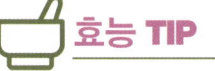 효능 TIP

사삼의 효능을 이해하는 데 참고해야 할 사항은 세 가지이다.

첫째, 사삼은 뿌리를 사용하는 약재이다. 열매와 씨앗, 그리고 뿌리는 식물이 영양분을 저장하는 장소이다. 따라서 맛이 매우 쓰거나 성질이 극히 차가운 쪽이 아니라면 몸에 영양분을 보충하는 보약의 성질이 있다.

둘째, 사삼(沙蔘)은 모래땅[沙]에서 자란다고 하여 붙여진 이름이다. 모래땅에서 자란다는 것은 건조한 환경

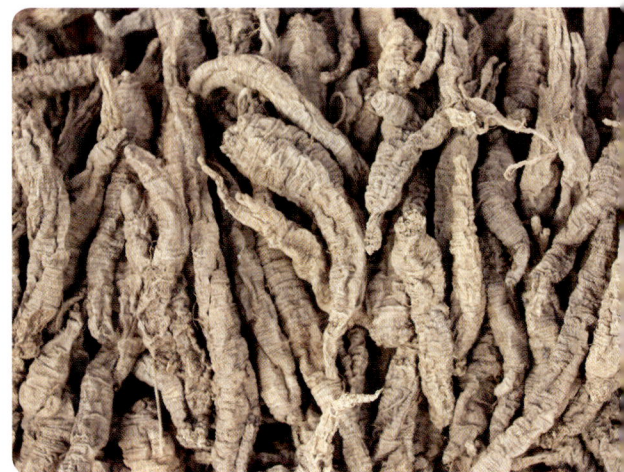

▲ 잔대 _ 건조한 뿌리

을 이겨내는 힘이 있다는 뜻이다. 이 같은 사삼의 생태환경이 건조한 폐와 기관지에 도움을 주는 것으로 보인다. 더구나 사삼의 뿌리에는 흰색 즙이 많아서 양파내(羊婆奶)라고도 불렸을 정도이니, 진액을 보충하는 효능이 크다는 것을 짐작할 수 있다.

셋째, 사삼의 맛은 달면서 약간 쓰고, 성질은 약간 차갑다. 실제로 사삼을 먹어보면 단맛이 많고 쓴맛은 크지 않다. 단맛은 몸에 영양분을 보충하는 맛으로, 사삼의 경우 건조해진 폐에 진액을 보충하는 효능으로 나타난다. 약간의 쓴맛과 차가운 성질은 진액을 보충하는 사삼의 효능을 보강한다.

🌼 치료 질환

체력저하, 마른기침, 기관지염, 산후 체력저하

사삼(잔대) **195**

용량 및 용법

- 사삼의 1회 복용량은 건조된 것으로 12~20g이다. 달여서 복용해도 되고, 가루나 환을 만들어 복용해도 된다.
- 더덕이 사삼으로 유통되는 경우가 있는데, 더덕의 약재 이름은 양유근(羊乳根, 더덕을 자르면 양젖처럼 흰 즙액이 나온다)으로 사삼과는 다르다.
- 폐결핵에는 항결핵약을 복용하면서 사삼, 패모, 반하, 맥문동, 백합을 달여서 복용하면 치료에 도움이 된다.
- 목소리가 잘 나오지 않을 때에는 현삼, 석곡, 옥죽, 맥문동, 상엽 등과 함께 사용한다.
- 사삼에 석곡, 행인을 넣고 달여서 장기간 복용하면 목소리를 부드럽게 하는 데에 아주 좋다.

〈혼동하기 쉬운 약초 비교〉

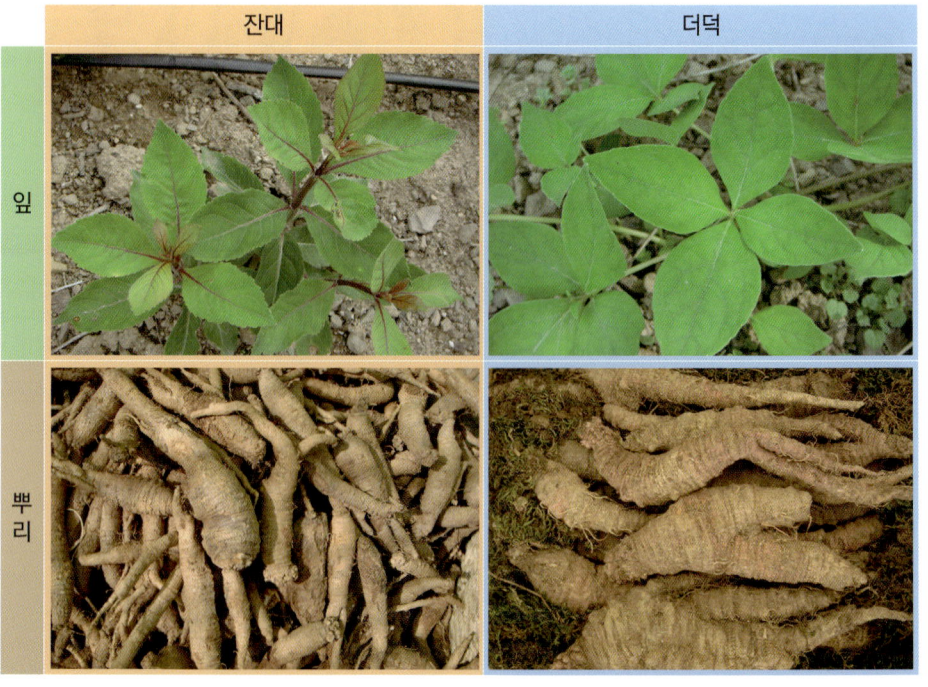

	잔대	더덕
잎		
뿌리		

오미자(오미자)

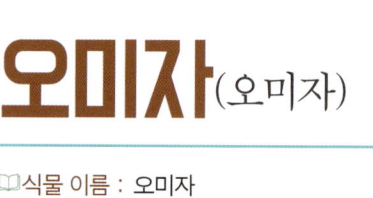

📖 **식물 이름** : 오미자
　사용 부위 : 잘 익은 열매
　약재 이름 : 오미자(五味子)
　작용 부위 : 주로 폐와 심장, 신장, 간장
　　　　　　에 작용한다.
　맛과 성질 : 맛은 시면서 달고 성질은 따
　　　　　　뜻하다.

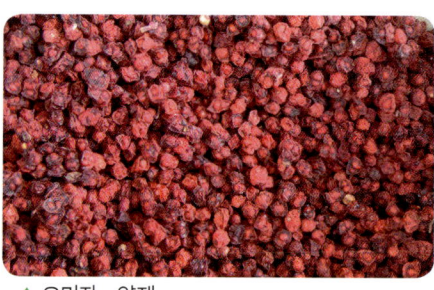

▲ 오미자 _ 약재

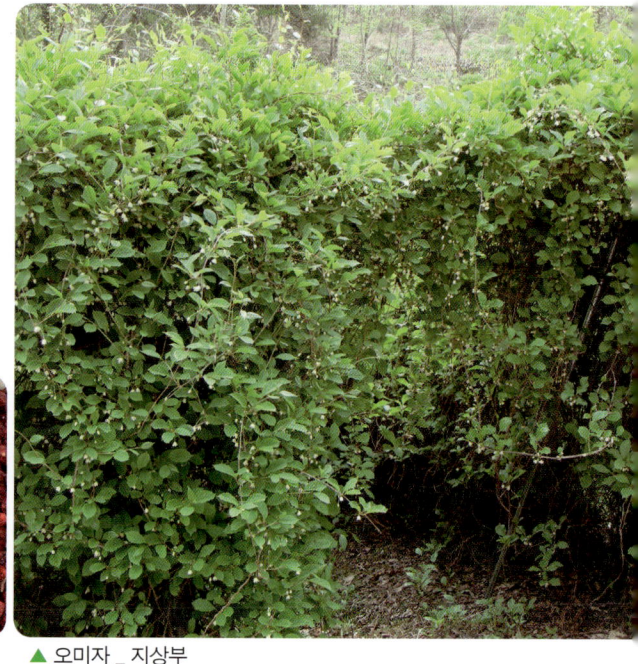

▲ 오미자 _ 지상부

🔵 생김새

　오미자의 기원식물인 오미자는 오미자과의 낙엽활엽 덩굴나무로 덩굴 길이는 6~9m이다. 잎은 어긋나거나 짧은 가지에 더부룩하게 모여나며, 길이는 7~10cm, 너비는 3~5cm이다. 잎의 모양은 넓은 타원형 또는 긴 타원형, 달걀 모양이며, 가장 자리에 치아 모양의 톱니가 있다. 꽃은 암수딴그루로 4~6월에 3~5송이가 새로 나온 짧은 가지의 잎겨드랑이에 한 송이씩 달린다. 꽃은 지름이 1.5cm이며 약간 붉은 빛을 띠는 유백색이다. 꽃턱이 3~5cm로 자라서 장과인 열매를 이루며 8~10월에 붉은색으로 익는다. 열매는 공 모양 또는 거꿀달걀 모양이고 길이는 0.6~1.2cm이 며 여러 개가 송이를 이루어 달린다. 뿌리는 얕게 내린다.

🟢 채취 및 건조

　열매를 사용하는 약초는 열매가 완전히 익은 후에 채취해야 하므로 채취의 적기

오미자(오미자)　**197**

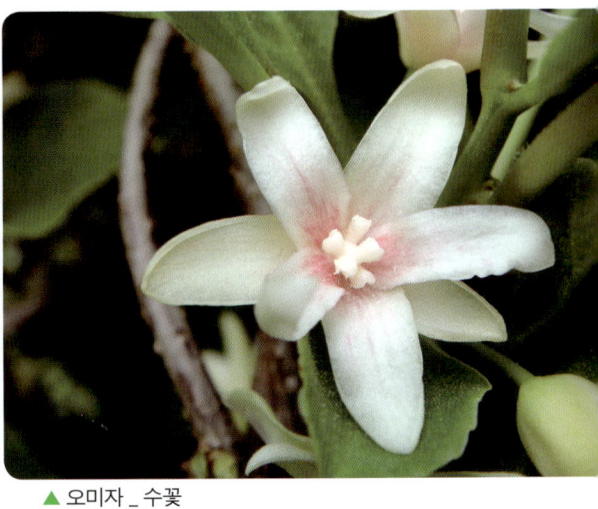

▲ 오미자 _ 암꽃

▲ 오미자 _ 수꽃

는 가을이다. 그런데 오미자는 특이하게도 상강(霜降) 이후에 채취하는 것이 좋다. 열매를 따서 꼭지와 불순물을 제거하고 햇볕에 말린다. 건조하고 통풍이 잘되는 곳에 저장하여 곰팡이가 슬고 벌레가 꼬이는 것을 방지한다.

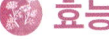 **효능**

오미자는 단맛, 신맛, 쓴맛, 짠맛, 매운맛의 다섯 가지 맛[五味]이 느껴진다고 해서 붙은 이름이다. 열매살에서는 단맛과 신맛, 씨앗에서는 매운맛과 쓴맛, 짠맛이 나며, 전체적으로는 신맛이 난다.

오미자의 효능은 크게 여섯 가지인데, 대부분 신맛과 연관이 있다. 신맛은 이완된 조직을 수축시키는 효능이 있다. 첫째, 오미자에는 기침을 멎게 하는 효능이 있다. 특히 노인의 만성기침에 효과적이다. 나이가 들었다는 것은 세포와 조직의 기능이 저하되었다는 뜻이므로 수축시켜야 할 필요가 있다. 그래서 오미자는 노인의 만성적인 기침에 자주 사용된다.

둘째, 오미자에는 땀을 멎게 하는 효능이 있다. 몸에 열이 많아서 땀이 나는 어린 아이에게는 적합하지 않고, 몸이 약해져서 헛땀, 식은땀이 나는 데에 효과가 좋다. 오미자의 신맛이 조직을 수축시켜 땀의 배출을 막기 때문이다.

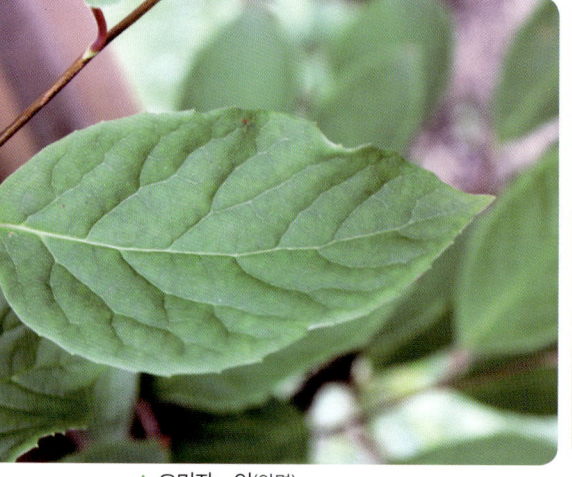 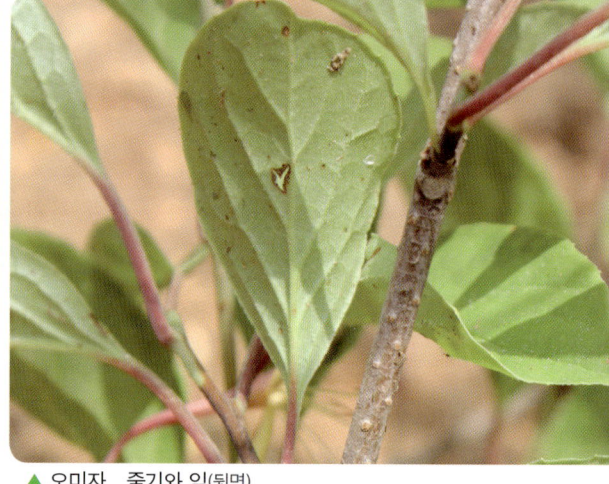

▲ 오미자 _ 잎(앞면)　　　　　　　　　　　▲ 오미자 _ 줄기와 잎(뒷면)

　셋째, 오미자는 설사를 멎게 하고, 요실금을 개선하며, 소변을 자주 보는 증상과 여성의 대하증(帶下症)을 치료한다. 이러한 효능 또한 오미자의 신맛이 조직을 수축시켜 비정상적으로 배출되는 것을 막아주기 때문이다.

　넷째, 오미자는 정력을 강화하는 효능이 있어 남성불임, 발기부전 등에 사용한다.

　다섯째, 오미자에는 심장을 튼튼하게 하면서 마음을 안정시키는 효능이 있어 각종 스트레스로 인한 증상에 다른 약초와 함께 사용하면 좋다. 심장 근육이 약해졌을 때 오미자를 투여하면 심장의 수축이 강화된다는 것이 실험에서 밝혀졌다. 따라서 심장이 약하여 가슴이 두근거리고 답답하며 호흡이 짧아지고 부정맥 등이 나타날 때 오미자를 사용하면 효과적이다.

　여섯째, 오미자는 질병이나 스트레스로 인하여 간음(肝陰)이 부족해지는 경우에 사용한다. 간음이 부족해진다는 말이 일반인에게는 어려울 것이다. 화(火)가 많은 세상에서 살다 보면 간의 정상적인 기능에 필요한 물질이 부족해져 간기능이 저하되기 쉽다. 여기서 간의 정상 기능에 필요한 물질을 간음으로 이해하면 좋겠다. 간음이 부족해지면 만성피로, 간수치 상승, 눈 피로감 등이 나타나는데 이럴 때 오미자가 매우 좋다. 특히 눈이 충혈되고 피로하며 건조해지는 경우에 구기자, 결명자, 청상자 등과 함께 사용하면 좋다.

오미자(오미자)

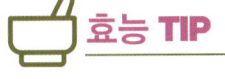 **효능 TIP**

오미자의 효능을 이해하는 데 참고해야 할 사항은 세 가지이다.

첫째, 오미자의 맛은 시면서 달고 성질은 따뜻하다. 작지만 열매살이 있어 영양분이 풍부하여 단맛이 나는 것이고, 단맛은 간에 영양을 보충하고 정력을 좋게 하는 효능의 바탕이 된다. 신맛은 앞에서 설명한 바와 같이 이완된 조직을 수축시키는 데에 주도적인 역할을 한다. 여기에 따뜻한 성질이 더해지면 몸을 보(補)하는 쪽으로 작용하므로 오미자는 보약(補藥)에 들어가는 경우가 많다.

둘째, 오미자는 열매와 씨앗을 사용하는 약재이다. 열매와 씨앗은 영양분이 풍부하여 주로 신장에 작용하는데, 오미자도 마찬가지이다. 여기서 신장은 기초체력과 근기(根氣)를 의미한다. 근기가 좋아져야 정력도 좋아지고 몸이 튼튼해진다. 오미자가 남성의 불임과 발기부전에 효과를 발휘하는 것도 이 때문이다.

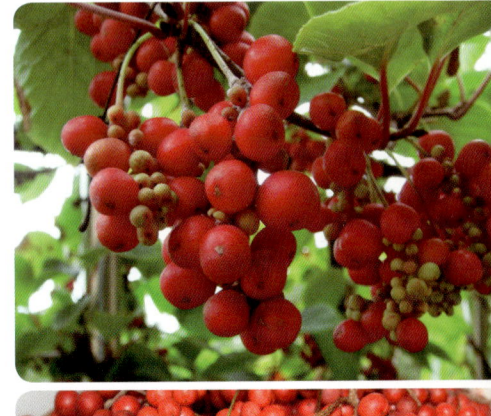
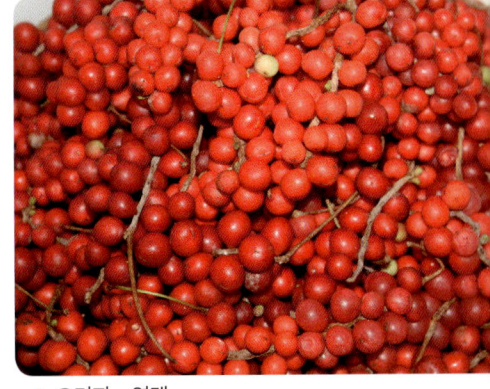

▲ 오미자 _ 열매

셋째, 오미자의 작용 부위는 폐, 심장, 간장, 신장이다. 오장 중에서 비장을 제외하고 모든 장기에 작용한다. 이는 오미자의 약효가 몸 전체에 나타난다는 의미로 다양한 증상에 보조 약재로 흔히 사용된다.

🌾 치료 질환

만성기침, 땀과다증(다한증), 설사, 요실금, 대하증, 남성불임, 발기부전, 만성피로, 간기능 저하

🌿 약초의 효능 더하기

초오미자(醋五味子, 오미자에 식초를 흡수시키고 쩌서 건조한 것) : 깨끗한 오미자를 식초와 잘 섞어 잠시 밀폐한 다음 적당한 용기에 넣고 표면이 뚜렷한 자흑색(紫黑色)이 될 때까지 쩐 후 꺼내어 건조한다. 이렇게 하면 수렴(收斂)의 효능이 좋아져서 만성기침, 요실금, 설사 등이 있을 때에는 이 방법을 사용한다. 달이거나 환을 만들어 먹는다.

🎁 용량 및 용법

- 오미자의 1회 복용량은 건조된 것으로 2~8g이다. 달여서 복용해도 되고, 가루나 환을 만들어 복용해도 된다.
- 오미자는 씨앗에 유효성분이 많으므로 절구로 빻아서 달이면 좋다.
- 오미자를 한 번에 너무 많이 복용하면 위장에 좋지 않다. 그래서 예로부터 항상 소량(7~10알)을 사용하였다.
- 가슴이 두근거리고 불면증이 있을 때에는 생지황, 단삼, 산조인 등을 넣어 사용한다.
- 감초와 인삼, 계피와 함께 달여서 복용하면 저혈압을 개선할 수 있다.
- 만성기침에는 사삼, 행인, 반하 등과 함께 사용한다.
- 요실금, 대하증에는 연자육, 검인, 금앵자 등을 넣어 사용한다.
- 정력이 약해지고 유정(遺精)과 몽정(夢精)이 있을 때는 다음과 같은 방법으로 복용하면 좋다. 오미자 1근을 깨끗한 물에 씻어서 하룻밤 담가두었다가 주물러서 즙을 내고 씨를 제거한다. 그 즙을 베로 걸러서 냄비에 넣고 꿀 2근을 넣어 약한 불로 천천히 달여서 고(膏)를 만든다. 이것을 따뜻한 물에 1~2숟가락씩 타서 빈속에 먹는다.

상심자(뽕나무)

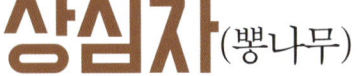

📖 **식물 이름** : 뽕나무
사용 부위 : 완전히 익기 전의 열매(홍자색)
약재 이름 : 상심자(桑椹子)
작용 부위 : 주로 심장, 간, 신장에 작용한다.
맛과 성질 : 맛은 달고 약간 시며 성질은 약간 차갑다.

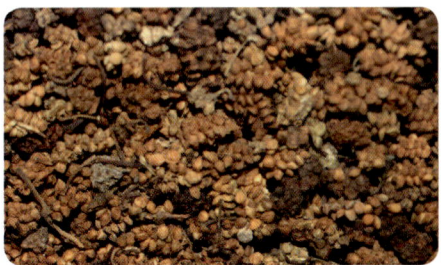

▲ 상심자 _ 약재

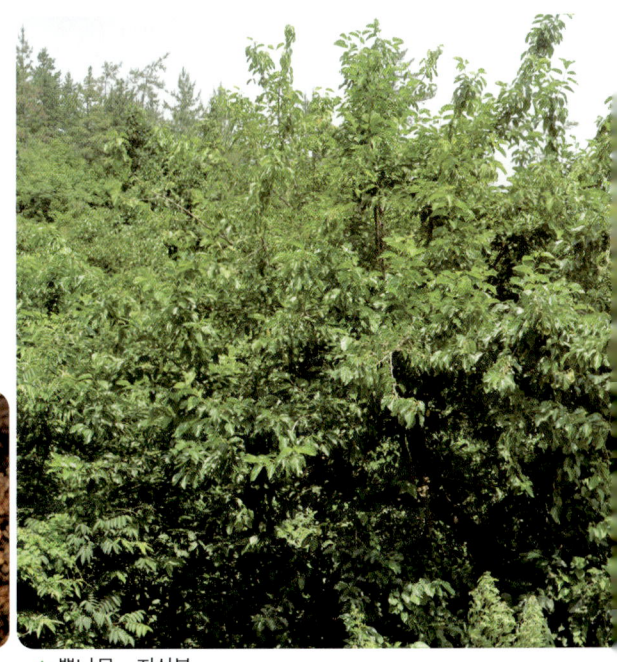

▲ 뽕나무 _ 지상부

🌿 생김새

상심자의 기원식물인 뽕나무는 뽕나무과의 낙엽활엽교목 또는 관목으로 키는 10m까지 자라지만 재배한 것은 대개 3m 내외이다. 나무껍질은 회갈색이며 일년생 가지에는 잔털이 있으나 점차 사라진다. 잎은 어긋나며 달걀 모양 또는 넓은 달걀 모양이다. 잎의 길이는 10cm 정도이며 가장자리에 톱니가 있다. 꽃은 암수딴그루로 5월에 피는데, 수꽃은 새 가지 밑부분의 잎겨드랑이에서 밑으로 처져 타원형으로 달리며, 암꽃은 넓은 타원형으로 달린다. 열매는 공 모양 또는 타원형이고 6~7월에 붉은색에서 짙은 보라색으로 익는데 이를 상심자라고 하며 약용한다.

🌿 채취 및 건조

열매를 사용하는 약초는 열매가 성숙하는 가을에 채취하는 것이 보통이다. 그러나 상심자는 초여름에 열매가 익고, 약으로 사용하는 것은 완전히 익기 전의 것을 채취해야 하므로 6월 초중반에 채취하는 것이 좋다. 상심자가 홍자색을 띠었을 때 채취하여 햇볕에 말리거나 살짝 찐 다음에 햇볕에 말려 사용한다.

효능

상심자는 체액을 공급하는 효능이 좋다. 몸에 열이 있으면 체액이 부족해지기 때문에 치료를 위해서는 열을 내리는 방법을 선택할 수도 있고, 부족해진 체액을 공급하는 방법을 선택할 수도 있다. 만약 몸살감기처럼 고열이 동반되는 급성질환이라면 열을 내리는 방법이 우선되어야 한다. 하지만 만성 소모성 질환에서 나타나는 미열(微熱) 때문에 지속적으로 체액이 부족해지는 경우에는 열을 내리는 것보다 체액을 공급해주는 것이 좋다. 상심자는 열을 내리는 것이 아니라 체액을 공급하는 효능이 좋기 때문에 폐결핵, 당뇨병, 만성해수 등으로 체액이 부족해진 경우에 적합하다. 또한 질병이 없더라도 나이가 들어 자연적으로 체액이 부족해지는 경우 여러 질병을 예방하는 차원에서 상심자를 복용하는 것도 권한다.

상심자에는 혈액을 보충하는 효능이 있다. 단, 그 효능이 당귀에 미치지 못하므로 장기간 복용해야 하며, 다른 약초와 함께 사용하는 것이 바람직하다. 혈액이 부족하면 눈이 건조해지고 침침해지는데, 이럴 때에도 상심자가 좋고, 혈액의 부족하여 머

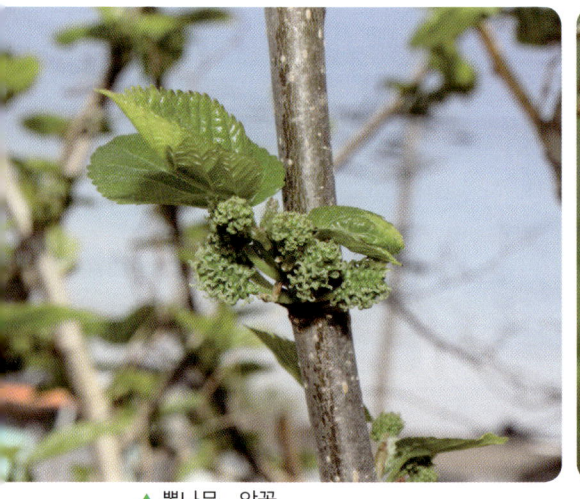

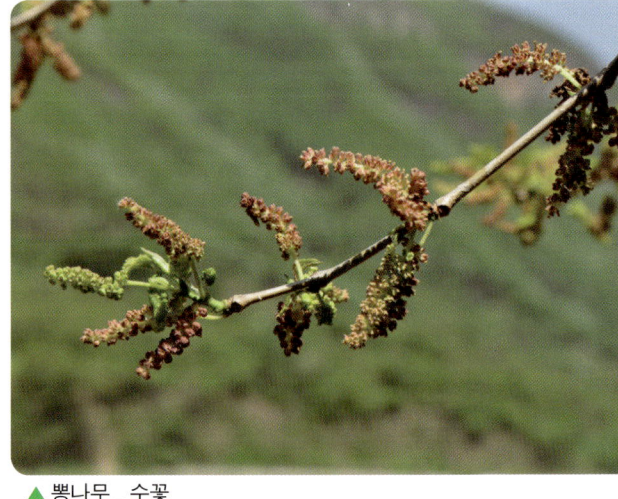

▲ 뽕나무 _ 암꽃　　　　　　　　　　　▲ 뽕나무 _ 수꽃

상심자(뽕나무)　**203**

▲ 뽕나무 _ 나무껍질   ▲ 상백피 _ 약재(뽕나무 뿌리껍질)

리카락이 빨리 세는 데에도 효과적이다.

상심자는 자양성이 좋아서 신경쇠약으로 잠들기 어려울 때, 불면증이 있을 때, 가슴이 답답하여 괴로울 때, 머리가 빈 것 같고 어지러울 때, 식욕이 없을 때 사용한다. 특히 영양분이 풍부하여 만성적으로 소화력이 약한 사람에게 적합하다.

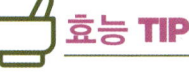 효능 TIP

상심자의 효능을 이해하는 데 참고해야 할 사항은 세 가지이다.

첫째, 상심자는 뽕나무의 열매이다. 열매에는 영양분이 풍부해서 체액을 공급하는 데 도움이 된다. 더구나 생열매는 약간의 힘만 주어도 쉽게 으깨질 정도이므로 체액을 보충하는 효능이 매우 좋다.《동의보감》에서 '오디에는 뽕나무의 정기(精氣)가 다 들어 있다.'라고 하였을 정도로 영양분이 풍부하다.

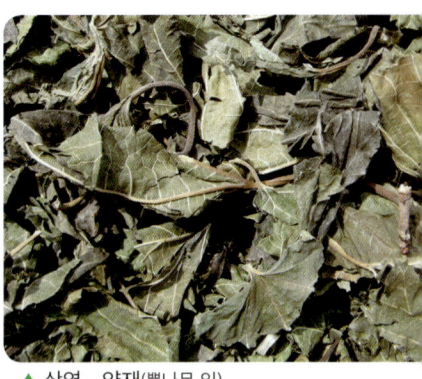

▲ 상엽 _ 약재(뽕나무 잎)

둘째, 상심자는 맛이 달면서 약간 시다. 영양분이 풍부한 열매이기 때문에 당연히 단맛이 난다. 그런데 상심자는 완전히 검게 익기 전, 즉 홍자색일 때 채취하므로 약간의 신맛이 돈다. 시큼한 음식을 먹었을 때 입에 침이 고이는 것처럼, 신맛은 몸에 체액을 만드는 성질이 있다. 이런 이유 때문에 상심자는 까맣게 익기 전에 채취해야 한다.

셋째, 상심자의 작용 부위는 심장, 간, 신장이다. 여기서 심장은 혈액을 내뿜는 장기가 아니라 '마음'을 의미한다. 상심자는 마음을 안정시키는 효능이 있어 신경쇠약에 사용한다. 간은 혈액과 관련이 많은 장기이다. 혈액을 보충하는 효능이 있는 상심자가 간에 작용하는 것은 당연하다. 마지막으로 신장이 의미하는 것은 기초체력이다. 상심자 외에도 대부분의 씨앗과 열매를 사용하는 약재는 신장에 작용하여 체력과 면역력을 강화한다.

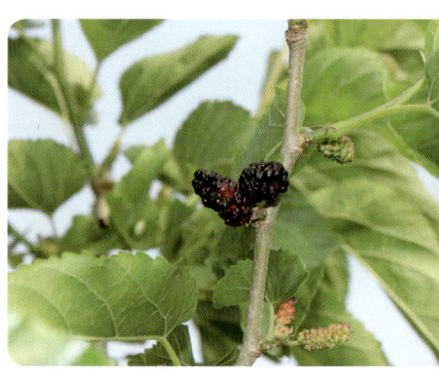

▲ 뽕나무 _ 열매

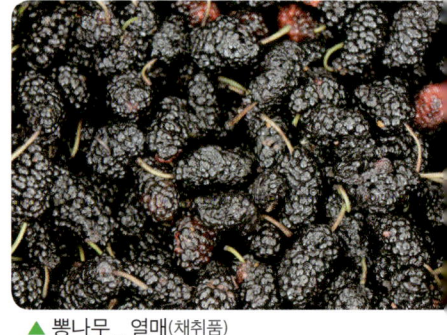

▲ 뽕나무 _ 열매(채취품)

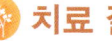 **치료 질환**

폐결핵, 당뇨병, 만성해수, 불면증, 어지럼증, 식욕부진

용량 및 용법

- 상심자의 1회 복용량은 건조된 것으로 12~20g이다.
- 체력이 약해지고 신경쇠약이 있을 때에는 하수오, 여정자와 함께 사용한다.
- 입안이 건조하고 입냄새가 심할 때에는 매일 상심자 40g을 복용한다.
- 몸이 약해져서 불면증이 생긴 경우에는 신선한 상심자 40~80g을 달여서 매일 복용한다.
- 빈혈에는 당귀, 숙지황을 더하여 사용한다.
- 어린아이의 머리카락이 잘 자라지 않을 때에는 신선한 상심자를 즙을 내어 복용하면 좋다.

상심자(뽕나무) **205**

🌸 뽕나무는 버릴 게 없는 약이다!

- 겨울에 채취하는 뽕나무의 뿌리껍질을 상백피(桑白皮)라고 하는데, 폐와 기관지가 건조해서 기침이 나오는 경우에 사용한다.
- 봄과 초여름에 채취하는 뽕나무의 가지를 상지(桑枝)라고 하며, 관절통에 사용한다. 보통 나무의 가지를 사용하는 약재는 막힌 곳을 뚫어주고 순환시키는 효능이 있다.
- 서리가 내린 이후에 채취하는 뽕나무의 잎을 상엽(桑葉)이라고 하는데, 감기로 인한 열을 내리고, 기관지가 건조해져 기침이 나는 것을 치료하며, 눈을 밝게 하는 효능이 있다. 잎을 사용하는 약초는 봄, 늦어도 초여름에 채취하는 것이 보통인데, 뽕잎은 왜 서리가 내린 이후에 채취하는 것일까? 뽕잎은 봄에 나는 것과 여름과 가을에 다시 나는 것이 있는데, 약재로 사용하는 것은 여름과 가을에 다시 나는 잎이다. 그래서 서리가 내린 이후에 채취한다.

〈혼동하기 쉬운 약초 비교〉

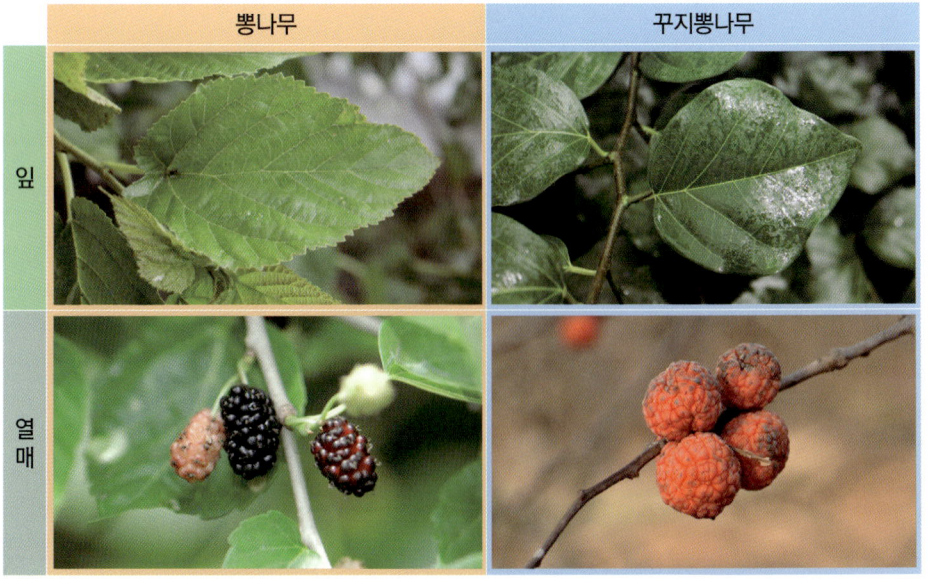

	뽕나무	꾸지뽕나무
잎		
열매		

05

기관지염을
치료하는 약초

행인 (살구나무)

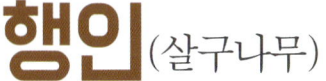

📖 식물 이름 : 살구나무
　사용 부위 : 잘 익은 씨앗
　약재 이름 : 행인(杏仁)
　작용 부위 : 주로 폐와 대장에 작용한다.
　맛과 성질 : 맛은 쓰고 약간 맵다. 성질은
　　　　　　약간 따뜻하다.

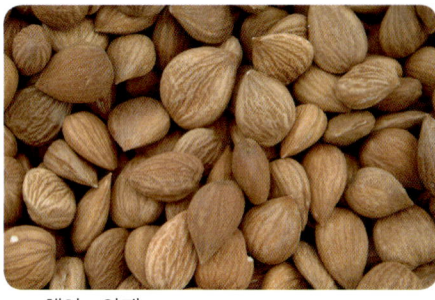

▲ 행인 _ 약재

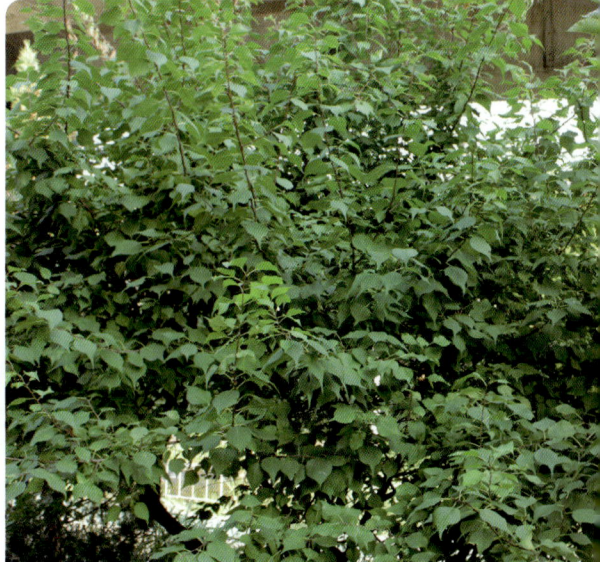

▲ 살구나무 _ 지상부

🌼 생김새

　행인의 기원식물인 살구나무는 장미과의 낙엽활엽소교목으로 키는 5m에 이른
다. 줄기는 가지가 많고 나무껍질에 코르크질이 없는 것이 특징이다. 잎은 어긋나
며, 넓은 타원형 또는 달걀 모양이다. 잎의 길이는 6~8cm, 너비는 4~7cm이며 양
면에 털이 없다. 꽃은 4월 중순에 잎보다 먼저 연한 홍색으로 핀다. 꽃의 지름은
2.5~3.5cm이고 꽃대는 거의 없으며 꽃받침조각은 5개이다. 열매는 구형의 핵과이
며 지름이 3cm이고 7월에 황색 또는 황적색으로 익는다. 종인을 행인(杏仁)이라고
하며 약용한다.

🟢 채취 및 건조

　씨앗을 사용하는 약초는 씨앗이 잘 익었을 때 채취한다. 살구는 7월에 황색 또는
황적색으로 익기 때문에 행인은 여름철에 열매가 익었을 때 따서 열매살과 핵각(核

殼)을 제거하고 종인을 취하여 바람이 잘 통하는 곳에서 말린 후 사용한다.

 효능

　행인은 기침과 숨찬 증상이 있을 때 가장 먼저 떠올려야 할 약재이다. 감기에 걸려 기침과 가래가 나오면서 목이 붓고 아플 때에는 길경을 써야 하고, 기관지와 폐가 건조해져서 기침이 나오는 경우에는 맥문동, 천문동, 사삼이 적합하다. 행인은 급·만성을 가리지 않고 기침을 멎게 하기 위해 사용하는 약재이다. 따라서 감기 초기에 나타나는 기침에도 사용할 수 있고, 기관지가 건조해져 나타나는 기침에도 사용하며, 가래가 동반된 기침에도 유효하고, 숨이 차는 천식(喘息)에도 효과적이다.

　행인은 단독으로 사용하는 것보다는 증상에 맞추어 다른 약재와 배합하여 사용하는 것이 좋다. 몸이 차고 한기(寒氣)가 들면서 기침이 나오는 경우에는 한기를 없애는 약재와 배합하고, 감기로 인해 열이 나면서 기침을 하는 경우에는 열을 내리는 약재와 함께 사용한다. 행인에는 목소리를 부드럽게 하면서 힘 있게 나오게 하는 효능이 있어 성악가나 강연자에게 도움이 된다. 《동의보감》에 이에 관한 처방이 나온다. '껍질과 끝을 제거한 행인 1되에 유지(乳脂) 40g을 넣어 끓인 다음 꿀을 약간 넣고 반죽하여 환을 만들어서 먹으면 목소리가 좋아진다.'

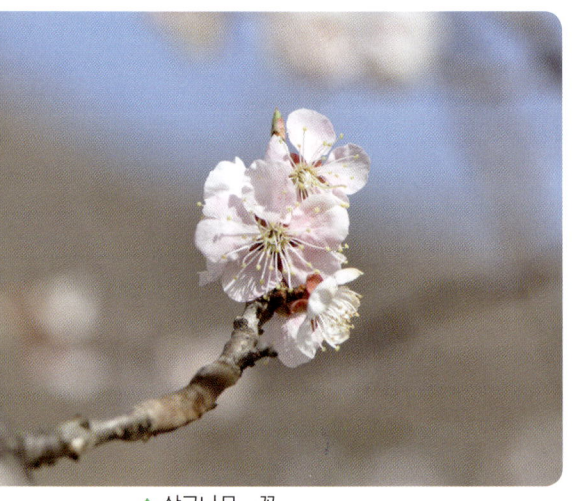

▲ 살구나무 _ 꽃

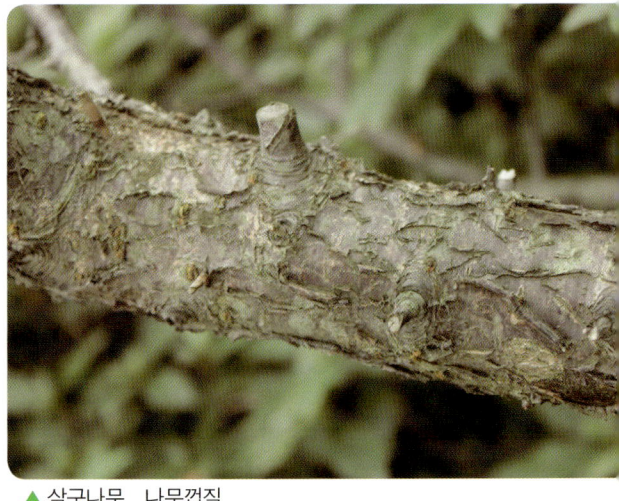

▲ 살구나무 _ 나무껍질

행인(살구나무)　**209**

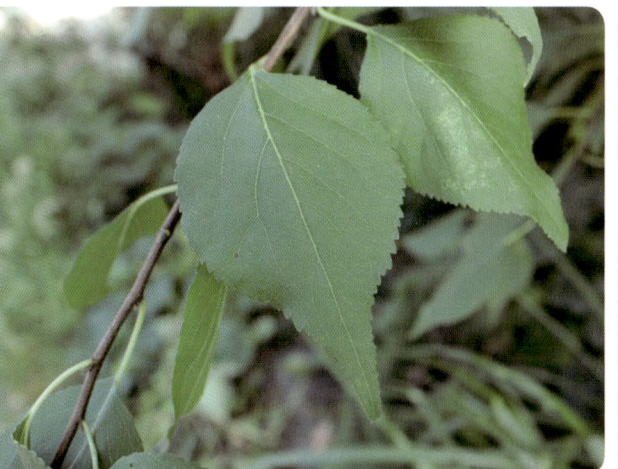
▲ 살구나무 _ 잎

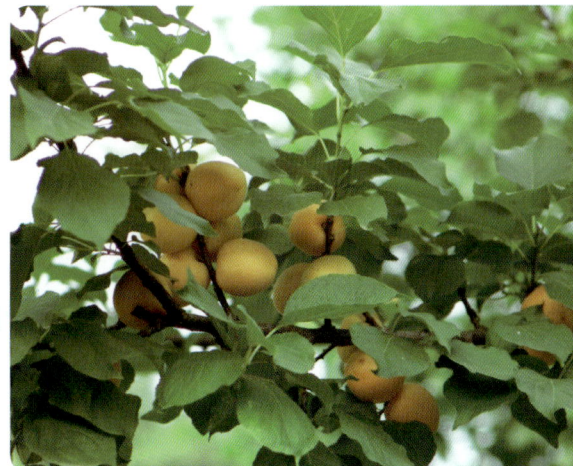
▲ 살구나무 _ 열매

행인은 유질(油質)이 풍부하여 장(腸)을 부드럽게 하므로 변비를 해소하는 데 효과가 좋다. 특히 노인이나 산모에게 변비가 있을 때, 강한 변비약을 투여하면 몸에 무리가 되는 경우에 사용하면 좋다. 습관성 변비에도 행인을 사용하면 도움이 된다.

행인은 피부 가려움증과 종기에 외용(外用)한다. 사타구니나 성기 주변, 항문 주변이 가려울 때 행인, 백반, 고삼을 가루 내어 참기름으로 반죽한 것을 바르면 가려움증이 해소된다. 또한 종기 초기에 붓고 열이 나는 경우 행인, 대황, 황금을 고약처럼 만들어서 바르면 좋다.

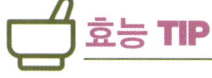

효능 TIP

행인의 효능을 이해하는 데 참고해야 할 사항은 세 가지이다.

첫째, 행인은 씨앗이며 비교적 무겁다. 씨앗을 물에 넣으면 가라앉는 것이 있고 위로 뜨는 것이 있는데, 가라앉는 것은 약의 효능이 밑으로 향하고 인체의 하부(下部)에 작용한다. 행인은 무거운 씨앗이므로 기침과 숨찬 증상을 멎게 한다. 이러한 효능을 한의학에서는 '강기(降氣)'라고 한다. 행인이 변비를 치료하는 것도 무거운 씨앗이라는 것과 연관이 있다. 만약 씨앗이 가벼웠다면 분명 변비를 치료하는 효능이 없었을 것이다.

둘째, 행인의 맛은 쓰고 약간 맵다. 쓴맛은 열과 염증을 가라앉히는 맛이며, 방향을 따진다면 하방(下方)이다. 그래서 행인은 기침을 멎게 하는 효능, 즉 강기의 효능이 있는 것이다. 약간의 매운맛은 약의 효능이 인체의 상부(上部), 즉 기관지와 폐에 작용하게 도와준다.

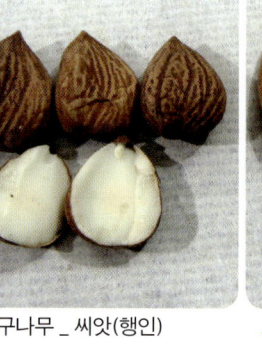
▲ 살구나무 _ 씨앗(행인)

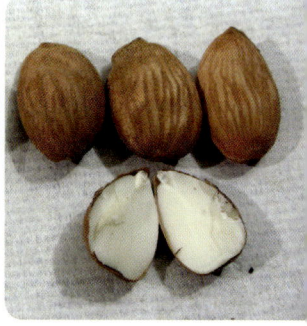
▲ 복숭아나무 _ 씨앗(도인)

셋째, 행인은 유질이 풍부하다. 이러한 특성은 장을 부드럽게 하는 효능의 바탕이 되며, 목소리를 부드럽게 만드는 데에도 도움을 준다.

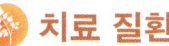 치료 질환

기관지염, 천식, 변비, 피부 가려움증

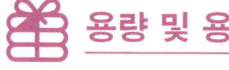 용량 및 용법

- 행인의 1회 복용량은 건조된 것으로 2~12g이다. 달여서 복용해도 되고, 가루나 환을 만들어 복용해도 된다.
- 감기 초기에 발열, 기침, 인후통, 묽은 가래가 있을 때에는 자소엽, 반하, 전호 등과 함께 사용한다.
- 패모, 반하, 사삼과 함께 사용하면 천식을 개선하는 데 도움이 된다.
- 행인에 맥문동, 석곡, 박하 등을 넣고 계속 복용하면 성대가 부드러워진다.
- 노인 변비, 산후 변비에는 당귀, 생지황, 도인 등을 넣어 사용한다.
- 행인의 기름을 짜서 얼굴에 바르면 윤이 나고 피부가 생생해진다.

행인(살구나무) **211**

절패모(중국패모)

📖 **식물 이름** : 중국패모
　사용 부위 : 비늘줄기
　약재 이름 : 절패모(浙貝母)
　작용 부위 : 주로 폐와 심장에 작용한다.
　맛과 성질 : 맛은 쓰고 성질은 차갑다.

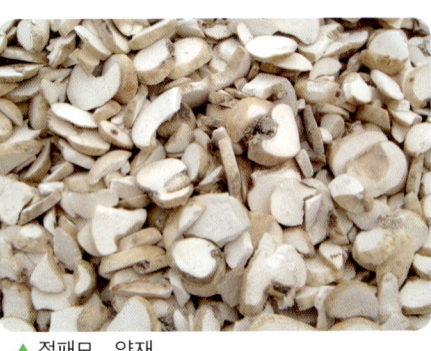

▲ 절패모 _ 약재

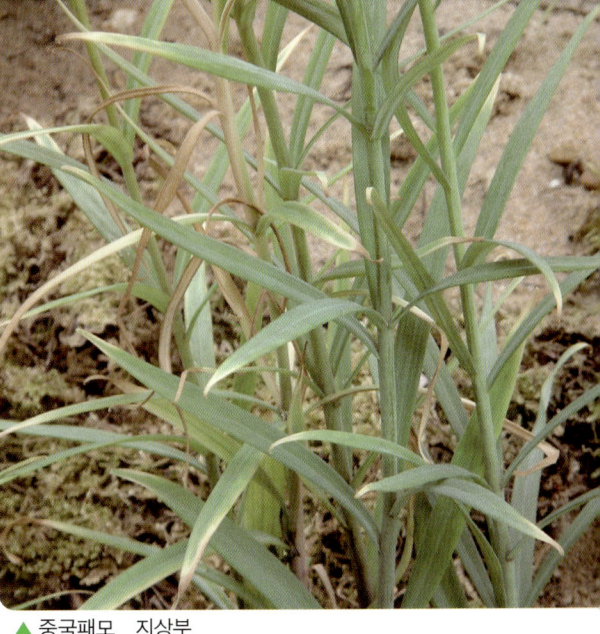

▲ 중국패모 _ 지상부

🌊 생김새

　절패모의 기원식물인 중국패모는 백합과의 여러해살이풀로 키는 30~80cm이다. 줄기가 곧게 서며 털이 없다. 잎은 마주나거나 3개씩 돌려나며 줄 모양이다. 잎의 길이는 7~15cm이며 끝이 뾰족하고 윗부분의 잎은 덩굴손처럼 말린다. 꽃은 4~5월에 꽃줄기 끝에서 1~4개씩 아래를 향해 핀다. 꽃의 길이는 2~3cm이고 빛깔은 연한 노란색이다. 열매는 짧은 삼각형의 삭과로 6개의 날개가 있다. 비늘줄기는 흰색으로 둥글고 다소 납작하다.

🟢 채취 및 건조

　중국패모는 여름과 가을 또는 쌓인 눈이 녹을 때 채취한다. 재배한 것은 심은 지 3년 후의 늦가을에 잎이 말라 시들었을 때 채취한다. 채취한 중국패모는 흙과 잔뿌리를 제거하고 햇볕이나 약한 불에 쬐어 말린 후에 사용한다.

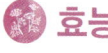 **효능**

절패모는 감기를 앓고 난 이후 몇 달이 지나도록 가래가 떨어지지 않을 때 사용하는 약재이다. 이때의 가래는 묽지 않고 끈끈하기 때문에 잘 뱉어지지 않고, 뱉었을 때 동글동글하게 말리는 형태의 누런색 가래이다. 이는 폐가 매우 건조한 상태라는 뜻이므로 일반적인 거담제(祛痰劑)로는 효과를 보기 어렵다. 거담제는 체액을 말려서 가래를 없애기 때문에 일시적으로는 가래가 줄어들지만 쓰면 쓸수록 기관지가 건조해져 나중에는 '약발'이 없어진다. 이러한 현상은 노인에게서 흔히 나타난다. 노인은 자연 노화에 의해 체액이 부족해져 있는 상태인 데다가 건조한 계절이 되면 폐와 기관지가 더욱 건조해지기 때문이다. 한의학 교재에 절패모는 '자윤성(滋潤性)이 강하여 윤폐화담(潤肺化痰)의 특징이 있다.'라고 설명되어 있는데, 이는 '폐를 촉촉하게 해주면서 가래를 없애준다.'는 말이다. 따라서 만성적인 가래, 특히 끈끈한 가래에는 반드시 절패모를 써야 한다.

절패모에는 만성천식을 완화하는 효능이 있다. 겨울만 되면 발작이 일어나 목에서 소리가 나고 숨이 차서 숨쉬기가 어려울 때 반하, 진피와 함께 가루로 만들어 아침저녁으로 복용하면 증상이 완화된다. 만성천식으로 가래가 많이 나오는 경우에는 반드시 절패모를 사용해야 한다.

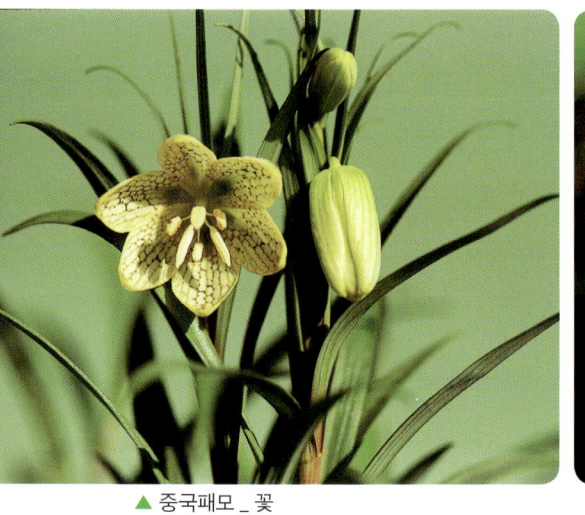

▲ 중국패모 _ 꽃

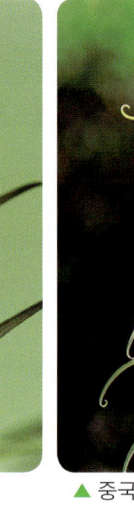

▲ 중국패모 _ 꽃줄기

절패모(중국패모)   **213**

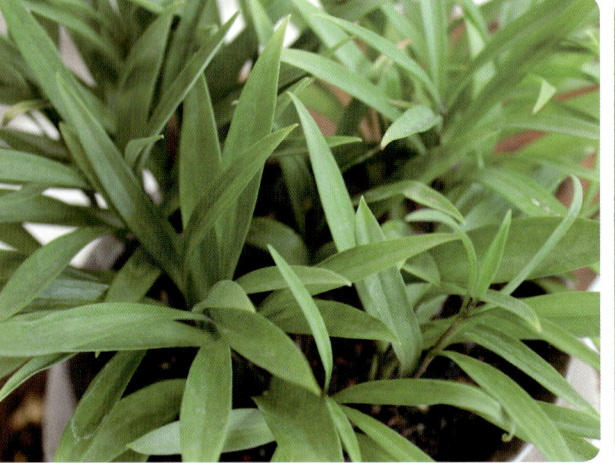

▲ 중국패모 _ 잎

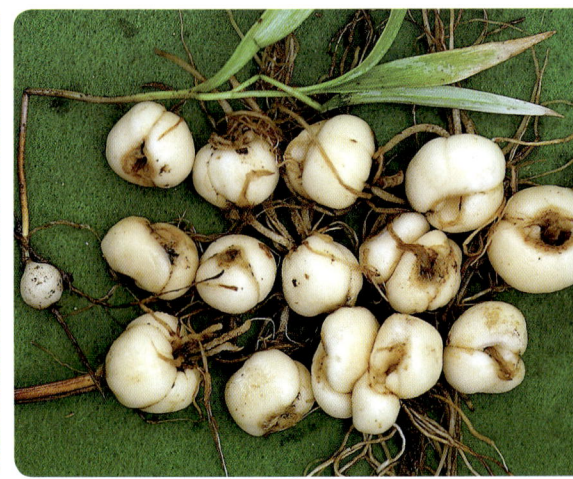

▲ 중국패모 _ 비늘줄기(채취품)

절패모는 어린아이의 급성기관지염에도 사용한다. 최근 통계에 의하면 6세 미만 어린아이 질병의 1위가 급성기관지염일 정도로 매우 흔한 질환이다. 어린아이는 노인처럼 몸에 수분이 부족하지는 않지만 기관지염 때문에 영양 섭취가 불량해지면 일시적으로 탈수현상이 나타날 수 있고, 기관지염의 증상으로 가래가 동반되기도 하는데, 이 경우에 절패모를 사용한다. 절패모, 행인, 박하를 함께 달여 꿀을 타서 마시게 하면 가래를 없애는 데에 효과가 매우 좋다. 또한 절패모는 림프샘염 초기에 멍울이 만져질 때 사용한다. 실험에서도 림프샘염에 다른 약재와 배합했을 때 좋은 반응이 있었다. 그 외에도 유방염 초기에 염증이 심하여 통증과 발적(發赤), 발열이 있을 때 절패모를 사용하면 소염 효과를 얻을 수 있다.

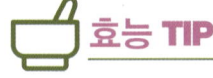 효능 TIP

절패모의 효능을 이해하는 데 참고해야 할 사항은 두 가지이다.

첫째, 절패모의 맛은 쓰면서 달고, 성질은 차가운 편이다. 단맛은 몸에 영양분을 공급하는 맛이고 쓴맛은 염증을 가라앉히는 맛이다. 여기에 찬 성질이 더해졌다. 결과적으로 절패모는 건조해진 기관지와 폐에 진액(津液)을 공급하면서 염증을 가라앉혀 기침과 가래를 없애는 효능을 발휘한다. 이러한 효능을 한방에서는 '윤폐화담(潤肺化痰)'이라고 표현한다.

둘째, 절패모는 폐와 심장에 작용한다. 절패모는 점도가 높은 가래를 제거하는 효능이 좋기 때문에 폐에 작용하는 것이 마땅하다. 한의학적으로 심장은 '마음' 또는 '정신'과 연관이 있는 장기인데, 스트레스로 인해 생긴 염증을 절패모가 가라앉히기 때문에 심장에 작용하는 약재로 분류한 것으로 보인다.

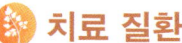 치료 질환

가래, 기관지염, 천식, 림프샘염, 유방염(乳房炎)

🎁 용량 및 용법

- 절패모의 1회 복용량은 건조된 것으로 3~9g이다. 달여서 복용해도 되고, 가루나 환을 만들어 복용해도 된다.
- 만성기침과 함께 끈적거리는 가래가 나오는 경우에는 반하, 행인과 함께 사용한다.
- 만성천식으로 몸이 약해지고 진액이 소진되어 마른기침과 진한 가래가 나올 때는 생지황, 맥문동과 함께 사용한다.
- 림프샘염에는 현삼, 하고초, 청피와 함께 사용하면 좋다.
- 급성유방염에는 포공영, 천화분, 연교와 함께 사용한다.

〈혼동하기 쉬운 약초 비교〉

	중국패모	참나리
비늘줄기	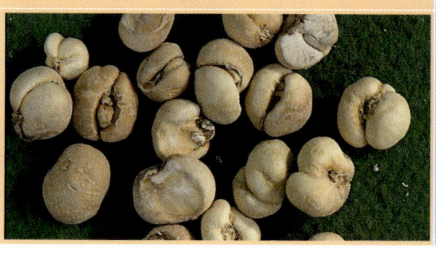	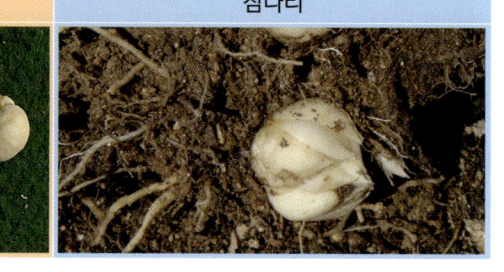

절패모(중국패모)　**215**

자소자(차즈기)

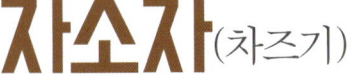

📖 **식물 이름** : 차즈기
　사용 부위 : 잘 익은 열매
　약재 이름 : 자소자(紫蘇子)
　작용 부위 : 주로 폐와 대장에 작용한다.
　맛과 성질 : 맛은 맵고 성질은 따뜻하다.

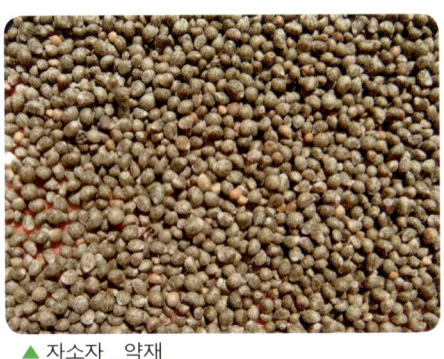

▲ 자소자 _ 약재

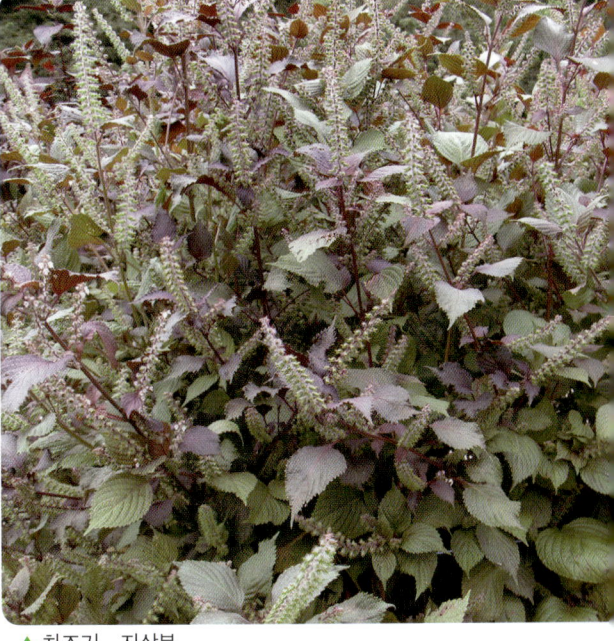

▲ 차즈기 _ 지상부

🌿 생김새

　차즈기는 꿀풀과의 한해살이 풀로 키는 20~80cm이다. 줄기가 곧게 서고 단면은 사각형으로 자줏빛을 띠며 향기가 있다. 잎은 마주나며, 넓은 달걀 모양에 끝이 뾰족하고 밑부분은 둥글며 가장자리에 톱니가 있다. 잎자루는 길다. 꽃은 8~9월에 연한 자주색으로 줄기와 가지 끝에 총상꽃차례를 이루며 핀다. 꽃받침은 2개로 갈라지고 갈라진 조각 중 위쪽 것은 다시 3개로 갈라지며, 아래쪽은 다시 2개로 갈라진다. 꽃부리는 짧은 대롱 모양이고 끝이 입술 모양을 이룬다. 열매는 꽃받침 안에 둥글게 달리고 지름은 0.15cm이다. 잎을 자소엽(紫蘇葉), 열매를 자소자(紫蘇子) 또는 소자라고도 하며 약용한다.

🟢 채취 및 건조

　열매를 사용하는 약초는 열매가 잘 익어 약의 기운이 충만해졌을 때 채취한다. 자소자는 열매가 익는 가을에 채취하는데, 줄기나 열매이삭을 베어서 열매를 떨어내고 불순물을 제거하여 햇볕에 말린 후 사용한다.

효능

차즈기의 잎을 자소엽(紫蘇葉)이라고 하는데, 발한작용(發汗作用)이 있어 감기에 사용하며, 위장을 편안하게 하는 효능이 있다. 차즈기의 줄기를 자소경(紫蘇梗)이라고 하며, 속을 편안하게 하고 통증을 멎게 하는 효능이 있다. 자소자는 차즈기의 잘 익은 열매로 가래를 삭이고 기침을 멎게 하며 숨찬 증상을 개선하는 효능이 있다. 자소엽, 자소경, 자소자의 공통점은 모두 막힌 기(氣)를 소통시키는 데 있다. '소(蘇)'는 잠에서 깨어 기지개를 켠다는 '소(穌, 잠이 깨다)'에서 유래하며 펼친다는 의미가 있는데, 이는 막힌 기를 소통시키는 차즈기의 효능과 연관이 있다.

자소자의 가장 큰 효능은 가래를 삭이는 것이다. 단, 감기 초기에 발열과 기침, 몸살 등과 함께 나오는 가래가

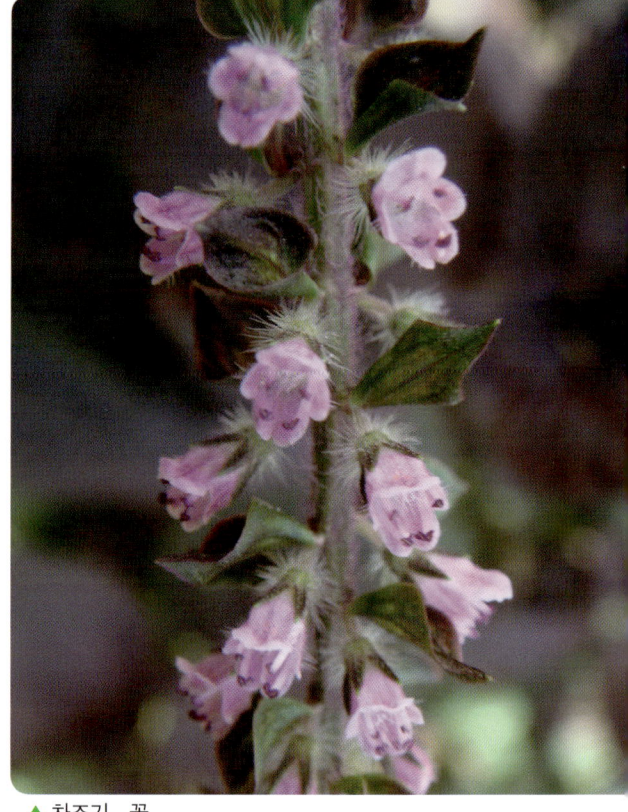

▲ 차즈기 _ 꽃

아니라, 만성기관지염으로 점도가 높은 가래와 기침이 주증상일 때, 이와 더불어 숨찬 증상이 있을 때 사용한다. 이러한 특성은 자소자가 젊은 사람보다 나이 든 사람에게 적합하다는 것을 의미한다. 자소자는 열매이므로 유질(油質)이 풍부하여 변비를 개선하는 효능이 좋다. 몸이 약한 사람에게 강한 변비약을 사용하면 오히려 기가 빠져서 몸이 더 약해질 수 있다. 특히 만성질환을 앓고 있거나 질병이 없더라도 나이

자소자(차즈기)

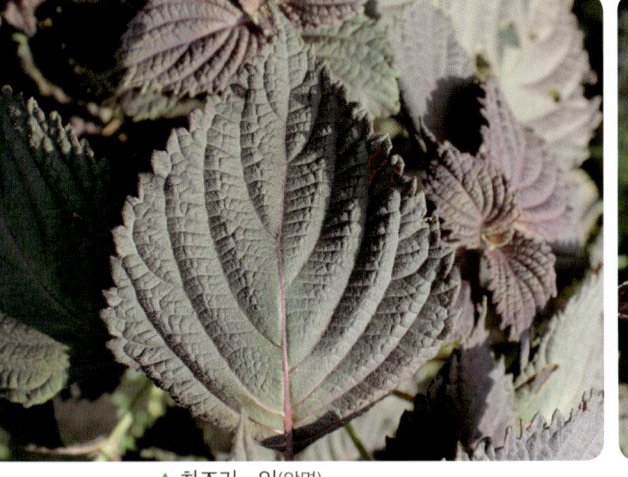
▲ 차즈기 _ 잎(앞면)

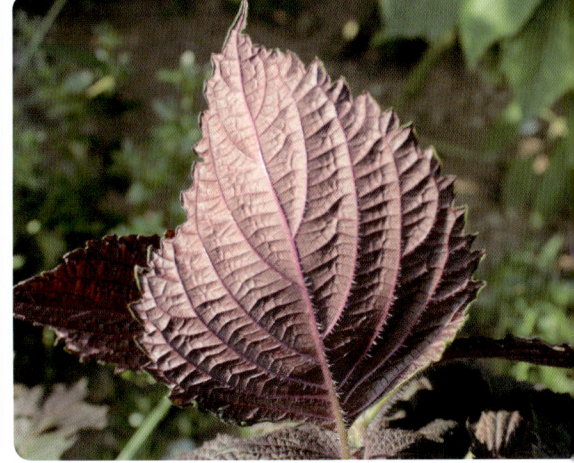
▲ 차즈기 _ 잎(뒷면)

든 사람이나 기력이 약해진 산모에게 강한 변비약은 독이 될 수 있는데, 이럴 때에는 자소자처럼 유질이 많은 약재를 사용하여 자연스럽게 변비를 해소시켜야 한다.

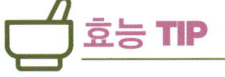 **효능 TIP**

자소자의 효능을 이해하는 데 참고해야 할 사항은 세 가지이다.

첫째, 자소자는 열매를 사용하는 약재이다. 열매는 영양분이 저장된 장소이므로 잎이나 줄기보다 무겁다는 특징이 있다. 가벼운 잎이나 꽃은 인체의 상부 또는 몸 바깥쪽을 향해 작용하지만, 열매나 뿌리처럼 무거운 약재는 인체의 하부 또는 몸속을 향해 작용한다. 자소자 또한 열매이므로 효능이 밑으로 작용하여 기침을 멎게 하고 변비를 개선한다.

둘째, 자소자는 들깨[荏]와 비슷하지만 계피[桂]처럼 매워서 계임(桂荏)이라고도 하듯이, 맛이 맵고 성질은 따뜻하다. 매운맛은 퍼뜨리는 성질이 있는데, 따뜻한 성질이 더해지면 더욱 강해진다. 자소자의 맵고 따뜻한 성질은 막힌 기를 퍼뜨려서 가래를 삭이는 역할을 한다. 또한 자소자를 씹으면 특유의 향기가 나는데, 향기에는 기를 순환시키는 효능이 있다.

218

셋째, 자소자의 작용 부위는 폐와 대장이다. 열매임에도 불구하고 맵고 따뜻한 성질 때문에 폐에 작용하여 가래와 기침을 멎게 하는 효능을 발휘하며, 유질이 풍부한 열매이므로 대장에 작용하여 변비를 개선한다. 또한 폐경락과 대장경락이 짝이라는 것도 상관이 있어 보인다.

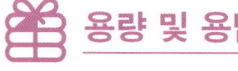 치료 질환

기침, 가래, 기관지염, 천식, 변비

🎁 용량 및 용법

- 자소자의 1회 복용량은 건조된 것으로 6~12g이다. 달여서 복용해도 되고, 가루나 환을 만들어 복용해도 된다.
- 기침과 천식이 계속되는 경우에는 자소자 4g, 나복자 4g, 백개자 4g을 1회 분량으로 달여서 하루 2~3회 복용한다. 이 처방은 식욕을 증진시키는 효과도 있다.
- 노인의 만성기관지염에는 반하, 전호, 후박, 당귀, 계피와 함께 사용한다.
- 어린아이의 만성기관지천식에는 반하, 마황, 후박과 함께 사용하면 좋다.
- 노인이나 산모의 변비에는 자소자 8~12g을 가루 내어 설탕을 넣고 물과 함께 복용하면 좋다.

〈혼동하기 쉬운 약초 비교〉

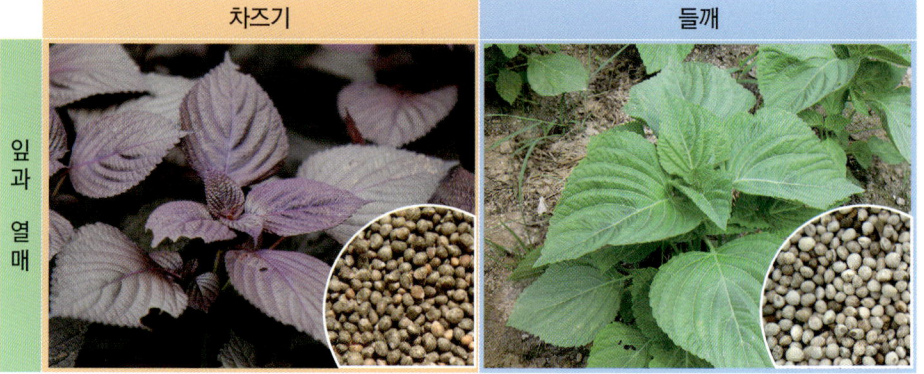

자소자(차즈기) **219**

06

편도염을
치료하는 약초

박하(박하)

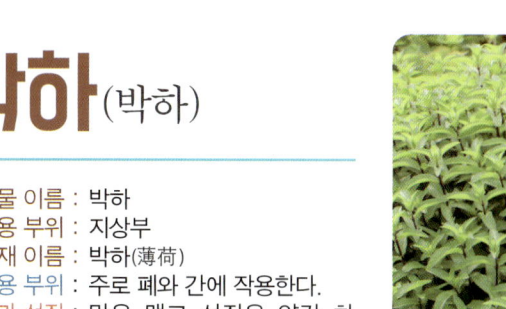

📖 식물 이름 : 박하
　사용 부위 : 지상부
　약재 이름 : 박하(薄荷)
　작용 부위 : 주로 폐와 간에 작용한다.
　맛과 성질 : 맛은 맵고 성질은 약간 차
　　　　　　갑다.

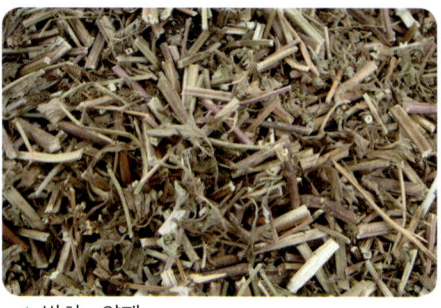

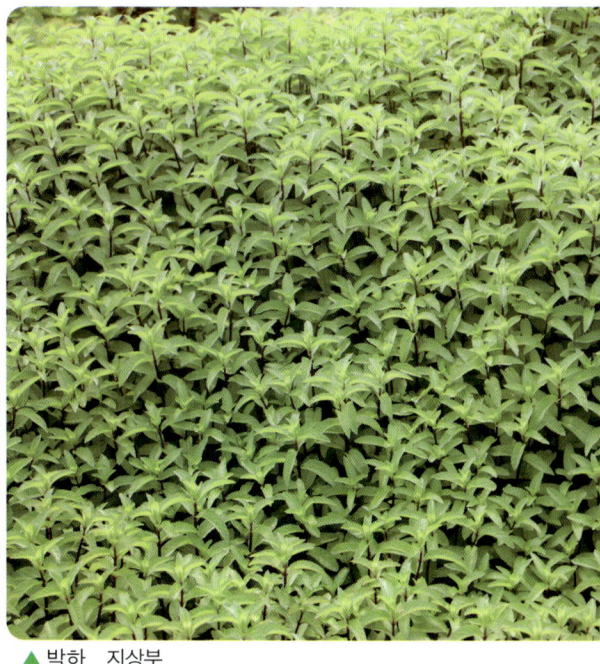

▲ 박하 _ 약재　　　　　　▲ 박하 _ 지상부

❄ 생김새

　박하는 꿀풀과의 여러해살이풀로 키는 50cm 정도이다. 줄기는 곧게 서며 둔하게 네모지고 전체에 짧은 털이 나 있다. 잎은 길쭉한 타원형이며 마디마다 2장의 잎이 마주난다. 양 끝이 뾰족하고 잎 가장자리의 상반부에 거친 톱니가 있다. 줄기 아래쪽에 달리는 잎에는 잎자루가 있으나 위로 갈수록 짧아진다. 7~9월에 작은 꽃이 잎겨드랑이마다 둥글게 뭉쳐 핀다. 꽃잎은 4장이고 빛깔은 연한 보라색이다. 열매는 분과(分果)이며 길이는 0.2~0.3cm이다. 땅속줄기가 뻗으며 번식을 한다.

🌱 채취 및 건조

　박하는 뿌리를 제외한 꽃과 잎, 줄기를 사용하기 때문에 잎이 무성해져 약의 기운이 지상부에 충만해졌을 때 채취한다. 보통 7월 초·중순과 10월 중순에 채취한다. 채취한 것은 먼저 잎을 떨어버린 후 줄기에 맑은 물을 뿌려서 물기가 스며들게 한

다음에 절단하여 햇볕에 말린다. 그리고 이것을 잎과 고루 섞는다.

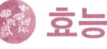 **효능**

'매우 가볍고 맑으며 얇다[薄]'는 뜻에 꽃과 잎을 합쳐서 이르는 말인 '하(荷)'가 더해져 박하(薄荷)라는 이름이 되었다. 즉 박하는 꽃과 잎을 사용하는 약초이며, 그 성질이 매우 가볍고 맑게 하는 효능을 지닌다는 의미가 담겨 있다. 박하사탕을 먹었을 때를 연상하면 박하의 효능을 이해하는 데 도움이 된다. 박하사탕을 먹으면 목이 시원해지고 눈과 머리가 맑아지는 느낌이 든다. 그리고 두면부(頭面部)의 열이 내려가는 느낌이 든다.

박하에는 멘톨(menthol)이라는 휘발성 물질이 함유되어 있는데, 이 물질을 소량 사용하면 피부의 모세혈관이 확장되고 땀샘의 분비가 촉진되어 피부를 통한 열의 발산이 증가한다. 따라서 발열감기로 인해 두통과 안구충혈이 생기고, 편도샘이나 인후가 부었을 때 박하를 사용하면 매우 좋다.《동의보감》에서도 '박하는 머리, 눈, 목구멍을 시원하게 하고 잘 통하게 한다.'라고 하였다.

박하는 설염(舌炎)이나 구내염에도 사용한다. 과로를 하거나 스트레스가 지속되어 몸에 영양분이 부족해지고 허열(虛熱)이 생기면 설염과 구내염이 생기는데, 이때

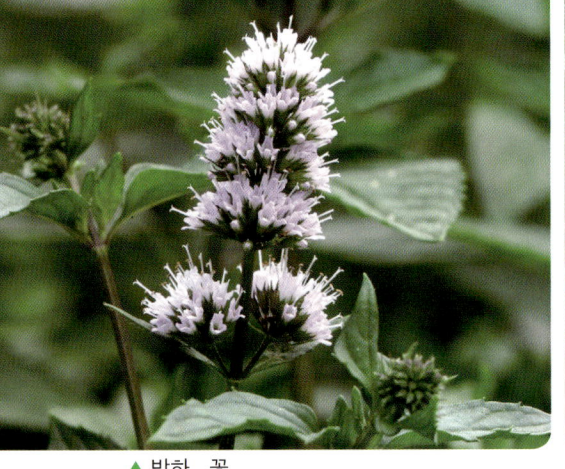
▲ 박하 _ 꽃

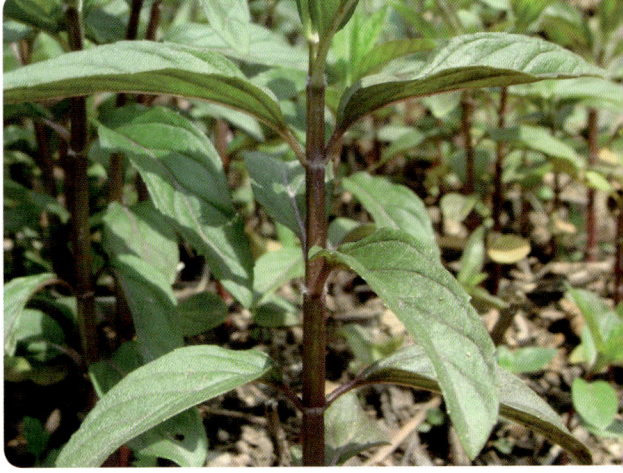
▲ 박하 _ 줄기

박하(박하) **223**

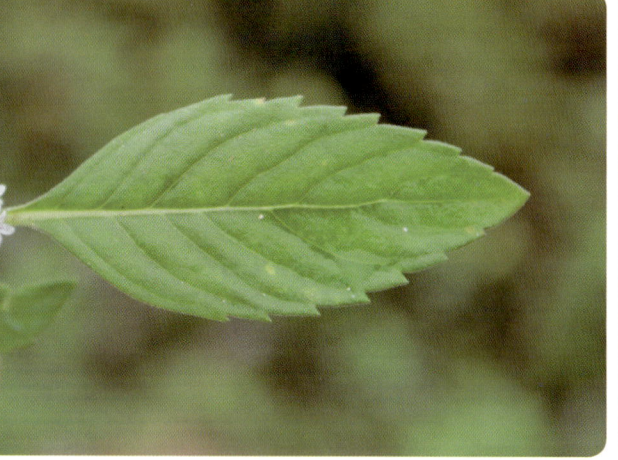

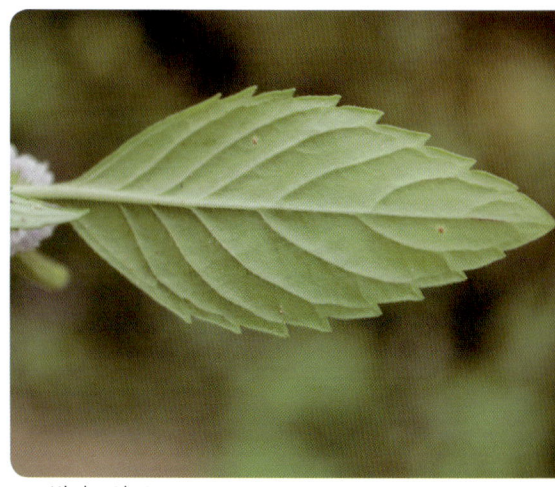

▲ 박하 _ 잎(앞면)　　　　　　　　　　▲ 박하 _ 잎(뒷면)

박하가 허열을 조절하여 염증을 가라앉힌다. 또한 박하는 가슴에 열이 차서 답답할 때에도 사용한다. 이러한 증상은 갱년기에도 나타날 수 있다. 이 경우 박하를 단독으로 사용해도 되지만, 시호나 작약과 함께 사용하면 더욱 효과가 좋다.

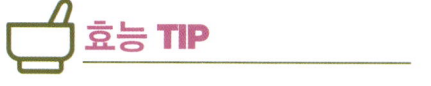 **효능 TIP**

박하의 효능을 이해하는 데 참고해야 할 사항은 세 가지이다.

첫째, 박하는 무게가 매우 가벼운 지상부를 사용하는 약재이다. 약재의 효능과 성질을 파악하는 방법 중에 무게를 살피는 것이 있다. 씨앗이나 뿌리처럼 무거운 약재는 몸속 깊숙한 곳에 작용하거나 인체의 하부에 작용한다. 반면 잎이나 꽃처럼 가벼운 약재는 피부 쪽으로 작용하거나 인체의 상부에 작용한다. 박하는 무게가 가벼운 잎과 꽃을 사용하기 때문에 인체의 상부에 그 효능이 나타난다.

둘째, 박하의 맛은 맵고 성질은 차가운 편이다. 매운맛은 열과 땀을 몸 밖으로 배출하는 작용을 한다. 여기에 차가운 성질이 더해지면 열이 많은 상태, 즉 심한 발열과 염증을 치료하는 효능이 강해진다. 따라서 박하는 열 때문에 생긴 두통과 안구충혈, 편도염, 인후염, 설염, 구내염에 효과적이다.

셋째, 박하의 작용 부위는 폐와 간이다. 박하가 폐에 작용하는 것은 발열감기로 인한 인후염, 편도염을 치료하는 효능 때문이다. 간에 작용하는 것은 스트레스 때문에 생긴 속열[內熱]을 박하가 풀어주기 때문이다. 스트레스 때문에 생기는 열을 한의학에서는 간열(肝熱)이라고 한다.

🌰 치료 질환

발열감기, 두통, 안구충혈, 인후염, 편도염, 구내염, 설염, 코피, 가슴 답답함

🎁 용량 및 용법

- 박하의 1회 복용량은 건조된 것으로 4~8g이다. 오래 달이면 효과가 떨어지므로 30분 이내로 달인다. 가루나 환을 만들어 복용해도 된다.
- 코피가 멎지 않을 때에는 신선한 박하를 즙을 내어 콧속으로 떨어뜨린다. 또는 건조된 박하를 물에 끓여 솜으로 싸서 콧속에 넣는다.
- 인후염과 편도염에는 박하 600g, 길경 200g, 감초 160g을 가루 내어 정제된 꿀로 반죽한 다음 5g 정도 크기의 환으로 만든다. 이것을 하루에 2~3개 씹어서 먹는다.
- 혀가 헐거나 혀에 눈처럼 흰 설태(舌苔)가 생겨서 깔깔하고 말이 또렷하게 나오지 않을 때에는 박하 생즙과 꿀을 같은 양으로 섞어서 환부에 바른다.
- 유즙(乳汁)의 분비를 감소시키므로 수유 중인 사람은 주의해서 복용해야 한다.

박하(박하)

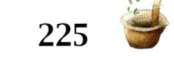

길경(도라지)

📖 **식물 이름** : 도라지
사용 부위 : 뿌리
약재 이름 : 길경(桔梗)
작용 부위 : 주로 폐에 작용한다.
맛과 성질 : 맛은 쓰고 약간 맵다. 성질은
따뜻하지도 차갑지도 않다.

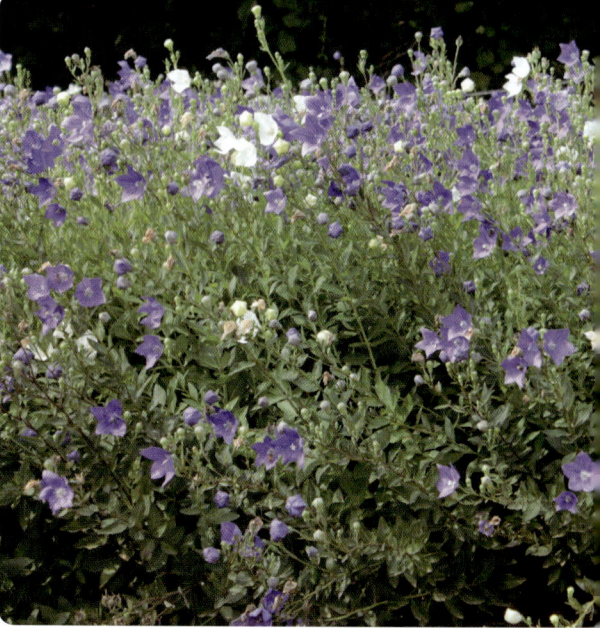

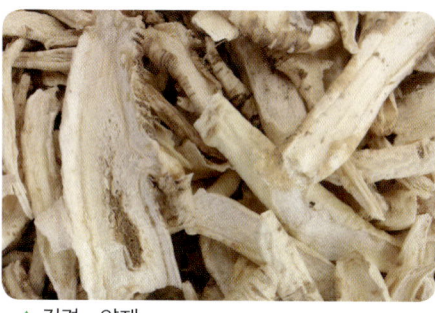

▲ 길경 _ 약재

▲ 도라지 _ 지상부

🌿 생김새

   도라지는 초롱꽃과의 여러해살이풀로 키는 40~100cm이다. 줄기가 곧게 서며 회녹색을 띤다. 줄기를 자르면 흰 유액이 나온다. 잎은 잎자루가 없고, 아래쪽 잎은 마주나며 위쪽 잎은 어긋나거나 3장이 돌려난다. 잎의 생김새는 긴 달걀 모양 또는 넓은 피침 모양이며 끝이 뾰족하고 가장자리에 예리한 톱니가 있다. 꽃은 7~8월에 보라색 또는 흰색으로 줄기 끝에 1개나 여러 개가 위를 향해 끝이 퍼진 종 모양으로 핀다. 열매는 삭과이며 거꿀달걀 모양이다. 뿌리는 원기둥형 또는 약간 방추형이고 길이는 7~20cm, 지름은 1~1.5cm이다. 하부는 차츰 가늘어져서 갈라진 것도 있으며 약간 구부러져 있다.

🌱 채취 및 건조

   뿌리를 사용하는 약초는 약의 기운이 뿌리에 충만해졌을 때 채취해야 하므로 보통 가을에 채취하지만 시기를 놓쳤다면 잎이 나기 전 이른 봄에 채취한다. 길경은 가을철에 채취한 것이 무게도 무겁고 튼실하며 비교적 질이 좋다. 불순물을 가려내고 노두(蘆頭)를 제거한 다음 깨끗이 씻은 후 젖은 상태로 얇게 잘라 햇볕에 말린다. 날이 흐리거나 비가 온다면 불에 말린다.

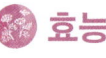 **효능**

길경의 효능은 크게 세 가지이다. 첫째, 길경은 기침과 가래가 주증상인 감기 초기에 매우 효과적인 약재이다. 몸에 열이 없으면서 만성적으로 기침과 가래가 계속되는 경우보다 감기 초기에 열이 나면서 기침과 가래가 동반될 때 적합하다는 뜻이다.

둘째, 길경은 인후와 편도샘이 부었을 때 효과가 좋다. 몸에 열이 나고 목이 부어서 침을 삼킬 때 따가운 통증이 느껴져 물조차 넘기기 힘들 때 사용한다. 이는 길경이 염증을 가라앉히는 효능이 좋기 때문이다. 성대를 많이 사용하는 사람이 목이 쉬었을 때 사용해도 효과적이다. 1960년대 후반 모 제약회사에서 '용각산'이라는 제품을 출시하여 상당 기간 큰 인기를 끌었다. 이 제품은 기침과 가래가 계속되고, 목이 컬컬하거나 부었을 때 사용하는 것으로 되어 있는데, 주성분이 길경과 감초이다.

셋째, 길경은 기관지와 폐를 비롯하여 인체의 여러 부위에 농(膿)이 형성되었을

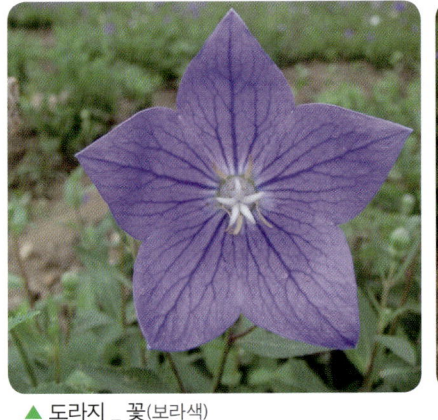
▲ 도라지 _ 꽃봉오리

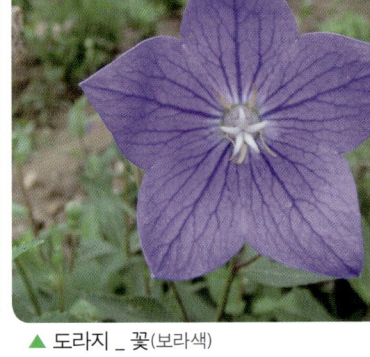
▲ 도라지 _ 꽃(보라색)

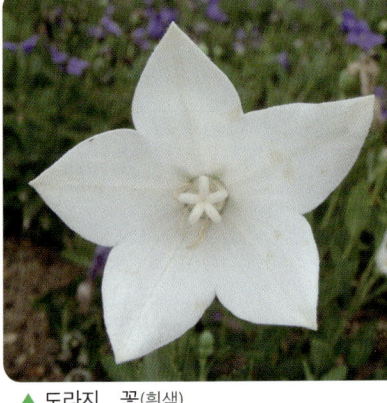
▲ 도라지 _ 꽃(흰색)

길경(도라지)　227

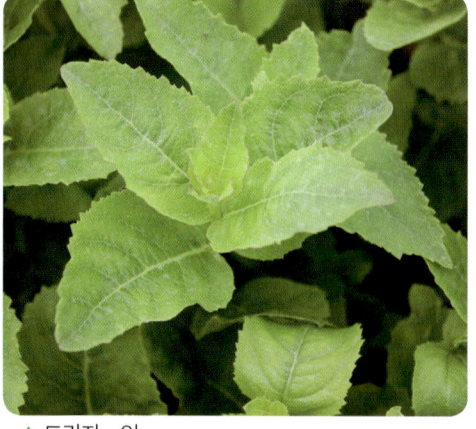 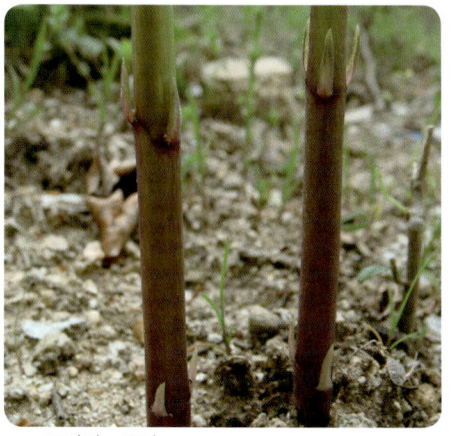

▲ 도라지 _ 잎   ▲ 도라지 _ 줄기

때 사용한다. 몸속의 노폐물이 밖으로 배출되지 못할 때 염증이 생기고, 이것이 악화되면 농이 형성되는데, 길경은 이러한 농을 제거한다. 그래서 피부와 대장에 생긴 염증과 농, 그리고 비염이나 축농증, 여드름 등에 응용한다.

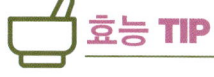 ## 효능 TIP

길경의 효능을 이해하는 데 참고해야 할 사항은 세 가지이다.

첫째, 길경은 뿌리를 사용하는 약재임에도 무게가 가볍다. 보통 뿌리는 해당 식물의 영양분을 저장하는 곳이기 때문에 건조하더라도 무겁다. 그런데 건조한 길경을 물에 띄워보면 가라앉지 않는다. 이는 길경의 효능이 인체의 상부(上部)에 작용한다는 것을 의미한다. 지상부의 길이가 뿌리의 5배에 달하고 더구나 가지도 거의 없이 줄기만 일직선으로 쭉 뻗어나가는 특성 또한 인체의 상부에 효능을 나타내는 길경의 특성과 관련이 있다.

둘째, 길경의 맛은 쓰면서 맵다. 쓴맛은 열과 염증을 가라앉히는 맛이고, 매운맛은 막힌 기운을 흩뜨리는 맛이다. 또한 매운맛은 그 효능이 인체의 상부에 작용하는 특성이 있다. 결과적으로 맵고 쓴 길경의 약효는 인체 상부의 염증과 막힌 기운을 흩뜨리는 데 있다고 할 수 있다.

228

셋째, 길경의 작용 부위는 폐이다. 폐는 공기의 출입이 끊임없이 이루어지는 곳이다. 풍선에 바람이 들어갔다가 빠지기를 반복하는 것처럼 계속해서 신축(伸縮)이 일어나야 한다. 그런데 몸이 약해지고 병에 걸리면 폐의 신축이 원활하지 못하여 감염이 일어나며 인후와 편도샘이 붓고 농(膿)이 생기는데, 길경의 매운맛이 폐의 신축을 도와주고, 쓴맛이 염증을 가라앉히는 효능을 발휘한다.

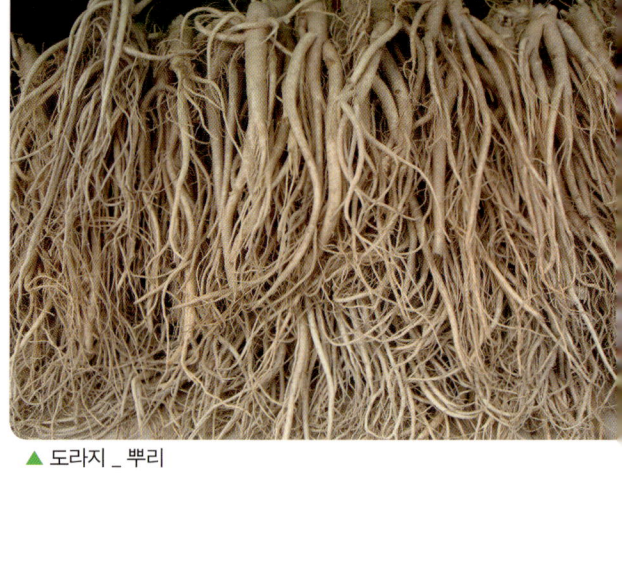

▲ 도라지 _ 뿌리

치료 질환

기침, 가래, 인후염, 편도염, 폐농양, 대장염, 비염, 축농증, 여드름

용량 및 용법

- 길경의 1회 복용량은 건조된 것으로 4~12g이다. 달여서 복용해도 되고, 가루나 환을 만들어 복용해도 된다.
- 길경은 껍질을 벗기지 않고 사용해야 쓴맛도 강하고 효과도 좋다.
- 감기 초기에 기침과 묽은 가래가 나오면 자소엽, 행인, 진피와 함께 달여서 복용한다.
- 인후염에는 길경 12g, 감초 4g을 1회 분량으로 달여서 하루 2~3회 복용한다.
- 급성편도염에는 금은화와 감초를 넣어 사용한다.
- 성대를 많이 쓰는 사람이 목을 보호하려면 맥문동, 생지황, 사삼 등과 함께 사용해야 한다.

길경(도라지)　**229**

감초(감초)

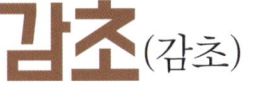

📖 **식물 이름** : 감초
　사용 부위 : 뿌리와 뿌리줄기
　약재 이름 : 감초(甘草)
　작용 부위 : 주로 비장과 위장, 심장, 폐
　　　　　　에 작용한다.
　맛과 성질 : 맛은 달고 성질은 따뜻하지
　　　　　　도 차갑지도 않다.

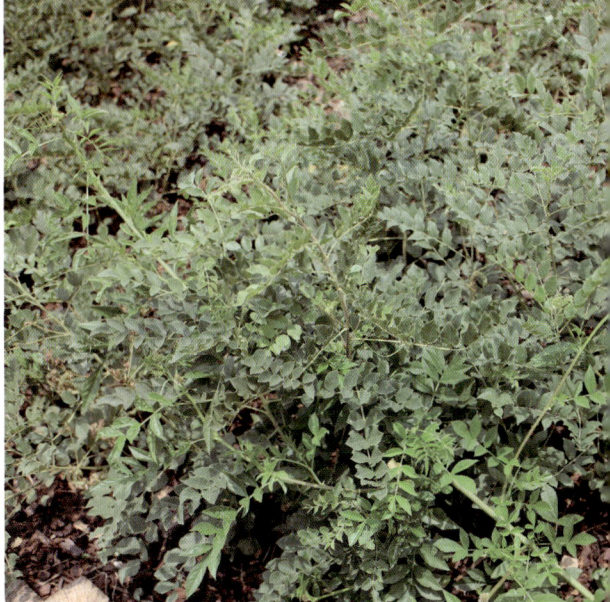

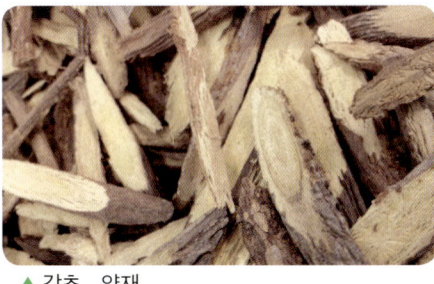

▲ 감초 _ 약재　　　　　　　　　　▲ 감초 _ 지상부

🌿 생김새

　감초는 콩과의 여러해살이풀로 키는 1m 정도이다. 줄기가 곧게 서며, 잔털이 많이 나 있어 회백색을 띤다. 잎은 어긋나며 홀수 깃꼴겹잎으로 잔잎은 7~17개씩 달린다. 잎의 생김새는 넓은 달걀 모양 또는 달걀 모양이며 길이는 2~5cm, 너비는 1~3cm이다. 꽃은 7~8월에 보라색으로 피며 총상꽃차례를 이룬다. 열매는 길쭉한 협과가 활처럼 굽으며 달리는데, 길이는 3~4cm, 너비는 0.8cm 내외이고 겉에 가시 같은 털이 나 있다. 안에는 콩팥처럼 생긴 종자가 6~8개 들어 있다. 뿌리가 땅속 깊이 들어가는데, 이를 감초라고 하며 약용한다.

🌱 채취 및 건조

　감초처럼 뿌리를 사용하는 약초는 약의 기운이 뿌리에 충만해지는 가을철에 채취한다. 감초는 보통 10~11월에 채취한다. 뿌리를 캐서 줄기의 기부(基部), 가지가 교차하는 부분, 잔뿌리 등을 제거하고 적당한 길이로 잘라서 반쯤 마를 때까지 햇볕에 말린 다음 작은 단으로 묶어서 다시 햇볕에 완전히 말린다.

효능

감초의 다른 이름은 '국로(國老)'이다. 국로는 국가의 원로, 즉 약초 중의 원로라는 뜻이다. 감초는 성질이 완화(緩和)하여 급박(急迫)한 상태를 해소시킨다. 열이 많은 약초와 함께 사용하면 열성(熱性)을 완화시키고, 차가운 약초와 함께 사용하면 한성(寒性)을 완화시킨다. 그리고 여러 약초와 함께 사용했을 때 약초들 간의 성질을 조화롭게 만들고, 독성이 있는 약초의 독을 해독하므로 국로라고 한 것이다. 이처럼 완급을 조절하고 서로 융화되게 하며 독성을 없애는 성질 때문에 모든 처방에 사용되므로 '약방에 감초'라는 말이 생겼다.

감초의 효능을 하나씩 살펴보자. 첫째, 감초는 약해진 몸을 보(補)하는 효능이 있다. 특히 위장이 약하여 소화력이 떨어진 경우, 심장이 약하여 맥이 약하게 뛰고 간혹 부정맥이 나타나는 경우에 좋다.

둘째, 감초는 해독작용이 좋아서 독이 있는 약초의 독성을 없앨 때 사용한다. 또한 몸에서 생성된 독소 때문에 생기는 염증에도 사용한다. 예를 들어 인후염으로 목

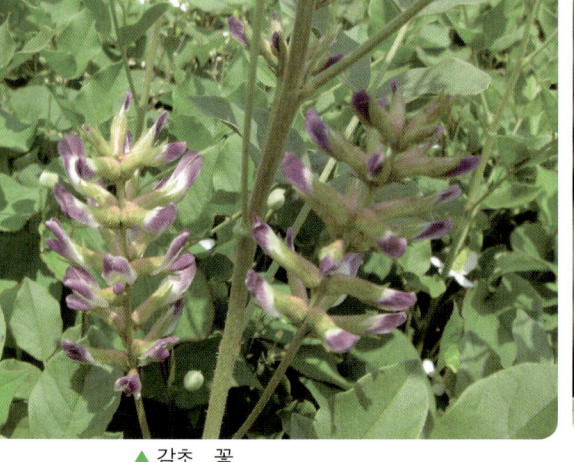

▲ 감초 _ 꽃

▲ 감초 _ 열매

감초(감초) **231**

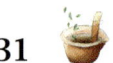

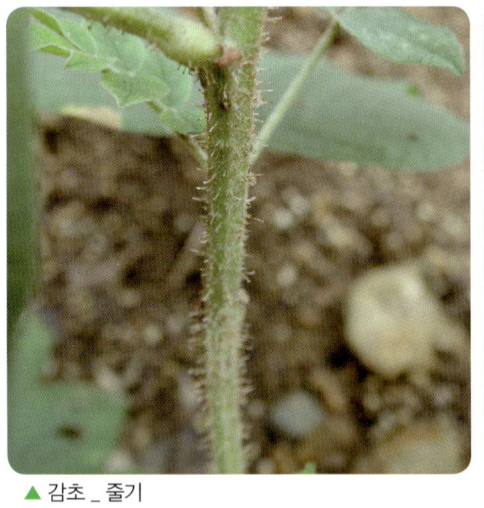

▲ 감초 _ 줄기

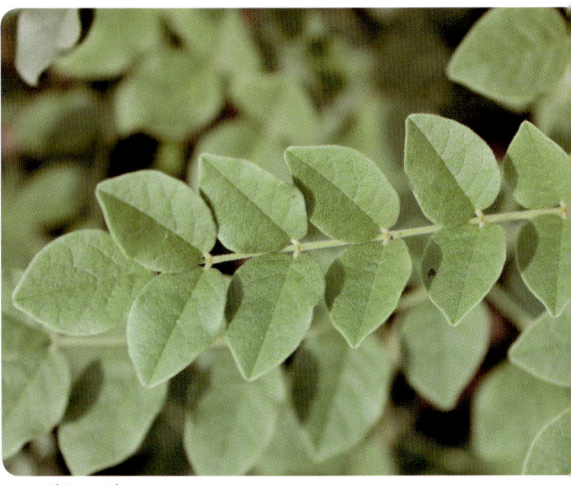

▲ 감초 _ 잎

이 잠기고 침을 삼킬 수 없을 때, 피부에 종기가 생겼을 때 효과가 좋다.

셋째, 감초는 경련성 통증을 완화시킨다. 위경련이나 담낭염으로 통증이 심한 경우, 근육의 경련으로 쥐가 나고 통증이 심한 경우에 사용하며, 손발에 경련성 마비가 일어났을 때도 다량의 감초를 달여 먹으면 좋다.

효능 TIP

감초의 효능을 이해하는 데 참고해야 할 사항은 세 가지이다.

첫째, 감초는 긴 뿌리를 사용하는 약재이다. 식물은 영양분을 뿌리와 씨앗에 저장하는데, 씨앗은 후손을 위한 것이고 뿌리는 자신을 위한 것이다. 특히 여러해살이 식물은 후년을 위해 반드시 뿌리에 영양분을 저장해야 한다. 그래서 뿌리를 사용하는 약초는 대체로 몸 내부(잎이나 꽃은 몸 외부에 주로 작용)에 열과 에너지를 공급하는 효능이 있다. 그리고 여러해살이이면서

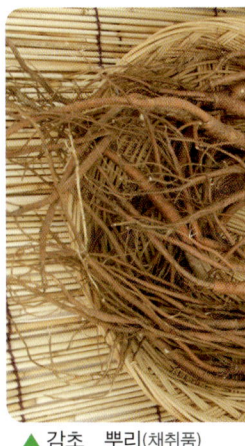

▲ 감초 _ 뿌리(채취품)

땅속 깊숙이 뿌리를 박고 있다면 이러한 효능은 더욱 커진다. 감초는 여러해살이이고 뿌리가 매우 길다. 따라서 몸을 보하는 효능이 좋다.

둘째, 감초의 맛은 매우 달다. 인삼이나 황기에도 단맛이 있지만 감초에 미치지 못한다. 단맛은 기본적으로 몸에 영양분을 공급하는 맛인데, 단맛이 강하면 긴장되어 있는 몸을 이완시키는 효능이 더해진다. 감초가 경련성 위통, 경련성 근육통에 효능을 발휘하는 것은 단맛이 강하기 때문이다.

셋째, 감초의 작용 부위는 비장, 위장, 심장, 폐이다. 오장(五臟) 중에서 신장(腎臟)을 제외하고 모두 작용하는데, 그만큼 감초의 쓰임새가 다양하고 인체의 여러 부위에 효능을 발휘한다는 뜻이다.

🌿 약초의 효능 더하기

밀감초(蜜甘草, 감초를 꿀에 재워 볶은 것) : 감초에 졸인 꿀과 끓인 물을 조금 부어 고루 버무리고 잠시 뜸을 들였다가 솥에 넣고 약한 불로 짙은 황색이 돌아 손에 달라붙지 않을 때까지 볶은 다음 꺼내어 식힌다. 이렇게 하면 몸을 보(補)하고 위장을 튼튼하게 하며 통증을 멎게 하는 효능이 모두 좋아진다. 달이거나 환을 만들어 먹는다.

🌺 치료 질환

체력저하, 중독(中毒), 경련성 복통, 근육경련

🎁 용량 및 용법

- 감초의 1회 복용량은 건조된 것으로 2~12g이다. 달여서 복용해도 되고, 가루나 환을 만들어 복용해도 된다.
- 위장이 약하여 식욕부진과 소화불량이 있을 때에는 인삼 4g, 백출 4g, 백복령 4g, 감초 4g을 1회 분량으로 달여서 하루 2~3회 복용한다.

감초(甘草) **233**

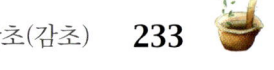

- 원기가 부족하고 심장기능이 약하여 가슴이 두근거리고, 식은땀이 나고, 부정맥이 있을 때에는 생지황, 맥문동, 계지 등과 함께 사용한다.
- 목이 부었을 때에는 길경 12g, 감초 4g, 우방자(우엉 씨) 4g을 1회 분량으로 달여서 하루 2~3회 복용한다.
- 식중독이나 농약 중독에는 녹두와 함께 달여서 신속하게 복용한다.
- 경련성으로 복통이 심할 때에는 작약, 후박, 목향 등과 함께 사용한다.

🌿 약초 이야기

어느 마을에 유명한 의원이 있었다. 실력이 좋아서 이 마을 저 마을 왕진을 다니곤 했는데, 의원이 자리를 비운 사이 환자들이 몰려들 때가 많았다. 어느 날 의원이 왕진을 간 사이 환자들이 몰려들자 의원의 부인은 그들에게 조금이라도 도움을 주고자 부엌에 있는 건초더미를 조금씩 나눠주었다. 약을 받았다는 사실만으로도 증세가 조금은 완화될 것이라 믿었기 때문이다. 그런데 건초를 받아 간 환자들이 병이 나았다며 돈을 들고 의원을 찾아오는 것이 아닌가. 의원은 이상하게 생각했다. '환자의 병과 증상이 같지 않은데 어떻게 한 가지 풀로 다 나았단 말인가?' 그래서 자신이 직접 건초를 씹어보았다. 그 건초는 단맛이 있었고 여러 질병에 효과가 있었으며 독(毒)을 제거하는 효능이 좋았다. 특히 다른 약초와 함께 사용할 때 다른 약초의 효능을 더욱 좋게 만들었다. 그 뒤로 여러 처방에 건초를 넣어 사용했는데, 단맛이 난다 하여 감초(甘草)라는 이름을 붙였다. 후대에 여러 처방에 빠지지 않고 쓰이는 약재라 하여 '약방에 감초'라는 속담도 생겨났다.

07

허리통증과 무릎통증을
치료하는 약초

두충(두충)

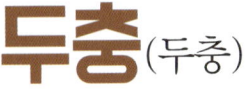

📖 식물 이름 : 두충
　사용 부위 : 줄기껍질
　약재 이름 : 두충(杜冲)
　작용 부위 : 주로 간과 신장에 작용한다.
　맛과 성질 : 맛은 달고 약간 맵다. 성질은
　　　　　　 따뜻하다.

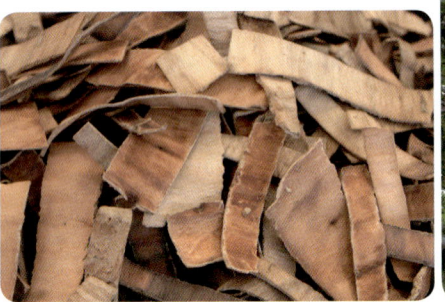
▲ 두충 _ 약재

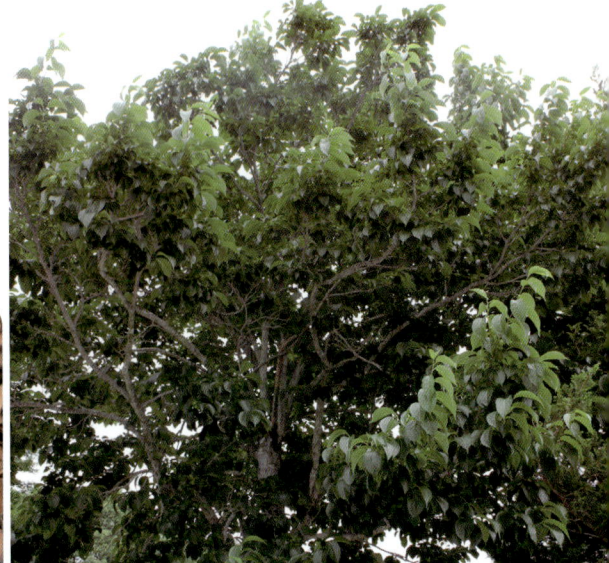
▲ 두충 _ 지상부

❄ 생김새

　두충은 두충과의 낙엽활엽교목으로 키는 15m에 이른다. 줄기는 지름 40cm 정도의 통으로 자라며 많은 가지를 내고 나무껍질은 갈색을 띤 회백색이다. 잎은 어긋나고 길이 5~16cm, 너비 2~7cm에 타원형이며, 끝이 갑자기 좁아져서 뾰족해진다. 꽃은 5월에 암수딴꽃으로 피며 꽃잎과 꽃받침잎이 없다. 수꽃은 붉은색을 띤 갈색으로 6~10개의 수술이 있으며 암꽃은 짧은 자루가 있다. 열매는 편평한 긴 타원 모양으로 날개가 있는 시과(翅果)이며 10~11월에 익는다. 열매를 자르면 고무 같은 점질의 실이 나온다.

🌱 채취 및 건조

　나무의 껍질을 사용하는 약초는 식물의 진액(津液)이 껍질에 충만해졌을 때 채취해야 하므로 봄이 적기이다. 겨울을 지낸 두충이 봄이 되어 가지와 잎을 펼칠 때 뿌리에서 올라온 진액은 껍질을 타고 꼭대기까지 올라간다. 이때 껍질을 벗기면 잘 벗겨지고 약효도 좋다. 보통 4~6월에 채취하는데, 절기로는 청명(淸明)과 하지(夏至) 사이에 해당한다. 나무에서 껍질을 벗겨낸 후 코르크층을 제거하고 적당한 크기로 잘라서 말린다.

🌸 효능

두충은 운동량이 부족한 현대인의 관절통과 근육통에 좋은 약초이다. 고려 문종 때 '왕의 병을 치료하기 위해 송나라로부터 들여왔다.'는 내용이 전해질 정도로 두충은 귀한 약재였다. 《동의보감》에 '두충은 허리와 등뼈가 아프거나 다리가 시리면서 아픈 것을 치료하고 뼈와 근육을 튼튼하게 하며 음낭 밑이 축축하고 가려운 것, 소변이 잘 나오지 않는 것 등을 치료한다. 정력을 좋게 하며 갑자기 허리가 아픈 것을 낫게 한다.'고 되어 있다. 두충은 허리 근육이 약해져서 무지근한 통증이 계속될 때 가장 먼저 생각해야 할 약재이다. 허리 근육이 약하면 오래 앉아 있을 수 없어 벽에 기대려고 한다. 그리고 조금만 무리를 해도 허리에 힘이 빠져 통증이 생긴다. 이럴 때 두충을 사용하면 허리 근육이 강화되어 통증이 덜해진다. 허리가 아플 때 복대(腹帶)를 하면 통증이 완화되는 것처럼, 두충은 허리를 감싸는 복대의 역할을 하

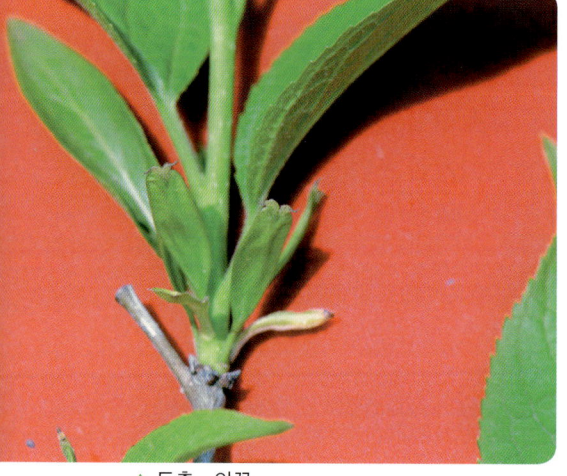
▲ 두충 _ 암꽃

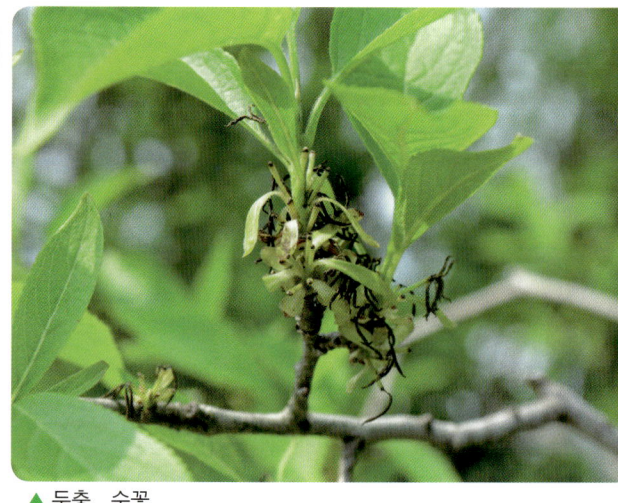
▲ 두충 _ 수꽃

두충(두충)　**237**

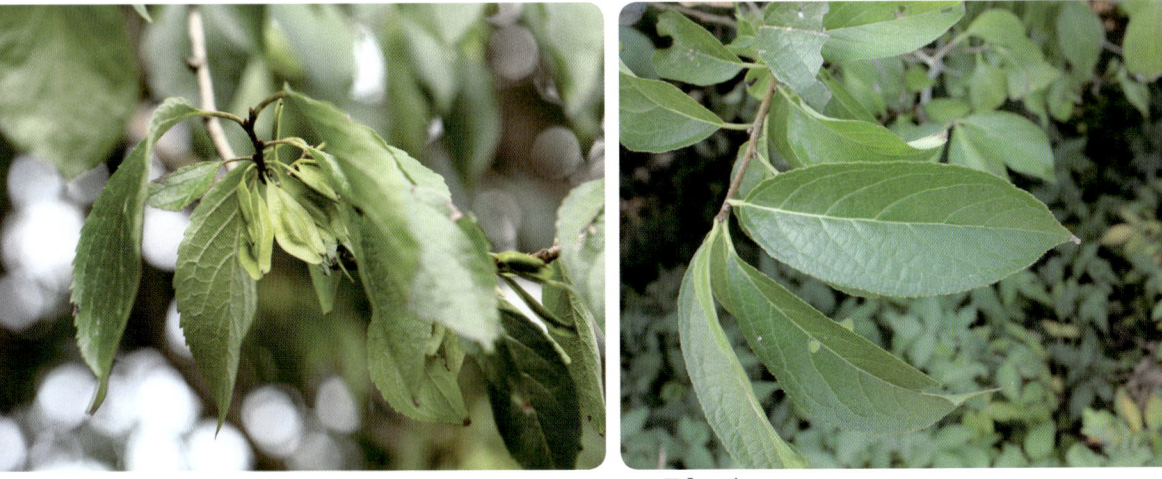

▲ 두충 _ 열매   ▲ 두충 _ 잎

는 것이다. 따라서 젊은이보다 어느 정도 나이가 든 사람에게 적합한 약재이다.

또한 두충은 유산을 방지하는 효능이 있다. 근력이 약한 사람이 임신을 했을 때, 특히 자궁을 지탱하는 골반저근이 약한 상태에서 태아가 성장하면 자궁이 제 위치에서 벗어나 통증과 하혈이 동반된 유산 징후가 나타난다. 이 경우 두충을 복용하면 골반저근의 힘이 강해져 유산을 예방할 수 있다. 이러한 효능은 남녀의 성기능 강화에도 도움을 주고, 조루나 불감증을 개선하는 데에도 기여한다.

두충은 혈압을 낮추는 효능도 있다. 30여 년 전에 고혈압 등의 성인병 치료에 효과가 있다고 알려지면서 한때 농촌에서 두충을 너무 많이 재배하여 두충 가격이 폭락한 적이 있었다. 주로 차로 음용하는데, 두충 잎과 껍질 모두 가능하다. 이른 봄에 어린잎을 따서 뜨거운 솥에 볶아 말려두었다가 녹차처럼 우려 마시면 좋다. 껍질은 4~5월에 벗겨 얇게 썰어서 프라이팬에 볶아 차로 이용한다.

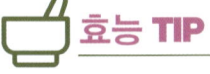 **효능 TIP**

두충의 효능을 이해하는 데 참고해야 할 사항은 세 가지이다.

첫째, 두충은 나무의 껍질을 사용하는 약재이다. 나무껍질은 나무 둘레를 덮는 역할과 나무를 보호하는 역할을 한다. 이러한 특성 때문에 어떤 나무의 껍질은 살충(殺蟲)의 효능이 있는가 하면, 어떤 것은 나무를 단단하게 덮듯이 근육을 강화하는 효능이 있다. 두충은 후자에 속한다.

둘째, 두충의 맛은 달고 약간 맵다. 단맛은 몸에 영양분을 공급하는 맛이다. 식물은 영양분을 열매나 씨앗, 뿌리에 저장하며, 나머지 일부는 껍질에 저장한다. 단맛은 기운을 나게 하고 몸을 튼튼하게 하는 작용을 하는데, 두충에서는 근육을 강화하는 효능으로 발휘된다. 두충의 매운맛은 기혈(氣血)의 순환을 돕는다.

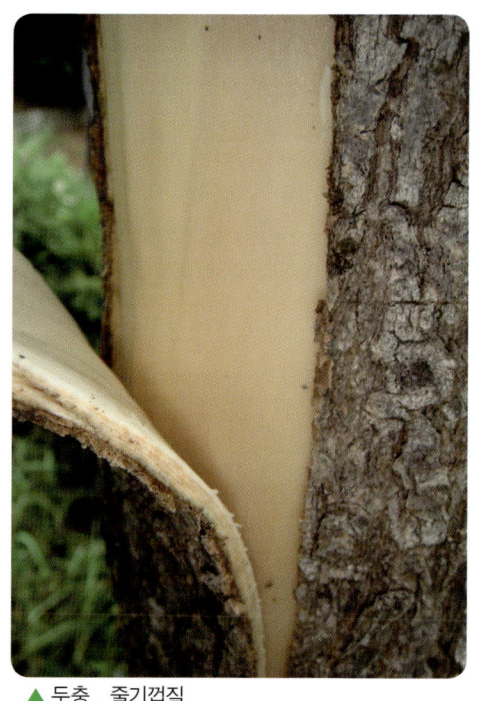
▲ 두충 _ 줄기껍질

셋째, 두충의 작용 부위는 간과 신장이다. 한의학적으로 간은 근육과 힘줄에 관여하고, 신장은 기초체력과 연관된 장기이다. 이는 두충이 근육과 정력을 강화하는 것과 관련된다.

🌿 약초의 효능 더하기

염두충(鹽杜冲, 두충에 소금물을 흡수시켜 볶은 것) : 두충에 소금물을 붓고 골고루 뒤집어 소금물이 웬만큼 스며들면 솥에 넣고 중간 불로 볶는데, 내부의 실 같은 섬유질이 쉽게 끊어질 즈음 꺼내어 식힌다. 두충 100kg당 소금 2kg을 사용한다. 이렇게 하면 근육을 강화하는 효능이 좋아지고 소화불량 같은 부작용도 예방할 수 있다. 달이거나 환을 만들어 먹는다.

두충(두충)

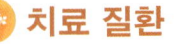 **치료 질환**

요통, 습관성 유산, 고혈압, 조루(早漏), 발기부전

🎁 용량 및 용법

- 두충의 1회 복용량은 건조된 것으로 8~12g이다. 단, 고혈압에는 15~40g을 사용한다. 달여서 복용해도 되고, 가루나 환을 만들어 복용해도 된다.
- 발기부전 초기에는 파고지, 토사자, 육종용, 계피와 함께 사용하고, 심한 경우에는 녹용을 추가한다.
- 근력이 약해져서 생긴 요통에는 두충(생강즙으로 볶은 것) 160g, 파고지(볶은 것) 160g, 호도 30개를 가루 내어 생강즙 100g과 함께 버무려서 녹두 크기의 환을 만들어 공복에 100개씩 복용한다.

〈혼동하기 쉬운 약초 비교〉

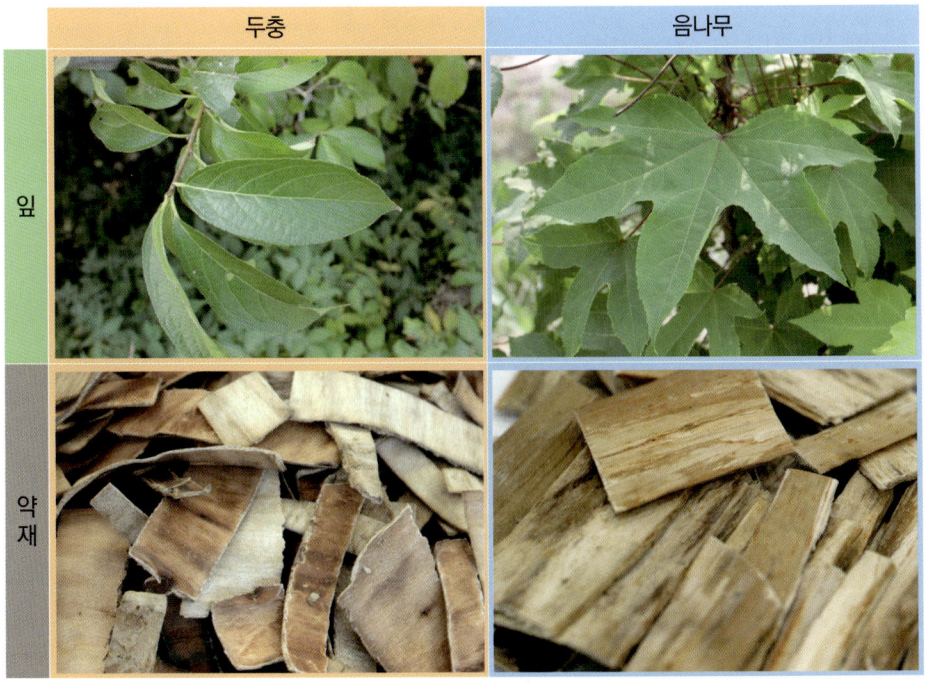

속단(續斷)

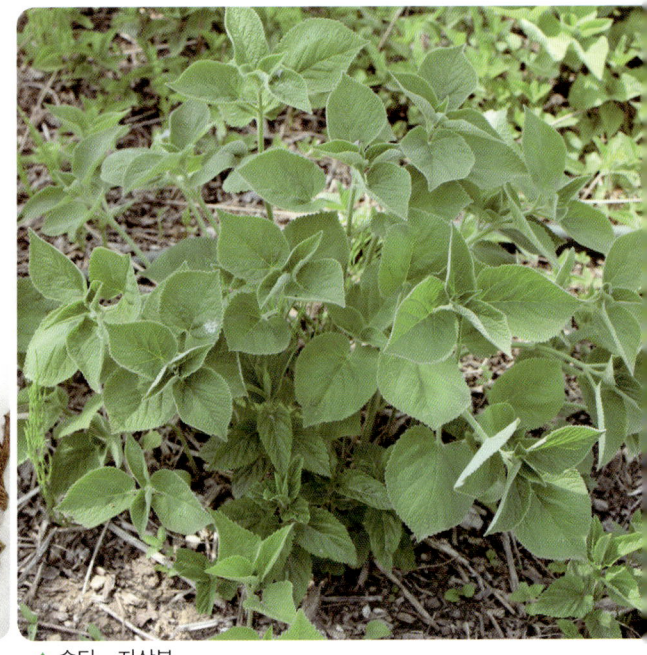

▪️식물 이름 : 속단
　사용 부위 : 뿌리
　약재 이름 : 속단(續斷)
　작용 부위 : 주로 간과 신장에 작용한다.
　맛과 성질 : 맛은 쓰고 맵고 달다. 성질은
　　　　　　약간 따뜻하다.

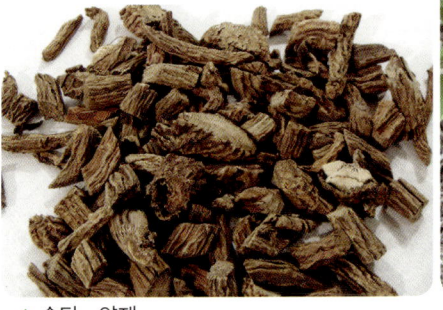

▲ 속단 _ 약재

▲ 속단 _ 지상부

🌨️ 생김새

　속단은 꿀풀과의 여러해살이풀로 키는 1m 정도이다. 줄기가 곧게 서며 전체에 잔털이 나 있다. 잎은 어긋나며 심장상 달걀 모양으로 끝이 뾰족하고, 길이는 13cm, 너비는 10cm이다. 잎은 위로 갈수록 작아지며 뒷면에 잔털이 있고 가장자리에 규칙적인 둔한 톱니가 형성된다. 꽃은 7월에 원줄기 윗부분에서 마주나서 원추꽃차례를 이루며 붉은색으로 핀다. 꽃부리는 입술 모양이며 길이는 1.8cm 정도이다. 윗입술 부분은 모자 모양으로 겉에 털이 빽빽하게 있고, 아랫입술 부분은 3개로 갈라져서 퍼지며 겉에 털이 있다. 열매는 달걀 모양으로 9~10월에 꽃받침에 싸여 익는다. 뿌리에 비대한 덩이뿌리가 4~5개 달리는데, 이 뿌리를 속단(續斷)이라 하며 약용한다.

🌱 채취 및 건조

　속단처럼 뿌리를 사용하는 약초는 약의 기운이 뿌리에 집중되었을 때 채취해야

속단(속단)　**241**

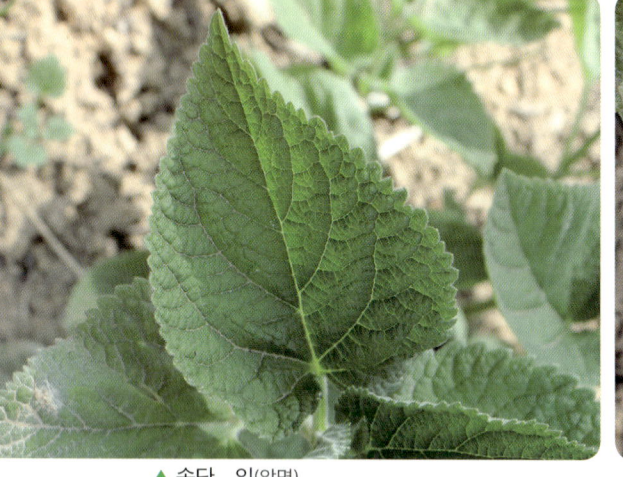

▲ 속단 _ 잎(앞면)　　　　　　　▲ 속단 _ 잎(뒷면)

한다. 따라서 잎이 시드는 가을이 채취의 적기이다. 뿌리를 캐낸 후 깨끗이 씻어 머리 부분과 꼬리 부분 및 잔뿌리를 제거하고 그늘에 말리거나 불에 쬐어 말린다.

🌸 효능

끊어진 것[斷]을 이어주는[續] 효능이 있어 속단(續斷)이라는 이름을 얻게 되었다. 즉 몸을 보(補)하고, 단단하지 않은 것을 강하게 한다. 속단의 효능은 크게 네 가지이다.

첫째, 속단은 근골(筋骨)을 튼튼하게 하는 효능이 있다. 따라서 허리나 무릎이 약해져서 통증이 있을 때 사용하면 좋다. 이러한 효능은 두충과 유사하여 보통 함께 사용한다.《동의보감》에서도 '속단은 요통과 다리를 가누지 못하는 것, 관절이 늘어지거나 당기는 것을 치료한다.'고 하였다.

둘째, 속단은 양기(陽氣)를 보충하는 효능이 있다. 고서(古書)에 의하면 속단은 '기력을 보하고 발기시키며, 정액이 새는 것을 멎게 하고, 소변 자주 보는 것을 줄인다.'고 하였다. 따라서 보약에 속단을 넣어 사용하면 기력을 보충하는 효능이 강해지고, 성기능이 약하거나 소변을 자주 보는 증상이 있을 때 효과적이다.

셋째, 속단은 유산을 방지하는 효능이 있다. 설명한 대로 속단은 몸을 보하는 효

242

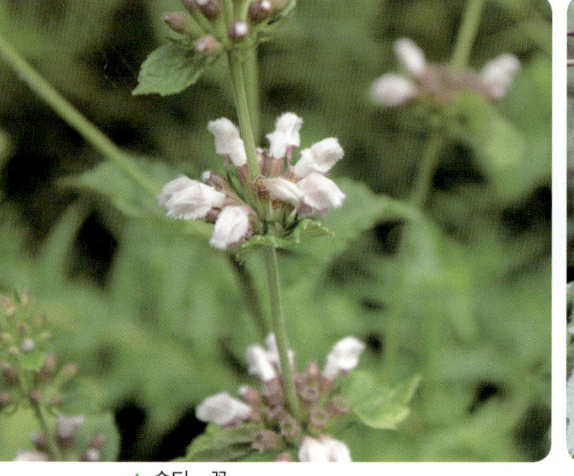

▲ 속단 _ 꽃

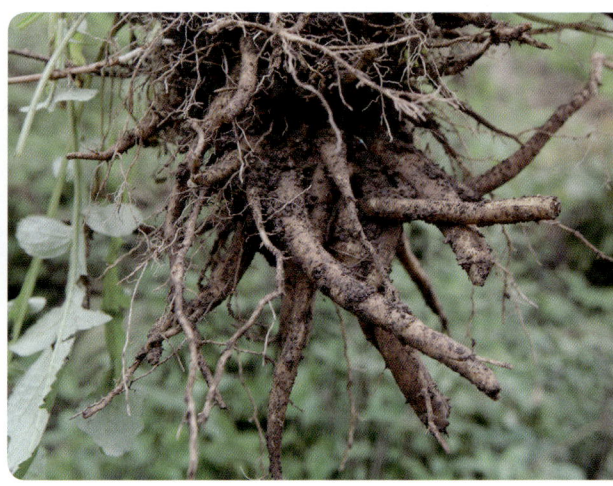

▲ 속단 _ 뿌리

능이 있는데, 여기에 더하여 혈액순환을 촉진하는 효능이 있어 복통, 요통, 하혈 등 유산의 징후가 있을 때 적합하다. 특히 몸이 약한 사람이 습관적으로 유산을 하는 경우에는 임신 전부터 사용하면 좋다.

넷째, 속단은 골절이나 근육 손상, 타박상의 회복을 촉진한다. 《동의보감》에 다음과 같은 말이 나온다. '골절, 타박, 베인 상처에 좋고, 대개는 통증을 멎게 하면서 새살이 나게 하며, 힘줄과 뼈를 이어주기에 속단이라고 부르는 것이다.' 이처럼 속단은 외상에 좋은 약초인데, 몸을 보하는 효능이 있어 체력이 약한 사람에게 보다 적합하다.

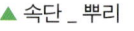 효능 TIP

속단의 효능을 이해하는 데 참고해야 할 사항은 세 가지이다.

첫째, 속단은 뿌리를 사용하는 약재이다. 뿌리는 식물이 영양분을 저장하는 곳이므로 몸을 보하는 효능을 지니고 있다. 특히 여러해살이 식물은 한해살이 식물과 달리 이듬해를 위해 반드시 뿌리에 영양분을 저장하므로 보약의 성질이 강할 수밖에 없다.

둘째, 속단의 맛은 쓰고 맵고 달다. 실제로 먹어보면 처음에는 쓴맛이 나지만 강하

속단(속단)　**243**

지는 않고 나중으로 갈수록 단맛이 느껴진다. 매운맛은 강하지 않다. 속단의 쓴맛은 근골의 염증을 없애는 데 도움을 주며, 단맛은 몸을 보하는 작용을 한다. 그리고 크게 느껴지지 않지만 매운맛은 순환을 촉진하는 역할을 한다.

셋째, 속단의 작용 부위는 간과 신장이다. 간은 근육과 힘줄을 강하게 하는 장기이고, 신장은 기초체력을 길러 약해진 몸을 보강하는 것과 연관된 장기이다. 또한 신장은 남녀의 생식기와 연

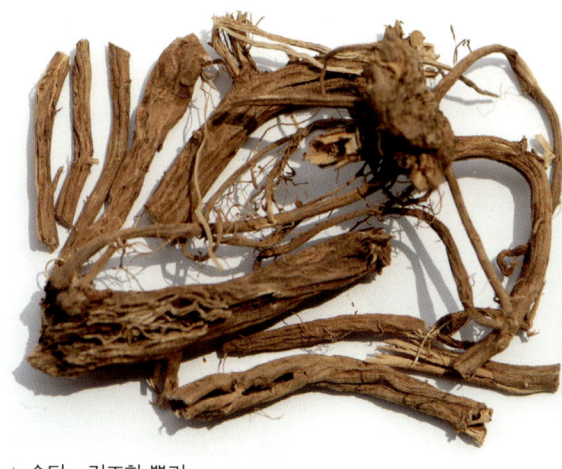

▲ 속단 _ 건조한 뿌리

관이 있다. 속단이 근골을 튼튼하게 하고 양기를 보충하며 유산을 방지하는 것은 간과 신장에 작용하여 그 기능을 돕기 때문이다.

🌿 약초의 효능 더하기

염속단(鹽續斷, 속단에 소금물을 흡수시켜 볶은 것) : 속단에 소금물을 붓고 잘 섞은 다음 소금물이 웬만큼 흡수되면 솥에 넣고 약한 불로 볶아서 말린다. 속단 6kg당 소금 1.2kg을 사용한다. 이렇게 하면 양기를 보충하고 근골을 튼튼하게 하는 효능이 좋아진다. 달이거나 환을 만들어 먹는다.

주속단(酒續斷, 약초에 술을 흡수시켜 볶은 것) : 소금물 대신 술을 사용하여 위와 같은 방법으로 가공한다. 이렇게 하면 혈액순환이 촉진되어 골절이나 타박상 등을 치료하는 효능이 좋아진다. 달이거나 환을 만들어 먹는다.

🌼 치료 질환

요통, 관절통, 정력감퇴, 습관성 유산, 골절

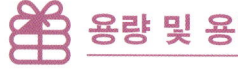 용량 및 용법

- 속단의 1회 복용량은 건조된 것으로 6~12g이다. 달여서 복용해도 되고, 가루나 환을 만들어 복용해도 된다.
- 요통에는 속단 80g, 파고지 40g, 우슬 40g, 모과 40g, 두충 40g을 가루 내어 녹두 크기의 환으로 만들어서 공복에 70개씩 복용한다.
- 관절염에는 황기, 당귀, 두충, 오가피, 강활, 독활 등과 함께 사용한다.
- 습관성 유산에는 토사자(볶은 것) 160g, 겨우살이 80g, 속단 80g, 아교 80g을 가루 내어 녹두 크기의 환으로 만들어서 1회에 30개씩 복용한다.
- 유산 징후가 있을 때에는 당귀, 백출, 상기생, 토사자, 애엽 등과 함께 사용한다.

🌸 약초 이야기

한 의원이 마을을 지나다가 젊은 사람이 갑자기 죽었다는 이야기를 들었다. 의원이 그 집으로 가서 맥을 짚어보니, 다행히 젊은이는 아직 맥이 붙어 있었다. 그래서 지니고 있던 환약(丸藥)을 급히 먹이자 젊은이가 조금씩 기운을 차리더니 살아났다. 죽은 사람을 살려냈다는 소식이 마을에 퍼지자, 그 마을에 살던 탐욕스러운 약재상이 찾아와 의원에게 약의 비법을 알려달라고 했다. 의원이 가르쳐줄 수 없다고 하자 약재상은 하인들을 시켜 의원을 심하게 구타했다. 움직일 수 없게 된 의원을 마을 청년이 구해서 보살펴주었고, 젊은이는 의원이 사용했던 약초를 달여 의원의 부러진 뼈와 상처를 치료했다. 약재상이 또다시 의원에게 비법을 알려달라고 했으나 의원은 거절하였고 화가 난 약재상은 하인들을 시켜 의원을 죽이고 말았다. 결국 환약의 비법은 전수되지 못했으나 젊은이는 의원이 알려준 약초로 사람들의 부러진 뼈를 접골(接骨)하였다. 그리고 부러진 뼈를 붙인다 하여 약초의 이름을 속단(續斷)이라고 하였다.

곡기생(겨우살이)

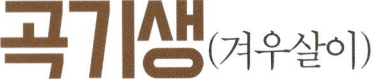

- 📖 **식물 이름** : 겨우살이
- **사용 부위** : 잎과 줄기
- **약재 이름** : 곡기생(槲寄生)
- **작용 부위** : 주로 간과 신장에 작용한다.
- **맛과 성질** : 맛은 달고 쓰다. 성질은 따뜻하지도 차갑지도 않다.

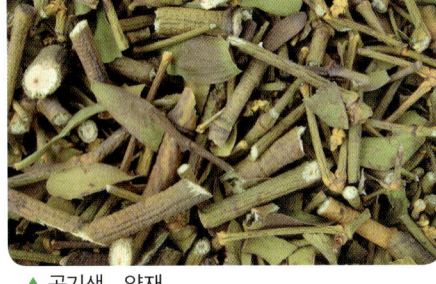

▲ 곡기생 _ 약재

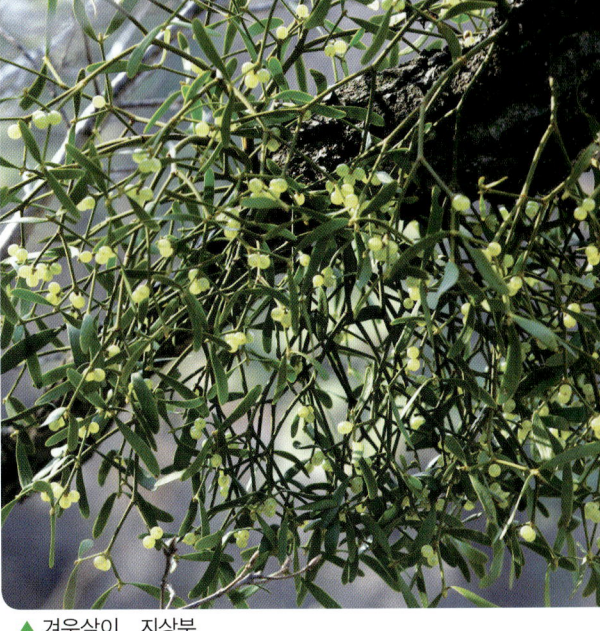

▲ 겨우살이 _ 지상부

🌿 생김새

겨우살이는 겨우살이과의 상록활엽관목으로 다른 나무의 줄기와 가지 등에 붙어 기생하여 자란다. 줄기가 둥지처럼 둥글게 자라는데, 지름이 1m에 이르기도 한다. 잎은 가지 끝에 마주나며 피침 모양으로 두껍고 길이가 3~6cm, 너비가 0.6~1.2cm이다. 잎끝이 둥글고 둔하며 밑으로 갈수록 점점 좁아진다. 꽃은 암수딴그루이며 4월에 노란색으로 가지 끝에 핀다. 열매는 8~10월에 반투명의 연한 노란색 장과로 성숙하며, 열매살은 점성이 있다.

🍃 채취 및 건조

잎이 떨어져 앙상한 나무에서 홀로 푸른빛을 발하는 겨우살이의 성장기는 겨울이다. 따라서 겨우살이는 겨울과 봄 사이에 채취해야 한다. 굵은 가지를 제거하고 그늘이나 햇볕에 말리거나, 끓는 물에 담갔다가 건져내서 햇볕에 말린다.

효능

　겨우살이는 다른 나무에 기생하지만 스스로 광합성을 하는 반기생 식물이다. 자신의 광합성만으로는 부족하여 숙주로부터 물이나 양분의 일부를 빼앗아 이용하는 것이다. 겨우살이 중에서 뽕나무에 기생하는 것을 상기생(桑寄生), 참나무에 기생하는 것을 곡기생(槲寄生)이라고 하는데, 효능은 유사하다. 겨우살이는 우리 선조들이 초자연적인 힘이 있는 것으로 믿어온 약초이다. 동서양을 막론하고 옛사람들은 겨우살이가 귀신을 쫓고 온갖 병을 고치며 아이를 낳게 하고 벼락과 화재를 피하게 할 뿐만 아니라 장생불사의 능력이 있다고 여겼다. 특히 유럽 사람들은 곡기생을 불사신의 상징으로 믿었고, 하늘이 내린 풀이라고 신성시하여 경외하였다.

　겨우살이는 신경통과 관절염에 효과가 좋다. 몸에 있는 습기(濕氣)를 제거하는 동시에 근육과 관절을 강화하는 효능이 있어 보신약과 함께 사용하면 몸을 건강하게 하면서 통증을 없애는 효과를 얻을 수 있다. 특히 허리와 무릎을 무리하게 사용해서 발생하는 손상(통증)에 효과가 좋고, 장기간 복용해도 해가 없다. 또한 겨우살이는 강력한 항암 약초이다. 유럽에서는 암 치료에 탁월한 효과가 있는 약초로 알려져 있고, 독일에서는 지금도 많은 암환자에게 곡기생(미슬토)을 주사하고 있다. 우리나라에서도 민간요법으로 겨우살이를 달여 먹고 위암, 신장암, 폐암, 유방암 등을 치유한 사례가 있다.

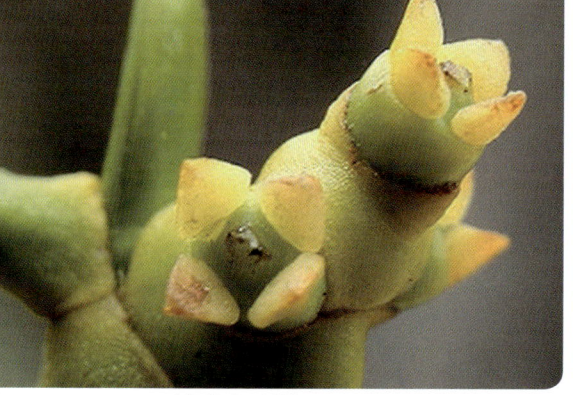
▲ 겨우살이 _ 암꽃

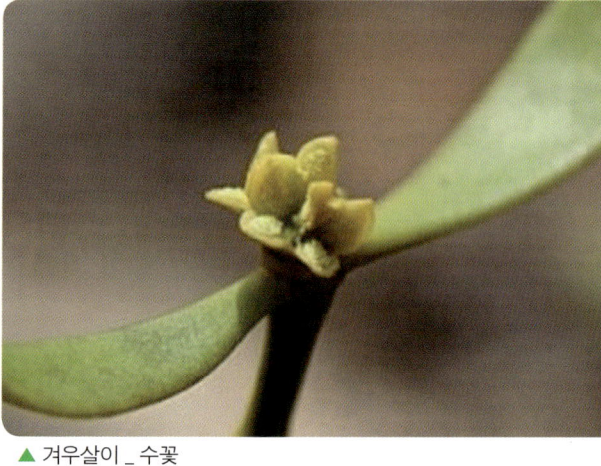
▲ 겨우살이 _ 수꽃

곡기생(겨우살이)　**247**

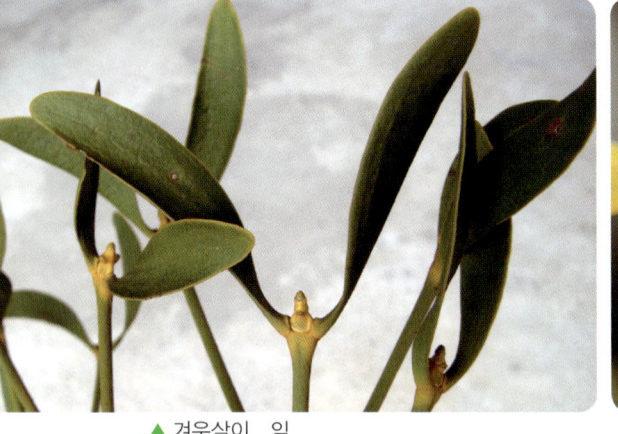

▲ 겨우살이 _ 잎

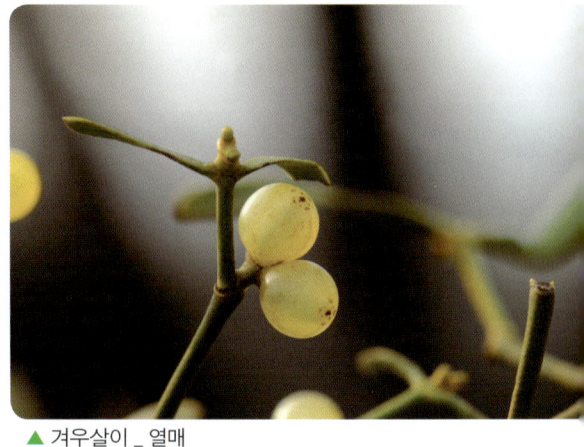

▲ 겨우살이 _ 열매

　겨우살이는 고혈압에도 효과가 있는데, 상기생보다 곡기생의 효과가 더 좋다. 혈압을 낮추는 효과는 완만하지만 안정적으로 지속되는 특징이 있다. 유산을 예방하는 효과도 있다. 이는 겨우살이가 근육을 강화하는 작용을 하기 때문이다. 근육이 약한 여성이 임신을 하면 골반저근이 자궁을 강하게 지지하지 못하여 출혈과 통증이 동반된 유산 징후가 나타난다. 이 경우 근육을 강화하는 두충, 혈액순환을 돕는 당귀와 천궁을 더하여 사용하면 유산을 예방할 수 있다.

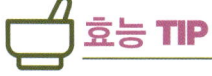 ## 효능 TIP

　겨우살이의 효능을 이해하는 데 참고해야 할 사항은 세 가지이다.

　첫째, 참나무겨우살이는 고산지대에서 자라는 약초이다. 고산에는 항암효과가 뛰어난 약초가 많다. 동충하초와 홍경천이 그렇고, 남미의 아가리쿠스 또한 고산에서 자란다. 짐작하건대 고산지대에 사는 약초는 산소가 부족한 환경에 적응하여 살기 때문에 산소 부족에 기인한 암에 효과가 있는 것으로 보인다. 고산지대에 사는 참나무겨우살이 또한 이러한 특성이 있을 것으로 예상되며, 겨울에도 초록의 잎을 자랑하는 강인함은 암을 치료하는 힘이 된다.

　둘째, 겨우살이의 맛은 달면서 쓰다. 단맛은 영양분을 공급하는 맛이며, 몸을 튼

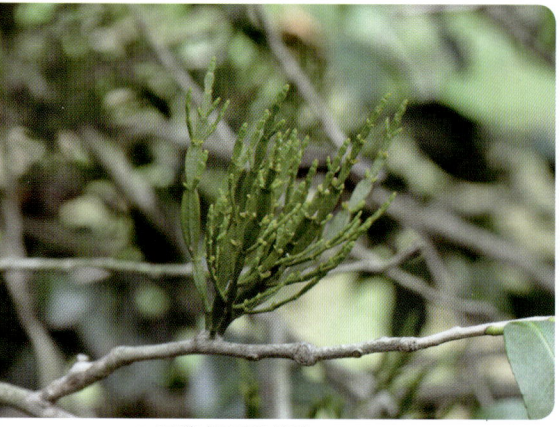

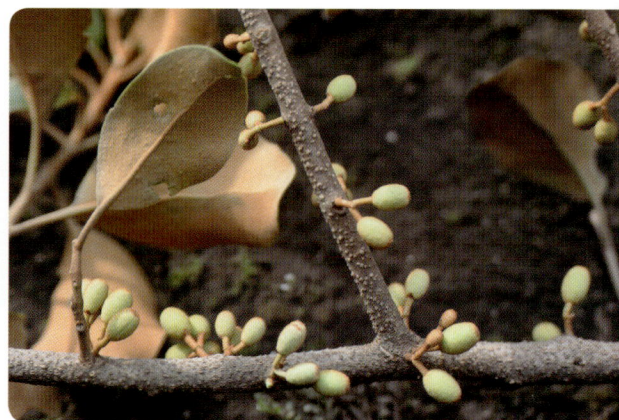

▲ 동백나무겨우살이　　　　　　　▲ 참나무겨우살이

튼하게 하는 효능을 발휘한다. 겨우살이의 항암효과와 근육을 강화하는 효과, 태를
안정시키는 효과가 이와 연관된다. 쓴맛은 열과 염증을 가라앉히는 맛이다. 암도 염
증에서 시작되고, 근육통과 신경통도 염증에 기반을 두고 있기 때문에 겨우살이의
쓴맛이 여기에 효과를 나타내는 것이다.

　셋째, 겨우살이의 작용 부위는 간과 신장이다. 한의학적으로 간은 근육과 힘줄에
관여하는 장기이고, 신장은 기초체력과 연관된 장기이다. 이는 겨우살이가 근육을
강화하고, 체력을 보강하여 항암효과를 나타내는 것과 연관이 있다.

🌼 치료 질환

신경통, 관절통, 습관성 유산, 고혈압, 각종 암

🎁 용량 및 용법

- 겨우살이의 1회 복용량은 건조된 것으로 10~20g이다. 달여서 복용해도 되
  고, 가루나 환을 만들어 복용해도 된다.
- 퇴행성 관절통에는 당귀, 천궁, 위령선, 속단 등과 함께 사용한다. 장기간 복용
  하려면 환으로 복용하는 것이 좋다.

곡기생(겨우살이)　**249**

- 유산을 예방하기 위해서는 두충, 속단, 황기, 하수오, 당귀 등과 배합하여 환을 만들어 복용하면 좋다.
- 고혈압에는 하루에 30~40g을 달여 차 대신 마신다. 고혈압에 대한 효능은 상기생보다 곡기생이 더 좋다.

 ## 유산 예방에 좋은 다섯 가지 약초

요즘 사람들은 임신을 하면 감기약조차 먹지 않으려고 한다. 태아에게 나쁜 영향을 주지 않으려는 강한 모성애 때문이다. 현대인들이 체감할 수 없는 부분인데, 예전에는 영양 상태가 불량한 임신부가 상당히 많았고 유산도 흔한 일이었다. 그래서 유산을 방지하기 위한 목적으로 사용되던 약초들이 있었는데, 여기서 몇 가지를 소개한다.

첫째, 백출(白朮)이다. 백출은 몸에 정체된 수분을 조절하여 태(胎)를 안정시킨다. 증가된 양수(羊水)의 영향으로 태동(胎動)이 생길 수 있는데, 백출이 적절하게 수분을 조절해주면 태가 안정된다. 그래서 임신부의 보약이나 입덧에 사용하는 처방에 백출이 빠지지 않고 들어간다.

둘째, 황금(黃芩)이다. 임신을 하면 몸에 열이 생기기 마련인데, 열이 편중되거나 과도하면 태아에게 이롭지 않다. 황금은 임신부의 체열을 적절하게 조절하는 효능이 있어 태를 안정시킨다.

셋째, 자소엽(蘇葉)이다. 자소엽은 약한 발한작용(發汗作用)이 있고, 긴장된 몸을 이완시키는 효능이 있다. 그래서 임신부의 감기에 자주 사용되었다. 더불어 출산에 대한 공포 때문에 몸이 긴장되어 난산(難産)이 예상되는 경우에도 사용되었다.

넷째, 겨우살이이다. 겨우살이는 근육을 강화하는 효능이 있다. 따라서 임신부에게 사용하면 골반저부(骨盤低部)의 근육이 강화되어 유산을 예방할 수 있다.

다섯째, 두충(杜沖)이다. 두충 또한 근육을 강화하는 효능이 있어 유산을 방지하는 목적으로 사용한다.

약초 이야기

어느 부잣집 아들이 풍습병(風濕病, 지금의 신경통)에 걸렸다. 주인은 하인을 시켜 아들에게 먹일 약초를 사오도록 하였다. 그런데 약초를 캐는 농부가 있는 곳까지는 꼬박 하루가 걸렸고 농부가 주는 약초는 매번 달랐다. 더구나 약초를 먹고도 아들의 병이 낫지 않았다. 눈이 많이 쌓인 어느 추운 겨울날, 하인은 멀리까지 가기가 싫었다. 마침 근처 뽕나무에 기생하는 나뭇가지가 전에 농부에게서 사왔던 약초와 비슷하여 하인은 그 나뭇가지를 가져갔다. 그런데 그 약을 꾸준히 먹이자 아들의 병이 갈수록 호전되는 것이 아닌가! 이 소식은 약초를 팔았던 농부에게도 전해졌다. '하인이 발을 끊은 지가 꽤 되었는데, 어떻게 병이 나았을까?' 농부는 궁금하여 그 부잣집에 찾아갔고, 하인은 그동안의 일을 농부에게 들려주었다. 농부가 그 약초를 다른 환자에게도 시험해보았더니, 다른 환자들의 병도 역시 나았다. 신기하게 여긴 농부는 약초의 이름을 뽕나무에 기생한다 하여 '상기생(桑寄生)'이라고 하였다.

〈겨우살이 비교〉

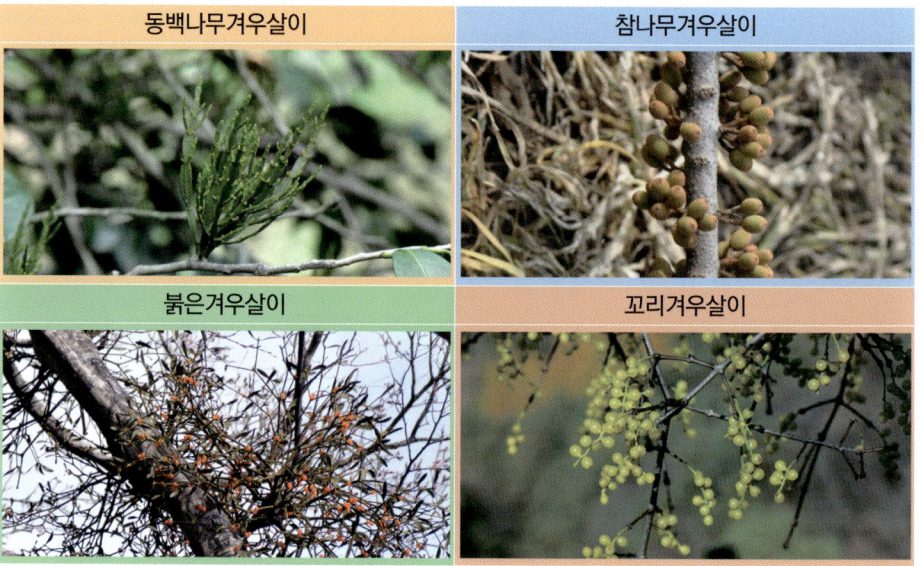

동백나무겨우살이

참나무겨우살이

붉은겨우살이

꼬리겨우살이

곡기생(겨우살이) **251**

오가피 (오갈피나무)

- 식물 이름 : 오갈피나무
- 사용 부위 : 뿌리껍질 또는 줄기껍질
- 약재 이름 : 오가피(五加皮)
- 작용 부위 : 주로 간과 신장에 작용한다.
- 맛과 성질 : 맛은 맵고 쓰며 성질은 따뜻하다.

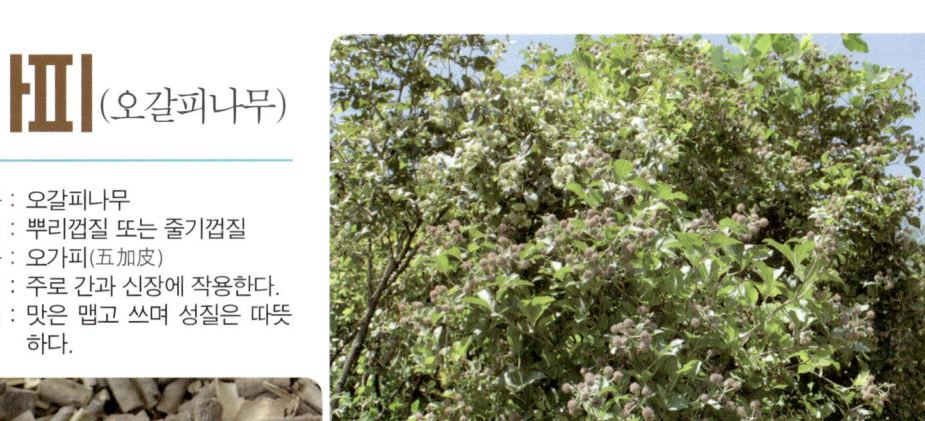

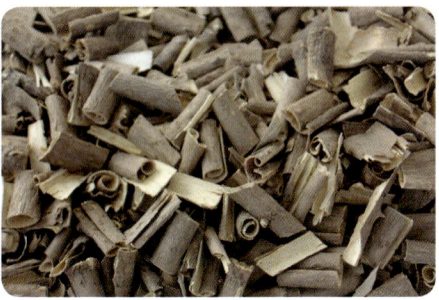

▲ 오가피 _ 약재

▲ 오갈피나무 _ 지상부

🌿 생김새

오갈피나무는 두릅나무과의 낙엽활엽관목으로 키는 3~4m이다. 줄기는 회갈색이며 땅에서 가지가 많이 나와 갈라진다. 잎은 어긋나고 손꼴겹잎이다. 잔잎은 거꿀달걀 모양 또는 타원형이고 길이는 6~15cm이며 가장자리에 잔겹톱니가 있다. 꽃은 8~9월에 자주색으로 피는데 새로 자라난 가지 끝에 산형꽃차례로 뭉쳐 달린다. 열매는 타원형의 핵과로 10월에 검게 익는다.

🌱 채취 및 건조

오가피는 뿌리껍질을 채취할 것인지 줄기껍질을 채취할 것인지에 따라 채취 시기가 달라진다. 줄기껍질은 진액(津液)이 줄기로 올라와야 하기 때문에 봄이나 초여름이 채취의 적기이고, 뿌리껍질은 진액이 뿌리로 내려와야 하기 때문에 가을 이후가 채취의 적기이다. 채취한 것을 깨끗이 씻은 후 약간 축축한 상태에서 얇게 썰어 때문이다. 우슬은 늦가을부터 채취할 수 있는데, 겨울에 줄기와 잎이 말라 시들었을 때 캐는 것이 좋다. 뿌리를 캐서 잔뿌리와 흙을 제거하고 주름이 잡힐 때까지 햇볕에 말린다.

 ## 효능

우슬의 효능은 크게 세 가지이다. 첫째, 우슬은 허리와 무릎이 아픈 경우에 많이 사용한다.《동의보감》에서도 '무릇 허리와 다리에 병이 있으면 반드시 이 약을 써서 약의 기운을 아래로 이끌어야 한다.'고 하였다. 이는 우슬의 약성(藥性)이 인체의 하부(下部)에 주로 나타남을 의미한다. 특히 우슬은 근골(筋骨)을 튼튼하게 하는 효능이 있어 퇴행성으로 허리와 무릎이 약해져서 통증이 생겼을 때 보다 적합하다. 우슬을 술이나 소금물에 담갔다가 볶아서 사용하면 근골을 강화하는 효능이 더욱 좋아진다.

둘째, 우슬은 혈액순환을 촉진하고 어혈(瘀血)을 제거하는 효능이 있는데, 우슬의 약성이 인체의 하부에 작용하기 때문에 월경이나 자궁과 관련된 증상을 개선하는 데 주로 사용된다. 생리통이나 생리불순에 사용하며, 자궁수축력이 약하여 난산(難産)이 예상되는 경우, 산후에 태반이 배출되지 않는 경우, 산후에 복통이 심한 경우

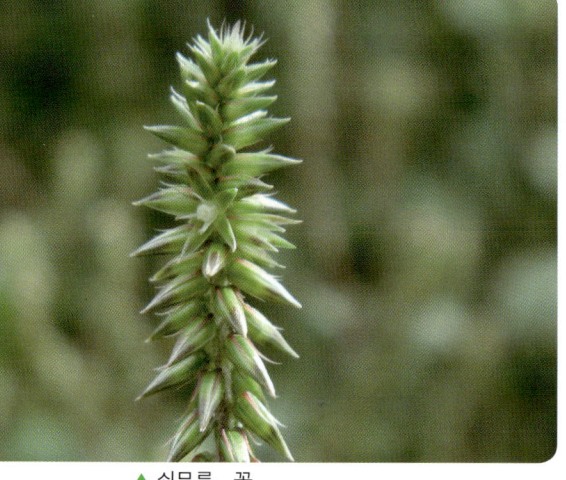

▲ 쇠무릎 _ 꽃

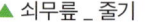 ▲ 쇠무릎 _ 줄기

우슬(쇠무릎)　**257**

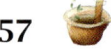

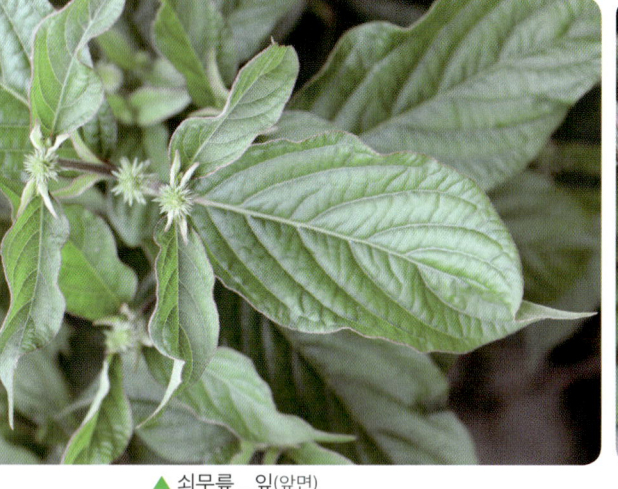

▲ 쇠무릎 _ 잎(앞면)　　　　　　　▲ 쇠무릎 _ 잎(뒷면)

에 좋다.

　셋째, 우슬은 출혈을 억제하는 효능이 있다. 다른 약초와 병용하여 위출혈이나 코피에도 사용할 수 있지만, 우슬의 약성이 인체의 하부에 작용하는 특성이 있어 혈뇨(血尿)에 사용하는 경우가 많다. 신장결석이나 신우염으로 소변에 혈액이 섞여 나오는 경우에 치자나 엉겅퀴, 차전자 등과 함께 사용하면 좋다.

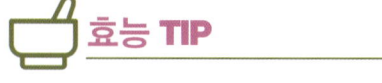

효능 TIP

　우슬의 효능을 이해하는 데 참고해야 할 사항은 세 가지이다.

　첫째, 우슬은 여러해살이 식물이며 뿌리를 사용하는 약재이다. 여러해살이 식물은 이듬해를 위해 영양분을 뿌리에 저장한다. 그래서 약초마다 차이는 있지만 뿌리에는 몸을 보강하는 성분이 많다. 근골을 강화하는 우슬의 효능은 이와 연관이 있다. 또한 우슬은 건조한 상태에서도 무거운 편인데, 약초가 무거울수록 약성은 몸속 또는 인체의 하부에 작용한다.

　둘째, 우슬의 맛은 쓰면서 시다. 쓴맛은 열과 염증을 가라앉히는 맛이며, 약성을 밑으로 향하게 한다. 신맛은 수렴시키는 맛으로 약해진 근육에 탄력을 주고 출혈을

258

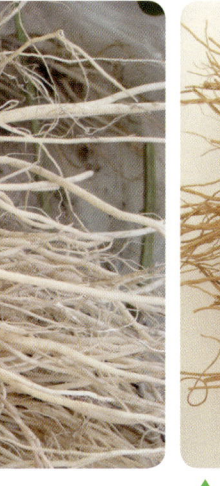
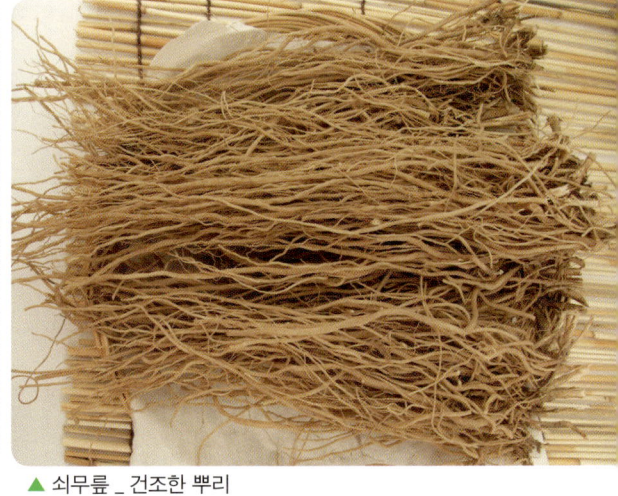

▲ 쇠무릎 _ 뿌리(채취품)　　　　▲ 쇠무릎 _ 건조한 뿌리

멎게 하는 효능을 발휘한다.

셋째, 우슬의 작용 부위는 간과 신장이다. 간은 근육과 힘줄을 강화하는 장기이며, 신장은 기초체력과 연관이 있는 장기이다. 또한 한의학적으로 신장은 여성의 자궁과 연관이 있다. 즉 우슬은 간과 신장의 기능을 도와 근골을 강화하고 월경을 조절한다.

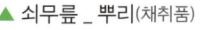 ## 치료 질환

요통, 관절통, 생리통, 생리불순, 혈뇨

 ## 용량 및 용법

- 우슬의 1회 복용량은 건조된 것으로 6~12g이다. 달여서 복용해도 되고, 가루나 환을 만들어 복용해도 된다.
- 체질이 약하고 관절통이 만성적인 경우 속단, 겨우살이, 황기, 당귀 등과 함께 사용한다. 장기간 복용해야 하므로 환을 만들어 복용하는 것이 좋다.
- 어혈 때문에 월경이 불순한 경우 당귀, 천궁, 작약, 익모초 등과 함께 사용한

우슬(쇠무릎)

다. 익모초가 매우 쓰기 때문에 달이는 것보다는 환을 만들어 복용하는 것이
좋다.

• 뿌리가 길게 쭉 뻗고 색이 누르스름한 것이 상품(上品)이다.

🌿 약초 이야기

한 유명한 의원이 나이가 들어 죽을 날이 얼마 남지 않자 제자들을 불러 각자
갈 길을 가라고 했다. 그런데 한 제자가 스승이 그동안 돈을 많이 모아두었을
것으로 생각하고 스승을 자신의 집으로 모셨다. 그러나 스승에게는 모아둔 돈
이 없었고 이 사실을 알게 된 제자는 스승을 내쫓았다. 스승은 다음 제자에게
갔다. 그런데 그 제자도 가난한 스승을 돌봐주지 않았다. 이후 가장 어린 제자가
스승을 자신의 집으로 모셨다. 그리고 부모 대하듯 정성껏 모셨다. 이를 지켜본
스승은 나이 어린 제자에게 감동하여 비방(秘方)을 알려주기로 했다. 스승은 약
초를 보여주며 말했다. "이것으로 환약(丸藥)을 만들면 근골(筋骨)의 병을 치료
할 수 있다. 나의 비법이니 이것으로 세상 사람들을 치료해 주어라." 그 약초가
바로 우슬(牛膝)이었다.

08

근육통과 신경통을
치료하는 약초

갈근 (칡)

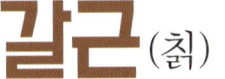

📖 **식물 이름** : 칡
　사용 부위 : 뿌리
　약재 이름 : 갈근(葛根)
　작용 부위 : 주로 비장과 위장에 작용한다.
　맛과 성질 : 맛은 달면서 맵고 성질은 약
　　　　　　　 간 차갑다.

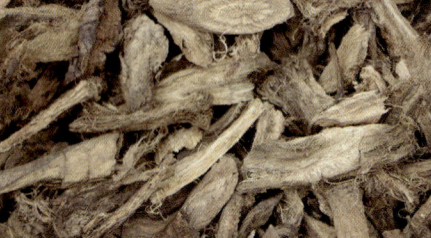

▲ 갈근 _ 약재

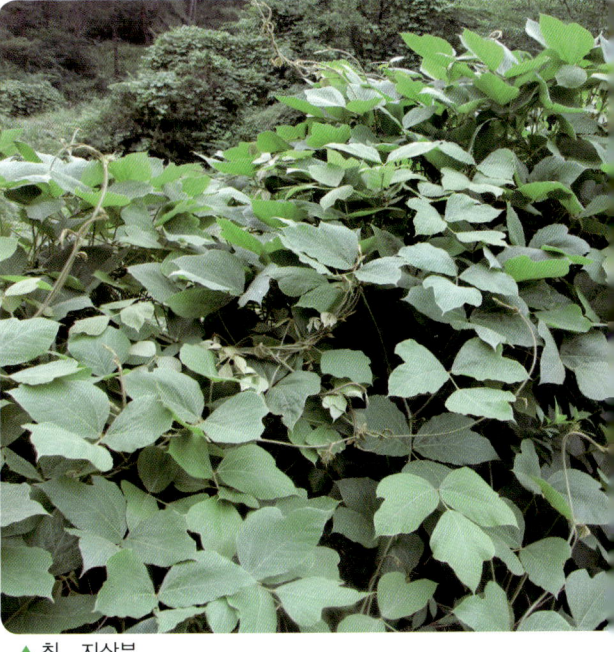

▲ 칡 _ 지상부

🌿 생김새

　칡은 콩과의 낙엽활엽 덩굴성 식물로 덩굴 길이는 10m 이상, 지름은 20cm까지 자란다. 줄기는 흑갈색이며 갈색 또는 흰색의 퍼진 털과 구부러진 털이 있다. 줄기가 땅바닥을 기거나 다른 나무를 감아 오르며 자라지만 겨울에 끝부분은 말라 죽는다. 잎은 어긋나고 가장자리는 밋밋하거나 3갈래로 얕게 갈라진다. 잎자루는 길이가 10~20cm이고 잎의 표면은 녹색, 뒷면은 흰색을 띤다. 꽃은 8월에 홍자색으로 피며 10~25cm의 꽃자루에 총상꽃차례로 달린다. 열매는 협과이며 9~10월에 성숙하고 종자는 갈색이며 작다. 뿌리는 길이가 2~3m, 지름이 20~30cm로 자라는 것도 있으며 섬유질이 많아 회백색을 띤다. 뿌리를 갈근이라 하며 약용한다.

🌱 채취 및 건조

　뿌리를 사용하는 약초는 약의 기운이 뿌리에 집중되었을 때 채취해야 하므로 이른 봄이나 늦가을이 채취의 적기이다. 갈근 또한 이른 봄 잎이 무성해지기 전에 채취하거나 늦가을 잎이 마른 이후에 채취하는 것이 좋다. 봄에 캔 갈근은 근육을 풀어주고 열을 몸 밖으로 배출하는 효능이 좋고, 가을에 캔 갈근은 진액을 보충하는 효능이 좋다. 채취한 갈근을 깨끗하게 씻은 후 겉껍질을 제거하고 얇게 썰어 햇볕에 말리거나 불에 쬐어 말린다.

 ## 효능

갈근의 효능은 칡이 자라는 생태(生態)에서 찾을 수 있다. 칡은 3개월 동안 무려 10m 이상 자라기 때문에 칡의 뿌리는 지하수를 빨아올리는 펌프처럼 10m 떨어진 잎에까지 물을 끌어올려야 한다. 이처럼 갈근은 인체의 상부로 체액을 끌어올리는 효능이 아주 좋다.

갈근은 뭉친 근육을 풀어준다. 교통사고를 당해 뒷목이 뭉치고 일자목이 되었을 때, 컴퓨터를 오랫동안 사용하여 뒷목이 뻣뻣해졌을 때 뭉친 근육을 풀기 위해 갈근을 사용한다. 어깨와 목의 근육이 뭉쳤을 때 갈근이 체액을 끌어올려 근육을 이완시켜주기 때문이다. 갈근을 몸살감기에 자주 사용하는 것도 같은 이유에서이다. 한기(寒氣)에 노출되어 근육이 경직되고 열이 나는 경우 갈근은 근육이나 피부 쪽으로

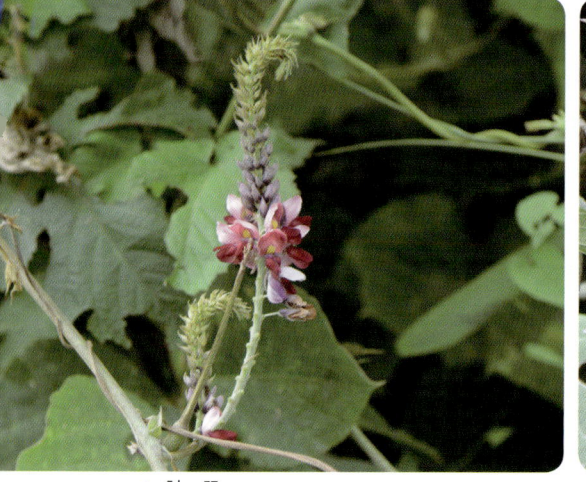

▲ 칡 _ 꽃

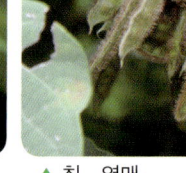

▲ 칡 _ 열매

갈근(칡)　**263**

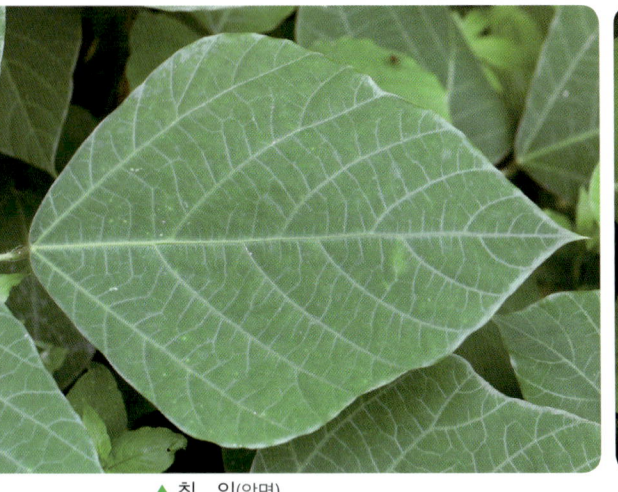 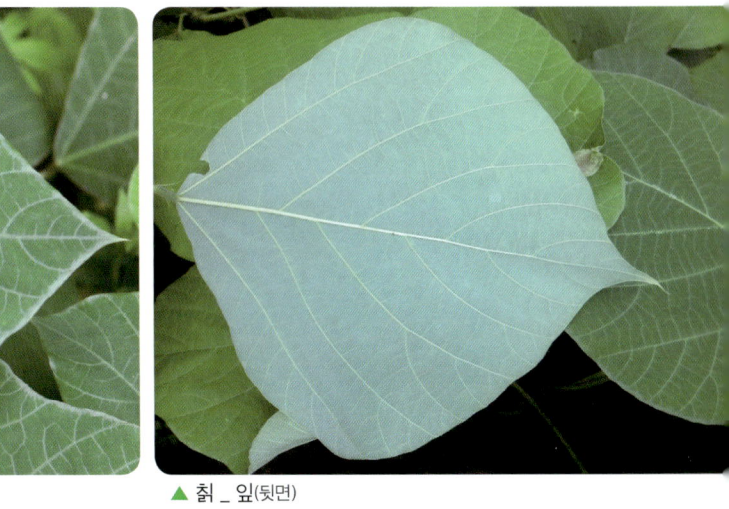

▲ 칡 _ 잎(앞면)　　　　　　　　　　　　▲ 칡 _ 잎(뒷면)

체액을 끌어올려 뭉친 근육을 풀어주고 열을 내리는 작용을 한다.

　갈근의 또 다른 효능은 피부의 발진(發疹)을 촉진하는 것이다. 예전에 어린아이가 홍역이나 천연두에 걸렸을 때 몸이 약한 탓으로 발진이 더디게 일어나는 경우가 있었다. 발진이 되지 않으면 더욱 위험해질 수 있는데, 이때 갈근은 근육과 피부를 이완시켜 발진이 빨리 돋게 도와준다. 이러한 효능 때문에 요즘에는 각종 피부질환에 갈근을 사용한다.

　갈근의 세 번째 효능은 체액의 생성을 도와 갈증을 멎게 하는 것이다. 그래서 당뇨병으로 인한 갈증, 술을 마신 이후에 생기는 갈증, 설사 이후에 입이 마를 때 갈근을 사용한다. 등산로 입구에서 칡즙을 판매하는 것을 볼 수 있는데, 이는 뭉친 근육을 풀어주고 갈증을 멎게 하는 갈근의 효능 때문이다.

　갈근의 네 번째 효능은 설사를 멎게 하는 것이다.《본초종신(本草從新)》이라는 책에서는 갈근을 '설사의 성약(聖藥)'이라고 하였다. 갈근이 몸속에 고여 있는 체액을 펌프처럼 신체 표면으로 끌어올리기 때문에 대변으로 나가는 물이 줄어들어 설사가 치료된다.

　갈근의 다섯 번째 효능은 술독을 풀어주는 것이다.《동의보감》에서 '술독은 땀을 내고 소변을 잘 나가게 하면 된다.'고 하였다. 땀을 내고 소변을 잘 나가게 하는 것

264

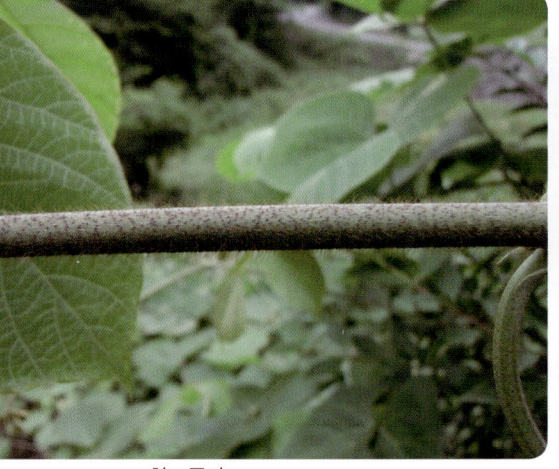

▲ 칡 _ 줄기

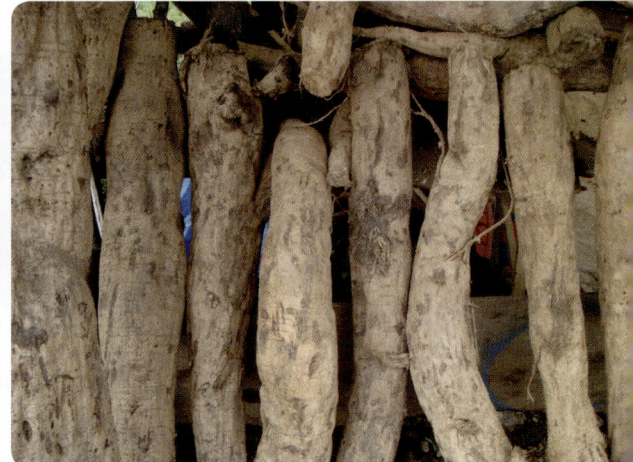

▲ 칡 _ 뿌리(채취품)

은 콩과 식물의 특징인데, 특히 꽃이 더 좋은 효능을 지니고 있다. 그래서 술독을 없애는 데에는 칡꽃, 팥꽃이 쓰이고, 팥이나 검정콩, 녹두, 갈근 등도 효과가 좋다.

　그런데 갈근이 누구에게나 잘 맞는 것은 아니다. 갈근은 피부가 두껍고 근육질인 사람에게 보다 적합하다. 따라서 남성에게 주로 사용하지만, 여성이라도 남성적인 성향이 강하고 다부진 체형이라면 갈근이 잘 맞는다. 특히 몸에 열이 많고 더위를 잘 타며 뜨겁거나 매운 음식이 아닌데도 음식을 먹을 때 땀이 나는 사람에게 좋다.

효능 TIP

　갈근의 효능을 이해하는 데 참고해야 할 사항은 세 가지이다.

　첫째, 갈근은 매우 길다.《본초문답(本草問答)》이라는 책에 '강활, 독활, 갈근은 모두 뿌리가 깊어서 땅속의 수기(水氣)를 싹과 잎까지 끌어올리는데, 싹 또한 길게 자란다. 뿌리가 수기를 땅속 깊은 곳에서부터 싹이나 잎까지 끌어올리기에, 이들은 진액(津液)을 끌어올리는 약성도 겸하고 있다.'고 하였다. 그렇다. 뿌리가 긴 약초는 체액을 피부로 끌어올려 배출시키는 효능, 즉 발한(發汗)의 효능이 있다.

　둘째, 갈근의 맛은 달면서 맵다. 단맛은 몸에 영양분을 공급하는 맛인데, 갈근에

갈근(칡)　**265**

서는 체액을 생성하는 효능으로 발휘된다. 매운맛은 순환을 촉진하고 열을 밖으로 배출하는 효능이 있다. 그리고 그 효능은 인체의 상부에 작용한다.

셋째, 갈근의 작용 부위는 비장과 위장이다. 한의학적으로 비장은 근육과 연관이 있는 장기이고, 위장은 체액을 만드는 것과 관련이 깊은 장기이다. 이러한 점 때문에 갈근의 작용 부위는 비장과 위장이다.

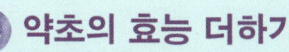

약초의 효능 더하기

구운 갈근[煨葛根] : 먼저 적은 양의 밀기울을 뜨거운 솥에 뿌리고 연기가 나기를 기다렸다가 갈근 조각을 넣고 남은 밀기울로 갈근을 덮는다. 그리고 아래층의 밀기울이 황색으로 눌 때까지 구운 뒤 쇠주걱으로 갈근과 밀기울을 계속 젓다가 갈근 조각이 짙은 황색을 띠면 꺼내어 체로 밀기울을 쳐내고 식힌다. 갈근 50kg당 밀기울 12.5kg을 사용한다. 이렇게 하면 설사를 멎게 하는 효능이 강해진다. 뭉친 근육을 풀기 위해서는 생것을 사용하고 설사를 멎게 하기 위해서는 구운 갈근을 사용한다.

치료 질환

몸살감기, 견비통, 목디스크, 일자목, 피부염, 주독(酒毒), 당뇨병, 설사

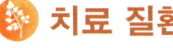

용량 및 용법

- 갈근의 1회 복용량은 건조된 것으로 6~12g이다. 달여서 복용해도 되고, 가루나 환을 만들어 복용해도 된다.
- 다른 약초와 함께 달일 때에는 갈근을 먼저 달인 후 나중에 다른 약초를 넣고 달이는 것이 좋다. 이는 갈근의 전분이 다른 약초의 성분을 보다 많이 추출되게 하기 때문이다.
- 갈증을 멎게 하는 효능은 갈분(葛粉, 칡의 전분)이 더 좋다. 《동의보감》에서는

'갈분은 번갈(煩渴)을 멎게 하고 대소변을 잘 나오게 한다. 이것을 끓는 물에 풀고 꿀을 타서 먹으면 술을 마신 사람의 갈증을 풀어주는 데 아주 묘하다.'라고 하였다.

- 맥문동, 천화분과 함께 사용하면 갈증을 푸는 효능이 더 강해진다.
- 주독(酒毒)을 없애는 데에는 칡꽃과 팥꽃을 함께 사용한다.《동의보감》에서 '칡꽃과 팥꽃을 같은 양으로 가루 내어 먹으면 술을 마셔도 취하는 줄을 모른다.'고 하였다.
- 칡의 씨앗을 갈곡(葛穀)이라고 하는데, 10년 이상 된 설사를 멎게 한다.
- 칡의 잎은 외상(外傷)으로 출혈이 있을 때 지혈시키는 효능이 있다.《동의보감》에는 '쇠붙이에 상한 것을 낫게 하고 피를 멎게 한다. 손으로 비벼 으깨어서 붙인다.'는 설명이 나온다.

 약초 이야기

깊은 산골 마을에 약초를 캐며 사는 노인이 있었다. 어느 날 노인은 한 아이가 군사들에게 쫓기는 것을 보고 아이를 숨겨주었다. 아이는 갈(葛)씨 집안의 외아들로, 집안이 모함을 당해 가족과 친척을 잃은 상태였다. 아이는 어떻게든 살아남아 가문을 이어야겠다고 생각했다. 그래서 노인의 곁에 머물면서 함께 한 가지 약초만을 캤다. 그 약초는 열을 내리고, 입이 마르는 증상과 설사를 멎게 하는 데 효과가 있었다. 시간이 흘러 노인은 세상을 떠났고 아이는 청년이 되어 그 약초로 사람들의 병을 고쳤다. 하루는 청년 덕분에 병이 나은 환자가 약초의 이름을 물었다. 청년은 잠시 생각하더니 갈근이라 답했다. 갈씨 가문을 없애려 해도 자신이 살아남은 것처럼 생명을 이어나간다는 명근(命根)의 뜻을 합하여 갈근(葛根)이라 이름 지은 것이다.

갈근(칡) **267**

강활(강활)

📖 식물 이름 : 강활
　사용 부위 : 뿌리줄기와 뿌리
　약재 이름 : 강활(羌活)
　작용 부위 : 주로 방광과 간장, 신장에 작
　　　　　　 용한다.
　맛과 성질 : 맛은 맵고 쓰며 성질은 따뜻
　　　　　　 하다.

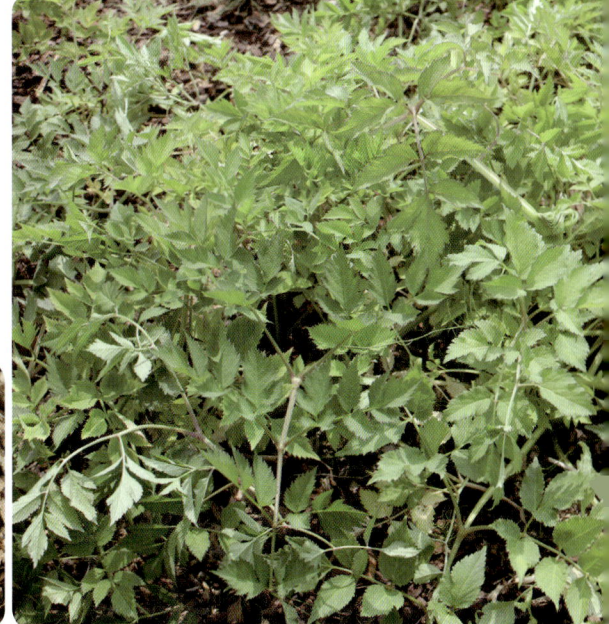

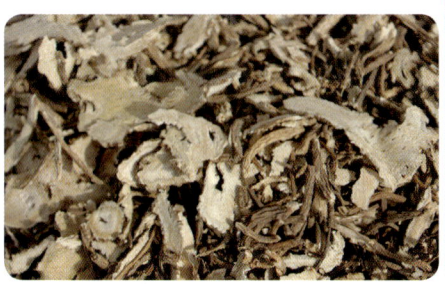

▲ 강활 _ 약재

▲ 강활 _ 지상부

🌿 생김새

　강활은 산형과의 숙근성 두해살이풀 또는 여러해살이풀로 키는 2m 정도이다. 줄기는 산미나리와 비슷하지만 윗부분에서 가지가 갈라진다. 잎은 어긋나고 3장의 잎이 2회 깃꼴로 갈라진다. 잔잎은 넓은 타원형 또는 달걀 모양으로 끝이 뾰족하고 가장자리에 깊게 파인 톱니가 있다. 꽃은 8~9월에 흰색으로 피며 가지 끝과 원줄기 끝에서 겹산형꽃차례를 이룬다. 꽃차례는 10~30개의 작은 꽃대로 갈라져서 많은 꽃이 달린다. 열매는 분과로 10월에 익으며 타원형이고 날개가 있다. 원뿌리는 썩어 없어져도 옆에 싹이 생겨서 다시 자란다.

🌱 채취 및 건조

　강활처럼 뿌리를 사용하는 약초는 약의 기운이 뿌리에 집중되었을 때 채취해야 한다. 따라서 이른 봄 잎이 무성해지기 전에 채취하는 것이 좋고, 아니면 잎이 시든 가을에 채취해야 한다. 강활 또한 이른 봄이나 가을에 뿌리를 캐서 줄기와 잎, 잔뿌리를 제거하고 깨끗이 씻어서 햇볕에 말리거나 불에 말려서 사용한다.

효능

강활의 첫 번째 효능은 감기를 치료하는 것이다. 강활은 발한(發汗)과 해열(解熱)의 효능이 좋기 때문에 몸에 한기(寒氣)가 들어 발열과 오한이 있을 때 사용하면 좋다. 특히 강활은 통증을 멎게 하는 효능이 뛰어나 몸살감기에 사용하는 경우가 많다.

강활의 두 번째 효능은 몸의 습기(濕氣)를 제거하여 통증을 멎게 하는 것이다. 날이 흐리고 비가 오면 몸이 무거워지고 관절에 통증이 생긴다. 이것은 습기가 몸에 영향을 주어 기혈(氣血)의 순환을 방해하기 때문인데, 이러한 통증은 약을 먹지 않아도 날이 좋아지면 바로 없어진다. 문제는 만성적으로 몸 상태가 좋지 않은 사람이다. 이런 사람은 날씨와 관계없이 몸에 습기가 많아져 통증이 생길 수 있다. 날씨가 좋아도 지하실에는 습기가 차는 것과 같은 이치이다. 강활은 이렇게 습기 때문에 통증이 생기는 경우 습기를 제거하여 통증을 멎게 하는 약초이다. 젖은 담요를 말려 뽀송뽀송하게 만드는 것처럼 몸에 있는 불필요한 습기를 말려 찌뿌드드한 몸을 상쾌하게 해주고 통증을 멎게 하는 귀한 약초인 것이다.

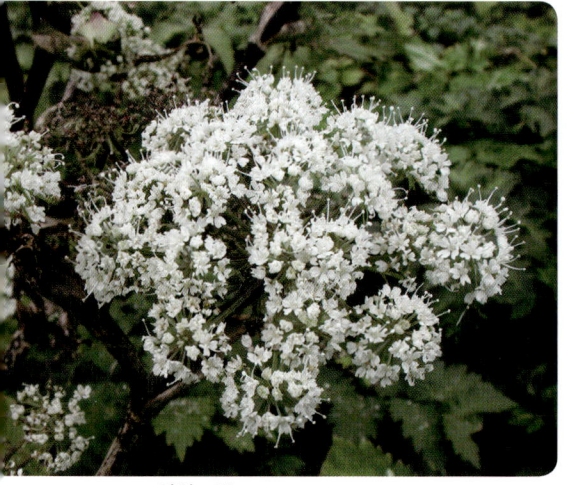

▲ 강활 _ 꽃

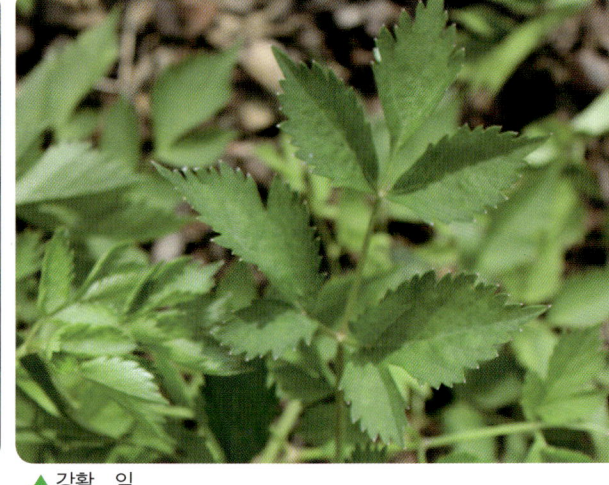

▲ 강활 _ 잎

강활은 두통이나 어깨통증, 목이 뻣뻣해지는 증상처럼 인체의 상반신에 통증이 있을 때에 적합하다. 그래서 목디스크, 오십견 등으로 통증이 심할 때에는 강활을 주약으로 사용한다. 다른 약초와 적절하게 배합하여 요통이나 무릎통증에도 사용할 수 있다.

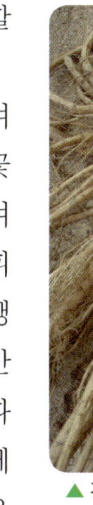

효능 TIP

강활의 효능을 이해하는 데 참고해야 할 사항은 두 가지이다.

첫째, 강활은 산형과(繖形科)에 속하는 여러해살이 식물의 뿌리이다. 산형과는 작은 꽃들이 모여 우산 모양을 이룬다고 해서 붙여진 이름이다. 작은 꽃들을 동시다발적으로 피우기 위해서는 큰 힘이 필요한데, 이러한 생태(生態)는 매운맛과 따뜻한 성질을 갖게 만든다. 그래서 산형과 식물은 대부분 맵고 따뜻한 성질을 지녔다. 강활을 먹어보면 혀끝에 아린 맛이 느껴지는데, 이러한 맛과 성질은 몸의 습기를 제거하는 것과 연관이 깊다.

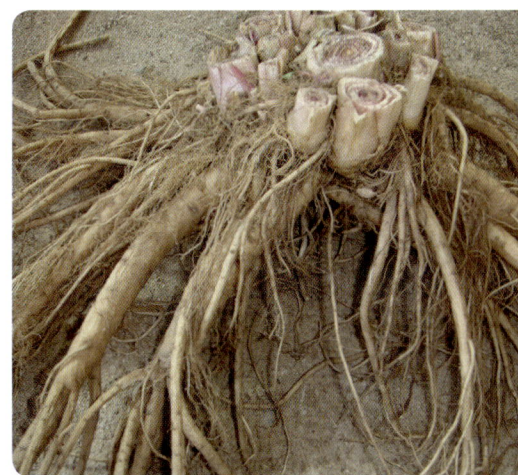

▲ 강활 _ 뿌리

둘째, 강활의 뿌리는 길며, 맛이 맵다. 뿌리가 긴 식물은 땅속 깊은 곳에서 물을 끌어 올려 잎까지 전달해야 하기 때문에 대체로 발한의 효능을 지니고 있다. 단, 단맛이 있는 황기나 산약, 하수오는 예외이다. 강활처럼 뿌리가 길면서 매운맛이 있으면 분명 발한시키는 효능이 좋다.

치료 질환

몸살감기, 관절통, 근육통, 두통

🎁 용량 및 용법

- 강활의 1회 복용량은 건조된 것으로 4~12g이다. 달여서 복용해도 되고, 가루나 환을 만들어 복용해도 된다.
- 살찐 사람의 몸살감기에는 방풍, 의이인과 함께 사용한다.
- 오십견에는 해동피(음나무), 강황, 당귀, 천궁, 작약과 함께 사용하면 효과가 좋다.
- 근육이 경직되어 목을 좌우로 돌리지 못하는 경우 강활, 방풍, 세신을 달여서 따뜻하게 복용한다. 또한 강활 80g을 진하게 달여서 술에 넣은 것을 손바닥에 발라 환부(患部)를 마사지하면 근육이 이완되고 통증이 멎는다.
- 흐린 날에 관절 마디마디가 쑤시고 몸이 무거울 때는 당귀 100g, 천궁 100g, 하수오 120g, 황기 80g, 강활 100g을 술에 담갔다가 말려서 가루 낸 다음 녹두 크기의 환으로 만들어 1회에 50개씩, 하루 2~3회 먹는다.

〈혼동하기 쉬운 약초 비교〉

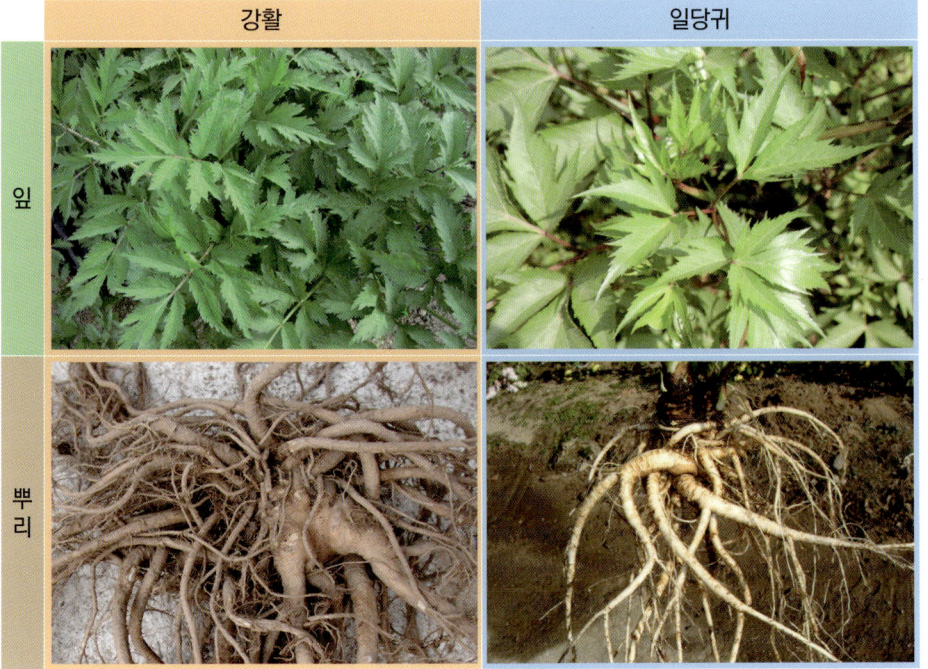

	강활	일당귀
잎		
뿌리		

강활(강활)   **271**

모과 (모과나무)

📖 식물 이름 : 모과나무
　사용 부위 : 잘 익은 열매
　약재 이름 : 모과[木瓜]
　작용 부위 : 주로 간과 비장에 작용한다.
　맛과 성질 : 맛은 시고 떫으며 성질은 따
　　　　　　뜻하다.

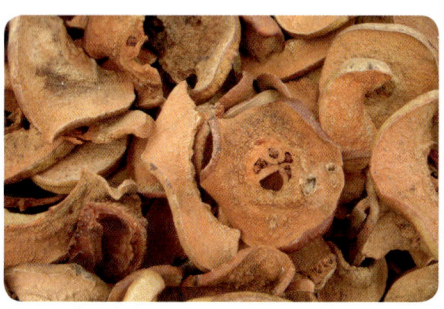
▲ 모과 _ 약재

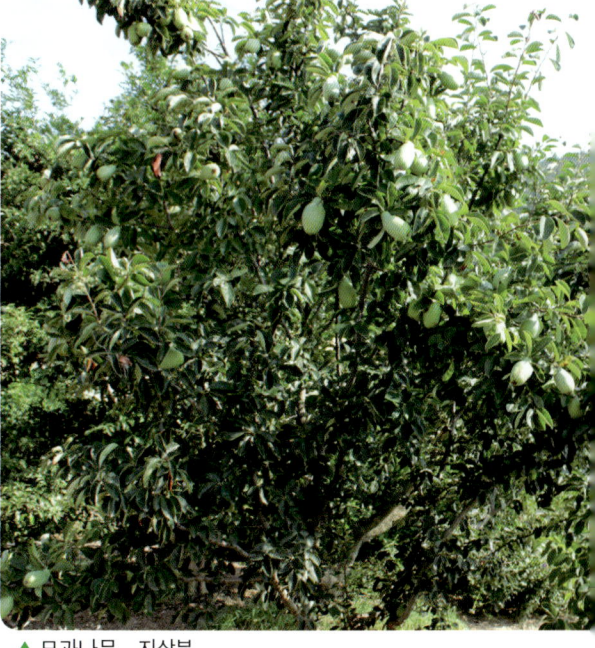
▲ 모과나무 _ 지상부

🌿 생김새

　모과나무는 장미과의 낙엽활엽교목으로 키는 10m, 지름은 80cm까지 자란다. 일년생 가지는 가시가 없고 털이 나 있으며, 나무껍질은 붉은 갈색과 녹색 얼룩무늬가 있고 비늘 모양으로 벗겨진다. 잎은 어긋나며 긴 타원형 또는 타원상 달걀 모양으로 양 끝이 좁고 가장자리에 뾰족한 잔톱니가 있다. 꽃은 5월에 잔가지 끝에서 연한 분홍색으로 핀다. 꽃잎은 5장이고 꽃의 지름은 2.5cm이다. 열매는 타원형으로 딱딱하며 지름은 8~15cm이다. 가을에 노랗게 익으며 향기가 좋으나 맛은 시다.

🟢 채취 및 건조

　모과는 9~10월에 열매가 익었을 때 채취한다. 끓는 물에 5~10분간 끓여서 건져낸 다음 겉껍질에 주름이 질 때까지 말리고 세로로 잘라 두 쪽이나 네 쪽이 되게 한다. 이것을 다시 붉은색으로 변할 때까지 햇볕에 말린다. 햇볕에 말리고 밤이슬이나

272

서리를 맞히면 색깔이 더욱 선명해진다.

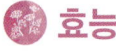 **효능**

모과의 효능을 알기 위해서는 신맛과 향기에 대한 이해가 필요하다. 신맛이 나는 음식을 먹으면 몸을 움츠리는 반응이 나타난다. 이는 신맛이 조직을 수렴시키는 작용을 하기 때문이다. 또한 신맛이 나는 음식을 먹으면 입에 침이 고이는데, 이는 신맛이 체액(體液)을 생성하는 작용을 하기 때문이다. 마지막으로 신맛은 간의 기능을 도와주는 역할을 한다. 간은 인체의 조직을 만들고 노폐물을 해독하는 중요한 장기라서 피로해지기 쉬운데, 신맛이 간의 피로를 회복하는 데 도움을 준다. 약국에서 판매하는 피로회복제의 대부분이 단맛과 신맛인 것을 보면 알 수 있다. 한의학적으로 간은 근육과 힘줄을 강화하는 장기이다. 결국 신맛이 강한 모과가 간의 기능을 도와 근육과 힘줄을 강화한다는 것이다. 《동의보감》에서도 '모과는 간으로 들어가며, 힘줄과 혈(血)을 보익(補益)한다. 허리의 병으로 다리와 무릎에 힘이 없을 때 빠져서는 안 된다.'라고 하였다. 이처럼 모과는 허리와 다리가 당기고 통증이 나타날 때, 다리가 무겁고 시큰거리고 근육이 굳어질 때 사용한다. 그래서 옛날에는 모과를 각기(脚氣, 다리가 나무처럼 뻣뻣해지는 병증)에 주로 사용하였다. 요즘에는 좌골신경통,

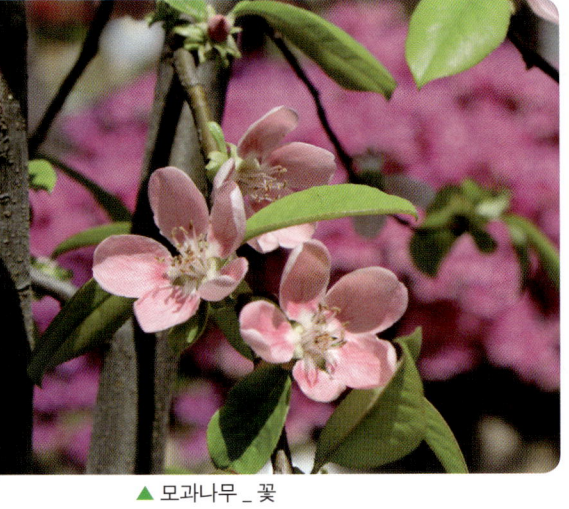

▲ 모과나무 _ 꽃

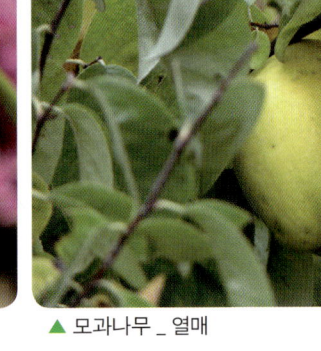

▲ 모과나무 _ 열매

모과(모과나무)

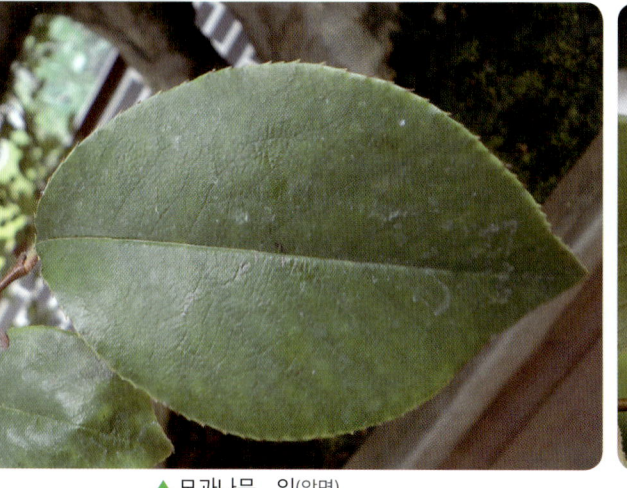

▲ 모과나무 _ 잎(앞면)

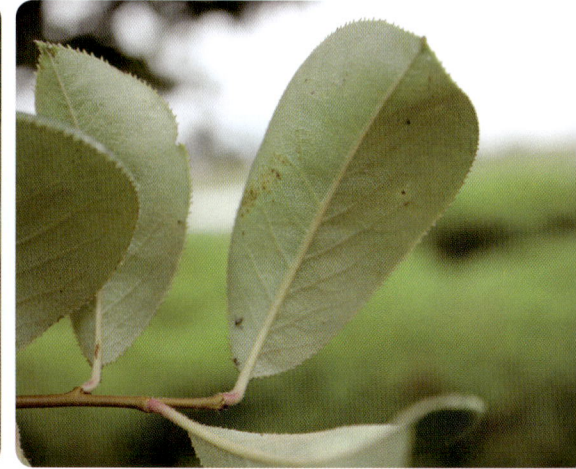

▲ 모과나무 _ 잎(뒷면)

근육통, 근육류머티즘, 말초신경염 등에 모과를 사용하면 좋다.

모과의 효능을 알기 위한 두 번째 실마리는 향기이다. 약초 중에서 향기가 나는 것은 모두 막힌 기(氣)를 순환시키고 몸에 정체된 습기(濕氣)를 제거하는 효능이 있다. 모과 또한 향기가 강하여 습기를 제거하는 작용이 좋다. 특히 모과는 위장의 습기를 제거하여 구토와 설사를 멎게 한다. 《동의보감》에도 '모과는 곽란(霍亂)으로 몹시 토하고 설사하며 경련이 그치지 않는 것을 치료하며, 소화를 잘 시키고 이질(痢疾) 뒤의 갈증을 멎게 한다.'라고 하였다.

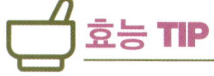 **효능 TIP**

모과의 효능을 이해하는 데 참고해야 할 사항은 세 가지이다.

첫째, 약재로 사용하는 모과는 모과나무 열매이다. 식물의 열매에는 영양분이 풍부하여 보통 보약으로 사용하는 경우가 많다. 하지만 모과는 신맛이 강하기 때문에 기혈(氣血)을 보하는 것이 아니라 간에 필요한 영양분을 공급하여 근육을 풀어주는 작용을 한다.

둘째, 모과의 맛은 시고 떫다. 신맛은 약초의 효능에서 이미 설명하였다. 떫은맛은 수렴시키는 작용이 있어 설사, 대하증, 기침 등에 효능을 나타내는데, 모과는 설사를 그치게 하는 효능이 특히 강하다.

셋째, 모과의 작용 부위는 간과 비장이다. 약초의 효능에서 설명한 대로 모과는 간의 기능을 도와 근육을 이완시키고 통증을 멎게 한다. 비장은 소화를 주관하는 장기이며, 몸에 습기(濕氣)가 많아졌을 때 그 기능이 떨어지는데, 모과는 습기를 제거하는 효능이 있어 비장을 돕고 설사와 구토를 멎게 한다.

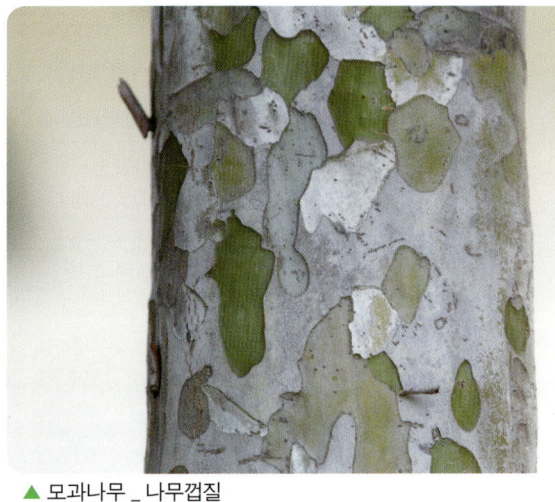
▲ 모과나무 _ 나무껍질

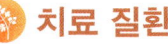 치료 질환

요통, 좌골신경통, 근육통, 구토, 설사

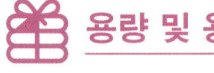 용량 및 용법

- 모과의 1회 복용량은 건조된 것으로 8~16g이다. 달여서 복용해도 되고, 가루나 환을 만들어 복용해도 된다.
- 좌골신경통에는 우슬, 오가피, 두충 등과 함께 사용하는데, 몸이 냉한 사람은 천오, 초오, 백지, 계지 등을 더하는 것이 좋다.
- 육류를 과하게 섭취하여 복부에 가스가 차고 통증이 있을 때는 모과 16g, 산사 12g, 지실 8g을 달여서 한 번에 복용한다.
- 급성장염으로 심한 복통이 있을 때는 모과 12g, 목향 8g을 달여서 복용한다.

모과(모과나무) **275**

위령선(으아리)

📖 **식물 이름** : 으아리
사용 부위 : 뿌리와 뿌리줄기
약재 이름 : 위령선(威靈仙)
작용 부위 : 주로 방광에 작용한다.
맛과 성질 : 맛은 맵고 짜며 성질은 따뜻
하다.

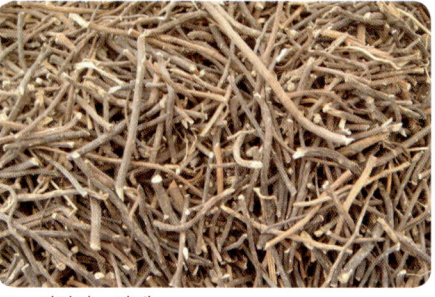

▲ 위령선 _ 약재

▲ 으아리 _ 지상부

🌿 생김새

으아리는 미나리아재비과의 낙엽활엽 덩굴성 식물로 덩굴 길이는 2m 정도이다. 덩굴줄기는 가늘며 어릴 때는 털이 있다가 없어진다. 잎은 마주나고 잔잎은 달걀 모양인데 끝이 점차 좁아지며 밑부분은 둥글거나 쐐기 모양이다. 양면에 털이 없고 가장자리가 밋밋하며, 잎자루는 구부러져 덩굴손과 같은 구실을 한다. 꽃은 7~9월에 흰색으로 피는데 길이는 2cm 정도이고 원줄기 끝과 잎겨드랑이에서 취산꽃차례 또는 원추꽃차례를 이룬다. 꽃잎은 없고, 4~5장의 흰 꽃받침잎이 꽃잎처럼 보인다. 열매는 달걀 모양의 수과로 흰색 털이 있으며 9월경에 익는다. 굵은 수염뿌리가 사방에 고르게 많이 내린다.

🌱 채취 및 건조

뿌리를 사용하는 약초는 잎이 시드는 가을 이후에 채취해야 한다. 잎이 시들어야 약의 기운이 뿌리로 내려가기 때문이다. 위령선은 가을에 캐서 줄기와 잎, 잔뿌리를 제거하고 햇볕에 말려 사용한다.

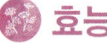 효능

위령선은 통증이 한곳에 국한되지 않고 동시다발적으로 여러 부위에 나타나는 경우에 사용한다. 한의학에서는 이러한 통증을 유주성(遊走性) 통증이라고 한다. 고서(古書)에서도 '위령선은 오장(五臟)과 십이경맥(十二經脈)을 통하게 하고 역절통풍(歷節痛風)이 오르내리는 것을 치료한다.'고 하였다.

위령선은 나이가 들어 여러 관절이 아프고 근육통과 신경통이 겹쳐 나타나는 경우에 사용하면 좋고, 자가면역질환으로 알려진 류머티즘성 관절염에도 효과가 있다. 통증을 억제하는 효능이 강한 편이어서 몸이 약한 사람이 장기간 복용하는 것은 주의해야 하며, 통증이 만성적일 때는 보약과 함께 사용하는 것이 좋다.

위령선의 강한 약효에 관한 이야기가 《동의보감》에 나온다. '어떤 사람이 다리에 병이 생겨 걸음을 걷지 못한 지가 수십 년이 되었는데, 한 스님이 이 약초를 먹어보라고 일러주었다. 그래서 가루 내어 매번 8g씩 술에 타서 먹고는 수일 만에 걸을 수 있게 되었다.' 이처럼 위령선은 효능이 강하고[威] 신선과 같이 영험[靈仙]하다는 뜻

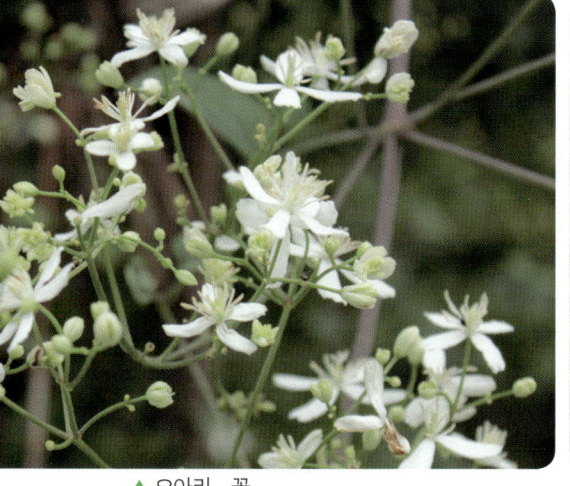

▲ 으아리 _ 꽃

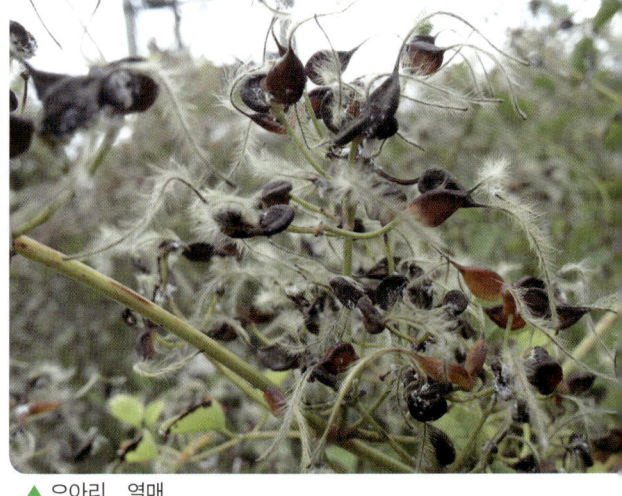

▲ 으아리 _ 열매

위령선(으아리)　277

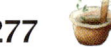

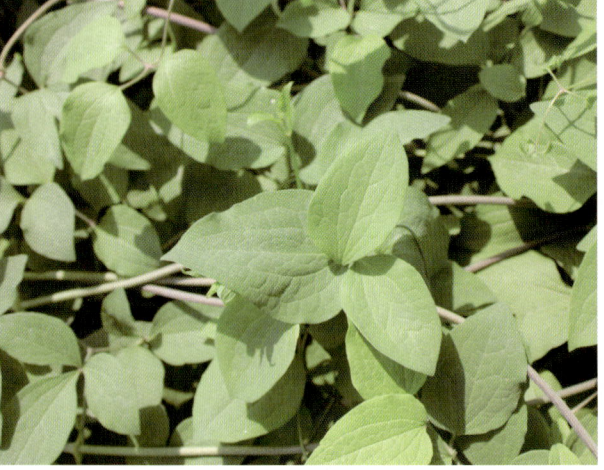

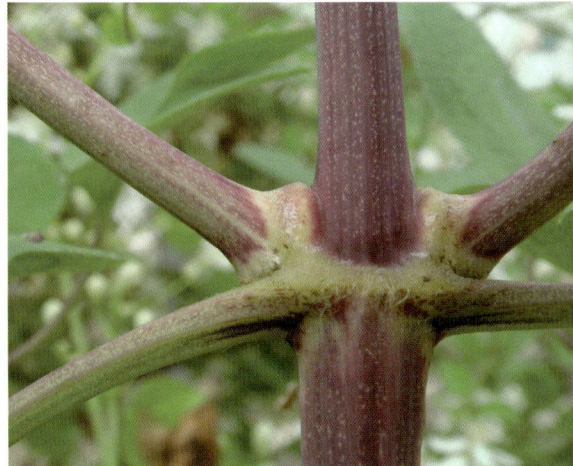

▲ 으아리 _ 잎   ▲ 으아리 _ 줄기

을 지니고 있다.

위령선은 통증이 여러 곳에 나타나지 않고 심한 통증이 한곳에 집중되었을 때에도 사용한다. 예를 들어 고질적인 요통, 신경통, 견비통, 안면신경 마비에 사용하면 매우 효과적이다. 이는 통증을 억제하는 위령선의 효능이 강하기 때문인데, 그래서 몸이 약한 사람은 주의해서 사용해야 한다. 강한 약을 너무 많이 사용하면 기(氣)가 소모되어 몸이 더욱 약해질 수 있기 때문이다.

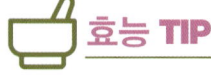 효능 TIP

위령선의 효능을 이해하는 데 참고해야 할 사항은 세 가지이다.

첫째, 위령선은 덩굴식물이다. 덩굴식물은 주위의 나무를 휘감고 오르기 때문에 소통(疏通)하는 힘이 좋다. 한의학적으로 표현하면 막힌 경락(經絡)을 뚫어주는 작용이 좋다고 할 수 있다. 그래서 덩굴식물은 대체로 경직된 근육을 풀어주고 혈액순환을 촉진하여 여러 관절에 통증이 나타나는 것을 치료한다.

둘째, 위령선의 맛은 맵고 짜며, 성질은 따뜻하다. 매운맛과 따뜻한 성질은 순환을 촉진하여 경직된 조직을 이완시키는 작용을 한다. 짠맛은 소금이 눈을 녹이고 싱싱

278

한 배추의 숨을 죽이듯이 단단한 것을 부드럽게 만든다. 위령선의 짠맛은 근육을 부드럽게 하여 통증을 치료하는 작용을 한다.

셋째, 위령선은 방광에 작용한다. 여기서 방광은 소변을 담아두는 장기가 아니라 한의학에서 말하는 방광경락을 의미한다. 방광경락은 발 외측에서 시작하여 종아리를 따라 올라가 척추 주변의 근육을 거쳐 머리로 향한다. 즉 방광경락에는 몸을 지탱하는 근육이 모여 있다. 위령선은 방광경락에 있는 근육의 경직을 풀어주기 때문에 유주성 통증에 효과가 좋다.

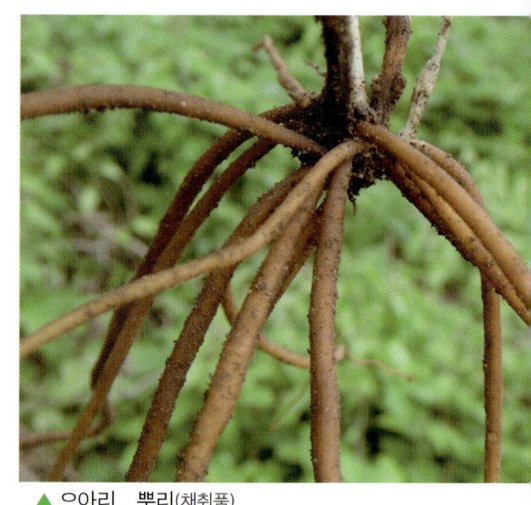

▲ 으아리 _ 뿌리(채취품)

🌾 치료 질환

관절염, 요통, 신경통, 근육통, 견비통, 안면신경 마비

🎁 용량 및 용법

- 위령선의 1회 복용량은 건조된 것으로 4~12g이다. 달여서 복용해도 되고, 가루나 환을 만들어 복용해도 된다.
- 관절염에는 강활, 독활, 방풍, 고본 등과 함께 사용한다.
- 중풍 후유증으로 인한 반신불수, 구안와사에 위령선을 사용하는데, 관절과 근육의 경직이 있을 때에는 적작약, 도인(복숭아씨)과 함께 사용한다.
- 중풍에 의한 반신불수, 요통, 관절통에 다음과 같은 방법을 사용한다. 위령선을 구워서 가루 낸 다음 술을 약간 넣고 반죽한다. 이것을 대나무통에 넣고 입구를 막은 다음 밥솥에 쪄서 햇볕에 말린다. 마르면 다시 약간의 술과 정제한 꿀로 반죽하여 녹두 크기의 환을 만들어 매회 50개씩 먹는다.
- 타박상으로 인한 통증에는 당귀, 계지와 함께 사용한다.

위령선(으아리) **279**

🌿 약초 이야기

부모도 자식도 없는 부부가 서로 의지하며 살고 있었다. 하루는 남편이 농사일을 마치고 집에 돌아와서 아내가 차려주는 밥과 술을 먹은 후 찬바람을 쐬다가 깜빡 잠이 들었다. 아내가 잠에서 깨어 남편을 보니 그는 이미 사지(四肢)를 쓰지 못하는 상태가 되어 있었다. 해가 갈수록 남편의 병이 악화되어 하반신을 쓰지 못하고 손발까지 마비되는 지경에 이르렀다. 아무리 이름난 의원도 남편의 병을 고치지 못했다. 하지만 아내는 10년 넘게 정성을 다해 남편을 간호했다. 그리고 틈날 때마다 길을 지나는 사람들을 붙잡고 남편의 병을 치료해달라고 애원했다. 그러던 어느 날 한 노인이 나타나 말했다. "부인, 남편은 찬바람과 습기(濕氣) 때문에 중풍에 걸렸습니다. 나와 같이 근방에서 약초를 구해봅시다." 노인은 부인에게 약초를 알려주고 약을 만드는 방법도 알려주었다. 놀랍게도 그 약초를 먹자 남편의 병이 점점 차도를 보였다. 부부는 매우 감사해하며 노인에게 약의 이름을 물었다. "강하다는 의미의 위(威), 효능이 신선과 같이 영험하다 하여 영선(靈仙), 위령선(威靈仙)이 좋겠군요."

〈혼동하기 쉬운 약초 비교〉

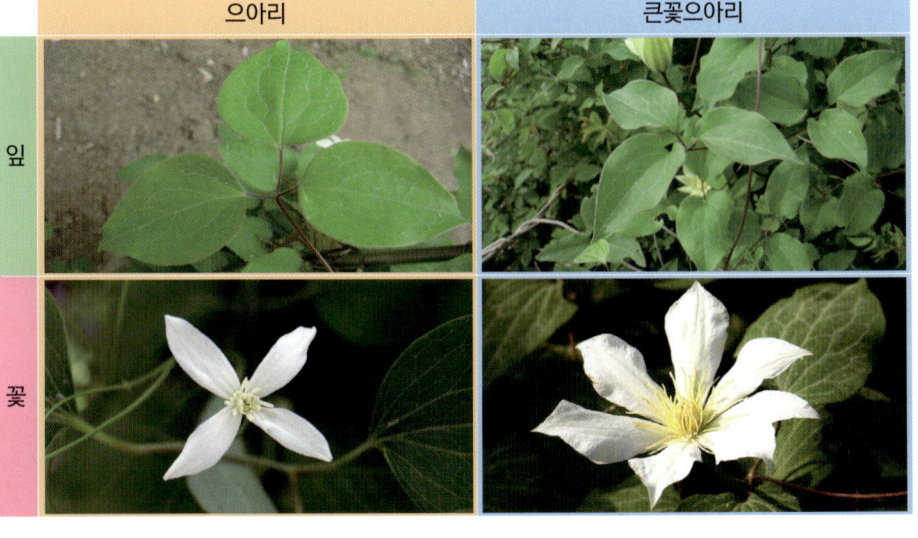

	으아리	큰꽃으아리
잎		
꽃		

09

두통을
치료하는 약초

천궁(천궁)

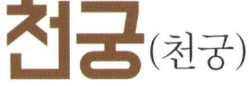

📖 식물 이름 : 천궁
  사용 부위 : 뿌리줄기
  약재 이름 : 천궁(川芎)
  작용 부위 : 주로 간과 담에 작용한다.
  맛과 성질 : 맛은 맵고 성질은 따뜻하다.

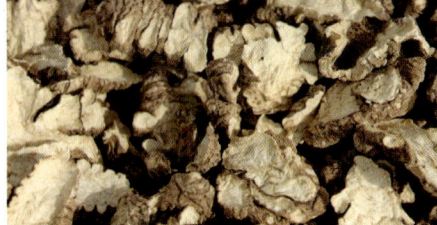

▲ 천궁 _ 약재

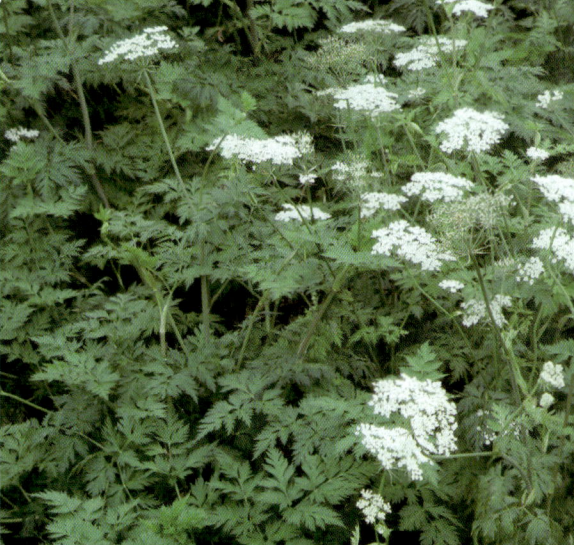

▲ 천궁 _ 지상부

🌸 생김새

천궁은 산형과의 여러해살이풀로 키는 30~60cm이다. 줄기는 속이 비어 있고 가지가 갈라진다. 잎은 당근 잎처럼 갈라져서 나오고 끝이 뾰족하며 가장자리에 톱니가 있다. 꽃은 8~9월에 줄기 끝이나 가지 끝에서 겹산형꽃차례가 올라와 그 끝에 흰색으로 핀다. 열매는 10~11월에 달걀 모양으로 달리는데 성숙하지는 않는다. 뿌리는 비대하며 지름이 2~7cm이다. 뿌리의 표면은 황갈색이며 거친 주름이 평행으로 돌기되어 있다.

🌱 채취 및 건조

천궁처럼 뿌리를 사용하는 약초는 약의 기운이 뿌리에 집중되었을 때 채취해야 한다. 채취의 적기는 가을이다. 잎이 무성한 상태에서는 약의 기운이 잎과 줄기에 쏠려 있기 때문에 뿌리에서 약효를 기대할 수 없다. 9~11월에 뿌리를 캐서 줄기와 잎, 잔뿌리를 제거하고 깨끗이 씻은 후 물에 담가 불린다. 이것을 꺼내어 바람이 잘 통하는 곳에서 말린 후 얇게 썰어서 다시 건조시켜 사용한다.

 효능

천궁을 원래 '궁궁(芎藭)'이라고 했는데, 한자로 쓸 때 획이 너무 많아 쓰기 어려울 뿐만 아니라 중국 쓰촨성[四川省]에서 산출되는 것이 최상품이기 때문에 지금은 쓰촨성의 '川' 자를 넣어 천궁(川芎)이라고 부른다. 천궁의 효능은 '궁(芎)'에서 찾을 수 있다. 궁(芎)은 '하늘[窮]'이라는 뜻으로 지극히 높은 위치를 뜻하는데, 천궁이 머리의 병을 주로 치료하기 때문에 이렇게 이름이 붙여진 것이다.《동의보감》에서 '모든 두통에는 천궁을 써야 한다.'고 하였을 정도이다.

천궁은 두통에 묘약(妙藥)이지만, 두통에만 사용하는 것은 아니며 혈액순환이 원활하게 되지 않는 질병에 모두 사용할 수 있다. '불통즉통 통즉불통(不通則痛 通則不痛)'이라는 말이 있다. 막히면 통증이 생기고, 막힌 것이 풀리면 통증이 사라진다는 뜻이다. 천궁은 혈액이 막힌 것을 뚫어주는 약초이다. 그래서 각종 통증을 효과적으로 치료한다.

천궁은 순조로운 출산을 위해서도 사용한다. 사극을 보면 임신 초기에 임신맥이 잡히지 않을 때 의원이 임신 여부를 알기 위해 천궁 20g가량을 달여 복용시키는 것을 볼 수 있다. 이때 복통이 생기면 임신을 한 것이고 복통이 없으면 임신이 아니

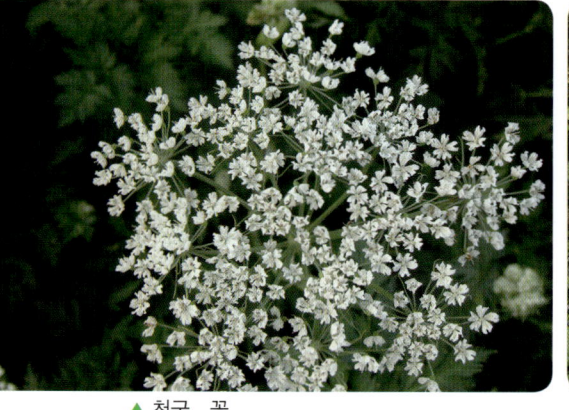
▲ 천궁_꽃

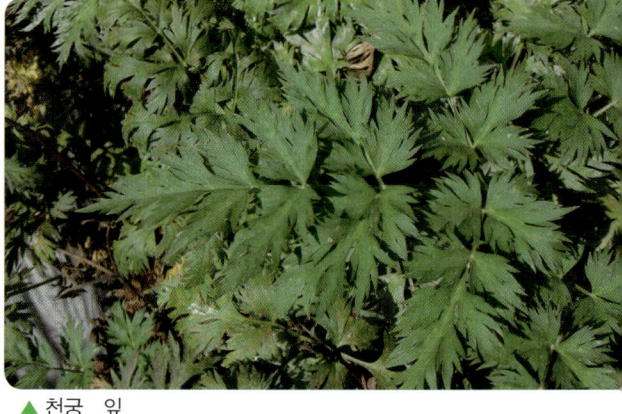
▲ 천궁_잎

천궁(천궁)　**283**

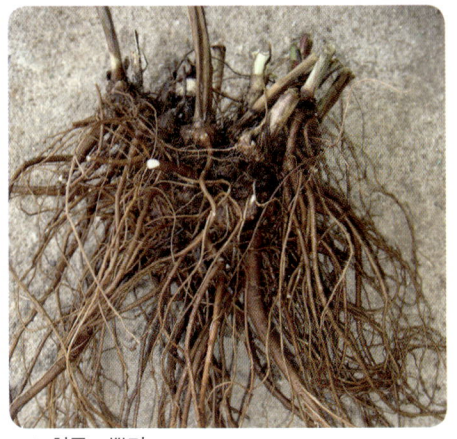

▲ 천궁 _ 줄기　　　　　　　　　　　▲ 천궁 _ 뿌리

라고 말한다. 자궁을 수축시키는 천궁의 효능으로 임신 여부를 알아낸 것이다. 이
처럼 천궁을 소량 사용하면 자궁 근육의 정상적인 긴장을 유지시키고, 대량 사용하
면 자궁 근육을 강하게 수축시킨다. 당귀 24g, 천궁 16g으로 구성된 '불수산(佛手
散)'이라는 처방은 난산(難産)을 막고 출산을 촉진하기 위하여 사용한다. 여기서 천
궁은 최산(催産)의 효과를 발휘한다. 그래서 불수산은 출산이 임박했는데도 아직
진통이 미약한 경우, 노산(老産)이거나 몸이 약하여 난산이 예상되는 경우에 사용
하면 좋다.

　예전에는 뱀이 집에 들어오는 것을 막기 위해 담장 밑에 봉선화를 심었다. 그런데
뱀을 쫓아내는 풀이 또 있으니, 바로 천궁이다. 뱀이 천궁의 냄새를 싫어한다고 하
여 '뱀이 피하는 풀'이라는 뜻으로 천궁을 '사피초(蛇避草)'라고도 부른다. 그래서 예
전부터 뱀을 쫓기 위해 장독대에 천궁을 심기도 했다.

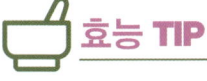 ## 효능 TIP

　천궁의 효능을 이해하는 데 참고해야 할 사항은 두 가지이다.

　첫째, 천궁의 맛은 맵고 성질은 따뜻하다. 강한 매운맛은 땀을 내게 하고 약한 매
운맛은 몸을 따뜻하게 하거나 혈액순환을 돕는다. 천궁의 매운맛은 강하지 않기 때

문에 혈액을 순환시키는 작용을 한다. 단, 천궁을 단일 처방으로 먹거나 자주 복용하거나 오래 복용하면 진기(眞氣)가 소모되어 갑자기 힘이 빠지게 된다. 그래서 몸이 약한 사람이 천궁을 오래 복용하는 것은 좋지 않다. 매운맛이 막힌 것을 뚫어주기도 하지만 기력을 소모시키는 부작용도 불러오기 때문이다.

둘째, 천궁은 산형과 식물이다. 작은 꽃들이 모여 우산 모양을 이루는 산형과 식물의 특징은 매운맛을 지녔다는 것이다. 작은 꽃들 여럿이 동시에 피려면 많은 에너지가 필요한데, 이때의 에너지가 매운맛과 따뜻한 성질로 나타난다. 그래서 산형과 식물의 뿌리는 대체로 매운맛이 나고 성질도 따뜻하다. 매운맛은 인체의 상부(上部), 그리고 피부 쪽으로 작용하는 특성이 있다. 이는 천궁이 두통의 성약(聖藥)이 되는 이유이기도 하다.

🌳 치료 질환

두통, 생리통, 생리불순, 불임, 난산(難産), 손발저림

🎁 용량 및 용법

- 천궁의 1회 복용량은 건조된 것으로 4~12g이다. 달여서 복용하는 것이 일반적이지만 가루나 환을 만들어 복용해도 된다.
- 천궁은 반드시 끓는 물에 넣어 기름 성분을 뺀 후에 사용해야 한다. 그렇지 않으면 두통, 메스꺼움, 구토 등을 일으킬 수 있다.
- 몸이 냉한 사람의 두통 또는 찬 기운을 접한 후에 생긴 두통에는 천궁 6g, 백지 4g, 세신 2g을 1회 분량으로 달여서 하루 2~3회 복용한다.
- 출산 예정 7일 전부터 당귀 24g, 천궁 16g을 1회 분량으로 달여서 하루 2회씩 매일 복용하면 순산(順産)한다.
- 과도한 스트레스 때문에 코피가 나는 경우 향부자 160g, 천궁 80g을 가루 내어 1회에 8g씩 따뜻한 물에 타서 수시로 복용한다.

천궁(천궁) **285**

고본 (고본)

📖 식물 이름 : 고본
　사용 부위 : 뿌리줄기와 뿌리
　약재 이름 : 고본(藁本)
　작용 부위 : 주로 방광경에 작용한다.
　맛과 성질 : 맛은 맵고 성질은 따뜻하다.

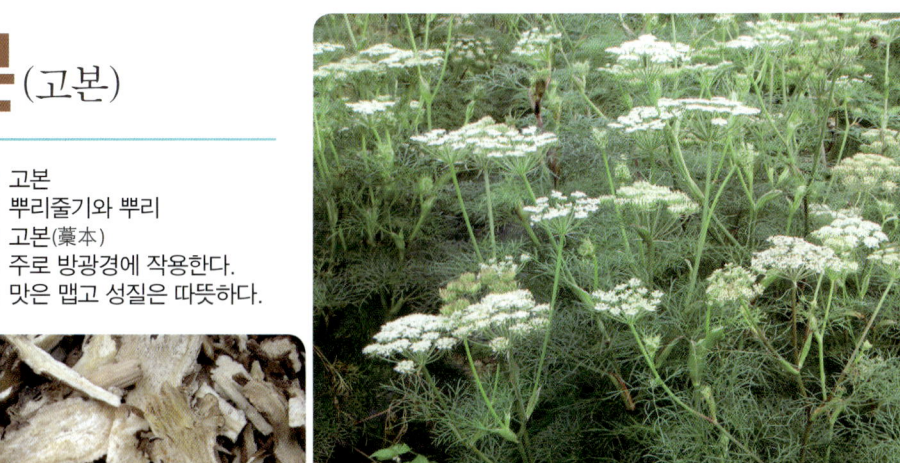

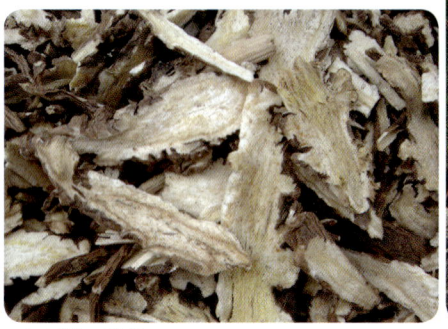

▲ 고본 _ 약재

▲ 고본 _ 지상부

🌿 생김새

　고본은 산형과의 여러해살이풀로 키는 30~80cm이다. 줄기에 털이 없으며 향기가 강하다. 잎은 어긋나며 뿌리잎은 잎자루가 길고, 줄기잎에는 잎집이 있다. 꽃은 8~9월에 겹산형꽃차례를 이루며 흰색으로 핀다. 큰 꽃자루는 10개 정도이며, 작은 꽃자루는 20~22개이다. 씨방은 1개로 타원형이며 꽃받침 아래에 위치한다. 열매는 길이 0.4cm의 편평한 타원형이며, 3개의 능선이 있고 가장자리에는 날개가 달린다.

🌱 채취 및 건조

　고본처럼 뿌리를 사용하는 약초는 잎과 줄기가 마르는 시기에 채취해야 한다. 잎과 줄기에 진액이 남아 있으면 뿌리로 약의 기운이 온전히 전달되지 않기 때문이다. 고본은 보통 봄과 가을에 채취하는데, 봄에는 새싹이 나올 때 채취하고, 가을에는 잎이 마른 후에 채취한다.

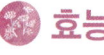 **효능**

　뿌리의 윗부분과 싹의 아랫부분이 마른나무[藁]와 비슷하여 고본(藁本)이라는 이름이 붙었는데, 고본은 두통을 치료하는 중요한 약초이다. 특히 찬바람을 맞은 이후 감기에 걸려서 정수리 부근에 통증이 있을 때 효과적이며, 증상이 심해져 머릿속까지 아플 때에는 반드시 고본을 써야 한다. 고본은 신경성 두통으로 통증 부위가 일정하지 않을 때도 사용할 수 있다. 단, 장기간 통증이 멎지 않거나 몸이 약한 사람에게 많이 사용하면 안 된다. 대량으로 사용하면 몸이 더욱 약해지고 통증이 심해질 수 있기 때문이다.

　고본은 한기(寒氣)와 습기(濕氣)의 영향으로 몸 여기저기가 쑤시고 아플 때에도 사용한다. 예를 들어 야영장에서 하룻밤을 지낸 후에 몸이 쑤시고 머리가 아픈 것은 땅에서 올라온 한기와 습기의 영향을 받았기 때문인데, 이럴 때 고본이 효과적이다. 《동의보감》에서도 '안개와 이슬의 차가운 기운에 적중되었을 때는 반드시 고본을 쓴다.'라고 하였다. 고본은 피부를 곱게 하는 효능이 있다. 《동의보감》에 '고본은 피부를 좋게 하며 얼굴빛을 좋게 하고, 주근깨, 주사비(酒齄鼻), 여드름을 없애준다. 머리를 감는 약이나 기름처럼 만들어 써도 좋다.'는 구절이 있는데, 이는 고본이 피부의 혈액순환을 촉진하고 습기를 제거하기 때문이다. 따라서 고본을 달이거나 가루

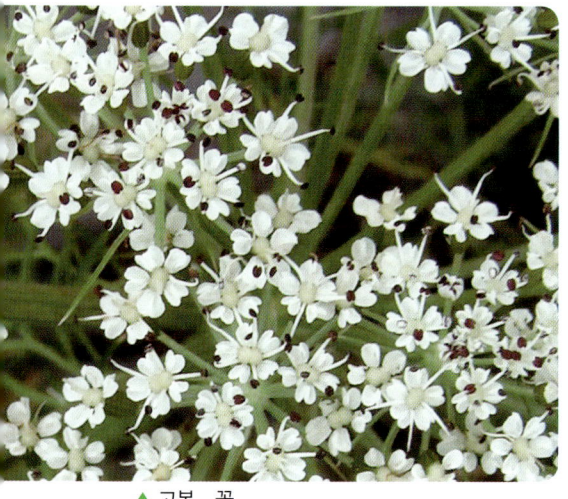

▲ 고본 _ 꽃

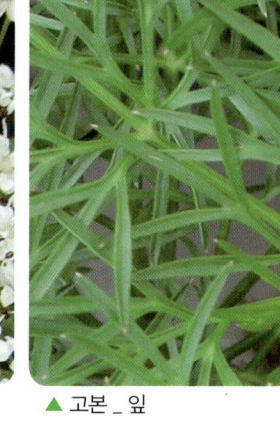

▲ 고본 _ 잎

고본(고본)　**287**

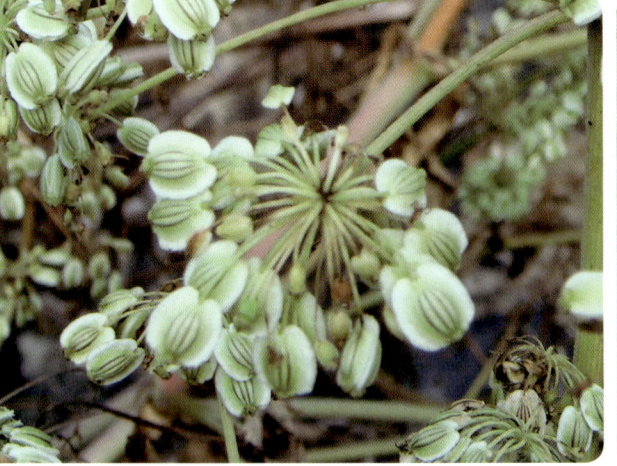
▲ 고본 _ 열매

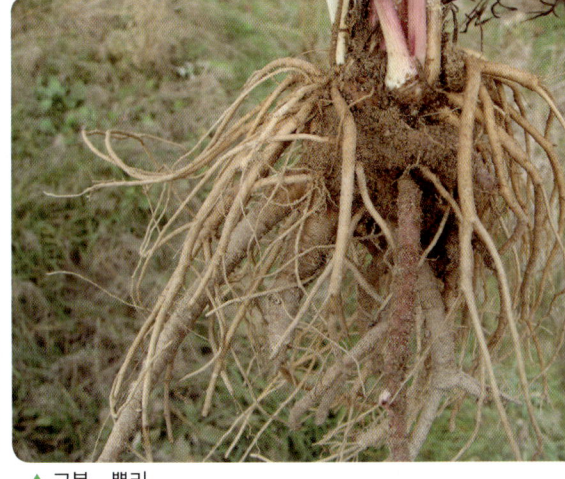
▲ 고본 _ 뿌리

내어 내복하거나 외용하면 피부의 습진이나 염증을 없애는 데에 도움이 된다.

🥣 효능 TIP

고본의 효능을 이해하는 데 참고해야 할 사항은 세 가지이다.

첫째, 고본은 산형과에 속하는 여러해살이 식물의 뿌리이다. 작은 꽃들이 모여 우산 모양을 이룬다고 해서 산형(繖形)이라고 하는데, 작은 꽃들을 동시다발적으로 피우기 위해서는 큰 힘이 필요하며, 이러한 생태(生態)는 매운맛과 따뜻한 성질을 갖게 만든다. 그래서 산형과 식물은 대부분 맵고 따뜻한 성질을 지녔다.

둘째, 고본의 맛은 맵고 성질은 따뜻하다. 매운맛은 열을 내고 땀을 배출시키는 작용을 한다. 여기에 따뜻한 성질이 더해지면 그 작용이 더욱 커진다. 또한 매운맛은 인체의 상부에 작용하는 특성이 있다. 이러한 특성 때문에 고본은 두통에 주로 사용한다.

셋째, 고본의 작용 부위는 방광경이다. 한의학적으로 방광경은 다리 뒤쪽에서 등을 거쳐 머리 중앙으로 올라가는데, 이 부위의 통증에 고본이 효과적이기 때문에 방광경에 작용한다고 하는 것이다.

치료 질환

두통, 지절통(肢節痛), 습진, 여드름, 주사비(酒齄鼻, 딸기코), 주근깨

용량 및 용법

- 고본의 1회 복용량은 건조된 것으로 4~12g이다. 달여서 복용해도 되고, 가루나 환을 만들어 복용해도 된다.
- 추위에 노출된 이후 두통이 생기고 정수리 부위가 따끔거릴 때에는 고본, 천궁, 세신, 총백(파 비늘줄기)을 달여서 복용한다.
- 신경성 두통에는 천궁 30g, 세신 30g, 백지 30g, 감초 30g, 고본 30g을 가루 내어 석고가루 500g과 함께 반죽하여 5g 정도의 환을 만들어서 식후에 1개씩 먹는다. 이것은 팔다리가 심하게 저릴 때에도 효과가 있다.
- 안개가 많이 낀 곳에서 장시간 낚시를 한 이후 또는 야영을 한 이후에 머리가 아프고 목이 뻣뻣해졌을 때에는 창출 12g, 천궁 4g, 백지 4g, 세신 4g, 강활 4g, 고본 4g, 감초 4g을 1회 분량으로 달여서 하루 2~3회 복용한다.

〈혼동하기 쉬운 약초 비교〉

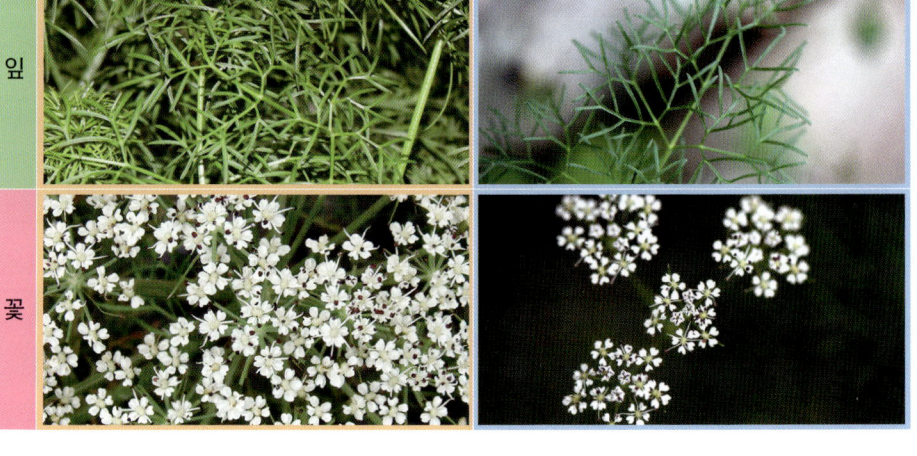

고본(고본)   **289**

10

간질환을
치료하는 약초

인진(사철쑥)

📖 식물 이름 : 사철쑥
 사용 부위 : 지상부
 약재 이름 : 인진(茵蔯)
 작용 부위 : 주로 간과 담에 작용한다.
 맛과 성질 : 맛은 쓰고 성질은 약간 차
 갑다.

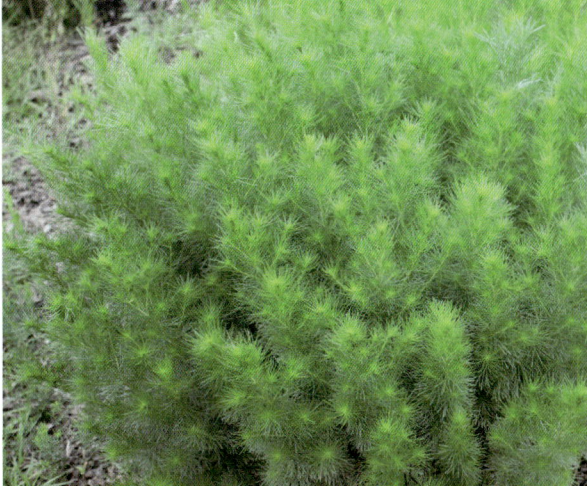

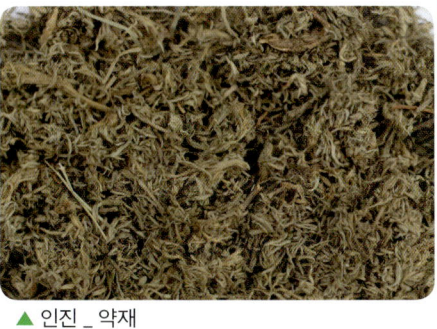

▲ 인진 _ 약재

▲ 사철쑥 _ 지상부

🌿 생김새

사철쑥은 국화과의 여러해살이풀로 키는 30~100cm이다. 줄기 밑부분은 목질이 발달하여 나무처럼 되고 가지가 많이 갈라진다. 꽃이 달리지 않는 가지 끝의 잎은 뭉쳐나고, 꽃이 달리는 가지 중앙의 잎은 어긋난다. 밑부분의 잎은 2회 깃꼴로 갈라지며 길이가 1.5~9cm, 너비가 1~7cm이고 잎자루가 길다. 꽃은 8~9월에 노란색으로 원추꽃차례를 이루며 달린다. 두상화의 크기는 약 0.2cm이다. 열매는 수과이다. 어린순은 식용하고, 지상부 말린 것은 인진이라 하여 약용한다.

🟢 채취 및 건조

인진은 어린잎과 줄기를 사용하기 때문에 봄에 채취해야 한다. 만약 너무 늦게 채취하면 약효가 없어지기 때문에 주의해야 한다. 보통 어린싹이 10cm쯤 되었을 때 채취하여 불순물과 흙을 제거하고 햇볕에 말려 사용한다.

효능

해를 넘긴 묵은[陳] 줄기로 인(因)하여 생겨난다는 뜻에서 인진(茵蔯)이라는 이름이 붙여졌다. 보통 쑥은 가을이 지나면 잎이 떨어지고 줄기는 앙상하게 말라 수명을 다하지만, 인진의 줄기에서는 이듬해에 새싹이 돋아난다.

인진은 황달에 뛰어난 효능이 있다. 황달은 빌리루빈이 체내에서 필요 이상으로 과다하게 생성되거나, 생성된 빌리루빈이 몸 밖으로 제대로 배출되지 못하기 때문에 생긴다. 황달이 발생했을 때 가장 먼저 나타나는 증상은 소변의 색깔이 짙어지는 것이다. 이는 혈액으로 넘쳐 나오는 빌리루빈이 소변으로 배설되기 때문이며, 빌리루빈으로 인해 소변이 진한 갈색을 띠게 된다. 이후 피부에 색소 침착이 시작되면 가장 먼저 눈의 흰자위(공막)가 황색으로 변한다. 인진은 담즙을 배출시키는 효능이 좋아서 체내에 과다하게 쌓인 빌리루빈을 담즙을 통해 신속하게 배출시켜 황달을 치료한다. 그래서 예로부터 황달 치료에 꼭 필요한 약초가 인진이다. 《동의보감》에서도 '인진은 온몸에 황달이 생기고, 소변이 잘 나오지 않는 경우에 주약으로 사용한다.'라고 하였다. 하지만 요즘은 황달이 생겨도 한약이나 약초를 사용하지 않고 대부분 대형병원에서 치료를 한다. 따라서 황달에 인진을 사용할 기회는 거의 없다. 대신 술을 자주 마시는 사람들이 술만 먹으면 대변이 묽어진다고 할 때 사용하

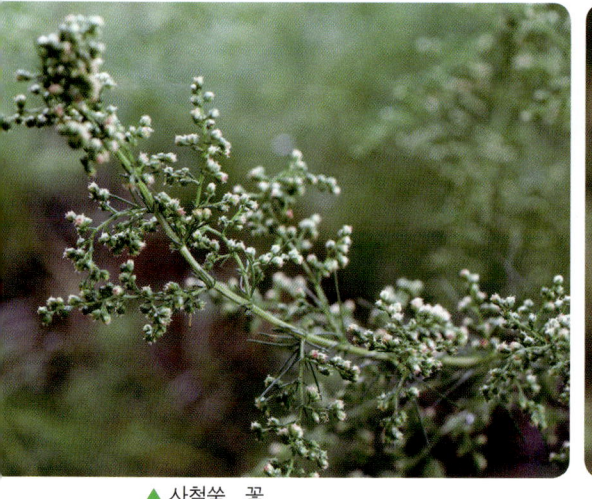

▲ 사철쑥 _ 꽃

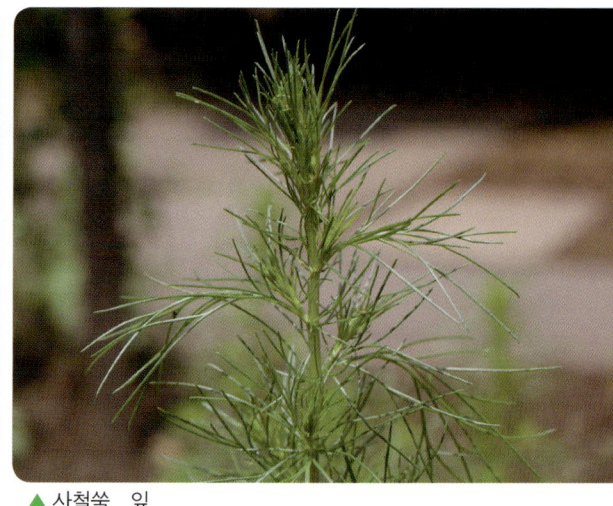

▲ 사철쑥 _ 잎

인진(사철쑥)　**293**

면 좋다. 술을 마시면 몸에 습열(濕熱)이 생기는데, 인진이 습열을 제거하는 데 뛰어난 효능을 발휘하기 때문이다.

또한 인진은 간염을 치료하고 예방하는 효능이 있다. 특히 급성간염에 효과적이며, 만성간염에 사용할 때에는 다른 약초와 함께 사용해야 한다. 염증은 체내에 독소나 노폐물이 쌓였을 때 생긴다. 따라서 간염이 생겼다는 것은 원인이 과식이든, 과로든, 과음이든 간(肝)에 노폐물이 많아졌다는 뜻이다. 시궁창에 모기 유충이 생기는 것처럼 간에 노폐물이 많아지면 간염을 일으키는 바이러스가 기생하기 좋은 조건이 된다. 인진이 간염을 치료하고 예방하는 것은 담즙의 분비를 촉진하여 간에 쌓인 노폐물을 신속하게 빼주기 때문이다.

 **효능 TIP**

인진의 효능을 이해하는 데 참고해야 할 사항은 두 가지이다.

첫째, 인진은 국화과 식물이며, 맛이 쓰고 성질은 차갑다. 국화과에 속하는 약초(포공영, 대계, 감국 등)는 대부분 쓴맛을 지니고 있다. 쓴맛은 열과 염증을 가라앉히는 작용을 하는데, 인진의 쓴맛은 간의 염증을 억제하여 간염과 황달을 치료한다. 또한 쓴맛은 습기(濕氣)를 제거하는 작용을 한다. 이는 인진이 습열(濕熱)을 제거하여 대변이 묽어지는 것을 치료하는 것과 관련이 있다.

둘째, 인진은 간과 담에 작용한다. 인진은 담즙의 분비를 촉진하여 간염과 황달에 도움이 되는 약초이다. 따라서 간과 담에 작용하는 약초로 분류된다.

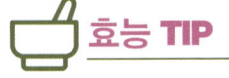 **치료 질환**

간염, 황달, 음주 후 설사

용량 및 용법

- 인진의 1회 복용량은 건조된 것으로 20~40g이다. 달여서 복용해도 되고, 가

루나 환을 만들어 복용해도 된다.

- 술로 인한 황달에는 인진과 치자를 달여서 복용한다.
- 유행성 간염에는 인진 40g, 대황 8g, 치자 12g, 황금 12g, 울금 12g을 1회 분량으로 달여서 복용한다.
- 간염 예방을 위한 처방은 다음과 같다. 인진 40g을 1회 분량으로 달이거나, 울금 12g, 황금 12g, 인진 40g을 1회 분량으로 달여서 하루 2회 복용한다.

🌸 약초 이야기

옛날 중국의 어느 마을에 얼굴빛이 생강처럼 노랗고 눈이 쑥 들어가며 장작개비처럼 마른 환자가 있었다. 그는 간신히 지팡이를 짚고 화타를 찾아갔다. 화타가 보니 그 환자는 황달이 몹시 심한 데다가 폐까지 상하여 곧 죽을 것만 같았다. 그래서 고칠 수 없다며 돌려보냈다. 6개월쯤 지난 뒤 화타는 길을 가다가 황달에 걸렸던 그 사람과 마주쳤다. 그런데 그 사람은 죽기는커녕 얼굴빛이 더욱 좋아졌고 병도 다 나은 것 같았다. 화타가 놀라서 어떻게 된 것이냐고 물었다. 그는 아무 약도 먹지 않았으며, 한때 먹을 것이 떨어져서 한동안 들에 있는 풀을 뜯어 먹고 살았다고 했다. 화타는 그 풀에 약효가 있다고 생각하여 뜯어다가 황달에 걸린 사람에게 먹였다. 그러나 며칠을 먹어도 환자는 차도가 없었다. 화타가 그 사람을 다시 찾아가 언제 그 풀을 먹었는지 물었더니, 양식이 다 떨어진 3월에 먹었다고 했다. 이듬해 봄, 화타는 그 풀을 캐어 황달 환자에게 주었고, 황달 환자는 그것을 먹고 병세가 급격히 호전되었다. 그 풀은 사철쑥이었는데, 봄철이 지난 후에 채취한 사철쑥은 별 효과가 없었던 것이다. 화타는 몇 년 동안 연구를 계속하여 마침내 부드러운 줄기와 잎에 좋은 약효가 있다는 것을 알아냈다.

인진(사철쑥) **295**

용담초 (용담)

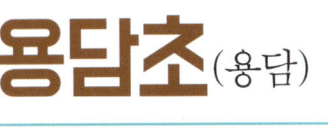

📖 **식물 이름** : 용담
　　사용 부위 : 뿌리와 뿌리줄기
　　약재 이름 : 용담초(龍膽草)
　　작용 부위 : 주로 간과 담에 작용한다.
　　맛과 성질 : 맛은 쓰고 성질은 차갑다.

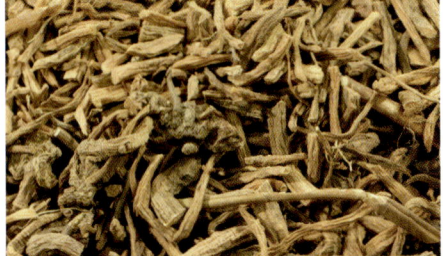

▲ 용담초 _ 약재

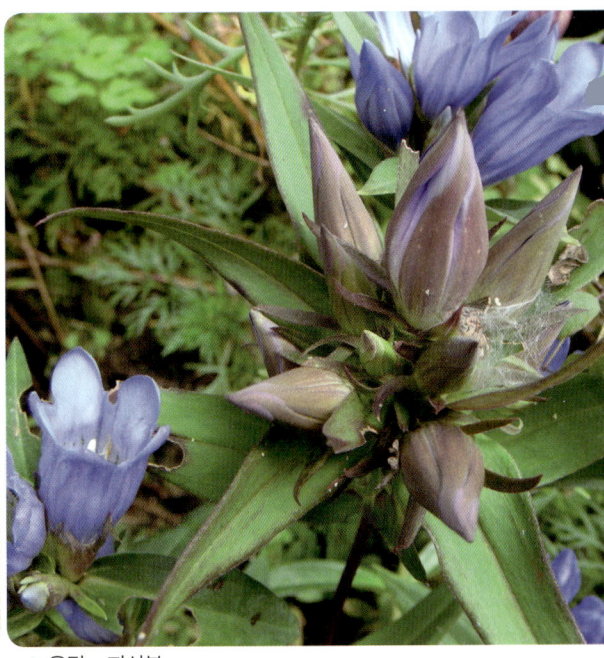

▲ 용담 _ 지상부

🌲 생김새

　용담은 용담과의 숙근성 여러해살이풀로 키는 20~60cm이다. 줄기는 4개의 가는 줄이 있고 곧게 서나 꽃이 필 때는 옆으로 눕는다. 잎은 마주나고 잎자루가 없이 뾰족하다. 잎의 표면은 녹색이고 뒷면은 회백색을 띤 연녹색이며 길이는 4~8cm, 너비는 1~3cm이다. 꽃은 8~9월에 잎겨드랑이와 줄기 끝에 자주색으로 달리며 꽃자루가 없고 길이는 4.5~6cm이다. 열매는 삭과이며 10~11월에 맺는데 시든 꽃부리와 꽃받침이 달려 있다. 종자는 넓은 피침 모양이며 양 끝에 날개가 있다. 뿌리줄기는 짧고 성글게 굵은 뿌리가 많이 뻗으며 잔뿌리가 나 있다.

🌱 채취 및 건조

　뿌리를 사용하는 약초를 채취할 때는 잎이 무성한 계절을 피해야 한다. 잎이 무성하면 약의 기운이 뿌리에 많지 않을 것이기 때문이다. 따라서 가을이 되어 잎이 시

296

에 붉게 익은 열매를 채취한 것으로, 열매를 따서 열매꼭지를 제거하여 그늘지고 서늘한 곳에 두어 열매껍질에 주름이 지도록 말린 다음 다시 겉껍질이 바짝 마르고 열매살이 부드러워질 때까지 햇볕에 말린다. 흐리거나 비가 오는 날에는 약한 불에 말려도 된다.

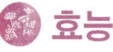 효능

가시는 헛개나무[枸]와 비슷하고 줄기는 버드나무[杞]와 비슷하여 두 글자를 합쳐 구기자(枸杞子)라고 하였다. 구기자는 자양제(滋養劑, 영양소를 풍부하게 함유하고 있는 약제)이다. 자양제의 특성상 영양분이 많기 때문에 소화에 부담이 되는 경향이 있는데, 구기자는 그렇지 않다. 따라서 소화력이 약한 사람에게도 사용할 수 있다.

구기자에는 간기능을 개선하는 효능이 있어 간이 좋지 않은 사람의 만성피로증후군에 자주 사용한다. 주로 마른 체격의 사람이 과로나 스트레스로 인하여 간기능이 나빠져서 피로감을 호소할 때 매우 적합하다. 만성적인 스트레스로 인해 신경이 쇠약해지고 노이로제에 시달리는 등 몸이 몹시 좋지 않을 때 보약으로도 사용한다. 증상으로는 눈이 건조해지고 입이 마르며 목이 건조해져 마른기침이 계속되는 것 등이다. 스트레스 초기에는 기(氣)의 순환을 돕는 약초를 사용해야 하지만, 만성화되면 몸에 체액(體液)이 부족해지고 기능이 나빠지기 때문에 자양제인 구기자를 사

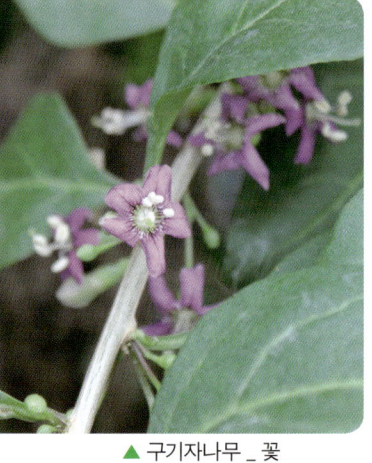
▲ 구기자나무 _ 꽃

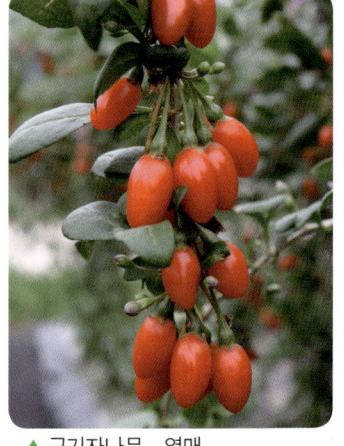
▲ 구기자나무 _ 열매

▲ 구기자나무 _ 열매(채취품)

구기자(구기자나무) **301**

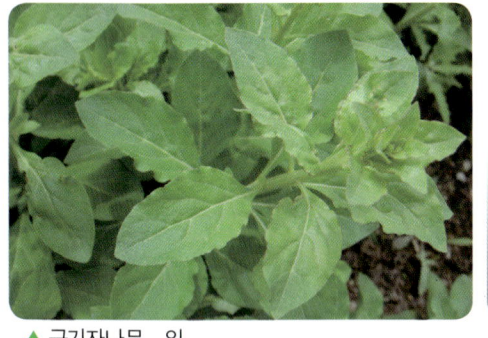

▲ 구기자나무 _ 잎

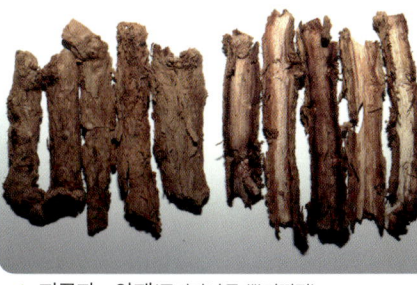

▲ 지골피 _ 약재(구기자나무 뿌리껍질)

용하는 것이 좋다.

자양분이 풍부한 구기자는 과도한 성생활로 인한 요통, 피로감, 구강건조, 안구충혈 등에 효과적이며, 여성의 갱년기에 허열이 생겼을 때, 생식기가 건조해졌을 때, 질액 분비가 감소했을 때 사용하면 매우 좋은 효과를 얻을 수 있다.

구기자는 혈관을 부드럽게 해주고 혈압과 콜레스테롤 수치를 낮추는 효능이 있다. 따라서 동맥경화로 인해 혈압이 높고 콜레스테롤 수치가 높을 때, 기타의 심장 질환이 있을 때 사용하면 증상이 악화되는 것을 막을 수 있다.

또한 구기자는 눈을 밝게 하는 효능이 있어 장기간 복용하면 시력이 나빠지는 것을 예방할 수 있다. 이미 시력이 나빠진 경우에도 구기자를 복용하면 눈이 밝아지는 것을 느낄 수 있다. 시력을 강화하는 여러 약초 중에서 구기자를 빼놓지 말아야 한다. 이 외에도 구기자는 신경을 안정시키는 효능이 있어 불면증이나 기억력 감퇴에도 좋고, 항노화 작용이 있어 기미와 주름을 개선하는 데에도 사용된다.

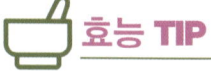 효능 TIP

구기자의 효능을 이해하는 데 참고해야 할 사항은 두 가지이다.

첫째, 구기자는 단맛이 나는 열매이며 씨앗이다. 식물이 잎에서 광합성을 하고 뿌리에서 영양분을 흡수하는 이유는 열매와 씨앗을 얻기 위함이다. 열과 성을 다하여 만든 영양분을 저장하는 장소는 열매이고, 후세대를 위한 유전자를 보관하는 곳은 씨앗이다. 그래서 열매와 씨앗을 먹는다는 것은 그 식물 전체를 먹는 것이요, 그 식물의 핵심을 먹는 것이다. 이는 씨앗을 사용하는 약초 대부분이 보약으로 사용되는 이유이기도 하다. 구기자는 열매이면서 씨앗이고 단맛이 있어 몸에 자양분을 공급하는 작용이 매우 강하다.

둘째, 구기자의 작용 부위는 간과 신장이다. 간은 몸에 필요한 물질을 만들고, 대사과정에서 만들어지는 노폐물을 처리하는 중요한 장기이다. 음주와 흡연, 과식과 스트레스 때문에 간의 기능이 저하되면 필요한 물질이 만들어지지 않고, 처리되어야 할 노폐물이 쌓여 만성피로감을 일으킨다. 또한 간은 혈액을 저장하는 창고의 역할을 하므로 간의 기능이 떨어지면 눈에 피로감이 생긴다. 구기자가 만성피로와 눈 피로감에 효과가 좋은 이유는 작용 부위가 간이기 때문이다. 또한 구기자는 신장에도 작용하는데, 여기서 신장은 소변을 걸러내는 장기가 아니라 집 안의 보일러, 자동차의 엔진처럼 몸의 정상적인 기능을 유지하는 데 필요한 장기를 의미한다. 말하자면 기초체력이다. 구기자는 신장에 작용하여 기초체력을 길러준다.

치료 질환

만성피로, 안구충혈, 안구건조증, 노안(老眼), 요통, 갱년기 증상, 고지혈증

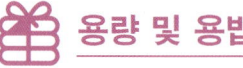 용량 및 용법

- 구기자의 1회 복용량은 건조된 것으로 6~12g이다. 달여서 복용해도 되고, 가루나 환을 만들어 복용해도 된다.
- 하수오, 원지, 산수유, 백복령과 함께 복용하면 혈압을 낮추는 효과를 얻을 수 있다.
- 안구건조증이 있을 때 구기자에 청상자, 감국을 넣어 복용하면 효과가 좋다.
- 하수오, 숙지황, 당귀, 토사자, 홍화 등과 함께 1~2개월 복용하면 피부가 좋아지고 노화가 늦춰진다. 장수약(長壽藥)이라 할 만하다.
- 성인이 매일 구기자를 10g 정도 복용하면 동맥경화를 예방할 수 있다.

구기자(구기자나무)

- 신경쇠약으로 인한 불면증과 기억력 감퇴에는 산조인, 원지, 백자인과 함께 환을 만들어서 복용하면 좋다.
- 만성간염이나 간기능에 이상이 있는 경우에는 오미자, 산약, 백출, 진피, 맥문동 등과 함께 사용한다.

🌸 약초 이야기

옛날에 사신이 되어 중국으로 가던 한 신하가 길에서 해괴한 일을 목격하게 되었다. 젊은 부인이 백발의 노인을 야단치며 종아리를 때리고 있었던 것이다. 신하는 불효를 저지르는 부인을 두고 볼 수 없어 점잖게 이유를 물었다.

"이보시오, 무슨 연유인지 알 수 없지만 보아하니 부모님 연배 같은 분에게 어찌 종아리를 때리며 야단을 친단 말이오?"

"나그네께서는 이유도 알아보지 않고 함부로 저를 나무라지 마시오."

"젊은 사람이 늙은이를 때릴 만한 이유가 있다 하니 들을수록 기이한 일이오. 곡절이나 물어봅시다."

신하는 가던 길을 멈추고 부인에게 물었다.

"나에게 종아리를 맞는 이 아이는 내 자식이오. 본시 아이가 쉽게 피로하고 허약하여 구기자를 꾸준히 복용하라 일렀소. 그런데도 어미 말을 듣지 않고 세월을 보내다가 그만 나보다 더 늙고 말았다오. 그래서 앞으로 구기자를 잘 먹도록 혼쭐을 내고 있는 참이오."

젊은 부인이 어머니이고 매를 맞는 노인이 아들이었던 것이다. 어처구니없는 사실에 잠시 할 말을 잃은 신하가 물었다.

"그렇다면 부인의 나이는 어떻게 되시오?"

"예, 제 나이는 395세입니다. 구기자를 장복(長服)한 덕분이지요."

사신은 돌아와서 부인이 일러준 대로 구기자를 꾸준히 먹고 300년을 살았다는 일화가 《지봉유설》에 기록되어 있다.

지구자(헛개나무)

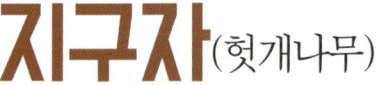

📖 **식물 이름** : 헛개나무
　사용 부위 : 열매꼭지가 붙은 열매
　약재 이름 : 지구자(枳椇子)
　작용 부위 : 주로 간에 작용한다.
　맛과 성질 : 맛은 달고 쓰면서 떫다. 성질
　　　　　　 은 서늘하다.

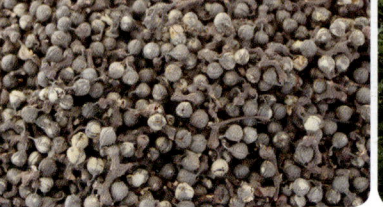

▲ 지구자 _ 약재

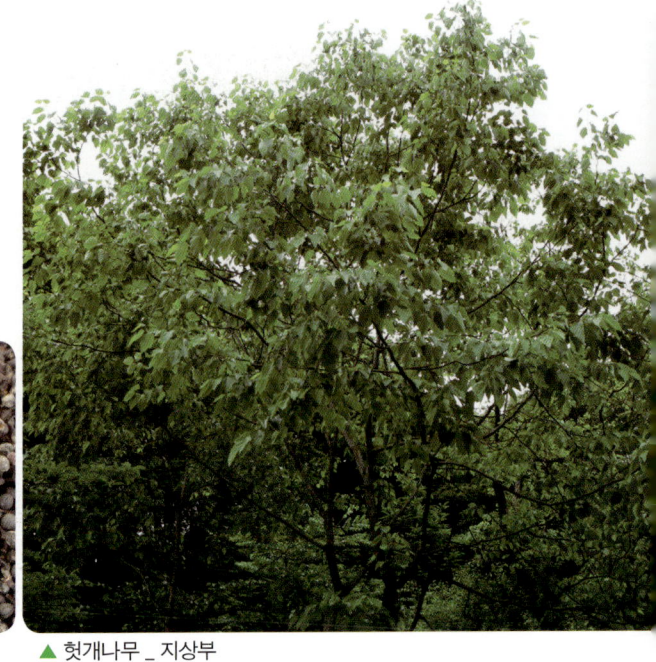

▲ 헛개나무 _ 지상부

🌿 생김새

　헛개나무는 갈매나무과의 낙엽활엽교목으로 키는 약 10m, 줄기의 지름은 30~40cm이다. 어린 나무의 줄기는 갈색 또는 회갈색을 띠며 밋밋하나 자라면 어두운 갈색이 되고 논바닥처럼 사각형으로 거칠게 갈라진다. 잎은 어긋나고 넓은 달걀 모양이며 길이가 8~15cm, 너비가 6~12cm이다. 잎끝은 뾰족하고 가장자리에 둔한 톱니가 있다. 꽃은 7월 말에 가지 끝이나 잎 달린 자리에 초록빛을 띤 흰색으로 핀다. 열매는 둥글고 갈색을 띠며 10월에 익는다. 열매의 지름은 0.8cm이고 3실에 각각 1개의 종자가 들어 있다.

🟢 채취 및 건조

　나무 열매를 약초로 사용할 때는 가을에 열매가 잘 익었을 때 채취한다. 너무 일찍 채취하면 약의 기운이 열매에 충만해지지 않기 때문이다. 지구자는 보통 10월

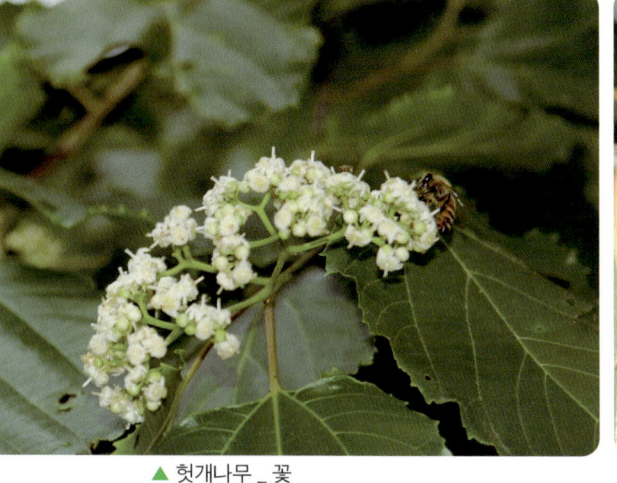

▲ 헛개나무 _ 꽃

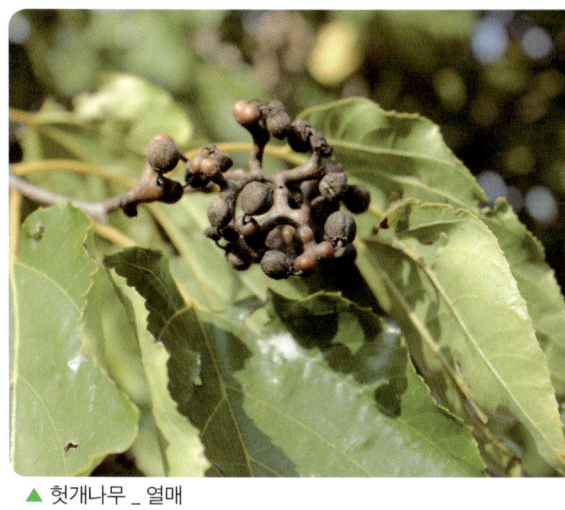

▲ 헛개나무 _ 열매

중순부터 11월 초순까지 채취한다. 열매꼭지가 있는 상태로 채취하여 햇볕에 말린 후에 사용한다.

효능

중국 오나라 사람인 육기(陸機)의 글에는 '강남에서는 이것을 맛있는 것이라 하여 나무꿀, 즉 목밀(木蜜)이라고 한다. 술맛을 삭혀버리는 이 나무로 기둥을 만들면 그 집 안에 있는 술은 모두 산패한다.'라고 되어 있다. 여기서 말하는 목밀(木蜜)은 헛개나무이다. 육기는 또 어떤 남방인이 주택을 수리하면서 실수로 헛개나무 한 조각을 술단지에 떨어뜨렸더니 그 술이 물이 되었다는 이야기를 소개하기도 하였다.

헛개나무와 그 열매는 지나친 음주로 몸에 열이 쌓여 입이 마르면서 소변이 자주 나오는 만성 알코올성 질환에 효과가 있다. 실험에서 지구자 추출물이 간세포를 보호해주고 알코올 중독과 숙취를 없애주며, 강한 이뇨작용이 있는 것으로 나타났다. 최근의 다른 실험에서는 지구자 추출물을 매일 섭취한 표본에서 알코올성 간장애의 지표인 γ-GTP가 크게 떨어진 것으로 나타났다. 이는 지구자 추출물이 간에서 작용하는 알코올 분해효소를 활성화시켜 과도한 음주로 손상된 간기능을 회복시켰기 때문이다. 이에 따라 식품의약품안전청(현 식품의약품안전처)은 2008년 12월 헛개

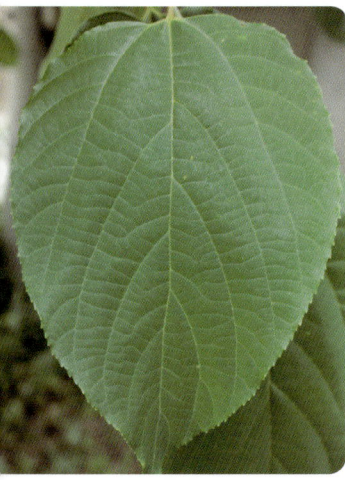
▲ 헛개나무 _ 잎(앞면)

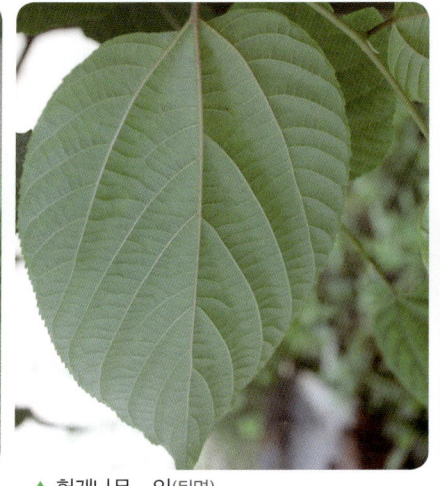
▲ 헛개나무 _ 잎(뒷면)

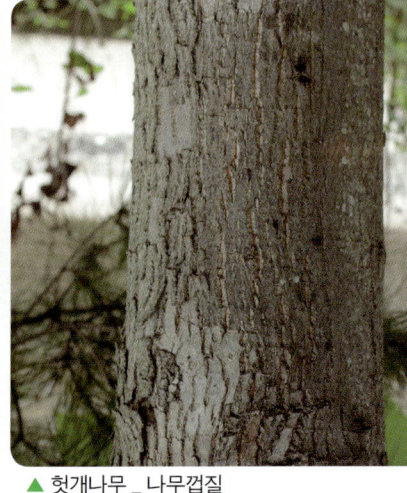
▲ 헛개나무 _ 나무껍질

나무 열매꼭지 추출물을 알코올성 손상으로부터 간을 보호하는 데 도움을 주는 건강기능식품으로 인정했으며, 하루 적정 섭취량은 2,460mg이라고 밝혔다. 이처럼 지구자는 알코올성 간질환에 좋은 효능을 나타낸다. 간에 좋다며 무조건 복용할 것이 아니라, '알코올성'이라는 수식어가 붙어야 적합하다는 뜻이다. 스트레스와 부절제한 식생활로 인한 간질환에는 지구자가 효과를 발휘하지 않는다.

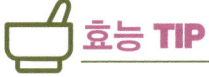 효능 TIP

지구자의 효능을 이해하는 데 참고해야 할 사항은 세 가지이다.

첫째, 지구자는 열매이자 씨앗이다. 열매와 씨앗에는 나무의 모든 것이 함축되어 있다. 나무가 싹을 틔우고 가지와 잎을 무성하게 하는 이유, 뿌리를 확장하여 토양의 양분을 흡수하는 이유는 열매와 씨앗을 얻기 위함이다. 열매와 씨앗은 후손을 위한 핵(核)이므로, 그 속에는 나무의 모든 것이 들어 있다. 지구자도 마찬가지이다. 항간에 헛개나무의 잎이나 뿌리에 약효가 있다며 유통되지만, 그것보다 열매인 지구자의 약효가 더 크다.

둘째, 목밀(木蜜)이라는 별명에 주목해야 한다. 술을 마신 다음 날 꿀물을 찾는 사

지구자(헛개나무)   **307**

람이 많다. 꿀은 알코올을 대사하느라 지쳐 있는 간에 당분과 비타민, 미네랄을 공급한다. 복잡한 소화과정을 거치지 않고 바로 흡수되어 간기능을 향상시킨다는 이점도 있다. 목밀이라는 별칭을 가진 지구자가 바로 꿀물의 역할을 한다. 실제로 지구자에는 자당, 포도당, 과당 등이 약 13% 정도 함유되어 있어 먹어보면 강한 단맛을 느낄 수 있다.

셋째, 지구자의 작용 부위는 간이다. 해부학과 생리학이 발달하지 않았던 시절에 지구자가 간에 작용하는지를 어떻게 알았을까? 선조들의 혜안(慧眼)이 놀랍기만 하다.

🌸 치료 질환

숙취 해소, 알코올성 간염, 알코올성 지방간, 알코올성 간경화

🎁 용량 및 용법

- 지구자의 1회 복용량은 건조된 것으로 10~20g이다. 달여서 복용해도 되고, 가루나 환을 만들어 복용해도 된다.
- 지구자 15g, 갈화 12g, 갈근 12g, 녹두 30g, 녹차 10g을 물에 넣고 2~3시간 달여서 복용하면 알코올 분해가 촉진되고 음주 후에 생기는 번조(煩燥)와 갈증이 해소된다.
- 지구자 20g, 백출 8g, 진피 8g, 반하 8g, 작약 8g, 감초 4g을 1회 분량으로 달여서 하루 2~3회 복용하면 음주 후에 생기는 구토를 치료한다.
- 지구자 20g, 백출 15g, 사인 8g, 백두구 8g, 산사 8g, 지각 8g, 황금 4g, 목향 2g, 감초 2g을 1회 분량으로 달여서 하루 2~3회 복용하면 과음 이후에 음식을 잘 먹지 못하는 증상을 치료한다.
- 지구자 15g, 인진 15g, 창출 8g, 택사 8g, 차전자 8g, 구기자 8g, 산사 6g을 1회 분량으로 달여서 하루 2~3회 복용하면 잦은 음주로 간기능이 저하된 것을 개선한다.

11

소화불량을
치료하는 약초

창출 (모창출)

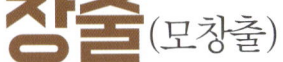

📖 **식물 이름** : 모창출, 북창출
　 사용 부위 : 뿌리줄기
　 약재 이름 : 창출(蒼朮)
　 작용 부위 : 주로 비장과 위장에 작용한다.
　 맛과 성질 : 맛은 매우면서 쓰고 성질은
　　　　　　　　 따뜻하다.

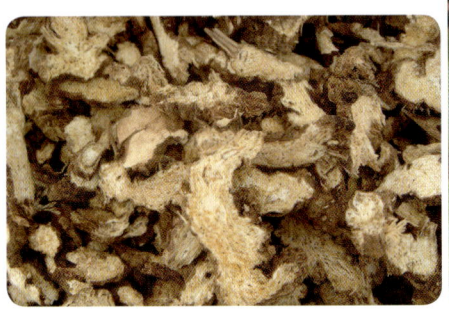

▲ 창출 _ 약재

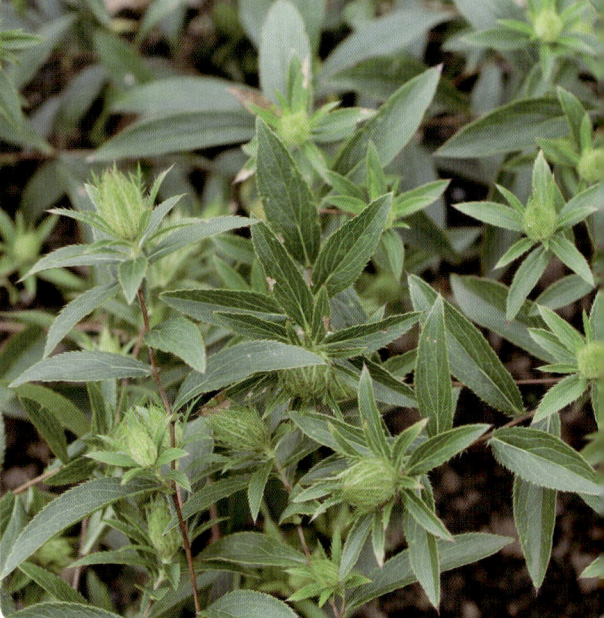

▲ 모창출 _ 지상부

🌸 생김새

　모창출은 국화과의 여러해살이풀로 키는 30~100cm이다. 줄기는 딱딱하며 상부에서 가지가 갈라진다. 뿌리잎과 밑부분의 잎은 꽃이 필 때 없어지고 줄기잎은 길이 8~11cm에 타원형 또는 긴 타원형이며 표면에 광택이 난다. 잎의 뒷면은 흰빛을 띠고 가장자리에 짧은 바늘 같은 작은 가시가 있으며 3~5개로 갈라진다. 잎자루는 길이가 3~8cm이다. 꽃은 7~10월에 흰색 또는 홍색으로 원줄기 끝에 뭉쳐서 피고 지름은 1.5~2cm이다. 열매는 9~10월에 갈색으로 익으며 은백색 털이 뭉쳐 있고 갓털의 길이는 약 0.9cm이다. 겨울이 지나면 종자는 모두 날아가나 꽃대는 봄까지 그대로 남아 있다. 덩이뿌리에 잔뿌리가 많이 달려 있다.

🌱 채취 및 건조

　창출처럼 뿌리를 사용하는 약초는 가을이 되어 잎이 시들고 난 다음에 채취하는 것이 좋다. 만약 시기를 놓쳤다면 봄이 되어 잎이 무성해지기 전에 채취해야 한다. 창출은 봄과 가을에 채취하는데, 가을에 채취하는 것이 더 좋다. 뿌리를 캐내어 남은 줄기와 잔뿌리, 흙을 제거하고 햇볕에 말려 사용한다.

효능

창출은 몸에 있는 습기(濕氣)를 제거하는 약초이다. 습기는 기압과 기온이 낮아졌을 때 생긴다. 그런데 이러한 기상(氣象)에서 몸이 무거워지고 통증이 생긴다는 사람이 있는데, 이런 사람을 '일기예보를 잘하는 사람'이라고 농담삼아 말한다. 습기가 많아진다고 해서 누구나 일기예보를 하는 것은 아니다. 나이가 젊을수록, 그리고 건강할수록 습기의 영향을 받지 않는다. 반면 출산의 횟수가 많거나 만성질환을 앓고 있고 특히 관절이 좋지 않은 사람은 기상에 따른 습기의 변화에 민감해서 여기저기 아픈 증상이 나타난다. 이처럼 기상에 따른 습기 변화 때문에 몸이 아프고 저리고 무거울 때 몸에 있는 습기를 제거하여 통증과 저리는 증상을 치료하는 약초가 창출이다. 따라서 창출은 우중(雨中)에 몸 상태가 나빠지는 사람에게 좋고, 야영을 한 다음 날 땅에서 올라온 차가운 습기의 영향으로 몸이 뻐근하고 쑤실 때, 안개가 많은 지역에서 낚시를 오래 한 이후에 머리가 아프고 몸이 무거울 때 사용한다.

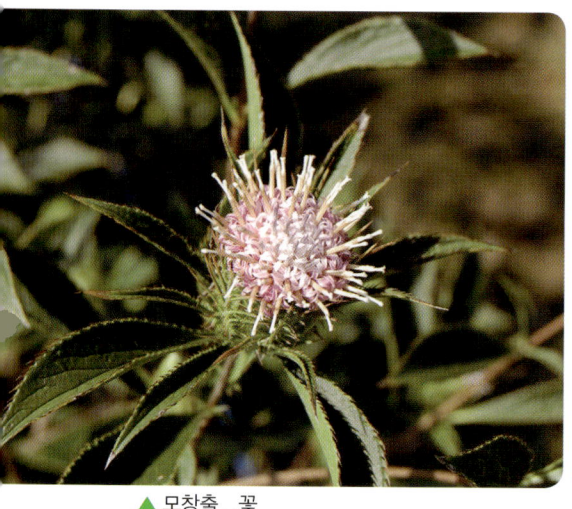

▲ 모창출 _ 꽃

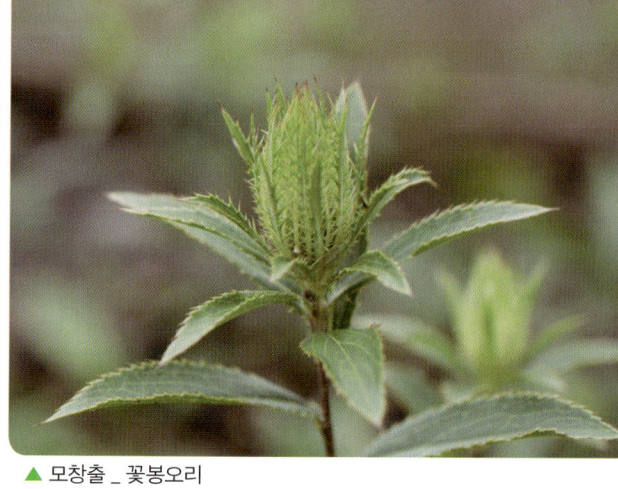

▲ 모창출 _ 꽃봉오리

창출(모창출)　**311**

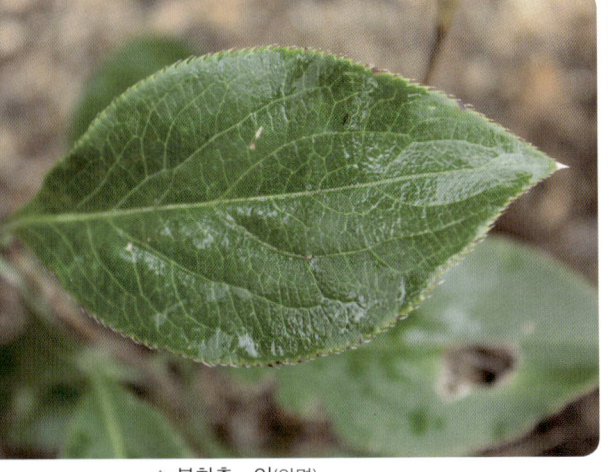

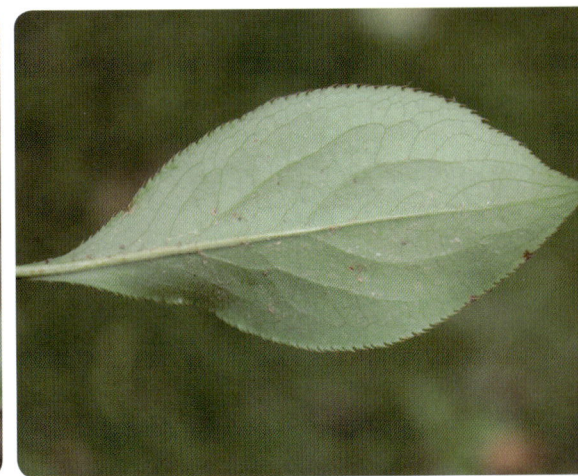

▲ 북창출 _ 잎(앞면)　　　　　　　　　　▲ 북창출 _ 잎(뒷면)

《동의보감》에 '창출을 오래 복용하면 수염이 검어지고 얼굴이 늙지 않고 근골이 튼튼해지며 귀와 눈이 밝아지고 살과 피부가 윤택해진다.'라고 하였는데, 이는 창출이 습기를 제거하여 몸을 가볍게 만들어주고 원활한 신진대사를 유도하기 때문이다.

또한 창출은 소화불량을 치료한다. 음식을 섭취할 때 몸속으로 들어온 수분과 지속적으로 분비되는 소화액 때문에 위장에는 항상 수분이 많을 수밖에 없다. 더욱이 몸이 약해지면 위장에 습기(濕氣)가 정체될 가능성이 높아지고, 정체된 습기는 위장의 기능을 떨어뜨려 소화불량을 일으킨다. 이 경우 창출은 위장의 습기를 제거하면서 위장의 운동성을 높여 소화불량을 개선한다.

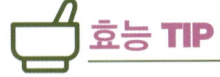 효능 TIP

창출의 효능을 이해하는 데 참고해야 할 사항은 세 가지이다.

첫째, 창출은 여러해살이 식물의 뿌리이다. 식물은 뿌리에 영양분을 저장하므로 보통 뿌리에는 전분이 많은 편인데, 창출은 그렇지 않다. 마치 거친 스펀지처럼 생겼는데, 이러한 형태 때문인지 습기를 제거하는 효능이 아주 좋다.

둘째, 창출의 맛은 매우면서 쓰고 성질은 따뜻하다. 실제로 창출을 먹어보면 단맛도 느껴지지만 매운맛과 쓴맛이 많은 편이다. 매운맛과 쓴맛이 만나면 습기를 제거하는 효능이 커진다. 강활이나 독활도 매운맛과 쓴맛이 있어 습기를 제거하고 통증을 치료하는 효능이 좋다.

셋째, 창출의 작용 부위는 비장과 위장이다. 현대의학에서 말하는 비장은 림프기관이지만, 한의학에서는 소화를 담당하는 핵심 장기를 의미한다. 비장의 기능이 약해지면 몸에 습기가 많아지고, 몸에 습기가 많아지면 비장이 약해진다. 두 경우 모두에 창출을 사용하면 소화력이 좋아지고 습기도 제거된다. 결과적으로 창출은 비장에 작용하여 습기를 제거하고, 위장에 작용하여 소화를 촉진한다.

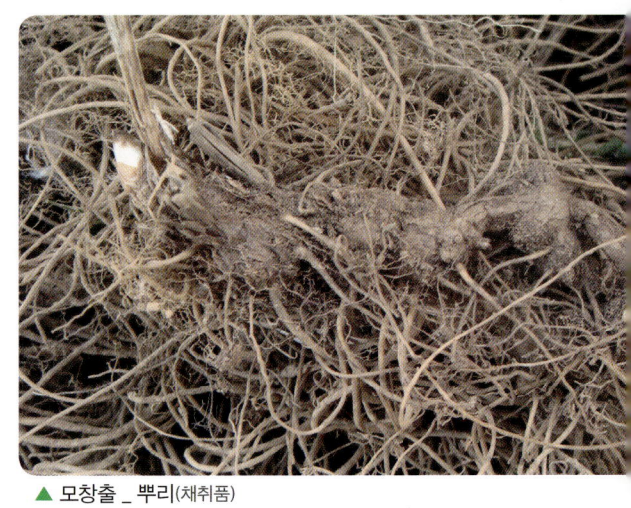
▲ 모창출 _ 뿌리(채취품)

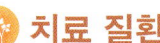 **치료 질환**

관절통, 근육통, 급체(急滯), 소화불량

 용량 및 용법

- 창출의 1회 복용량은 건조된 것으로 4~16g이다. 달여서 복용해도 되고, 가루나 환을 만들어 복용해도 된다.
- 급체했을 때는 창출 8g, 진피 6g, 후박 4g, 감초 2g을 1회 분량으로 달여서 연달아 몇 차례 복용한다.
- 안개가 많이 낀 곳에서 장시간 낚시를 한 이후나 야영을 한 이후에 머리가 아프고 목이 뻣뻣해졌을 때는 창출 12g, 천궁 4g, 백지 4g, 세신 4g, 강활 4g, 고본 4g, 감초 4g을 1회 분량으로 달여서 하루 2~3회 복용한다.

창출(모창출) **313**

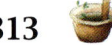

- 창출과 백지 각 20g을 태운 연기는 실내의 벌레나 뱀 등을 없앨 수 있다. 고가
(古家)에 들어갈 때 이 방법을 사용하면 거미, 지네, 벌레, 뱀 등을 퇴치할 수 있
다. 민간에서는 쑥을 더 넣어서 태우는데 곰팡이도 제거할 수 있다고 한다.

🌿 약초 이야기

한 나무꾼이 나무를 하며 가난하게 살고 있었다. 그런데 어느 날 갑자기 무릎에
힘이 빠지면서 산에 오를 수 없게 되었다. 걱정이 된 어머니는 아들을 데리고
의원을 찾아갔다. "가난해서 지금은 약값을 드릴 수 없지만, 나중에 나무를 해서
돈을 벌면 꼭 약값을 드리겠습니다." 의원은 마지못해 약초를 대충 챙겨주었다.
그런데 신기하게도 약초를 달여 먹고 정말 병이 나은 게 아닌가! 나무꾼은 약초
의 이름이 궁금해서 의원에게 물어보았다. 그러나 의원은 자기가 무슨 약초를
주었는지도 몰랐다. 아들은 의원 밑에서 일하는 사람들에게 물어 자신이 먹은
약초가 '창출'이라는 것을 알게 되었다.

〈혼동하기 쉬운 약초 비교〉

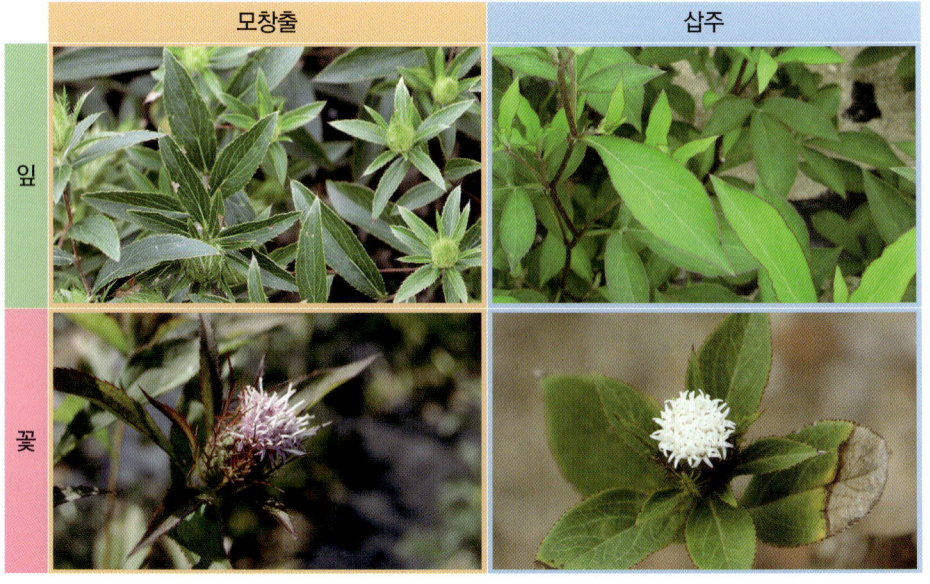

후박(일본목련)

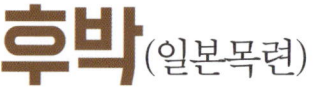

📖 **식물 이름** : 일본목련, 후박, 요엽후박
사용 부위 : 줄기껍질
약재 이름 : 후박(厚朴)
작용 부위 : 주로 비장과 위, 폐, 대장에 작용한다.
맛과 성질 : 맛은 쓰면서 맵고 성질은 따뜻하다.

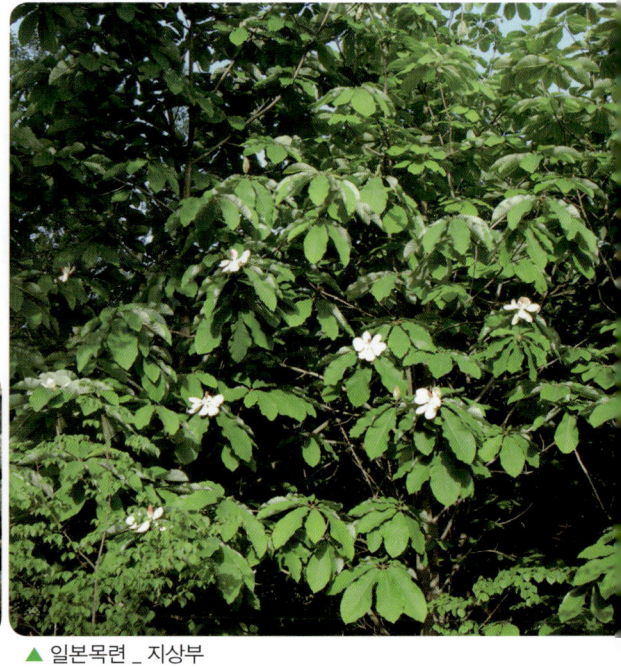

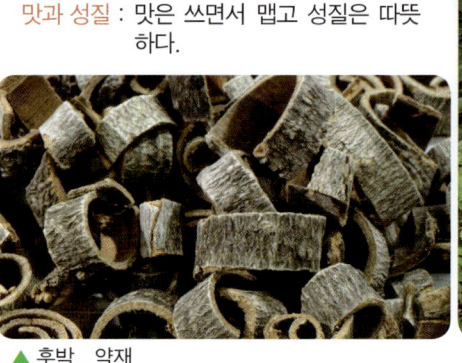

▲ 후박 _ 약재

▲ 일본목련 _ 지상부

🌸 생김새

일본목련은 목련과의 낙엽활엽교목으로 키는 20m, 줄기의 지름은 1m 정도이다. 나무껍질은 회백색이며 가지가 굵고 엉성하다. 잎은 어긋나거나 가지 끝에서 모여나며, 거꿀달걀 모양 또는 긴 타원형이다. 잎의 표면에는 털이 없고 뒷면에는 흰 잔털이 있으며 가장자리가 밋밋하다. 꽃은 5~6월에 잎이 나온 다음 가지 끝에 1개씩 달리는데, 연한 노란빛을 띤 흰색이며 향기가 강하다. 열매는 타원형으로 길이가 15cm 정도이며 10월에 홍자색으로 익는다. 종자는 골돌 속에 2개씩 들어 있다.

🌱 채취 및 건조

줄기껍질을 사용하는 약초는 일반적으로 봄에 채취한다. 봄이 되어 뿌리에서 진액이 올라와 새순이 돋아날 무렵에 줄기껍질에도 진액이 충만해지기 때문이다. 그리고 봄에 채취해야 껍질이 잘 벗겨진다. 후박은 5월 초순부터 6월 중순 사이에 껍

후박(일본목련) **315**

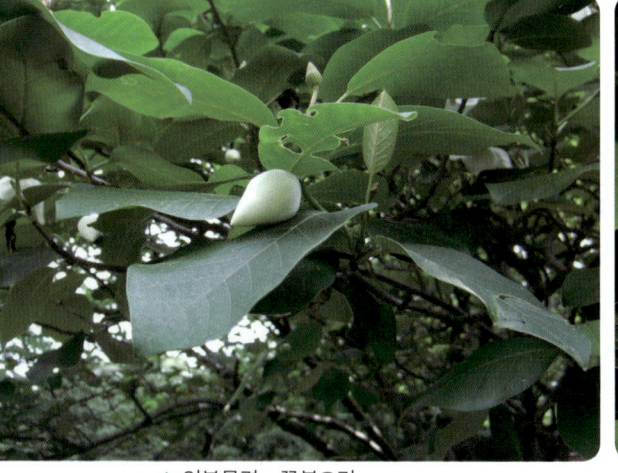
▲ 일본목련 _ 꽃봉오리

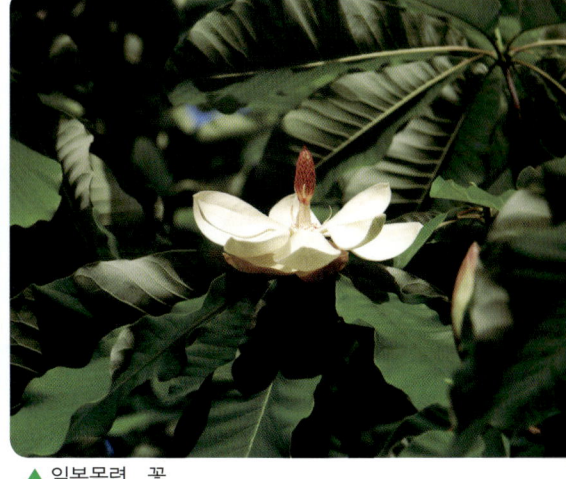
▲ 일본목련 _ 꽃

질을 벗겨 그늘에서 말린다. 약효가 없는 코르크층을 제거하고 사용한다.

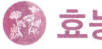 효능

후박은 소화제이며, 복부에 가스가 차는 증상을 개선하는 약재이다. 《동의보감》에서도 후박의 쓰임새를 다음과 같이 표현하였다. '명치가 답답하고 아프며 그득하게 불러오는 것을 치료하고, 뭉친 것을 풀어주는 신묘한 약이다.' 실제로 후박은 장내의 가스를 제거하는 효능이 좋다. 배에 가스가 정체되는 증상은 위장질환이 있을 때에나 복부 및 부인과 수술 후에 흔히 나타나는데, 이때 후박을 달여서 복용하면 가스 차는 증상을 줄일 수 있다. 또한 수술 전에 복용하면 예방 효과를 얻을 수도 있다. 후박은 방향성(芳香性)이 있는 약재이다. 향기가 있는 약재는 모두 막힌 기(氣)를 소통시키는 효능이 있는데, 후박은 특히 위장의 막힌 기를 풀어주는 효능이 좋아서 갑작스럽게 위통이 생겼을 때 사용하면 효과가 매우 좋다. 또한 장의 연동운동을 촉진하는 효능이 있어 변비가 있을 때에도 사용한다.

후박은 가벼운 천식에 사용한다. 특히 신경성 천식에 유효하다. 정신적인 불안감 때문에 호흡이 곤란해지고 숨이 찰 때 후박이 좋다는 뜻이다. 또한 목에 뭔가 끼어 있는 듯한 증상 때문에 헛기침이 계속되는 경우에도 후박을 사용한다.

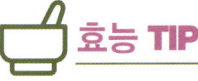

▲ 일본목련 _ 잎(앞면)　　▲ 일본목련 _ 잎(뒷면)　　▲ 일본목련 _ 나무껍질

효능 TIP

후박의 효능을 이해하는 데 참고해야 할 사항은 세 가지이다.

첫째, 후박은 나무껍질을 사용하는 약재이다. 나무껍질은 나무를 보호하는 역할을 하기 때문에 영양분보다는 기능성 물질을 많이 포함하고 있다. 과일의 껍질에 기능성 물질이 많은 것과 유사하다. 따라서 나무껍질은 보(補)하는 작용보다는 몸의 기능을 조절하는 작용이 강하다고 할 수 있는데, 후박은 위장의 운동을 활발하게

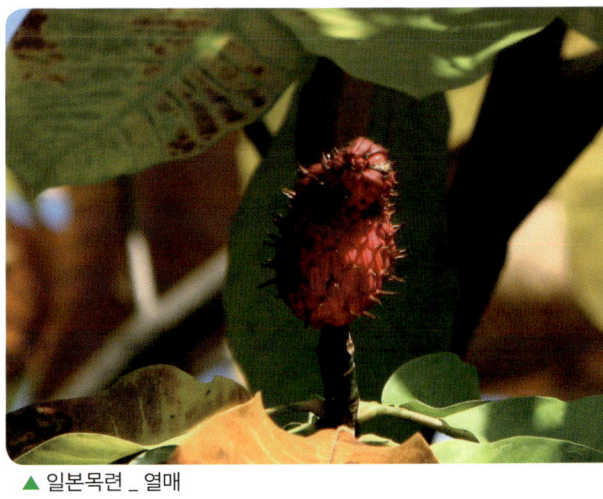

▲ 일본목련 _ 열매

하여 가스를 배출시키고 통증과 변비를 해소하는 작용을 한다.

후박(일본목련)　**317**

둘째, 후박의 맛은 쓰면서 맵고 성질은 따뜻하다. 향기와 더불어 매운맛은 막힌 기를 순환시키는 작용을 하며, 특히 위장의 움직임을 촉진한다. 쓴맛은 기를 밑으로 내려주는 작용을 하는데, 이는 천식을 멎게 하는 효능으로 발휘된다.

셋째, 후박의 작용 부위는 비장, 위, 폐, 대장이다. 후박은 비장과 위에 작용하여 가스 차는 증상과 각종 소화불량을 개선하고, 대장에 작용하여 변비를 치료한다. 또한 후박은 폐에 작용하여 천식과 가래를 멎게 한다.

🌾 약초의 효능 더하기

강후박(薑厚朴, 후박에 생강즙을 흡수시켜 건조한 것) : 알맞게 자른 후박에 생강즙을 넣고 골고루 뒤집어 즙액을 흡수시킨 다음 솥에 넣고 약한 불로 볶아서 말린다. 또는 생강 절편에 물을 붓고 후박과 함께 삶아서 즙이 모두 흡수되게 한 다음 후박을 꺼내어 말린다. 후박 100kg당 생강 10kg을 사용한다. 이렇게 하면 약성(藥性)이 부드러워지고 인후(咽喉)에 자극을 주지 않아 기침과 천식에는 이 방법을 사용한다. 달이거나 환을 만들어 먹는다.

🌸 치료 질환

복부 팽만감, 천식, 변비, 소화불량, 인후부 이물감

🎁 용량 및 용법

- 후박의 1회 복용량은 건조된 것으로 4~12g이다. 달여서 복용해도 되고, 가루나 환을 만들어 복용해도 된다.
- 국산 후박은 약용할 수 없으므로 수입품을 써야 한다. 후박나무, 왕후박나무라고 하여 국산으로 유통되는데 이름만 같을 뿐 효과는 없다.
- 기침이 나고 숨이 차는 증상에는 반하 4g, 자소자 4g, 계피 3g, 진피 3g, 당귀 2g, 전호 2g, 후박 2g, 감초 2g을 1회 분량으로 달여서 하루 2~3회 복용한다.

- 복부에 가스 차는 증상이 오래되었을 때는 후박을 생강즙에 담갔다가 검게 탈 때까지 구워서 분말로 만든다. 이것을 묽은 쌀미음과 함께 8g씩 하루 3회 복용한다.
- 심한 변비에는 대황 16g, 후박 6g, 지실 6g을 1회 분량으로 달여서 하루에 2~3회 복용한다.

〈혼동하기 쉬운 약초 비교〉

	일본목련	목련
잎	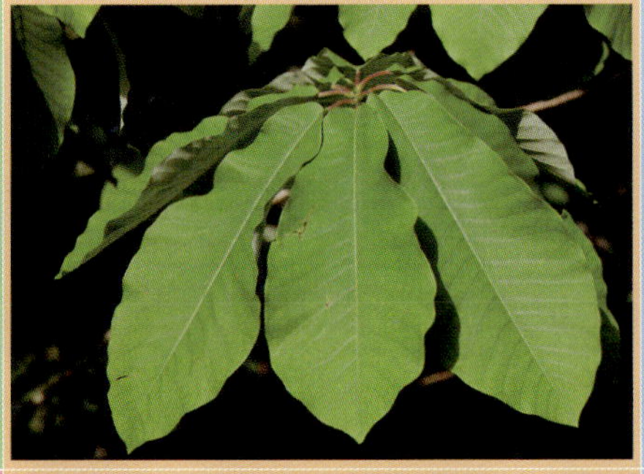	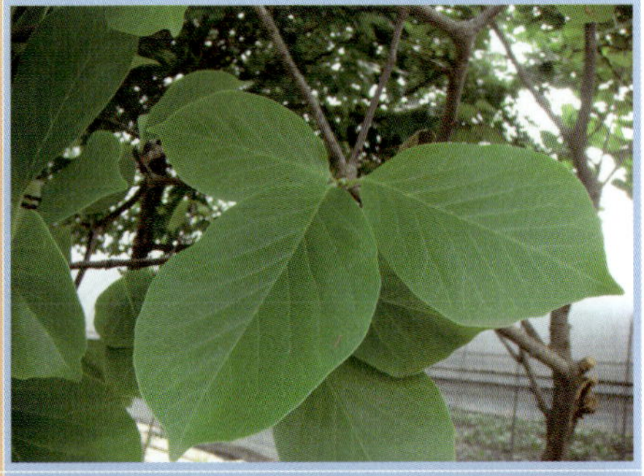
꽃	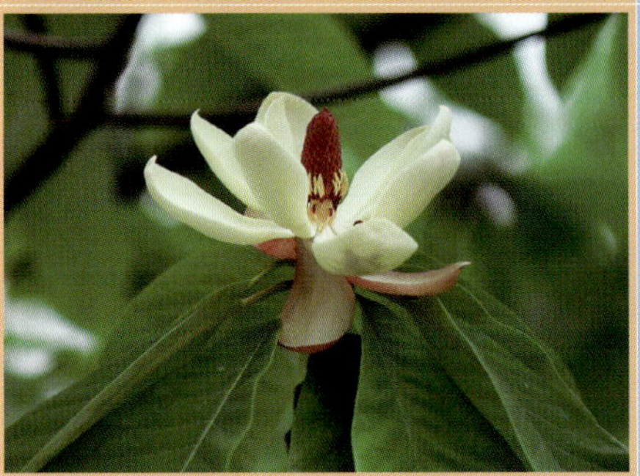	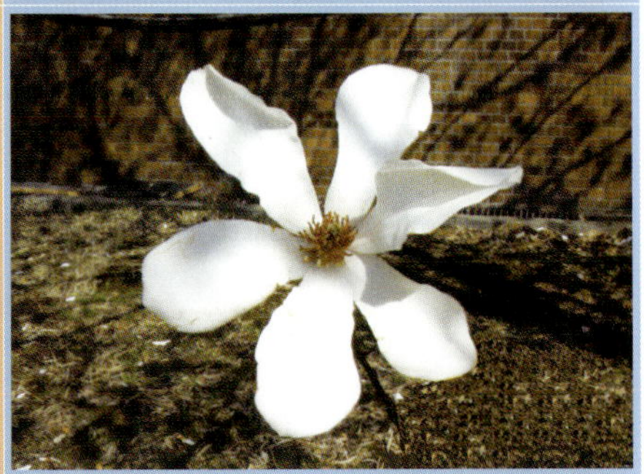
열매	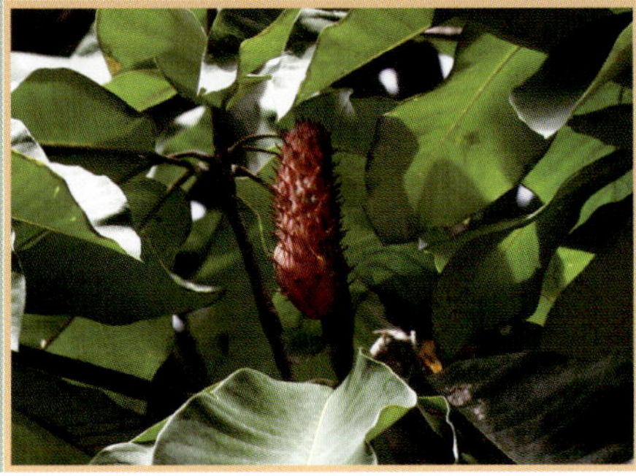	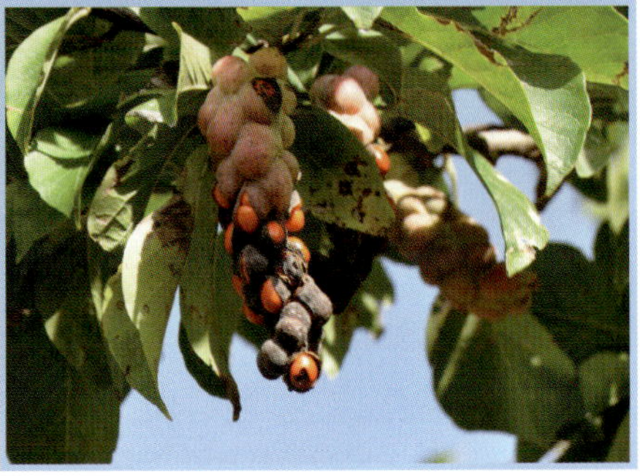

후박(일본목련) **319**

곽향(배초향)

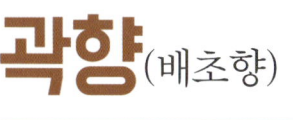

📖 **식물 이름** : 배초향
사용 부위 : 지상부
약재 이름 : 곽향(藿香)
작용 부위 : 주로 비장과 위, 폐에 작용한다.
맛과 성질 : 맛은 맵고 성질은 약간 따뜻하다.

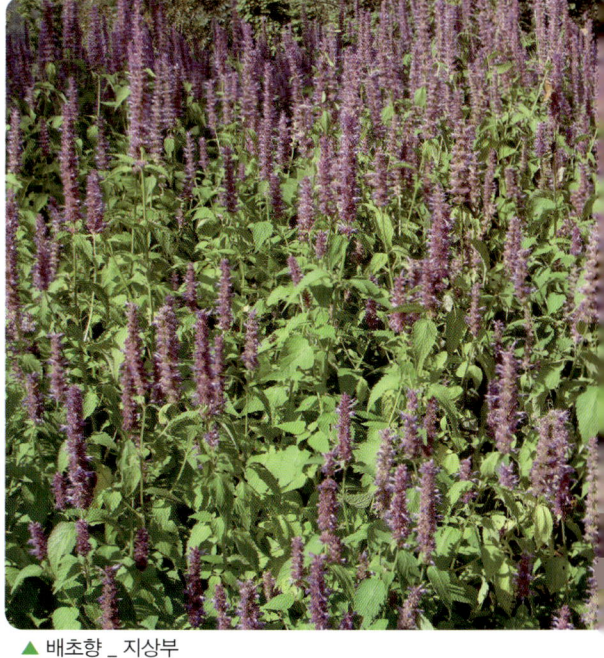

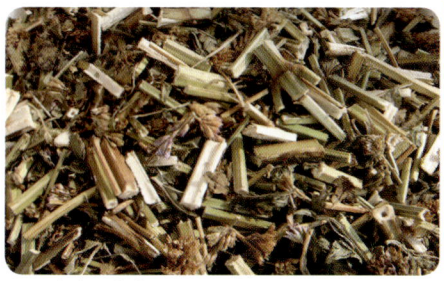

▲ 곽향 _ 약재

▲ 배초향 _ 지상부

❄ 생김새

배초향은 꿀풀과의 여러해살이풀로 키는 40~100cm이다. 줄기는 네모지고 곧게 서며 윗부분에서 가지가 갈라진다. 잎은 마주나며 길이 5~10cm, 너비 3~7cm로 잎끝이 뾰족하고 밑부분은 심장 모양이다. 꽃은 7~9월에 보라색으로 피는데, 길이 5~15cm, 너비 2cm로 가지 끝과 원줄기 끝에 이삭 모양의 윤산꽃차례를 이루며 달린다. 열매는 10~11월에 익는데 짙은 갈색으로 변한 씨방에 종자가 미세한 형태로 많이 들어 있다. 어린잎은 식용하고, 꽃을 포함한 지상부는 약용한다.

🌱 채취 및 건조

배초향은 7~9월에 보라색 꽃을 피운다. 약초마다 다르지만 지상부를 사용하는 약초는 꽃이 만개하기 이전에 채취하는 것이 좋다. 꽃이 만개하여 지기 시작하면 약의 기운이 씨앗으로 향하기 때문이다. 곽향(배초향 지상부)은 6~7월에 식물이 무성하게 성장하였을 때 채취한다. 잔뿌리와 흙을 제거하고 햇볕에 말려서 사용한다.

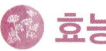 효능

곽향의 효능은 이름에 숨어 있다. 곽란(霍亂)을 치료하는 효과가 있고 콩잎[藿]과 비슷한 향기가 있는 풀이라는 뜻에서 곽향(藿香)이라는 이름이 붙여졌다. 곽란은 갑자기 찬 음식을 먹었을 때, 갑자기 화를 냈을 때, 찬 기운이 몸에 영향을 주었을 때, 배를 타거나 차에 올랐을 때 급작스럽게 배가 아프고 두통과 어지럼증이 나타나면서 손발이 차가워지고 구토와 설사가 일어나는 병증이다. 이처럼 곽란이 일어날 때 곽향을 복용하면 속이 편안해지면서 증상이 멎는다. 《동의보감》에서도 '곽향은 한습(寒濕)을 풀어주고 속을 따뜻하게 하며, 곽란을 멎게 하고 명치가 아픈 것, 구역질이 나는 데에 주요한 약이다.'라고 하였다.

곽향은 소화기능을 강화하는 효능이 있어 곽란이 아닌 일반적인 소화불량과 식욕부진에도 사용한다. 평소 몸이 약하고 소화력이 떨어져 입맛이 없는 경우에 다른 보약과 함께 사용하면 효과적이다. 특히 습도가 높은 여름철에 소화불량과 구토, 식욕부진, 간헐적인 설사가 나타날 때 사용하면 좋다.

곽향은 여름감기에도 사용한다. 여름감기에 사용하는 약초는 두 가지 특징이 있

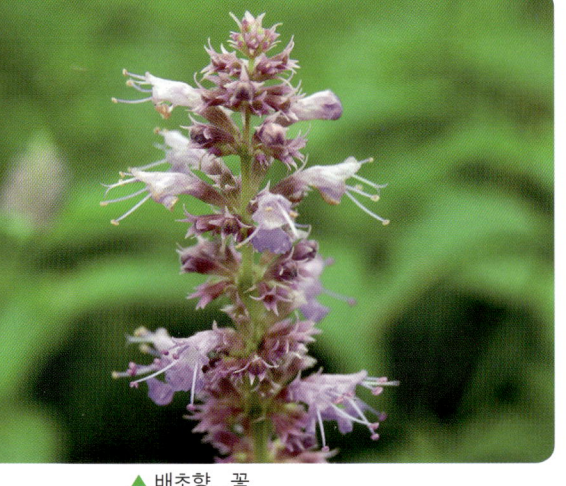

▲ 배초향 _ 꽃

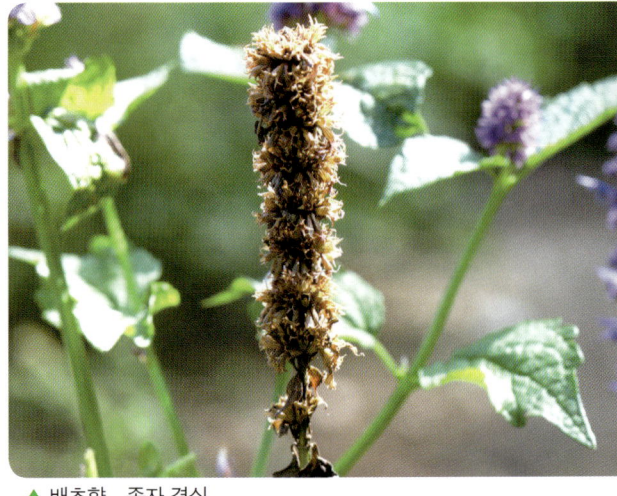

▲ 배초향 _ 종자 결실

곽향(배초향)　**321**

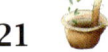

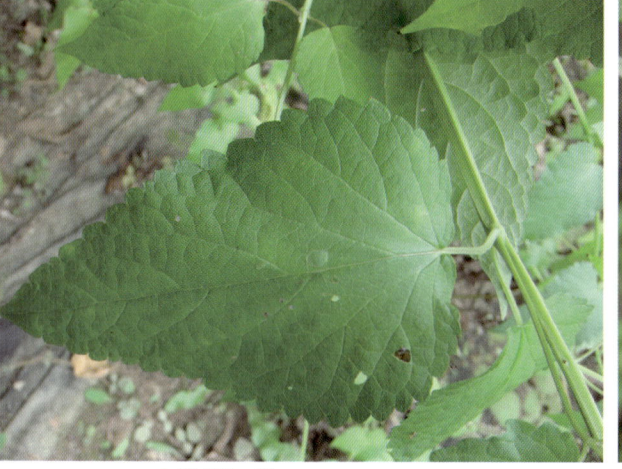

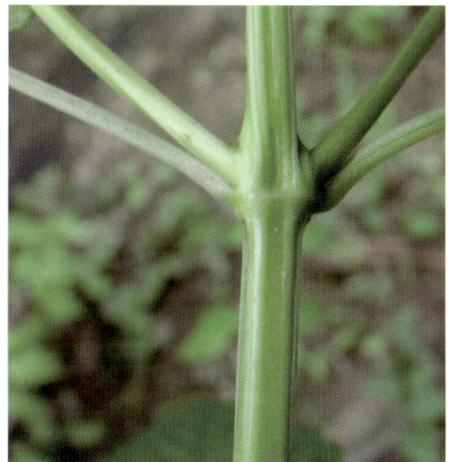

▲ 배초향 _ 잎　　　　　　　　　　▲ 배초향 _ 줄기

다. 첫째, 발한력이 강하지 않다. 환절기와 겨울철에 걸린 감기에는 몸을 따뜻하게
해주고 강하게 땀을 내는 약초를 사용해야 하지만, 습도와 기온이 높은 여름철에 걸
린 감기에는 약하게 땀을 내는 약초가 적합하다. 둘째, 위장의 기능을 조절한다. 여
름감기는 소화장애가 동반되는 경우가 많아서 위장의 기능을 강화하는 약초가 적
합하다. 곽향은 두 가지 조건을 모두 갖추고 있어 여름감기에 적합한 약초이다.

　또한 곽향은 구취(口臭)에도 효과적이다. 위장의 기능이 약해져서 입냄새가 심할
때 신선한 곽향 12g을 차와 함께 달여 복용하면 위장의 소화 흡수력이 향상되어 입
냄새가 줄어든다.《동의보감》에서도 '곽향은 음식을 먹게 하고, 구취를 치료한다.'라
고 하였다.

효능 TIP

　곽향의 효능을 이해하는 데 참고해야 할 사항은 세 가지이다.

　첫째, 곽향의 맛은 맵고 성질은 따뜻하다. 매운맛은 땀을 내는 작용을 하고, 인체
의 상부에 그 효능을 나타내는 특성이 있다. 이는 곽향이 여름감기와 위장장애에 사
용되는 것과 일치한다. 배초향의 꽃이 피어나는 모습을 보면 마치 불이 치솟는 형상

인데, 꽃이나 잎이 하늘을 향해 치켜 난다는 것은 퍼뜨리는 성질이 있다는 것으로, 곽향의 매운맛과 따뜻한 성질이 형상에 나타난 것이다.

둘째, 곽향은 향기가 나는 약초이다. 향기가 나는 약초는 막힌 기를 소통시키는 작용이 있어 다양한 약초와 배합하여 사용한다.《동의보감》에서도 '방향(芳香)이 있는 약초는 위(胃)를 통하게 하고 비(脾)를 도와주는 약인데, 땀을 내게 하는 약초와 함께 사용하면 기운을 통하게 하고, 비(脾)를 보하는 약에 넣으면 기운을 더해주고, 순기(順氣)시키는 약에 넣으면 폐(肺)의 기운이 체한 것을 다스린다.'라고 하였다.

셋째, 곽향은 여름에 채취하며, 작용 부위는 비장과 위, 폐이다. 모두 그런 것은 아니지만 여름에 채취하는 약초는 대체로 여름철에 생기는 질병을 치료한다. 특히 곽향의 작용 부위가 비장과 위장이므로 여름철 소화장애를 개선하는 효능이 있고, 폐에 작용하므로 여름감기를 치료하는 효능이 있다.

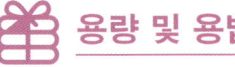 치료 질환

여름철 식중독, 여름감기, 구토, 설사, 식욕부진, 입냄새

용량 및 용법

- 곽향의 1회 복용량은 건조된 것으로 6~12g이다. 달여서 복용해도 되고, 가루나 환을 만들어 복용해도 된다.
- 위장이 약하여 구토 증상이 있을 때에는 진피 20g, 인삼 10g, 정향 10g, 곽향 10g을 가루 내어 1회에 8g씩 생강 달인 물과 함께 복용한다.
- 급성으로 일어난 곽란과 토사에는 곽향 20g, 진피 20g을 1회 분량으로 달여서 수시로 복용한다.
- 입냄새를 없애려면 곽향 달인 물로 매일 양치질한다.

곽향(배초향)

12

위염을
치료하는 약초

백출 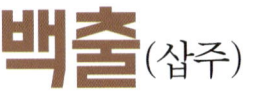(삽주)

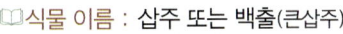

📖 **식물 이름** : 삽주 또는 백출(큰삽주)
사용 부위 : 뿌리줄기
약재 이름 : 백출(白朮)
작용 부위 : 주로 비장과 위장에 작용한다.
맛과 성질 : 맛은 달면서 쓰고 성질은 따뜻하다.

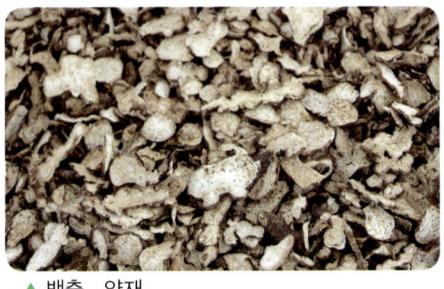

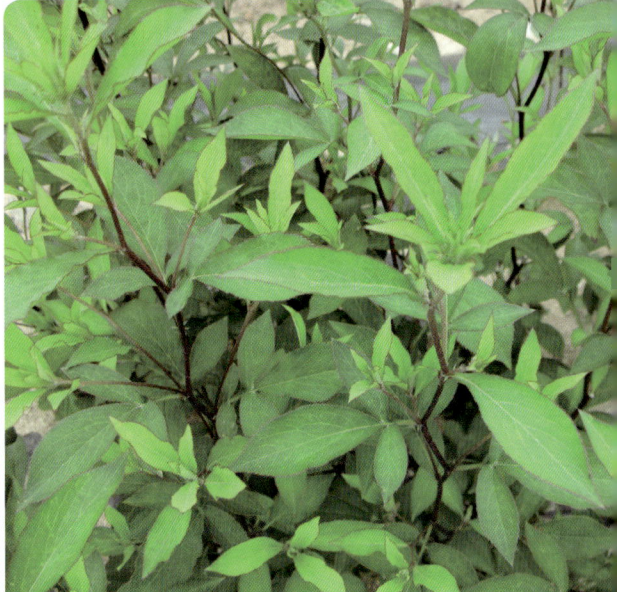

▲ 백출 _ 약재

▲ 삽주 _ 지상부

*《대한약전외 한약(생약)규격집》에 백출은 '국화과의 여러해살이풀인 삽주(*Atractylodes japonica* Koidzumi) 또는 백출(큰삽주, *Atractylodes macrocephala* Koidzumi)의 뿌리줄기 또는 주피를 제거한 뿌리줄기'라고 기재되어 있다. 삽주와 백출은 형태적 특성이 비슷하고 잎자루가 있으며 뿌리줄기가 발달한다는 공통점이 있다.

생김새

삽주는 국화과의 여러해살이풀로 키는 30~100cm이고 뿌리가 굵으며 마디가 있다. 잎은 뿌리잎과 줄기잎으로 구분되는데, 뿌리잎과 밑부분의 잎은 꽃이 필 때 없어진다. 줄기잎은 길이 8~10cm에 타원형 또는 긴 타원형이며 표면이 윤택하고 뒷면은 흰빛을 띠며 가장자리에 짧은 바늘 같은 가시가 있다. 꽃은 두상화로 8~9월에 가지 끝에 하나씩 피며 길이는 약 2cm, 지름은 1~1.5cm이다. 꽃잎은 흰색이며, 길이가 1cm 정도이고 끝이 5갈래로 갈라져 길게 펼쳐진다. 열매는 수과이며 갓털은 갈색을 띠고 9~10월에 익는다. 백출은 국화과의 여러해살이풀로 키는 30~80cm이고 줄기는 곧게 서며 아래는 목질화한다. 잎은 어긋나며 3~5갈래로 깊게 갈라지고 타원형 또는 달걀상 피침 모양으로 끝이 짧고 뾰족하다. 잎 가장자리에는 가시 모양의 톱니가 있다. 꽃은 9~10월에 가지 끝에서 연한 자색의 큰 두상화가 하나씩 피는데 삽주의 두상화보다 크기가 커서 길이는 2.5~3.5cm, 지름은 2~3cm이고 총포는 종 모양이다.

채취 및 건조

백출처럼 뿌리를 사용하는 약초는 잎이 시들고 난 이후에 채취해야 한다. 잎이 시들지 않으면 약의 기운이 잎과 줄기에 남아 있어 뿌리에서 좋은 약효를 기대할 수 없기 때문이다. 백출은 상강(10월 중순)부터 입동(11월 초순) 사이에 캐서 줄기와 잎, 흙을 제거하고 불에 말리거나 햇볕에 말린 다음 잔뿌리를 제거한 후에 사용한다.

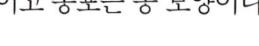 효능

백출은 평소 소화력이 약한 사람에게 필요한 약초이다. 한의학에서는 소화력을 강화한다는 뜻으로 '건비(健脾)'라는 말을 쓰는데, 여기에 핵심이 되는 약초가 바로

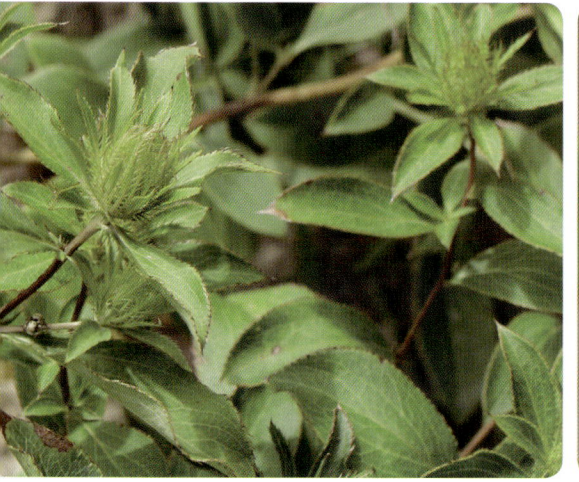

▲ 삽주 _ 꽃봉오리

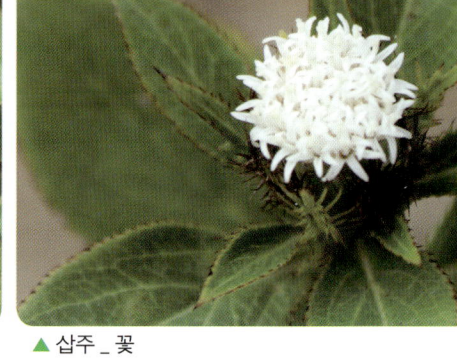

▲ 삽주 _ 꽃

백출(삽주) **327**

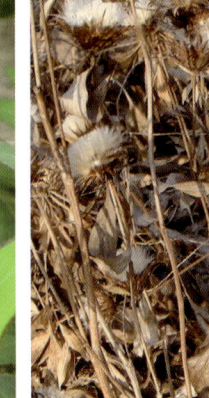 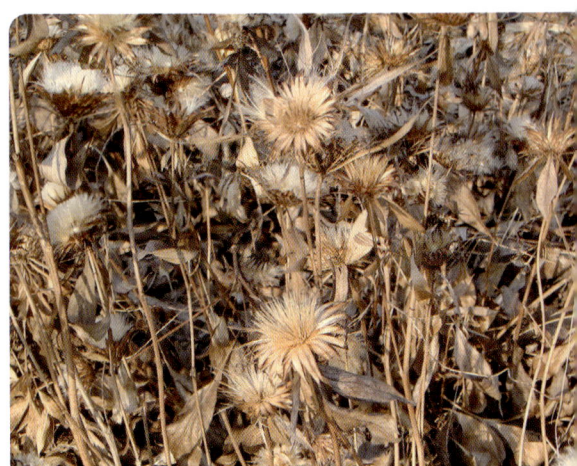

▲ 삽주 _ 잎   ▲ 삽주 _ 종자 결실

백출이다. 태어날 때부터 소화력이 약한 어린아이, 질병을 앓고 난 이후 소화력이 떨어진 사람, 나이가 들면서 소화가 더디게 되는 노인 등 소화력이 약한 경우라면 누구나 사용할 수 있고 별다른 부작용도 없다. 특히 소화력이 약해지면 위염이 생기기 쉬우므로 위염이 있을 때 백출을 복용하면 아주 좋다.

백출은 체내의 잉여 수분을 배출하는 효능이 있다. 특히 위장의 습기(濕氣)를 제거하는 효능이 좋다. 음식물로 섭취하는 수분과 계속해서 분비되는 소화액 때문에 위장에는 항상 수분이 많다. 이러한 특성으로 몸이 약해지면 위장에 수분 정체가 심해지고, 이는 곧 소화불량, 식욕부진, 설사 등의 증상으로 나타난다. 다행스럽게도 자연은 인간에게 백출이라는 선물을 주었다. 백출은 위장에 정체된 수분을 제거하여 위장이 제 기능을 할 수 있게 해주는 고마운 약초이다.

백출은 원인을 알 수 없는 부종에도 사용한다. 우리는 보통 간이나 신장, 심장 등에 문제가 있을 때 부종이 생기는 것으로 알고 있다. 하지만 이러한 장기에 문제가 없어도 부종은 생길 수 있고, 이러한 부종을 현대의학에서는 특발성 부종(idiopathic edema)이라고 한다. 특발성 부종은 원인을 알 수 없는 부종이라는 뜻이다. 하지만 원인을 알 수 없을 뿐, 원인이 없는 것은 아니다. 한의학에서는 특발성 부종이 기허(氣虛), 즉 몸에 기운이 없는 상태에서 생긴다고 말한다. 그래서 기운을 북돋우는 황기를 주로 사용하는데, 백출과 함께 사용하는 경우가 많다. 황기가 기운을 돋우면서 백출이 습기를 빼주면 효과가 좋기 때문이다.

또한 백출은 임신을 안정적으로 유지시키는 효능이 있다. 임신하여 양수가 증가하면 결과적으로 몸에 습기가 많아지는데, 잉여 수분을 배출하는 백출이 과잉된 습기를 제거하여 임신을 안정화하는 것이다. 비유하자면 임신부라는 밭에 태아라는 씨앗이 싹을 틔워 자라려면 적당한 물이 필요한데, 물이 지나쳐 넘칠 때 백출이 물을 조절하여 싹이 잘 자라게 해주는 것이다.

백출은 땀이 지나치게 나는 것을 멎게 하는 효능이 있다. 《동의보감》에서

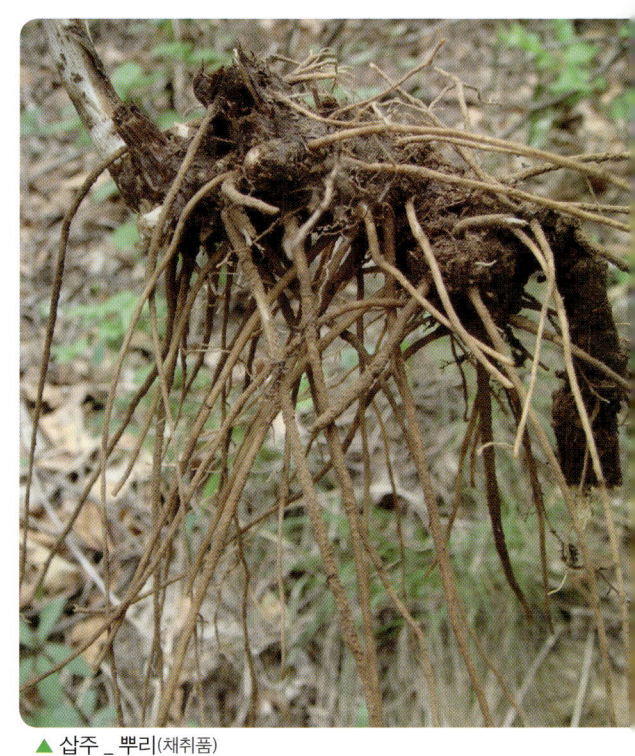

▲ 삽주 _ 뿌리(채취품)

도 '땀을 멎게 하는 효능이 극히 좋다.'라고 하였는데, 모든 땀에 좋은 것은 아니며 몸이 허약한 사람에게 생기는 헛땀에 효과가 좋다. 즉 조금만 움직여도 땀이 흐르는 경우, 땀이 나면 기분이 좋아지는 것이 아니라 기운이 빠지는 경우에 적합하다.

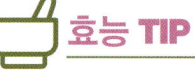 효능 TIP

백출의 효능을 이해하는 데 참고해야 할 사항은 세 가지이다.

첫째, 백출은 여러해살이 식물의 뿌리이다. 여러해살이 식물은 겨울이 가까워지면 이듬해를 위해 영양분을 뿌리에 저장한다. 따라서 약초에 따라 다르지만 뿌리를 사용하는 약초는 몸을 보(補)하는 효능을 지니고 있다.

둘째, 백출의 맛은 달고 쓰며, 성질은 따뜻하다. 실제로 백출을 먹어보면 쓴맛은

백출(삽주)　329

강하지 않고 단맛이 많아서 그냥 먹을 만하다는 느낌이 든다. 단맛은 몸에 영양분을 공급하며, 약간의 쓴맛은 소화를 촉진하고 습기를 제거하는 작용을 한다.

셋째, 백출의 작용 부위는 비장과 위장이다. 현대의학에서 말하는 비장은 림프기관이지만, 한의학에서는 소화를 담당하는 핵심 장기를 의미한다. 백출은 비장과 위장의 기능을 도와 소화력을 강화하고 각종 소화불량을 개선한다.

치료 질환

식욕부진, 소화불량, 설사, 습관성 유산, 땀과다증(다한증)

용량 및 용법

- 백출의 1회 복용량은 건조된 것으로 4~12g이다. 달여서 복용해도 되고, 가루나 환을 만들어 복용해도 된다.
- 백출을 쌀뜨물에 담가서 약재의 속까지 물이 스며들었을 때 깨끗이 씻어서 잘 말렸다가 그대로 또는 약간 볶아서 사용한다.
- 소화불량에는 백출 80g, 지실 40g을 가루 내어 녹두 크기의 환으로 만들어서 1회에 80개씩 복용한다.
- 몸이 약하고 식욕이 없으면서 대변이 묽은 경우에는 인삼 5g, 백출 5g, 백복령 5g, 감초 5g을 1회 분량으로 달여서 하루 2~3회 복용한다.
- 몸이 약하여 땀이 나는 증상에는 백출 10g, 방풍 5g, 황기 5g을 1회 분량으로 달여서 하루 2~3회 복용한다.
- 허약하여 여위고 먹어도 소화되지 않는 증상에는 백출(술에 담갔다가 말린 것) 600g, 토사자(술에 담갔다가 말린 것) 600g을 꿀로 반죽하여 녹두 크기의 환으로 만들어서 1회에 10g씩 복용한다.

자소엽(차즈기)

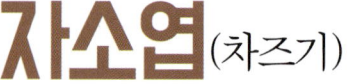

📖 **식물 이름** : 차즈기
　사용 부위 : 잎
　약재 이름 : 자소엽(紫蘇葉)
　작용 부위 : 주로 비장과 폐에 작용한다.
　맛과 성질 : 맛은 맵고 성질은 따뜻하다.

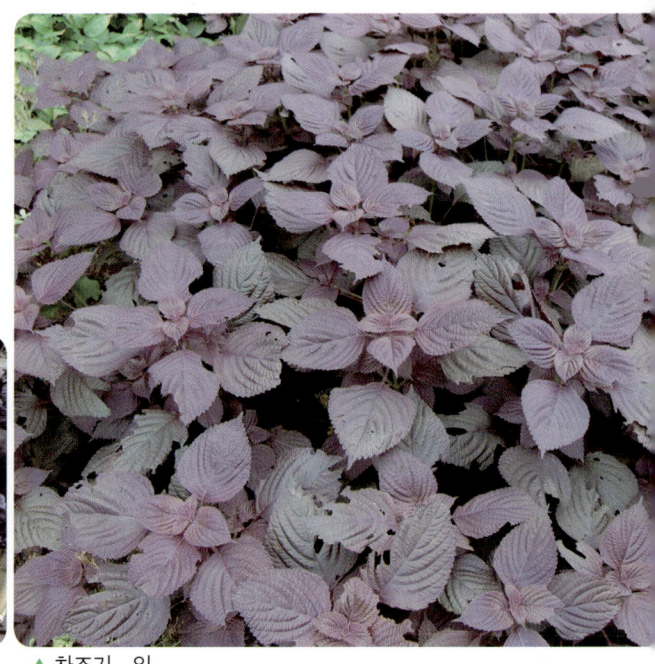

▲ 차즈기 _ 잎

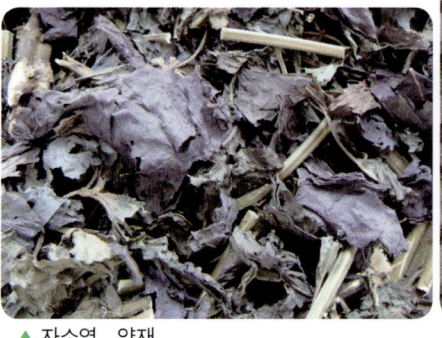

▲ 자소엽 _ 약재

🌿 생김새

　차즈기는 꿀풀과의 한해살이풀로 키는 20~80cm이다. 줄기가 곧게 서며 단면은 사각형으로 자줏빛을 띤다. 잎은 마주나며, 넓은 달걀 모양으로 끝이 뾰족하고 밑부분은 둥글며 가장자리에 톱니가 있다. 잎자루는 길다. 꽃은 8~9월에 연한 자주색으로 줄기와 가지 끝에 총상꽃차례를 이루며 핀다. 꽃받침은 2개로 갈라지고 갈라진 조각 중 위쪽 것은 다시 3개로 갈라지며, 아래쪽 것은 다시 2개로 갈라진다. 열매는 꽃받침 안에 둥글게 달리고 지름은 0.15cm이다. 잎을 자소엽(紫蘇葉), 종자를 자소자(紫蘇子)라고 하며 약용한다.

🌱 채취 및 건조

　자소엽은 9월 초순(백로 전후)에 가지와 잎이 무성해지고 꽃차례가 막 자라 나올 때 채취하여 통풍이 잘되는 그늘에서 말린 뒤에 잎을 따서 사용한다. 시중에 유통되

자소엽(차즈기)　**331**

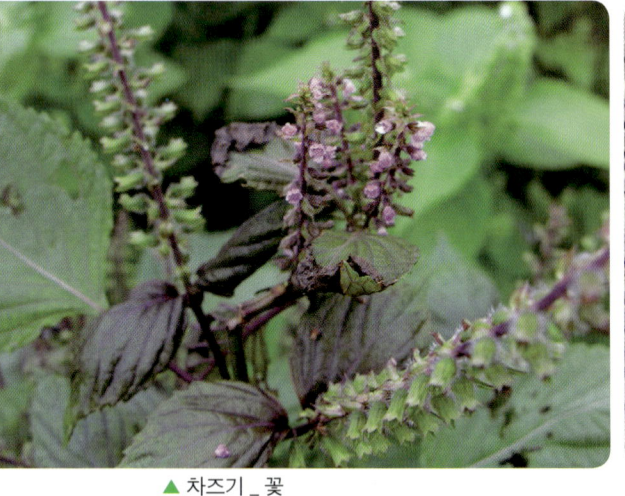

▲ 차즈기 _ 꽃

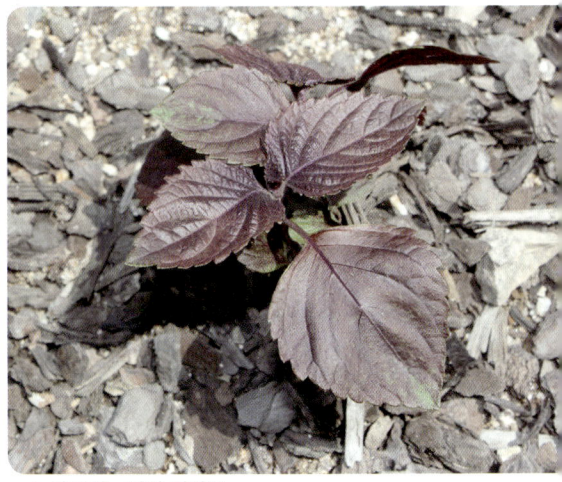

▲ 차즈기 _ 어린 지상부

는 것에는 줄기가 포함된 것이 많은데 약효를 얻으려면 잎만 사용해야 한다.

 효능

자소엽은 소엽(蘇葉)이라고도 한다. 들깻잎처럼 생긴 잎이 자줏빛을 띠기 때문에 '자(紫)'가 붙은 것이다. 도시의 외곽을 산책하다 보면 흔히 볼 수 있는 약초이며, 잎을 따서 냄새를 맡으면 향기가 아주 좋다. 《동의보감》에서도 '잎의 뒷면이 자줏빛이고 주름이 있으며, 냄새가 몹시 향기로운 것을 약으로 쓴다. 자줏빛이 나지 않고 향기롭지 못한 것은 들차즈기인데, 약으로 쓰지 못한다.'라고 하였다.

자소엽의 효능은 크게 세 가지이다.

첫째, 자소엽은 막힌 기를 풀어주고 위장을 편안하게 해주는 효능이 있다. '소(蘇)'는 잠에서 깨어 기지개를 켠다는 '소(穌, 잠이 깨다)'에서 유래하였으며 펼친다는 뜻이 있다. 즉 막힌 기를 소통시키는 효능이 약초의 이름에 담겨 있는데, 특히 자소엽은 스트레스로 인한 위염과 소화불량에 효과가 좋다.

둘째, 자소엽은 감기를 치료하는 효능이 있는데, 다른 약초에 비하여 땀을 내는 힘이 약하다. 이는 땀을 과도하게 배출하면 안 되는 경우에 사용한다는 뜻이기도 하다. 몸이 튼튼한 사람이 몸살감기, 발열감기에 걸렸을 때 자소엽은 적합하지 않다.

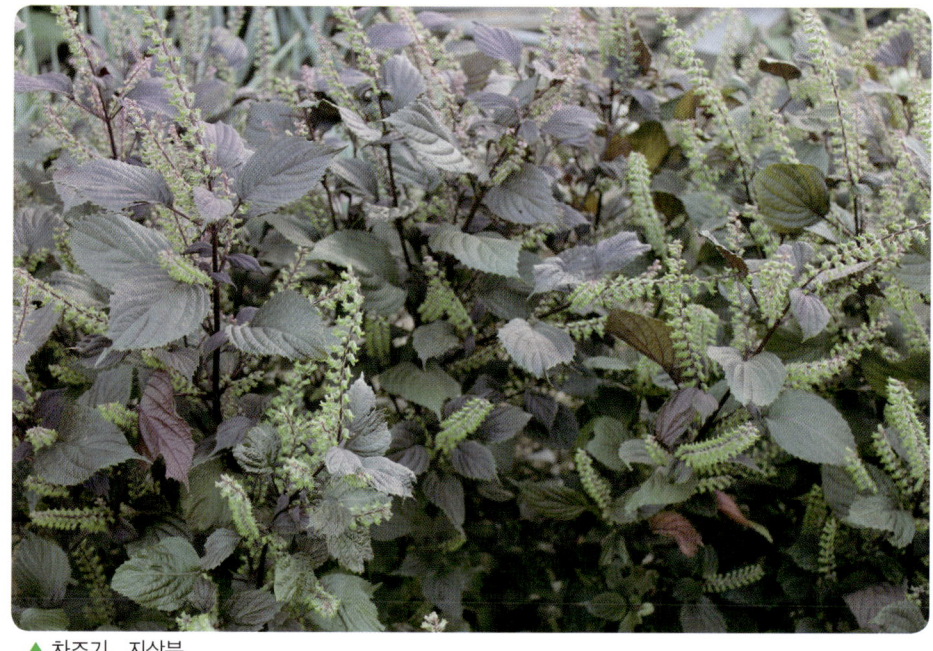

▲ 차즈기 _ 지상부

반대로 어린아이나 나이가 많은 노인, 임신부가 감기에 걸렸을 때, 특히 발열이 심하지 않으면서 기침을 많이 하는 감기에 걸렸을 때 자소엽이 좋다. 또한 육체적인 과로보다 정신적인 스트레스가 심하여 감기에 걸린 경우에 자소엽을 사용한다.

셋째, 자소엽은 게나 물고기의 독을 제거하는 효능이 있다. 그래서 해산물로 요리를 할 때 자소엽을 넣고 끓이면 식중독을 예방할 수 있다. 특히 민물게 요리에는 반드시 자소엽을 넣어야 한다. 해산물을 잘못 먹고 구토와 복통, 설사 등이 생기면 자소엽과 생강을 끓여서 복용한다. 여름철에 음식을 잘못 먹어서 복부에 가스가 차고 복통과 구토가 있을 때도 같은 방법을 사용한다.

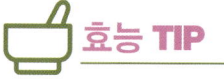 효능 TIP

자소엽의 효능을 이해하는 데 참고해야 할 사항은 세 가지이다.

자소엽(차즈기) **333**

첫째, 자소엽은 향기가 강한 잎이다. 잎을 사용하는 약초는 보약이 아니다. 잎은 식물에 필요한 에너지를 만드는 곳이며, 산소와 수분을 증발시키는 곳이다. 즉 잎은 밖으로 빼내고 막힌 것을 뚫어주는 역할을 한다. 또한 잎은 가볍다. 가벼운 약초가 보약일 수는 없다. 가벼운 약초는 몸속 깊은 곳까지 작용하지 못한다. 가벼운 약초는 몸 바깥쪽에 작용하여 발한(發汗)을 하거나 막힌 것을 소통시키는 작용을 한다. 더구나 자소엽처럼 향기가 강한 약초는 막힌 기를 소통시키는 힘이 더욱 강하다.

둘째, 자소엽의 맛은 맵고 성질은 따뜻하다. 매운맛은 땀을 내는 작용과 막힌 것을 뚫어주는 작용을 한다. 매운 음식을 먹었을 때 기분이 좋아지는 것은 매운맛이 막힌 기를 풀어주기 때문이다. 자소엽의 매운맛도 이와 같은 작용을 하는데, 매운맛에 따뜻한 성질이 더해지면 더욱 강해진다.

셋째, 자소엽은 비장과 폐에 작용한다. 현대의학에서 비장은 림프기관이지만, 한의학에서는 소화를 담당하는 장기를 의미한다. 자소엽은 비장의 기능을 도와 소화를 촉진한다. 자소엽이 폐에 작용하는 것은 감기를 치료하는 효능이 있기 때문이다.

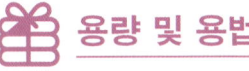 ## 치료 질환

가벼운 감기, 임신부 감기, 신경성 위장병, 해산물 식중독

용량 및 용법

- 자소엽의 1회 복용량은 건조된 것으로 4~12g이다. 달여서 복용해도 되고, 가루나 환을 만들어 복용해도 된다.
- 스트레스로 인하여 가슴이 답답할 때에는 향부자 8g, 자소엽 8g, 창출 6g, 진피 4g을 1회 분량으로 달여서 하루 2~3회 복용한다.
- 몸이 차가워져서 딸꾹질이 멈추지 않을 때 자소엽을 따뜻하게 끓여 복용하면 멈춘다. 딸꾹질이 심하면 자소엽에 반하, 후박을 더하여 사용한다.
- 게나 생선의 식중독에는 자소엽 40g을 급히 달여서 복용한다.
- 생선 매운탕을 끓일 때 자소엽을 미리 넣으면 식중독을 예방할 수 있다.

약초 이야기

중국의 명의(名醫) 화타가 제자와 함께 음식점에 갔다. 음식점에서 걸신들린 듯이 게를 먹는 손님을 보고 화타가 말했다. "게는 찬 성질의 음식이니 너무 많이 먹어 배앓이를 하면 자칫 죽을 수도 있소." 이렇게 주의를 주었으나 가게 주인과 그 손님, 주위 사람들 모두가 화타의 충고를 무시했다. 얼마 후 게를 먹던 손님은 식은땀을 흘리며 복통을 호소했고 갈수록 증상이 심해져 바닥에 뒹굴었다. 긴급한 상황에서 모두 어찌할 바를 모르고 있을 때 화타가 치료해보겠다며 가게 근처에서 자색 줄기와 잎을 가진 약초(자소엽)를 달여 그 손님에게 먹였다. 시간이 조금 지나자 그 손님의 복통이 사라졌다. 화타는 전에 물고기를 너무 많이 먹은 수달이 자소엽을 먹고 상태가 좋아진 것을 보았다. 그래서 물고기와 게의 독을 없애기 위해 이 약초를 사용한 것이다.

〈혼동하기 쉬운 약초 비교〉

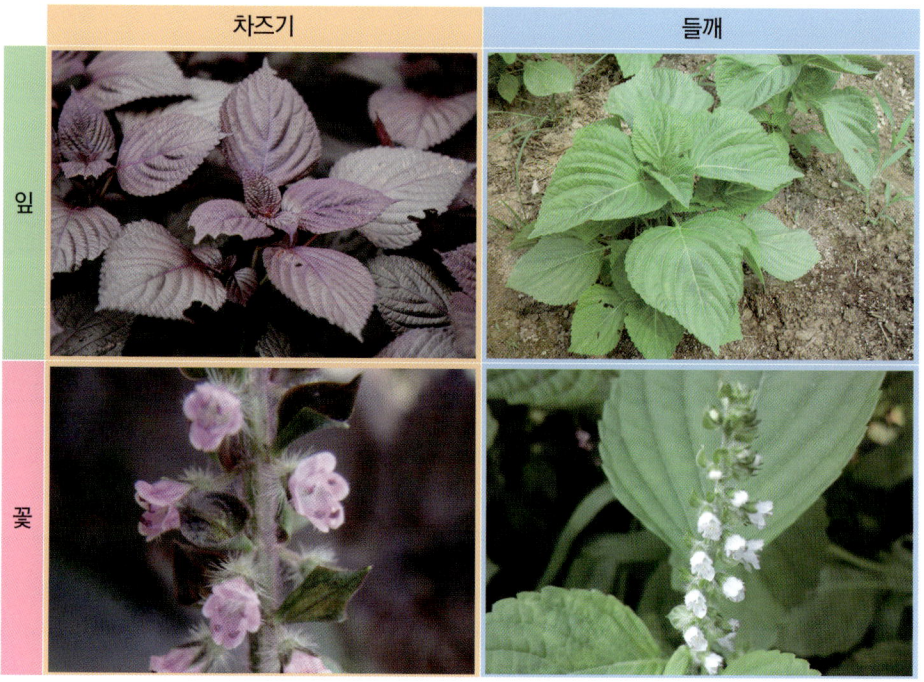

	차즈기	들깨
잎		
꽃		

자소엽(차즈기) **335**

생강(생강)

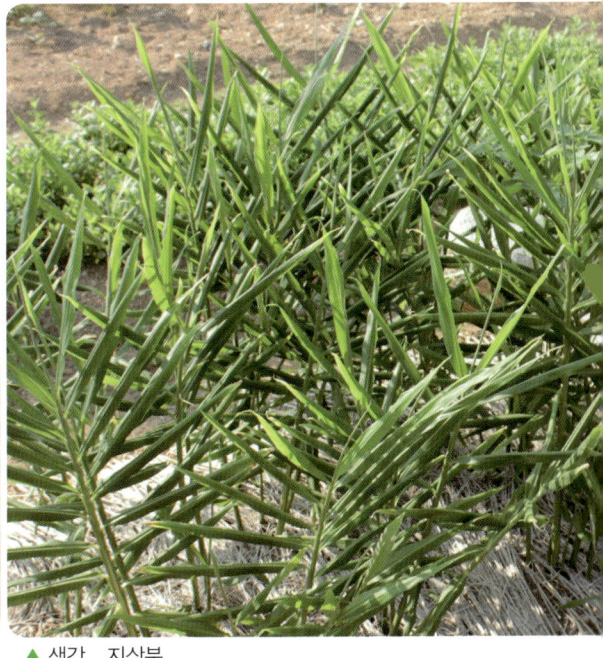

📖 **식물 이름** : 생강
　사용 부위 : 신선한 뿌리줄기
　약재 이름 : 생강(生薑)
　작용 부위 : 주로 폐와 비장, 위에 작용
　　　　　　 한다.
　맛과 성질 : 맛은 맵고 성질은 따뜻하다.

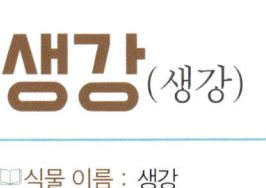

▲ 생강 _ 약재

▲ 생강 _ 지상부

🌿 생김새

　생강은 생강과의 숙근성 여러해살이풀로 키는 60cm 정도이다. 줄기 각 마디에서 잎집으로 형성된 가짜줄기가 곧게 자라 30~50cm에 달하며 윗부분에 잎이 2줄로 배열된다. 잎은 어긋나고 선상 피침 모양이며 양 끝이 좁고 밑부분은 긴 잎집으로 된다. 우리나라에서는 꽃이 피지 않으나 원산지인 따뜻한 지방에서는 8~9월에 잎집으로 싸인 길이 20cm 정도의 꽃대가 자라서 그 끝에 꽃이삭이 달리며 황록색의 꽃이 핀다. 뿌리줄기는 굵고 옆으로 자라며 연한 황색으로 맵고 향기가 있다. 이 뿌리줄기를 식용하거나 약용한다.

🌱 채취 및 건조

　뿌리를 사용하는 약초는 잎이 시들어서 약의 기운이 뿌리로 내려갔을 때 채취한다. 재배하는 생강은 보통 4월 중순부터 5월 초순 사이에 파종을 하고 10~11월에 수확한다. 9월 초순까지만 해도 생강의 잎은 진한 녹색을 자랑하지만, 10월에 접어들면 노란색 단풍이 들면서 약의 기운이 뿌리로 내려간다. 밭에서 캔 생강은 불순물을 제거하고 깨끗하게 씻어 보관하였다가 사용할 때 얇게 썬다.

 ## 효능

생강은 음식의 맛을 더해주는 조미료 역할을 한다. 마찬가지로 처방에서도 다른 약재의 효능을 높여주거나 부작용을 억제하는 용도로 많이 사용된다. 조미료가 빠지면 음식의 맛이 없고, 감초 역할을 하는 조연배우가 있어야 영화가 완성되는 것처럼 생강은 작지만 없어서는 안 될 중요한 역할을 맡고 있다. 예로부터 생강은 '구가(嘔家)의 성약(聖藥)'이라고 하여 매우 귀한 약초 대접을 받았다. 구토 처방에는 반드시 생강이 들어가야 하는데, 생강의 주성분인 진저롤(gingerol)이 위 점막을 자극하여 소화액의 분비를 촉진하고 위산을 억제하여 구토를 멎게 하기 때문이다. 생강즙

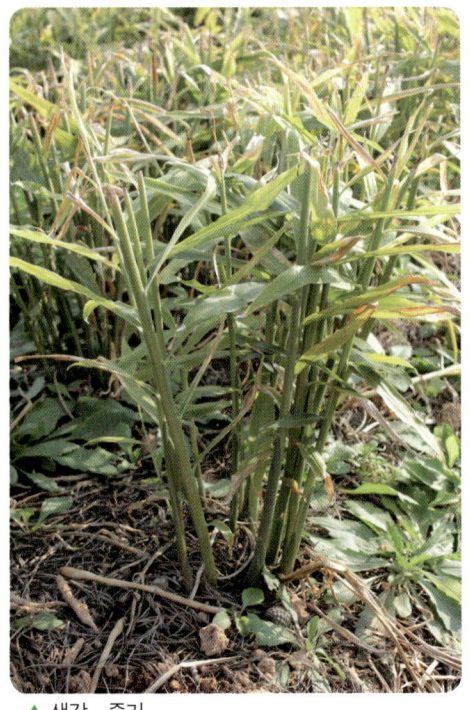

▲ 생강 _ 줄기

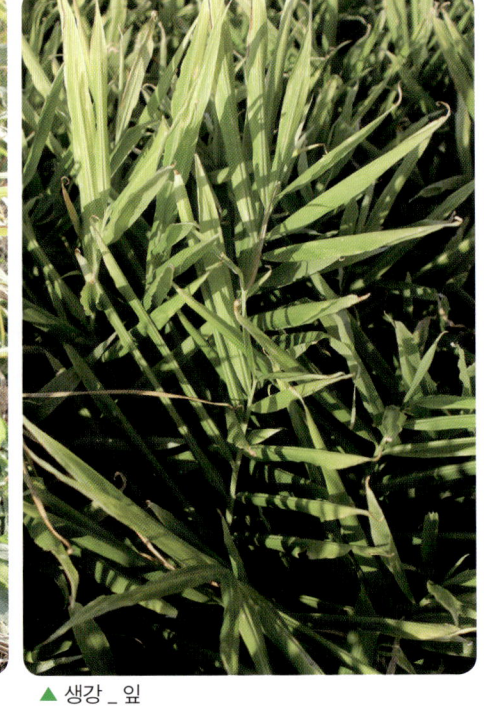

▲ 생강 _ 잎

생강(생강) **337**

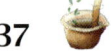

몇 방울을 물에 타서 먹거나 생강편을 씹어 먹어도 구토가 멎을 정도로 효과가 뛰어나다. 따라서 위염 같은 위장병으로 구역감이 있을 때에는 다른 약초와 함께 생강을 사용해야 한다. 속이 냉(冷)하여 구토가 있을 때에는 반하와 함께 사용하고, 속에 열이 있어 구토가 생기는 경우에는 죽여(竹茹)나 황련(黃連)과 함께 사용한다. 즉 생강은 속이 차든지 덥든지 구토를 멎게 하는 데 모두 사용할 수 있다.

생강은 구토 증상이 있을 때에만 좋은 것이 아니다. 소화를 촉진하는 효능이 있어 단순한 소화불량에도 생강을 사용한다. 한약국이나 한의원에서 처방하는 대부분의 보약에 생강이 들어가는 이유는 소화를 잘되게 하여 약의 흡수를 돕기 위함이다. 생강은 땀을 내게 하는 효능이 있어 감기에 걸렸을 때에도 사용한다. 물론 발한력(發汗力)이 약하기 때문에 보조약으로 사용하지만, 감기 초기에는 생강과 자소엽을 달여 차처럼 복용하는 것만으로도 땀을 내고 열을 내리는 효과를 얻을 수 있다. 또한 갑자기 날씨가 추워져서 코가 막히고 기침이 나는 경우에 생강과 대파 뿌리를 달여 복용해도 효과적이다.

또한 생강은 해독작용이 있어 독성이 있는 약초의 독을 없애는 데에도 사용한다. 특히 반하와 천남성의 독을 없애는 데 필수적이다. 한약국이나 한의원에 공급되는 반하와 천남성은 생강을 넣고 가공한 것이므로 안전하다. 산행 중에 이들을 생것으로 먹어 중독되었을 때에는 생강즙이나 생강 달인 물을 급히 복용해야 한다.

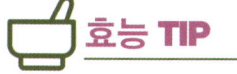 효능 TIP

생강의 효능을 이해하는 데 참고해야 할 사항은 두 가지이다.

첫째, 생강의 맛은 맵고 성질은 따뜻하다. 매운맛은 몸에 열을 더해주고 땀을 내는 작용을 한다. 또한 매운맛은 위장을 자극하여 소화를 돕는다. 여기에 따뜻한 성질이 더해지면 그 효능은 더욱 강해진다. 이러한 생강의 맛과 성질은 초기 감기를 치료하고, 구토를 멎게 하는 효능의 바탕이 된다.

둘째, 생강의 작용 부위는 폐, 위, 비장이다. 폐는 호흡을 통해 노폐물을 배출하는 장기인데, 몸이 약해지면 그 기능이 떨어져 감기에 쉽게 걸린다. 이 경우 생강이 땀을 내게 하여 노폐물의 배출을 도와주기 때문에 생강은 폐를 돕는 약초이다. 또한 생강이 소화를 촉진하고 구토를 멎게 하므로 위와 비장을 돕는 약초이기도 하다.

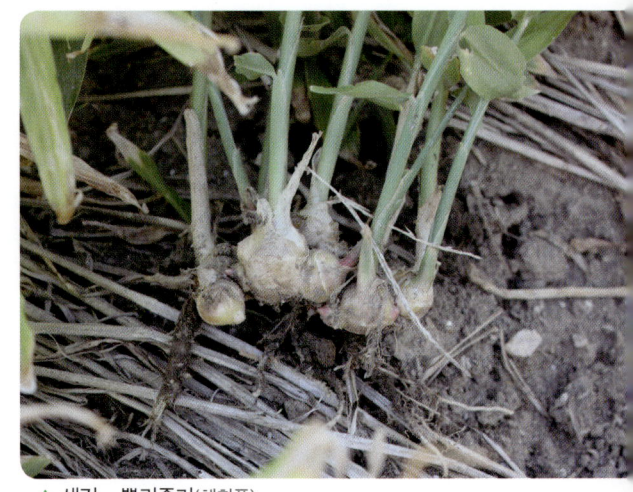
▲ 생강 _ 뿌리줄기(채취품)

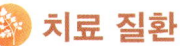 **치료 질환**

초기 감기, 구토, 소화불량, 중독

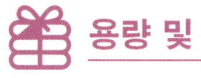 **용량 및 용법**

- 생강의 1회 복용량은 신선한 것으로 4~12g이다. 달여서 복용한다.
- 폐기능이 약한 사람이 기침을 계속하고 구토 증상이 있을 때에는 생강 20g, 인삼 8g, 감초(구운 것) 12g, 대추 5개를 1회 분량으로 달여서 하루 2~3회 복용한다.
- 오래된 기침을 치료하는 방법은 다음과 같다. 정제한 벌꿀 600g에 생강 1,200g의 즙을 넣고 약한 불로 졸인다. 무게가 600~700g 정도 될 때까지 졸여서 한 번에 한 숟가락씩 복용한다.
- 헛구역질을 계속하는 경우에는 생강 320g, 진피 160g을 달여서 수시로 복용한다.
- 위염 때문에 구토 증상이 일어날 때에는 황련, 죽여와 함께 사용한다.

생강(생강) **339**

13

장염을
치료하는 약초

산약(마)

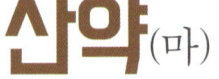

📖 **식물 이름** : 마, 참마
　사용 부위 : 뿌리줄기
　약재 이름 : 산약(山藥)
　작용 부위 : 주로 폐와 비장, 신장에 작용
　　　　　　한다.
　맛과 성질 : 맛은 달고 성질은 따뜻하지
　　　　　　도 차갑지도 않다.

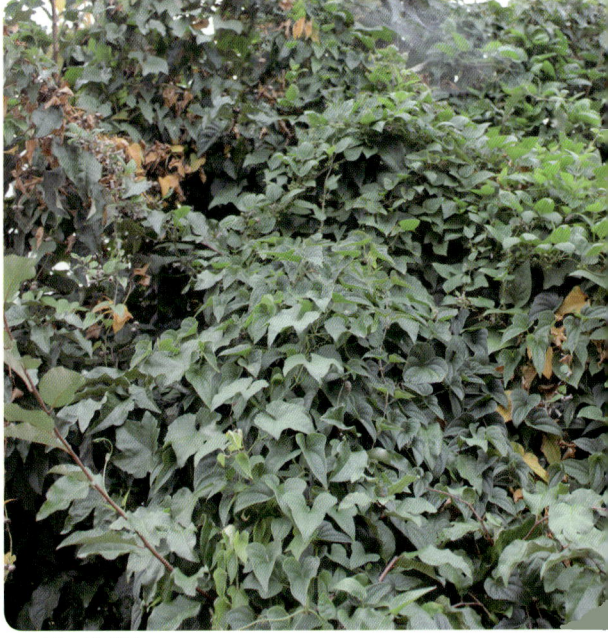

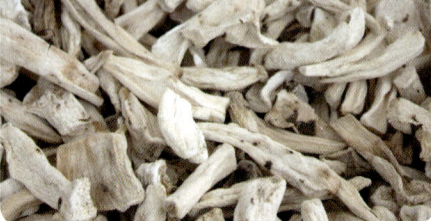

▲ 산약 _ 약재　　　　　　　　▲ 마 _ 지상부

 생김새

　마는 마과의 덩굴성 여러해살이풀로 덩굴 길이는 1m 이상이다. 줄기는 자주색으로 가늘고 길며 가지가 성글게 갈라지고 모가 진다. 잎은 마주나거나 어긋나고, 길이 4~13cm에 길쭉한 삼각형이며 잎겨드랑이에 살눈이 생긴다. 꽃은 6~7월에 잎겨드랑이에서 1~3개씩 흰색으로 피어 수상꽃차례를 이루는데, 암꽃과 수꽃이 따로 핀다. 수꽃이 달리는 꽃차례는 곧게 서고 암꽃이 달리는 꽃차례는 밑으로 처진다. 삭과인 열매는 10월에 익으며 3개의 날개가 있고, 안에 둥근 날개가 달린 종자가 들어 있다. 뿌리는 덩이를 이루고 한방에서 산약이라 하며 약용한다.

🌿 **채취 및 건조**

　뿌리를 사용하는 약초는 약의 기운이 뿌리에 충만해졌을 때 채취한다. 산약은 가을이 되어 잎이 마른 이후(11~12월)에 채취하는 것이 좋다. 뿌리를 캐서 머리 부분

342

을 잘라내고 흙을 깨끗이 씻은 다음 햇볕이나 불에 말려 사용한다.

효능

　'산(山)'에서 나는 '약(藥)'이라는 뜻을 지닌 산약은 조선 말기에 구황식물인 고구마나 감자가 들어오기 전까지 우리 민족의 대용 식량이었다. 산약의 효능은 크게 세 가지이다. 첫째, 산약은 약해진 소화기능을 향상시킨다. 특히 만성위염과 장염에 뚜렷한 효과를 나타낸다. 산약에는 점액질과 사포닌, 전분 등이 풍부하게 들어 있다. 이 중에서 점액질은 위 점막과 장 점막을 보호하여 위염과 장염을 치료한다. 그리고 전분에는 소화효소가 다량 함유되어 있어서 소화 시간을 2~3배 빠르게 해주기 때문에 소화기능을 돕고 설사를 멎게 하는 작용을 한다. 따라서 만성적으로 위와 장이 약한 사람은 산약을 꾸준히 복용하는 것이 좋다.

　둘째, 산약은 몸을 보(補)하고 호흡을 안정시키는 효과가 있어 기관지 손상으로 장기간 기침과 천식이 멎지 않고 흰색 가래가 나오면서 조금만 움직여도 숨이 차는 경우에 사용하면 좋다. 특히 기관지가 건조해진 경우에 적합하다.

　셋째, 산약은 정(精)을 보충하는 효능이 좋다. 정은 신진대사에 필요한 최소 단위의 물질을 의미한다. 따라서 나이가 들면서 자연스럽게 부족해지고, 만성적인 질병

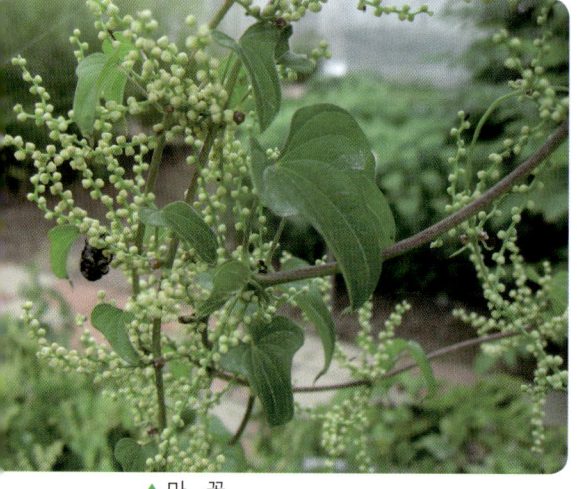

▲ 마_꽃

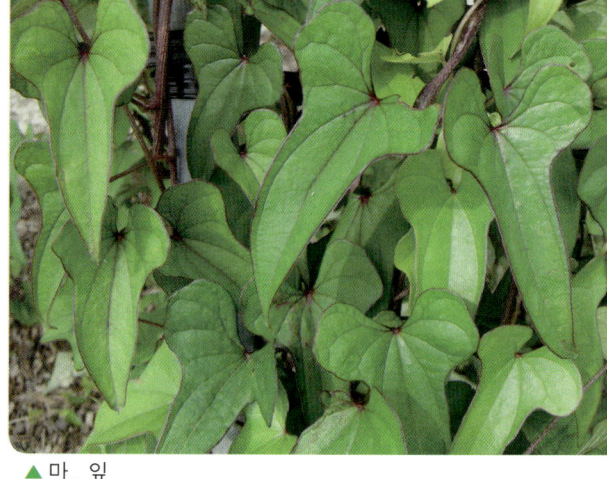

▲ 마_잎

산약(마)　**343**

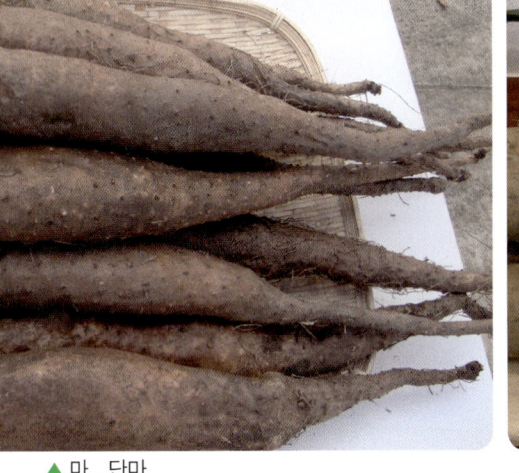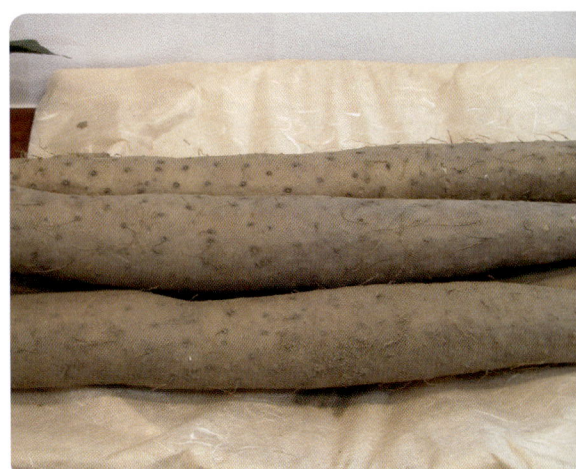

▲ 마_단마　　　　　　　　　　　　　▲ 마_장마

이 있을 때도 쉽게 부족해진다. 정의 부족은 결국 신진대사의 저하를 의미하며, 그 증상은 전신 피로감을 비롯하여 다양하게 나타난다. 대표적인 증상으로 의지와 상관없이 정액이 나오는 유정(遺精), 요실금, 소변을 자주 보는 증상, 여성의 대하, 정력약화 등이다. 이런 증상이 있을 때 산약을 사용하면 좋다.

　한방에서는 정(精)이라는 물질이 신장(腎臟)의 기능을 돕는다고 말한다. 여기서 신장은 기초체력을 의미하는데, 질병이나 노화 때문에 정이 고갈되면 기초체력이 저하된다. 산약을 복용하면 기초체력이 강해져 운동능력이 향상되고 몸이 가벼워지는데, 세계적으로 유명한 단거리 육상선수 우사인 볼트도 산약을 먹는다고 한다. 실험에서도 산약이 운동능력을 향상시키는 것으로 밝혀졌다.

효능 TIP

　산약의 효능을 이해하는 데 참고해야 할 사항은 네 가지이다.

　첫째, 산약의 맛은 단맛이다. 단맛은 몸에 영양분을 공급하는 맛인데, 자양분이 풍부한 산약의 특성이 맛에서도 나타난다. 단맛이 있는 약초는 대체로 몸을 보(補)하는 효능이 있다.

둘째, 산약은 뿌리를 사용하는 약초이며, 뿌리가 매우 길다. 식물의 뿌리는 대체로 강장작용이 있으며, 그 길이가 길수록 효능은 강해지는데, 산에서 마를 캐보면 뿌리가 땅속 깊숙이 박혀 있는 것을 볼 수 있다.

셋째, 산약은 점액질이 풍부하다. 실제로 상품(上品)의 산약을 씹어보면 점액질이 많아서 목으로 넘기기 힘들 정도이다. 산약의 점액질은 위와 장의 점막을 보호하고 폐와 기관지를 부드럽게 하는 역할을 한다.

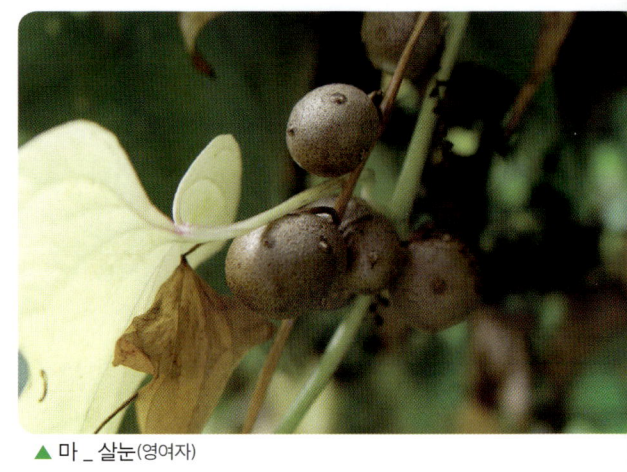

▲ 마 _ 살눈(영여자)

넷째, 산약은 폐와 비장, 신장에 작용한다. 산약은 만성기침과 천식을 개선하는 효능이 있어 폐에 작용하는 약초로 분류된다. 또한 위염과 설사를 치료하는 효과가 좋아서 비장에 작용하는 약초로 분류되며, 체력과 면역력을 길러주기 때문에 신장에 작용하는 약초로 분류된다.

🌿 약초의 효능 더하기

볶은 산약[炒山藥] : 먼저 밀기울을 뜨거운 솥에 고루 뿌리고 연기가 나기를 기다렸다가 산약을 넣고 저으면서 담황색이 날 정도로 볶은 다음 체로 밀기울을 쳐내고 식힌다. 산약 50kg에 밀기울 5kg을 사용한다. 설사를 치료할 때는 이 방법을 쓰고, 정(精)을 보충할 때는 생것을 사용한다. 달이거나 환을 만들어 먹는다.

🍂 치료 질환

위염, 장염, 설사, 기관지염, 만성기침, 천식, 체력저하, 피로감, 유정(遺精), 요실금, 대하증(帶下症)

산약(마)　**345**

🎁 용량 및 용법

- 산약의 1회 복용량은 건조된 것으로 8~24g이다. 달여서 복용해도 되고, 가루나 환을 만들어 복용해도 된다.
- 산약을 약용할 때는 껍질을 벗기지 않고 사용하는 것이 좋다.
- 위장이 약하여 식욕이 없을 때는 산약 40g, 백출 40g, 인삼 2g을 가루 내어 녹두 크기의 환으로 만들어서 1회에 50개씩 식전 공복에 따뜻한 미음과 함께 먹는다.
- 어린아이의 장염이나 노인의 만성설사에는 쌀(볶은 것) 180g에 산약(볶은 것) 40g을 넣어서 죽을 쑤어 먹으면 좋다.
- 만성기침이나 천식에는 인삼, 패모, 백복령, 행인 등과 함께 사용한다.
- 소변을 자주 보는 증상에는 토사자, 보골지, 오약, 익지인 등과 함께 사용한다.
- 여성의 대하증에는 백출, 황기, 검인, 연자육과 함께 사용한다.

🌿 약초 이야기

중국 제후들 간에 영토를 확장하려는 전쟁이 빈번하던 시절의 이야기이다. 힘이 센 나라가 주변 약소국을 상대로 전투를 벌였다. 전투가 막바지에 이르자 겨우 목숨을 건진 약소국의 군사들은 산으로 도망을 쳤다. 강대국의 군사들은 어차피 이긴 전쟁이니 산 밑에서 진을 치고 느긋하게 기다리기로 했다. 시간이 지나면 약소국 군사들이 굶주림에 지쳐 투항하리라 생각했던 것이다. 그런데 1년이 지나도 약소국 군사들이 산에서 내려오지 않았다. 그러던 어느 날 모두 굶어 죽었을 것으로 생각하며 방심하던 찰나에 약소국 군사들이 기습을 했고, 갑작스러운 전투에 강대국은 패하고 말았다. 그동안 약소국 군사들은 산에서 나는 약초를 먹으며 힘을 길렀던 것이다. 이 약초가 바로 '마'인데, 산에서 나며 보양하는 약이란 의미에서 '산약(山藥)'이라고 하였다.

마치현(쇠비름)

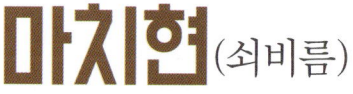

📖 식물 이름 : 쇠비름
　사용 부위 : 전초(全草)
　약재 이름 : 마치현(馬齒莧)
　작용 부위 : 주로 간과 대장에 작용한다.
　맛과 성질 : 맛은 시고 성질은 차갑다.

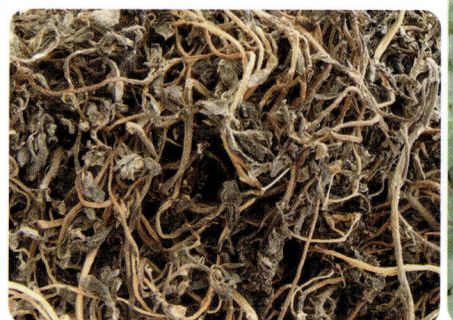

▲ 마치현 _ 약재

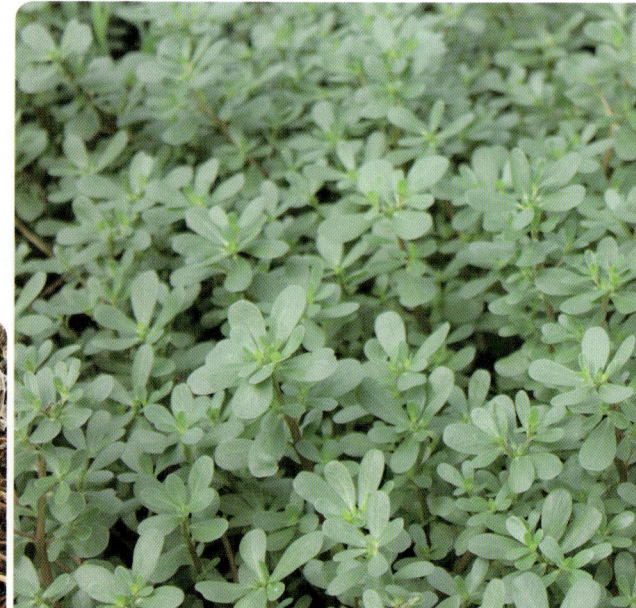

▲ 쇠비름 _ 지상부

🌀 생김새

　쇠비름은 쇠비름과의 한해살이풀로 키는 30cm 정도이다. 줄기는 원주형으로 갈적색의 육질이며, 가지가 많이 갈라져 옆으로 비스듬히 퍼진다. 잎은 마주나거나 어긋나지만 밑부분의 잎은 돌려난 것처럼 보인다. 잎의 길이는 1.5~2.5cm, 너비는 0.5~1.5cm이며 긴 타원형에 잎끝이 둥글고 밑부분은 좁아진다. 꽃은 황색으로 6월부터 가을까지 줄기나 가지 끝에 3~5개씩 모여서 핀다. 열매는 타원형이고 가운데가 옆으로 갈라져 많은 종자가 퍼진다. 뿌리는 흰색이나 손으로 훑으면 원줄기처럼 적색으로 변한다.

🌿 채취 및 건조

　한해살이 식물은 씨앗이 완전히 성숙했을 때 채취하면 안 된다. 성숙한 씨앗으로 약의 기운이 대부분 전달되기 때문이다. 쇠비름의 황색 꽃은 6월부터 가을까지 계

마치현(쇠비름)　**347**

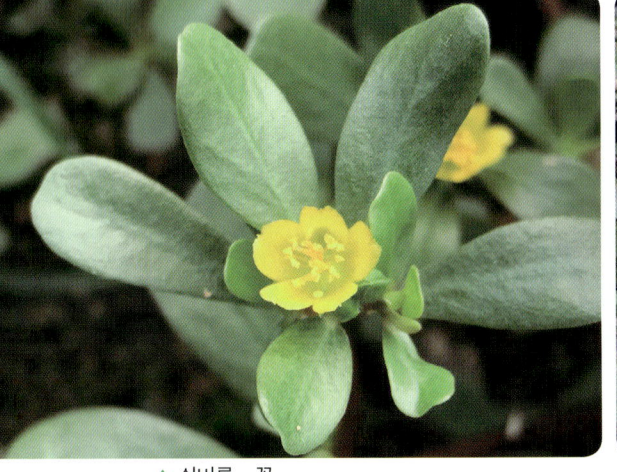 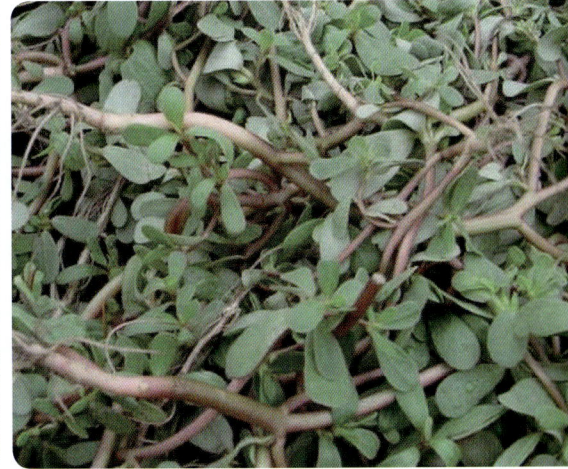

▲ 쇠비름 _ 꽃   ▲ 쇠비름 _ 줄기(채취품)

속 핀다. 따라서 마치현을 채취할 수 있는 적기는 여름과 초가을이다. 채취한 것에서 흙을 깨끗이 씻어내고 끓는 물에 살짝 삶아 햇볕에 말린 후에 사용한다.

효능

잎이 말의 치아를 닮았다고 해서 마치현(馬齒莧)이라고 하며, 음양오행설에서 말하는 다섯 가지 기운을 모두 갖추고 있다고 하여 오행초(五行草)라고도 한다. 부위별로 다섯 가지 색을 띠고 있는데, 잎은 푸르고 줄기는 붉고 꽃은 노랗고 뿌리는 희고 씨앗은 까맣다.

마치현은 종기와 상처를 치료하는 데 매우 신통한 효과를 발휘한다. 특히 신선한 마치현의 즙을 환부에 바르면 빠른 효과를 얻을 수 있다. 10여 년 전에 가정요양원을 하는 분이 욕창에 좋은 비방(秘方)이 있다며 알려준 것이 있는데, 알고 보니 마치현을 찧어서 욕창 부위에 붙이는 것이었다. 병상에 오래 누워 있는 환자들에게 생기는 욕창은 패혈증을 일으켜 생명을 위협할 정도로 위험하지만, 쉽게 치료되지 않아서 고민거리이다. 그런데 마치현을 찧어서 환부에 붙이면 그 어떤 치료보다 빠른 효과를 얻는다고 하니 약초의 힘은 참으로 대단하다. 습진이나 종기, 상처에 신선한 마치현을 외용하는 것도 좋지만, 건조된 것을 달이거나 환을 만들어 복용해도 된다.

348

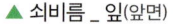

▲ 쇠비름 _ 잎(앞면)

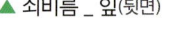

▲ 쇠비름 _ 잎(뒷면)

마치현은 내부 장기의 출혈에도 효과적이다. 특히 장염이나 치질 때문에 변혈(便血)이 계속될 때 신선한 마치현을 즙을 내어 복용하면 출혈을 멎게 할 수 있다. 또한 신장이나 요로의 염증으로 요혈(尿血)이 있을 때 신선한 마치현의 즙이나 건조된 것을 달여서 복용하면 효과적이다.

또한 마치현은 세균성 장염에 매우 효과적인 약초이다. 이질균에 대한 살균작용이 있고 대량으로 장기간 복용해도 독성이 생기지 않는 안전한 장염 치료제이다. 장염을 예방하기 위해 여름철에 미리 복용해도 좋다.

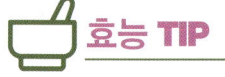 효능 TIP

마치현의 효능을 이해하는 데 참고해야 할 사항은 세 가지이다.

첫째, 쇠비름은 생명력이 매우 강하다. 뽑아서 뿌리를 하늘로 향하게 해도 죽기는 커녕 시들지도 않는다. 그래서 농부에게는 골칫거리 잡초에 불과하다. 마치현에는 독성이 없는 천연 수은이 들어 있는데, 아마도 이것 때문에 잘 시들지 않는 것으로 보인다. 이 천연 수은이 피부의 염증과 상처를 잘 아물게 하는 것이다.

둘째, 마치현의 맛은 시고 성질은 차갑다. 신맛은 수렴시키는 맛이고, 여기에 찬

마치현(쇠비름) **349**

성질이 더해지면 그 효능이 강해진다. 마치현의 이러한 특성은 상처를 잘 아물게 하고 출혈을 멎게 하며, 장염을 치료하는 바탕이 된다.

셋째, 마치현은 간과 대장에 작용한다. 간은 새로운 조직을 만들 뿐 아니라 혈액을 저장하고 분배하는 역할을 한다. 이는 마치현이 새살을 돋게 하고 지혈의 효능을 나타내는 것과 관련이 있다. 대장에 작용하는 것은 마치현이 장염을 치료하는 것과 관련이 있다.

🌸 치료 질환

습진, 욕창, 상처, 장염, 장출혈, 요혈

🎁 용량 및 용법

- 마치현의 1회 복용량은 건조된 것으로 4~8g이다. 달여서 복용해도 되고, 가루나 환을 만들어 복용해도 된다.
- 만성적이고 고질적인 피부질환의 환부에 마치현 즙을 바르면 효과가 좋다.
- 장염에 걸렸을 때는 신선한 마치현을 잘게 자른 것에 쌀을 넣고 죽을 쑤어 먹는다. 소금을 넣지 않고 담백하게 먹는 것이 좋다.
- 소변에 혈액이 섞여 나올 때에는 마치현 즙을 수시로 복용한다.

🌸 약초 이야기

어느 마을에 노파가 살았다. 노파에게는 세 아들이 있었는데 막내아들은 어려서 아직 장가를 가지 않은 상태였다. 얼마 후 노파는 며느릿감으로 한 어린아이를 곡물과 바꿔 데려왔다. 노파와 첫째며느리는 성질이 매우 고약하여 이 아이에게 힘든 일을 시켰으나 착한 둘째며느리가 아이를 감싸주었다. 그러던 어느날 마을에 이질(痢疾)이 돌았고, 아이는 이질에 걸리고 말았다. 노파와 첫째며느리는 병이 치료되기 전에는 돌아오지 말라며 아이를 내쫓았다. 슬픔에 빠

진 아이는 이렇게 살 바엔 죽는 게 낫다 하여 우물에 빠져 죽으려고 했다. 이때
둘째며느리가 아이를 달래며 의원을 불러올 테니 잠시 기다리라는 말을 하고 떠
났다. 그런데 아무리 기다려도 둘째며느리는 돌아오지 않았다. 배고픔에 지친
아이는 주변의 풀을 뜯어 먹었는데 얼마 후 신기하게도 아이의 병이 치료되었
다. 아이가 집에 돌아가보니 둘째며느리가 이질에 걸려서 누워 있었다. 아이는
자신이 먹었던 풀(마치현)을 둘째며느리에게 먹였고 이내 병이 나았다.

〈혼동하기 쉬운 약초 비교〉

	쇠비름	애기땅빈대
꽃과 잎	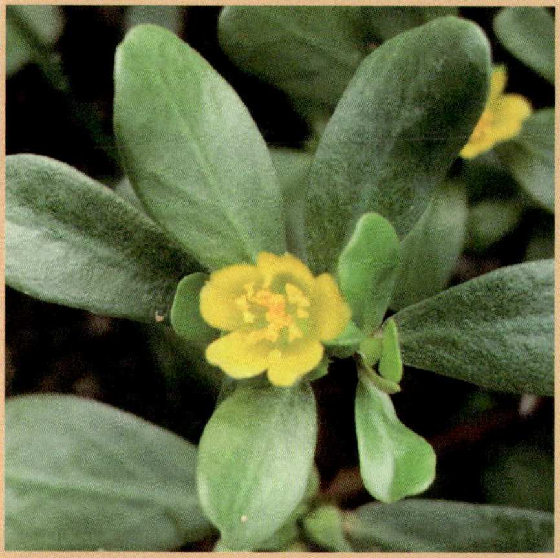	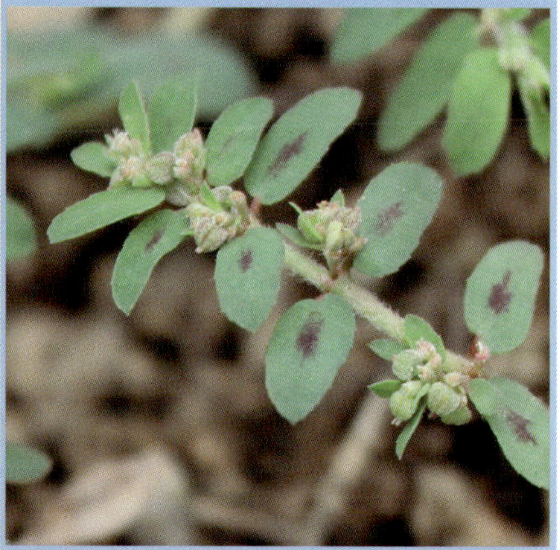
약재	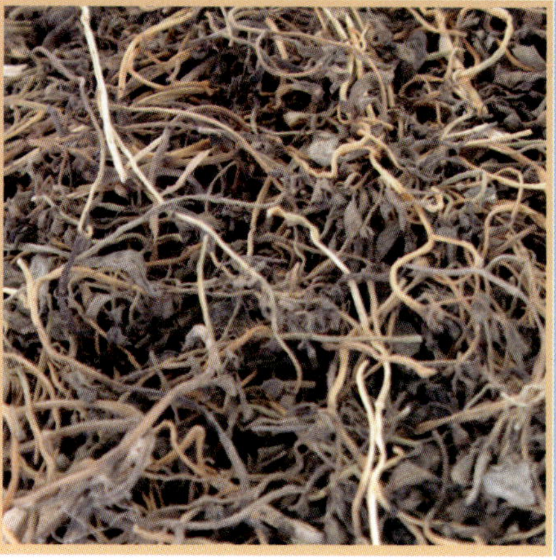	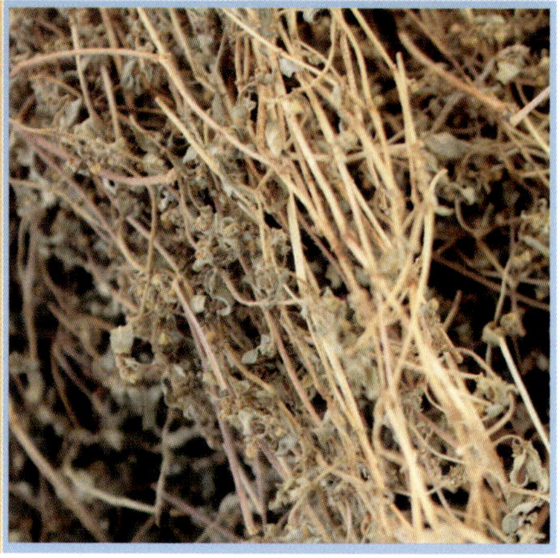

마치현(쇠비름)　　**351**

황련(황련)

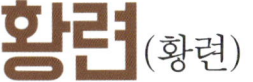

📖 식물 이름 : 황련
　사용 부위 : 뿌리줄기
　약재 이름 : 황련(黃連)
　작용 부위 : 주로 심장과 간, 위, 대장에
　　　　　　 작용한다.
　맛과 성질 : 맛은 쓰고 성질은 차갑다.

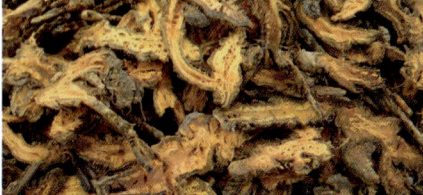

▲ 황련 _ 약재

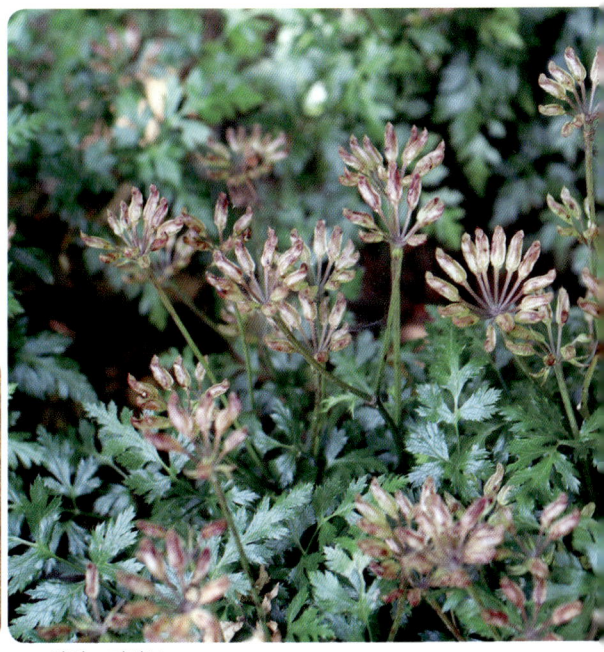

▲ 황련 _ 지상부

❄️ 생김새

　황련은 미나리아재비과의 여러해살이풀로 키는 20~30cm이다. 뿌리잎은 모여
나며 잎자루가 길고 3장의 잔잎이 나온 겹잎이다. 잔잎은 달걀 모양이며 작은 잎자
루가 있고 3갈래로 깊게 갈라진다. 갈래조각은 다시 갈라지거나 예리한 톱니가 있
으며 양면에 짧은 털이 있다. 꽃은 암수딴그루 또는 일가화이며 3~4월에 한 꽃대에
1~3개가 달려 흰색으로 핀다. 꽃받침은 5~6개로 주걱 모양이다. 열매는 측면에 1
개의 종선이 있는 대과이다. 땅속줄기는 굵고 옆으로 뻗으며 수염뿌리가 많다. 줄기
와 땅속줄기의 단면이 짙은 황색이어서 황련이라는 이름이 붙여졌다.

🌱 채취 및 건조

　뿌리를 사용하는 약초는 가을이 되어 잎이 시들고 난 후에 채취한다. 잎이 시들어
야 약의 기운이 뿌리로 내려오기 때문이다. 황련은 입동이 지난 이후(11월)에 채취

352

하는 것이 좋다. 캐낸 다음 줄기와 잎, 잔뿌리를 제거하고 햇볕에 말리거나 불에 쬐어 말려서 사용한다.

효능

'양약고구(良藥苦口)'라는 말이 있다. 좋은 약은 입에 쓰나 몸에는 이롭다는 말이지만 '충신(忠臣)의 말이 귀에는 거슬려도 행동에는 이롭다'는 속뜻을 담고 있다. 충언(忠言)을 듣는 것은 싫지만 종국에는 나를 이롭게 한다. 뱉어낼 정도로 쓴 약도 먹기만 하면 몸에 있는 염증이 치료되는 이로운 효과를 얻는다.

'개 풀 뜯어 먹는 소리'를 할까 한다. 건강한 개는 풀을 뜯지 않는다. 몸이 아플 때 개는 풀을 뜯어 먹는다. 집에서 키우던 개가 어느 날 기운이 없어 보이더니 길가에서 풀을 뜯어 먹었다. 그리고 이내 양지바른 곳에 배를 깔고 누워서 꼼짝하지 않았다. 아프다는 것을 직감했다. 풀은 대체로 쓴맛이다. 쓴맛은 열을 떨어뜨리고 염증을 치료하는 효능이 있다. 아픈 개는 본능적으로 쓴맛이 있는 풀을 뜯어야 열이 떨어지고 염증이 낫는다는 것을 알았던 것이다.

황련은 쓴맛이 아주 강한 약초이다. 그래서 몸 구석구석에 생긴 염증을 없애는 일등공신이다. 위염, 장염은 물론이고 안구충혈, 피부염, 구내염 등 다양한 염증에 황

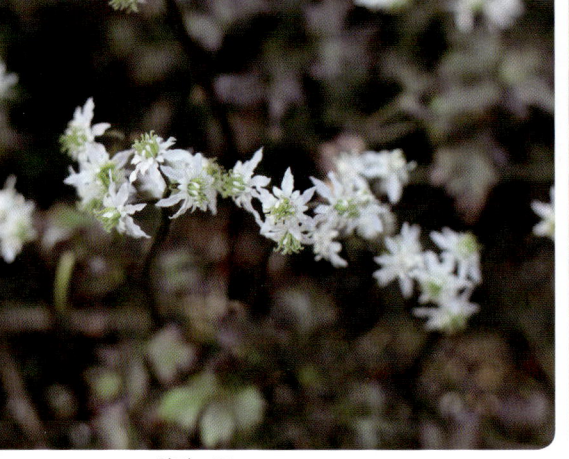

▲ 황련_꽃

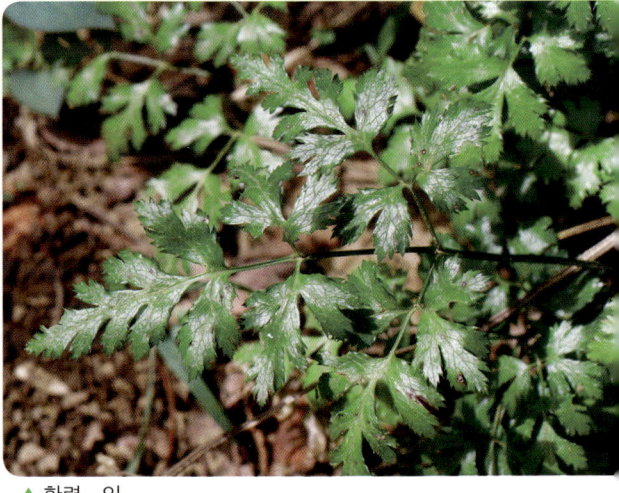

▲ 황련_잎

황련(황련) **353**

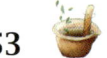

련이 활용된다. 위생 상태가 좋지 않았던 시절에는 이질(痢疾)을 치료하는 처방에 반드시 포함되었던 약초이다. 요즘에는 위염이나 각종 피부염에 다른 약초와 함께 사용하여 좋은 효과를 얻고 있다. 구내염에 사용할 경우 꿀에 개어 직접 염증 부위에 발라주고 생지황, 목단피, 승마 등과 함께 달여서 복용하면 빠른 치료 효과를 얻을 수 있다.

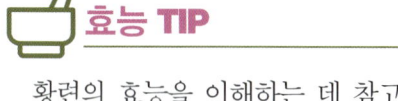

효능 TIP

황련의 효능을 이해하는 데 참고해야 할 사항은 두 가지이다.

첫째, 황련은 가벼운 뿌리를 사용하는 약초이다. 뿌리는 보통 무거운 편인데 황련은 그렇지 않다. 한의학적으로 가벼운 약초는 인체의 상부에 효능을 나타내고, 무거운 약초는 인체의 하부에 효능을 발휘한다. 황련은 뿌리지만 가볍기 때문에 상부에 효능을 나타낸다. 하지만 뿌리이고 성질이 차갑기 때문에 인체의 하부(장염 등)에 작용하기도 한다.

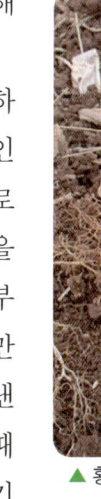

▲ 황련 _ 뿌리

둘째, 황련의 맛은 쓰고 성질은 차갑다. 황련의 쓴맛은 매우 강하다. 한약을 지었을 때 써서 못 먹을 정도이면 황련이 포함되었을 가능성이 높다. 쓴맛이 강할수록 열을 내리고 염증을 없애는 효능이 강해진다. 그래서 모든 염증에 황련을 두루 사용할 수 있는 것이고, 외용과 내복 모두 효과가 나타나는 것이다. 단, 황련을 소량 사용하면 소화불량이 치료되는데, 이는 쓴맛이 약하면 소화를 촉진하는 효능을 나타내기 때문이다.

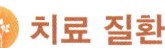 **약초의 효능 더하기**

주황련(酒黃連, 황련에 술을 흡수시켜 볶은 것) : 황주(黃酒, 쌀과 밀, 기장을 누룩으로 빚은 술. 알코올 도수는 15~20%이다)를 적당량의 물로 희석시킨 후 황련을 넣고 골고루 뒤집어 희석액이 웬만큼 흡수되면 솥에 넣어 약한 불로 볶아서 말린다. 황련 100kg당 황주 12.5kg을 사용한다. 이렇게 하면 약의 효능이 인체의 상부에 나타나기 때문에 안구충혈이 있을 때에는 이 방법을 사용한다. 달이거나 환을 만들어 먹는다.

 치료 질환

결막염, 각막염, 장염, 위염, 구내염, 중이염, 피부염, 폐렴, 화상

용량 및 용법

- 황련의 1회 복용량은 건조된 것으로 2~6g이다. 달여서 복용해도 되고, 가루나 환을 만들어 복용해도 된다. 외용할 때는 적당량을 사용한다.
- 장염과 설사에는 황련 가루로 녹두 크기의 환을 만들어 1회에 50개씩 먹는다.
- 눈이 충혈되었을 때는 황련 20g과 대추 1개를 물에 넣고 달인 것을 약솜에 묻혀 눈에 떨어뜨린다. 낮에는 10회 정도 떨어뜨리고, 저녁에도 몇 차례 한다.
- 구내염이 있을 때는 황련을 술로 달여서 그 즙을 수시로 입에 머금는다.
- 화상에는 황련 가루를 물에 개어 환부에 바른다.

14

안질환을
치료하는 약초

감국(감국)

📖식물 이름 : 감국
　사용 부위 : 꽃
　약재 이름 : 감국(甘菊)
　작용 부위 : 주로 폐와 간에 작용한다.
　맛과 성질 : 맛은 달면서 약간 쓰고 성질
　　　　　　은 약간 차갑다.

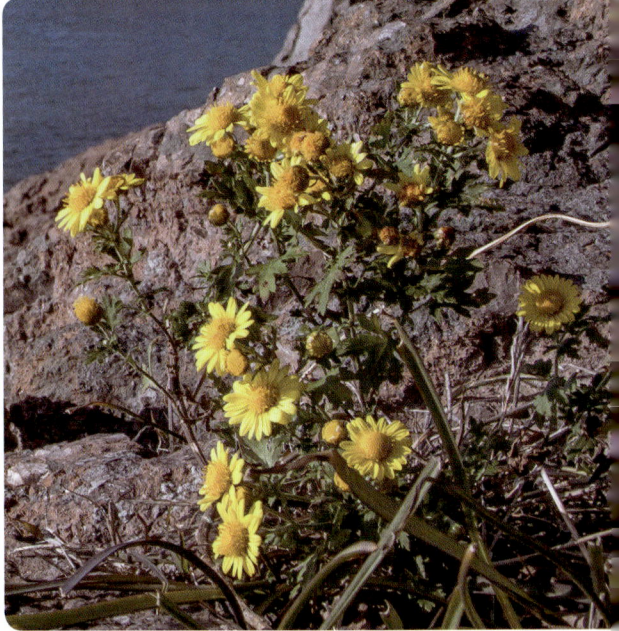

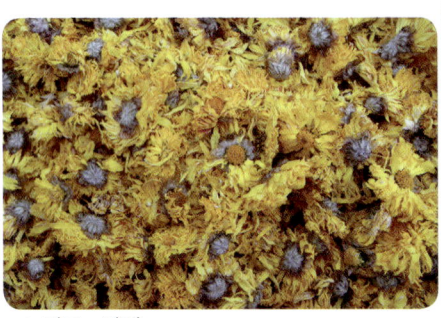

▲ 감국 _ 약재　　　　　　　　　　▲ 감국 _ 지상부

🌀 생김새

　감국은 국화과의 여러해살이풀로 키는 30~80cm이다. 줄기는 가늘고 길며 전체에 짧은 털이 나 있다. 잎은 어긋나고 길이 3~5cm, 너비 2.5~4cm에 달걀 모양이며, 깃꼴로 깊게 갈라지고 가장자리에 톱니가 있다. 꽃은 9~10월에 황색 또는 흰색으로 줄기와 가지 끝에 산방꽃차례처럼 달리며, 두상화의 지름은 2.5cm 정도이다. 열매는 수과로 12월에 맺는데, 작은 종자가 많이 들어 있다.

🌿 채취 및 건조

　종류마다 다르지만 꽃을 사용하는 약초는 꽃이 만개하기 전에 채취해야 한다. 감국은 서리가 내리고 꽃이 반쯤 피었을 때 채취하는데, 채취한 것에서 가지와 잎, 불순물을 제거한 후에 그늘에서 말리거나 불에 쬐어 말린다. 또는 증기에 찐 후에 다시 햇볕에 말린 후 사용한다.

효능

청명한 가을 하늘 아래서 꽃을 피우는 감국은 눈을 밝게 하는 효능이 있어 시력 약화, 안구충혈, 노안(老眼) 등에 사용하며, 결막염이나 각막염에도 효과가 좋다. 양·한방 모두 눈은 간과 관련이 있다고 말한다. 따라서 눈에 이상이 있을 때는 간의 기능을 살펴야 하는데, 노화나 과로, 질병으로 인하여 간에 영양분이 부족해져서 눈이 침침해지고 시력이 나빠졌다면 구기자가 적합한 약초이다. 반면 신경과다나 스트레스로 화(火)가 차서 눈이 충혈되고 침침해지는 것이라면 감국이 더 적합하다. 물론 감국도 간에 영양을 공급하는 효능이 있다. 《동의보감》에 '감국은 눈에 피를 보양한다. 그리고 술에 취해 깨지 않는 것을 치료한다.'라고 쓰여 있어 감국도 구기 자처럼 간에 영양분을 공급하여 안질(眼疾)을 치료한다는 것을 알 수 있다. 결론적으로 감국과 구기자 모두 간을 보(補)하는 작용을 하지만, 감국은 화(火)의 영향으로 시력이 약해지거나 충혈되는 경우에 더욱 적합하다.

가을에 꽃을 피우는 감국은 울화병으로 열이 얼굴과 머리에 몰려 두통이나 어지 럼증이 생겼을 때 그 열을 내려주는 작용을 한다. 울화병이 아니라도 머리를 많이 쓰는 수험생의 과열된 뇌를 맑게 하는 효능도 있어 수험생에게도 좋은 약초이다.

감국은 동맥경화에 따른 고혈압이나 협심증 예방 또는 뇌혈관 순환장애 등의 치

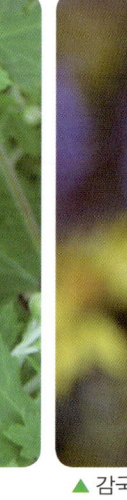

▲ 감국 _ 꽃봉오리

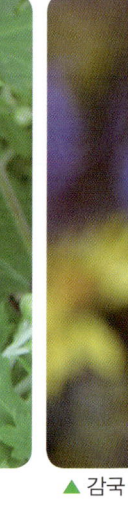

▲ 감국 _ 꽃

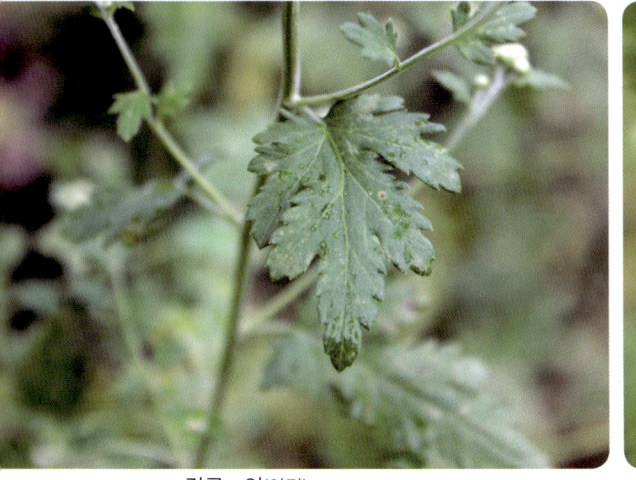
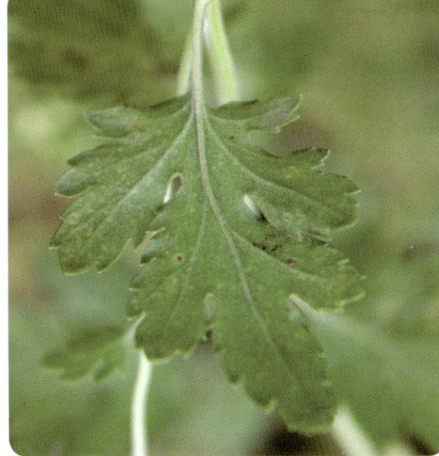

▲ 감국 _ 잎(앞면)   ▲ 감국 _ 잎(뒷면)

료에 효과가 좋다. 동맥경화나 고지혈증이 있는 사람은 감국과 산사(山楂)를 차로
복용하고 가지를 반찬으로 먹으면 동맥이 부드러워지고 경화의 진행이 방지되는
효과가 나타난다. 가지를 반찬으로 자주 먹는 지역의 주민은 동맥경화나 고혈압을
앓는 경우가 거의 없다는 보고가 있다.

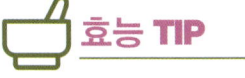 **효능 TIP**

　감국의 효능을 이해하는 데 참고해야 할 사항은 세 가지이다.

　첫째, 감국은 꽃을 사용하는 약초이다. 뿌리나 씨앗처럼 무거운 약초는 인체의 하
부 또는 몸속 깊숙한 곳에 약효를 나타내고, 꽃이나 잎처럼 가벼운 약초는 인체의
상부 또는 피부 쪽으로 약효를 나타낸다. 감국의 효능이 두면부에 나타나는 것도 이
와 관련이 있다.

　둘째, 감국의 맛은 달면서 약간 쓰다. 단맛은 몸에 영양분을 공급하는 작용을 하
고, 쓴맛은 열을 내리는 작용을 한다. 실제로 감국을 먹어보면 단맛이 많이 나는데,
이는 간에 영양분을 공급하여 눈을 밝게 하는 효능과 관련이 깊다.

　셋째, 감국은 폐와 간에 작용한다. 예전에는 감국을 감기에도 사용했기 때문에 감

360

국이 폐에 작용하는 약초로 분류되었다. 간에 작용하는 것은 앞에서 설명한 바와 같이 간과 눈의 상관관계 때문이다. 또한 잦은 스트레스나 울화병으로 간의 기능이 저하되었을 때 감국이 이를 개선해주기 때문에 간에 작용하는 약초로 분류되어 있다.

치료 질환

시력감퇴, 안구충혈, 결막염, 각막염, 노안(老眼), 두통, 어지럼증, 울화병, 고혈압

용량 및 용법

- 감국의 1회 복용량은 건조된 것으로 6~12g이다. 달여서 복용해도 되고, 가루나 환을 만들어 복용해도 된다.
- 감국은 꽃이 반쯤 피었을 때 효과가 가장 좋다. 활짝 핀 것은 꽃을 피우는 데 기(氣)가 소모되었기 때문에 숨통을 열어주는 힘이 약하다.
- 두통에는 감국 12g, 석고 12g, 천궁 12g을 가루 내어 1회에 6g씩 차에 타서 복용한다.
- 노안(老眼)으로 눈이 침침하고 바람을 맞으면 눈물이 나며 햇빛에 눈이 부시는 증상에는 구기자 30g, 감국 30g, 숙지황 30g, 산수유 30g, 산약 30g, 백복령 10g, 목단피 10g, 택사 10g을 가루 내어 녹두 크기의 환으로 만들어 1회에 50개씩 복용한다.
- 고혈압에는 다음과 같은 방법을 사용한다. 감국 10g과 금은화 10g을 끓는 물에 10~15분간 담가두었다가 차처럼 마신다. 어지럼증이 있으면 상엽(뽕나무 잎) 15g을 더하고, 콜레스테롤 수치가 높은 사람은 산사 20g을 더하여 위의 방법대로 복용한다.

결명자(결명자)

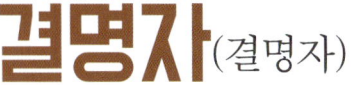

📖 **식물 이름** : 결명자
　사용 부위 : 잘 익은 씨앗
　약재 이름 : 결명자(決明子)
　작용 부위 : 주로 간과 대장에 작용한다.
　맛과 성질 : 맛은 쓰고 달고 짜다. 성질은
　　　　　　　약간 차갑다.

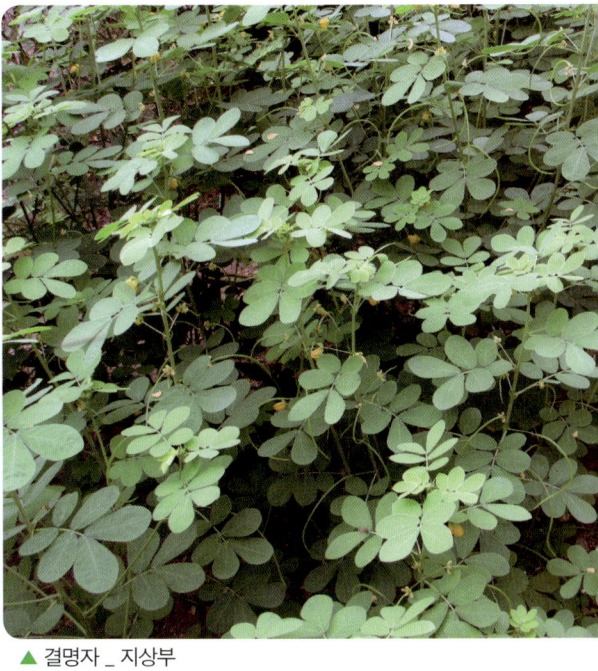

▲ 결명자 _ 약재　　　　　　　　　　▲ 결명자 _ 지상부

❄ 생김새

　결명자는 콩과의 한해살이풀로 키는 150cm 정도이다. 줄기 전체에 잔털이 나 있다. 잎은 어긋나며 짝수 깃꼴겹잎이고 2~4쌍의 잔잎으로 이루어진다. 잔잎은 길이 3~4cm에 거꿀달걀 모양이며 잎끝이 둔하고 가장자리가 밋밋하다. 꽃은 6~8월에 잎겨드랑이에서 노란색으로 핀다. 꽃받침은 5개이고, 꽃잎은 원형에 가까우며 5장으로 이루어진다. 열매는 삭과로 줄 모양이며 활처럼 굽는다. 안에 윤이 나는 종자가 한 줄로 들어 있는데, 종자의 길이는 0.3~0.6cm, 지름은 0.2~0.35cm이다. 이를 결명자라 하며 약재로 이용한다.

🌱 채취 및 건조

　씨앗을 사용하는 약초는 가을이 되어 잎이 시들고 약의 기운이 씨앗에 충만해졌을 때 채취한다. 결명자도 가을에 채취하는데, 전초(全草)를 베거나 열매를 따서 햇볕에 말린 다음 씨앗을 턴다. 그리고 키로 꼬투리와 불순물을 쳐내고 다시 햇볕에 말린 후 사용한다.

효능

결명자(決明子)는 탁 트이는 듯[決然] 밝아진다[明]는 의미를 지니고 있다. 따라서 노안(老眼)으로 조금씩 눈이 침침해지는 증상 또는 시신경이나 망막 위축으로 급속하게 시력이 떨어지는 경우에 사용한다. 야맹증에도 사용할 수 있는데,《동의보감》에서는 '매일 아침 1숟가락씩 빈속에 100일 동안 먹으면 어두운 밤에도 사물을 볼 수 있다.'라고 하였다. 또한 청맹(靑盲, 점차 앞이 잘 보이지 않아 나중에는 빛을 보지 못하는 병증), 부예(膚翳, 눈동자 위에 파리 날개 같은 것이 붙어 있는 것)에 사용한다는 기록도 있다. 종합해보면 결명자는 퇴행성으로 시력이 약해지는 경우에 사용한다는 것을 알 수 있는데, 노화나 질병으로 인한 퇴행성 시력감퇴에는 물론 과도한 스트레스로 눈에 압력이 높아져 조직이 손상되고 그 결과 시력이 약해지는 경우에도 사용할 수 있다. 단, 결명자를 단방으로 사용할 것이 아니라 약해진 몸을 보(補)하는 약초와 함께 사용해야 효과적이다.

결명자는 변비를 치료하는 효능이 있다. 결명자는 짠맛이 나는데, 소금이 눈을 녹

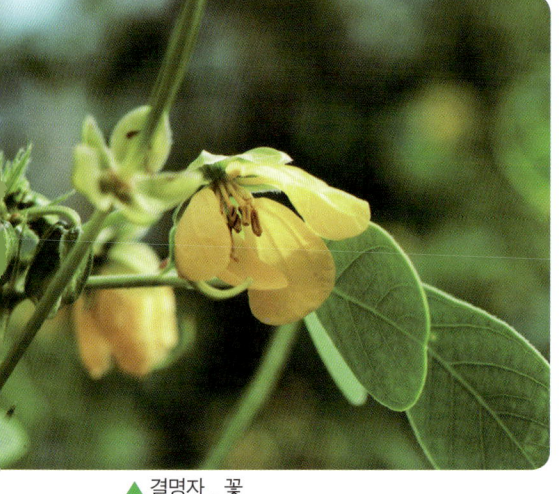

▲ 결명자 _ 꽃

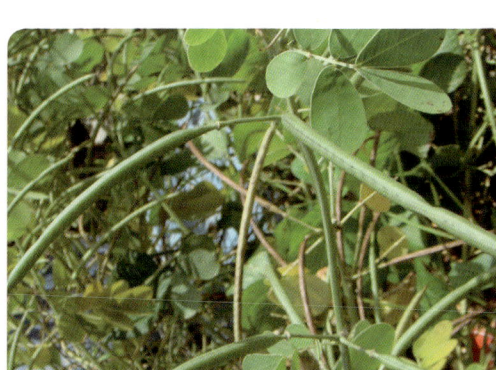

▲ 결명자 _ 열매

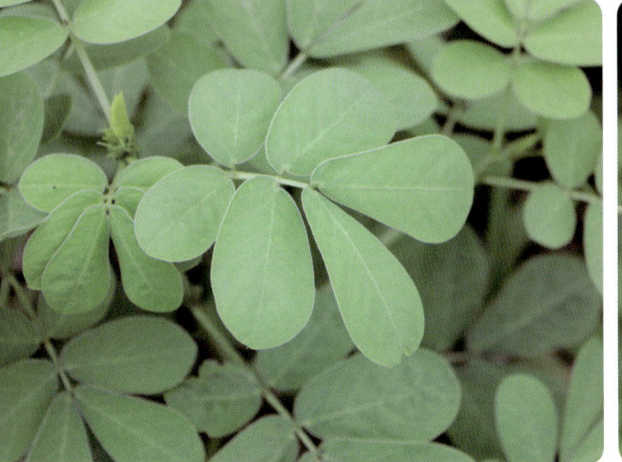

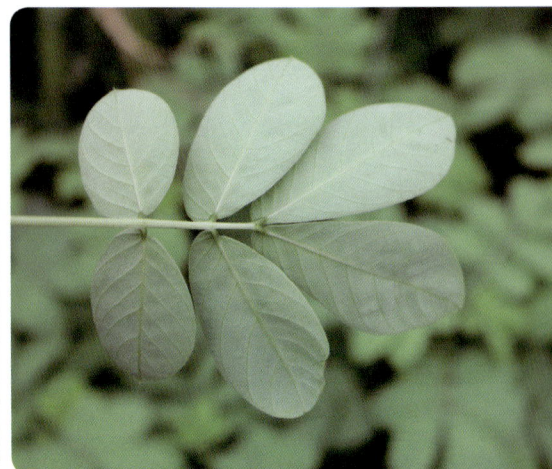

▲ 결명자 _ 잎(앞면)　　　　　　　　▲ 결명자 _ 잎(뒷면)

이고 자동차의 단단한 쇳덩어리도 녹이며 배추의 숨을 죽이는 것처럼 짠맛은 단단
한 것을 부드럽게 만든다. 짠맛이 나는 결명자가 변비에 효과를 발휘하는 이유도 여
기에 있다.

　또한 결명자는 혈압과 콜레스테롤 수치를 낮추는 효능이 있다. 그래서 고혈압과
고지혈증이 있고 화를 잘 내거나 성정이 급하여 참을성이 없는 사람, 그러면서 변비
가 있는 사람에게 결명자가 좋다. 혈압이 높은 경우 매일 12~20g을 달여 복용하면
혈압이 낮아지고, 혈압이 높지 않은 사람에게는 고혈압이 예방되는 효과가 나타난
다. 특히 뇌졸중을 예방하는 효과가 있다.

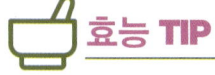 효능 TIP

　결명자의 효능을 이해하는 데 참고해야 할 사항은 세 가지이다.

　첫째, 결명자는 잘 익은 씨앗을 사용하는 약초이다. 식물은 후손을 잇기 위해 씨
앗을 만든다. 특히 한해살이 식물은 자신의 모든 것을 씨앗에 담을 수밖에 없다. 이
런 이유로 씨앗을 사용하는 약초는 보(補)하는 효능을 지니고 있다. 결명자는 간과
눈을 보하는 효능을 발휘한다.

둘째, 결명자의 맛은 쓰고 달면서 짜다. 단맛은 몸에 영양분을 공급하는 작용을 하는데, 결명자의 경우 간과 눈에 영양분을 공급한다. 쓴맛은 보통 열을 내리는 작용을 하는데, 결명자의 쓴맛은 눈의 충혈을 없애주고 혈압을 낮추는 작용을 한다.

셋째, 결명자는 간과 대장에 작용한다. 간은 혈액을 저장하는 곳이고, 눈은 그 혈액을 가장 많이 소모하는 곳이다. 따라서 간의 기능이 나빠지면 가장 먼저 눈에 그 영향이 나타난다. 결명자가 눈을 밝게 하는 약초이면서 간에 작용하는 이유가 여기에 있다. 대장에 작용하는 것은 결명자가 변비를 개선하기 때문이다.

🌸 치료 질환

시력감퇴, 노안(老眼), 야맹증, 변비, 고혈압, 고지혈증, 뇌졸중 예방

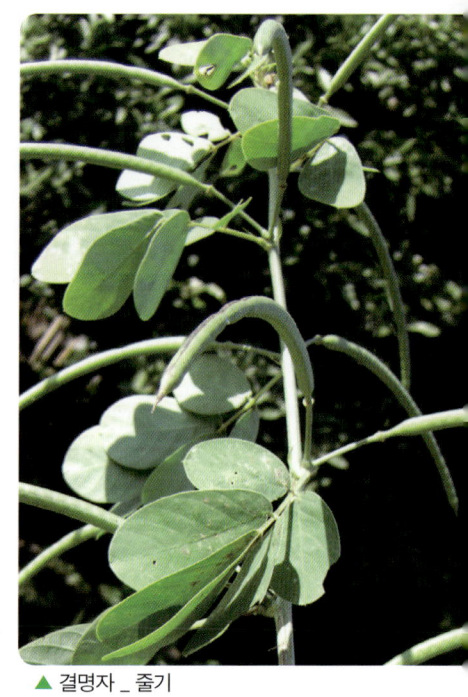
▲ 결명자 _ 줄기

🎁 용량 및 용법

- 결명자의 1회 복용량은 건조된 것으로 12~20g이다. 달여서 복용해도 되고, 가루나 환을 만들어 복용해도 된다.
- 눈이 충혈되고 아플 때는 다음과 같은 방법을 사용한다. 결명자 볶은 것을 가루 내어 물에 개어서 양쪽 태양혈(太陽穴)에 붙였다가 마르면 떼어낸다. 이 방법은 신경성 두통에도 효과가 있다.
- 야맹증에는 결명자 80g, 지부자 40g을 가루 내어 매일 식후에 4g씩 복용한다.
- 시력을 강화하는 방법은 다음과 같다. 같은 양의 결명자와 만형자를 가루 내어 취침 전에 8g씩 따뜻한 물과 함께 복용한다.
- 고혈압에는 결명자 20g을 노르스름하게 볶은 다음 달여서 차 대신 마신다.

결명자(결명자) **365**

제채(냉이)

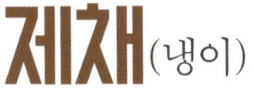

- 📖 **식물 이름** : 냉이
- **사용 부위** : 전초(全草)
- **약재 이름** : 제채(薺菜)
- **작용 부위** : 주로 간에 작용한다.
- **맛과 성질** : 맛은 달고 성질은 차갑지도 따뜻하지도 않다.

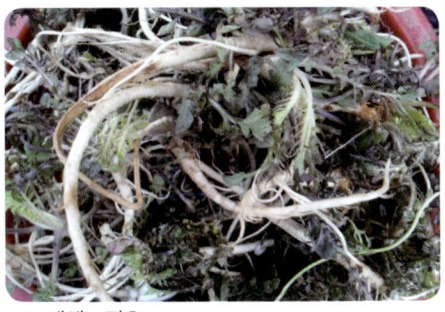

▲ 제채 _ 전초

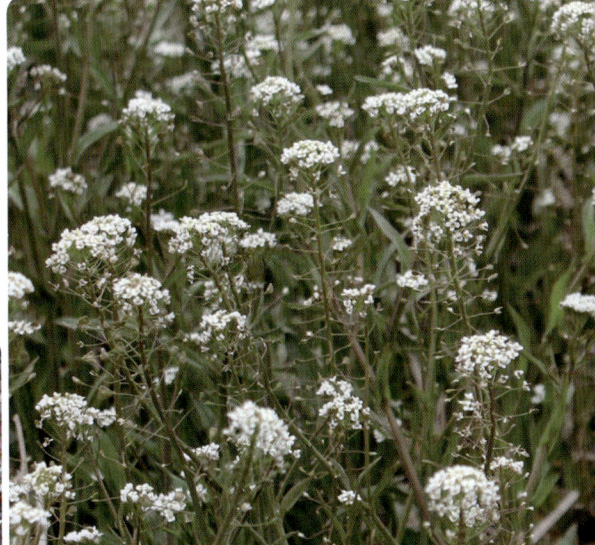

▲ 냉이 _ 무리

🌿 생김새

냉이는 십자화과의 두해살이풀로 키는 10~50cm이다. 줄기는 곧게 서며 전체에 털이 없고 끝에서 가지가 많이 갈라진다. 뿌리잎은 땅 위로 퍼지고 10cm까지 자란다. 줄기잎은 어긋나고 피침 모양이며 위로 올라갈수록 작아져 잎자루가 없어지면서 줄기를 반 정도 감싼다. 꽃은 3월에 흰색의 십자화가 총상꽃차례를 이루며 많이 달린다. 열매는 편평한 거꿀삼각형이며 20~25개의 종자가 들어 있다. 땅속에 원뿌리가 자라며, 맛이 달다. 뿌리가 달린 전초를 제채라고 하며 약용한다.

🌱 채취 및 건조

냉이는 늦가을에 싹을 틔워 겨우내 조금씩 자라다가 봄이 되면 빠르게 성장한다. 3월부터 꽃을 피우고 4월이면 씨앗이 영글어 떨어진다. 씨앗이 맺히면 약의 기운이 씨앗으로 가기 때문에 약효가 좋은 제채를 채취하는 적기는 겨울이나 이른 봄이다.

366

채취한 것에서 불순물을 제거하고 햇볕에 말려서 사용한다.

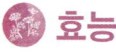 **효능**

　제채는 눈에 좋은 음식이자 약초이다. 들에서 흔히 볼 수 있는 약초라서 그 효능을 모르는 사람은 잡초로 취급하기 십상이다. 일반적으로 춘곤증을 없애는 음식으로 알려져 있지만 눈을 밝게 하는 효능이 매우 뛰어나다. 비타민 A를 많이 함유하고 있어 간을 튼튼하게 하고 눈을 밝게 하며 안구충혈을 개선한다. 그래서 제채를 자주 섭취하면 눈병에 잘 걸리지 않고 눈이 밝아진다. 《동의보감》에서도 '제채는 눈이 아픈 것, 눈이 갑자기 안 보이는 것, 눈에 막이 끼는 것을 치료한다.'라고 하였다. 또한 '제채는 혈액을 간으로 보내주어 눈이 밝아지게 한다.'는 구절도 있다. 이처럼 제채는 간을 보하여 시력을 강화하는 귀중한 약초이다. 춘곤증을 달래는 음식으로 사용되는 이유도 제채가 간을 보하는 작용을 하기 때문이다.

　제채는 눈이 충혈되었을 때 점안약(點眼藥) 대용으로 쓸 수 있다. 신선한 제채를 짓찧어서 고운 천으로 걸러내고 이것을 충혈된 눈에 넣으면 즉효를 볼 수 있다. 《동의보감》에서도 '갑자기 눈이 충혈되고 아플 때 뿌리의 즙액을 점안한다.'라고 하였다. 제채자(薺菜子, 냉이의 씨) 또한 눈을 밝게 하는 효능이 있다. 《동의보감》에 '제채자는 오장(五臟)의 부족한 기(氣)를 보하고 풍독(風毒)과 사기(邪氣)를 없애며, 청맹

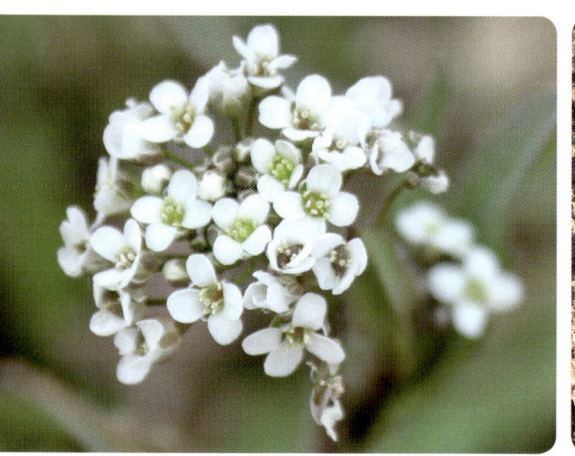

▲ 냉이 _ 꽃

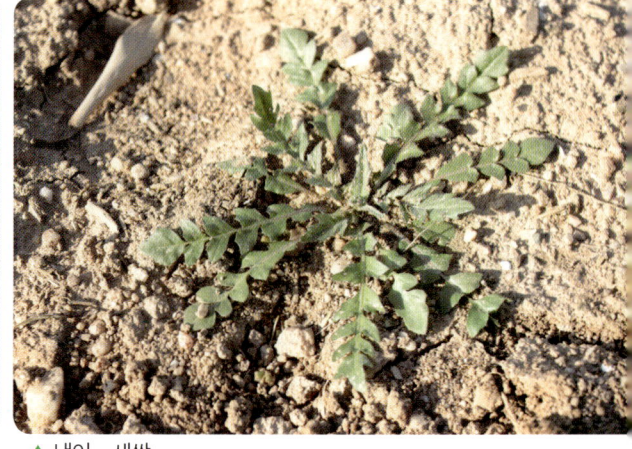

▲ 냉이 _ 새싹

제채(냉이)　**367**

(靑盲)과 눈이 아파서 사물을 보지 못하는 것을
치료하고, 눈에 낀 막을 없애 눈을 밝게 한다.
오랫동안 먹으면 사물이 선명하게 보인다.'라고
하였다.

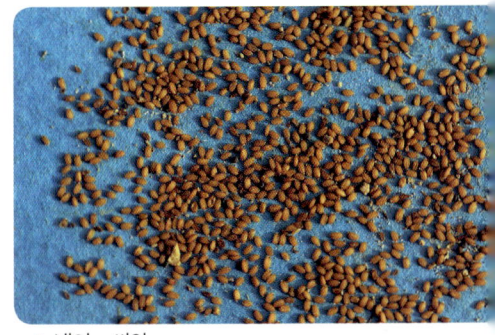
▲ 냉이 _ 씨앗

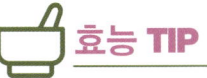 효능 TIP

제채의 효능을 이해하는 데 참고해야 할 사항
은 세 가지이다.

첫째, 제채는 십자화과 식물이다. 4개의 꽃받
침조각과 4개의 꽃잎이 십자 모양을 이루기 때
문에 십자화과라고 하는데 겨자, 순무, 배추, 꽃
양배추, 녹색양배추, 케일, 브로콜리 등이 이에
속한다. 최근 십자화과 식물이 암치료에 좋은
영향을 미친다는 연구 결과가 속속 발표되면서
암환자들의 관심을 끌고 있다. 한의학적으로 볼
때 오장(五臟)의 기능이 온전하지 못할 때 암이
생기는데,《동의보감》에서 제채에 대하여 '속을
화평하게 하며, 오장을 잘 소통시킨다.'고 언급
한 것을 보면 제채를 비롯하여 대부분의 십자
화과 식물이 이러한 효능을 지닌 것으로 보인
다. 즉 간뿐만 아니라 몸 전체를 보하는 효능이
있는 것이다.

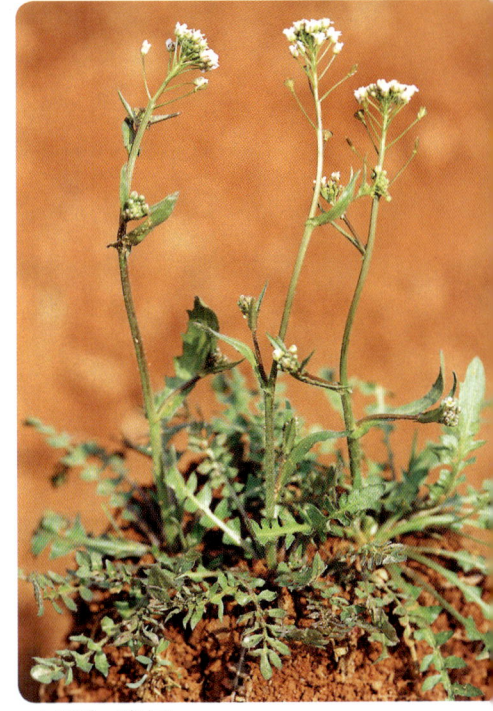
▲ 냉이 _ 지상부

둘째, 제채의 맛은 달다. 단맛은 몸에 영양분을 보충하는 맛이다. 제채는 특히 간
에 영양분을 공급하여 시력을 강화하는 효능을 발휘한다.

셋째, 제채는 간에 작용한다. 제채의 주된 효능이 간의 기능을 강화하여 눈을 보
하는 것이기 때문에 간에 작용하는 약초로 분류되어 있다.

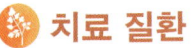 치료 질환

안구충혈, 시력저하, 백내장, 녹내장

용량 및 용법

- 제채의 1회 복용량은 건조된 것으로 12~24g이다. 달여서 복용해도 되고, 가루나 환을 만들어 복용해도 된다.
- 눈병이 있는 사람은 제채로 국을 끓여 매끼 먹는다.
- 눈이 충혈되고 안구에 까칠까칠한 느낌이 있으며 통증이 생겼을 때는 제채의 뿌리를 짓찧어 낸 즙을 눈에 넣는다.
- 익상편(翼狀片, 결막의 퇴행성 변화로 보통 눈의 안쪽 결막으로부터 시작해 혈관이 풍부한 섬유조직이 결막과 각막의 경계 부위를 넘어 각막의 중심부를 향해 삼각형 모양으로 자라나는 질환)을 치료하는 방법은 다음과 같다. 제채 적당량을 가루 내어 매일 밤 자기 전에 눈을 깨끗이 씻은 후 쌀알 반만큼 양쪽 눈꼬리에 넣는다. 넣을 때 통증이 있으나 염려하지 않아도 된다.

〈혼동하기 쉬운 약초 비교〉

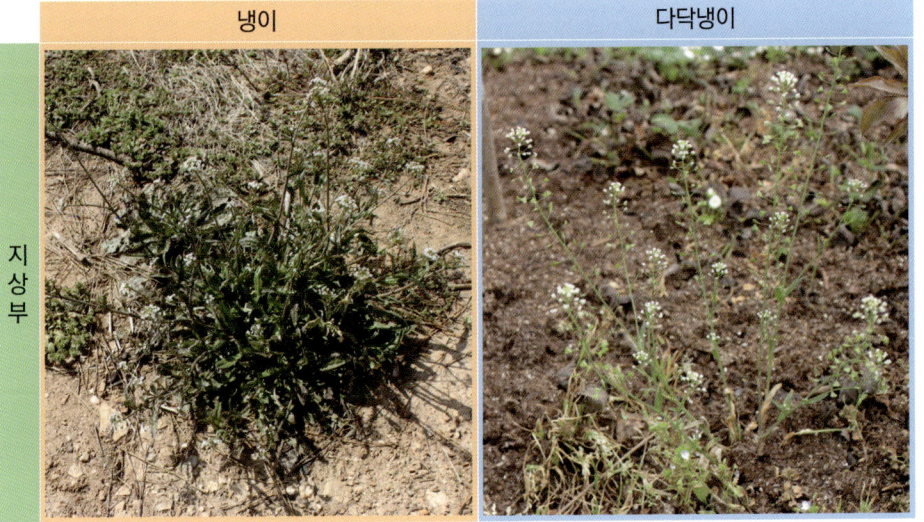

| 지상부 | 냉이 | 다닥냉이 |

제채(냉이) **369**

하고초(꿀풀)

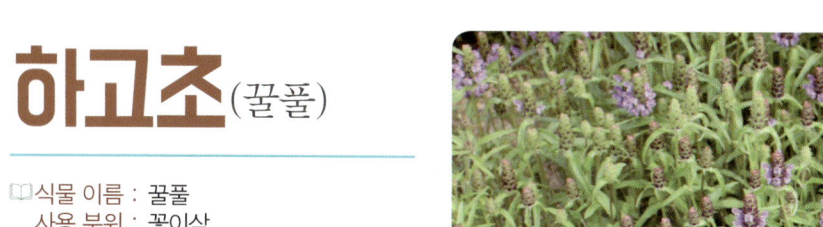

📖 식물 이름 : 꿀풀
　사용 부위 : 꽃이삭
　약재 이름 : 하고초(夏枯草)
　작용 부위 : 주로 간과 담에 작용한다.
　맛과 성질 : 맛은 쓰면서 맵고 성질은 차
　　　　　　 갑다.

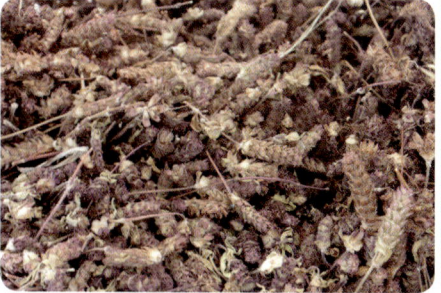

▲ 하고초 _ 약재

▲ 꿀풀 _ 지상부

🌼 생김새

　꿀풀은 꿀풀과의 숙근성 여러해살이풀로 키는 20~30cm이다. 줄기는 네모지며 모여나고 가지가 갈라진다. 줄기 전체에 짧은 흰색 털이 나 있다. 잎은 마주나고 길이 2~5cm에 타원상 피침 모양이다. 꽃은 5~7월에 줄기 끝의 수상꽃차례에 보라색으로 달리며, 앞으로 나온 꽃잎은 입술 모양이다. 꽃의 길이는 1.5~2cm이다. 열매는 7~8월에 황갈색으로 성숙하고 꼬투리는 마른 채 가을까지 남아 있다. 잔뿌리가 사방으로 뻗는다. 꽃이 진 뒤 원줄기에서 가지가 나와 옆으로 뻗으며 번식한다. 어린잎은 식용하고 꽃을 포함한 줄기와 잎은 약용한다.

🌱 채취 및 건조

　하고초는 여름철에 꽃이삭이 반쯤 말랐을 때 채취하여 햇볕에 말린다. 5~7월에 꽃이 피고 6월부터 꽃대가 마르기 시작하므로 이 시기에 채취하여 약용한다.

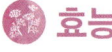 **효능**

꿀풀은 어릴 적 시골 들판에서 흔하게 볼 수 있었던 야생화였고, 꽃 속에 있는 꿀은 달콤한 맛을 좋아하는 아이들의 입을 즐겁게 만들기에 충분했다. 그런데 아쉽게도 하지(夏至)가 되면 말라 죽기 때문에 하고초(夏枯草)라는 이름을 갖게 되었다.

하고초는 눈이 충혈되고 아프면서 눈물이 나고 햇빛을 볼 수 없는 증상에 사용한다. 특히 스트레스가 원인이 되어 이와 같은 증상이 생겼을 때 적합하다. 스트레스의 영향을 가장 많이 받는 곳은 간(肝)이다. 지속적인 스트레스는 몸에 열을 발생시키고, 그 결과로 눈이 충혈되고 혈압이 높아지며 갑상샘이나 림프샘에 염증이 생기기도 한다. 이러한 현상을 한의학에서는 간화(肝火)라고 하는데, 하고초는 간화를 내려준다.

하고초는 혈압을 낮추는 효능이 있다. 단순히 혈압의 수치만 떨어뜨리는 것이 아니라 고혈압에 수반되는 여러 증세들도 경감시킨다. 단, 동맥경화로 인한 고혈압보다 스트레스로 인한 고혈압에 효과가 좋다.

또한 하고초는 갑상샘종, 갑상샘항진증에 효과가 있다. 이러한 질환이 있으면 속열이 많아져서 열로 인한 증상이 다양하게 나타나는데, 원인은 스트레스인 경우가 많다. 하고초는 열을 내려주고 뭉친 것을 풀어주는 효능이 있어 갑상샘종과 갑상샘

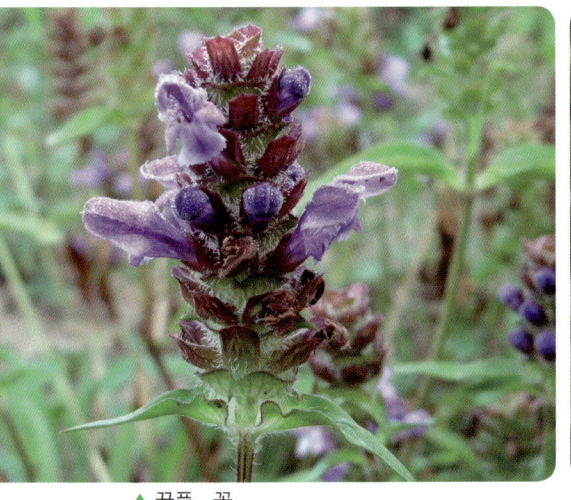

▲ 꿀풀_꽃

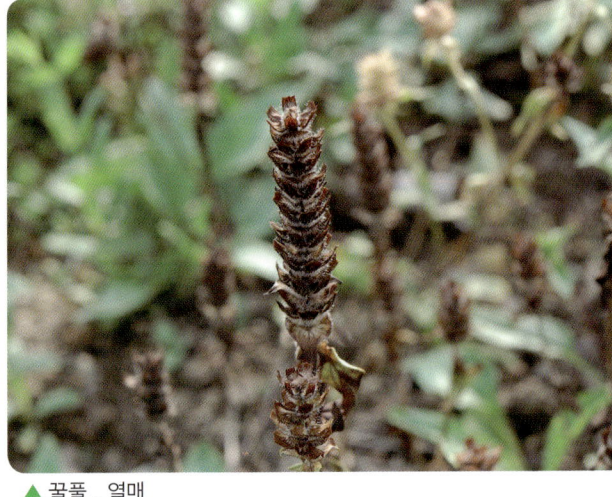

▲ 꿀풀_열매

하고초(꿀풀)　**371**

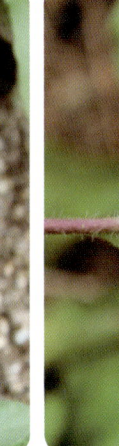
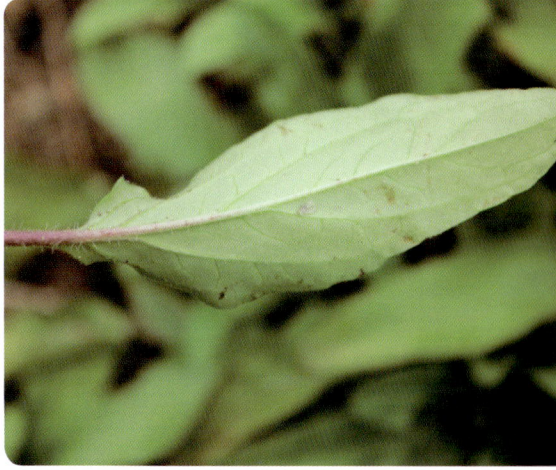

▲ 꿀풀 _ 잎(앞면)   ▲ 꿀풀 _ 잎(뒷면)

항진증에 좋은 효과를 나타낸다.

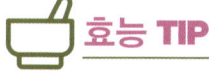 **효능 TIP**

하고초의 효능을 이해하는 데 참고해야 할 사항은 세 가지이다.

첫째, 하고초는 꿀풀과에 속하는 식물이며, 맛은 맵고 쓰다. 꿀풀과 식물의 공통점은 향기가 있다는 것이고, 향기를 맛으로 표현하면 매운맛이다. 꿀풀과에 속하는 박하, 차즈기, 배초향도 향기가 나고 매운맛이 있다. 매운맛은 막힌 것을 풀어주는 효능이 있어 대체로 기가 막힌 증상, 즉 스트레스를 풀어준다. 또한 하고초의 쓴맛과 차가운 성질은 열을 내려주는 작용을 한다.

둘째, 하고초는 가벼운 약초이다. 한의학적으로 가벼운 약초는 인체의 상부에 작용하는 특성이 있다. 특히 매운맛이 더해지면 더욱 그렇다. 하고초가 눈에 작용하고 갑상샘종을 치료하며 혈압을 내리는 것은 이러한 특성과 관련이 있다.

셋째, 하고초는 간에 작용한다. 한의학적으로 간은 눈과 밀접한 연관이 있어 간의 기능이 저하되면 눈에 증상이 나타난다. 따라서 눈의 증상을 치료하기 위해서는 간을 살펴야 한다. 하고초는 간에 작용하여 안구충혈과 안구통증을 개선한다.

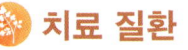 **치료 질환**

안구충혈, 안구통증, 고혈압, 갑상샘종, 갑상샘항진증, 결핵 목림프샘염

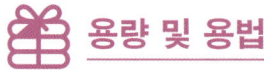 **용량 및 용법**

- 하고초의 1회 복용량은 건조된 것으로 12~20g이다. 달여서 복용해도 되고, 가루나 환을 만들어 복용해도 된다.
- 눈이 아프고 눈물이 멎지 않으며 눈이 부셔서 빛을 꺼리는 증상이 있을 때는 하고초 20g, 향부자 40g을 가루 내어 1회에 4g씩 복용한다.
- 고혈압에는 신선한 하고초 120g과 꿀 40g에 끓는 물을 붓고 천천히 식혀서 복용한다.
- 결핵 목림프샘염에는 하고초 20g, 감초 4g을 1회 분량으로 달여서 하루 2~3회 복용한다.

약초 이야기

늙은 어머니와 아들이 살고 있었다. 노모는 나력(瘰癧, 목이나 귀에 멍울이 생기는 병)에 걸렸는데, 어느 날 지나가던 의원이 노모를 보고 자색 꽃이 핀 약초를 따다가 달여 먹였다. 그러자 노모의 병이 감쪽같이 나았다. 노모와 아들은 감사하는 마음으로 의원을 정성껏 모셨다. 떠날 때가 되자 의원은 그동안의 대접에 감사한다는 의미로 노모의 병을 치료한 꽃을 아들에게 보여주며 말했다. "이것은 나력을 치료하는 데 좋은 약인데, 가을바람이 불기 시작하면 말라버립니다." 의원이 떠나고 두 달이 지나 여름이 끝나갈 무렵에 마을 어느 벼슬아치의 모친이 나력에 걸렸다는 소문이 돌았다. 아들은 그 소문을 듣고 자신이 나력을 치료하는 꽃을 알고 있다며 관아에 찾아갔다. 그리고 아들은 산에 올라가서 약초를 찾아보았지만 어디에도 없었다. 결국 아들은 벼슬아치를 속였다는 이유로 곤장 50대를 맞았다. 다음 해 의원이 아들의 집을 다시 방문했다. 아들이 그동안의

하고초(꿀풀) **373**

일을 얘기하자 의원이 말했다. "그 꽃은 여름이 지나면 금세 말라 시들어버린다고 주의를 드리지 않았습니까." 아들은 그제야 기억이 났다. 그리고 다시는 잊지 않도록 여름[夏]이 지나면 말라[枯]버린다 하여 하고초(夏枯草)라고 이름을 지었다.

〈혼동하기 쉬운 약초 비교〉

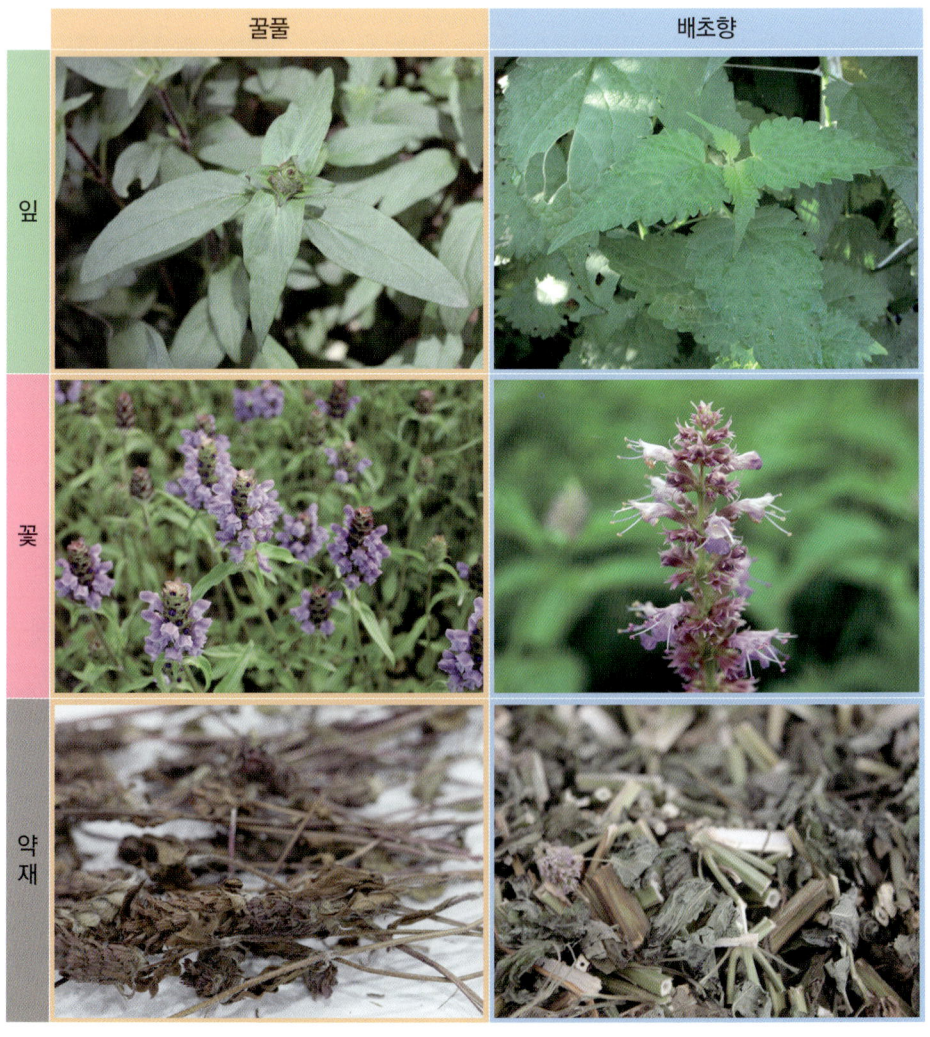

	꿀풀	배초향
잎		
꽃		
약재		

15

비염과 축농증을
치료하는 약초

신이 (목련)

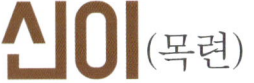

📖 **식물 이름** : 목련
　사용 부위 : 꽃봉오리
　약재 이름 : 신이(辛夷)
　작용 부위 : 주로 폐와 위에 작용한다.
　맛과 성질 : 맛은 맵고 약간 쓰다. 성질은
　　　　　　　따뜻하다.

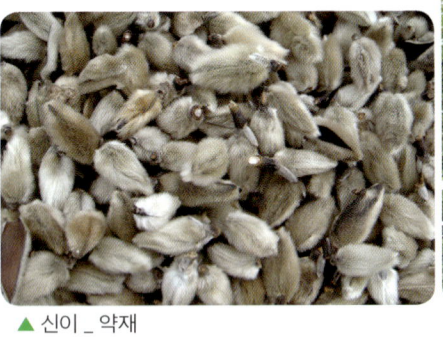

▲ 신이 _ 약재

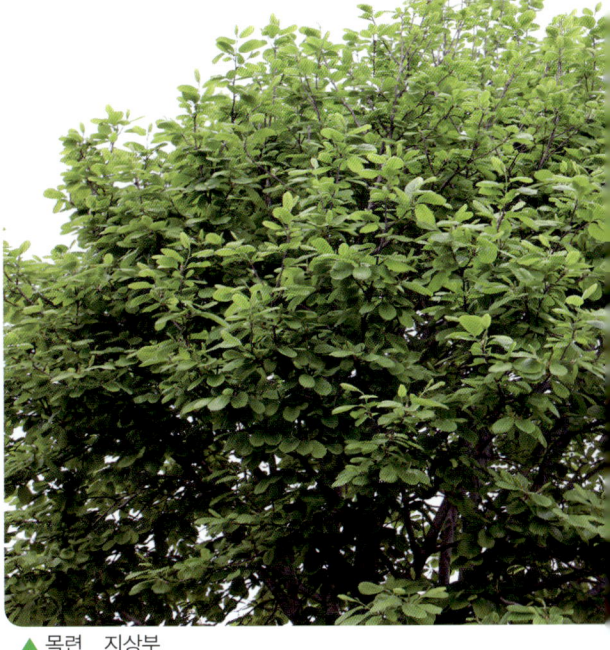

▲ 목련 _ 지상부

🔵 생김새

　목련은 목련과의 낙엽활엽교목으로 키는 10m, 줄기는 지름 1m까지 자란다. 나무껍질은 짙은 갈색이며 가지가 굵고 많이 갈라진다. 잎은 길이 5~15cm, 너비 3~6cm에 넓은 달걀 모양 또는 거꿀달걀 모양이며 끝이 급격하게 뾰족해진다. 꽃은 양성화로 3~4월 잎이 나오기 전에 피며 지름은 10cm 정도이다. 꽃잎은 6개(백목련은 9개)이고 기부는 연한 붉은색이며 향기가 강하다. 꽃봉오리를 신이라 하며 약재로 쓴다. 열매는 9월에 골돌과로 맺는데, 원통형이며 길이가 5~7cm이다. 종자는 길이 1.2~1.3cm에 타원형이며 겉은 붉은색을 띤다.

🟢 채취 및 건조

　목련의 꽃은 봄의 전령이지만 약으로 사용하는 꽃봉오리는 봄이 오는 소식을 전하지 못한다. 꽃봉오리가 터져서 꽃잎이 조금이라도 나오면 약효가 떨어지기 때문에 이른 봄 꽃봉오리가 벌어지기 전에 따서 자루를 잘라버리고 그늘에서 말려 사용해야 한다.

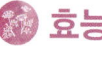 **효능**

신이는 감기로 인한 두통과 코막힘, 콧물에 사용하는 중요한 약재이다. 환절기나 겨울철에 코감기를 달고 사는 사람에게 적합하며, 증상이 심해져 냄새를 맡지 못하는 경우에도 사용한다. 단, 신이를 단독으로 사용하는 경우는 드물며, 체열(體熱)이나 증상을 따져서 다른 약초와 함께 사용해야 효과적이다.

신이는 비염과 축농증에 자주 사용된다. 《동의보감》에서도 '코가 막힌 것과 콧물이 흐르는 것을 치료한다.'라고 하였는데, 당시에도 비염이 있었다는 것을 의미한다. 또한 코가 막혔을 때의 치료법으로 신이를 가루 내어 파뿌리 달인 물로 복용하는 방법과 신이 가루를 솜에 싸서 콧구멍을 막는 방법을 제시하고 있다. 신이가 비염을 완치시키는 것은 아니다. 몸이 냉(冷)한 것이 원인이라면 인삼이나 계피 등과 함께 사용하는 것이 좋고, 잘못된 식생활이 원인이라면 반드시 식생활을 개선하면서 신이를 사용해야 비염을 완치할 수 있다.

신이는 통증을 멎게 하는 효능이 있어 두통과 치통에 사용한다. 단, 두통에 단독

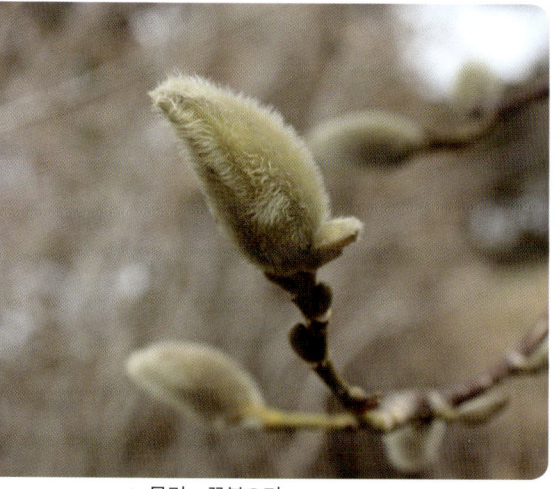

▲ 목련 _ 꽃봉오리

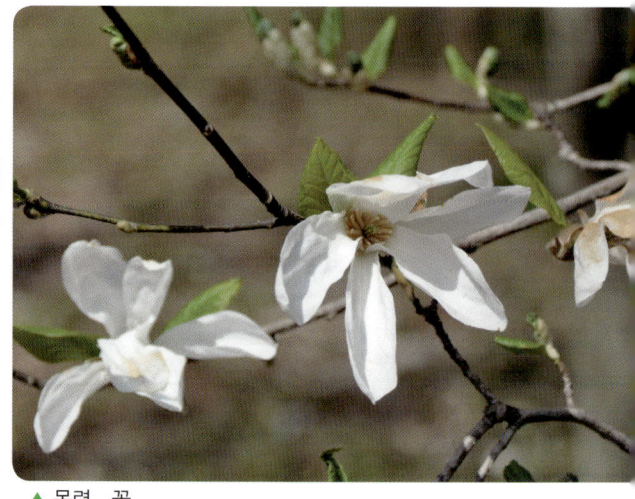

▲ 목련 _ 꽃

신이(목련) **377**

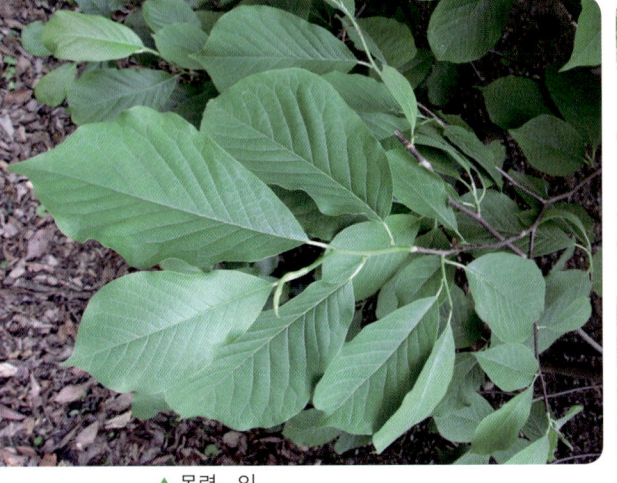

▲ 목련 _ 잎   ▲ 목련 _ 나무껍질

으로 사용하면 효과가 떨어지므로 백지, 고본, 만형자 같은 약초와 병용해야 한다. 충치로 인한 치통에는 신이를 가루 내어 입에 넣고 씹으면 통증이 멈춘다.

또한 신이는 고혈압을 치료하는 효능이 있다. 나이가 들어서 생긴 고혈압의 해결책은 평생 처방약을 복용하는 것이라고 하지만, 식생활을 개선하면서 혈압을 낮추는 약초를 사용한다면 약을 먹지 않아도 고혈압은 자연히 치유된다.

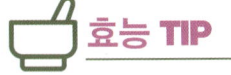 ## 효능 TIP

신이의 효능을 이해하는 데 참고해야 할 사항은 세 가지이다.

첫째, 신이의 생태(生態)를 참고해야 한다. 이른 봄 목련 꽃봉오리는 어미새가 물어온 지렁이를 받아먹기 위해 주둥이를 치켜드는 새끼새처럼 쫑긋쫑긋 하늘을 향하고 있다. 불이 타는 것처럼 위를 향해 자라는 식물의 공통점은 맛이 맵고 기운을 퍼뜨리는 성질을 지닌다는 것이다. 고서(古書)에서도 '신이는 나뭇가지 끝에서 위로 솟구치면서 자라고 맛도 매우며 기(氣)를 흩어뜨리기에 뇌와 콧속의 풍한(風寒)을 흩을 수 있는 것이다.'라고 하였다.

둘째, 신이는 매운맛이 강하고 따뜻한 성질을 지닌 약재이다. 신(辛)은 향기에 매운맛이 있다는 뜻이고, 이(夷)는 없앤다[減]는 뜻으로, 본래는 얼굴의 기미를 없애는 효능이 좋아서 붙여진 이름이다. 그러나 실제로 매운 향기와 따뜻한 성질은 코막힘과 콧물을 없애는 효능으로 나타난다.

셋째, 신이는 폐와 위에 작용한다. 신이를 물에 띄우면 가벼워서 동동 뜬다. 가벼운 약초는 몸속 깊숙한 곳으로 작용하지 못하며, 인체의 상부(上部)에 그 효능을 나타낸다. 특히 신이처럼 향기가 있는 것은 더욱 그렇다. 그래서 신이는 폐에 작용하여 콧물, 코막힘, 두통을 없애는 효능을 발휘한다. 위에 작용한다는 것은 위의 경락이 치아와 연결되어 있기 때문인데, 이것은 치통을 멈추게 하는 효능과 관련이 있다.

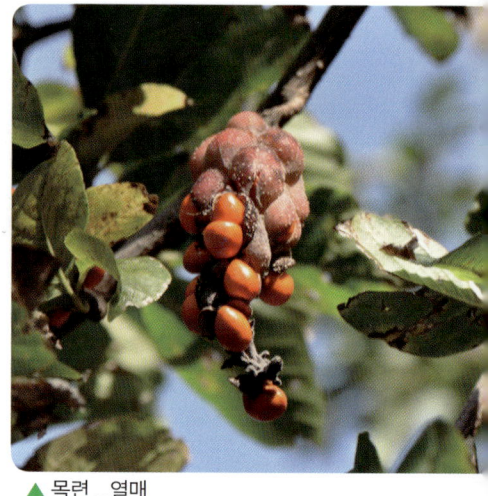
▲ 목련 _ 열매

🌿 약초의 효능 더하기

꽃봉오리는 여러 겹의 포(苞)로 싸여 있다. 이것을 벗기면 암술과 수술이 나오는데, 이것을 가루 내어 사용한다. 포편(苞片)을 벗기지 않고 사용하면 효과가 떨어진다. 달이거나 환을 만들어 먹는다.

🌾 치료 질환

코감기, 비염, 축농증, 고혈압, 두통, 치통

🎁 용량 및 용법

- 신이의 1회 복용량은 건조된 것으로 4~12g이다. 달여서 복용해도 되고, 가루나 환을 만들어 복용해도 된다.
- 백목련보다 방향성이 있는 자목련의 꽃봉오리가 더 좋다.
- 급성비염에는 신이 8g, 박하 4g, 금은화 32g을 달여 복용한다.

신이(목련) **379**

- 신경성 고혈압에는 두충 20g, 신이 20g, 조구등 20g, 천마 4g, 국화 12g을 달여 복용하면 좋은 효과를 얻는다.

🌿 약초 이야기

명나라 때 한 거인(擧人, 진사와 유사한 칭호)이 심한 콧병에 걸렸다. 코가 막히고 콧물이 많이 나며, 출혈이 있고 코에서 악취가 났다. 여러 의원을 찾아다녔지만 증세가 나아지지 않았다. 거인은 명의를 찾아 떠돌아다니다가 동쪽 변방의 소수민족이 사는 촌락에 이르렀다. 그는 그곳의 의원에게 진료를 받았는데 의원은 옥란화(玉蘭花) 꽃봉오리 말린 것을 약으로 처방하였다. 보름 동안 그 약을 복용하자 놀랍게도 콧병이 완전히 나았다. 거인은 고향으로 돌아와서 자신과 비슷한 증세가 있는 환자들에게 이 약을 알려 낫게 해주었다. 거인이 약의 이름을 묻지 않고 돌아왔기에 당시 연도인 신해년(辛亥年)의 '신(辛)'과 오랑캐 '이(夷)'를 합쳐 '신이(辛夷)'라고 불렀다.

〈목련 비교〉

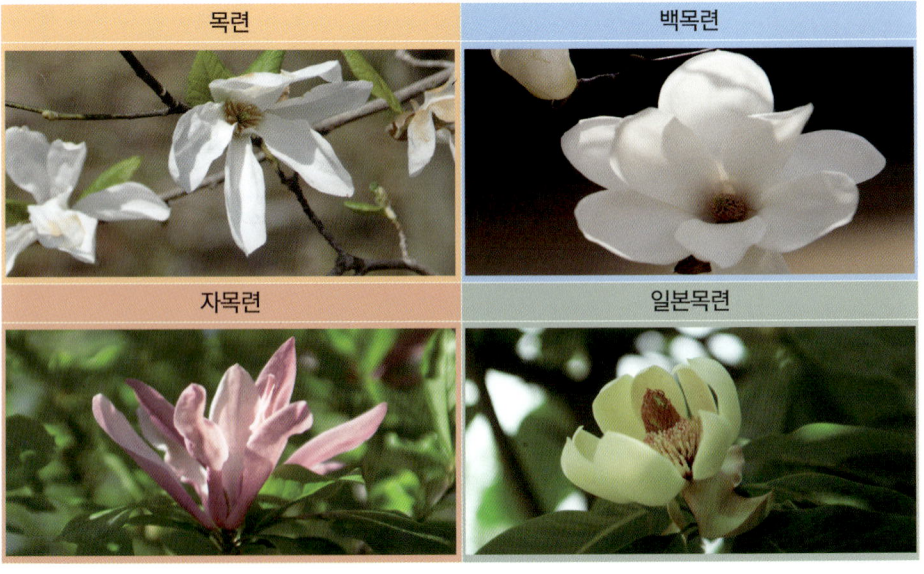

창이자(도꼬마리)

📖 식물 이름 : 도꼬마리
　사용 부위 : 잘 익은 열매
　약재 이름 : 창이자(蒼耳子)
　작용 부위 : 주로 폐에 작용한다.
　맛과 성질 : 맛은 쓰고 약간 맵다. 성질은
　　　　　　　따뜻하고 독이 약간 있다.

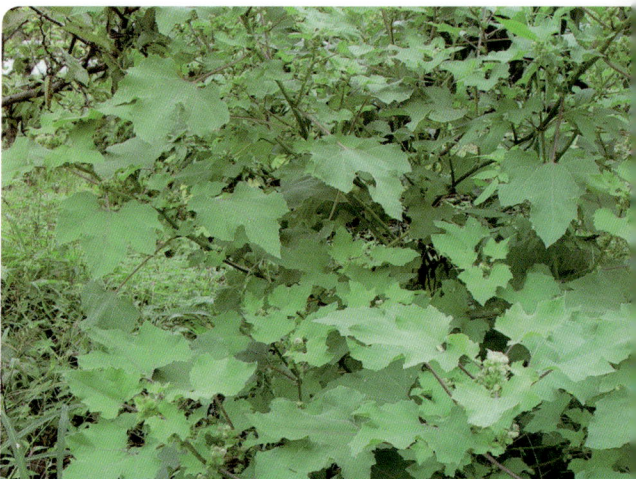

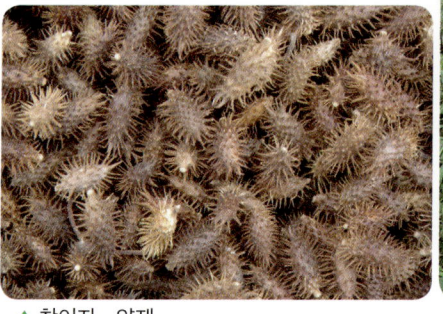

 ▲ 창이자 _ 약재

 ▲ 도꼬마리 _ 지상부

🪙 생김새

　도꼬마리는 국화과의 한해살이풀로 키는 1m 정도이다. 줄기는 연한 녹색이고 털이 많이 나 있다. 잎은 어긋나고, 길이 5~15cm에 넓은 삼각형이며 3개로 갈라진다. 잎 가장자리에는 결각상의 톱니가 있고 큰 맥 3개가 뚜렷하게 나타난다. 꽃은 8~9월에 원줄기 끝과 가지 끝에 노란색으로 핀다. 수꽃의 꽃차례는 끝에 둥글게 달리고, 암꽃의 꽃차례는 밑부분에 달리며 2개의 갈고리 같은 돌기가 있다. 이 돌기에 2개의 수과로 열매가 맺힌다. 이 열매를 말린 것을 창이자라고 하며 약용한다.

🌱 채취 및 건조

　열매를 사용하는 약초는 열매가 완전히 익었을 때 채취해야 한다. 이는 약용식물이 지니고 있는 약의 기운이 열매에 집중되어야 하기 때문이다. 창이자는 가을이 되어 열매가 익었을 때 따서 햇볕에 말린다. 불순물을 골라내고 가시를 제거한 후 체

창이자(도꼬마리)　**381**

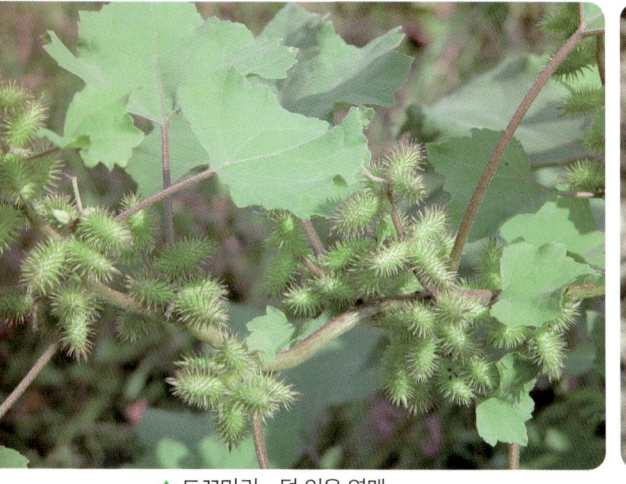

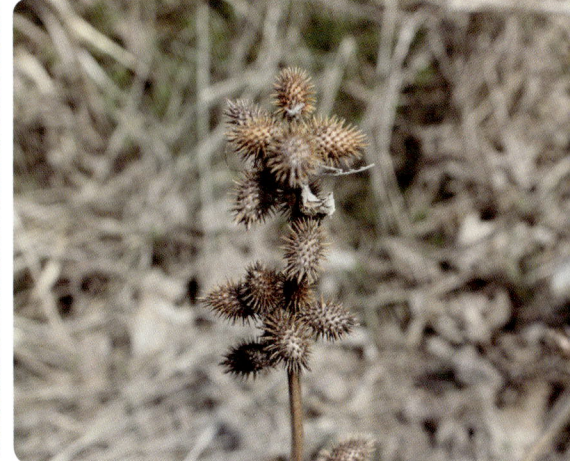

▲ 도꼬마리 _ 덜 익은 열매　　　　▲ 도꼬마리 _ 익은 열매

로 쳐서 부스러기를 제거하고 황색이 되도록 약간 볶은 다음 꺼내어 식힌다.

 효능

　색깔이 푸르고[蒼] 열매가 쥐의 귀[耳]와 비슷하게 생겼다고 해서 창이자(蒼耳子)라는 이름이 붙여졌다. 어린 시절 풀밭에서 놀다가 집에 돌아오면 바지에 창이자가 달라붙어 있었던 기억이 난다. 창이자에 작은 가시가 돋아 있기 때문인데, 옛날 사람들은 양대귀(羊帶歸, 양털에 붙어오는 것)라고도 하였다.

　창이자의 쓰임새는 대략 다섯 가지이다. 먼저 창이자는 신경통과 근육통을 완화한다. 고서(古書)에서는 '풍습(風濕)으로 온몸이 저리는 것, 팔다리가 뒤틀리는 것, 독(毒)이 골수에 든 것을 치료한다.'고 하였다. 단, 이러한 증상에 효과적인 약초가 많아서 창이자의 활용도는 다소 떨어진다.

　둘째, 창이자는 눈을 밝게 하는 효능이 있는데, 기록에 의하면 '간열(肝熱)로 인해 눈이 어두워 잘 보이지 않을 때 사용한다.'고 하였다. 간열이라는 용어가 일반인에게 조금 어려운데, 과음이나 스트레스, 또는 과식 등으로 인해 간에 염증이 생겼다는 의미, 또는 간기능이 이상 항진(亢進)되었다는 의미로 이해하면 좋겠다. 간과 눈은 밀접한 관련이 있어 간열이 있으면 시력이 나빠지기 마련인데, 창이자는 간열을

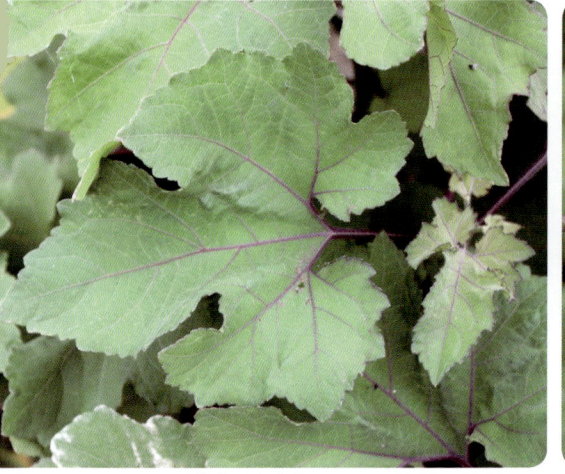

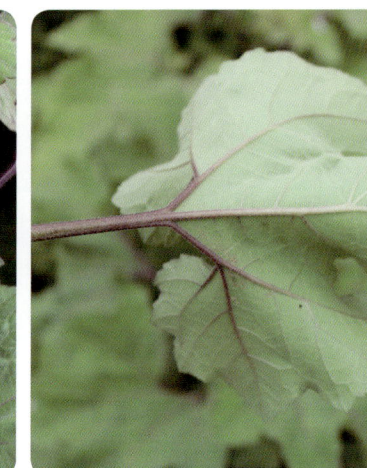

▲ 도꼬마리 _ 잎(앞면)　　　　　　▲ 도꼬마리 _ 잎(뒷면)

조절하여 눈을 밝게 한다.

셋째, 창이자는 급·만성 비염에 사용하며, 특히 콧물이 주증상일 때 효과적이다. 실제로 창이자가 가장 많이 활용되는 질환은 비염이며, 증상이 심해져서 축농증이 되었을 때도 창이자를 사용하면 좋은 효과를 얻을 수 있다.

넷째, 창이자는 습진으로 가려움증이 있을 때 사용한다. 달여서 복용해도 좋고, 생즙을 내거나 말린 것을 가루 내어 목욕물에 타는 것도 좋다.

다섯째, 창이자는 술을 끊게 하는 효능이 있다. 창이자를 가루 내어 하루에 한두 번, 한 번에 1숟가락 정도 복용하면 술맛이 없어진다고 한다.

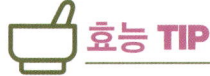 **효능 TIP**

창이자의 효능을 이해하는 데 참고해야 할 사항은 세 가지이다.

첫째, 창이자는 가벼운 열매이다. 열매는 보통 영양분이 많고 씨앗이 들어 있기 때문에 무겁다. 그리고 무거운 열매의 약효는 보통 인체의 깊숙한 곳에 작용한다. 그런데 창이자는 열매이면서도 가볍기 때문에 약효가 몸속으로 작용하지 못하고 인체의 상부나 몸 밖에 작용한다. 그래서 비염, 근육통, 피부 가려움증에 사용된다.

창이자(도꼬마리)　**383**

둘째, 창이자는 가시가 많다. 가시는 털과 비슷한 성질을 지니고 있다. 봄에 나오는 새싹이나 봄나물에는 대부분 잔털이 있는데, 식물의 털은 성장하는 과정에서 나오고, 그 힘은 밖으로 발산하는 데 있다. 창이자의 가시도 식물의 털과 유사한 효능이 있어 뭔가를 몸 밖으로 빼주는 작용을 한다. 그래서 비염, 근육통, 가려움증에 사용하는 것이다. 간열을 빼주고 눈을 밝게 하는 것도 이와 연관이 있다.

셋째, 창이자의 맛은 쓰면서 맵다. 매운맛은 밖으로 퍼뜨리는 맛이며, 쓴맛은 열과 염증을 가라앉히는 맛이다. 창이자는 가벼우면서 가시가 있기 때문에 매운맛과 쓴맛은 인체의 상부나 피부에 작용하여 그 효능을 발휘한다.

 치료 질환

신경통, 근육통, 비염, 축농증, 습진, 알코올 중독

용량 및 용법

- 창이자의 1회 복용량은 건조된 것으로 4~12g이다. 달여서 복용해도 되고, 가루나 환을 만들어 복용해도 된다.
- 가시를 제거하고 볶아서 사용하면 달일 때 약성분이 쉽게 용출(溶出)되고, 약의 독성도 줄어든다.
- 약간의 독이 있어 다량 복용하는 것과 장기간 복용하는 것은 해롭다.
- 근육통과 관절통에는 방풍, 강활, 독활 등과 함께 사용한다.
- 알레르기성 비염에는 자초, 한련초, 목단피와 함께 사용한다.
- 비염으로 콧물이 심하게 나오는 경우에는 백지 40g, 신이 20g, 창이자(볶은 것) 10g, 박하 4g을 가루 내어 파와 차를 우린 물에 8g씩 타서 식후에 먹는다.

어성초(약모밀)

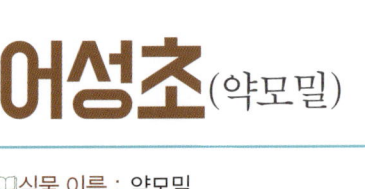

📖 **식물 이름** : 약모밀
　사용 부위 : 지상부
　약재 이름 : 어성초(魚腥草)
　작용 부위 : 주로 폐와 신장에 작용한다.
　맛과 성질 : 맛은 맵고 성질은 약간 차갑다.

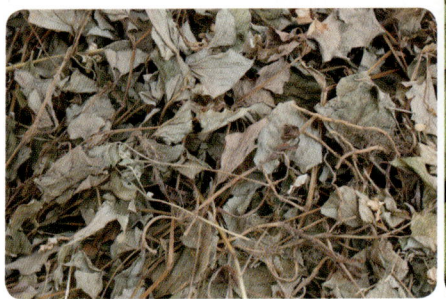

▲ 어성초 _ 약재

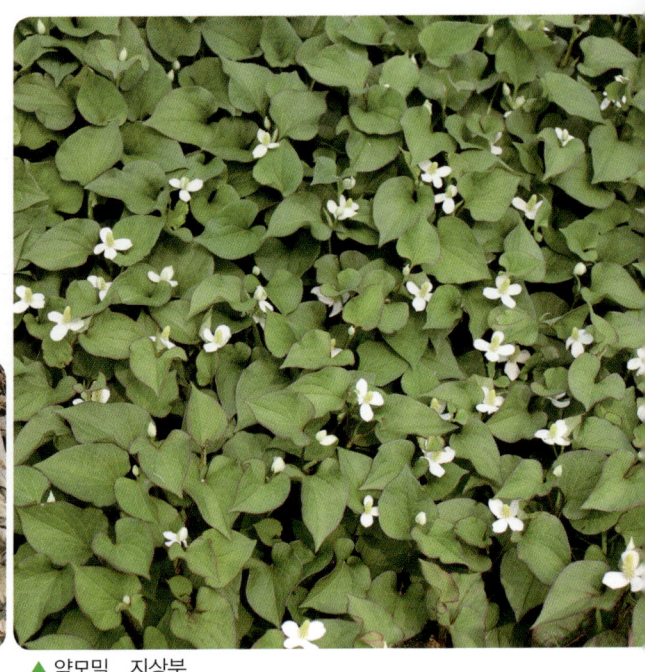

▲ 약모밀 _ 지상부

🌿 생김새

　약모밀은 삼백초과의 숙근성 여러해살이풀로 키는 20~50cm이다. 줄기가 곧게 자라고 갈라진 가지에 털이 있으며 몇 개의 세로줄이 나 있다. 잎은 서로 어긋나고 잎자루가 길며, 달걀상 심장 모양으로 길이는 3~8cm, 너비는 3~6cm이다. 잎끝이 뾰족하며 뚜렷한 5개의 잎맥을 가지고 있고 가장자리에는 톱니가 없다. 꽃은 5~6월에 원줄기 끝에서 짧은 꽃대가 나와 그 끝에 1~3cm의 이삭꽃차례가 발달하며 흰색으로 핀다. 열매는 삭과로 3개가 열리는데, 암술대 사이에서 갈라져 갈색 종자가 나온다. 뿌리는 흰색이고 연하며 옆으로 길게 뻗는다.

🌱 채취 및 건조

　지상부 전체를 사용하는 약초는 잎이 최대로 성장하고 꽃대가 올라왔을 때 채취하는 것이 좋다. 약모밀의 꽃은 5~6월에 피기 때문에 이 무렵 꽃대가 많을 때 채취

어성초(약모밀) **385**

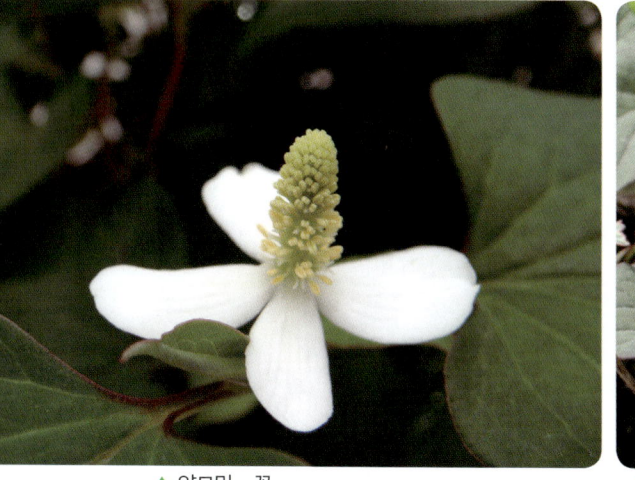
▲ 약모밀 _ 꽃

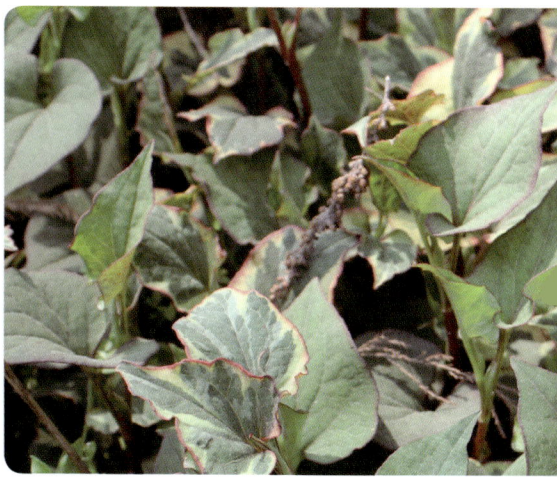
▲ 약모밀 _ 열매

하여 햇볕에 말려서 사용한다.

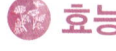 **효능**

어성초의 '성(腥)'은 비리다는 뜻으로, 잎을 비비면 생선 비린내가 난다고 하여 어성초(魚腥草)라는 이름이 붙여졌다. 어성초는 가벼운 염증성 질환에서부터 항생제로도 잘 치료되지 않는 화농성(化膿性) 질환에 이르기까지 광범위하게 사용한다. 특히 폐렴이나 기관지염이 있을 때, 상태가 악화되어 폐에 농양이 생겼을 때 효과적이다. 그 밖에 비염이나 축농증에도 사용하며, 한의학적으로 폐는 피부와 연관이 있으므로 여드름 같은 피부의 화농성 질환에도 효과적이다.

어성초는 생식기에 생긴 화농성 질환에도 사용한다. 요도나 방광에 염증이 생겨 소변을 자주 보고 배뇨통이 있을 때, 또는 임질(淋疾)이나 생식기 주변에 염증성 질환이 있을 때 응용하는데, 항생제를 사용해도 증상이 호전되지 않을 때나 항생제 치료의 보조요법으로 사용하면 좋다. 건강하던 아이에게 갑작스러운 고열이 발생했을 때 어성초는 천연항생제 역할을 한다.

어성초는 일본 히로시마에 원자폭탄이 투하되어 초토화된 이듬해 쑥과 더불어 처음으로 돋아날 정도로 공해를 이겨내는 강인한 약초이다. 일본에서는 어성초를

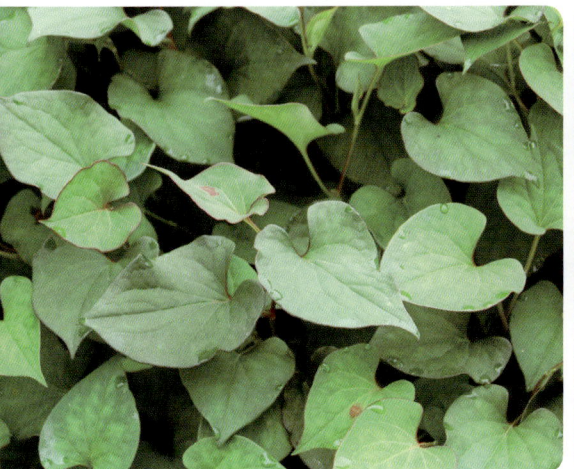

▲ 약모밀 _ 잎

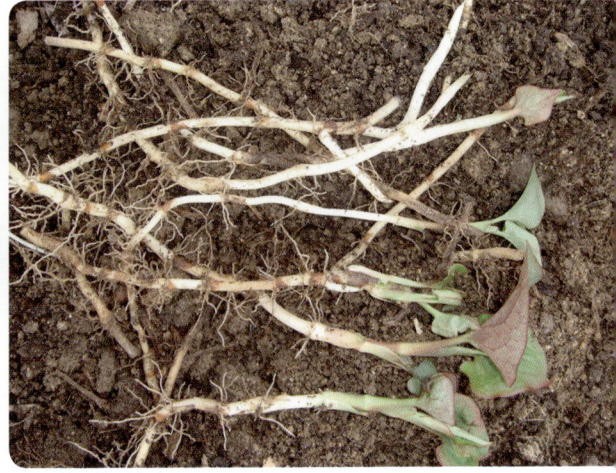

▲ 약모밀 _ 뿌리(채취품)

도쿠다미[毒矯, 독을 교정한다는 뜻]라고 부르는데, 이는 어성초의 해독작용을 의미한다. 최근에는 환경오염과 생활 속의 각종 독소 때문에 발생하는 질병을 예방하고 치료하는 효과가 있는 것으로 밝혀지면서 다양하게 응용되고 있다. 또한 피부에 좋은 성분이 함유된 것으로 밝혀지면서 피부질환을 치료하는 약이나 비누의 재료로 많이 이용되고 있다.

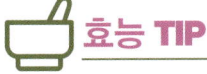 **효능 TIP**

어성초의 효능을 이해하는 데 참고해야 할 사항은 세 가지이다.

첫째, 어성초는 비린내가 난다. 농(膿)이 형성되면 실제로 비린내가 나는데, 심한 축농증 때문에 콧물이 뒤로 넘어가는 후비루증후군(posterior nasal drip syndrome)이 있는 사람에게서 비린내가 나고, 폐농양이 있는 사람에게서도 비린내가 난다. 비린내가 나는 약초가 비린내 나는 질환을 치료하는 것은 의미심장하다.

둘째, 어성초의 맛은 맵고 성질은 차갑다. 매운맛은 열을 밖으로 빼주는 특성이 있는데, 어성초의 매운맛은 염증과 농을 제거하는 효능으로 나타나며 차가운 성질이 이를 도와준다.

어성초(약모밀)   **387**

셋째, 어성초의 작용 부위는 폐와 신장이다. 이는 어성초가 폐와 비뇨기의 염증성 질환과 화농성 질환에 가장 많이 활용되는 것과 연관이 있다. 비뇨기는 한의학적으로 신장의 범주에 속한다.

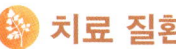 치료 질환

기관지염, 폐렴, 폐농양, 비염, 축농증, 여드름, 화농성 피부질환, 요도염, 방광염, 임질, 어린아이의 고열

용량 및 용법

- 어성초의 1회 복용량은 건조된 것으로 12~20g이다. 달여서 복용해도 되고, 가루나 환을 만들어 복용해도 된다.
- 폐렴, 폐농양이 심하여 피고름을 토하는 경우에는 같은 양의 어성초, 천화분, 측백엽을 달여서 복용한다.
- 폐렴과 기관지염에는 어성초 12g, 후박 12g, 연교 12g을 가루 내어 1회에 5g씩 먹는다.
- 축농증에는 신선한 어성초로 즙을 내어 콧속에 매일 몇 번씩 떨어뜨려 넣는다. 동시에 어성초 30g을 달여서 복용한다.
- 화농성 피부질환에는 어성초 가루를 꿀에 개어 환부에 바른다. 곪지 않은 것은 자연히 가라앉고 곪은 것은 농이 배출된다.

〈혼동하기 쉬운 약초 비교〉

	약모밀	삼백초
꽃과 잎	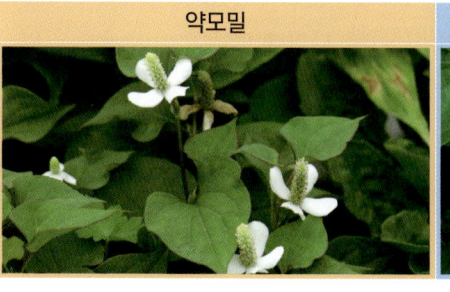	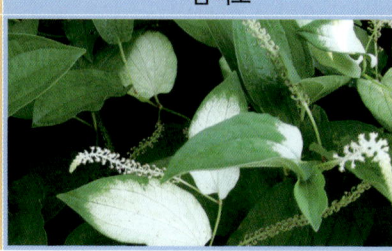

16

울화병을
치료하는 약초

시호 (시호)

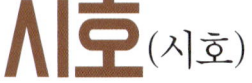

📖 **식물 이름** : 시호
사용 부위 : 뿌리
약재 이름 : 시호(柴胡)
작용 부위 : 주로 간과 담에 작용한다.
맛과 성질 : 맛은 쓰고 성질은 약간 차 갑다.

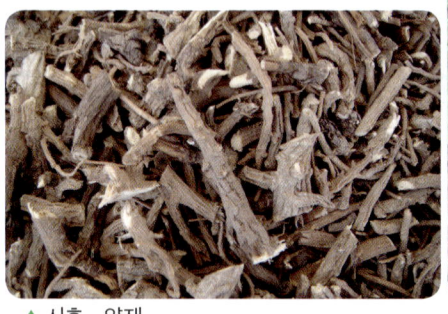

▲ 시호 _ 약재

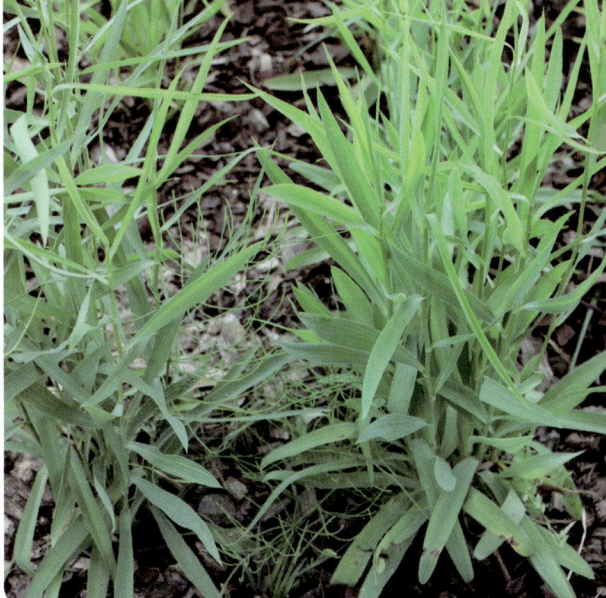

▲ 시호 _ 지상부

🌿 생김새

시호는 산형과의 여러해살이풀로 키는 40~70cm이다. 줄기는 가늘고 길며 윗부분에서 가지를 약간 친다. 뿌리잎은 밑부분이 좁아져 잎자루처럼 보이며 길이는 10~30cm이다. 줄기잎은 어긋나며, 길이 4~10cm, 너비 0.5~1.5cm에 잎끝이 뾰족하고 가장자리가 밋밋하다. 꽃은 8~9월에 가지와 줄기 끝에 겹산형꽃차례를 이루며 노랗게 핀다. 작은 꽃자루는 2~7개이고 각각 5~10개의 꽃이 달린다. 열매는 타원형이며 9~10월에 성숙한다. 뿌리는 굵고 짧다.

🌱 채취 및 건조

뿌리를 사용하는 약초는 잎이 무성해졌을 때 채취하면 안 된다. 늦봄과 여름에 잎이 무성해지면 약의 기운이 뿌리가 아니라 잎으로 가기 때문이다. 시호는 봄과 가을에 채취하는데, 봄에는 싹이 나기 전이나 싹이 날 무렵이 좋고, 가을에는 잎이 마른

390

이후에 채취하는 것이 좋다. 보통 10~11월에 채취한다. 뿌리를 뽑아서 불순물과 잔뿌리를 제거하고 물기가 있을 때 절단하여 햇볕에 말려서 사용한다.

효능

정조는 화병과 치열하게 싸운 임금이었다. 그래서 화(火)를 내리는 가미소요산을 밥 먹듯 먹었고 인삼을 극히 경계해 소량이라도 복용하지 않았다고 한다. 가미소요산에 시호가 들어가는데, 시호는 울화(鬱火)를 없애주는 귀한 약초이다.

현대인들은 태어나서 세상을 떠날 때까지 경쟁 속에서 살아간다. 직장과 사회에서 벌어지는 치열한 생존싸움에서 살아남아야 하고, 종종 화가 나는 일이 있어도 참아야 하며, 내 마음대로 되지 않아서 가슴이 답답해지는 일이 수없이 많다. 이런 일이 반복되면 울화가 치밀어오르는데, 이때에는 가슴속에서 열불이 나는 느낌, 속에서 열기둥이 올라오는 느낌, 깊은 잠을 못 자는 증상, 구강건조증, 안구건조증, 소화불량 등과 같은 증상이 나타난다. 이 같은 울화로 인한 증상에 시호를 사용한다. 화(火)는 열(熱)이지만 체온계의 눈금을 상승시키는 열은 아니며 오로지 본인만이 느끼는 열이다. 남편이나 아내도 몰라주기 때문에 답답함이 심해져 목숨을 내던지는 사람도 있으니 안타까울 따름이다.

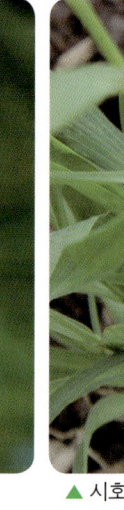 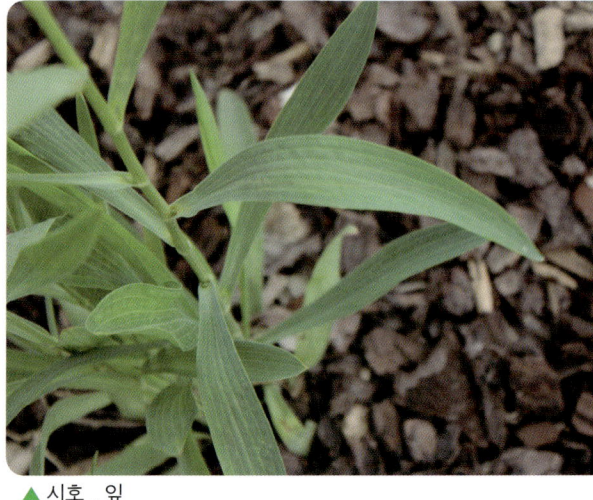

▲ 시호_꽃

▲ 시호_잎

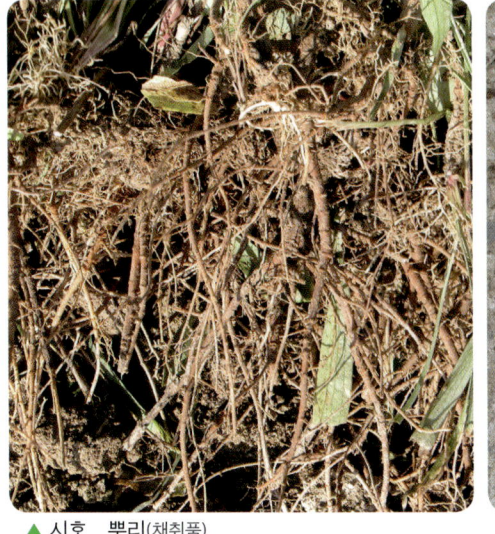 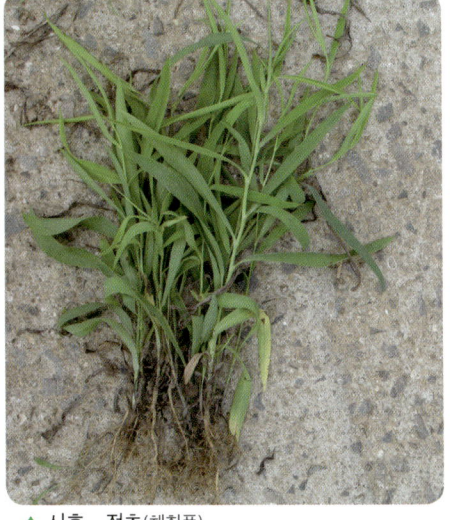

▲ 시호 _ 뿌리(채취품)   ▲ 시호 _ 전초(채취품)

울화증이 만성화하면, 성격이 날카로워지고 화를 참지 못하거나 근육이 뭉치고 부분적으로 경련이 일어나거나 신경성 고혈압, 만성인후염, 뒷목의 뻣뻣함 등과 같은 증상이 나타난다. 이 같은 증상에는 시호를 써야 할 정도의 화(火)가 보이지 않지만, 사실은 울화가 지속되었을 때 나타나는 증상이므로 시호를 복용해야 좋아진다.

시호는 여성의 갱년기에 얼굴로 열이 오르내리는 증상에도 사용한다. 갱년기에 생기는 열 또한 체온계로 측정할 수 없는, 오로지 본인만 느끼는 열이기 때문에 시호를 사용하면 효과적으로 치료할 수 있다. 본래 한의학에서는 '한열왕래(寒熱往來)'라고 하여 열이 급격히 올랐다가 내리는 증상에 반드시 시호를 사용하는 것으로 되어 있다.

시호는 간기능을 개선하는 효능이 있어 만성간염, 간수치 상승, 지방간 등에 효과적이며, 담즙 분비 촉진기능이 있어 소화불량에도 사용한다. 또한 열을 몸 밖으로 내보내면서 근육을 풀어주는 작용이 있어 근육 뭉침이나 근육통에도 효과적이다. 뒷목이나 어깨에 증상이 나타나면 갈근과 함께 사용하고, 복부에 나타나면 작약과 함께 사용한다. 그리고 피부가 아플 때는 계지를 더하면 좋다. 교통사고로 인한 근육통에는 시호, 계지, 작약, 갈근을 다 같이 사용하면 좋다.

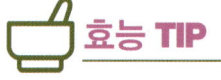 **효능 TIP**

시호의 효능을 이해하는 데 참고해야 할 사항은 네 가지이다.

첫째, 시호는 산형과에 속하는 여러해살이 식물의 뿌리이다. 산형과는 작은 꽃들이 모여 우산 모양을 이룬다고 해서 붙은 이름이다. 작은 꽃들을 동시다발적으로 피우기 위해서는 큰 힘이 필요한데, 이러한 생태(生態)는 열을 몸 밖으로 배출시키는 성질을 갖게 만든다.

둘째, 시호의 뿌리는 매우 가볍다. 뿌리를 사용하는 약초 중에서 전분을 함유하고 있거나 뿌리 자체가 두툼한 것은 대체로 보(補)하는 성질이 있다. 그런데 시호는 깡마른 모양새여서 도대체 보하는 성질이 없어 보인다. 그리고 물에 띄우면 가라앉지 않고 둥둥 뜬다. 이러한 성질은 시호가 인체의 상부(上部)에 약효를 나타냄을 의미한다.

셋째, 시호의 맛이다. 책에는 쓴맛이라고 쓰여 있지만 실제로 먹어보면 화한 맛이 강하고 열을 빼앗는 성질 때문에 목이 컬컬해지는 증상이 오랫동안 지속된다. 이 같은 맛의 특성이 울화를 개선하는 데 큰 역할을 한다.

넷째, 시호의 작용 부위는 간과 담이다. 한의학적으로 간은 소통(疏通)이 되어야 건강하다고 하는데, 각종 스트레스는 간의 소통을 막는 요인이 되고, 그 결과 울화가 생긴다. 이때 시호가 간의 소통을 도와주는 역할을 한다.

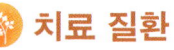 **치료 질환**

화병, 갱년기장애, 만성간염, 지방간, 소화불량, 근육통

  용량 및 용법

- 시호의 1회 복용량은 건조된 것으로 4~12g이다. 달여서 복용해도 되고, 가루나 환을 만들어 복용해도 된다.
- 화병으로 가슴이 답답하고 소화가 안 되며 월경이 불규칙해졌을 때에는 시호

4g, 당귀 4g, 작약 4g, 울금 3g, 향부자 2g을 1회 분량으로 달여서 하루 2~3회 복용한다.

- 만성스트레스로 간기능이 떨어졌을 때에는 시호 8g, 구기자 10g을 1회 분량으로 달여서 하루 2~3회 복용한다.
- 갱년기 증상에는 시호 8g, 당귀 4g, 숙지황 6g, 작약 4g, 백출 4g, 감초 2g, 박하 2g을 1회 분량으로 달여서 하루 2~3회 복용한다.
- 신경성 소화불량에는 시호 4g, 백출 4g, 진피 3g을 1회 분량으로 달여서 하루 2~3회 복용한다.

🌸 약초 이야기

어느 마을에 호(胡)씨 성을 가진 진사가 있었다. 진사의 머슴이 병에 걸렸는데 갑자기 한기(寒氣)를 느끼다가도 또 갑자기 열이 나는 것이었다. 머슴이 일을 할 수 없게 되자 진사는 병이 낫거든 다시 오라며 내보냈다. 쫓겨난 머슴은 병때문에 걸을 기력도 없어 근처의 풀과 나무뿌리를 먹었다. 머슴은 그렇게 7일을 누워 있다가 먹을 만한 것이 없자 몸을 일으켜 움직이려 했다. 그런데 몸이 이상하게 가벼웠다. 어느새 병이 나은 것이었다. 머슴은 다시 주인집에 들어가 일을 했다. 몇 년 뒤, 이번에는 진사의 아들이 머슴과 같은 병에 걸렸는데, 이름난 의원들도 아들의 병을 치료하지 못했다. 진사는 문득 머슴이 생각났고 급히 머슴을 불러 어떻게 병이 나았는지 물었다. 그리고 머슴이 누워 있었다는 장소에 가서 그 나무뿌리를 가져와 아들에게 먹이자 아들의 병이 나았다. 진사는 자신의 성(姓)인 호(胡)를 따고, 땔감 쏘시개로 쓰이던[燒柴用] 나무의 뿌리라 하여 시(柴)를 따서 약초의 이름을 시호(柴胡)라고 하였다.

향부자(향부자)

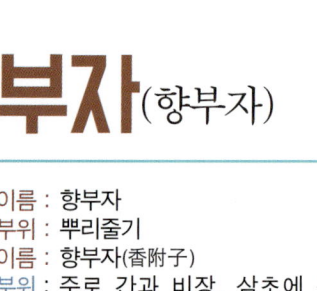

📖 식물 이름 : 향부자
　사용 부위 : 뿌리줄기
　약재 이름 : 향부자(香附子)
　작용 부위 : 주로 간과 비장, 삼초에 작용한다.
　맛과 성질 : 맛은 쓰면서 달고 약간 맵다. 성질은 따뜻하지도 차갑지도 않다.

▲ 향부자 _ 약재

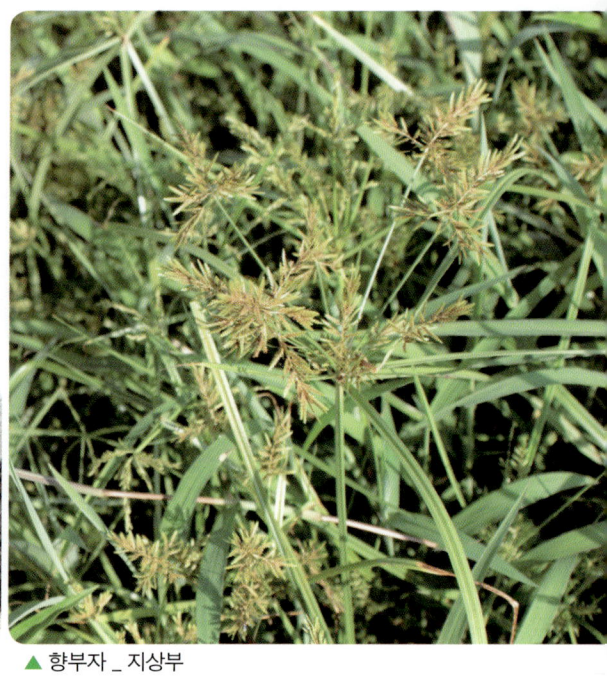

▲ 향부자 _ 지상부

🌱 생김새

　향부자는 사초과의 여러해살이풀로 키는 70cm 정도이다. 줄기의 아랫부분은 둥글고 윗부분은 세모꼴이며, 마디에서 모가 생겨서 곧게 선다. 잎은 뿌리줄기에서 모여나며 길이 30~60cm, 너비 0.2~0.6cm에 진한 녹색으로 광택이 난다. 꽃은 7~8월에 잎 사이에서 높이 20~30cm의 꽃자루가 나와 피는데, 2~3개의 긴 포(苞)가 산형꽃차례를 둘러싼다. 열매는 긴 타원형의 수과(瘦果)로 암갈색을 띤다. 긴 땅속줄기가 옆으로 뻗으며 자라고 군데군데 덩이줄기가 형성되는데, 이 덩이줄기의 살은 흰색이며 향기가 있다.

🌱 채취 및 건조

　향부자처럼 뿌리를 사용하는 약초는 가을에 채취한다. 봄과 여름에는 약의 기운이 잎으로 가기 때문에 뿌리에서 약효를 기대하기 어렵다. 향부자는 10월에서 11

향부자(향부자)　**395**

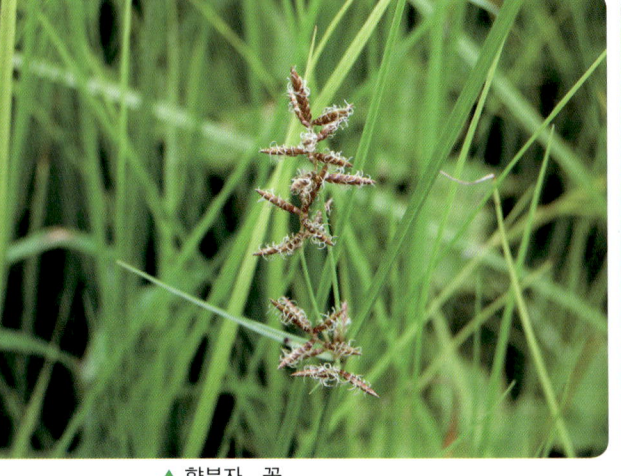

▲ 향부자 _ 꽃

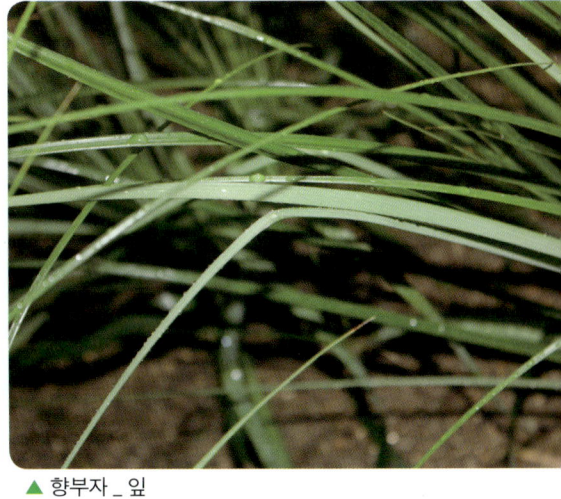

▲ 향부자 _ 잎

월 사이에 채취하여 수염뿌리를 태워버리고 끓는 물에 살짝 삶거나 찐 후에 햇볕에 말려 사용한다.

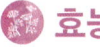 **효능**

남성의 치료는 부족해진 정(精)을 보충하는 것이 가장 우선되어야 하고, 여성의 치료는 막힌 기(氣)를 풀어주는 것이 우선되어야 하는데, 향부자는 막힌 기를 풀어주는 매우 중요한 약초이다. 향부자를 설명하는 《동의보감》의 내용 중에 다음과 같은 구절이 나온다. '향부자는 부인에게 아주 좋은 약이다. 왜냐하면 대체로 부인들의 성격은 편협하고 울증(鬱症)이 많은데, 이 약은 맺힌 것을 잘 흩어주고 어혈을 잘 몰아내기 때문이다.' 살다 보면 기막힌 일들이 얼마나 많은가! 그런데 같은 일이라도 남자는 풀어버리고 잊어버리는데, 여자는 속에 담아두고 오랫동안 근심하기 때문에 여자들이 '편협하다', '울증이 많다'고 하는 것이다. 기막힌 일이 자주 일어나서 속 시원하게 해결되지 않으면 가슴이 답답해지고, 목에 솜뭉치가 걸린 듯이 답답하고, 머리가 아프고, 소화가 잘되지 않고, 손발이 저리고, 여기저기에 통증이 생기는데, 이러한 증상에는 향부자가 묘약이다.

향부자는 자궁과 연관된 경락의 흐름을 조절하는 효능이 있어 다양한 자궁질환

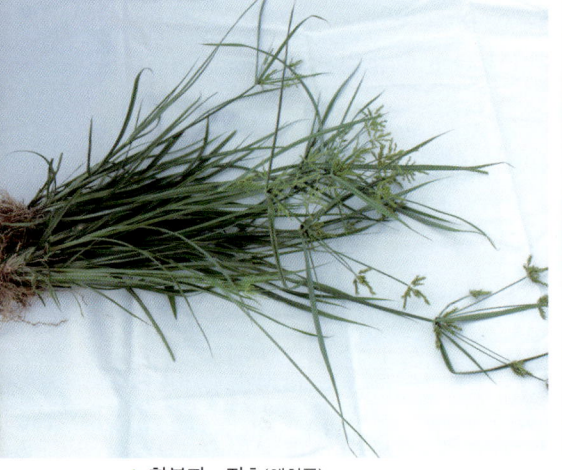

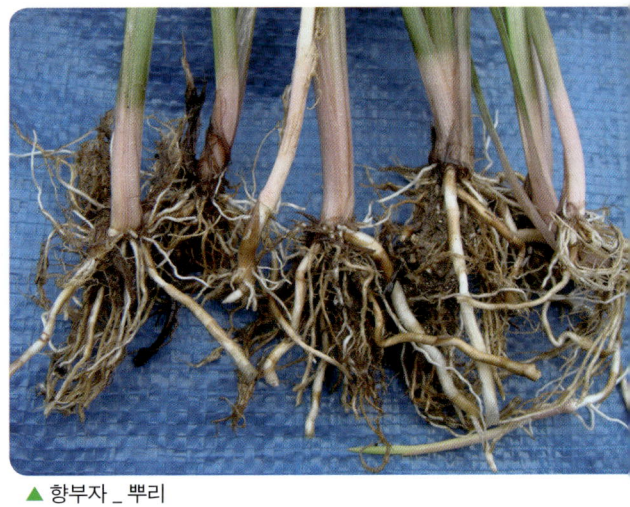

▲ 향부자 _ 전초(채취품)　　　　　　▲ 향부자 _ 뿌리

에 사용되는데, 가벼운 생리통은 물론이고 생리불순, 생리전증후군, 기능성 불임, 자궁근종, 난소낭종에 효능을 나타낸다. 뿐만 아니라 경락상 관련이 있는 갑상샘질환이나 유방질환에도 향부자를 사용한다.

향부자는 만성적인 소화불량에도 사용하는데, 스트레스로 인한 소화불량에 더 효과적이다. 고서(古書)에서 향부자는 '숙식(宿食)을 삭여준다'고 했는데, 여기서 숙식은 기(氣)가 막힌 생활이 오랫동안 지속되어 만성적인 소화불량이 된 것을 의미한다.

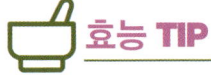 효능 TIP

향부자의 효능을 이해하는 데 참고해야 할 사항은 세 가지이다.

첫째, 향부자는 참새의 머리를 닮았고 향기가 난다고 해서 작두향(雀頭香)이라고도 한다. 향기가 나는 약초는 대부분 막힌 기(氣)를 순환시키는 효능이 있다. 고서(古書)에서 '향기는 잘 뚫고 나간다'고 한 것도 이와 같은 맥락에서이다.

둘째, 향부자의 맛은 쓰면서 달고 약간 맵다. 약간의 쓴맛은 소화를 촉진하고 매운맛은 막힌 기를 순환시키는 효능이 있다. 여러해살이 식물은 뿌리에 영양분을 저장하기 때문에 단맛이 느껴지는 것인데, 향부자의 단맛은 몸에 영양분을 공급한다

향부자(향부자)　　**397**

기보다 향부자의 강한 성질을 완화시키는 것으로 보는 것이 좋다.

셋째, 향부자의 작용 부위는 간과 비장, 그리고 삼초이다. 간은 소통(疏通)이 되지 않으면 병이 생기는 장기이고, 비장은 소화를 담당하는 장기라서 향부자와 궁합이 잘 맞는다. 삼초 경락은 팔의 후면(後面)을 지나는데, 향부자가 손이나 팔 저림에 효과가 있어 삼초 경락에도 잘 맞는다.

 약초의 효능 더하기

초향부자(醋香附子, 향부자에 식초를 흡수시켜 볶은 것) : 식초에 적당량의 물을 섞어 희석한 다음 깨끗한 향부자를 넣고 골고루 뒤집어 희석액이 다 흡수되면 솥에 넣고 약한 불로 볶아 말린다. 이렇게 하면 막힌 기(氣)를 순환시키는 효능과 통증을 억제하는 효능이 강해진다. 따라서 스트레스로 인한 생리통, 생리불순, 유방결괴(乳房結塊)에는 이 방법을 사용한다.

치료 질환

화병, 가슴 답답함, 두통, 생리통, 생리불순, 생리전증후군, 기능성 불임, 자궁근종, 난소낭종, 갑상샘질환, 소화불량

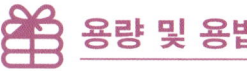 **용량 및 용법**

- 향부자의 1회 복용량은 건조된 것으로 6~12g이다. 달여서 복용해도 되고, 가루나 환을 만들어 복용해도 된다.
- 화병으로 가슴이 답답하고 소화가 안 될 때는 향부자 10g, 진피 6g, 백복령 4g을 1회 분량으로 달여서 하루 2~3회 복용한다. 또는 분말로 만들어 1회에 6g씩 복용해도 된다.
- 생리통에는 천궁, 도인(복숭아씨), 현호색 등과 함께 복용하면 좋다.
- 생리불순에는 시호, 당귀, 천궁 등과 함께 사용하면 좋다.

• 생리 전에 유방이 딱딱해지고 통증이 생기는 경우에는 시호, 당귀, 청피 등과 함께 사용한다.

〈혼동하기 쉬운 약초 비교〉

	향부자	사초
잎	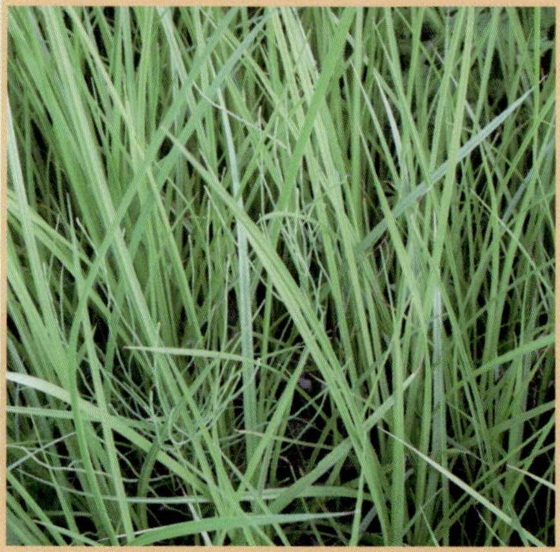	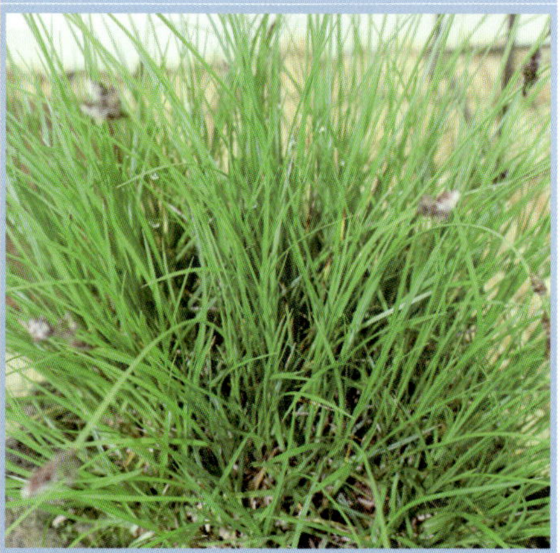
꽃	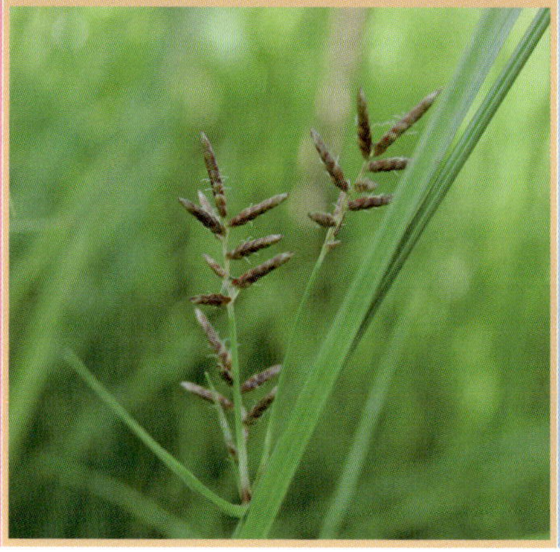	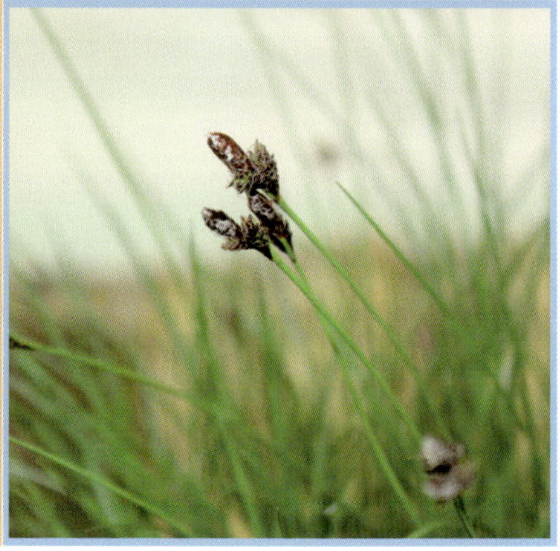

향부자(향부자) **399**

연자육(연꽃)

📖 **식물 이름** : 연꽃
사용 부위 : 잘 익은 씨앗
약재 이름 : 연자육(蓮子肉)
작용 부위 : 주로 심장과 비장, 신장에 작용한다.
맛과 성질 : 맛은 달면서 떫고 성질은 따뜻하지도 차갑지도 않다.

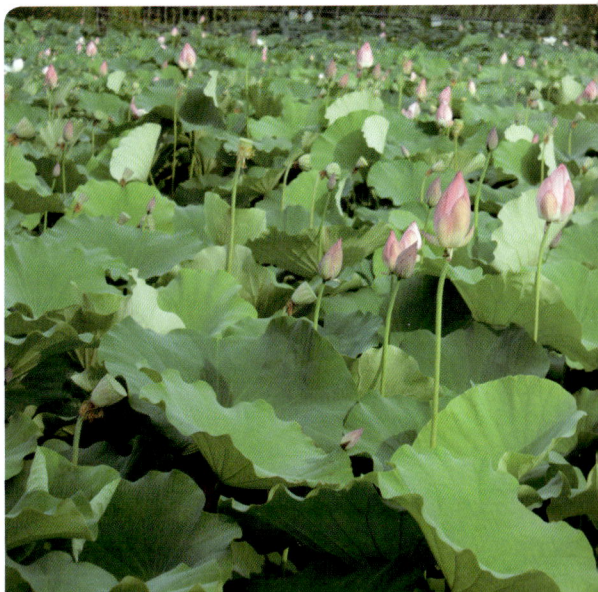

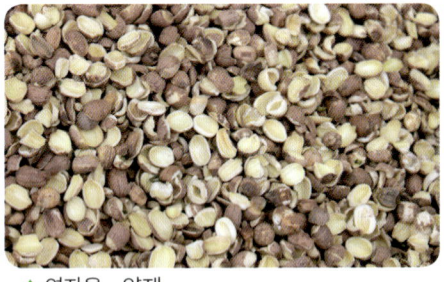

▲ 연자육 _ 약재

▲ 연꽃 _ 지상부

❄️ 생김새

연꽃은 수련과의 여러해살이 수초로 키는 1m 정도이다. 잎은 뿌리에서 길게 나와 물 위로 솟고 둥근 방패 모양이며 백록색을 띤다. 잎의 지름은 40cm 정도이고 물에 잘 젖지 않으며 잎맥이 사방으로 퍼진다. 꽃은 7~8월에 연한 홍색 또는 흰색으로 피며, 지름 15~20cm의 대형이다. 뿌리에서 꽃대가 나오며, 꽃받침은 4~5조각으로 녹색이고, 꽃잎은 거꿀달걀 모양이다. 열매는 길이 2cm 정도의 타원형이며 검게 익는다. 뿌리는 옆으로 길게 뻗으며 마디가 많이 생긴다. 가을에는 끝부분이 특히 굵어진다. 열매 및 씨앗은 연자(蓮子) 또는 연자육(蓮子肉)이라 하고, 뿌리줄기는 우(遇) 또는 연근(蓮根)이라 하며, 잎은 하엽(荷葉)이라 하며 약용한다.

🌱 채취 및 건조

연자육처럼 씨앗을 사용하는 약초는 씨앗이 완전히 성숙했을 때 채취해야 한다.

성숙하기 전의 씨앗에는 약의 기운이 온전하지 않기 때문이다. 늦가을부터 초겨울 (11~12월)까지 채취한 연방(蓮房)에서 열매를 꺼내어 햇볕에 말린다. 또는 물속에 떨어져 있거나 진흙 속에 묻힌 것을 채취하여 깨끗이 씻은 다음 햇볕에 말린다.

효능

연자육은 만성화병에 사용하는 약초이다. 화병 초기에는 울화가 치밀어 가슴이 답답하고, 속에서 불기둥이 치솟는 느낌이 들고, 목이 뻣뻣해지고 두통이 생긴다. 가슴이 답답하여 참을 수 없다는 사람도 있다. 하지만 화병을 앓은 후 10여 년이 지나면 이와 같은 증상은 없어지고 가슴이 빈 듯하면서 답답하기는 해도 심하지는 않고, 속열[內熱]이 있지만 참을 수 있을 정도가 된다. 이와 같은 화병의 말기 증상에 연자육을 사용한다. 연자육은 마음을 추스르게 하고 편안하게 해주는 효능이 있다. 《동의보감》에서도 연자육은 '정신을 보양하는데, 많이 먹으면 성내는 것을 멎게 하고 기쁘게 하며, 장기간 복용하면 마음이 즐거워진다.'라고 하였다.

연자육은 몸을 보(補)하는 효능이 좋고, 특히 위장을 튼튼하게 하는 효능이 뛰어나다. 《동의보감》에는 연자육에 대하여 '장기간 복용하면 몸이 가벼워지고 늙지 않으며 배고픈 줄을 모르고 오래 산다.', '여러 가지 허증(虛症)을 보해준다.', '주로 오

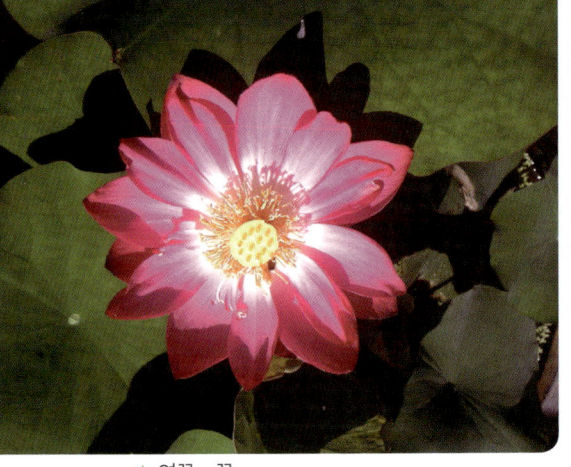

▲ 연꽃 _ 꽃

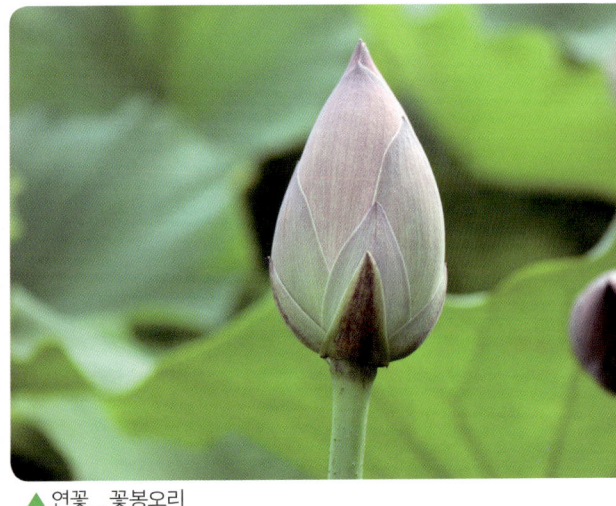

▲ 연꽃 _ 꽃봉오리

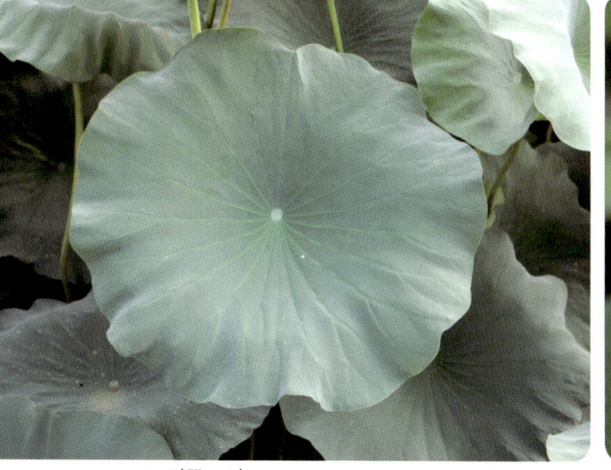

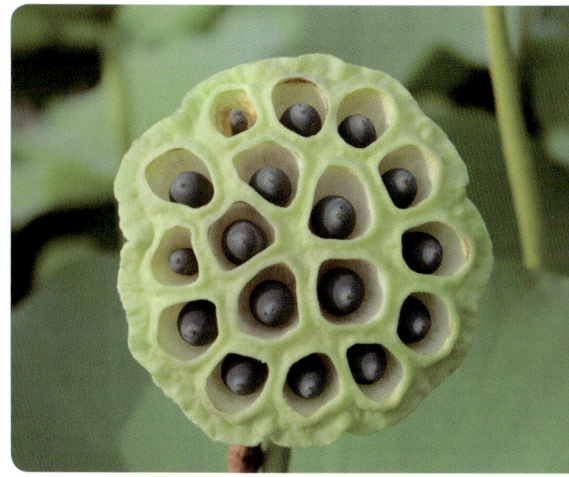

▲ 연꽃 _ 잎　　　　　　　　　▲ 연꽃 _ 열매

장(五臟)의 부족한 기운을 보해준다.' 등과 같이 설명되어 있다. 이처럼 연자육은 허약해진 몸을 보강하는 효능이 좋아서 기력이 없고 소화력이 약하여 대변이 항상 묽게 나오거나 설사가 계속되는 경우에 사용하면 매우 좋다.

　또한 연자육은 남녀의 생식기능을 강화하는 효능이 있어 조루(早漏)와 대하증(帶下症)을 치료하며, 자궁출혈을 멎게 하는 데에도 효과적이다. 단, 과로나 질병 때문이 아니라 정신적인 문제와 스트레스 때문에 이러한 증상이 생겼을 때 보다 적합하다.

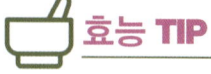 **효능 TIP**

　연자육의 효능을 이해하는 데 참고해야 할 사항은 세 가지이다.

　첫째, 연자육은 씨앗을 사용하는 약초이다. 씨앗은 후손을 위한 것이므로 영양분이 풍부하며, 모체가 되는 식물의 유전자를 간직하고 있다. 따라서 씨앗을 취하는 것은 해당 식물 전체를 취하는 것과 다름없다. 이러한 점 때문에 대부분의 씨앗은 몸을 튼튼하게 하는 효능을 지니고 있다. 연자육이 몸을 보하고 위장을 튼튼하게 하는 것도 이와 연관이 깊다.

둘째, 연자육의 맛은 달면서 떫다. 단맛은 영양분을 공급하는 맛이다. 특히 씨앗에서 단맛이 나면 그 효능은 더욱 커진다. 떫은맛은 수렴시키는 작용이 있어 물질이 몸 밖으로 나가지 못하게 한다. 떫은 감을 먹었을 때 변비가 생기는 것이 좋은 예이다. 연자육의 떫은맛은 설사와 출혈, 대하를 멎게 한다.

셋째, 연자육의 작용 부위는 심장, 비장, 신장이다. 한의학에서 심장은 마음을 뜻한다. 즉 양심(養心)의 효능이 있는 연자육이 심장에 작용하여 마음을 편안하게 해준다는 의미이다. 비장은 소화를 담당하는 장기이고, 신장은 기초체력, 생식기능과 연관이 있는 장기이다. 이것 또한 연자육이 위장을 튼튼하게 해주고, 조루와 대하증을 개선하는 것과 연관이 있다.

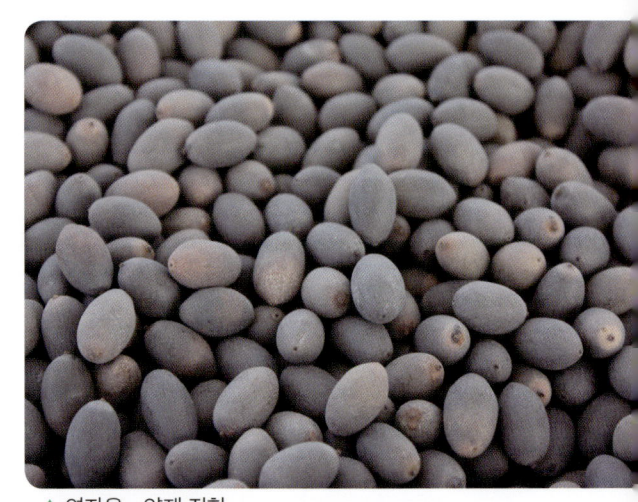

▲ 연자육 _ 약재 전형

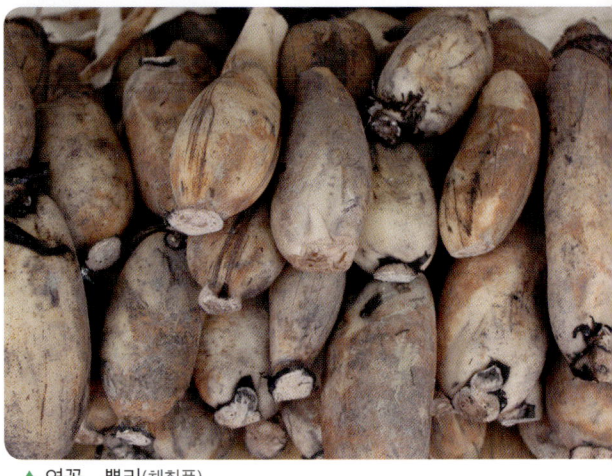

▲ 연꽃 _ 뿌리(채취품)

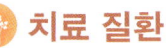 **치료 질환**

만성화병, 설사, 정력감퇴, 조루, 대하증, 자궁출혈

 **용량 및 용법**

- 연자육의 1회 복용량은 건조된 것으로 8~20g이다. 달여서 복용해도 되고, 가루나 환을 만들어 복용해도 된다.

연자육(연꽃) **403**

- 가루 낸 연자육 10g에 달걀 2개를 풀고 설탕을 약간 넣어서 자주 복용하면 신경이 안정되고 잠을 편안히 잘 수 있다.
- 가루 낸 연자육으로 죽을 쑤어 먹으면 만성설사를 치료할 수 있다. 여기에 인삼과 백출을 더하면 더욱 좋다.
- 대하증이 있을 때는 인삼 4g, 백출 4g, 황기 6g, 연자육 10g을 1회 분량으로 달여서 하루 2~3회 복용한다.
- 자궁출혈에는 당귀, 아교(阿膠), 당나귀 가죽을 고아서 만든 고체상의 교질(膠質)과 함께 사용한다.

〈혼동하기 쉬운 약초 비교〉

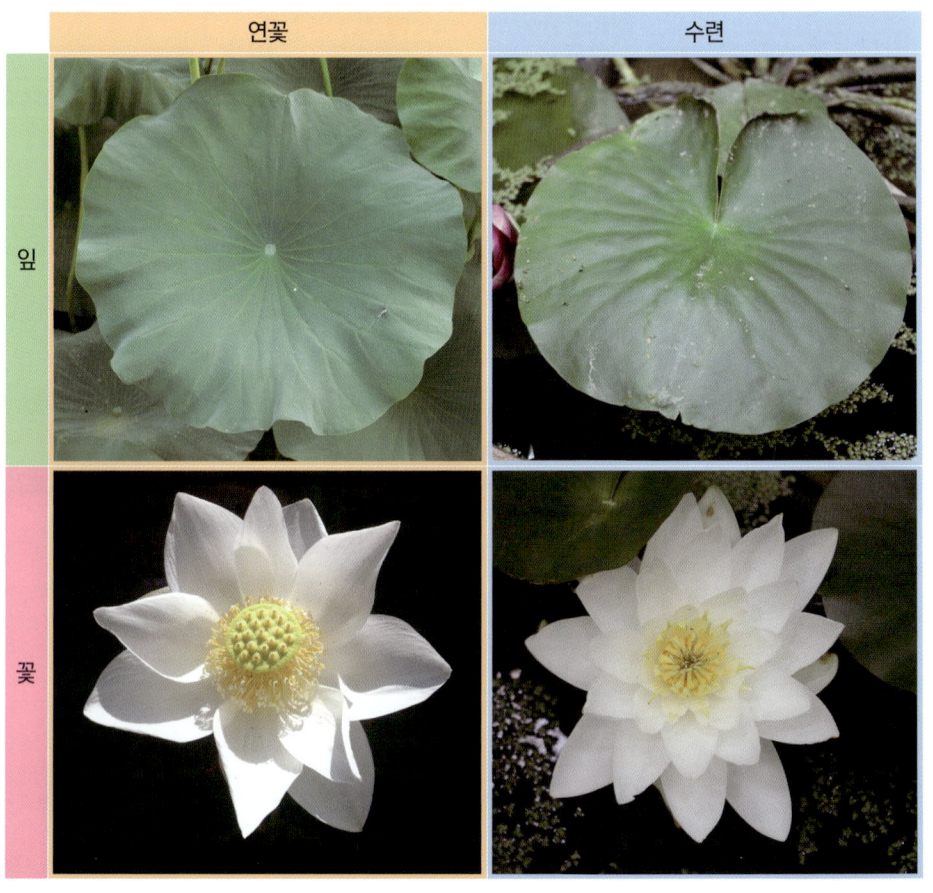

치자 (치자나무)

📖 **식물 이름** : 치자나무
사용 부위 : 잘 익은 열매
약재 이름 : 치자(梔子)
작용 부위 : 주로 심장과 간, 폐, 위에 작용한다.
맛과 성질 : 맛은 쓰고 성질은 차갑다.

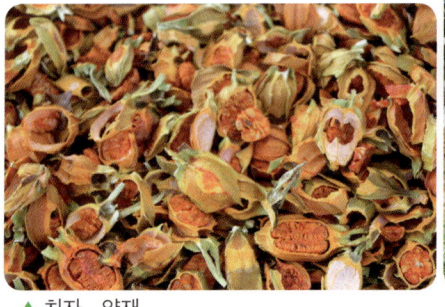
▲ 치자 _ 약재

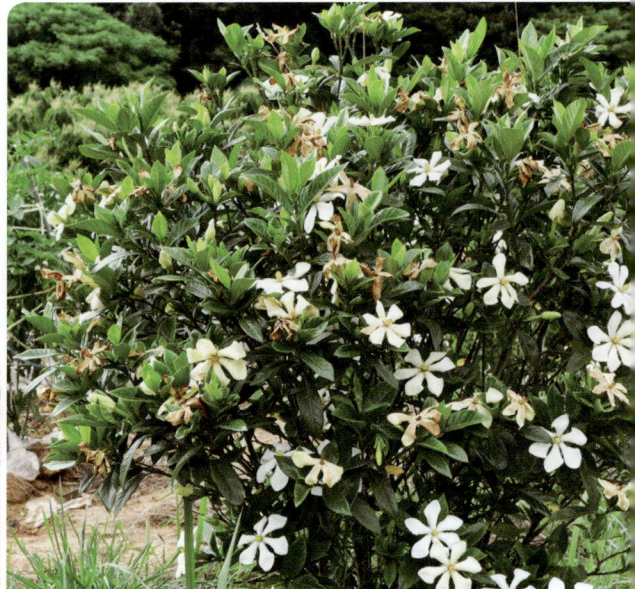
▲ 치자나무 _ 지상부

🌸 생김새

치자나무는 꼭두서니과의 상록활엽관목으로 키는 3m 정도이다. 일년생 가지에는 어릴 때 먼지 같은 털이 있다. 잎은 어긋나며 길이 3~15cm의 타원형이다. 잎의 표면은 광채가 나고 잎자루는 짧다. 꽃은 6~7월에 유백색으로 피며 독특한 향기가 있다. 꽃의 지름은 5cm 정도이며 꽃잎은 6~7개이고 꽃받침은 6~7갈래로 갈라진다. 열매는 타원형 또는 거꿀달걀 모양이며 9~10월에 황홍색으로 익는다. 열매의 길이는 2cm 정도이다. 잎에 흰색 줄이 있거나 노란색 반점이 있는 등의 다양한 원예품종이 개발되어 있다.

🌱 채취 및 건조

치자처럼 열매를 사용하는 약초는 열매가 완전히 성숙했을 때 채취한다. 치자는 보통 9~10월에 열매가 익어서 열매껍질이 누렇게 되었을 때 따서 열매꼭지와 불

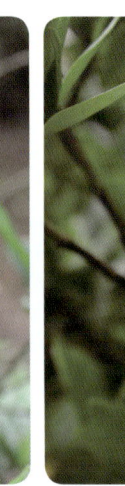
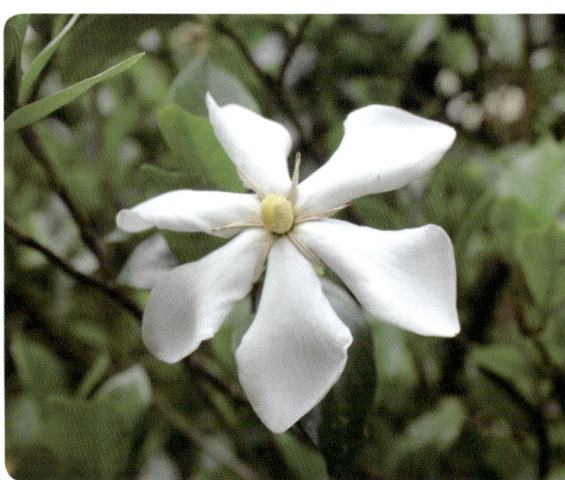

▲ 치자나무 _ 꽃봉오리　　　　　　▲ 치자나무 _ 꽃

순물을 제거하고 햇볕에 말리거나 불에 쬐어 말린다. 또는 열매를 끓는 물에 넣고
삶거나 찜통에 넣고 반 시간쯤 찐 다음 꺼내어 햇볕에 말린다.

 효능

치자나무의 꽃은 6~7월에 피는데 꽃 모양이 술잔처럼 생겼다. 그래서 '술잔 달린
나무'라는 뜻으로 '치[梔, 술잔 중에서 바닥이 둥근 술잔을 치(梔)라고 한다]' 자를 써서 치자
(梔子)라고 하였다. 유백색 꽃이 필 무렵에 치자나무 옆을 지나면 향긋한 꽃 냄새에
취할 정도로 치자꽃의 향기가 진하다. 어릴 적 고추밭 경계에 길게 치자나무가 있었
는데, 열매가 익으면 따다가 부침개를 노랗게 물들이는 재료로 사용하였다. 요즘에
도 치자는 식재료나 섬유를 염색하는 용도로 사용한다.

치자는 화병과 과도한 스트레스로 가슴속에 열이 나고 답답한 증상이 있을 때 사
용한다. 이러한 증상을 번열(煩熱)이라고 하는데, 몸에 체액이 부족하고 혈액이 고
갈될 때 나타난다. 열감기로 땀을 과도하게 흘려 체액이 부족해졌을 때, 화병으로
혈액과 체액이 말랐을 때 번열이 생긴다.《동의보감》에 의하면 치자를 다음과 같은
증상에 사용하였다. '감기에 걸렸을 때 오진(誤診)으로 설사하는 약을 사용하여 심
번(心煩)이 생겼을 때, 또는 감기가 나은 이후 노역(勞役)을 한 결과 다시 감기에 걸

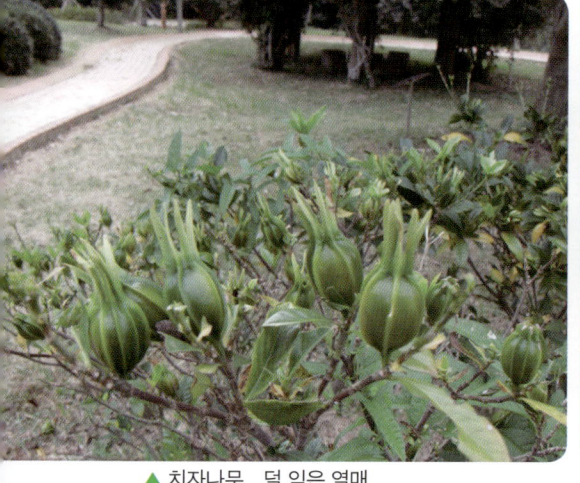

▲ 치자나무 _ 덜 익은 열매

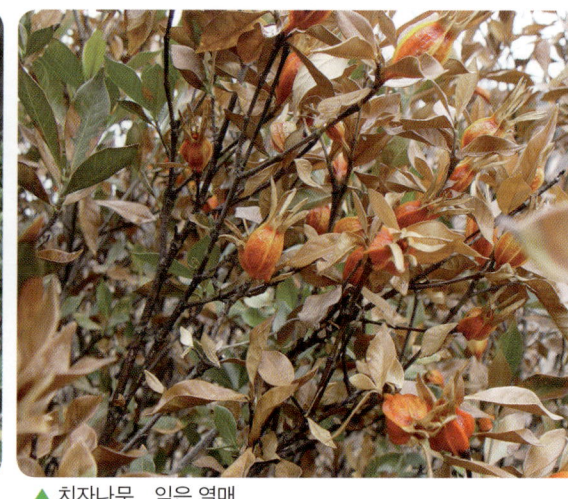

▲ 치자나무 _ 익은 열매

려 번열이 있을 때 치자를 사용한다.'

오진으로 설사하는 약을 먹으면 탈수 때문에 번열이 생길 수 있고, 감기가 나은 이후 체력이 회복되지 않은 상태에서 노역을 하면 체액이 부족해져 번열이 생긴다. 이때는 맥문동처럼 체액을 공급하는 약초를 쓰는 것이 마땅하지만 당장 번열을 없애려면 치자가 제격이다. 치자가 화병에 활용되는 것도 마찬가지 이유에서이다. 화병은 말 그대로 화(火)로 인한 질병이다. 화는 체액을 말리는 특성이 있어 번열을 일으키는데, 이때 체액을 공급하는 약초와 함께 치자를 사용하면 번열을 없앨 수 있다.

치자는 임증(淋症)에 사용하는 대표적인 약재이다. 임(淋)은 '방울방울 떨어진다'는 의미가 있다. 즉 임증은 요로에 감염증이 있거나 결석 또는 전립선의 염증 때문에 소변이 잘 나오지 않고, 나올 때 통증이 나타나는 증상을 포괄하는 한방 용어이다. 치자는 소변에 혈액이 섞여 나오는 경우에도 사용하는데, 이때는 치자를 검게 볶아서 사용해야 한다. 치자뿐만 아니라 지혈(止血)을 목적으로 사용하는 약재는 검게 볶아서 써야 효과가 좋다.

치자는 담즙 분비를 촉진하는 효능이 있어 황달이나 간염 등에도 사용한다. 이는 실험에서도 증명되었다.《동의보감》에서도 '치자는 황달(黃疸), 곡달(穀疸), 주달(酒疸), 여로달(女勞疸), 흑달(黑疸) 등 다섯 가지 황달을 치료한다.'고 하였다.

치자(치자나무) **407**

효능 TIP

치자의 효능을 이해하는 데 참고해야 할 사항은 세 가지이다.

첫째, 치자는 매우 가볍다. 치자를 까보면 대부분 열매껍질과 씨앗이다. 열매살이 많지 않기 때문에 말리면 물에 뜬다. 약초의 성질을 파악할 때 기준이 되는 것 중에 하나가 무게이다. 무거운 약초는 대부분 몸 깊숙한 곳이나 인체의 하부(下部)에 작용하며, 가벼운 약초는 반대로 몸 밖이나 상부(上部)에 작용한다. 열매임에도 치자는 물에 뜨는 특성이 있어 분명 상부에 작용할 것이라고 예측할 수 있는데, 치자가 심장과 폐, 간, 위에 작용하는 것은 이와 같은 이유에서이다.

둘째, 치자는 생김새가 심장을 닮았다. 그래서 심장의 열을 안정시키는 효능이 있다. 한의학에서 말하는 심(心)은 마음이나 정신을 뜻한다. 즉 근심, 걱정, 분노, 억울함 등으로 인해 가슴에 열불이 나고 답답할 때 치자가 제격이다.

셋째, 치자는 쓴맛과 차가운 성질을 지니고 있다. 열매는 보통 당분이 있어 단맛이 많은데, 치자는 쓴맛이 강

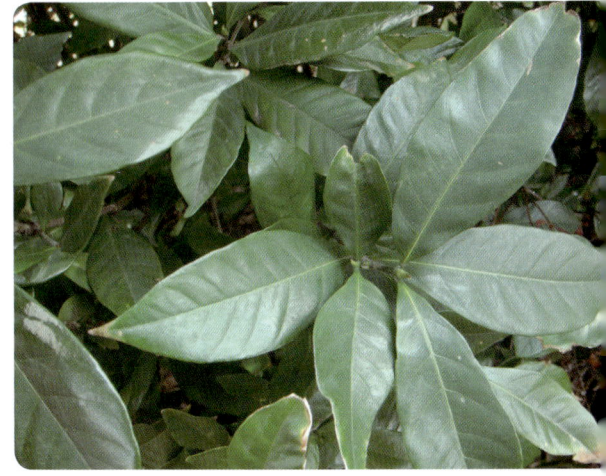

▲ 치자나무 _ 잎

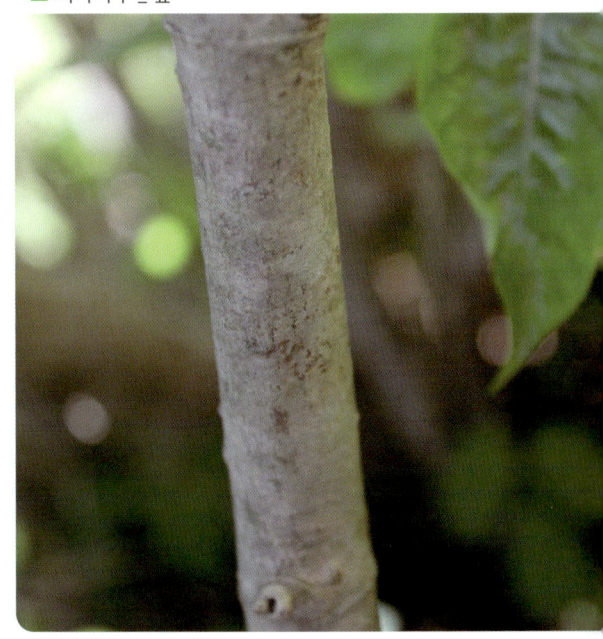

▲ 치자나무 _ 나무껍질

하다. 쓴맛은 차가운 성질과 더불어 열을 내리는 작용을 한다. 한의학에서 치자의 효능을 설명할 때 '사화(瀉火)'라는 말을 쓰는데, 이는 '물을 부어 불을 끈다'는 뜻으로 활활 타오르는 감정의 불을 끄는 치자의 효능을 잘 표현한 용어이다.

🌿 약초의 효능 더하기

볶은 치자[炒梔子] : 깨끗하게 손질한 치자를 솥에 넣고 약한 불로 짙은 황색이 될 때까지 볶는다. 이렇게 하면 치자의 차가운 성질이 약해져서 위장이 약한 사람에게도 사용할 수 있다.

🌾 치료 질환

화병, 번열(煩熱), 방광염, 요도염, 요로결석, 전립샘염, 황달

🎁 용량 및 용법

* 치자의 1회 복용량은 건조된 것으로 8~12g이다. 달여서 복용해도 되고, 가루나 환을 만들어 복용해도 된다.
* 번열이 있을 때 가루 낸 치자를 먹으면 좋다. 치자 가루를 입에 털어넣고 물 대신 된장국으로 넘긴다. 치자를 넣은 된장국을 먹는 것도 좋다.
* 화병 때문에 번열이 생기고 신경이 날카로워졌을 때는 치자와 황련을 적절하게 배합하여 사용하면 좋은 효과를 얻을 수 있다.
* 방광염, 요도염이 있을 때는 차전자와 인진을 넣고 달여서 복용한다.
* 황달에는 치자를 단독으로 달여서 복용하면 좋다.

치자(치자나무) **409**

17

자궁질환을
치료하는 약초

애엽 (쑥)

📖 **식물 이름** : 쑥, 황해쑥
　사용 부위 : 잎과 어린줄기
　약재 이름 : 애엽(艾葉)
　작용 부위 : 주로 간과 비장, 신장에 작용
　　　　　　한다.
　맛과 성질 : 맛은 쓰면서 맵고 성질은 따
　　　　　　뜻하다.

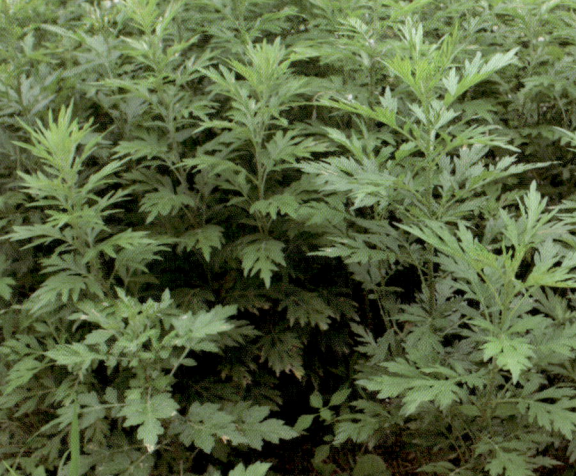

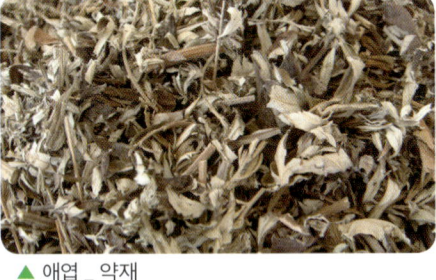

▲ 애엽 _ 약재　　　　　　　　▲ 쑥 _ 지상부

❄ 생김새

　쑥은 국화과의 여러해살이풀로 키는 60~120cm이다. 옆으로 뻗은 뿌리줄기에서 싹이 나와 무리 지어 자라며, 줄기 전체에 거미줄 같은 털이 나 있다. 뿌리잎과 밑부분의 잎은 나중에 쓰러지고 줄기잎은 어긋나며 타원형으로 길이는 6~12cm, 너비는 4~8cm이다. 잎은 깃 모양으로 갈라지고 갈래조각은 2~4쌍이나 위로 올라가면서 잎이 작아지고 갈래조각도 줄어든다. 꽃이삭에 달린 잎은 줄 모양이다. 꽃은 7~9월에 담홍색으로 피는데, 두상화가 원추꽃차례의 한쪽으로 치우쳐 달린다. 열매는 수과이며 길이는 0.15cm, 지름은 0.5cm이다.

⬤ 채취 및 건조

　종류에 따라 다르지만 잎을 사용하는 약초는 새싹이 나오는 시기와 잎이 무성해지는 시기 사이에 채취하는 것이 좋다. 새싹이 나올 때는 약초의 기운이 잎으로 완전히 쏠리지 않은 상태이고, 잎이 너무 무성해지면 곧 꽃이 필 것이므로 약초의 기운이 꽃으로 상당히 전이된 상태가 되기 때문이다. 애엽은 봄과 여름에 채취하는데 잎이 크면서도 꽃이 피기 전에 채취해야 한다. 단오(음력 5월 5일) 즈음에 채취한 것이 가장 효능이 좋다.

효능

애엽은 예로부터 음식의 재료로 사용되었고 산과 들에서 쉽게 볼 수 있어 하찮은 풀로 취급되곤 했다. 하지만 한방에서는 뜸의 원료이자 부인병을 치료하는 중요한 약초로 이용되었는데, 그 효능이 얼마나 뛰어난지 '의초(醫草)'라는 별명이 있을 정도이다.

애엽은 임신 초기에 유산 징후로 하혈이 있을 때 사용한다. 임신 초기의 하혈은 자궁을 떠받치는 골반저근의 약화로 인한 경우가 많기 때문에 곡기생(겨우살이 가지와 잎)이나 두충처럼 골반저근을 강화시키는 약초와 함께 사용하면 좋다.

또한 애엽은 산후에 출혈이 멎지 않을 때도 사용하며, 임신과 관련 없는 일반적인 자궁출혈에도 사용한다. 특히 몸이 약하고 하복부가 냉한 여성의 자궁출혈에 효과적인데, 이는 애엽이 따뜻한 성질을 지녔기 때문이다.

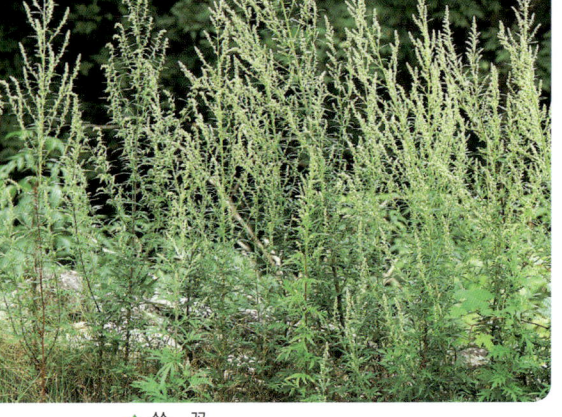

▲ 쑥_꽃

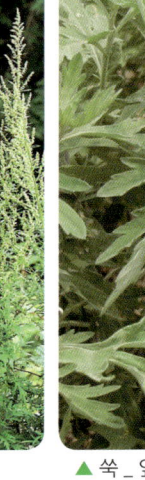

▲ 쑥_잎

애엽(쑥) **413**

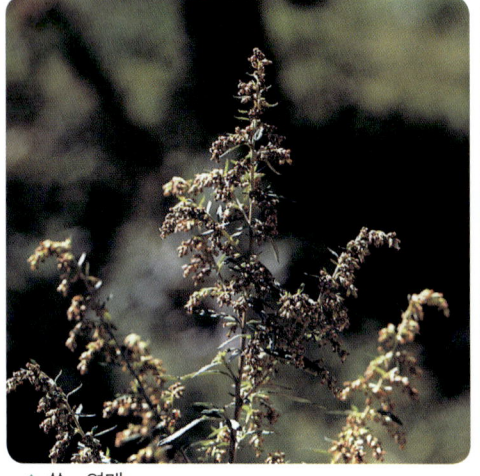
▲ 쑥 _ 열매

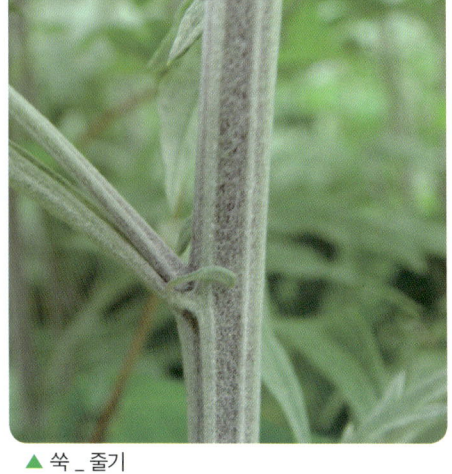
▲ 쑥 _ 줄기

　애엽은 몸이 차가워졌을 때 아랫배가 아프다고 하는 사람에게 좋은 약초이다. 해부학적으로 자궁이 위치한 부위는 혈액순환이 가장 느린 곳이다. 따라서 기온이 낮아지거나 몸이 약해져서 혈액순환이 원활하게 이루어지지 않으면 인체의 다른 부위보다 가장 크게 영향을 받는 곳이 자궁이다. 그 결과 허혈성(虛血性, 조직이나 장기의 산소 수요에 대해 그 공급원인 혈류가 절대적 또는 상대적으로 부족한 상태) 통증이 일어나게 되는데, 이때 애엽을 복용하면 하복부가 따뜻해져 혈액순환이 원활해지고 통증도 멎는다. 애엽이 아랫배를 따뜻하게 해주는 효능을 발휘하는 것인데, 이러한 효능 때문에 애엽은 아랫배가 찬 사람의 불임과 생리불순에도 이용된다.

　약쑥의 씨를 애실(艾實)이라고 한다. 애실 또한 약으로 사용되는데,《동의보감》에서는 '양기(陽氣)를 튼튼하게 하여 신장(腎臟)을 도우며, 허리와 무릎 및 자궁을 따뜻하게 하고 눈을 밝게 한다.'라고 하였다.

효능 TIP

　애엽의 효능을 이해하는 데 참고해야 할 사항은 두 가지이다.

　첫째, 애엽의 맛은 쓰면서 맵고 성질은 따뜻하다. 쓴맛은 열과 염증을 가라앉히는 작용을 하는데, 여기서는 출혈을 멎게 하는 효능으로 나타난다. 매운맛과 따뜻한 성질은 혈액순환을 촉진하고 몸을 따뜻하게 한다.

둘째, 애엽은 간과 비장, 신장에 작용한다. 한의학적으로 비장은 혈액을 만드는 장기이고, 간은 혈액을 저장하고 분배하는 장기이다. 애엽은 간과 비장에 작용하여 출혈을 멎게 한다. 한의학적으로 신장의 개념은 폭넓은 편인데, 여기서는 자궁과 허리를 의미한다. 즉 애엽이나 애실이 신장을 따뜻하게 해주는 효능이 있다는 것은 곧 자궁과 허리를 따뜻하게 해준다는 의미이다.

🌿 약초의 효능 더하기

볶은 애엽[艾葉炭] : 깨끗한 애엽을 솥에 넣고 겉은 검은색으로 속은 누런색으로 변할 때까지 강한 불로 볶는다. 이렇게 하면 출혈을 멎게 하는 효능이 강해진다. 달이거나 환을 만들어 먹는다.

🌾 치료 질환

자궁출혈, 유산 징후, 생리불순, 하복통, 불임, 요통

🎁 용량 및 용법

- 애엽의 1회 복용량은 건조된 것으로 4~12g이다. 달여서 복용해도 되고, 가루나 환을 만들어 복용해도 된다.
- 임신 초기에 하혈이 있는 경우에는 애엽 10g, 당귀 4g, 두충 4g, 겨우살이 4g을 1회 분량으로 달여서 하루 2~3회 복용한다.
- 기타 자궁출혈에는 당귀, 작약, 숙지황, 지유, 측백엽 등과 함께 달여서 복용한다.
- 기력이 약한 사람에게 자궁출혈이 있을 때는 황기, 인삼, 당귀 등과 함께 사용한다.
- 향부자, 계피, 당귀 등과 함께 사용하면 생리불순을 개선하고 하복부가 냉한 증상 및 불임증을 치료할 수 있다.

익모초(익모초)

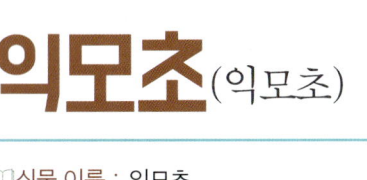

📖 **식물 이름** : 익모초
　사용 부위 : 잎과 줄기
　약재 이름 : 익모초(益母草)
　작용 부위 : 주로 심장과 간에 작용한다.
　맛과 성질 : 맛은 쓰면서 맵고 성질은 약
　　　　　　간 차갑다.

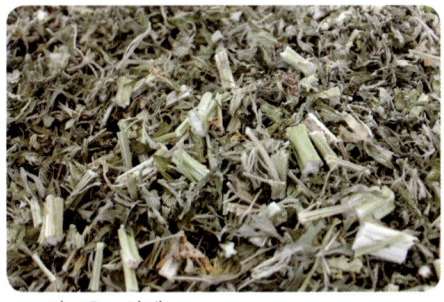

▲ 익모초 _ 약재

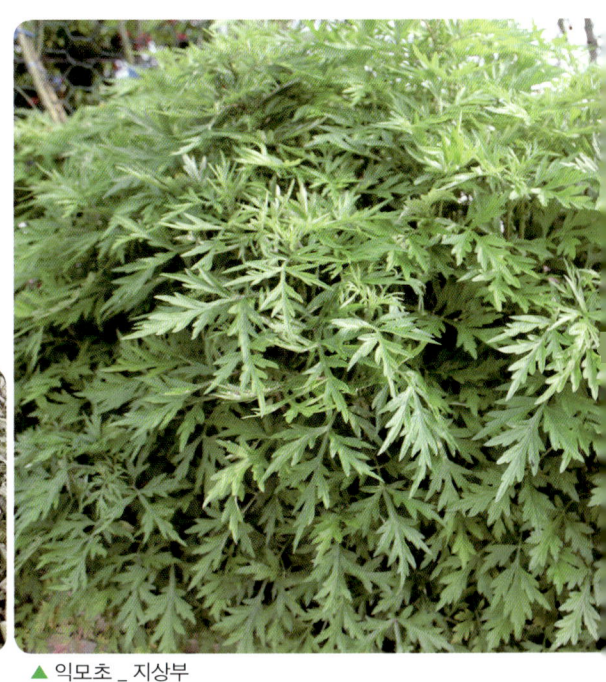

▲ 익모초 _ 지상부

🌀 생김새

　익모초는 꿀풀과의 두해살이풀로 키는 1m 정도이다. 줄기는 둔한 사각형이며 흰 털이 나 있어서 전체가 백록색을 띤다. 뿌리잎은 달걀 모양으로 잎자루가 길고 가장자리에 톱니가 있으며 꽃이 필 때 없어진다. 줄기잎은 깃 모양으로 깊게 갈라지며 가장자리에 약간의 결각이 있다. 꽃은 7~8월에 홍자색으로 피는데, 가지 끝에 가까운 잎겨드랑이마다 여러 송이씩 층층으로 달려 윤산꽃차례를 이룬다. 꽃부리는 입술 모양이며 윗입술은 둥글고 털이 약간 나 있고 아랫입술은 3갈래로 갈라진다. 열매는 달걀 모양으로 9~10월에 익으며 종자는 3개의 능선이 있다.

🌱 채취 및 건조

　익모초는 잎과 줄기를 사용하는 약초이므로 반드시 꽃이 피기 전에 채취해야 한다. 꽃이 피면 약초의 기운이 상당 부분 꽃으로 쏠려서 잎이나 줄기의 약효가 떨어지기 때문이다. 익모초 채취의 적기는 단오(음력 5월 5일) 전후이다.

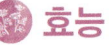 효능

익모초는 산전산후의 여러 질환에 사용한다. 여성[母]에게 좋은[益] 약초라는 뜻의 이름이 붙여진 것도 자궁과 연관된 질환에 주로 사용되기 때문이다. 《동의보감》에서도 '이것은 임신이 되게 하고 월경을 고르게 하는 데 효험이 나지 않는 바가 없으므로 부인들의 선약(仙藥)이다.'라고 하였다.

한의학에서 익모초는 어혈을 제거하는 약초로 분류되고 있으며, 약리실험에서 자궁을 수축시키는 효능이 뛰어나다는 것이 밝혀졌다. 이는 자궁의 수축력이 약해지고 하복부의 혈액순환이 원활하지 않은 상태를 익모초가 개선시킨다는 뜻이다. 하복부의 혈액순환이 원활하지 않고 자궁의 수축력이 약하면 월경이 불순해지거나 생리통이 생기며, 상태가 악화되면 임신이 잘되지 않는다. 설령 임신이 되었더라도 출산한 이후에 태반이나 오로(惡露)가 깔끔하게 나오지 않을 수 있다. 이럴 때 익모초를 사용하는데, 익모초는 맛이 매우 쓰기 때문에 달여서 복용하는 것보다는 환을 만들어 먹는 것이 좋다.

예전에는 임신부의 질병으로 태아가 죽었거나 난산(難産)이 예상될 때 익모초를 많이 사용하였다. 이는 익모초가 자궁수축제인 옥시토신(oxytocin)보다 효력이 약하

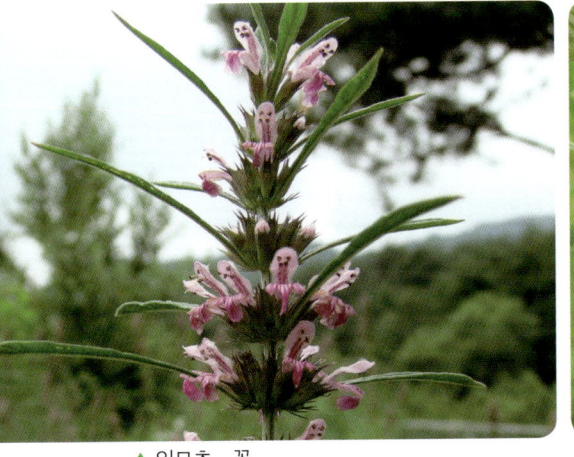

▲ 익모초 _ 꽃

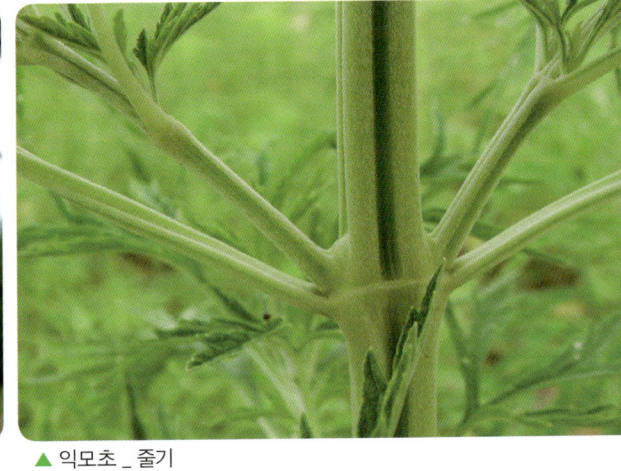

▲ 익모초 _ 줄기

익모초(익모초)　**417**

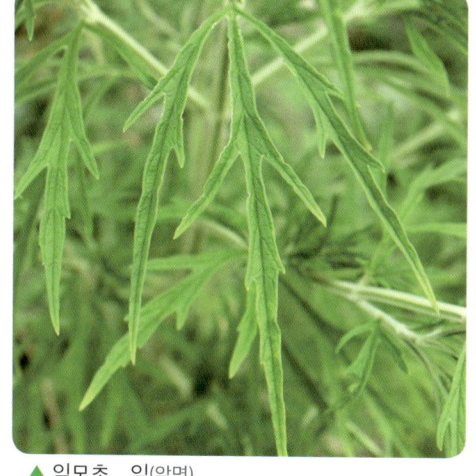
▲ 익모초 _ 잎(앞면)

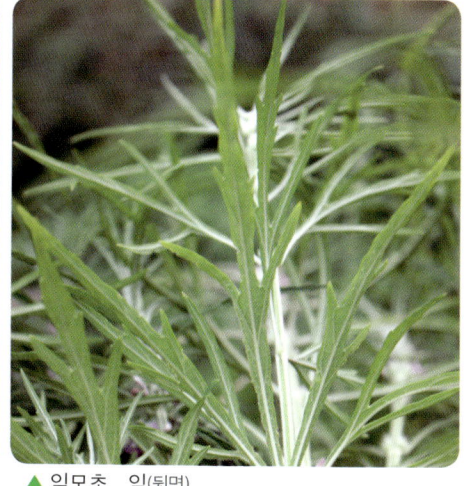
▲ 익모초 _ 잎(뒷면)

기는 하지만 자궁 근육의 수축력을 현저하게 증가시키기 때문이다. 이러한 효능이 있어 요즘에는 산후에 오로가 잘 나오지 않을 때 익모초를 사용한다.

또한 익모초는 자궁의 염증을 없애주는 효능이 있어 자궁내막증으로 대하가 심하게 나오는 증상과 잦은 유산으로 인해 자궁에 염증이 빈발하는 경우에도 효과가 좋다. 단, 자궁을 튼튼하게 해주면서 혈액순환을 촉진하는 다른 약초와 함께 사용해야 한다. 익모초는 생식호르몬의 분비를 촉진하는 효능이 있어 갱년기나 노년기에 많이 사용한다. 우리 선조들은 익모초로 조청을 만들고, 그것을 다시 환으로 만들어 갱년기 증후군을 예방하는 데 사용하였고, 갱년기 이후에도 일정 기간 복용하면서 건강을 유지하였다.

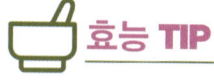 효능 TIP

익모초의 효능을 이해하는 데 참고해야 할 사항은 두 가지이다.

첫째, 익모초의 맛은 쓰면서 맵고 성질은 차갑다. 매운맛은 혈액순환을 촉진하여 어혈을 제거하는 작용을 한다. 쓴맛은 열과 염증을 가라앉히는 작용을 하는데, 이는 익모초가 자궁의 염증을 없애주는 효능과 연관이 있다. 또한 쓴맛은 약의 효능을 밑으로 끌어내리는 작용을 하는데, 익모초의 쓴맛은 매운맛의 효능이 하복부에 위치한 자궁에 발휘되도록 한다.

둘째, 익모초는 심장과 간에 작용한다. 심장은 혈액을 순환시키는 역할을 하며, 간은 혈액을 저장하고 분배하는 역할을 한다. 따라서 간과 심장의 기능이 좋으면 어혈이 제거되고 새로운 혈액이 만들어지는 결과를 얻게 된다. 익모초가 간과 심장에 작용하는 약초로 분류된 것은 어혈을 제거하는 효능과 연관이 있다.

 약초의 효능 더하기

주익모초(酒益母草) : 황주(黃酒, 쌀과 밀, 기장을 누룩으로 빚은 술. 알코올 도수는 15~20%이다)를 적당히 희석하여 익모초에 붓고 잘 섞어 완전히 스며들면 솥에 넣고 약한 불로 볶으면서 말린다. 이렇게 하면 익모초의 차가운 성질이 완화되며, 어혈을 제거하고 통증을 멎게 하는 효능이 강해진다. 따라서 생리불순과 어혈로 인한 복통, 그리고 오로가 잘 나오지 않을 때는 이 방법을 사용한다.

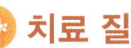 **치료 질환**

생리불순, 생리통, 자궁내막증, 대하증, 불임, 산후 오로, 갱년기 증후군

용량 및 용법

- 익모초의 1회 복용량은 건조된 것으로 12~20g이다. 달여서 복용해도 되고, 가루나 환을 만들어 복용해도 된다.
- 어혈 때문에 월경이 2개월 이상 없고 복통이 있을 때는 당귀, 홍화, 하수오 등과 함께 달여서 복용하면 좋다.
- 생리통에는 익모초 달인 것에 물엿을 넣고 고약처럼 만들어서 먹으면 좋다. 또는 익모초 20g, 현호색 8g을 1회 분량으로 달여서 하루 2~3회 복용한다.
- 몸이 약한 산모에게서 오로가 잘 나오지 않는 경우 당귀, 천궁, 향부자와 함께

익모초(익모초) **419**

달여서 복용하면 좋다.

- 출산 후 자궁의 회복을 돕기 위한 방법은 다음과 같다. 익모초 12g, 당귀 4g을 1회 분량으로 달여서 하루 2~3회 복용한다.
- 여름철에 식욕이 없고 기력이 없을 때 익모초 즙을 복용한다.

🌾 약초 이야기

아들을 낳고 10년 동안 통증에 시달리는 어머니가 있었다. 이들 모자는 가난하여 천을 짜서 생계를 유지했는데, 어머니의 산후병이 점점 깊어지자 아들은 의원을 찾아가 약초를 구해왔다. 그 약을 먹은 어머니는 병이 차츰 나아졌지만 완치되기 위해서는 꾸준히 먹어야 했다. 그런데 약값이 너무 비싼 것이 문제였다. 아들은 의원을 찾아가 어머니의 병이 다 나으면 일을 열심히 해서 약값을 치르겠다고 사정을 했다. 의원은 내키지 않았지만 사정하는 아들을 뿌리칠 수 없어 그렇게 하라고 했다. 아들은 안도의 한숨을 내쉬면서도 돈이 걱정되었다. 그래서 어느 날 의원이 약초를 캐러 갈 때 몰래 뒤를 밟았다. 의원이 캔 약초를 알아낸 아들은 의원에게 약값이 너무 비싸서 못 먹겠다고 말하고는 자신이 직접 그 약초를 캐서 어머니에게 드렸다. 마침내 어머니의 병이 완치되었다. 그리고 어머니를 이롭게 한다고 하여 익모초(益母草)라는 이름을 붙여주었다.

〈혼동하기 쉬운 약초 비교〉

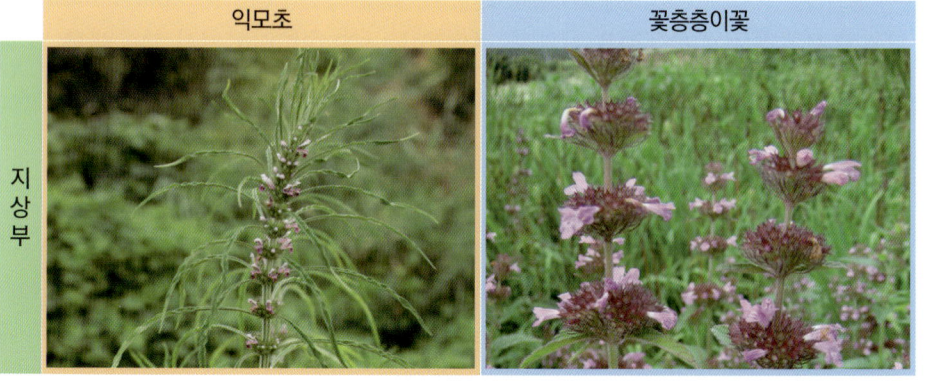

고삼(고삼)

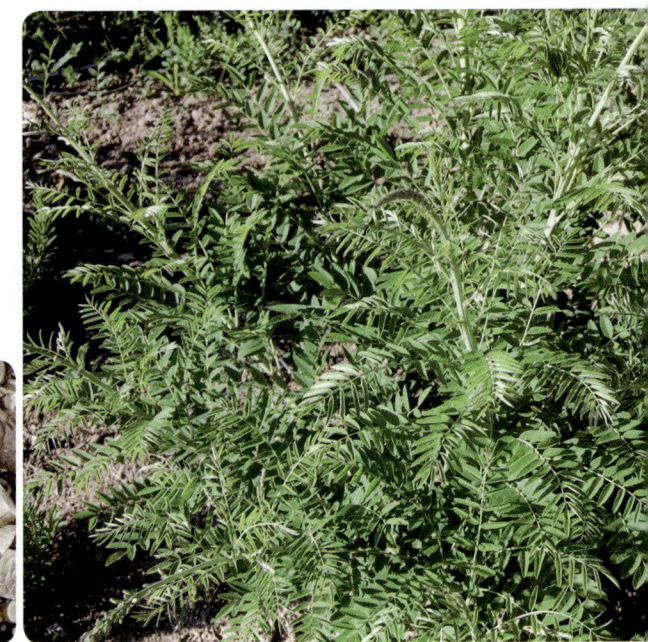

📖식물 이름 : 고삼
　사용 부위 : 뿌리
　약재 이름 : 고삼(苦蔘)
　작용 부위 : 주로 신장과 대장에 작용
　　　　　 한다.
　맛과 성질 : 맛은 쓰고 성질은 차갑다.

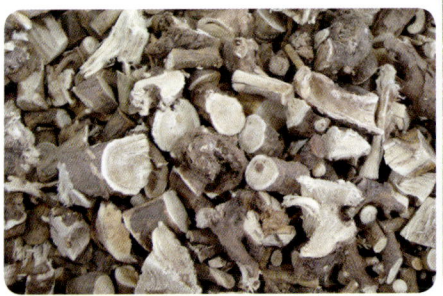

▲ 고삼 _ 약재

▲ 고삼 _ 지상부

🌀 생김새

　고삼은 콩과의 여러해살이풀로 키는 1m 정도이다. 줄기가 곧게 서며 윗부분에서 가지를 치고 일년생 가지에는 털이 있지만 차차 없어진다. 잎은 어긋나며 15~40개의 잔잎으로 이루어진 홀수 깃꼴겹잎으로 길이는 15~25cm, 너비는 3~8cm이다. 잔잎은 긴 타원형 또는 긴 달걀 모양으로 길이는 2~4cm, 너비는 0.7~1.5cm이다. 꽃은 연한 황색으로 6~8월에 원줄기 끝과 가지 끝에 총상꽃차례를 이루며 많이 달린다. 꽃의 길이는 1.5~1.8cm이다. 열매는 줄 모양의 협과로 길이는 7~8cm, 너비는 0.7~0.8cm이며 속에 3~7개의 밤갈색 종자가 들어 있다. 뿌리는 긴 원기둥 모양으로 하부는 갈라져 있고 회갈색 또는 황갈색이다. 맛이 매우 쓰다.

🌱 채취 및 건조

　뿌리를 사용하는 약초는 약의 기운이 뿌리에 충만해졌을 때 채취해야 하므로 보

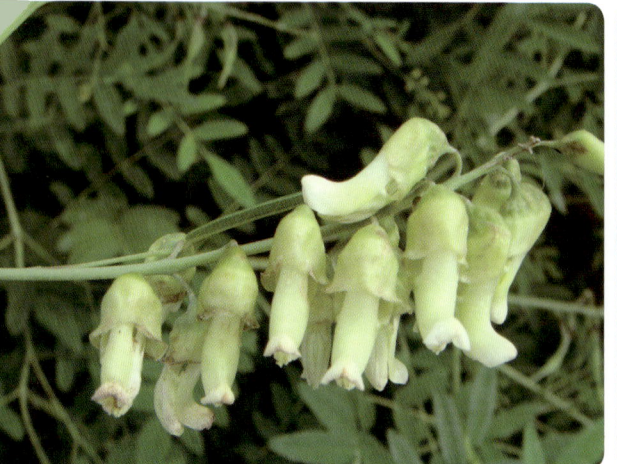
▲ 고삼 _ 꽃

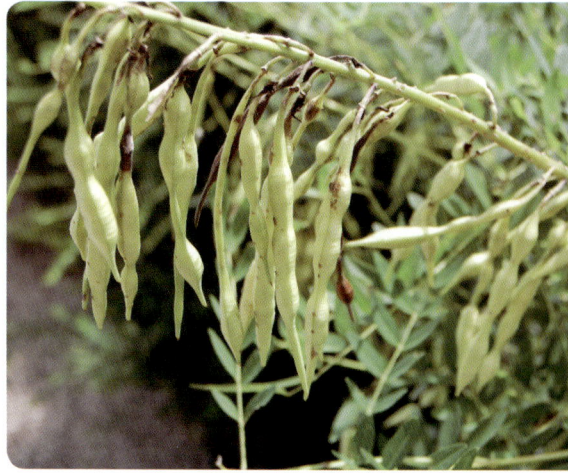
▲ 고삼 _ 열매

통은 가을에 채취하지만, 시기를 놓쳤다면 잎이 나기 전 이른 봄에 채취한다. 고삼은 봄과 가을에 채취하는데, 가을철 잎이 시든 이후에 채취한 것의 품질이 좋다. 뿌리를 캐낸 후에 머리 부분과 잔뿌리를 제거하고 흙을 깨끗이 씻어낸 다음 햇볕에 말려 사용한다.

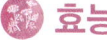 **효능**

고삼은 질염에 외용하는 약초이다. 여성의 질은 길이가 짧고 항문과 가깝기 때문에 균의 감염에 매우 취약하다. 몸이 건강하고 생식기 주변의 청결 상태가 양호할 때는 문제가 없지만, 그렇지 않으면 질염에 걸려 심한 가려움증과 대하증이 나타난다. 이때 근본적으로 몸을 건강하게 만들어주는 약초를 복용하면서 고삼 달인 물로 생식기 주변을 씻으면 가려움증과 대하증을 신속하게 치료할 수 있다. 질염이 있을 때 고삼 달인 물로 좌욕이나 좌훈을 하는 것도 좋다. 고삼은 살충 효과가 뛰어나서 직접적으로 균을 죽이는 작용을 하며, 생식기 주변의 습기를 말리는 효능이 있어 질염을 일으키는 균이 더 이상 살 수 없게 만들어준다.

질염을 치료할 때 고삼은 주로 외용제로 쓰이지만 내복해도 효과가 좋다. 단, 고삼은 맛이 매우 쓰기 때문에 내복할 경우에는 탕약보다 환약으로 만들어야 한다. 쓴

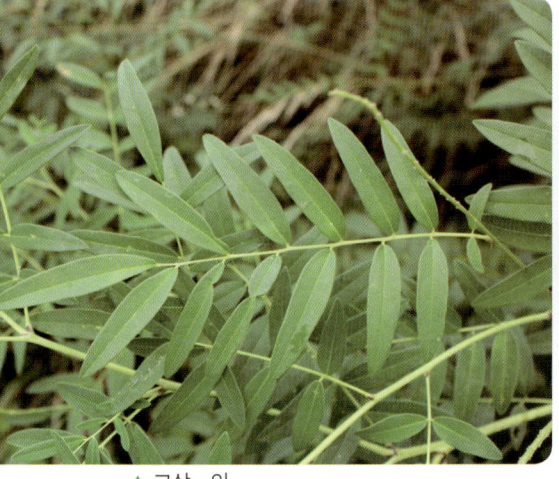

▲ 고삼 _ 잎

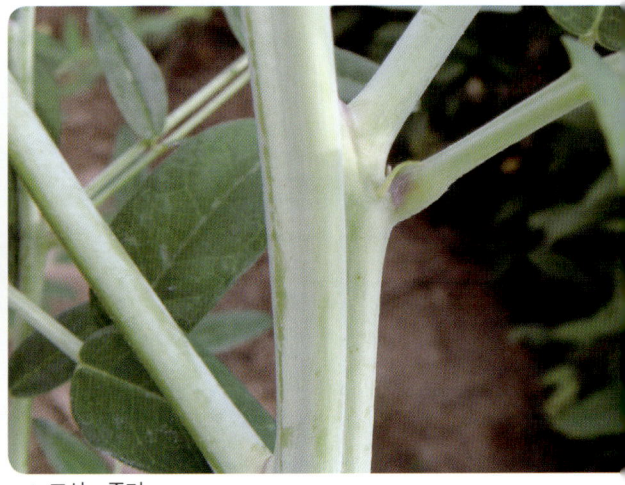

▲ 고삼 _ 줄기

맛이 얼마나 강한지 약장(藥欌) 서랍만 열어도 쓴 냄새가 올라올 정도이다. 《동의보감》에는 '맛이 매우 쓰니, 입에 들어가기만 해도 토한다.'라고 하여 고삼의 쓴맛이 어느 정도인지 짐작하게 한다.

고삼은 피부 가려움증, 농가진, 개선(疥癬, 옴), 신경성 피부염 등에 외용한다. 고삼을 진하게 달여서 자주 환부를 씻으면 좋고 장기간 사용해도 부작용이 없다.

또한 고삼은 이질이나 장염에 효과적인 약초이다. 평소 건강한 사람이라면 달여서 따뜻할 때 복용하면 되고, 몸이 약하거나 이질이 만성적이라면 고삼 달인 물을 이용하여 관장(灌腸)을 하면 된다.

효능 TIP

고삼의 효능을 이해하는 데 참고해야 할 사항은 세 가지이다.

첫째, 고삼은 뿌리를 사용하는 약재이다. 약재의 무게에 따라 효능이 어느 부위에 나타나는지를 짐작할 수 있다. 예를 들어 뿌리나 씨앗처럼 비교적 무거운 약재는 인체의 하부나 몸속 깊숙한 곳에 그 효능을 나타낸다. 반면 잎이나 꽃처럼 가벼운 약재는 인체의 상부나 피부에 그 효능을 나타낸다. 뿌리를 사용하는 고삼이 생식기와

고삼(고삼) **423**

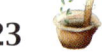

대장에 그 효능을 발휘하는 것도 이와 같은 이유에서이다.

둘째, 고삼의 맛은 매우 쓰고 성질은 차갑다. 쓴맛은 열과 염증을 가라앉히는 작용을 하며, 여기에 찬 성질이 더해지면 그 작용은 더욱 강해진다. 고삼이 세균의 증식을 억제하고 염증을 개선하는 것도 쓴맛과 차가운 성질 때문이다. 또한 쓴맛은 습기를 제거하는 효능이 있는데, 고삼을 달여 외용하였을 때 생식기 주변의 습기가 제거되는 것은 쓴맛의 이러한 효능 때문이다.

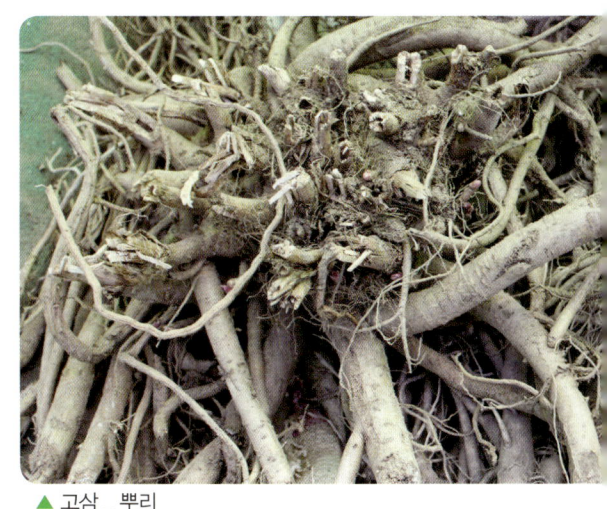
▲ 고삼 _ 뿌리

셋째, 고삼은 신장과 대장에 작용한다. 한의학적으로 생식기는 신장의 범주에 속한다. 고삼이 질염을 치료하는 데 주로 사용되기 때문에 신장에 작용하는 약초로 분류되어 있다. 또한 이질과 장염을 치료하는 효능이 크기 때문에 대장에 작용하는 약초로도 분류되고 있다.

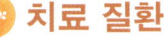 **치료 질환**

질염, 가려움증, 개선(疥癬), 농가진, 신경성 피부염, 장염, 이질

 용량 및 용법

- 고삼의 1회 복용량은 건조된 것으로 4~12g이다. 달여서 복용해도 되지만 쓴맛이 매우 강하기 때문에 가루나 환으로 복용하는 것이 좋다. 《동의보감》에도 '탕약으로는 별로 쓰이지 않고, 환을 만들어 복용하는 일이 많다.'고 되어 있다.
- 질염에는 고삼 40g, 사상자 20g, 고백반 12g을 가루 내어 음부에 뿌려준다.
- 화상을 입어 통증이 심한 경우에는 곱게 가루 낸 고삼을 참기름에 개어 환부

에 바른다.

- 세균성 이질에는 물 400mL에 고삼 80g을 넣고 200mL로 줄 때까지 달여서 하루 2회 나누어 마신다. 보통 7~10일간 연속으로 복용한다.

〈혼동하기 쉬운 약초 비교〉

	고삼	황기
잎	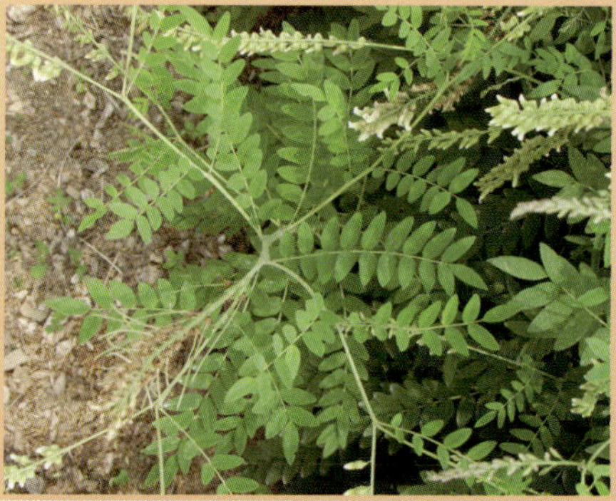	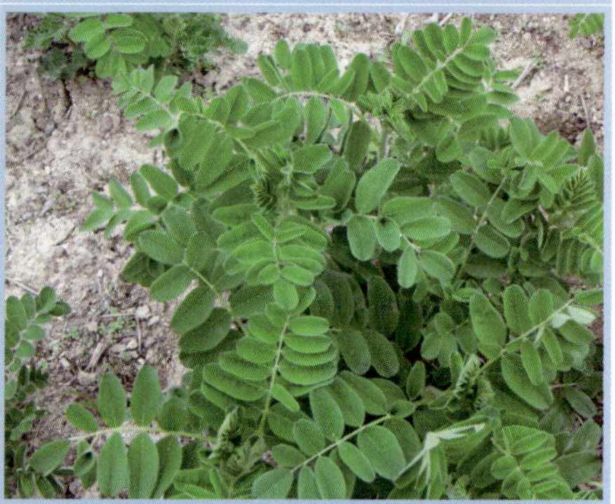
꽃	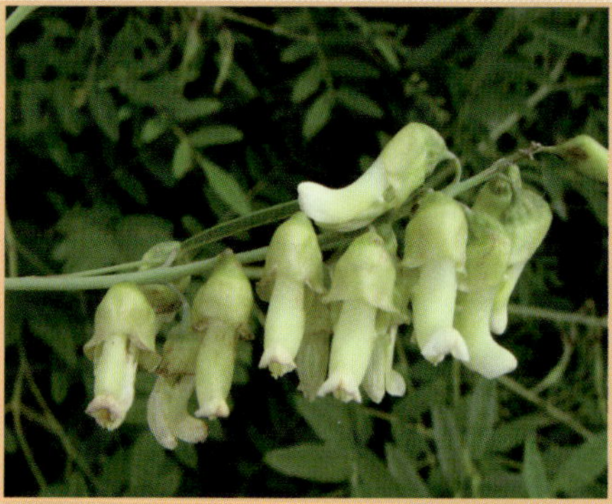	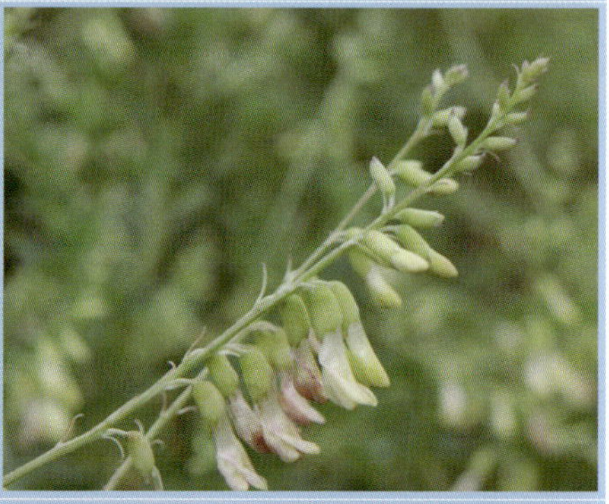
뿌리	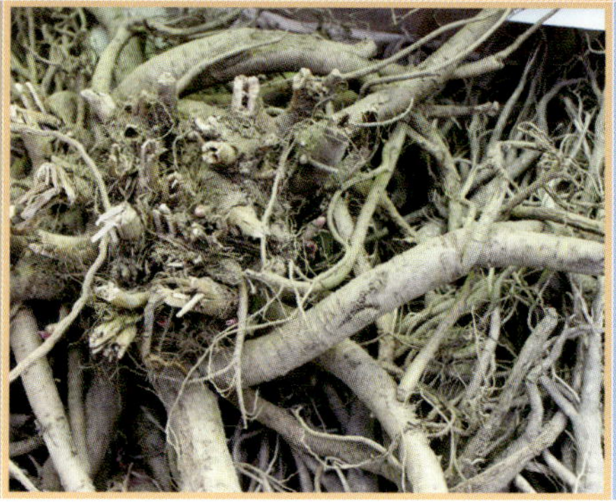	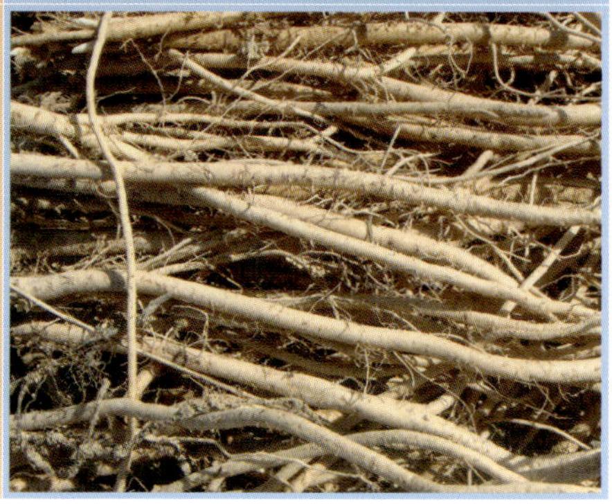

고삼(고삼) **425**

사상자(사상자)

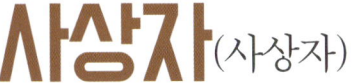

📖 식물 이름 : 사상자, 벌사상자
사용 부위 : 잘 익은 열매
약재 이름 : 사상자(蛇床子)
작용 부위 : 주로 신장에 작용한다.
맛과 성질 : 맛은 쓰면서 맵고 성질은 따뜻하다.

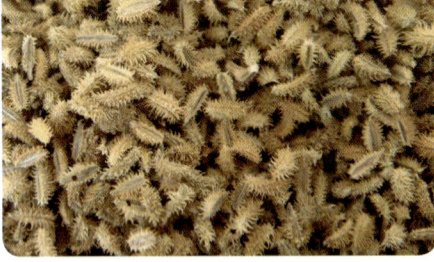

▲ 사상자 _ 약재

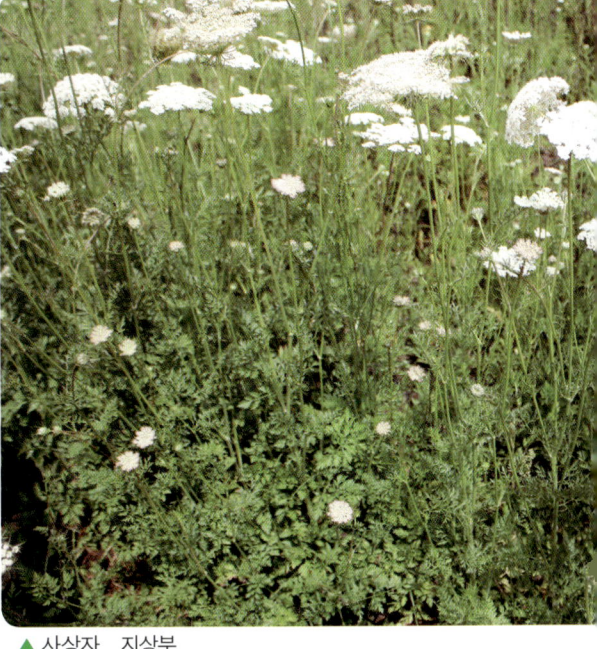

▲ 사상자 _ 지상부

❄ 생김새

사상자는 산형과의 두해살이풀로 키는 30~70cm이다. 줄기는 곧게 서고 전체에 짧은 누운 털이 있으며 윗부분에서 곁가지를 내고 가는 홈줄이 있다. 잎은 원줄기를 감싸며 어긋나고, 길이는 5~10cm이다. 잎끝이 뾰족하고 가장자리에 뾰족한 톱니가 있으며 잎자루의 밑부분은 넓다. 꽃은 6~8월에 줄기 끝이나 윗부분의 가지 끝에서 흰색으로 피며 꽃잎은 5장이다. 작은 꽃가지는 5~9개이고 6~20개의 작은 꽃들이 겹산형꽃차례로 달린다. 열매는 길이 0.3cm 정도의 달걀 모양으로 9~10월에 익고 짧은 가시 같은 털이 있어서 다른 물체에 잘 붙는다. 열매를 사상자라고 하며 약용한다.

🌿 채취 및 건조

열매를 사용하는 약초는 열매가 완전히 익었을 때 채취해야 한다. 너무 일찍 채취하면 약의 기운이 온전히 열매에 전달되지 못하기 때문이다. 사상자는 열매가 익어 황색을 띠었을 때(9~10월) 채취하는 것이 좋다. 전초를 베어 열매를 털어서 햇볕에 말리고, 체로 불순물을 제거한 뒤에 사용한다.

효능

사상(蛇床)은 뱀의 평상이라는 말인데, 뱀이 이 약초 근처에 주로 서식하기 때문에 사상자라는 이름이 붙여졌다. 사상자는 살균작용이 있어 습진으로 가려움증이 심할 때 사용하면 좋다. 특히 질염(膣炎)으로 심하게 가려울 때 백반, 고삼과 함께 달여서 생식기 주변을 씻으면 가려움증이 없어진다. 남성의 음낭 주변에 습진이 생겼을 때에도 같은 방법을 사용할 수 있고, 그 밖의 부위에 가려움증이 있을 때에도 외용하거나 달여서 복용하면 좋은 효과를 얻을 수 있다.

또한 사상자는 정력을 강화하는 효능이 있다. 약리실험에서도 남성호르몬과 유사한 작용이 있다는 것이 검증되었으나 다른 약재에 비하여 그 효능이 약하기 때문에 보조약으로 사용한다. 녹용, 토사자, 구기자, 음양곽 등과 함께 사용하면 좋다.

사상자는 몸이 약하여 잔병치레가 많고 하복부(자궁)가 냉한 여성의 불임증에 사용한다. 고서(古書)에도 불임증을 치료하는 약초로 설명되어 있다. 단, 사상자는 성

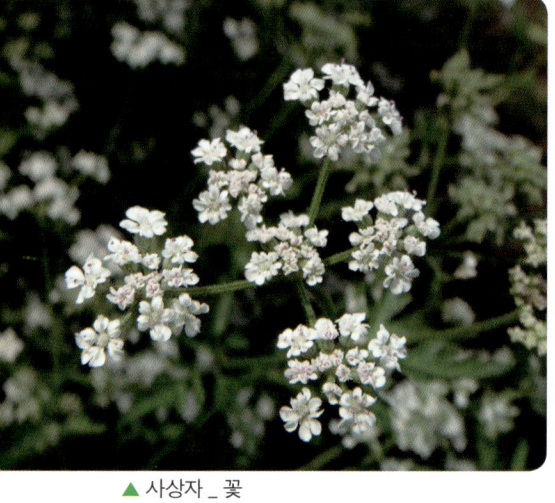

▲ 사상자 _ 꽃

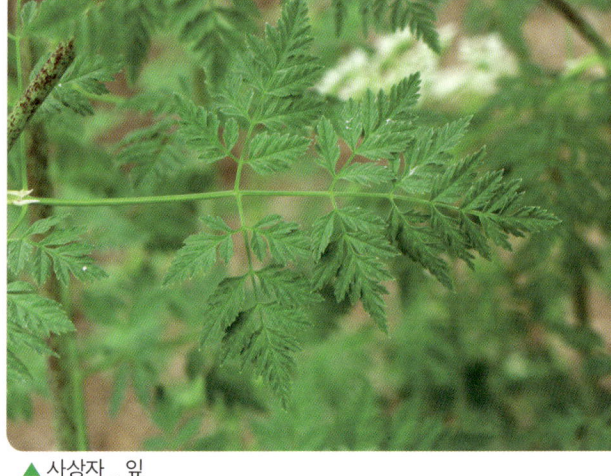

▲ 사상자 _ 잎

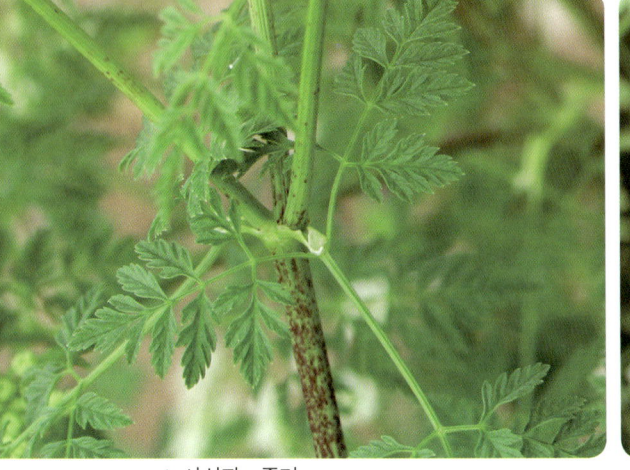

▲ 사상자 _ 줄기

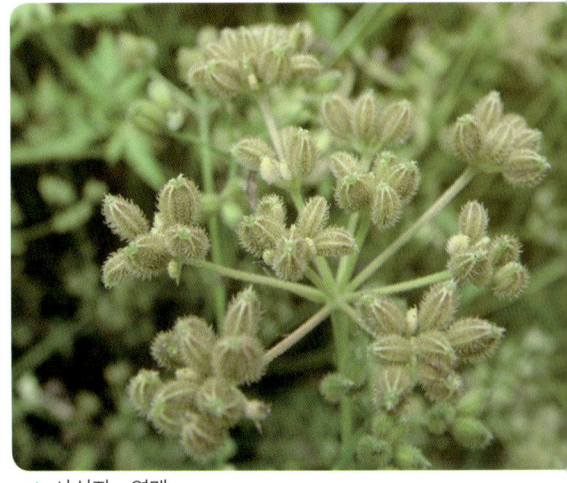

▲ 사상자 _ 열매

호르몬과 유사한 작용이 있으므로 내분비 장애에 의한 불임증에 더 효과적이라고 할 수 있다.

사상자는 양기(陽氣)가 부족하여 소변을 자주 보는 증상이 있을 때에도 사용한다. 이러한 증상은 노인이나 몸이 약한 사람에게 주로 나타나기 때문에 몸을 보(補)하는 약재와 함께 사용하는 것이 좋다. 또한 사상자는 어린아이의 야뇨증에도 효과가 있으며 산수유, 복분자 등과 함께 사용하면 좋다.

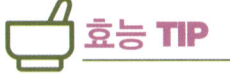 ## 효능 TIP

사상자의 효능을 이해하는 데 참고해야 할 사항은 세 가지이다.

첫째, 사상자는 산형과에 속하는 식물의 열매이다. 작은 꽃들이 모여 우산 모양을 이룬다고 해서 산형(繖形)이라고 하는데, 작은 꽃들을 동시다발적으로 피우기 위해서는 큰 힘이 필요하다. 이러한 생태는 매운맛과 따뜻한 성질을 갖게 만드는데, 실제로 사상자를 손으로 비비면 매운 냄새가 난다. 산형과 식물은 대체로 뿌리를 약용하는데, 사상자는 특이하게도 열매를 사용한다. 열매는 식물이 영양분을 저장하는 곳이므로 몸을 보(補)하는 성질이 더욱 강하다. 이러한 특성은 사상자가 지니고 있

428

는 보양(補陽)의 효능과 관련이 있다.

둘째, 사상자의 맛은 쓰면서 맵고 성질은 따뜻하다. 매운맛은 몸에 열을 더하는 작용이 있다. 사상자를 먹어보면 화한 맛이 나는데, 한의학에서는 화한 맛도 매운맛으로 본다. 사상자의 맵고 따뜻한 성질은 허약한 몸을 보하여 정력을 강화하고 임신을 촉진하는 효능으로 발휘된다. 그리고 쓴맛은 질의 염증과 습진을 치료하는 작용을 한다.

셋째, 사상자는 신장에 작용한다. 신장은 기초체력을 의미한다. 질병이나 노화로 기초체력이 약해진 것을 한의학에서는 신장이 약해졌다고 말한다. 사상자는 영양분을 지니고 있는 성숙한 열매이고, 매운맛과 따뜻한 성질을 지녔기 때문에 몸을 보강하고 신장을 강화하는 작용을 한다.

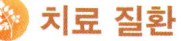 치료 질환

발기부전, 유정(遺精), 빈뇨(頻尿), 불임증, 질염, 피부 가려움증

용량 및 용법

- 사상자의 1회 복용량은 건조된 것으로 4~12g이다. 달여서 복용해도 되고, 가루나 환을 만들어 복용해도 된다.
- 발기부전에는 같은 양의 토사자, 사상자, 오미자를 가루 내어 정제한 꿀로 반죽한 뒤 녹두 크기의 환으로 만들어서 1회에 50개씩 하루 3회 복용한다.
- 발기부전이 심해지면 녹용, 음양곽 등과 함께 사용해야 한다.
- 유정과 빈뇨에는 토사자, 파고지와 함께 사용하고, 노인이라면 황기와 인삼을 추가하여 사용한다.
- 질염이 있을 때는 백반, 고삼과 함께 끓여서 음부를 씻으면 좋다.
- 피부 가려움증이 있을 때는 가루 낸 사상자를 피부에 바르거나 목욕물에 타서 목욕을 한다.

사상자(사상자) **429**

🌿 약초 이야기

어느 마을에 괴질(怪疾)이 돌았다. 병의 증상은 온몸이 가렵고 긁으면 피가 나는 것이었다. 이것을 본 의원이 괴질을 낫게 하는 씨앗이 있는데, 그 약초는 독사가 우글거리는 섬에서 자란다고 일러주었다. 이 말을 들은 마을의 용감한 청년이 독사를 물리치는 술을 가지고 섬으로 들어갔다. 청년은 섬에 그 술을 뿌려 독사들을 쫓아내고 뱀이 깔고 앉은 자리에 있던 약초를 캐어 마을로 돌아왔다. 마을 사람들은 청년이 가져온 약초의 씨앗을 달여 먹고 피부에도 발랐는데, 얼마 지나지 않아서 병이 모두 나았다. 사람들은 뱀이 누웠던 자리에서 나온 약초라고 하여 사상자(蛇床子)라는 이름을 붙였다.

〈혼동하기 쉬운 약초 비교〉

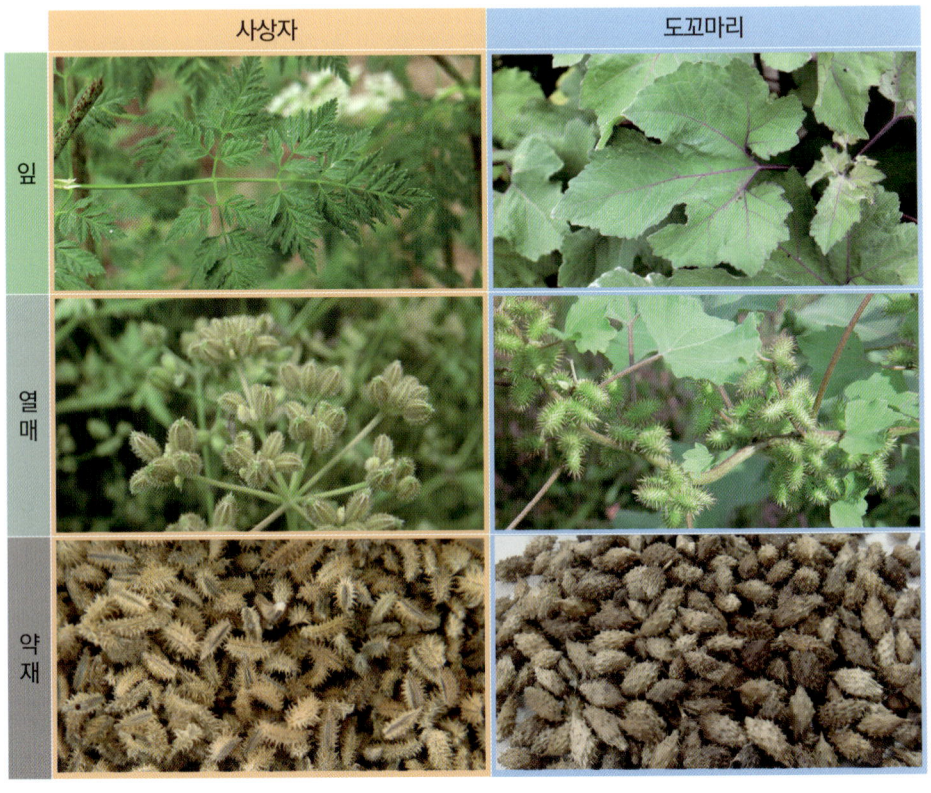

	사상자	도꼬마리
잎		
열매		
약재		

검인 (가시연꽃)

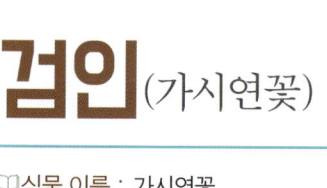

📖 **식물 이름** : 가시연꽃
　사용 부위 : 잘 익은 씨앗
　약재 이름 : 검인(芡仁)
　작용 부위 : 신장과 비장에 작용한다.
　맛과 성질 : 맛은 달면서 떫고 성질은 차
　　　　　　　갑지도 따뜻하지도 않다.

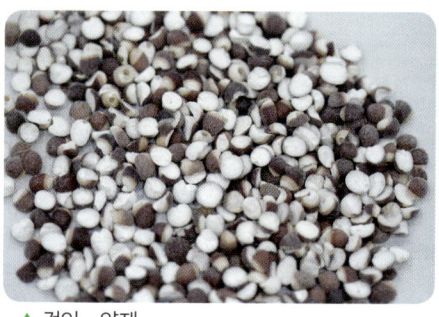

▲ 검인 _ 약재

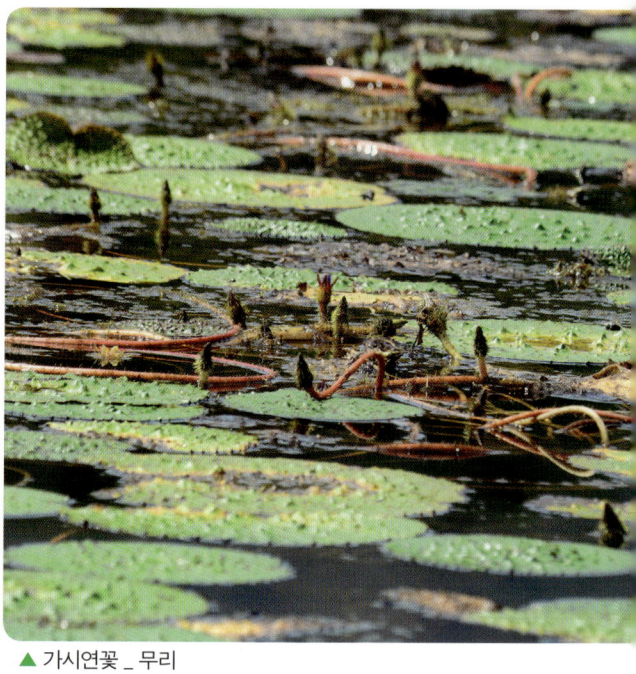

▲ 가시연꽃 _ 무리

🌱 생김새

　가시연꽃은 수련과의 한해살이 수초이다. 둥근 방패 모양의 잎은 지름 20cm부터 2m에 이르기까지 크기가 다양하고 겉에는 주름이 있다. 잎의 앞면은 녹색으로 광택이 나며 뒷면은 흑자색이고 앞면과 뒷면에 가시가 있다. 꽃은 자색으로 7~8월에 잎 사이에서 또는 잎을 뚫고 가시가 있는 긴 꽃줄기가 자라 그 끝에 1개씩 달린다. 꽃의 지름은 약 4cm이며 오후 2~3시경에 피었다 밤에 닫힌다. 열매는 10~11월에 맺으며 지름 5~7cm의 구형으로 표면에 가시가 있다. 종자는 꽃대가 형성될 때 결실하여 검은색으로 성숙하는데, 이것을 검인이라고 하며 약용한다. 뿌리는 짧고 두꺼우며 수염뿌리가 많이 난다.

🟢 채취 및 건조

　씨앗을 사용하는 약초는 씨앗이 완전히 성숙했을 때 채취한다. 미리 채취하면

검인(가시연꽃) **431**

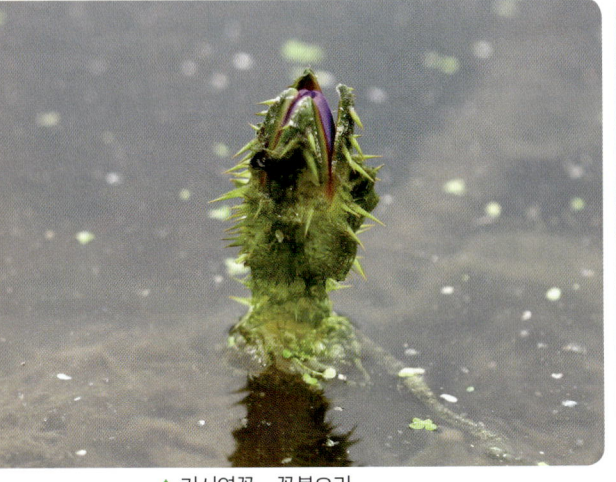
▲ 가시연꽃 _ 꽃봉오리

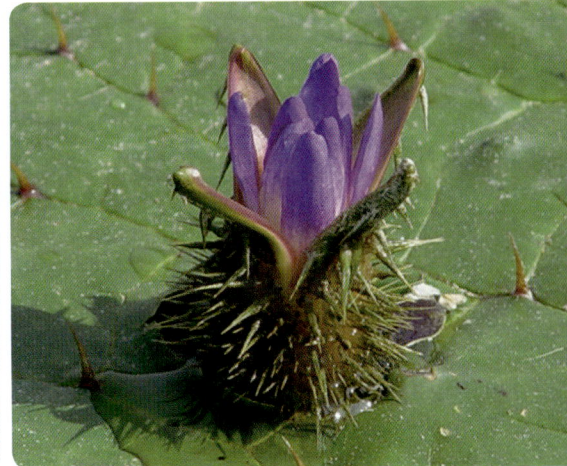
▲ 가시연꽃 _ 꽃

약의 기운이 씨앗으로 완전히 전달되지 못하여 약효가 나타나지 않기 때문이다. 10~11월에 성숙한 열매를 채취하여 열매껍질을 부수고 종자를 빼낸 다음 단단한 껍질을 제거하고 햇볕에 말려서 사용한다.

효능

검인의 효능을 이해하려면 먼저 정(精)의 개념을 알아야 한다. 《동의보감》에 '정위신본(精爲身本)'이라는 말이 나온다. 정(精)이 몸의 근본이라는 뜻이다. 그리고 정은 정자와 난자가 결합하여 형체가 생기기 전의 상태라고 표현하고 있다. 즉 사람이 만들어지는 시작점에 해당하는 것이 정이다. 기능적으로는 생식(生殖)의 기능을 뜻하고, 물질적으로는 정액을 의미한다.

검인의 효능은 첫째, 정(精)을 만들면서 소실되는 것을 막는 것이다. 고서(古書)에서도 정(精)이 적거나 부족한 것을 보(補)할 수 있다고 하였다. 이러한 효능 때문에 남성의 정액이 비정상적으로 배출되는 것을 막는 데에 검인을 사용한다. 정액이 새어나오는 유정(遺精), 꿈을 꾸는 도중에 정액이 나오는 몽유(夢遺)가 이에 해당한다. 또한 검인은 소변을 지리는 유뇨(遺尿), 소변을 자주 보는 빈뇨(頻尿)에도 유효하다.

검인의 두 번째 효능은 여성의 대하증(帶下症)을 멎게 하는 것이다. 정(精)의 개념

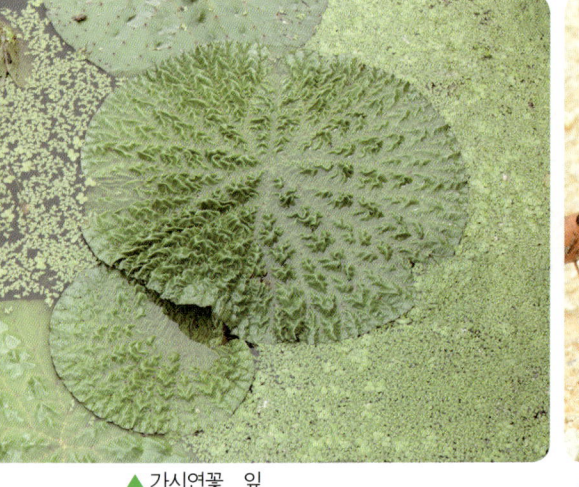

▲ 가시연꽃 _ 잎

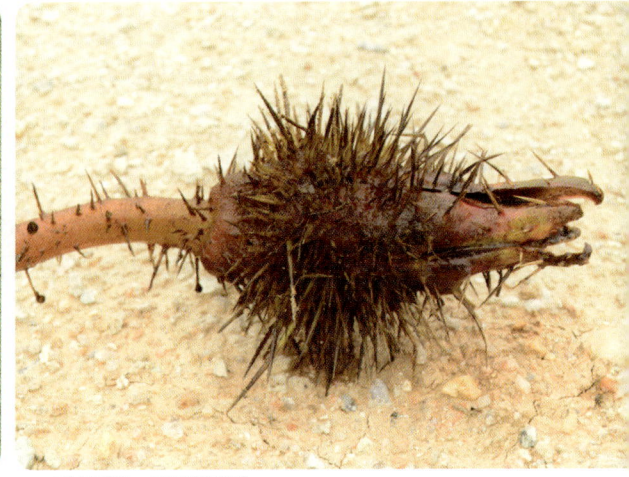

▲ 가시연꽃 _ 열매(채취품)

에는 생식(生殖)의 기능이 포함되며, 이는 여성에게 있어 자궁의 기능을 의미한다. 자궁의 기능이 약해지면 대하증이 생기는데, 검인은 자궁의 기능을 강화하여 대하증을 치료한다.

검인의 세 번째 효능은 설사를 멎게 하는 것이다. 특히 질병이나 노화로 몸이 극도로 약해지고 소화력이 크게 저하되어 설사병이 생겼을 때 사용하면 좋다. 고서(古書)에서도 '위(胃)를 통하게 하여 음식을 먹을 수 있게 하고 갑작스러운 병을 없애주며, 의지를 강하게 하고 귀와 눈을 총명하게 한다. 오래 먹으면 몸이 가벼워지고 노화를 방지한다.'라고 하였다.

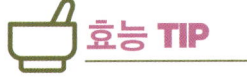 효능 TIP

검인의 효능을 이해하는 데 참고해야 할 사항은 세 가지이다.

첫째, 검인은 수생식물의 씨앗이다. 물에서 자라는 식물은 수분을 조절하는 특성이 있다. 가시연꽃은 물에서 자라기 때문에 검인 또한 수분을 조절하는 효능을 가지고 있다. 검인이 유정, 몽유, 유뇨, 빈뇨, 대하증, 설사를 치료하는 것은 이러한 특성 때문이다.

검인(가시연꽃)　**433**

둘째, 검인은 씨앗이다. 씨앗은 번식을 위해 만들어지는 것이므로, 그 식물의 모든 것이 함축되어 있다. 즉 씨앗은 식물에 있어 정(精)에 해당한다. 따라서 사람이 씨앗을 먹으면 정이 보충되는 효과를 얻을 수 있다.

셋째, 검인의 맛은 달면서 떫다. 단맛은 몸에 영양분과 에너지를 공급하는 맛이다. 그리고 떫은맛은 몸 밖으로 나가는 것을 막는 효능이 있다. 떫은 감을 먹었을 때 변비가 생기는 것이 그 예이다. 검인의 떫은맛이 유정, 빈뇨, 대하증, 설사를 치료한다.

치료 질환

유정(遺精), 몽정(夢精), 유뇨(遺尿), 빈뇨(頻尿), 대하증(帶下症), 설사

용량 및 용법

- 검인의 1회 복용량은 건조된 것으로 12~20g이다. 달여서 복용해도 되고, 가루나 환을 만들어 복용해도 된다.
- 양기(陽氣)가 약하여 성관계를 하기 전에 정액이 배출되는 증상과 몽정을 치료하는 방법은 다음과 같다. 검인 500개, 연자육 40g, 산수유 40g, 백질려 200g, 복분자 80g을 가루 내어 녹두 크기의 환으로 만들어서 연자육 달인 물로 공복에 100개씩 먹는다.
- 노인이나 어린아이의 만성설사에는 검인 150g, 산약 150g, 복령 150g, 백출 150g, 연자육 150g, 의이인 150g, 백편두 150g, 인삼 80g을 가루 내어 쌀과 함께 죽을 쑤어 먹는다.
- 대하증에는 황백, 차전자 등과 함께 사용한다.

18

뇌질환을
치료하는 약초

산조인 (묏대추나무)

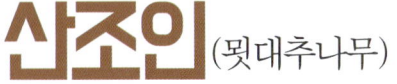

📖 **식물 이름** : 묏대추나무
　사용 부위 : 잘 익은 씨앗
　약재 이름 : 산조인(酸棗仁)
　작용 부위 : 주로 심장과 비장, 간에 작용
　　　　　　한다.
　맛과 성질 : 맛은 달면서 시고 성질은 차
　　　　　　갑지도 따뜻하지도 않다.

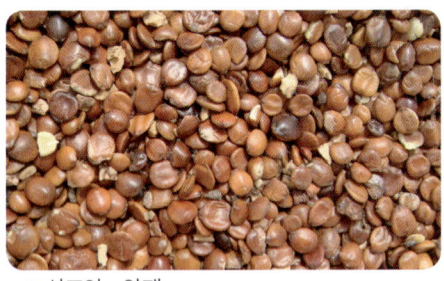

▲ 산조인 _ 약재

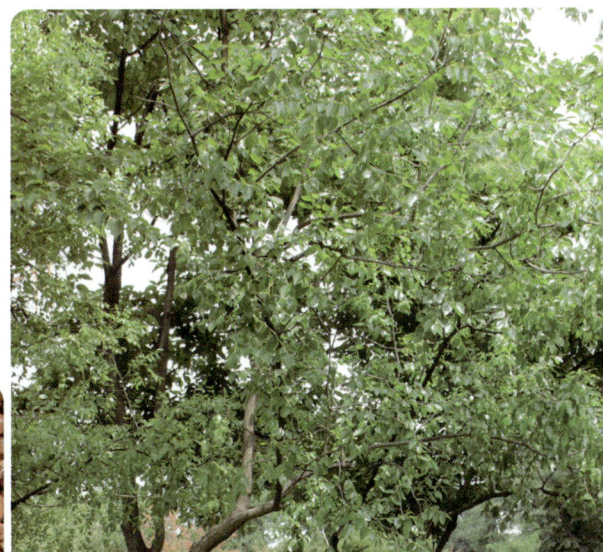

▲ 묏대추나무 _ 지상부

❄ 생김새

묏대추나무는 갈매나무과의 낙엽활엽소교목으로 키는 10m 정도이다. 가지 끝
과 잎의 뒷면에 털이 약간 있고, 일년생 가지는 한군데에서 여러 개가 나오며 일부
는 떨어진다. 나무껍질은 회색이다. 잎은 어긋나며 길이 2~6cm, 너비 1~2.5cm에
달걀 모양이다. 잎 가장자리에는 둔한 톱니가 있고 밑에 3개의 잎맥이 있다. 꽃은
5~6월에 연한 녹색으로 피는데 취산꽃차례로 2~3개씩 달린다. 열매는 핵과로 타
원형 또는 공 모양이며 9~10월에 적갈색 또는 검은색으로 익는다. 대추나무에 비
해 열매의 크기가 작다.

🌱 채취 및 건조

씨앗을 사용하는 약초는 열매가 완전히 익었을 때 채취해야 한다. 산조인은
9~10월에 잘 익은 열매를 채취하여 하룻밤 물에 담가두었다가 열매살을 문질러

436

제거한다. 열매살을 제거하면 씨가 나오는데, 씨의 껍질을 부수면 종인(산조인)이 나온다. 이것을 햇볕에 말려 사용한다.

 ## 효능

산조인은 신맛[酸]이 나는 대추[棗]의 씨앗[仁]이라는 뜻으로, 주로 불면증에 사용한다. 어떤 병이든지 원인을 살펴 근본적으로 치료해야 몸을 상하게 하지 않고 치료할 수 있다. 특히 불면증은 질병이 아니라 증상이기 때문에 원인을 제거하지 않으면 치료하기 어려운데, 특히 원인이 신경성일 때는 더욱 힘들다.

불면증이 있을 때 원인을 제거하지 못하고 수면제에 의지하는 사람들이 많은데, 전문가들은 수면제의 위험성을 다음과 같이 경고한다. '신경안정제인 수면제는 잠이 잘 오게 하지만 근육을 이완시키고 기억력을 떨어뜨리는 부작용이 있다. 수면제는 불면증을 근본적으로 치료하는 것이 아니며 얕은 잠 위주로 자게 되어 잠을 자도 피곤하고, 많이 먹으면 뇌기능이 멈추는 등 위험한 상황이 발생할 수 있다. 특히 수면제와 술을 함께 복용하면 뇌기능이 심하게 떨어져 호흡마비 등으로 사망할 수 있다.'

산조인은 불면증에 대한 치료 효과가 실험적으로 입증된 약재이며, 마취성(麻醉

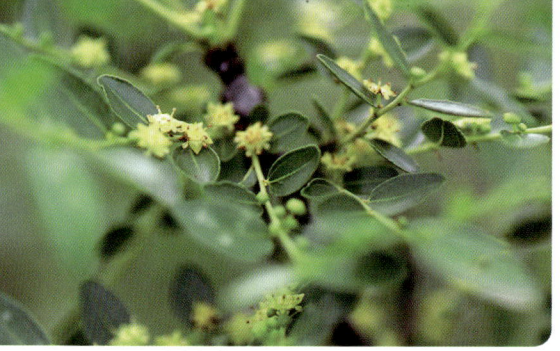

▲ 묏대추나무 _ 꽃

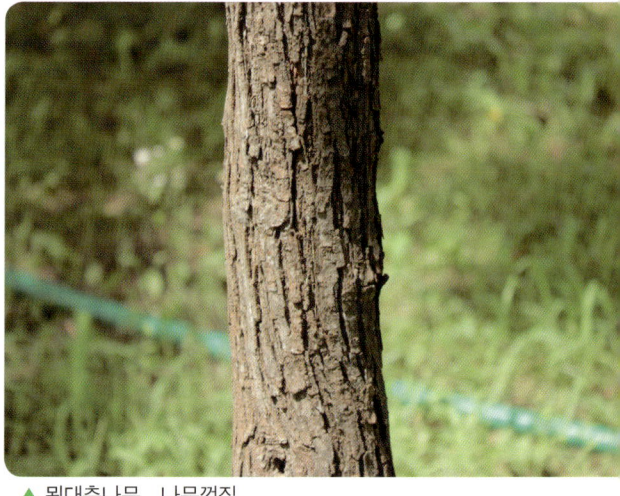

▲ 묏대추나무 _ 나무껍질

산조인(묏대추나무)　**437**

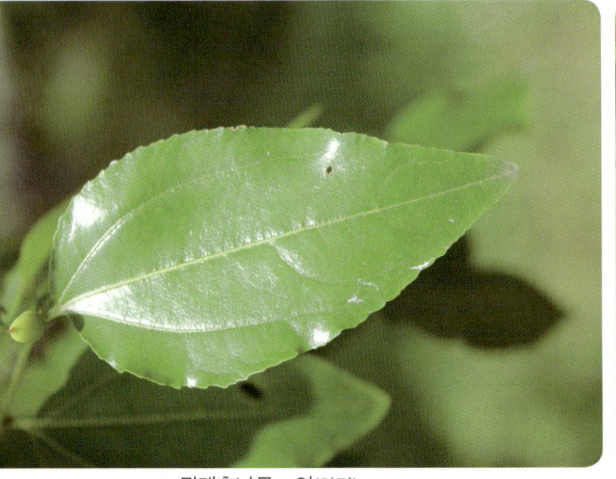

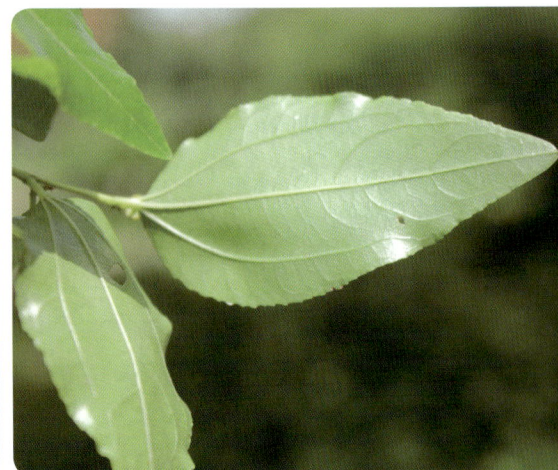

▲ 묏대추나무 _ 잎(앞면)   ▲ 묏대추나무 _ 잎(뒷면)

性)이 없어 장기간 복용해도 중독성이 없고, 복용을 중단해도 부작용이 나타나지 않는다. 즉 병원에서 처방하는 수면제보다 안전하다는 뜻이다.《동의보감》에서는 다음과 같이 산조인이 안전할 뿐만 아니라 도리어 몸을 건강하게 한다고 말한다. '오래도록 복용하면 음기(陰氣)를 북돋우고 오장(五臟)을 안정시키며, 사람이 살찌고 튼튼하도록 하고, 몸이 가벼워지며 수명이 늘어난다.'

산조인만으로 모든 불면증을 치료할 수 있는 것은 아니다.《동의보감》에서는 심허(心虛)로 인한 불면증에 산조인을 사용한다고 하였고, 산조인이 심장과 비장을 크게 보(補)하여 불면증을 치료한다고 하였다. 한의학적으로 심장은 마음을 뜻하고, 비장은 생각을 많이 하는 것과 연관이 있는 장기이다. 따라서 마음이 상하고 생각이 많아진 결과로 불면증이 생겼을 때 산조인이 적합하다.

산조인은 땀을 멎게 하는 효능이 있어 허약한 사람의 헛땀에 사용한다고 하는데, 실제로 땀을 멎게 하기 위해 산조인을 사용하는 경우는 많지 않다.

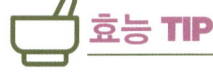 효능 TIP

산조인의 효능을 이해하는 데 참고해야 할 사항은 세 가지이다.

첫째, 산조인은 씨앗을 사용하는 약재이다. 식물은 영양분을 씨앗에 저장하기 때문에 대체로 씨앗은 자양제(滋養劑)로 쓰인다. 산조인 또한 자양성분이 풍부하여 불면증을 치료할 뿐만 아니라 몸을 건강하게 하는 효능이 있다.

둘째, 산조인의 맛은 달면서 시다. 단맛은 몸에 영양분을 공급하는 작용을 하며, 긴장된 몸을 이완시키는 역할을 한다. 불안하고 긴장될 때 초콜릿을 먹으면 마음이 안정되는 것도 같은 이유에서이다. 산조인이 불면증에 효과가 있는 것도 단맛의 영향이 크다. 신맛은 진액을 생성시키고 물질이 몸 밖으로 빠져나가지 못하게 한다. 산조인이 땀을 멎게 하는 것은 신맛 때문이다.

셋째, 산조인은 심장과 비장, 간에 작용한다. 심장과 비장, 간의 공통점은 혈액이다. 심장은 혈액을 순환시키고, 비장은 혈액을 만들며, 간은 혈액을 저장

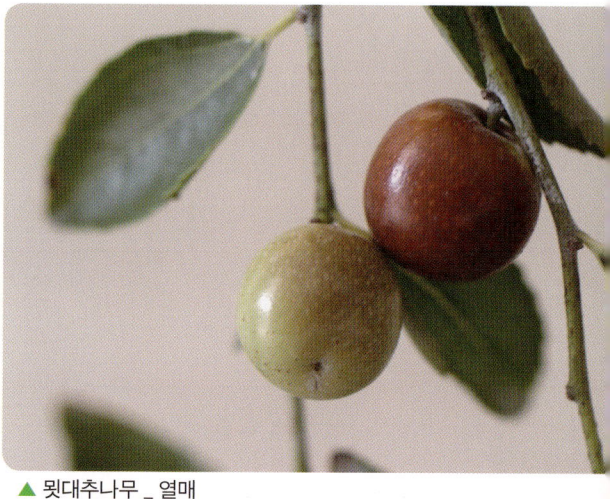

▲ 묏대추나무 _ 열매

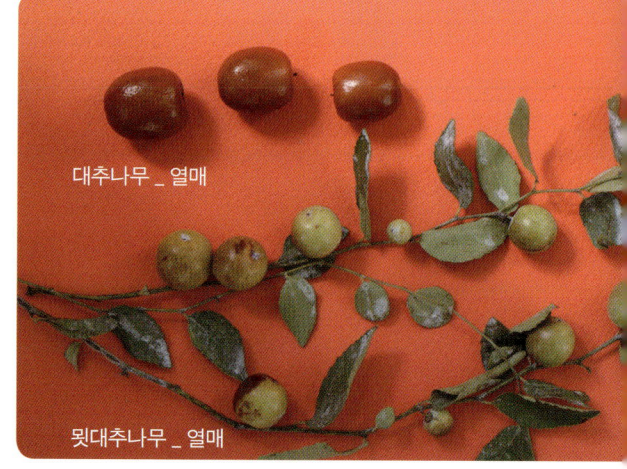

대추나무 _ 열매

묏대추나무 _ 열매

한다. 이들의 기능이 좋으면 몸에 혈액이 충만해져 신진대사가 원활해진다. 그런데 충격적인 일이나 스트레스를 겪으면 심장과 비장, 간의 기능이 저하되고, 그 결과 혈액이 부족해져 불면증이 생길 수 있다. 산조인은 심장, 비장, 간의 기능을 도와 불면증을 개선한다.

산조인(묏대추나무) **439**

🌿 약초의 효능 더하기

볶은 산조인[炒酸棗仁] : 산조인을 용기에 넣고 약한 불로 볶는다. 겉껍질이 조금 부풀면서 약간 누렇게 되고 향기가 날 때까지 볶으면 된다. 산조인을 불면증에 사용할 때는 반드시 이렇게 볶아서 사용해야 효과가 좋다. 단, 너무 많이 볶으면 효능이 오히려 감소하므로 주의해야 한다. 달이거나 환을 만들어 먹는다.

🌼 치료 질환

불면증, 불안증, 헛땀, 가슴 두근거림

🎁 용량 및 용법

- 산조인의 1회 복용량은 건조된 것으로 12~20g이다. 달여서 복용해도 되고, 가루나 환을 만들어 복용해도 된다. 달일 때는 빻아서 사용해야 잘 우러난다.
- 피곤하거나 아침에 일어나기 힘들 때, 그리고 다면증(多眠症)이 있을 때는 산조인을 생(生)으로 복용해야 한다. 반면 불안하고 초조하거나 신경이 쇠약하고 불면증이 있을 때는 산조인을 살짝 볶아서 복용해야 한다.
- 산조인이 들어간 처방을 복용하면 대변이 잘 나오거나 방귀가 너무 자주 나오는 경우가 있으니 참고하기 바란다.
- 잠을 이루지 못하고 불안해하는 증상에는 다음과 같은 방법을 사용한다. 산조인 40g을 볶아서 곱게 가루 낸 것을 1회에 8g씩 대나무잎 달인 물로 복용한다.

석창포 (석창포)

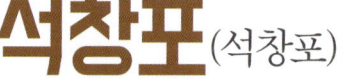

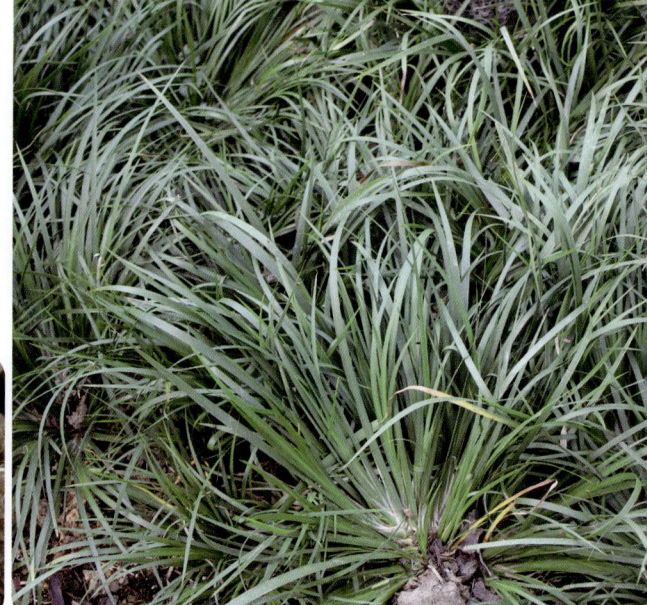

📖 **식물 이름** : 석창포
　사용 부위 : 뿌리줄기
　약재 이름 : 석창포(石菖蒲)
　작용 부위 : 주로 심장과 비장, 위에 작용한다.
　맛과 성질 : 맛은 쓰면서 맵고 성질은 따뜻하다.

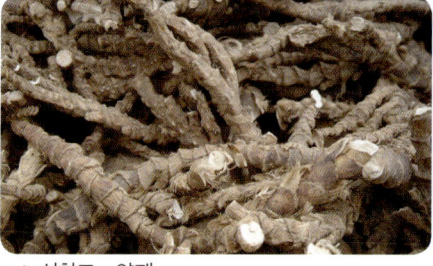

▲ 석창포 _ 약재

▲ 석창포 _ 지상부

🌿 생김새

　석창포는 천남성과의 여러해살이풀로 키는 30~50cm이다. 뿌리줄기가 옆으로 뻗고 마디가 많으며 밑부분에서 수염뿌리가 나온다. 잎은 뿌리줄기에서 줄 모양으로 길게 모여나며, 잎맥이 없어 밋밋하다. 꽃은 6~7월에 노란색으로 피는데, 잎처럼 생긴 길이 10~30cm의 꽃줄기에 수상꽃차례를 이루며 빽빽하게 달린다. 열매는 삭과로 달걀 모양이며, 종자의 밑부분에는 털이 많이 나 있다.

🟢 채취 및 건조

　석창포처럼 뿌리를 사용하는 약초는 가을에 채취한다. 봄과 여름에는 약의 기운이 잎이나 꽃에 있기 때문이다. 가을(9~10월)에 뿌리를 캐서 깨끗이 씻은 다음 햇볕에 말리고 잔털을 문질러서 없앤다. 이후 불순물을 가려내고 체로 먼지를 쳐내거나 물로 깨끗이 씻어서 햇볕에 말린다.

석창포(석창포)　**441**

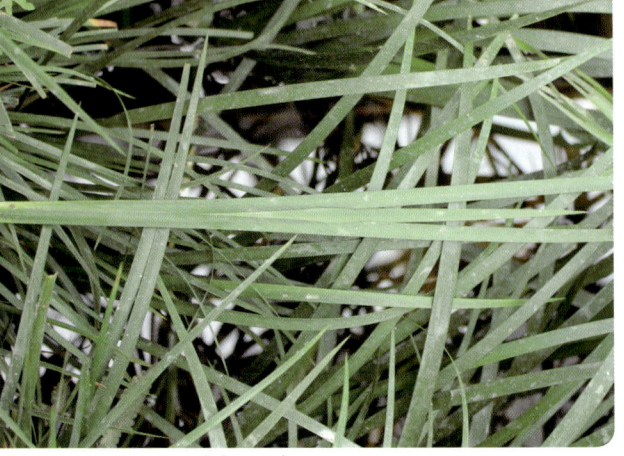

▲ 석창포 _ 잎

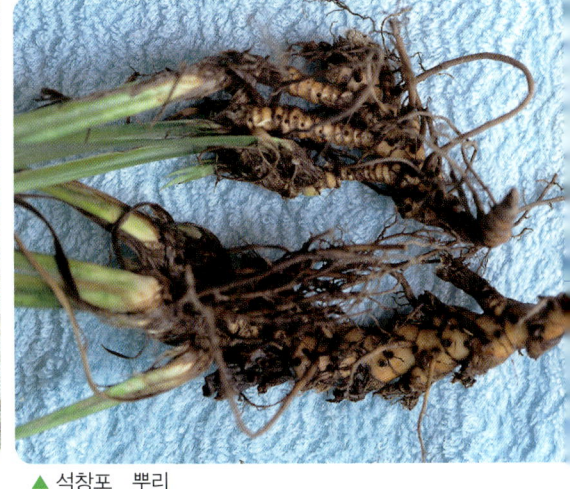

▲ 석창포 _ 뿌리

효능

석창포는 각성(覺醒)시키는 효능이 있는 약재이다. 석창포의 각성 효과는 뇌에 쌓인 담(痰)을 없애주는 결과로 나타난다. 오랫동안 집중해서 공부하면 뇌가 과열되고 유무형의 노폐물이 쌓여 사고(思考)가 둔해지는 현상이 나타나는데, 한의학에서는 이러한 노폐물을 담이라고 한다. 석창포는 담이 쌓여 뇌가 막혔을 때(뇌의 기능이 떨어진다는 표현) 뚫어주는 역할을 한다. 석창포가 수험생이 복용하는 총명탕의 주요 재료로 쓰이는 것도 이러한 효능 때문이다. 바위틈에서 자라는 석창포는 단단하게 막힌 것을 뚫는 에너지의 표상이고, 개울가에서 자라는 석창포는 몸을 물에 담그고 있어도 형태를 유지하는 단단한 결속력의 표상이다. 이러한 에너지와 결속력이 개규작용(開竅作用, 막힌 것을 뚫어주는 작용)으로 발휘된다. 비유하자면 석창포는 막힌 굴뚝을 청소하는 청소부의 역할을 하며, 총구(銃口)에 광(光)을 내는 역할을 한다.

석창포의 정유 성분은 진정작용이 있어 초조하고 불안하며 심장이 두근거리는 증상이 계속될 때 안정시키는 효능이 있다. 따라서 간질과 정신분열증, 우울증, 심인성 정신질환을 치료하는 데 도움이 된다. 또한 석창포는 소화를 촉진한다. 다만, 몸이 약해져서 생기는 소화불량보다는 스트레스로 인한 위장장애에 적합하다. 따

442

라서 예민한 여성이나 스트레스를 많이 받는 수험생에게 좋다.

고서(古書)에서 석창포를 '출성묘(出聲妙)'라고 하며 목소리가 잘 나오지 않을 때 사용하면 좋다고 하였다. 이는 석창포가 습기(濕氣)를 빼주는 효능이 있어 성대(聲帶)의 부종을 가라앉혀주기 때문이다.

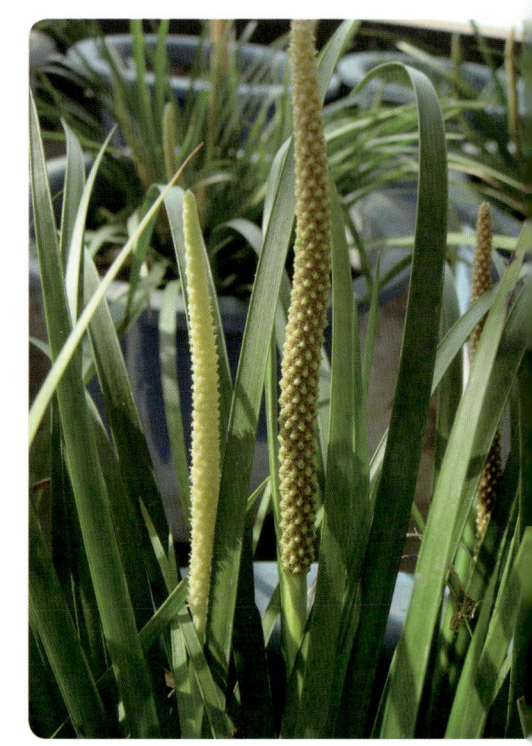

▲ 석창포 _ 꽃

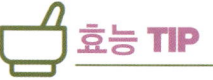

효능 TIP

석창포의 효능을 이해하는 데 참고해야 할 사항은 세 가지이다.

첫째, 석창포의 뿌리는 가볍다. 식물은 영양분을 열매와 뿌리에 저장한다. 따라서 대체로 뿌리는 무겁고 물에 넣으면 가라앉는다. 그런데 석창포는 가벼워서 물에 뜬다. 이는 약의 효능이 인체의 상부(上部)에 나타난다는 뜻이다.

둘째, 석창포의 맛은 쓰면서 맵고 성질은 따뜻하다. 매운맛이 강하면 열을 몸 밖으로 빼주는 작용을 하고 강하지 않으면 순환을 돕는 작용을 한다. 석창포의 매운맛은 강한 편이 아니라서 순환을 촉진하는 작용을 한다. 또한 매운맛은 인체의 상부에 약효가 나타나게 하는 특징이 있다.

셋째, 석창포는 심장과 비장, 위에 작용한다. 한의학적으로 심장은 마음과 정신을 뜻한다. 이는 석창포가 신경과다로 인한 정신질환에 사용되는 것과 관련이 있다. 한의학에서는 비장의 기능이 나빠지면 몸에 담(痰)이 생성된다고 말한다. 이는 석창포가 담으로 인해 막힌 것을 뚫어주는 것과 관련이 있다. 석창포가 위에 작용하는 것은 소화를 돕는 효능이 있기 때문이다.

석창포(석창포) **443**

🏵 치료 질환

사고력 저하, 간질, 정신분열증, 우울증, 심인성 정신질환, 소화불량, 성대부종

🎁 용량 및 용법

- 석창포의 1회 복용량은 건조된 것으로 4~12g이다. 달여서 복용해도 되고, 가루나 환을 만들어 복용해도 된다.
- 석창포를 단독으로 대량 사용하면 각성 효과를 얻을 수 있다. 또는 같은 양의 석창포, 원지, 복신(이상 총명탕)을 달여서 복용하면 좋다.
- 건망증에는 원지 2g, 인삼 2g, 복령 80g, 석창포 40g을 가루 내어 1회에 4g씩 하루 3회 복용한다.
- 정신분열증이나 우울증에는 시호와 함께 사용한다.
- 신경성 소화불량에는 향부자, 진피, 시호와 함께 사용한다.
- 성대(聲帶)가 부었을 때에는 박하, 길경, 감초와 함께 사용한다.

〈혼동하기 쉬운 약초 비교〉

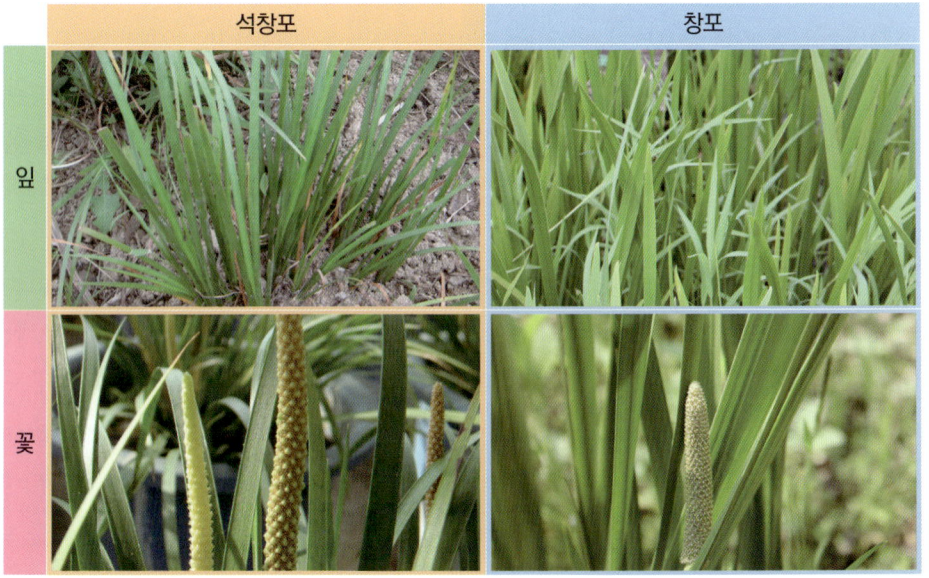

천마(천마)

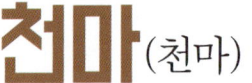

📖 **식물 이름** : 천마
　사용 부위 : 덩이줄기
　약재 이름 : 천마(天麻)
　작용 부위 : 주로 간에 작용한다.
　맛과 성질 : 맛은 달면서 맵고 성질은 따
　　　　　　뜻하지도 차갑지도 않다.

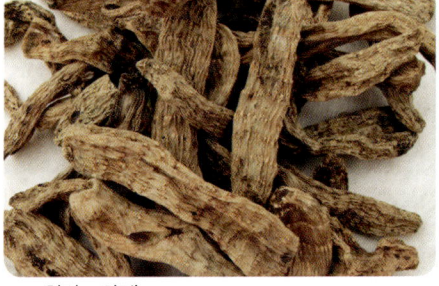

▲ 천마 _ 약재

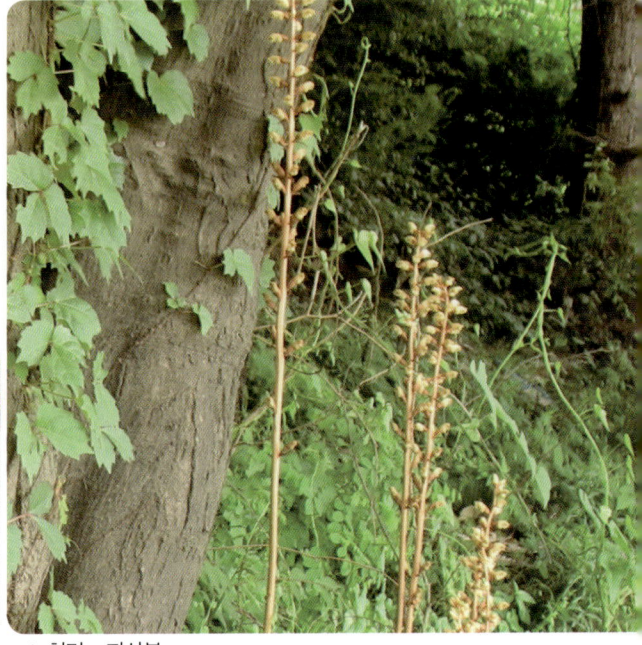

▲ 천마 _ 지상부

🌱 생김새

　천마는 난초과의 기생성 여러해살이풀로 키는 60~100cm이다. 줄기는 원주형으로 곧게 서며 황갈색을 띤다. 잎은 없고 비늘잎이 성기게 나며 밑부분의 것이 줄기를 둘러싼다. 꽃은 6~7월에 엷은 노란색 또는 황갈색으로 피며 길이 10~30cm의 총상꽃차례를 이루어 층층이 달린다. 열매는 9~10월에 달리고, 먼지처럼 작은 종자가 검은 씨방 안에 많이 들어 있다. 덩이줄기는 길이 10~18cm, 지름 3.5cm 정도의 긴 타원형이며 옆으로 뚜렷하지 않은 테가 있다.

🟢 채취 및 건조

　천마는 겨울과 봄에 캐는데, 겨울에 채취한 것을 동마(冬麻)라고 하며 품질이 더 좋고, 봄에 채취한 것을 춘마(春麻)라고 하며 품질은 동마에 미치지 못한다. 천마를 캐어 지상의 줄기와 잔뿌리를 제거하고 흙을 깨끗이 씻어낸 뒤에 맑은 물에 담갔다

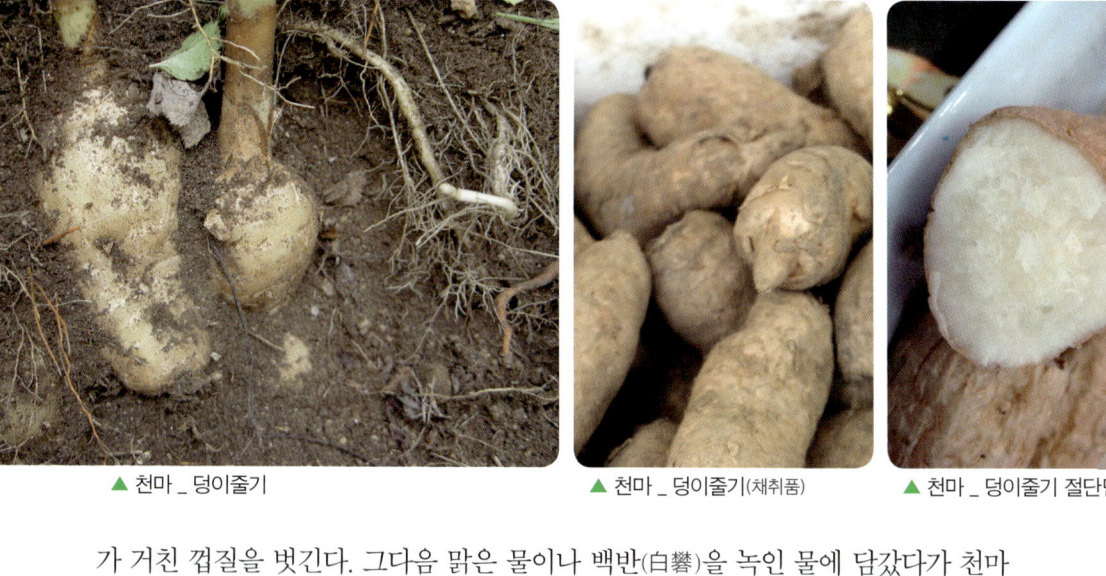

▲ 천마 _ 덩이줄기　　　　　　　　　　▲ 천마 _ 덩이줄기(채취품)　　　▲ 천마 _ 덩이줄기 절단면

가 거친 껍질을 벗긴다. 그다음 맑은 물이나 백반(白礬)을 녹인 물에 담갔다가 천마
의 중심에 흰 점이 없어질 때까지 다시 물에 삶거나 쪄내어 햇볕에 말리거나 불에
쬐어 말린다.

🌸 효능

천마는 두통과 어지럼증, 뇌명(腦鳴, 뇌에서 소리가 나는 증상)을 치료하는 효능이 있
다. 천마를 사용해야 하는 두통은 깨질 듯이 아픈 통증이 아니라 머리가 무겁고 안
개가 낀 듯이 멍멍한 두통이다. 이러한 두통은 뇌에 순환이 잘되지 않기 때문에 나
타나는데, 이때는 혈액순환을 촉진하는 천궁, 고본, 백지 등과 함께 사용하면 좋다.
천마는 어지럼증에도 종종 사용한다. 특히 위장이 약하고 소화불량이 있으면서 어
지럼증이 나타나는 경우, 뱃멀미처럼 울렁거리는 증상이 있을 때 백출, 복령, 인삼,
반하 등과 함께 사용하면 효과적이다.

귀에서 소리가 나는 것을 이명(耳鳴)이라고 한다. 그런데 간혹 머릿속에서 소리가
난다고 말하는 사람이 있는데, 질환명은 아니지만 이것을 뇌명(腦鳴)이라고 한다.
노인성 치매처럼 뇌의 피질이 위축되면 가느다란 혈관이 막혀 뇌에서 소리가 나는
현상이 발생할 수 있는데, 이때 천마를 사용한다.

천마는 건뇌(健腦)의 효능이 있어 건망증, 판단력 저하, 기억력 저하, 노인성 치매 등에 효과가 좋다. 나이가 들면 누구나 뇌의 기능이 저하되므로 위의 증상이 나타날 수 있지만, 유독 심한 경우에는 천마가 좋은 약이 된다. 단, 천마는 전체적으로 마른 체형에 잘 맞는 편이고, CT나 MRI 검사상 뇌조직의 위축이 보이는 경우에 적합하다. 천마를 단독으로 사용하기보다 숙지황, 하수오, 구기자, 산수유, 녹용 등과 함께 복용하는 것이 좋다.

천마는 간질(癎疾) 치료에도 유효한 약재이다. 중국에서는 천마의 유효성분을 추출한 주사제를 활용하여 간질에 좋은 효과를 얻고 있다. 달여서 복용할 때는 석창포, 천남성, 원지와 함께 사용하는 것이 좋다. 뇌조직의 기질적인 문제 때문에 생긴 간질 외에 정신적으로 예민한 사람이 갑자기 충격을 받았거나 스트레스 때문에 간질처럼 경련을 일으킬

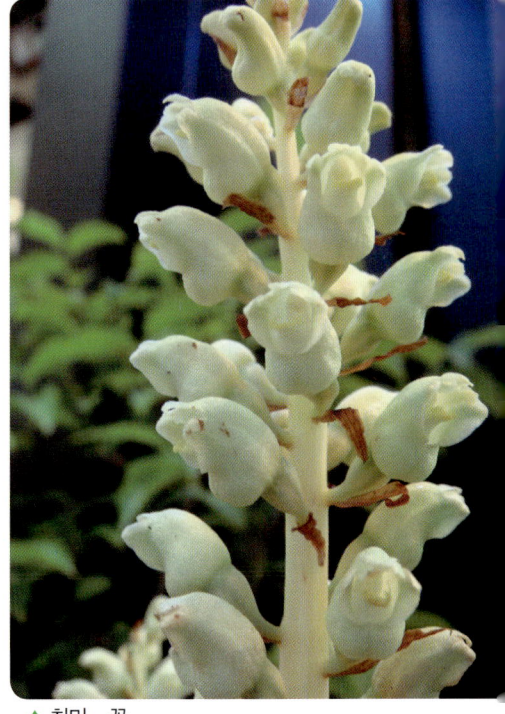

▲ 천마 _ 꽃

때도 천마를 사용한다. 젊고 예민한 여성에게 이러한 증상이 나타나는 경우가 많은데, 천마와 함께 신경을 안정시키는 약초를 사용하면 좋은 효과를 얻을 수 있다.

천마는 중풍의 전조 증상으로 혀가 뻣뻣해지고 말이 어둔하며 음식을 삼키기가 곤란할 때, 또는 중풍의 후유증으로 손발이 마비되었을 때도 사용한다. 《동의보감》에서는 '근골(筋骨)을 튼튼하게 하고 허리와 무릎을 부드럽게 해준다.'고 했으나, 퇴행성 관절질환에 사용한다는 말이 아니고 뇌질환에 의한 근골의 약화에 사용한다는 뜻이다.

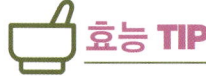 **효능 TIP**

천마의 효능을 이해하는 데 참고해야 할 사항은 두 가지이다.

첫째, 천마는 혈액뇌장벽(血液腦障壁, blood-brain barrier)을 통과하여 뇌의 혈액순환을 개선할 뿐 아니라 다량의 뇌신경 전달물질 및 전구체를 함유하고 있어 약해진 뇌의 기능을 개선하는 데 도움을 준다. 뇌는 다른 조직과 달리 세균이나 유해물질이 들어가면 생명이 위험해지기 때문에 매우 특수한 혈관구조를 갖추고 있다. 이것을 의학 용어로 혈액뇌장벽이라고 하는데, 이것을 통과해야 뇌에 직접적인 영향을 줄 수 있다. 그런데 수많은 약초 중에서 혈액뇌장벽을 통과하는 약초는 천마가 유일하다. 이러한 특성이 있어 중풍, 간질, 두통, 어지럼증 등에 효과를 발휘하는 것이다.

둘째, 천마의 작용 부위는 간이다. 《동의보감》에서는 간에 병이 들면 '사지를 모두 못 쓰고 소변과 대변이 잘 나오지 않고 근육이 뒤틀린다.'고 하였다. 현대의학에서는 이러한 증상을 뇌질환이라고 하지만, 한의학적으로 간은 정신의 영향을 받는 곳이므로 이렇게 표현한 것으로 보인다.

치료 질환

두통, 어지럼증, 뇌명(腦鳴), 간질, 유사 간질, 중풍, 고혈압

용량 및 용법

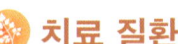

- 천마의 1회 복용량은 건조된 것으로 4~12g이다. 달여서 복용해도 되고, 가루나 환을 만들어 복용해도 된다.
- 고혈압이 있는 사람이 중풍 전조 증상으로 반신이 마비되고 언어장애가 있을 때는 천마와 함께 적작약, 단삼, 하고초를 달여서 복용한다. 혈압이 내려간 후에도 계속 사용하면 혈압이 오르는 것을 예방할 수 있고 반신불수의 회복을 촉진한다.
- 뇌경색으로 인한 중풍에는 원지, 숙지황, 산수유, 천궁 등과 함께 사용한다.
- 고혈압에는 조구등, 국화, 석결명과 함께 사용한다.
- 간질을 예방하려면 천마 12g, 석창포 40g, 단삼 40g을 환으로 만들어 아침저녁으로 4g씩 장기간 복용한다.

19

잇몸질환을
치료하는 약초

백지(구릿대)

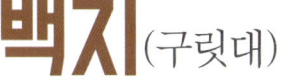

- 📖 **식물 이름** : 구릿대
- **사용 부위** : 뿌리
- **약재 이름** : 백지(白芷)
- **작용 부위** : 주로 폐와 위에 작용한다.
- **맛과 성질** : 맛은 맵고 성질은 따뜻하다.

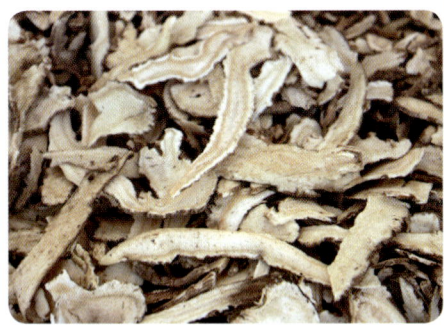

▲ 백지 _ 약재

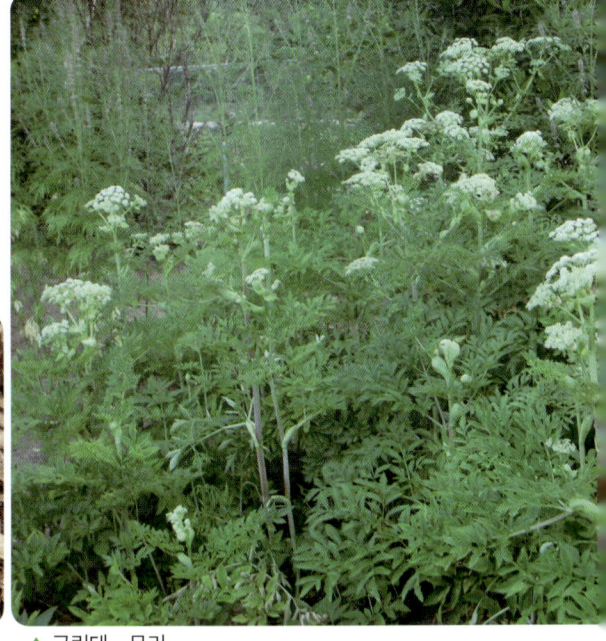

▲ 구릿대 _ 무리

🌿 생김새

구릿대는 산형과의 2~3년생 여러해살이풀로 키는 1~2m이다. 줄기는 적자색에 흰 가루로 덮여 있으며, 윗부분에 잔털이 있고 가지가 갈라진다. 뿌리잎과 밑부분의 잎은 잎자루가 길고 2~3회 깃 모양으로 갈라지며, 잔잎은 타원형 또는 피침 모양이다. 잎 가장자리에 예리한 톱니가 있으며, 뒷면은 흰빛을 띠고 위로 올라갈수록 잎이 작아진다. 6~8월에 흰색의 작은 꽃들이 겹산형꽃차례로 상단부에 뭉쳐서 핀다. 열매는 9~10월에 길이 0.8~0.9cm의 편평한 타원형으로 달린다. 뿌리는 흙빛을 띤 갈색으로 굵고 수염뿌리가 많다.

🔍 채취 및 건조

뿌리를 사용하는 약초는 잎이 지고 난 이후에 채취해야 한다. 약의 기운이 뿌리로 내려와야 하기 때문이다. 구릿대는 6~8월에 꽃이 피고, 9~10월에 열매가 익는데,

채취의 적기는 잎이 누렇게 되었을 때(11월경)이다. 캐낸 뿌리는 흙과 불순물을 제거하고 햇볕에 말린다.

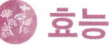 **효능**

중국의 4대 미녀 중 서시(西施)의 이야기이다. 서시는 아름다운 외모와 어울리지 않게 위장병이 있었고, 복통이 잦았다. 복통이 생기면 손으로 심장 근처를 누르고 눈살을 찌푸리곤 했는데, 세인들의 눈에는 그 모습까지도 아름답게 보였다. 인근 마을의 못생긴 여인이 이것을 흉내 내어 눈을 찡그리며[嚬] 몸을 쭈그린[蹙] 채 마을을 돌아다녔다. 사람들은 여인의 행동에 눈살을 찌푸리고 못마땅하게 여겼다. '빈축(嚬蹙)을 산다'는 표현이 여기서 유래되었다.

한의서에 서시의 얼굴을 만들어주는 약으로 일컫는 처방이 있다. 바로 서시옥용산(西施玉容散)이다. 말 그대로 서시의 옥(玉) 같은 얼굴로 만들어준다는 의미로, 이 처방의 중심이 되는 약초가 백지이다. 백지는 얼굴에 생긴 염증이나 기미를 없애는 효능이 있어서 서시옥용산의 중심이 되는 것인데, 염증뿐 아니라 통증을 감소시키는 효능 또한 탁월하다. 그래서 잇몸 염증에 의한 치통을 치료하는 데에도 자주 이용된다. 민간에서는 풍치가 심할 때 구릿대의 잔뿌리를 아픈 치아로 물고 있게 해서 통증을 가라앉혔다.

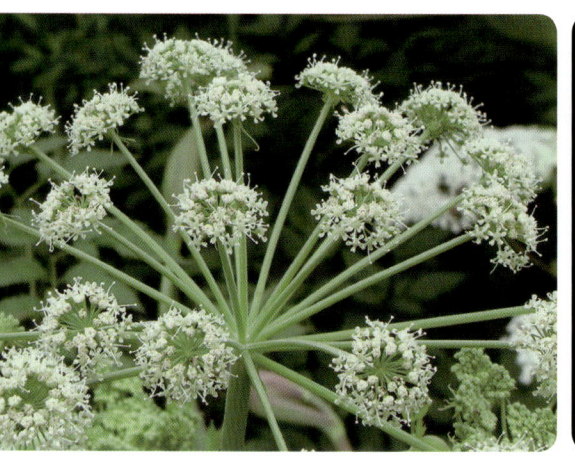

▲ 구릿대 _ 꽃봉오리

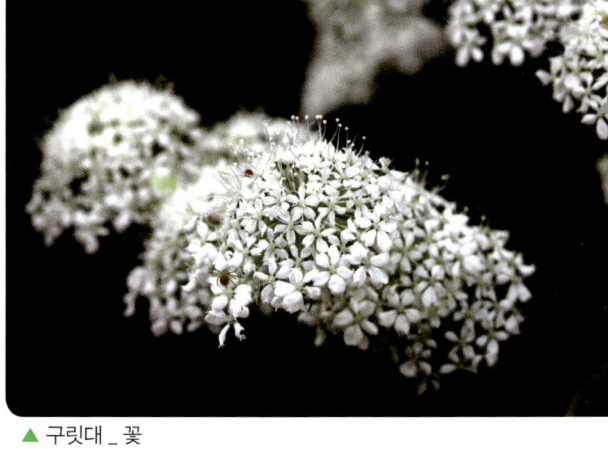

▲ 구릿대 _ 꽃

백지(구릿대)

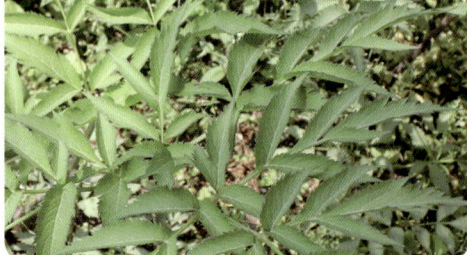
▲ 구릿대 _ 잎

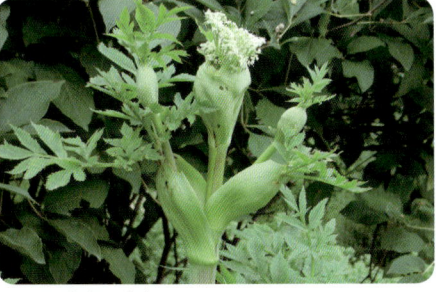
▲ 구릿대 _ 잎집(엽초)

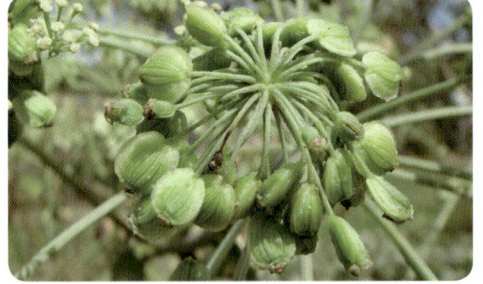
▲ 구릿대 _ 덜 익은 열매

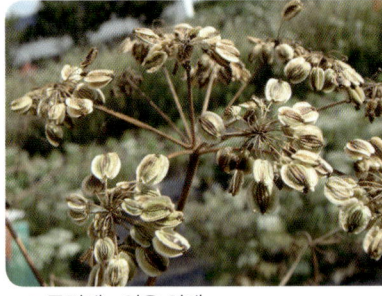
▲ 구릿대 _ 익은 열매

백지는 감기로 인한 두통과 비염에도 사용한다. 두통에 사용할 때에는 아픈 부위가 앞이마에 치우쳐 있을 경우에 가장 적합하다. 단, 백지에는 독성이 약간 있으므로 장기간 복용하는 것은 피해야 한다.

참고로 백지는 얼굴이 붓는 증상, 얼굴이 시린 증상, 얼굴에 열이 나는 증상을 치료할 때도 사용하는데, 이 경우에는 다른 약초의 효능을 얼굴로 이끄는 역할을 한다.

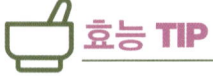 효능 TIP

백지의 효능을 이해하는 데 참고해야 할 사항은 세 가지이다.

첫째, 백지는 산형과에 속하는 식물의 뿌리이다. 작은 꽃들이 모여 우산 모양을 이룬다고 해서 산형(繖形)이라고 하는데, 작은 꽃들을 동시다발적으로 피우기 위해서는 큰 힘이 필요하며, 이러한 생태는 매운맛과 따뜻한 성질을 갖게 만든다. 그래서 산형과 식물은 대부분 맵고 따뜻한 성질을 지녔다.

둘째, 백지의 맛은 맵고 성질은 따뜻하다. 매운맛은 열을 내고 땀을 배출시키는 효능이 있다. 여기에 따뜻한 성질이 더해지면 그 효능이 더욱 커진다. 또한 매운맛은 인체의 상부에 작용하는 특성이 있다. 이러한 특성 때문에 백지는 안면부의 증상을 주로 치료한다.

셋째, 백지는 폐와 위에 작용한다. 감기로 인한 두통과 코막힘, 콧물을 치료하므로 백지는 폐경락에 작용하는 약초로 분류된다. 위경락은 발에서 시작하여 복부를 지나 얼굴로 올라오는데, 이는 백지가 얼굴의 질환을 두루 치료하는 것과 관련이 있다.

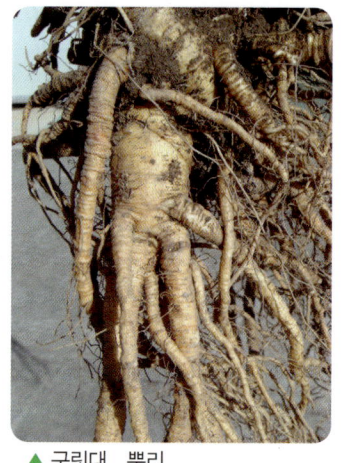

▲ 구릿대 _ 뿌리

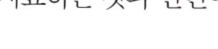 치료 질환

감기, 두통, 코막힘, 콧물, 비염, 기미, 주근깨, 안면부종, 안면 시림, 자궁출혈, 대하증, 생리불순

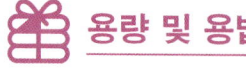 용량 및 용법

- 백지의 1회 복용량은 건조된 것으로 4~12g이다. 달여서 복용해도 되고, 가루나 환을 만들어 복용해도 된다.
- 옛날 민간에서는 매년 5월에 가정에서 방을 밀폐하고 백지, 창출, 쑥을 태워 강한 연기로 실내를 소독하여 모든 충(蟲)의 박멸을 시도하였다. 이는 이들 약초에 균이나 충을 죽이는 작용이 있기 때문이다.
- 비염으로 콧물이 심하게 나올 때는 신이 4g, 방풍 4g, 백지 4g, 창이자 6g, 천궁 2g, 세신 3g, 감초 3g을 1회 분량으로 달여서 복용한다. 연속으로 4회 이상 복용한다.
- 백지 100g, 빙편(용뇌) 1g을 가루 내어 코 입구에 대고 흡입하면 두통, 치통, 삼차신경통에 효과가 있다.

백지(구릿대) **453**

세신 (족도리풀)

📖 식물 이름 : 족도리풀
   사용 부위 : 뿌리
   약재 이름 : 세신(細辛)
   작용 부위 : 주로 폐와 신장에 작용한다.
   맛과 성질 : 맛은 맵고 성질은 따뜻하다.

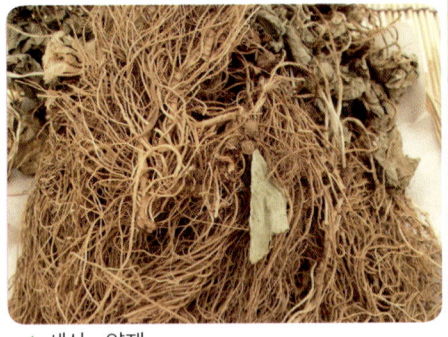

▲ 세신 _ 약재

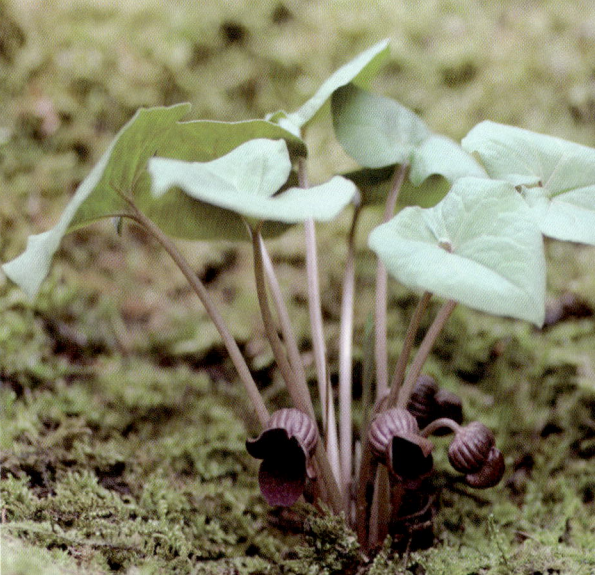

▲ 족도리풀 _ 지상부

🌀 생김새

족도리풀은 쥐방울덩굴과의 여러해살이풀로 키는 15~20cm이다. 줄기는 자줏빛을 띤다. 잎은 짧은 줄기 끝에서 1~2장이 나며 길이 8cm, 너비 7cm 정도의 심장 모양에 가장자리가 밋밋하다. 잎의 표면은 녹색이고 털이 없으며 뒷면은 잔털이 많다. 꽃은 4~5월에 자주색으로 피는데, 잎 사이에서 올라온 꽃줄기 끝에 1개씩 달리며 족두리 모양이다. 열매는 8~9월에 두툼하고 둥글게 달린다. 뿌리줄기는 옆으로 뻗으며 수염뿌리가 많이 나 있다.

🌿 채취 및 건조

세신은 5~7월에 뿌리째 캐서 흙을 깨끗이 제거하고 그늘에서 말린다. 햇볕에 말리거나 물로 씻으면 향기가 약해지고 뿌리가 검게 변하여 품질이 떨어지므로 주의한다.

454

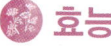 **효능**

세신의 효능은 크게 세 가지이다.

첫째, 세신은 각종 신경통에 효과적이다. 《동의보감》에서는 세신의 효능을 '구규 (九竅)를 잘 통하게 하며, 온 마디를 다 통하게 한다.'라고 하였다. 여기서 구규는 인체의 아홉 구멍(눈, 코, 입, 귀, 요도, 항문)을 이르는 것으로, 세신의 약효가 인체의 구석구석까지 미친다는 의미이다. 따라서 세신은 치통, 삼차신경통, 각종 급·만성의 신경통 등 다양한 통증질환에 효과가 좋다. 특히 세신은 국소마취 효과가 있어서 치통이 있을 때 자주 활용된다. 또한 입냄새를 없애는 효과가 있어서 은단과 박하사탕의 원료로도 사용된다.

둘째, 세신은 두통에 사용한다. 머리가 아프면서 발이 싸늘하고 찬 기운이 치밀며 맥(脈)이 가늘고 약한 두통을 한의학에서는 소음두통(少陰頭痛)이라고 한다. 소음두통은 몸이 냉한 상태에서 발생한 두통을 뜻하는데, 세신이 차가운 몸을 따뜻하게 하면서 혈액순환을 촉진하므로 이와 같은 두통에 효과가 있는 것이다.

셋째, 세신은 겨울철에 감기에 걸렸을 때, 또는 몸이 냉한 사람이 감기에 걸렸을 때 사용한다. 감기의 증상으로 두통과 몸살이 있고 기침과 묽은 가래가 나오는 경우에 사용하는데, 감기가 아닌 비염 때문에 맑은 콧물과 약간의 코막힘, 두통이 있을

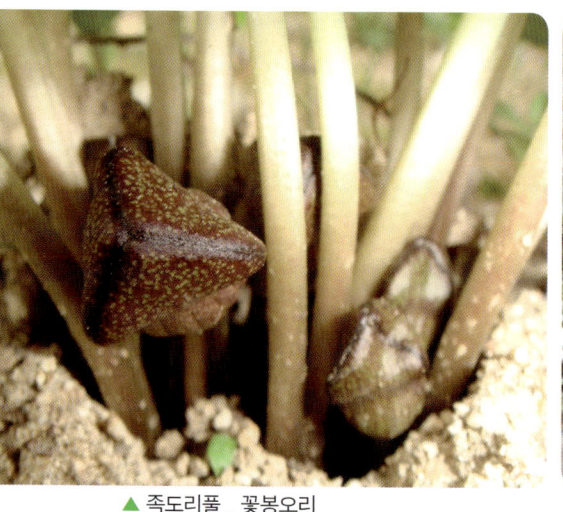
▲ 족도리풀 _ 꽃봉오리

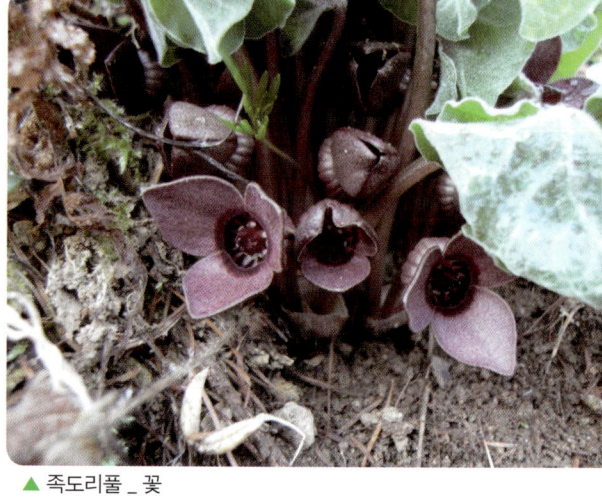
▲ 족도리풀 _ 꽃

세신(족도리풀) **455**

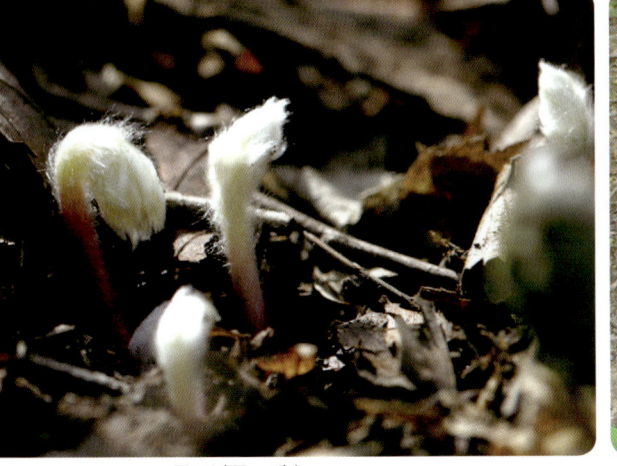

▲ 족도리풀 _ 새순　　　　　　　　　　▲ 족도리풀 _ 잎

때에도 세신이 적합하다. 이는 세신이 몸을 따뜻하게 하는 작용은 우수하지만 땀을 내는 작용(해열작용을 뜻하는데, 땀을 내는 작용이 있는 약초는 땀을 내어 몸의 열을 식히므로 해열작용을 나타낸다)이 상대적으로 약하기 때문이다.

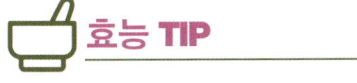 효능 TIP

　세신의 효능을 이해하는 데 참고해야 할 사항은 두 가지이다.

　첫째, 세신은 매운맛이 매우 강하다. 여러 가닥의 가는[細] 뿌리가 몹시 맵기[辛] 때문에 세신(細辛)이라고 하였는데, 실제로 먹어보면 혀가 아리고 그 느낌이 오래 지속된다. 국소마취 효과가 있어서 예로부터 마취약으로 사용하기도 하였다. 이러한 세신의 매운맛은 인체의 구규(九竅)를 열어 통증을 치료하는 효능으로 나타난다.

　둘째, 세신은 폐와 신장에 작용한다. 세신은 폐에 작용하여 코막힘과 콧물, 기침 등을 치료한다. 신장에 작용하는 것은 몸에 열을 더해주는 의미로 이해하면 된다. 한의학적으로 신장의 역할을 다양하게 설명할 수 있는데, 여기서는 집 안을 따뜻하게 해주는 보일러와 같은 역할이라고 할 수 있다. 즉 세신은 신장의 기능을 도와 인체의 구석구석까지 따뜻하게 해준다.

치료 질환

두통, 콧물, 코막힘, 치통, 삼차신경통, 신경통, 근육통

용량 및 용법

- 세신의 1회 복용량은 건조된 것으로 1.5~5g이다. 달여서 복용해도 되고, 가루나 환을 만들어 복용해도 된다.
- 세신은 약성이 강하기 때문에 한 번에 많은 양을 사용하지 않는다. 1.5g으로 시작하여 5g까지 조금씩 양을 늘리면서 사용하는 것이 좋다.
- 코막힘이 심할 때는 빨대를 이용하여 소량의 세신 가루를 콧속에 불어 넣는다.

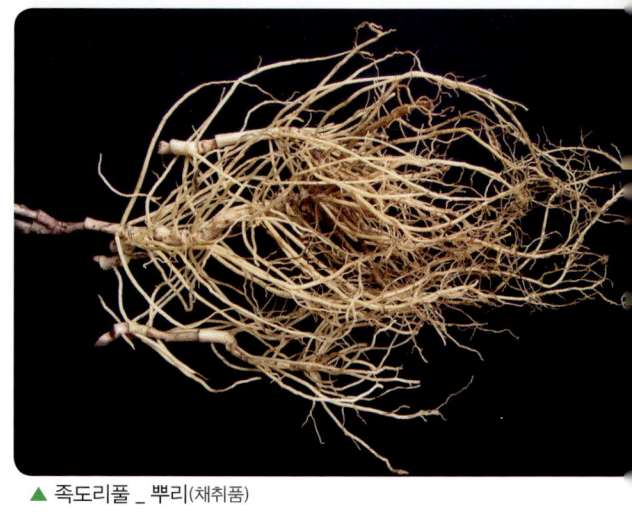
▲ 족도리풀 _ 뿌리(채취품)

- 치통이 심할 때는 세신 4g, 형개 4g, 백지 4g, 황백 4g을 달여서 입에 머금고 있다가 식으면 뱉는다.
- 몸이 냉한 상태에서 생긴 두통에는 세신 5g, 천궁 8g, 부자 4g에 파뿌리, 생강, 대추를 넣고 달여서 복용한다. 연속으로 몇 차례 복용해야 효과가 있다.

세신(족도리풀)　**457**

20

소변질환을
치료하는 약초

목통 (으름덩굴)

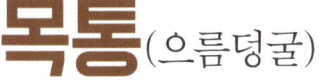

📖식물 이름 : 으름덩굴
  사용 부위 : 줄기
  약재 이름 : 목통(木通)
  작용 부위 : 주로 심장과 소장, 방광에 작
          용한다.
  맛과 성질 : 맛은 쓰고 성질은 차갑다.

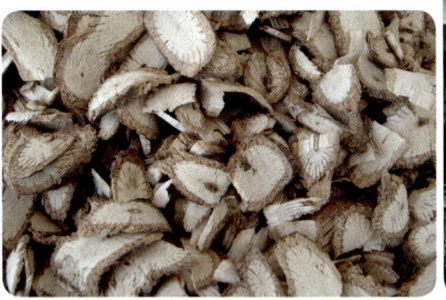

▲ 목통 _ 약재

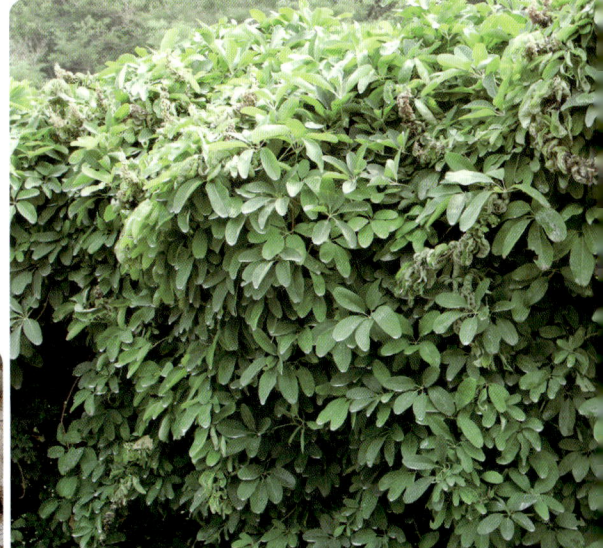

▲ 으름덩굴 _ 지상부

❄ 생김새

으름덩굴은 으름덩굴과의 낙엽활엽 덩굴식물로 덩굴 길이는 5m 정도까지 자란다. 줄기는 털이 없으며 갈색이다. 잎은 손꼴겹잎으로 새 가지에서는 어긋나고 오래된 가지에서는 모여난다. 잔잎은 5~6개로 길이 3~6cm, 너비 1~4.5cm에 달걀 모양 또는 타원형이며 잎끝이 오목하다. 꽃은 암수한그루이며 4~5월에 짧은 가지의 잎 사이에서 나온 짧은 총상꽃차례에 달린다. 수꽃은 작고 많이 달리며, 암꽃은 자줏빛을 띤 갈색으로 크고 적게 달린다. 열매는 길이 6~10cm의 긴 타원형이며 10월에 갈색으로 익는다. 뿌리는 길고 비대하다. 줄기의 껍질을 제거한 것을 목통이라고 하며 약용한다.

🌱 채취 및 건조

자줏빛을 띤 갈색의 으름덩굴 꽃은 4~5월에 피고, 열매는 10월에 갈색으로 익는다. 약재로 사용하는 줄기는 9월경에 채취하여 그늘에 말려서 사용한다. 줄기의 껍질만 사용한다면 초봄에 채취해야 하지만, 목통은 목심(木心)을 포함한 줄기 전체를 사용하기 때문에 9월에 채취한다.

효능

목통은 덩굴줄기에 가느다란 구멍이 뚫려 있어 뭐든지 잘 통하게 할 것 같은 느낌을 주는 약재이다. 그래서 '통초(通草, 통하게 하는 약초)'라고 불리기도 한다. 목통은 열을 내리고 소변을 잘 통하게 하는 효능이 좋아 요로(尿路)에 염증이 있을 때 주로 사용한다. 예를 들어 방광염, 요도염, 요로결석 등으로 배뇨 시 통증이 있을 때, 소변을 너무 자주 보는 증상이 있을 때, 소변이 잘 나오지 않을 때, 소변에 피가 섞여 나올 때 사용한다.

목통은 염증을 치료하는 효능이 좋아서 이비인후질환 및 안질환의 급성염증에 많이 사용한다. 어린아이의 진균구내염을 비롯하여 입안에 염증이 생겼을 때 치자, 황련 등과 함께 사용하면 신속한 효과를 얻을 수 있다. 또한 인후나 성대가 부어서 목소리가 나오지 않을 때, 급성결막염과 바깥귀길염이 있을 때 효능이 유사한 다른 약초와 함께 사용하면 좋다.

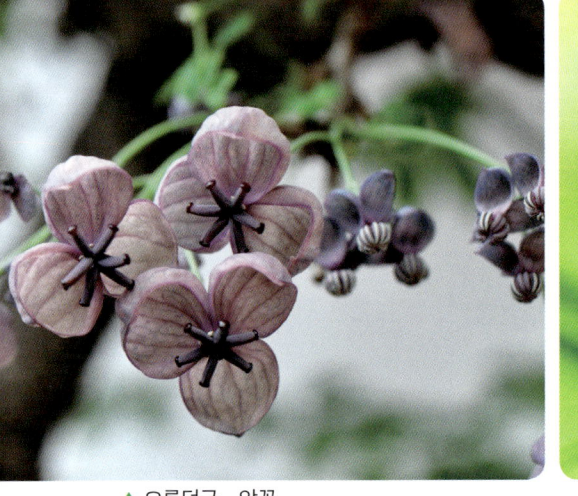

▲ 으름덩굴 _ 암꽃

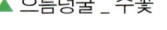

▲ 으름덩굴 _ 수꽃

목통(으름덩굴) **461**

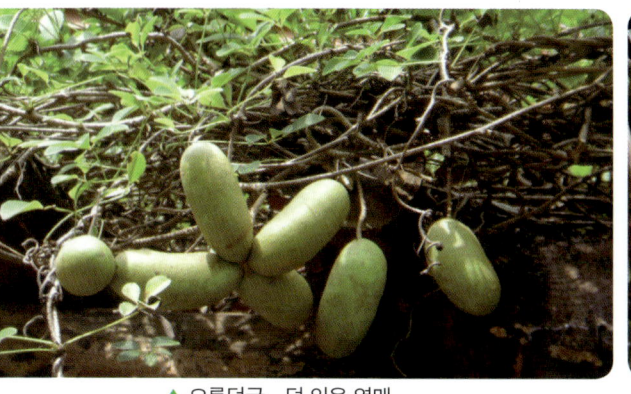

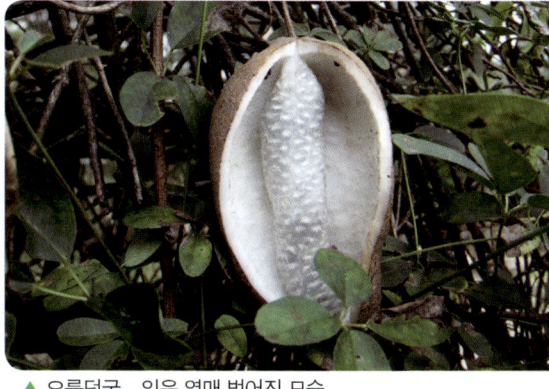

▲ 으름덩굴 _ 덜 익은 열매   ▲ 으름덩굴 _ 익은 열매 벌어진 모습

목통은 산후에 젖이 적게 나오거나 전혀 나오지 않을 때에도 사용한다. 단, 몸이 허약한 산모에게는 주의해서 사용해야 하는데, 이유는 목통에 비교적 강한 이뇨작용이 있기 때문이다. 소변으로 수분만 나가는 것이 아니라 체열도 함께 빠져나가므로 몸이 약하고 추위를 타는 사람에게 과량 사용하는 것은 좋지 않다는 뜻이다.《동의보감》에서 '소변이 잘 나감으로써 열이 저절로 내려가게 된다.'라고 한 것도 이와 같은 의미이다. 소변을 빼주면서 열을 내리기 때문에 요도염, 방광염, 결막염, 바깥 귀길염, 구내염 등이 치료되는 것이다.

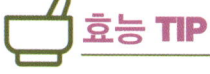 ## 효능 TIP

목통의 효능을 이해하는 데 참고해야 할 사항은 세 가지이다.

첫째, 목통은 속이 비어 있는 덩굴식물의 줄기이다. 덩굴식물은 대체로 경락을 잘 통하게 하는 효능이 있고, 특히 목통처럼 속이 비어 있으면 기혈을 통하게 하는 효능이 좋다.《동의보감》에 '줄기에 가는 구멍이 있어 양쪽 끝이 다 통하는데, 한쪽 끝을 입에 물고 불 때 공기가 저쪽 끝으로 나가는 것이 좋다.'라고 한 것은 이와 같은 효능을 암시하는 것이다.

둘째, 목통의 맛은 쓰고 성질은 차갑다. 쓴맛은 열과 염증을 가라앉히는 작용을 하고, 여기에 차가운 성질이 더해지면 그 효능은 더욱 강해진다. 따라서 목통은 각

462

종 염증 초기에 사용하는 것이 좋고, 몸 상태에 따라 적절하게 양을 조절해야 한다.

셋째, 목통의 작용 부위는 심장과 소장, 방광이다. 한의학적으로 심장과 소장은 열(熱)과 연관이 많은 장기이다. 목통이 심장과 소장에 작용하는 것은 열을 제어하는 효능이 있기 때문이다. 목통이 방광에 작용하는 것은 요로의 염증을 제거하는 데 가장 많이 사용되기 때문이다.

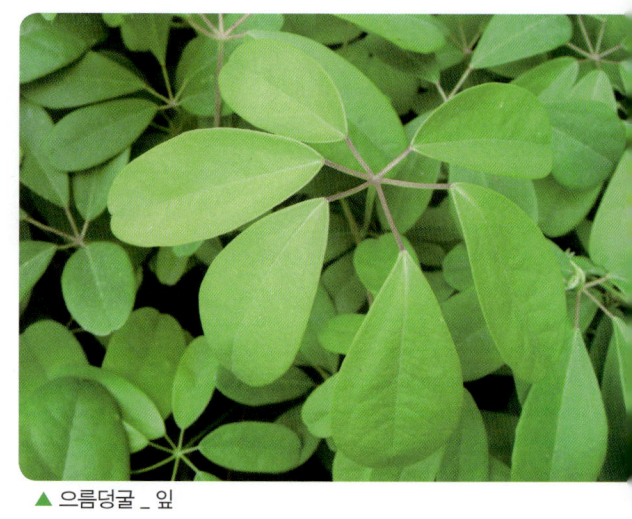
▲ 으름덩굴 _ 잎

치료 질환

요도염, 방광염, 요로결석, 구내염, 결막염, 바깥귀길염, 인후염, 성대부종, 모유 부족

용량 및 용법

- 목통의 1회 복용량은 건조된 것으로 4~12g이다. 달여서 복용해도 되고, 가루나 환을 만들어 복용해도 된다.
- 방광염, 요도염으로 소변이 잘 나오지 않을 때에는 목통 4g, 치자 4g, 감초 4g을 1회 분량으로 달여서 하루 2~3회 복용한다. 이것은 유아의 몸에 열이 많아서 밤에 잠을 자지 않고 우는 증상에도 효과적이다.
- 성대가 부어서 목소리가 잘 나오지 않을 때는 형개 4g, 자소엽 4g, 목통 4g, 진피 4g, 당귀 4g, 석창포 4g을 1회 분량으로 달여서 하루 2~3회 복용한다.
- 구내염에는 택사 10g, 복령 6g, 백출 6g, 저령 6g, 생지황 4g, 목통 4g, 감초 4g을 1회 분량으로 달여서 하루 2~3회 복용한다.

목통(으름덩굴) **463**

차전자(질경이)

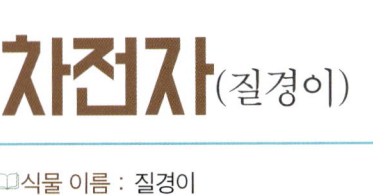

📖 **식물 이름 :** 질경이
사용 부위 : 잘 익은 씨앗
약재 이름 : 차전자(車前子)
작용 부위 : 주로 신장과 소장, 간에 작용
한다.
맛과 성질 : 맛은 달고 성질은 차갑다.

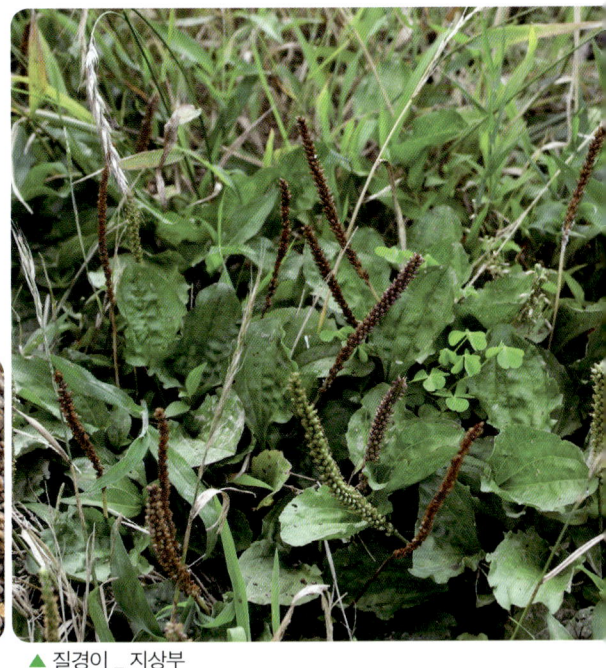

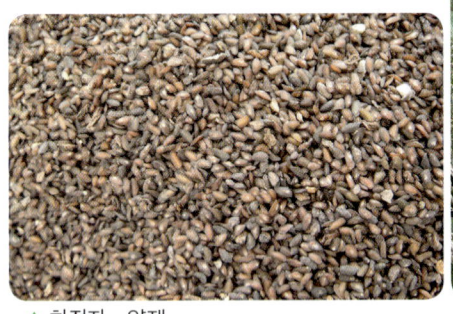

▲ 차전자 _ 약재

▲ 질경이 _ 지상부

❄️ 생김새

질경이는 질경이과의 여러해살이풀로 키는 10~50cm이다. 원줄기는 없고 많은 잎
이 뿌리에서 나와 옆으로 퍼진다. 잎은 타원형 또는 달걀 모양으로 길이는 4~15cm,
너비는 3~8cm이다. 잎끝이 날카롭거나 뭉툭하고 가장자리는 물결 모양이다. 꽃은
6~8월에 흰색으로 피며, 잎 사이에서 나온 꽃대에 잔꽃이 이삭꽃차례로 많이 달린
다. 열매는 방추형의 삭과로 익으면 옆으로 갈라지며 검은색 종자가 6~8개 나온다.
이를 차전자라고 하며 약용한다. 뿌리줄기가 짧으며 수염뿌리가 뭉쳐난다.

🌱 채취 및 건조

씨앗을 사용하는 약초는 씨앗이 완전히 익었을 때 채취하는 것이 일반적이다. 미
리 채취하면 약의 기운이 씨앗으로 완전히 전달되지 못하기 때문이다. 차전자는 가
을철 씨앗이 익었을 때 열매이삭을 베어서 햇볕에 말린 다음 비벼서 씨앗을 떨고,

체로 열매껍질과 불순물을 제거한 후 사용한다.

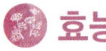 효능

차전자는 이뇨작용이 좋아서 비뇨기 계통의 다양한 질환에 사용한다. 방광염, 요도염, 신장염, 전립샘염, 요로결석 등으로 소변이 시원하게 나오지 않고, 소변에 피가 섞여 나오거나 소변이 막혀서 잘 나오지 않을 때 두루 사용하는 약재이다. 특히 이뇨작용이 있는 약재 중에서도 기력을 소모시키는 작용이 약하여 주로 노인이나 허약한 사람에게 적합하다. 《동의보감》에서 '차전자는 음(陰)을 강하게 하고 정(精)을 보익(補益)하니 자식을 가질 수 있다.'라고 하였는데, 이는 다른 이뇨제와 달리 몸을 보하는 효능을 지녔다는 뜻이다. 차전자는 전립샘염이나 전립샘비대증에 사용한다. 초기 염증에는 택사, 저령, 대황 등과 함께 사용하면 좋고, 만성염증에는 육미지황원(六味地黃元)이라는 처방에 차전자를 넣어서 장기간 복용하면 많은 도움이 된다.

차전자는 설사를 멎게 하는 효능이 있다. 수분을 소변으로 빼주면 대변으로 나가는 수분량이 줄어들어 설사가 그치는 것인데, 이러한 효능은 차전자 외에도 이뇨작용이 있는 약초의 공통점이다. 따라서 설사의 원인을 살펴 다른 약초와 적절하게 배

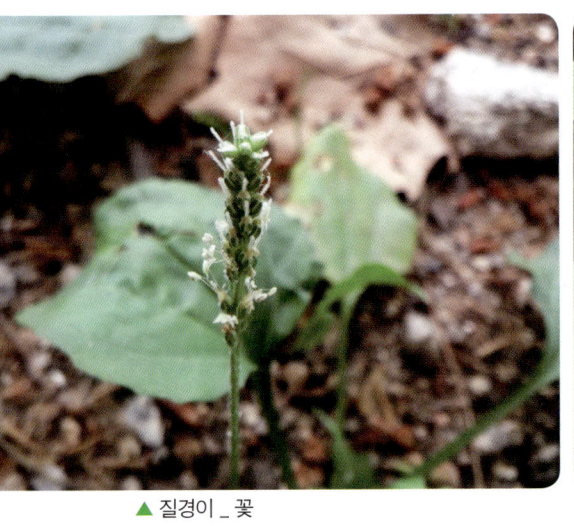

▲ 질경이 _ 꽃

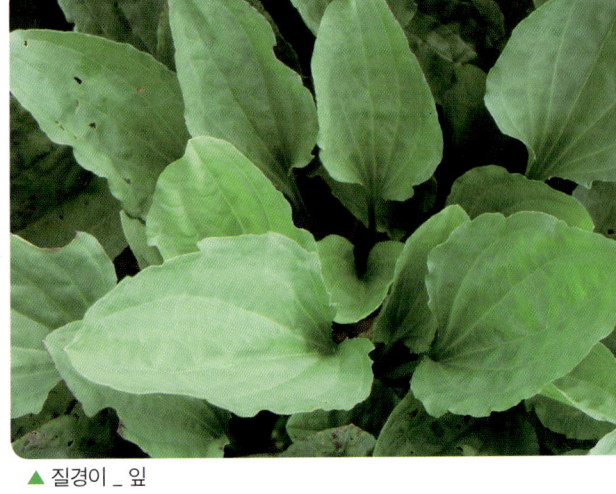

▲ 질경이 _ 잎

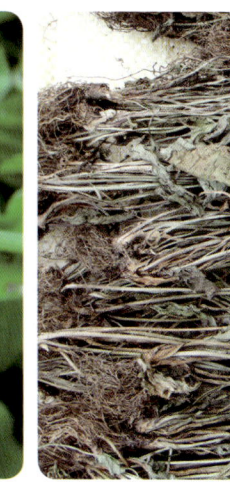
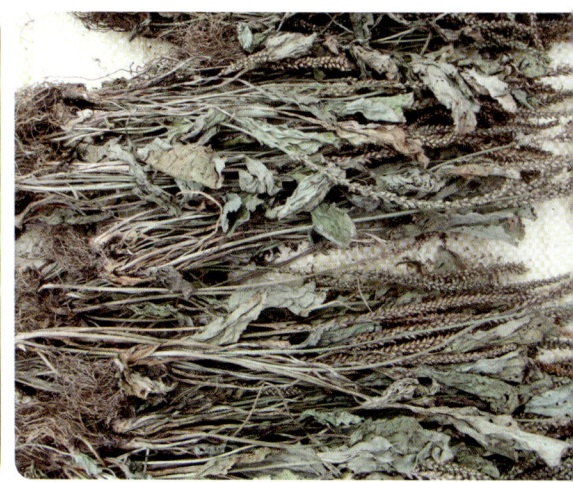

▲ 질경이 _ 섬유질　　　　　　　　　▲ 질경이 _ 건조한 전초

합하여 사용하면 더욱 효과적이다.

　또한 차전자는 눈을 밝게 하는 효능이 있다. 세균 감염으로 눈이 충혈되고 아픈 경우, 스트레스 때문에 눈에 열이 몰려 부은 경우에 열과 염증을 가라앉히는 목적으로 사용할 수 있고, 몸이 약해지고 간의 기능이 저하되어 눈이 침침해지고 시력이 나빠진 경우에도 활용한다. 《동의보감》에도 '차전자는 간을 자양(滋養)해준다.'는 말이 있어 예전부터 노안(老眼)에 사용하였다는 것을 알 수 있다.

　질경이는 씨앗(차전자)과 잎, 뿌리를 함께 사용하면 더 좋다. 잎과 뿌리, 씨앗을 한꺼번에 고아서 조청처럼 만들어 먹으면 살도 빠지고 변비가 해결되어 몸이 가벼워지는 효과를 얻을 수 있다.

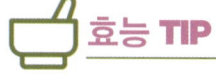 효능 TIP

　차전자의 효능을 이해하는 데 참고해야 할 사항은 세 가지이다.

　첫째, 차전자는 씨앗을 사용하는 약초이다. 식물은 씨앗에 영양분을 저장하므로 씨앗에는 대체로 보(補)하는 효능이 있다. 이뇨작용이 있는 다른 약초와 달리 차전자를 허약한 사람에게 사용할 수 있는 것도 이 때문이다.

466

둘째, 차전자의 맛은 달고 성질은 차 갑다. 단맛은 몸에 영양분을 공급하고, 차가운 성질은 몸의 열을 내려준다. 이러한 특성은 간을 보하면서 충혈된 눈의 열을 내리는 차전자의 효능과 일치한다. 또한 단맛은 이뇨제이면서도 몸을 상하게 하지 않는 특성과도 연관이 있다.

셋째, 차전자는 신장, 소장, 간에 작용한다. 차전자가 신장에 작용하는 것은 비뇨기 계통의 질환을 치료하는 효

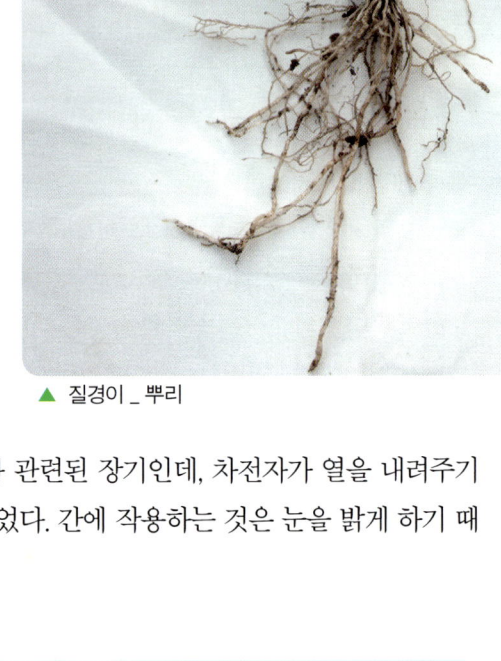

▲ 질경이 _ 뿌리

능 때문이다. 소장은 한의학적으로 열과 관련된 장기인데, 차전자가 열을 내려주기 때문에 소장에 작용하는 약초로 분류되었다. 간에 작용하는 것은 눈을 밝게 하기 때문이다.

 약초의 효능 더하기

염차전자(鹽車前子, 차전자에 소금물을 흡수시켜 볶은 것) : 차전자를 솥에 넣고 약한 불로 부풀어오를 때까지 볶는다. 씨앗이 터지는 소리가 들리면 소금물을 붓고 소금물이 마를 때까지 계속 볶아 씨앗이 부드러워지고 향기가 나면 꺼내어 식힌다. 차전자 100kg당 소금물 2kg을 사용한다. 이렇게 하면 눈을 밝게 하는 효능이 좋아진다. 달이거나 환을 만들어 먹는다.

 치료 질환

방광염, 요도염, 신장염, 요로결석, 전립샘염, 전립샘비대증, 결막염, 노안(老眼), 설사

🎁 용량 및 용법

- 차전자의 1회 복용량은 건조된 것으로 12~20g이다. 달여서 복용해도 되고, 가루나 환을 만들어 복용해도 된다.
- 방광염, 요도염에는 차전자 40g, 황백 20g, 작약 8g, 감초 4g을 달여서 천천히 복용한다.
- 노안(老眼)에는 토사자 200g, 차전자 40g, 건지황 120g을 가루 내어 꿀로 반죽해서 녹두 크기의 환을 만들어 1회에 60개씩 복용한다.
- 어린아이의 단순 소화불량에는 차전자 볶은 것을 가루 내어 복용시킨다. 4~12개월의 어린아이는 1회에 0.5g, 1~2세 어린아이는 1g 전후로 하루에 3~4회 복용시킨다. 이렇게 하면 대부분 설사가 멎고 소화불량이 없어진다.

🌿 약초 이야기

약 2000년 전, 중국의 마무대장이 왕명으로 군사를 이끌고 출병하였다. 그런데 가뭄과 더위에 지친 병사들이 피오줌이 나오는 병을 앓기 시작했고, 이 병은 말에게도 나타났다. 설상가상으로 말에게 먹일 것이 부족해지자 마무대장은 말들이 스스로 먹이를 구하도록 풀어주었다. 그런데 이상한 일이 일어났다. 피오줌이 나오는 병을 앓던 말들이 점점 나아가는 것이 아닌가! 병사들은 말이 어떤 풀을 뜯어 먹었는지 찾아보았고, 그 풀을 뜯어 먹자 역시나 피오줌이 그쳤다. 병사들은 마차 앞에서 풀을 찾았다 하여 차전초(車前草)라는 이름을 붙였고, 차전초의 씨앗을 차전자라고 하였다.

택사 (질경이택사)

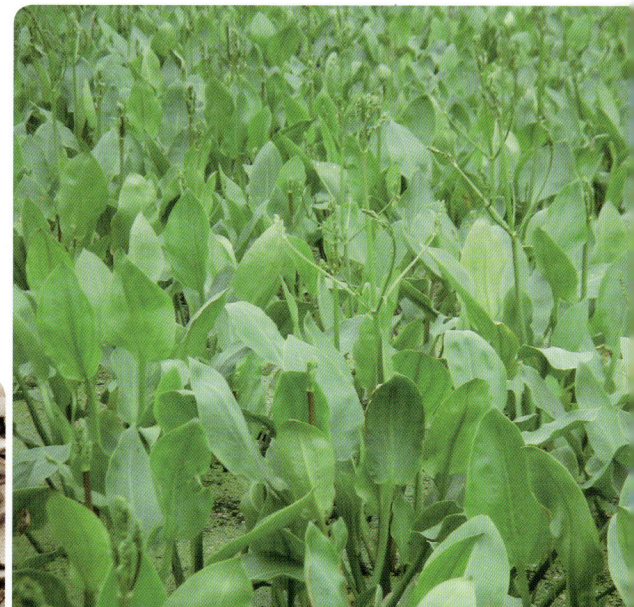
▲ 질경이택사 _ 무리

📖**식물 이름** : 질경이택사 또는 택사
  사용 부위 : 덩이줄기
  약재 이름 : 택사(澤瀉)
  작용 부위 : 주로 신장과 방광에 작용
                한다.
  맛과 성질 : 맛은 달면서 약간 짜며 담담
                한 맛도 있다. 성질은 차갑다.

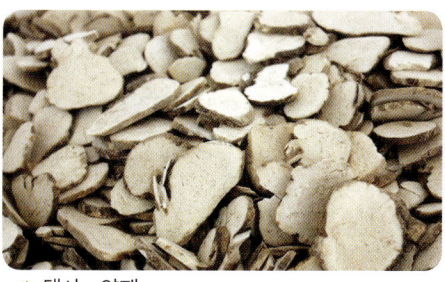
▲ 택사 _ 약재

🌲 생김새

질경이택사는 택사과의 여러해살이풀로 키는 40~130cm이다. 잎은 뿌리에서 모여나며 잎자루가 서로 감싸면서 비스듬히 퍼진다. 잎몸은 피침 모양 또는 넓은 피침 모양으로 양 끝이 좁고 밑부분이 좁아져 잎자루로 흐르며 가장자리가 밋밋하다. 꽃은 7월에 흰색으로 피는데, 잎 중앙에서 길게 나온 꽃대에 바퀴 모양으로 많이 달린다. 꽃에는 꽃자루가 있으며 꽃잎과 꽃받침은 각각 3개, 수술은 6개이다. 열매는 납작한 수과로 9~10월에 익는다. 덩이줄기는 짧으며 수염뿌리가 많다.

🌱 채취 및 건조

뿌리를 사용하는 약초는 약의 기운이 뿌리에 집중되었을 때 채취해야 한다. 따라서 봄에 잎이 나오기 전이나 가을에 잎이 마른 이후에 채취하는 것이 좋다. 택사는 늦가을에 잎이 말라 시들었을 때 덩이줄기를 캐서 줄기와 잎, 잔뿌리를 제거하고

택사(질경이택사) **469**

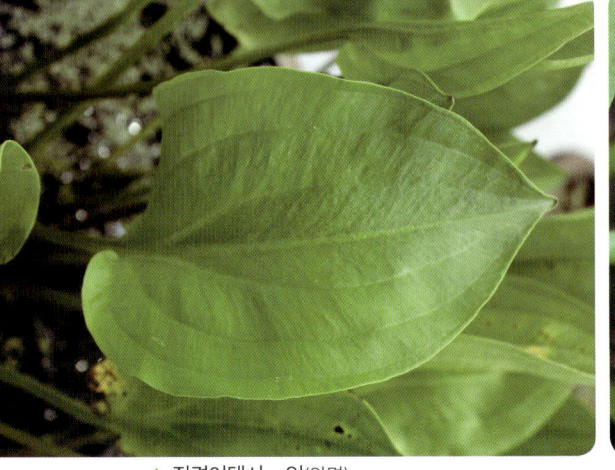
▲ 질경이택사 _ 잎(앞면)

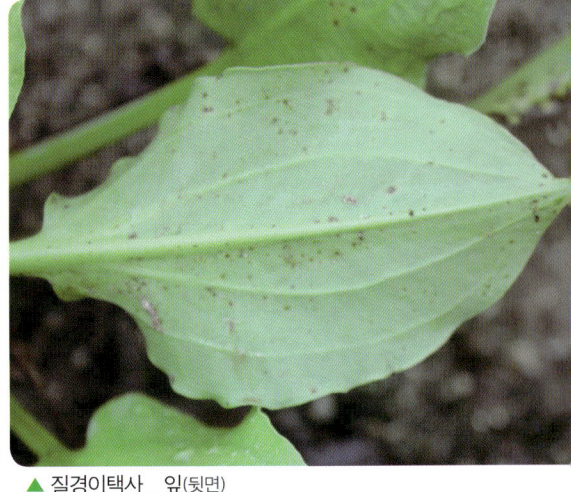
▲ 질경이택사 _ 잎(뒷면)

깨끗이 씻어서 약한 불로 말린 다음 다시 잔뿌리와 거친 껍질을 제거한 이후 사용한다.

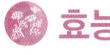 효능

택사는 연못[澤]의 물을 모두 쏟아버린다[瀉]는 뜻으로, 신장과 방광을 연못으로 보고 소변을 물로 보았다. 즉 몸에서 물을 빼낼 때 사용하는 약재이다. 택사의 효능에 대하여 《동의보감》에는 '습병(濕病)을 없애는 성약(聖藥)으로서 그 효능은 오줌을 잘 나오게 하는 데 뛰어나다.', '신장의 사수(邪水)를 쳐내어 소변으로 나가게 하는 데 빠른 약이다. 그러므로 수병(水病)과 습종(濕腫)의 영단(靈丹, 신령스러운 효험이 있는 영약)이자, 소변이 뚝뚝 떨어지는 것에 선약(仙藥)이다.' 등과 같이 기록되어 있다.

이처럼 택사는 소변을 잘 나가게 하여 부종을 없애는 데 뛰어난 효능이 있다. 특히 신장과 방광의 염증을 없애는 데 효과적이다. 따라서 신장염으로 소변이 잘 나오지 않고 몸이 부은 경우, 신장이나 방광의 결석으로 통증과 출혈이 있는 경우에 주로 사용한다. 단, 몸이 약한 사람에게는 주의해서 사용해야 한다. 예로부터 성욕이 너무 강할 때 택사는 이상 항진된 성욕을 억제시키는 약초로 사용되었고, 택사를 너무 많이 먹으면 가뭄에 논바닥이 갈라지는 것처럼 몸에 허열(虛熱)이 생겨 눈이 나빠진다고 하였다. 따라서 몸이 약한 사람이 택사를 많이 복용하면 몸이 더 나빠질 수 있으니 주의해야 한다.

근래에 택사가 혈중 콜레스테롤 수치를 감소시킨다는 것이 밝혀졌다. 택사는 콜레스테롤과 중성지방을 낮추는 효과가 우수하고, 지방간의 형성을 막는 효과도 현저하다. 택사를 단독으로 사용하거나 다른 약초와 함께 사용해도 효과에는 차이가 없고, 고혈압이나 변비가 있을 때 결명자와 함께 사용하면 콜레스테롤을 감소시키는 효과가 더욱 강해진다.

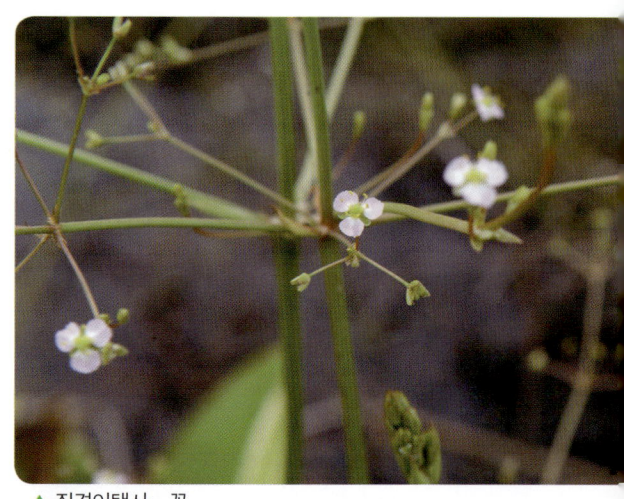
▲ 질경이택사 _ 꽃

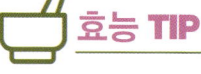
효능 TIP

택사의 효능을 이해하는 데 참고해야 할 사항은 세 가지이다.

첫째, 택사는 물에서 자라는 약초이다. 약초의 효능은 해당 약초가 어떤 환경에서 자라는가에 따라 달라진다. 택사처럼 물에서 자라는 약초는 수분

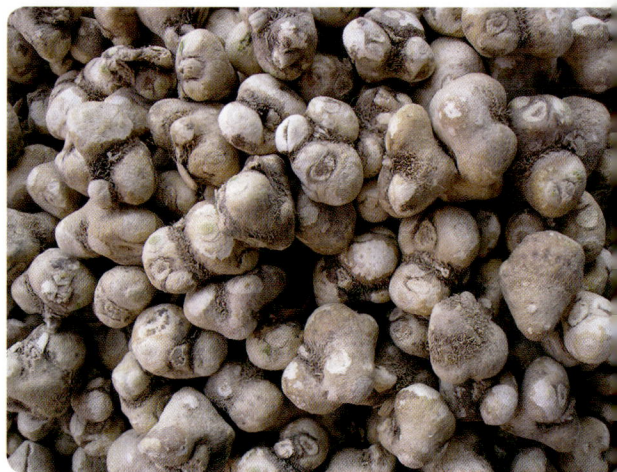
▲ 질경이택사 _ 덩이줄기

대사를 원활하게 하는 효능이 있다. 택사뿐 아니라 개구리밥으로 불리는 부평초(浮萍草) 또한 물에서 자라기 때문에 소변을 잘 나가게 하고 부종을 개선하는 효능이 있다.

둘째, 택사의 맛은 달면서 약간 짜며 담담하다. 그리고 성질은 차갑다. 택사를 먹어보면 단맛이 가장 많이 느껴지고, 그 다음은 담담한 맛이며, 짠맛은 미미하다. 단

택사(질경이택사) **471**

맛이 강하면 몸에 영양분을 공급하는 작용이 뛰어나지만, 택사의 경우 단맛과 담담한 맛이 겹쳐 있어 이뇨의 효능이 더 강하게 나타난다. 담담한 맛의 특징은 이뇨작용이기 때문이다. 약간의 짠맛은 신장이나 방광의 결석을 녹이는 작용을 하며, 찬 성질은 염증을 없애는 효능을 발휘한다.

셋째, 택사는 신장과 방광에 작용한다. 택사는 보(補)하는 효능이 없고 단지 수분을 배출시키고 염증을 가라앉히는 작용이 우수하다. 따라서 신장과 방광에 생긴 염증성 질환에 주로 효과를 나타낸다.

치료 질환

신장염, 방광염, 신장결석, 방광결석, 부종, 고지혈증

용량 및 용법

- 택사의 1회 복용량은 건조된 것으로 6~12g이다. 달여서 복용해도 되고, 가루나 환을 만들어 복용해도 된다.
- 부종에는 택사 20g, 백출 20g을 가루 내어 녹두 크기의 환으로 만들어서 1회에 50개씩 복용한다. 이 방법은 어지럼증에도 효과가 있다.
- 의이인, 차전자, 복령, 백출 등과 함께 사용하면 설사를 멎게 하는 데 효과적이다.
- 콜레스테롤 수치가 높은 경우에는 산사, 결명자 등과 함께 환으로 만들어 장기간 복용한다.

백과 (은행나무)

📖 **식물 이름** : 은행나무
사용 부위 : 씨앗
약재 이름 : 백과(白果)
작용 부위 : 주로 폐에 작용한다.
맛과 성질 : 맛은 달면서 쓰고 떫다. 성질은 따뜻하지도 차갑지도 않다.

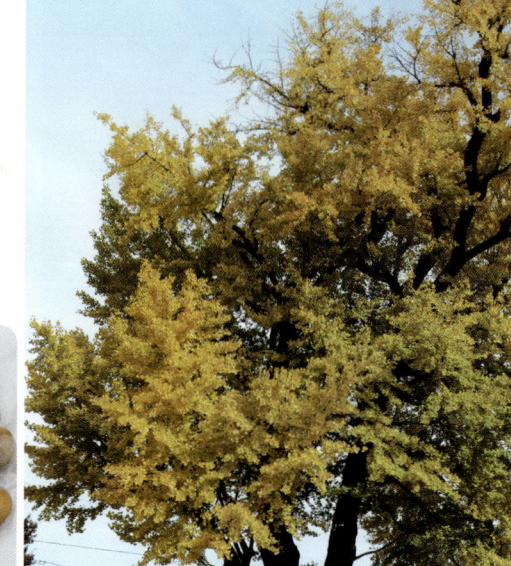

 ▲ 백과 _ 약재

▲ 은행나무 _ 지상부

❄️ 생김새

은행나무는 은행나무과의 낙엽침엽교목으로 키는 5~10m이다. 나무껍질은 회색으로 두껍고 코르크질이며 아래로 깊이 갈라진다. 잎은 큰 가지에서는 어긋나지만 작은 가지에서는 모여난 듯 보이고 크게 둘로 갈라진 부채 모양이다. 잎자루는 길다. 꽃은 암수딴그루이며, 수꽃차례는 5월에 1~5개의 꼬리처럼 연한 황록색으로 달린다. 암꽃은 녹색으로 가지 1개에 6~7개가 모여 핀다. 열매는 쌍으로 달리는데 그중 1개만 성숙한다. 열매 표면에 하얀 가루 모양의 물질이 덮여 있으며, 이 바깥 부분은 씨껍질로 이상한 냄새를 풍긴다. 씨껍질 안에 은회색의 단단한 씨가 들어 있는데, 이를 백과라고 하며 약용한다.

🌱 채취 및 건조

씨앗을 사용하는 약초는 열매가 완전히 성숙하여 약의 기운이 씨앗에 충만해졌

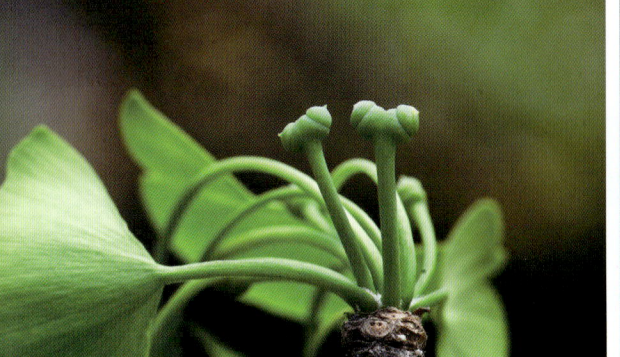
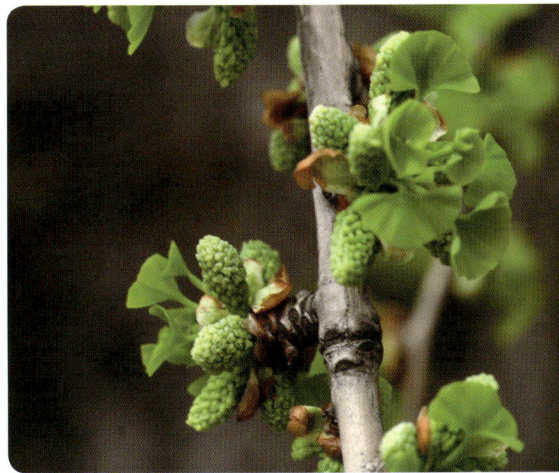

▲ 은행나무 _ 암꽃　　　　　　　　　　　　▲ 은행나무 _ 수꽃

을 때 채취한다. 백과는 10~11월에 성숙한 열매를 채취하여 열매살을 제거하고 깨
끗이 씻은 뒤 햇볕에 말려 사용한다.

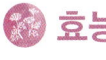 효능

백과의 효능은 일반인에게도 많이 알려져 있어 열매가 익는 가을철에 채취하는
사람들을 흔히 볼 수 있다. 백과는 만성기침과 가래를 멎게 하는 효능이 있으며 단
독으로 사용해도 좋고, 다른 약초와 병용해도 좋다. 만성기관지염, 기관지확장증으
로 기침과 가래가 뒤섞여 나오면서 숨이 차는 경우에 효과적이며, 증상이 없어진 후
에는 재발을 막기 위해 환(丸)을 만들어 복용하는 것도 좋다. 백과는 폐결핵으로 인
한 기침이나 가래에 단독으로 사용할 수 있다. 약리실험에서 결핵균의 성장을 억제
하고 가래를 없애는 효능이 입증되었다. 하루에 백과 20개를 약한 불로 천천히 달
여 설탕을 약간 넣고 복용하면 된다. 고서(古書)에 백과는 독성이 있어 다량 복용하
면 중독을 일으킬 우려가 있다고 하였으나 달여서 하루에 40개 이하로 복용하면 중
독되는 일이 없다.

백과는 유정(遺精)과 몽정(夢精), 소변이 자주 마려운 증상, 자신도 모르게 소변이
새는 증상에 사용한다. 어린아이의 야뇨증에도 사용할 수 있는데 백과 10개, 검인

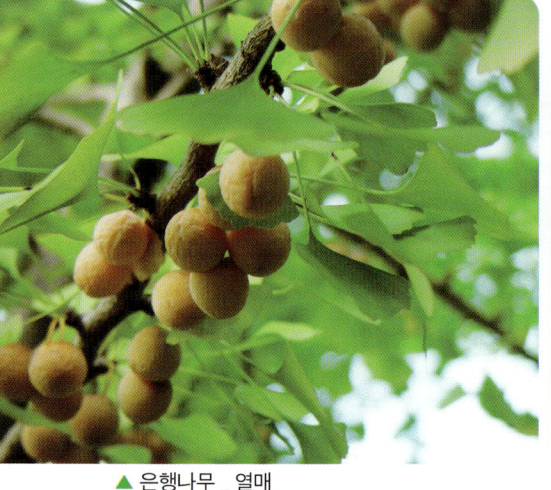

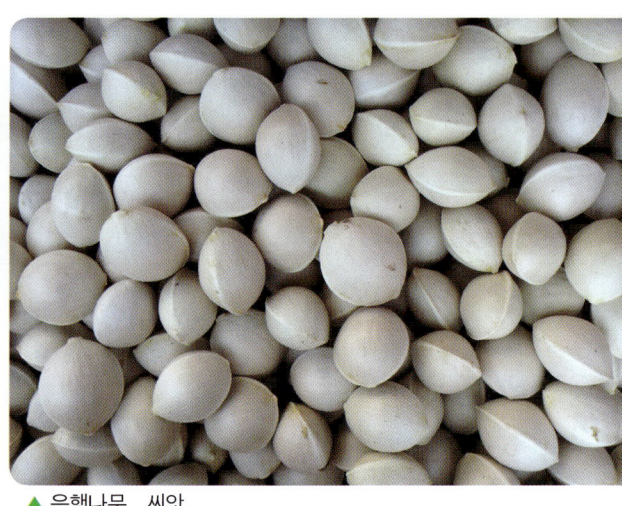

▲ 은행나무 _ 열매　　　　　▲ 은행나무 _ 씨앗

(가시연꽃 씨앗) 12g을 달여서 설탕을 약간 넣고 저녁 무렵에 복용하면 좋다. 성인의 요실금이나 소변을 자주 보는 증상에는 몸 상태에 맞추어 다른 약초와 배합한다.

　백과는 여성의 대하증, 특히 백대하에 사용한다. 백대하는 여성의 질에 감염이 있을 때 흔히 발생하는데, 심하지 않으면 자연스럽게 회복되도록 두고 몸 상태가 좋지 않을 때는 치료하도록 한다. 백대하가 있을 때 백과를 단독으로 사용하는 것도 좋지만 몸이 약하면 황기, 하수오, 인삼 등을 넣는 것이 좋고, 증상이 심하면 연자육이나 검인을 함께 사용하는 것이 좋다.

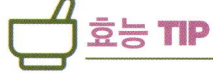

효능 TIP

　백과의 효능을 이해하는 데 참고해야 할 사항은 세 가지이다.

　첫째, 백과는 씨앗을 사용하는 약재이다. 씨앗에는 영양분과 유질이 풍부하여 폐와 기관지를 부드럽게 해준다. 이는 백과가 급성보다 만성기침, 가래에 적합하다는 뜻이다. 또한 백과는 무거운 씨앗이므로 약성이 밑으로 향하는 특성이 있어 기침을 멎게 하는 효능을 발휘한다.

　둘째, 백과의 맛은 달면서 쓰고 떫다. 단맛은 영양분을 공급하는 맛이며, 쓴맛은

백과(은행나무)　**475**

열과 염증을 가라앉히는 맛이다. 따라
서 백과는 기관지와 폐에 영양분을 공
급하는 동시에 만성염증을 개선한다.
특이한 것은 떫은맛이다. 떫은맛은 수
렴하는 특징이 있다. 떫은 감을 먹었을
때 변비가 생기는 것처럼, 떫은맛은 물
질을 나가지 못하게 하는 특성이 있다.
백과의 떫은맛은 기침을 멎게 하고, 정
액과 소변이 새는 것을 막으며, 여성의
대하증을 개선하는 데 중요한 역할을
한다.

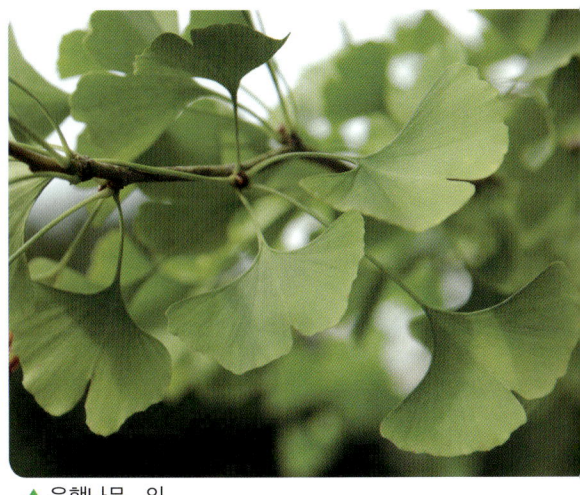

▲ 은행나무 _ 잎

　셋째, 백과의 작용 부위는 폐이다. 백과의 효능이 폐에 국한된 것은 아니지만, 옛
사람들이 주로 기침과 가래에 사용했기 때문에 작용 부위를 폐로 하였다. 폐라는 장
기가 인체의 기력을 주관하므로, 폐의 기능이 정상화되면 백과가 효능을 발휘하는
유정, 몽정, 소변장애, 대하증도 자연히 치료될 것이므로 작용 부위를 폐에 국한한
것으로 보인다.

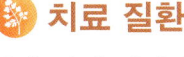 ### 치료 질환

　기침, 가래, 기관지염, 기관지확장증, 유정, 몽정, 요실금, 야뇨증, 대하증

용량 및 용법

- 백과의 1회 복용량은 건조된 것으로 6~12g이다. 달여서 복용해도 되고, 가루
  나 환을 만들어 복용해도 된다.
- 만성기관지염, 기관지확장증의 증상이 심해지면 마황, 세신, 오미자, 반하와
  함께 사용한다.
- 유정(遺精)에는 복분자, 연자육, 검인과 함께 사용한다.

- 백과는 어린아이의 만성설사와 소화불량을 치료하는 효능이 있는데 연자육, 백편두, 산사, 검인, 산약, 맥아 등과 함께 사용한다.
- 나이가 들어 허약해진 노인이 감기에 걸려 기침과 가래가 나오는 경우에 다음과 같이 차를 만들어 복용하면 좋다. 호도 10개, 백과 15개, 대추 7개, 생밤 7개, 생강 1개를 달여서 하루 동안 차처럼 마시는데, 꿀이나 설탕을 첨가하면 더욱 좋다.

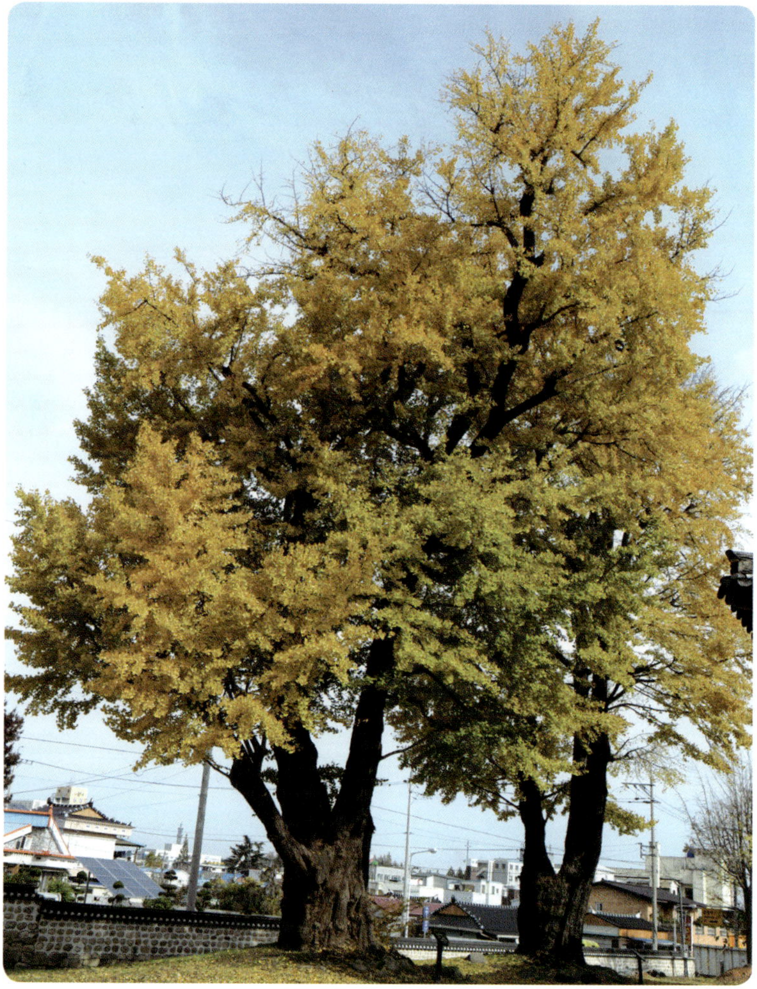

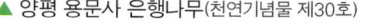

▲ 양평 용문사 은행나무(천연기념물 제30호)

백과(은행나무)   **477**

21

피부질환을
치료하는 약초

포공영(민들레)

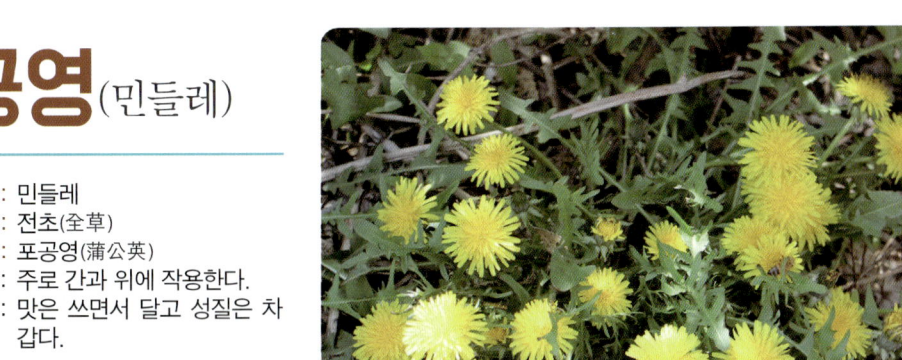

- 📖 식물 이름 : 민들레
- 사용 부위 : 전초(全草)
- 약재 이름 : 포공영(蒲公英)
- 작용 부위 : 주로 간과 위에 작용한다.
- 맛과 성질 : 맛은 쓰면서 달고 성질은 차 갑다.

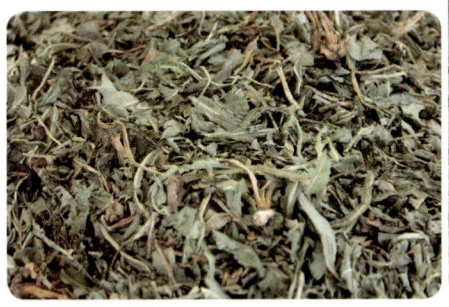

▲ 포공영 _ 약재
▲ 민들레 _ 지상부

🌱 생김새

민들레는 국화과의 여러해살이풀로 키는 10~30cm이다. 원줄기가 없이 잎이 뿌리에서 뭉쳐나며 옆으로 퍼진다. 잎은 선상의 거꿀피침 모양이고 길이는 6~15cm, 너비는 1.2~5cm이다. 잎몸은 무 잎처럼 깊게 갈라지고 갈래는 6~8쌍이며 가장자리에 톱니가 있다. 꽃은 4~5월에 노란색으로 피는데, 잎보다 약간 짧은 꽃줄기 끝에 1개씩 달린다. 열매는 납작한 수과로 흰색 갓털이 있어 바람이 불면 쉽게 날아간다. 토종 민들레는 꽃받침이 그대로 있지만 서양민들레는 아래로 처진다. 뿌리는 육질로 길고, 포공영근(蒲公英根)이라 하며 약용한다.

🌿 채취 및 건조

포공영은 봄과 여름에 꽃이 피기 전이나 막 꽃이 피었을 때 채취한다. 꽃이 만개하면 약의 기운이 꽃과 씨앗으로 가기 때문에 개화하기 전에 채취하는 것이 좋다.

뿌리까지 캐서 흙을 깨끗이 제거하고 햇볕에 말려 사용한다.

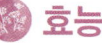 **효능**

　포공영은 포공(蒲公)이 이것을 써서 종기를 치료하는 데 효험을 보았다고 하여 붙여진 이름이다. 따라서 종기가 생겼을 때, 부딪히거나 찔려서 상처가 났을 때 달여서 복용하거나 즙을 내서 환부에 바르면 효과적이다. 또한 세균 감염으로 유방염이 생긴 경우, 산후에 유선(乳腺)이 막혀 젖이 나오지 않으며 유방이 붓고 단단해진 경우에 달여서 복용하거나 즙을 내서 외용한다. 《동의보감》에서도 '포공영은 여자가 유옹(乳癰)으로 붓고 아픈 것, 혹은 산후에 젖이 나오지 않고 젖이 쌓여서 악창[癰]이 되는 것을 치료하는데, 물에 넣고 달여 마시고, 겉에도 싸매어주면 바로 삭는다. 또한 찧어서 큰 종기[疔腫]나 제반 헌데에 붙여도 모두 효험이 있고, 팔다리가 나무에 부딪히면서 나쁜 것에 찔린 것을 치료한다.'라고 하였다.

　포공영이 종기와 유방염, 외상으로 인한 상처에 치료 효과를 나타내는 것은 항균소염(抗菌消炎) 효과가 우수하기 때문이다. 따라서 다양한 염증성 질환에 응용할 수 있는데, 최근에는 급성기관지염, 폐렴, 편도염, 인후염, 간염, 담낭염, 십이지장궤양, 가슴막염, 복막염, 충수염 및 요로감염에 이르기까지 효과가 있는 것으로 알려지고 있다.

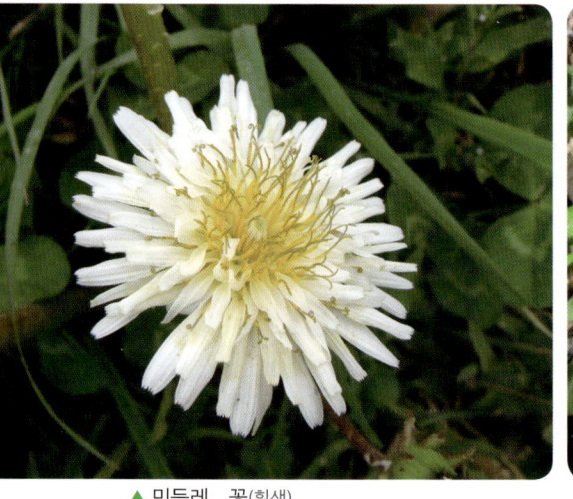

▲ 민들레 _ 꽃(흰색)

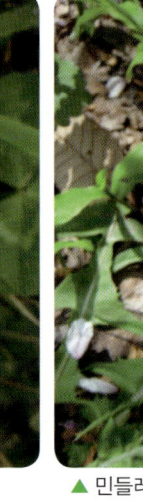

▲ 민들레 _ 꽃(노란색)

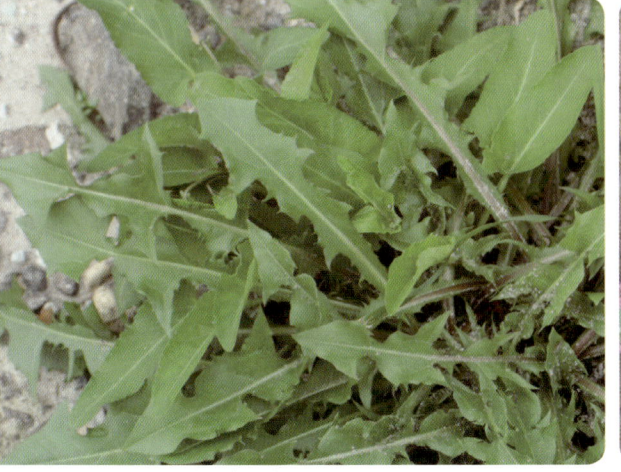

▲ 민들레 _ 잎(앞면)

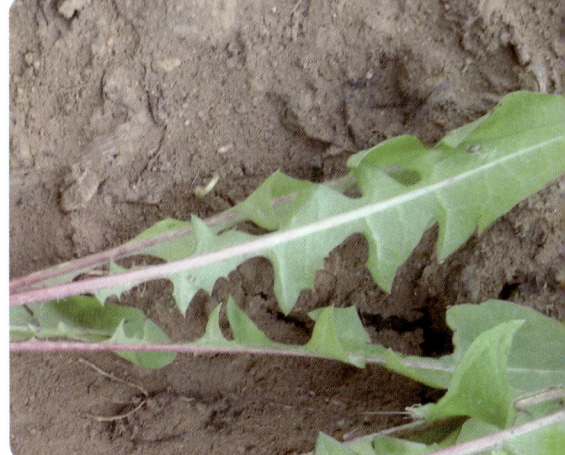

▲ 민들레 _ 잎(뒷면)

　　최근 만성염증이 암세포를 만드는 데 기여한다는 연구 결과가 나오고 있다. 염증은 외부에서 들어온 균이나 독소, 그리고 내부에서 생성된 독소를 처리하는 과정에서 생긴다. 그런데 장기간에 걸쳐 독소의 양이 많아지면 염증으로 끝나지 않고 암세포가 생성되어 독소를 처리하게 된다. 말하자면 암세포는 쓰레기를 처리하는 강력한 소각로인 셈이다. 따라서 우리 몸에 암세포를 만들지 않으려면 우선 독소의 유입을 차단하면서 염증반응이 나타나지 않게 해야 한다. 포공영은 염증을 가라앉히는 효능이 있어 종기나 기관지염처럼 눈에 보이는 염증에도 사용하지만, 눈에 보이지 않는 만성염증을 억제하여 암을 예방하는 데에도 기여한다. 실제로 일본에서는 암을 예방할 목적으로 포공영, 어성초, 차전자를 분말로 만들어 차로 복용한다.

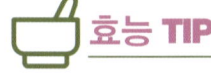 **효능 TIP**

　　포공영의 효능을 이해하는 데 참고해야 할 사항은 세 가지이다.

　　첫째, 포공영은 뿌리부터 잎까지 모두 사용한다. 그중 잎이 차지하는 비율이 높아서 뿌리보다는 잎의 특성을 이해해야 한다. 잎을 사용하는 대부분의 약초는 보약이 아니라 열을 내리거나 염증을 없애는 치료약이다. 열과 에너지를 낼 수 있는 전분이

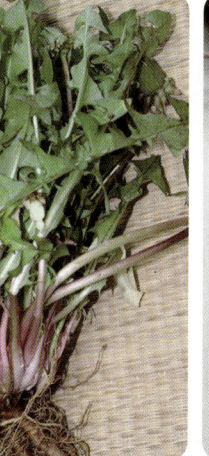

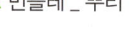

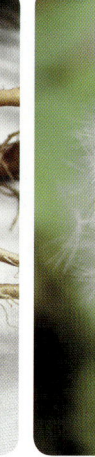

▲ 민들레 _ 전초　　　　　▲ 민들레 _ 뿌리　　　　　▲ 민들레 _ 씨앗

나 당분이 있어야 보약으로 사용할 수 있는데, 잎은 그렇지 않다. 당과 전분이 없으면 성질이 차가울 수밖에 없고, 그 효능은 열과 염증을 제어하는 쪽으로 나타난다.

둘째, 포공영의 맛은 쓰면서 달고 성질은 차갑다. 단맛은 뿌리에 더 많고 잎은 쓴맛 위주이다. 전체적으로는 쓴맛이 강하여 차가운 성질과 더불어 염증을 억제하는 효능을 발휘한다.

셋째, 포공영은 간과 위에 작용한다. 위경락은 유방을 통과하므로 포공영이 유방염을 치료하는 것과 연관이 있다. 또한 간의 기능이 좋지 않으면 염증이 심해지는데, 이는 포공영의 효능과 연관이 있다.

치료 질환

유방염, 종기, 외상, 기관지염, 폐렴, 편도염, 인후염, 간염, 담낭염, 십이지장궤양, 가슴막염, 복막염, 충수염, 요로감염

용량 및 용법

• 포공영의 1회 복용량은 건조된 것으로 12~20g이다. 다른 약초와 달리 한 번

포공영(민들레)　**483**

에 많은 양을 사용해야 효과가 나타나기 때문에 40g까지 사용하기도 한다. 달여서 복용해도 되고, 가루나 환을 만들어 복용해도 된다.

- 급성유방염에는 포공영 40g, 향부자 20g을 1회 분량으로 달여서 하루 2회 복용한다.
- 산후에 젖을 먹이지 않아 유즙이 축적되어 유방이 붓고 통증이 있을 때에는 신선한 포공영을 짓찧어서 환부에 붙인다. 하루에 3~4차례 갈아준다.
- 피부에 생긴 만성염증 또는 뱀이나 독충 등에 의한 상처에는 신선한 포공영을 짓찧어서 붙인다.
- 간염에는 포공영 24g, 인진 16g, 시호 12g, 치자 12g, 울금 12g, 백복령 12g을 1회 분량으로 달여서 하루 2~3회 복용한다.

 약초 이야기

어느 마을에 부잣집 딸이 있었다. 딸의 젖가슴에 붉은 종양이 생겼는데, 의원에게 가슴을 보이기 부끄러워 아무에게도 말하지 않았다. 여종이 그것을 보고 딸의 건강이 걱정되어 주인마님에게 이야기했다. 그런데 오히려 어머니는 처녀의 가슴에 종기가 생길 수 없다며 딸이 외간남자를 만나는 게 아닌지 의심했다. 어머니에게 혼난 딸은 수치스럽고 억울하여 강물에 뛰어들었다. 이때 근처에서 포(浦)씨 성을 가진 어부와 그의 딸이 물고기를 잡고 있었는데, 여인이 자살하려는 것을 보고 물에서 건져 구했다. 어부의 딸이 처녀의 옷을 갈아입힐 때 가슴의 종양을 보고 아버지에게 이야기하자, 어부는 약초를 달여 처녀에게 먹였고 이내 완치되었다. "또 종양이 생기면 이것을 드시오." 어부는 처녀에게 약초를 알려주었다. 그 약초의 잎은 톱날같이 생겼고 줄기에는 흰색 털이 있었다. 처녀는 집에 돌아와 약초를 뜰에 심었고, 어부의 딸 이름을 따서 포공영(浦公英)이라는 이름을 붙였다.

백선피(백선)

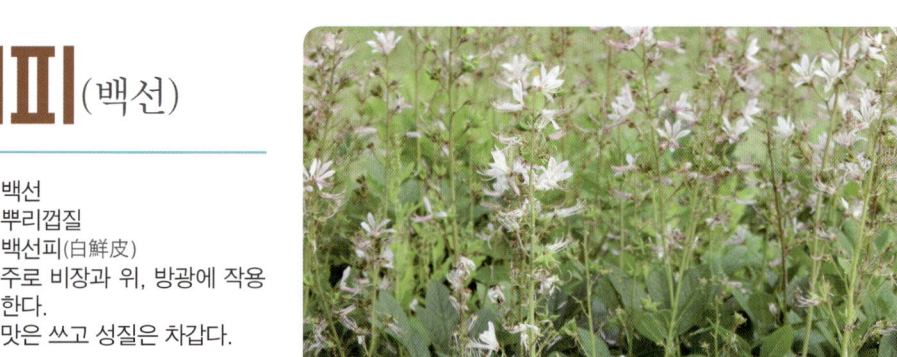

📖 **식물 이름** : 백선
　사용 부위 : 뿌리껍질
　약재 이름 : 백선피(白鮮皮)
　작용 부위 : 주로 비장과 위, 방광에 작용
　　　　　　　한다.
　맛과 성질 : 맛은 쓰고 성질은 차갑다.

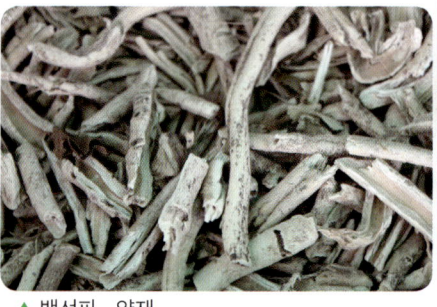

▲ 백선피 _ 약재　　　　　　▲ 백선 _ 지상부

🌼 생김새

　백선은 운향과의 숙근성 여러해살이풀로 키는 90cm 정도이다. 원줄기는 곧게 자라며 윗부분에 털이 퍼져서 난다. 잎은 어긋나며 2~4쌍의 잔잎으로 이루어진 홀수 깃꼴겹잎이다. 잔잎은 타원형으로 양 끝이 좁고 가장자리에 잔톱니가 있다. 꽃은 4~5월에 연한 홍색으로 원줄기 끝에 총상꽃차례를 이루며 달린다. 꽃잎은 5장이며, 꽃자루의 길이는 0.5~2cm이다. 열매는 삭과이고 5개로 갈라지며 털이 있다. 뿌리는 희고 굵게 뻗는다. 뿌리껍질을 백선피라고 하며 약용한다.

🌱 채취 및 건조

　뿌리를 사용하는 약초는 약의 기운이 뿌리로 내려오는 가을에 채취한다. 만약 시기를 놓쳤다면 봄에 싹이 나서 잎이 무성해지기 전에 채취해야 한다. 백선피도 봄이나 가을에 채취한다. 채취한 뿌리에서 코르크층을 제거한 다음 신선할 때 세로로 쪼

백선피(백선)　**485**

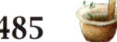

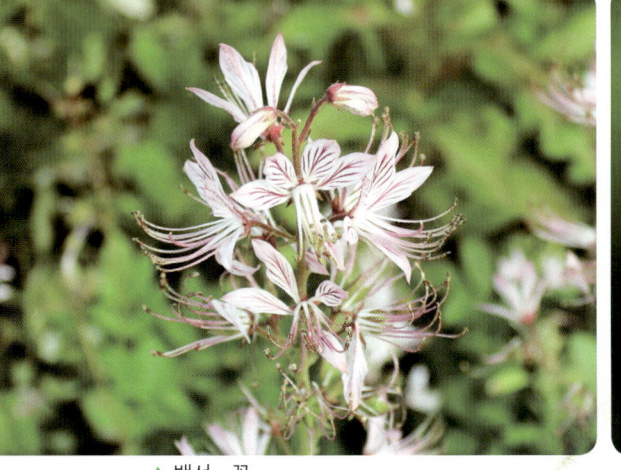

▲ 백선 _ 꽃

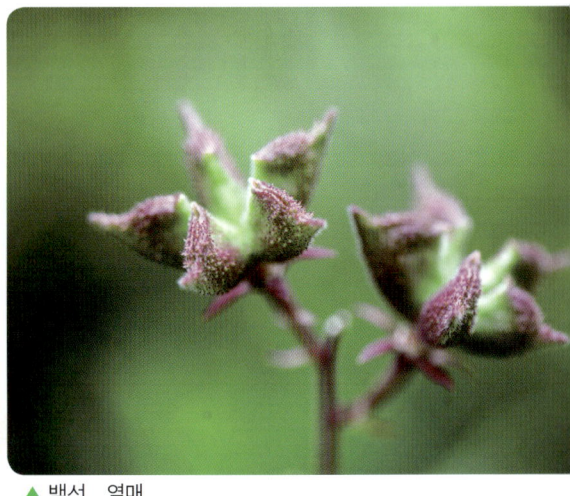

▲ 백선 _ 열매

개어 목심(木心)을 뽑아내고 햇볕에 말려 사용한다.

 효능

　백선피는 습진(濕疹)에 사용하는 약초이다. 약초의 흰색[白] 뿌리에서 양의 누린 내[鮮]가 나며 뿌리의 껍질[皮]을 사용하기 때문에 이러한 이름을 얻게 되었다. 습진의 초기 증상으로는 가려움증과 함께 물집, 구진(丘疹), 홍반(紅斑), 부종 등이 나타나며, 만성화되면 부종과 물집은 줄어드는 대신 피부의 주름이 두드러지거나 피부가 두꺼워지는 태선화(苔癬化), 비늘, 색소 침착 등이 나타난다. 백선피는 습진의 초기부터 말기까지 전 과정에 사용할 수 있으며, 달여서 복용해도 좋고 피부에 직접 바르는 외용제로 사용해도 좋다.

　백선피는 두드러기를 치료하는 효능이 있다. 두드러기에 사용할 때는 원인이나 증상에 상관없이 사용한다. 급성두드러기에는 일시적으로 많은 양을 사용해도 되지만, 증상의 경중(輕重)을 살펴 양을 조절해야 한다. 식중독으로 인한 두드러기에는 설사약과 함께 사용해도 좋다. 백선피는 음식물로 인한 알레르기성 피부염에 효과가 있고, 신경성 피부염에도 사용한다. 단, 신경성 피부염 초기에는 효과적이지만 만성화되면 백선피의 효과가 떨어지기 때문에 원인을 살펴 다른 약초와 함께 사용

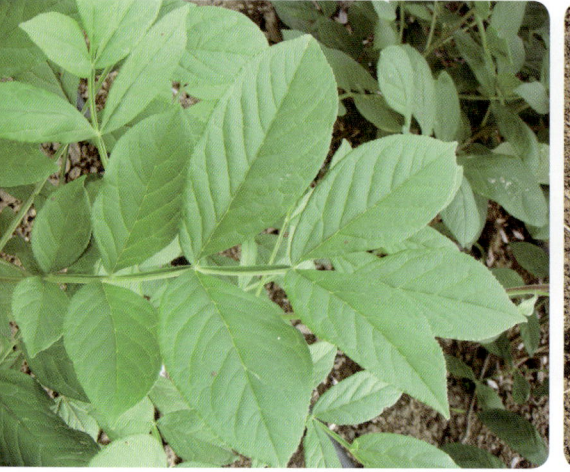
▲ 백선 _ 잎

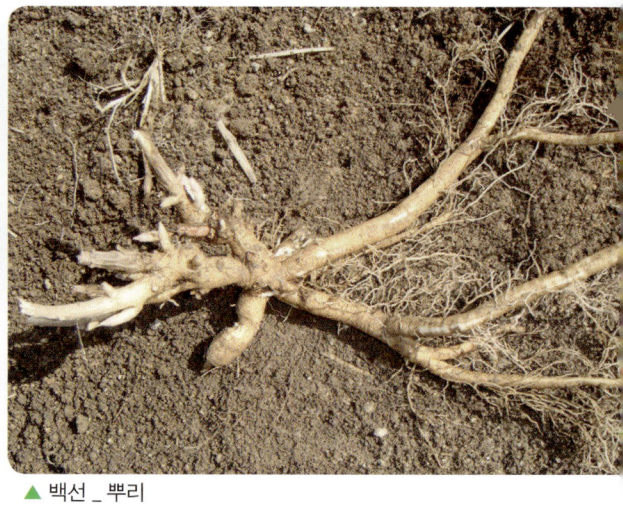
▲ 백선 _ 뿌리

해야 한다. 또한 백선피는 피부염의 종류 또는 증상에 상관없이 사용하는 뛰어난 외용제이다. 달여서 환부에 발라도 좋고, 달인 물을 욕조에 넣고 목욕물로 사용해도 좋다. 여기에 부평, 금은화, 연교, 포공영을 함께 달여서 외용제로 사용하면 효과가 더욱 커진다.

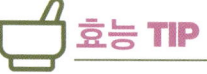 **효능 TIP**

백선피의 효능을 이해하는 데 참고해야 할 사항은 두 가지이다.

첫째, 백선피의 맛은 쓰고 성질은 차갑다. 쓴맛은 열과 염증을 가라앉히는 맛이다. 좋은 약은 입에 쓰다는 말이 있다. 옛날 사람들에게 좋은 약은 지금 당장 아픈 곳을 낫게 하는 약이었다. 그리고 통증은 대부분 염증 때문에 생긴다. 즉 염증을 없애면 통증이 경감되기 때문에 쓴 약이 좋다는 말이 생긴 것이다. 백선피의 쓴맛과 차가운 성질은 주로 피부의 염증을 없애는 효능을 발휘한다.

둘째, 백선피는 비장과 위, 방광에 작용한다. 비장과 위는 소화를 담당하는 곳이며, 한의학적으로는 피부와 근육을 만드는 데 관여한다. 비장과 위의 기능이 좋아야 피부가 건강할 수 있으므로 백선피가 위와 비장에 작용한다고 하는 것이다. 방광에

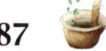

작용하는 것은 백선피가 이뇨작용을 통해 몸에 있는 습기를 빼주기 때문이다. 습진이라는 말이 습기로 인한 발진이라는 뜻이므로, 이뇨를 통해 습기를 빼주는 것은 염증을 없애는 데 도움을 준다.

🌸 치료 질환

습진, 두드러기, 알레르기성 피부염, 신경성 피부염

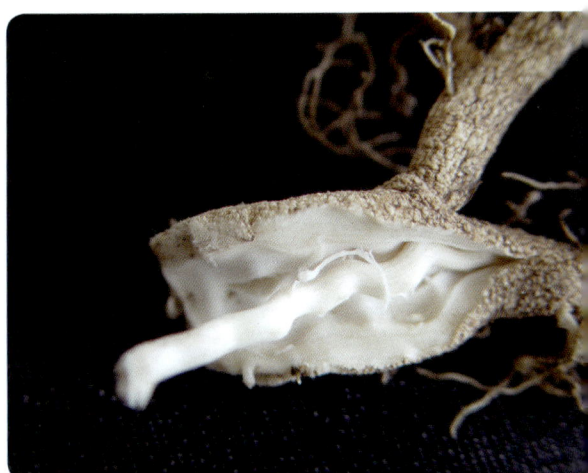

▲ 백선 _ 뿌리심

🎀 용량 및 용법

- 백선피의 1회 복용량은 건조된 것으로 6~12g이다. 달여서 복용해도 되지만 쓴맛이 강하기 때문에 가루나 환을 만들어 복용하는 것이 좋다. 또는 외용제로 사용한다.
- 가려움증이 심한 피부염에 백선피와 고삼을 달여 환부에 바르면 좋다.
- 여성에게 대하증이 있고 생식기 주변에 가려움증이 심할 때는 고삼, 사상자, 백선피 달인 물로 씻거나 좌욕을 하면 좋다.
- 금은화, 연교, 고삼, 창출 등과 함께 환을 만들어 복용하면 각종 피부염에 효과적이다.

자근(지치)

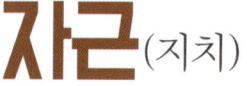

📖 식물 이름 : 지치
　사용 부위 : 뿌리
　약재 이름 : 자근(紫根)
　작용 부위 : 주로 심장과 간에 작용한다.
　맛과 성질 : 맛은 달고 성질은 차갑다.

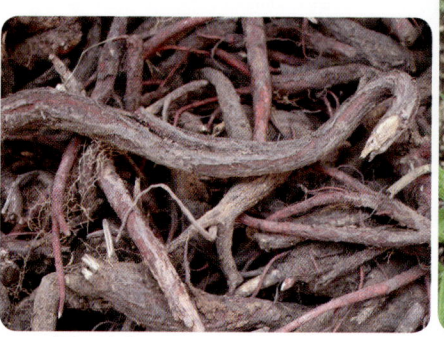

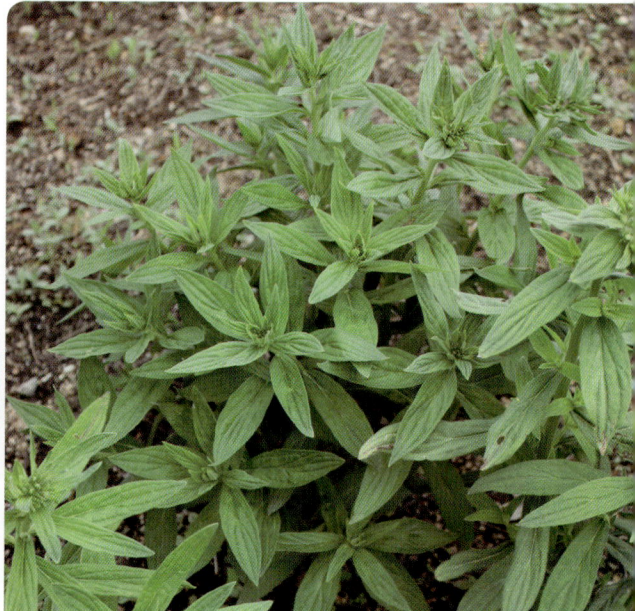

▲ 자근 _ 약재　　　　　　　　　　▲ 지치 _ 지상부

🌲 생김새

지치는 지치과의 여러해살이풀로 키는 30~70cm이다. 원줄기는 곧게 자라며 털이 많이 나고 가지가 갈라진다. 잎은 어긋나고 잎자루가 없으며 피침 모양으로 양끝이 뾰족하다. 밑부분이 좁아져서 잎자루처럼 되며 가장자리에 톱니가 없다. 꽃은 흰색으로 5~6월에 줄기와 가지 끝에 총상꽃차례로 핀다. 열매는 8~9월에 달리고 광택이 난다. 뿌리는 자주색 염료로도 쓰인다.

🟢 채취 및 건조

자근처럼 뿌리를 사용하는 약초는 잎이 시드는 가을이나 싹이 돋아나는 초봄에 채취해야 한다. 잎이 무성할 때는 약의 기운이 뿌리에 많지 않기 때문이다. 한의학 교재에는 9~10월 또는 4~5월에 채취하는 것으로 되어 있다. 참고로 지치를 하우스에서 재배하는 진도에서는 12월 중순부터 1월 초순 사이에 채취한다. 뿌리를 채

자근(지치)　**489**

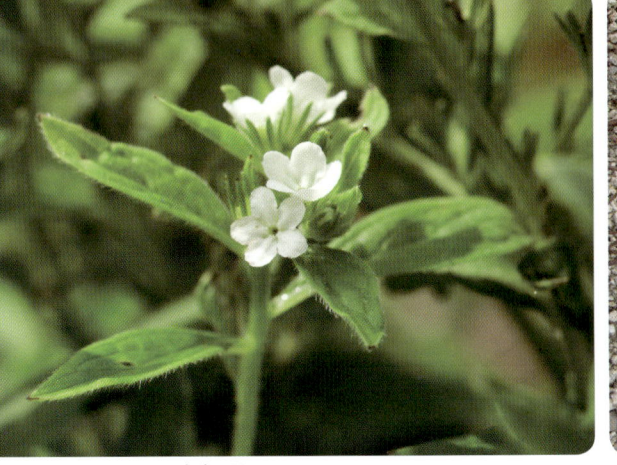

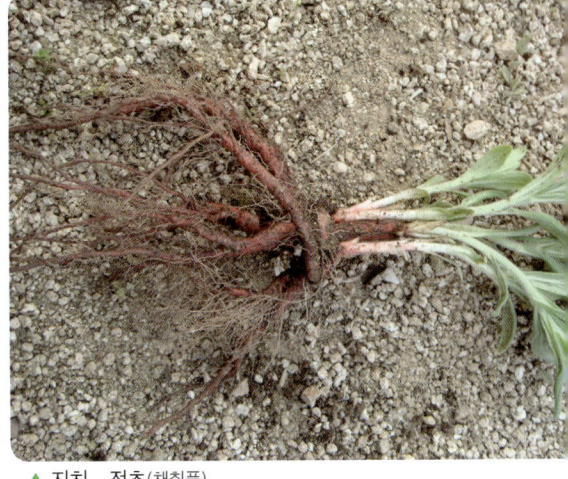

▲ 지치 _ 꽃

▲ 지치 _ 전초(채취품)

취하여 흙을 제거하고 햇볕에 말리거나 약한 불에 말린다. 퇴색(退色)되므로 물로 씻지 않는 것이 좋다.

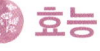 **효능**

자근은 염증을 없애는 효능이 있어 각종 피부질환에 사용하며, 새살을 돋게 하는 효능이 있어 상처를 치료하는 데 사용하는 귀중한 약재이다.《동의보감》에는 창양 (瘡瘍), 습진(濕疹), 악창(惡瘡), 과창(痼瘡), 버짐, 여드름, 홍역, 천연두를 치료하는 약 재로 소개되어 있다. 창양은 외과적 질환과 피부과 질환을 통틀어 이르는 말이며, 습진은 피부염의 총칭이다. 악창은 잘 낫지 않는 고질적인 피부질환이며, 과창은 팔 다리에 대칭성으로 생기는 습진이다. 이처럼 자근은 피부염이든 상처든 상관없이 피부의 염증을 없애고 상처를 아물게 하는 효능이 좋아서 다양하게 사용되었다. 중 국에서는 자근을 설암(舌癌), 위암, 갑상샘암, 자궁암, 피부암 등에 사용하고 있으며, 북한에서는 암과 백혈병에 사용하고, 민간에서도 까마중이나 유황오리 등과 함께 암 치료에 사용하고 있다. 자세하게 언급되지는 않았지만《동의보감》에 '배가 그득 하게 불러오고 아픈 것'을 치료하는 약재로 소개되었는데, 이는 각종 암종(癌腫)을 치료하는 자근의 효능을 암시하는 것으로 보인다.

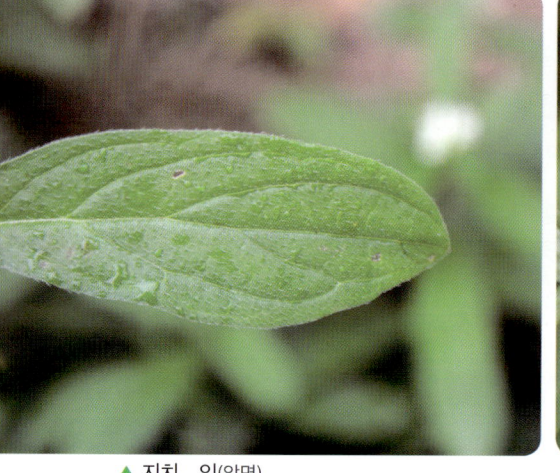

▲ 지치 _ 잎(앞면)

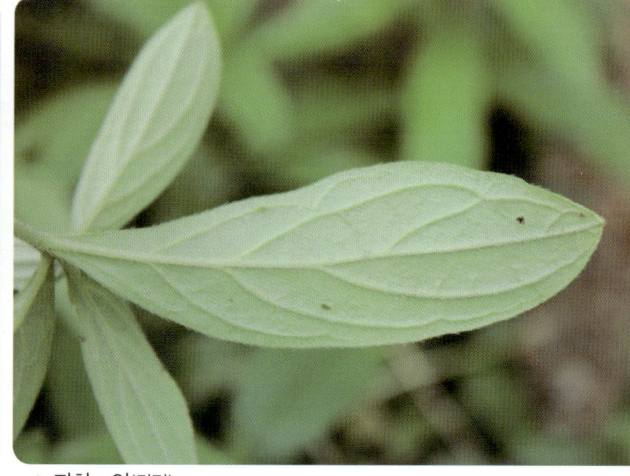

▲ 지치 _ 잎(뒷면)

자근은 해독작용이 뛰어난 약재이다. 화학약품, 중금속, 환경호르몬, 농약처럼 외부에서 유입되는 독이 있고, 인체의 대사과정에서 생성되는 독이 있다. 외부의 독과 내부의 독이 정상적으로 해독되지 않으면 피부질환과 암의 원인이 되는데, 자근이 피부염과 암 치료에 사용되는 이유는 몸속에 쌓인 독을 빼주기 때문이다.

조선시대 영의정을 지낸 이준경 선생이 지은 것으로 알려진 글에, '무산천(無山川) 갓가오니 무명악질(無名惡疾) 독한 병이 함문곡성(緘門哭聲) 어이 할고, 약이야 잇것마난 지초오리 구해다가 소주 한 잔 전복하소 빅씨하나 살릴 손야.'라는 구절이 있다. 여기서 무명악질은 암이나 난치병을 가리키고, 함문곡성은 문을 닫고 통곡한다는 뜻이며, '빅씨하나 살릴 손야'는 백 명 중에 한 사람은 살릴 수 있지 않겠느냐는 뜻이다. 예나 지금이나 암과 난치병을 치료하는 것이 어렵기는 하지만 생활습관을 바르게 하면서 자근처럼 해독작용이 좋은 약재의 도움을 받는다면 죽어가는 생명을 구할 수도 있을 것이다.

효능 TIP

자근의 효능을 이해하는 데 참고해야 할 사항은 두 가지이다.

자근(지치) **491**

첫째, 자근은 뿌리를 사용하는 약초이다. 여러해살이 식물은 이듬해를 위해 뿌리에 영양분을 저장해둔다. 맛과 성질에 따라 다르지만 뿌리를 사용하는 약초는 대부분 몸에 영양분을 공급하는 특성이 있다.

둘째, 자근의 맛은 달고 성질은 차갑다. 차가운 성질은 열과 염증을 가라앉히는 작용을 하고, 단맛은 몸에 영양분을 공급하는 작용을 한다. 피부염과 상처에 사용하는 약초는 대체로 쓴맛이 나는데, 특이하게도 자근은 단맛을 지니고 있다. 이러한 맛의 특성은 자근이 새살을 돋게 하고 암 치료에 효능을 발휘하는 것과 관련이 있다.

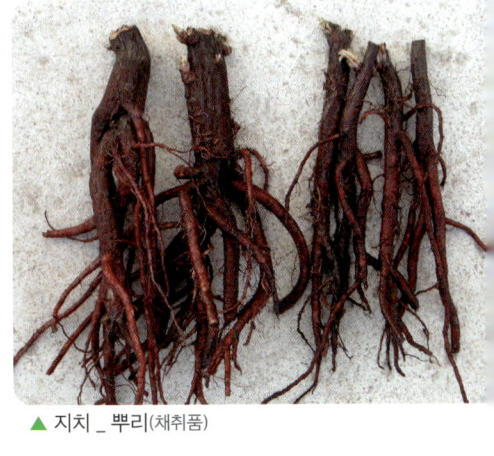

▲ 지치 _ 뿌리(채취품)

🌾 치료 질환

습진, 상처, 벌레 물린 데, 여드름, 버짐, 각종 암

🎀 용량 및 용법

- 자근의 1회 복용량은 건조된 것으로 4~12g이다. 달여서 복용해도 되고, 가루나 환을 만들어 복용해도 된다.
- 각종 피부염에 외용하는 방법은 다음과 같다. 참기름 1,000g, 당귀 100g, 자근 100g, 황랍 380g, 돼지기름 25g을 섞어서 연고를 만들어 환부에 수시로 바른다.
- 화상에는 자근 4g, 당귀 20g에 참기름 160g을 넣어 물이 없어질 때까지 달이고 졸여서 찌꺼기를 버리고 이것을 다시 졸여서 황랍 20g을 넣어 녹인 다음 조금 식혀서 환부에 바른다.
- 벌레에 물린 경우에는 자근 가루를 식용유에 개어서 환부에 바른다.

금은화(인동덩굴)

📖 **식물 이름** : 인동덩굴
　사용 부위 : 꽃봉오리
　약재 이름 : 금은화(金銀花)
　작용 부위 : 주로 폐와 위, 심장에 작용한다.
　맛과 성질 : 맛은 달고 성질은 차갑다.

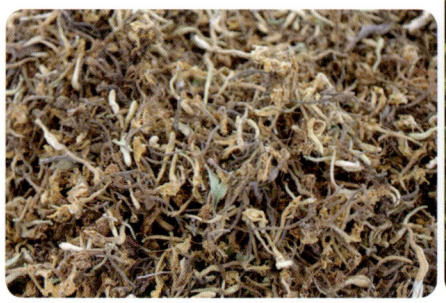
▲ 금은화 _ 약재

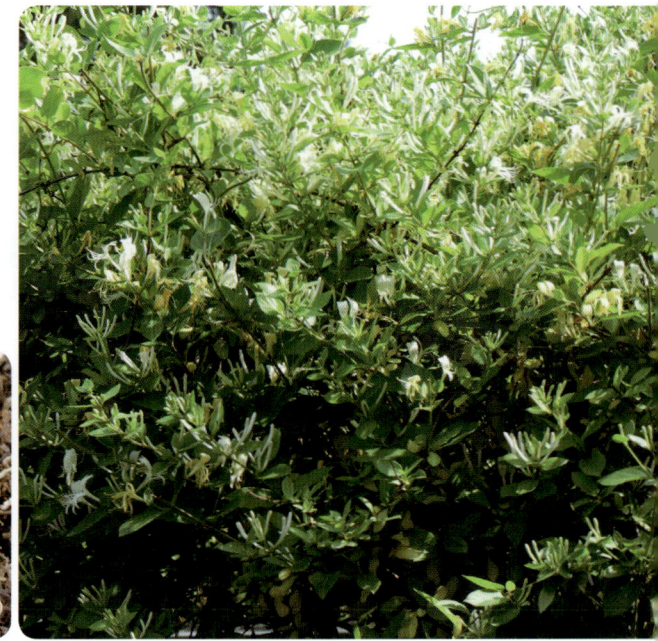
▲ 인동덩굴 _ 지상부

❄️ 생김새

　인동덩굴은 인동과의 반상록활엽 덩굴성 관목으로 덩굴 길이는 3~4m이다. 줄기는 오른쪽으로 감아 올라가고 일년생 가지는 적갈색으로 속이 비어 있으며 황갈색 털이 빽빽하게 나 있다. 잎은 마주나고 길이 3~8cm, 너비 1~4cm의 타원형이며 톱니가 없다. 꽃은 6~7월에 잎겨드랑이에 한두 개씩 달린다. 꽃의 빛깔이 흰색에서 노란색으로 변하기 때문에 '금은화'라고 하며, 늦가을까지 피고 지기를 반복한다. 열매는 둥글고 지름이 0.7~0.8cm이며 9~10월에 검은색으로 익는다.

🌱 채취 및 건조

　금은화는 따뜻한 봄에 집중적으로 꽃이 피는 봄꽃이지만 늦가을까지 피고 지기를 반복한다. 좋은 약효를 얻기 위해서는 꽃이 완전히 피기 전의 꽃봉오리를 채취해야 하므로 늦봄과 초여름이 적기이다. 채취한 것에서 불순물을 제거하고 햇볕에 말

금은화(인동덩굴)　**493**

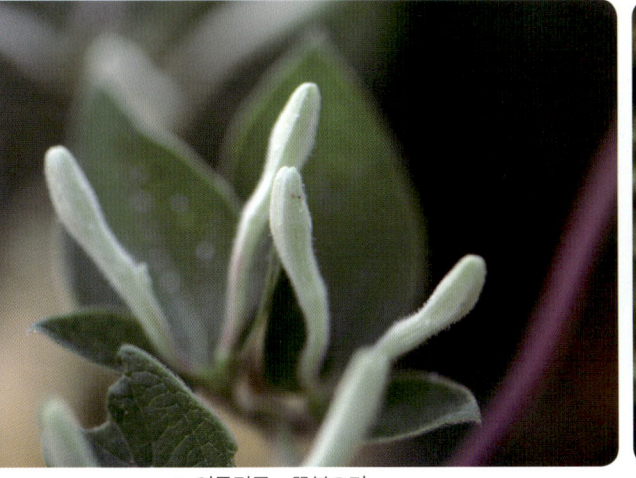

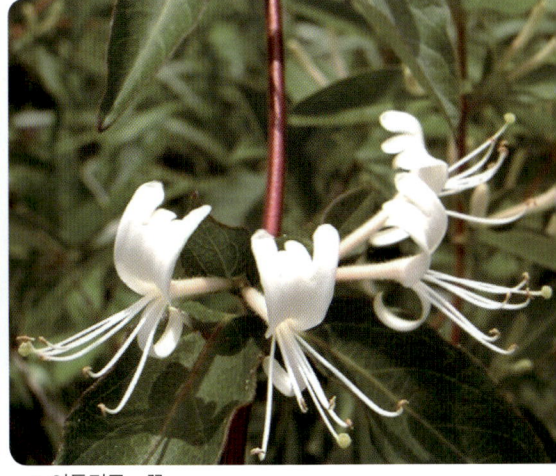

▲ 인동덩굴 _ 꽃봉오리   ▲ 인동덩굴 _ 꽃

린 후 사용한다.

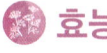 **효능**

겨울에도 시들지 않기 때문에 인동(忍冬)이라 하였고, 흰 꽃이 먼저 피었다가 시간이 지나면서 점차 노란색으로 변하기 때문에 금은화라고 하였다. 금은화는 한방의 항생제라는 별명을 지니고 있을 정도로 염증을 억제하는 효능이 뛰어나다. 약리실험에서도 항균작용과 항바이러스작용이 입증되었다. 이러한 효능에 대하여 옛날 사람들은, '옹저(癰疽)를 치료하는 데는 짝할 만한 것이 없다.', '종기를 치료하는 보배이다.', '아직 곪지 않은 것은 흩어지게 하고, 이미 곪은 것은 터지게 한다.' 등과 같이 표현한다.

금은화는 다양한 종류의 염증성 질환에 사용한다. 외상으로 상처가 곪았을 때, 종기가 생겨 없어지지 않을 때, 편도염, 인후염, 귀밑샘염, 기관지염 등에도 사용한다. 또한 감초처럼 보약에도 사용할 수 있고, 치료약에도 사용할 수 있다. 몸이 약해서 염증이 없어지지 않을 때는 인삼이나 황기, 감초 등과 함께 사용하고, 급성감염으로 염증이 심할 때는 황금, 연교, 박하, 생지황 등과 함께 사용한다.

금은화는 유행성 감기에 사용하는 주요한 약재이다. 감기에 걸려 열이 심할 때는

494

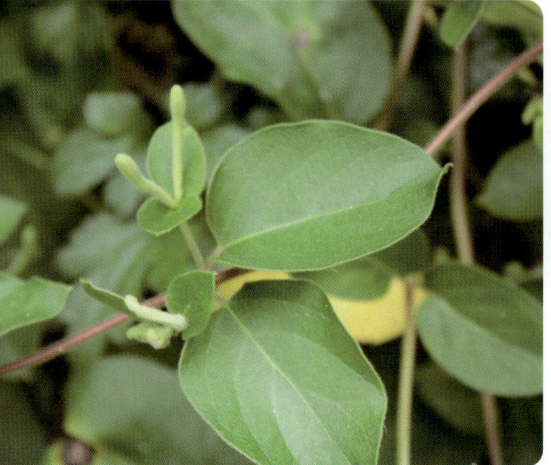

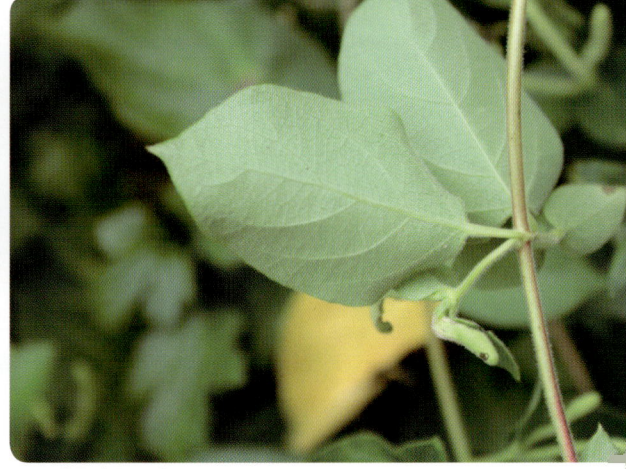

▲ 인동덩굴 _ 잎(앞면)　　　　　　　　▲ 인동덩굴 _ 잎(뒷면)

시호, 황금, 형개 등과 함께 사용하고, 열이 가벼우면 연교, 박하, 행인 등과 함께 사용한다. 금은화는 이질(痢疾)에도 사용한다. 한방의 항생제로 불릴 만큼 세균을 억제하는 효능이 좋아서 이질에 걸려 발열과 복통이 일어나고 더불어 피가 섞인 설사가 계속될 때 사용하면 좋다.

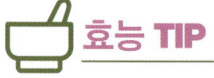 **효능 TIP**

금은화의 효능을 이해하는 데 참고해야 할 사항은 두 가지이다.

첫째, 금은화는 꽃봉오리를 사용하는 약재이다. 꽃은 가볍기 때문에 약효가 인체의 상부 또는 피부에 나타난다. 금은화가 편도샘, 귀밑샘, 기관지의 염증을 없애고 피부의 종기를 치료하는 것은 이 때문이다. 단, 이질을 치료하려면 약효가 인체의 하부에 작용해야 하므로 무거운 약초와 배합해야 한다.

둘째, 금은화의 맛은 달고 성질은 차갑다. 보통 영양분이 있어야 단맛이 나고, 단맛이 나면 성질이 따뜻하기 마련인데, 금은화는 단맛이 나면서도 차가운 성질을 지녔다. 이 때문에 금은화는 염증을 없애는 데 필요한 물질을 공급하는 동시에 차가운 성질로 열과 염증을 억제한다.

금은화(인동덩굴)　**495**

치료 질환

피부염, 종기, 편도염, 인후염, 귀밑샘염, 기관지염, 유행성 감기, 이질

용량 및 용법

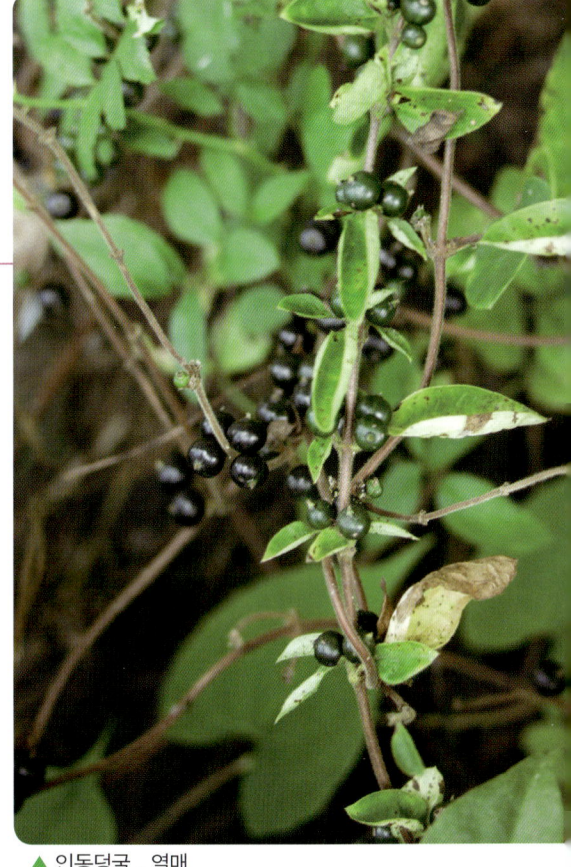
▲ 인동덩굴 _ 열매

- 금은화의 1회 복용량은 건조된 것으로 8~20g이다. 달여서 복용해도 되고, 가루나 환을 만들어 복용해도 된다.
- 유행성 감기를 예방하려면 금은화 12g, 연교 12g, 노근 12g, 감초 12g을 1일 분량으로 달여서 차 대신 마신다. 연속해서 3~5일간 마시면 효과가 있다.
- 종기를 치료하는 방법은 다음과 같다. 금은화 80g, 황기 150g, 감초 40g을 잘게 썰어서 술 1되와 함께 단지에 넣고 봉한 뒤, 단지를 큰 냄비에 넣고 4~6시간 중탕을 한다. 약초 찌꺼기를 제거하고 한 번에 모두 마신다.
- 위의 방법 외에도 종기와 각종 피부염에는 금은화 20g, 감초 15g을 1회 분량으로 달여서 하루 2~3회 복용한다.
- 편도염에는 금은화와 인동덩굴 줄기를 달여서 복용한다.
- 농약에 중독되었을 때는 금은화 80g, 백반 8g, 대황 20g, 감초 80g을 1회 분량으로 달여서 하루 2회 복용한다.

약초 이야기

어느 마을에 쌍둥이 자매가 태어났다. 부모는 두 딸의 이름을 금화와 은화라고
지었다. 자매는 죽을 때까지 헤어지지 말자고 맹세할 정도로 사이가 좋았다. 혼
기가 찬 나이에 어느 날 언니 금화가 열병(熱病)을 앓았다. 의원을 불렀지만 열
을 내릴 약초를 구할 수 없다고 하였다. 그런데 설상가상으로 언니를 정성껏 보
살피던 동생 은화마저 열병에 걸리고 말았다. 자매는 유언으로 "열병으로 죽어
가는 사람은 하고 싶은 일이 있어도 다 못 하고 죽으니……. 저희가 죽으면 열
병을 치료하는 약초가 될 거예요."라고 말했다. 부모는 큰 슬픔 속에 두 딸을 마
을 어귀에 묻었다. 시간이 지나자 무덤에 이름 모를 신기한 꽃이 피어나기 시작
하더니 이내 무덤을 뒤덮었다. 꽃은 처음에는 흰색이었다가 점점 노란색으로
변했다. 마침 마을에 열병을 앓는 환자가 생겼는데 마을 사람들은 금화와 은화
가 남긴 유언을 떠올렸다. 그래서 그 꽃을 달여 환자에게 먹였더니 금세 나았다.
마을 사람들은 자매의 이름과 꽃의 색을 따서 금은화(金銀花)라고 불렀다.

〈혼동하기 쉬운 약초 비교〉

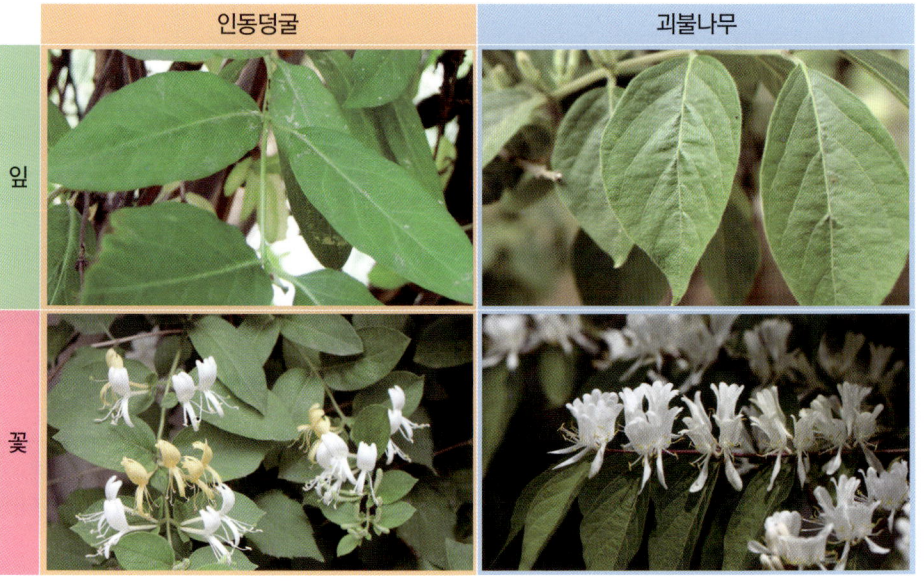

금은화(인동덩굴) **497**

22

고지혈증을
개선하는 약초

산사(산사나무)

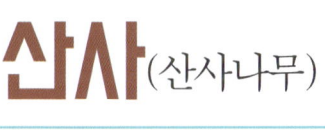

📖 **식물 이름** : 산사나무
사용 부위 : 잘 익은 열매
약재 이름 : 산사(山楂)
작용 부위 : 주로 비장과 위, 간에 작용한다.
맛과 성질 : 맛은 시고 달며 성질은 약간 따뜻하다.

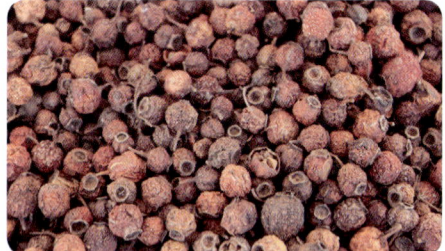

▲ 산사 _ 약재

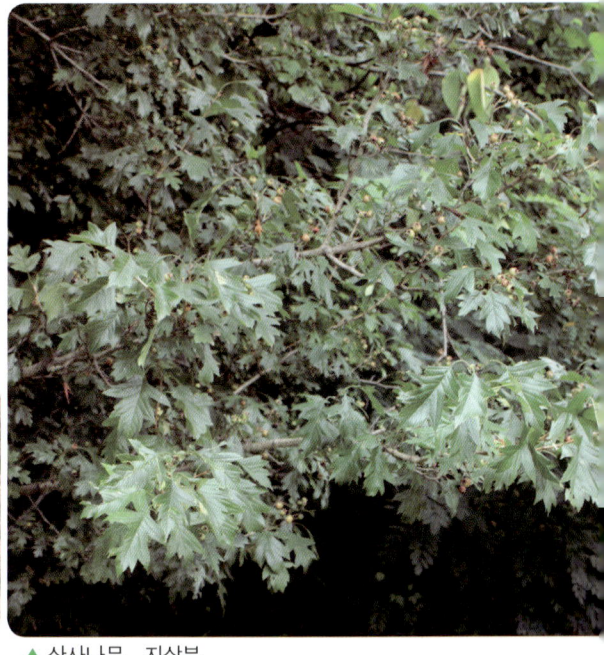

▲ 산사나무 _ 지상부

❄ 생김새

산사나무는 장미과의 낙엽활엽교목으로 키는 3~6m이다. 나무껍질은 회색을 띠며 어린 줄기에는 길이 1~2cm의 예리한 가시가 있다. 잎은 어긋나고 길이 5~10cm, 너비 4~7cm로 넓은 달걀 모양에 가까우며 가장자리가 깃처럼 갈라지고 밑부분은 더욱 깊게 갈라진다. 꽃은 4~5월에 담홍색 또는 흰색으로 피는데, 배꽃 같은 작은 꽃이 몇 송이씩 뭉쳐서 달린다. 5장의 둥근 꽃잎으로 이루어져 있으며 지름은 1.8cm 안팎이다. 열매는 둥글고 흰색 반점이 있는데, 9~10월에 빨갛거나 노랗게 익는다. 열매가 꽃 못지않게 많이 달리며, 1개의 열매 안에 3~5개의 종자가 들어 있다.

🌱 채취 및 건조

산사처럼 열매를 사용하는 약초는 가을이 되어 열매가 완전히 성숙했을 때 채취한다. 채취한 산사를 얇게 잘라서 곧바로 햇볕에 말린다. 야산사(野山楂)는 채취한 후 햇볕에 말리거나 떡 모양으로 눌러서 햇볕에 말린다.

 ## 효능

산사는 소화제이다. 소화불량의 원인이 다양하고 그에 따른 약초가 많지만, 산사는 원인에 상관없이 소화가 안 될 때 사용하는 약초이다. 특히 산사에는 지방을 분해하는 효소가 포함되어 있어 육고기를 먹은 이후 소화가 안 될 때 최고의 약이다. 산사는 유아가 젖을 먹고 체한 경우에 효과적이고, 만성소화불량으로 몸이 마르고 안색이 좋지 않으며 헛배가 부른 어린아이에게도 사용한다. 그야말로 산사는 유아부터 성인에 이르기까지 남녀노소를 불문하고 사용할 수 있는 천연 소화제이다.

산사는 어혈을 제거하는 효능이 있어 예로부터 산후에 어혈이 풀리지 않을 때 사용하였다. 산후에 오로(惡露)가 완전히 나오지 않으면 복통과 출혈이 계속될 수 있다. 이때 산사를 사용하면 자궁수축이 일어나 자궁 내의 어혈을 신속하게 배출시킬 수 있다. 또한 어혈로 인하여 생리가 중단되거나 생리혈의 배출이 원활하지 않고 자색(紫色)의 생리혈 덩어리가 나오는 경우에도 산사를 사용하면 좋다. 또한 산사는 혈압을 내리고 콜레스테롤 수치를 낮추는 효능이 있다. 산사를 복용하면 혈관이 확

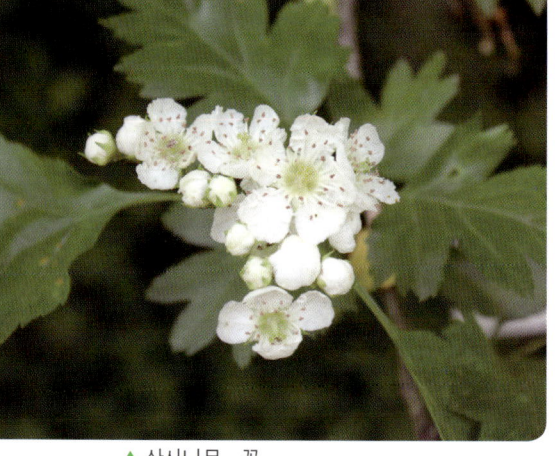

▲ 산사나무 _ 꽃

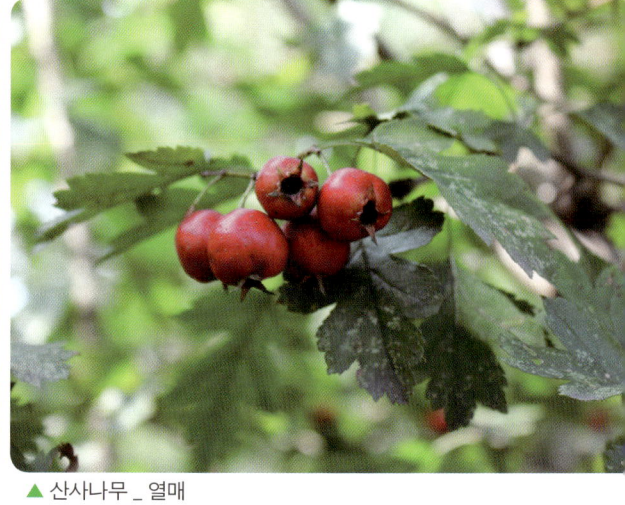

▲ 산사나무 _ 열매

산사(산사나무) **501**

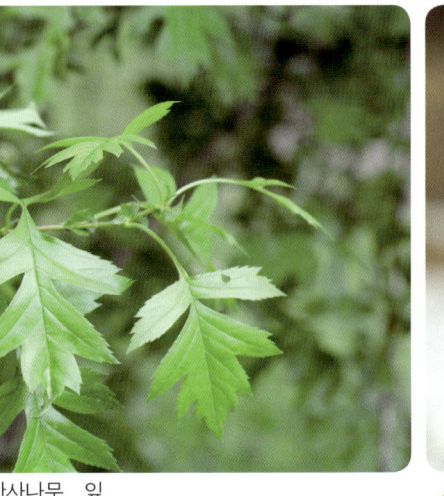
▲ 산사나무 _ 잎

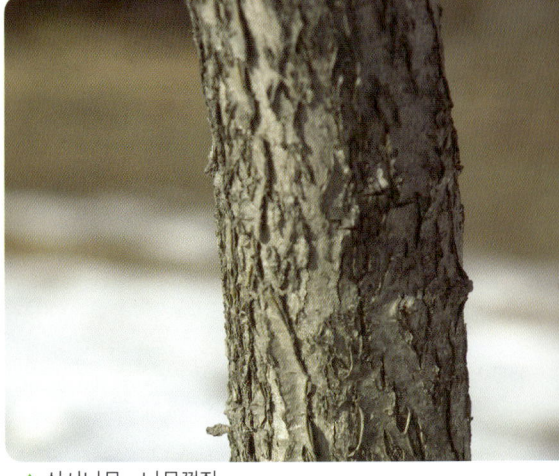
▲ 산사나무 _ 나무껍질

장되고 혈액에 있는 지방이 분해되므로 진하게 달여서 장기간 복용하면 좋은데, 그 효과가 비록 완만하지만 지속적이다. 따라서 동맥경화나 고지혈증으로 협심증이 있고 혈압이 높은 사람은 장기간 복용하는 것이 좋다.

산사는 두드러기를 치료하는 효능이 있다. 위장에서 음식물의 소화가 잘 이루어지지 않고, 장 점막에 상처가 있는 경우 독소(毒素)의 일부가 혈액으로 유입되어 두드러기를 일으킬 수 있는데, 이 경우에 산사를 복용하면 매우 효과적이다. 특히 지실과 함께 사용하면 더욱 신속한 효과를 얻을 수 있다.

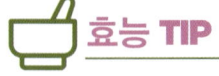 **효능 TIP**

산사의 효능을 이해하는 데 참고해야 할 사항은 두 가지이다.

첫째, 산사의 맛은 시고 달다. 신맛은 일반적으로 피부를 수축시켜 땀을 멎게 하고, 근육을 수축시켜 소변이나 대변, 정액의 유출을 막는 작용을 한다. 그런데 산사의 신맛은 소화를 촉진하는 역할, 특히 고기를 삭이는 역할을 한다. 실제로 신맛이 나는 음식은 위장에서 지방과 단백질을 분해하는 산성 물질을 만들어 소화를 돕는다.

둘째, 산사의 작용 부위는 비장, 위, 간이다. 산사가 소화를 촉진하는 효능이 좋기

502

때문에 비장과 위에 작용하는 것은 당연하다. 하지만 간에 작용하는 것에 대해서는 이해가 필요하다. 간은 경락상으로 자궁과 연관이 있다. 또한 간에서 콜레스테롤이 만들어진다. 즉 산사는 간과 간경락에 작용하여 어혈(콜레스테롤 포함)을 제거하고, 생리불순을 치료하며, 산후 오로의 배출을 돕는다.

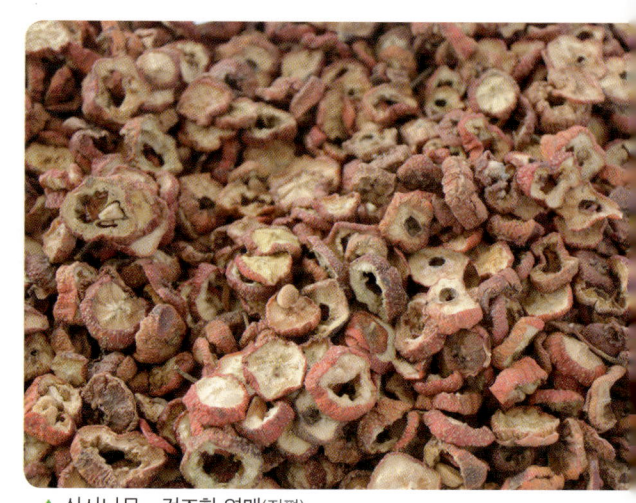

▲ 산사나무 _ 건조한 열매(절편)

🌸 치료 질환

소화불량, 급체, 유체(乳滯), 고지혈증, 고혈압, 생리불순, 두드러기

🎁 용량 및 용법

- 산사의 1회 복용량은 건조된 것으로 4~20g이다. 달여서 복용해도 되고, 가루나 환을 만들어 복용해도 된다.
- 소화불량에 일반적으로 사용하는 방법은 다음과 같다. 산사 8g, 맥아 8g, 진피 6g, 후박 6g, 택사 6g, 지실 4g을 1회 분량으로 달여서 하루 2~3회 복용한다.
- 만성소화불량에는 산사 160g, 백출 160g, 신곡 80g을 가루 내어 녹두 크기의 환을 만들어서 1회에 100개씩 먹는다.
- 고기를 먹고 소화가 안 될 때는 산사 160g을 삶아서 먹고, 또 그 즙을 마신다.
- 고혈압에는 하고초, 황금, 감국 등과 함께 사용한다.
- 산후에 오로가 멎지 않고 배가 아플 때는 산사 100여 개를 달여서 설탕을 약간 넣어 공복에 수시로 복용한다.
- 두드러기에는 산사 30g, 지실 15g을 1회 분량으로 달여서 하루 2~3회 복용한다.

산사(산사나무)

약초 이야기

어느 마을에 부부와 두 아들이 살고 있었다. 큰아들은 전처의 아들이어서 계모는 큰아들을 미워했다. 남편이 장사하러 떠나 있는 동안 계모는 큰아들에게 밭을 지키라고 했다. 큰아들은 비와 바람을 맞으며 매일 밭을 지켰다. 또 계모는 일부러 설익은 밥을 지어 큰아들에게 주었다. 그런데 위장이 약한 큰아들은 설익은 밥을 먹고 자주 배가 아팠다. 그럴 때마다 산에 올라가 산사나무 열매를 먹었는데, 그 뒤로 배가 덜 아프더니 살이 찌고 건강해졌다. 아버지가 돌아오자 큰아들은 이 일을 이야기했고, 아버지는 산사로 환약(丸藥)을 만들어 위장병을 치료하는 약으로 팔았다.

〈혼동하기 쉬운 약초 비교〉

	산사나무	아그배나무
잎	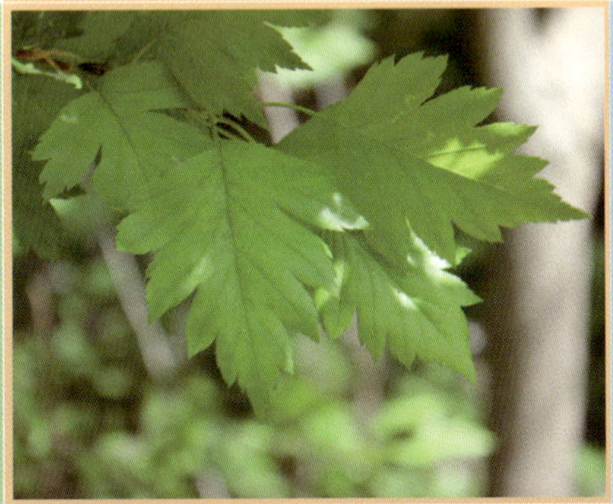	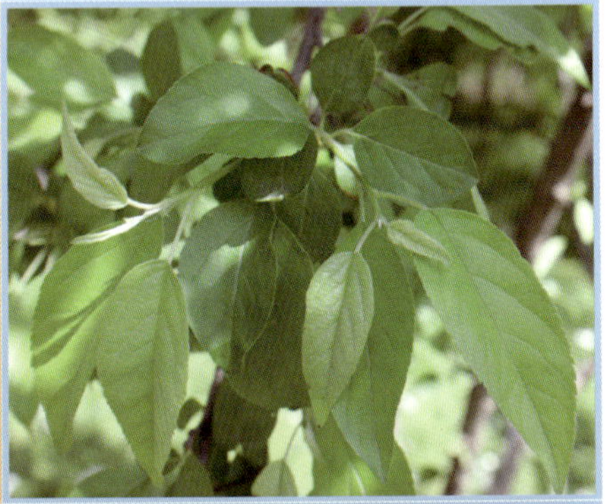
꽃	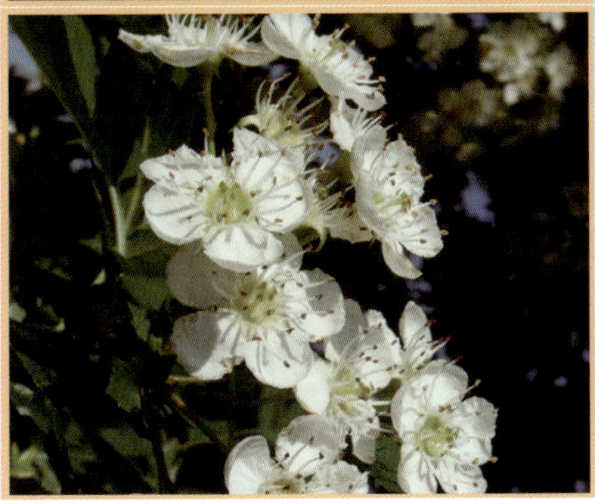	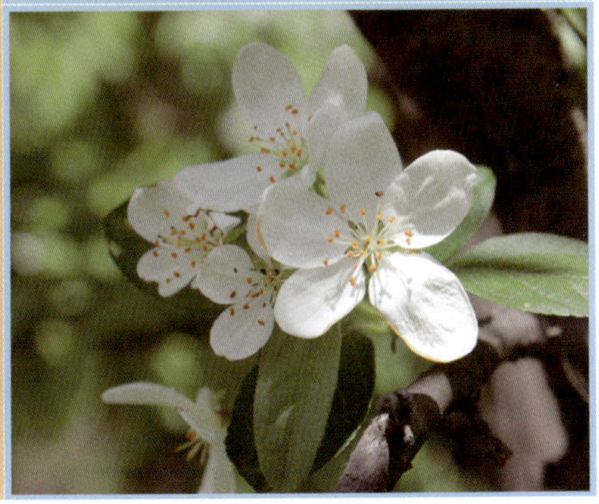

진피 (귤나무)

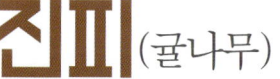

📖 **식물 이름** : 귤나무 또는 동속 근연식물
  사용 부위 : 잘 익은 열매껍질
  약재 이름 : 진피(陳皮)
  작용 부위 : 주로 비장과 폐에 작용한다.
  맛과 성질 : 맛은 맵고 쓰며 성질은 따뜻
        하다.

▲ 진피 _ 약재

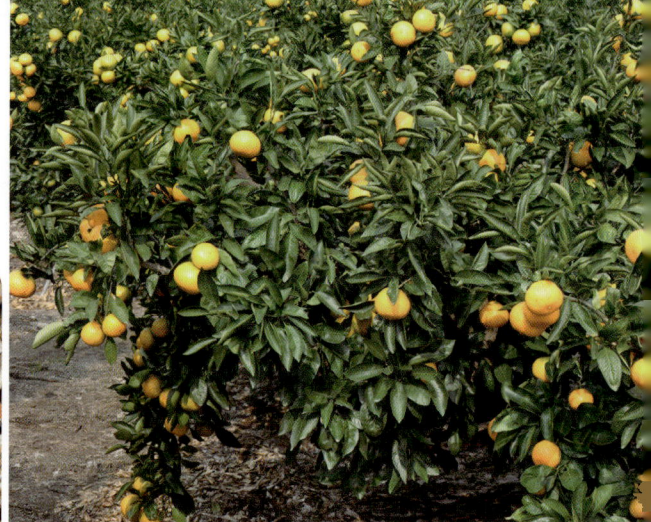
▲ 귤나무 _ 지상부

🌿 생김새

귤나무는 운향과의 낙엽활엽소교목으로 키는 5m까지 자란다. 가지가 퍼지고 가시가 없으며 나무껍질은 갈색이다. 잎은 어긋나고 길이 5~7cm의 피침 모양으로 가장자리가 밋밋하거나 물결 모양의 잔톱니가 있다. 꽃은 5~6월에 흰색으로 피며 향기가 짙다. 열매는 지름 3~4cm의 편구형으로 10월에 등황색 또는 황적색으로 익는다. 열매껍질은 열매살과 잘 떨어지며 열매껍질을 벗기고 식용한다. 대개 종자가 없다. 열매껍질을 진피라고 하며 약용한다.

🌱 채취 및 건조

귤나무의 꽃은 초여름(5월 중하순)에 피어 6~7월에 열매가 열리고 늦가을부터 노랗게 익는다. 익지 않은 귤의 껍질을 청피(靑皮)라고 하며 여름에 채취한다. 진피는 완전히 익은 귤의 껍질이므로 늦가을부터 겨울 사이에 채취한다. 성숙한 열매를 따

진피(귤나무) **505**

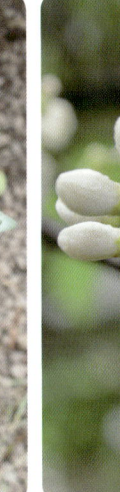
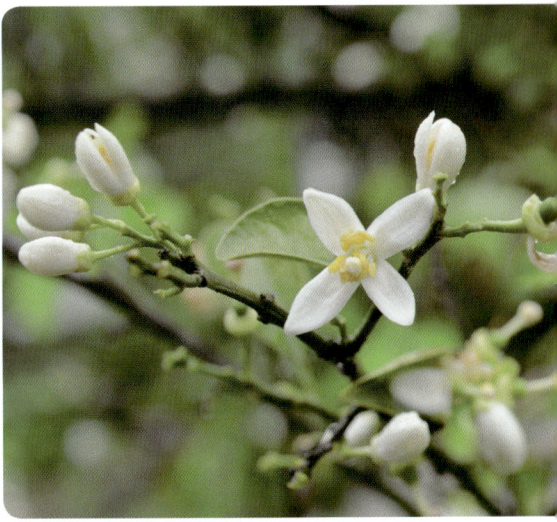

▲ 귤나무 _ 잎　　　　　　　　　▲ 귤나무 _ 꽃

서 열매껍질을 벗겨 그늘에 말리거나 햇볕에 말려서 사용한다.

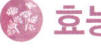 효능

　진피는 신경성 소화불량에 효과가 있는 약재이다. 주변에서 쉽게 접할 수 있어 약이라고 생각하지 않을 수 있지만, 진피는 위장의 연동운동을 촉진하고 위액의 분비를 자극하여 소화를 돕는 아주 귀한 약재이다. 이 같은 진피의 효능을《동의보감》은 다음과 같이 설명한다. '기(氣)를 다스려 소화기를 튼튼하게 한다.', '오래 복용하면 입냄새가 없어지고, 기운을 내려주며, 신명(神命)을 통하게 한다.'

　물의 흐름이 느릴 때 강가에 쓰레기가 쌓이듯이, 기(氣)의 흐름이 느려지거나 막히면 몸에도 노폐물이 쌓인다. 이러한 노폐물을 담(痰)이라고 하는데, 담은 오장육부 어디에나 쌓일 수 있다. 특히 기관지와 폐에는 외부에서 지속적으로 노폐물이 유입되기도 하고, 몸에서 배출되는 노폐물도 있어 담(痰)이 생기기 매우 쉽다. 진피는 폐와 기관지에 생긴 담(痰)을 배출시키는 효능이 있어 가래를 삭이고 기침을 멎게 하는 데에 효과적이다. 단, 기침과 가래를 삭이는 다른 약초와 병용하는 것이 좋다.

　진피는 콜레스테롤 수치를 낮추는 효능이 있다. 귤을 먹은 후에 귤껍질을 불에 태

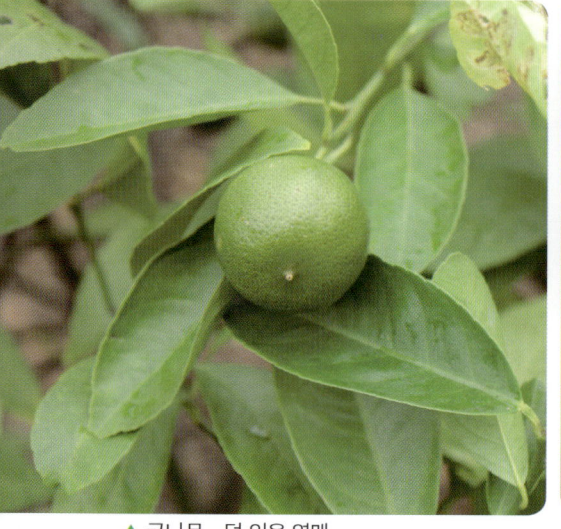
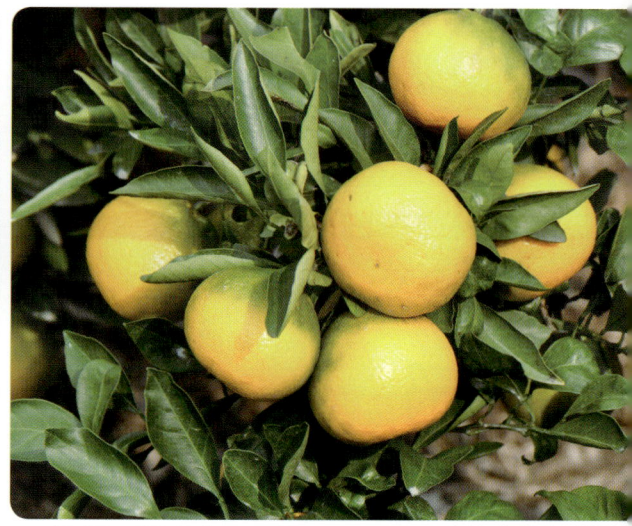

▲ 귤나무 _ 덜 익은 열매　　　　　　▲ 귤나무 _ 익은 열매

워보면 파란 불꽃이 탁탁 튀는 것을 볼 수 있다. 불꽃이 튀는 것은 진피에 들어 있는 '테레빈유' 때문인데, 이 성분이 콜레스테롤을 제거하고 동맥경화를 예방한다. 최근 연구에서도 진피에 비만을 억제하고 콜레스테롤을 감소시키는 성분이 들어 있다는 사실이 밝혀졌다.

참고로 청피(靑皮)는 덜 익은 귤의 껍질이며, 성질이 차갑고 맛은 쓰다. 청피 또한 기(氣)를 순환시키는 효능이 있다. 덜 익은 열매의 껍질이지만 향(香)이 있는 약재이므로 막힌 기(氣)를 소통시키는 작용을 하는 것이다.

덜 익은 것은 오행(五行) 중에서 목(木)의 기운을 지니고 있다. 목(木)은 새싹이 자라나는 기운, 역동적이고 활기가 넘치며 뚫고 나가려는 기운을 대표한다. 그리고 목(木)의 기운은 오장(五臟) 중에서 간(肝)에 가장 필요한 기운이기도 하다. 쉬지 않고 인체에 필요한 물질을 만들고, 몸에 쌓인 독소를 해독하는 간은 역동적이고 활기 넘치는 기운이 필요하다. 최근 새싹 채소가 유행하는 것과 발아현미가 더 좋다고 말하는 것 모두 목(木)의 기운이 더 많기 때문이다. 목(木)의 기운은 간의 기능을 도와 피로감을 없애주고 인체의 신진대사를 활발하게 해준다.

청피 또한 간에 작용하는 약초이다. 스트레스로 인해 간의 기능이 떨어지고 기

진피(귤나무)　　**507**

(氣)가 막혀 옆구리가 걸리고 소화가 되지 않을 때 청피를 사용한다. 《동의보감》에서도 '청피는 간(肝)과 담(膽) 두 경락의 약으로서, 사람이 자주 화를 내다 옆구리에 울적(鬱積)이 생긴 데 쓰면 아주 좋다.'고 하였다.

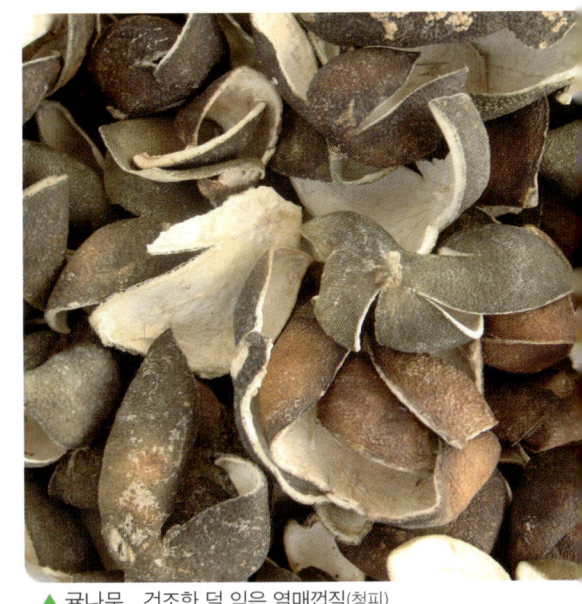

▲ 귤나무 _ 건조한 덜 익은 열매껍질(청피)

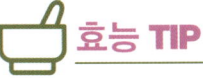 효능 TIP

진피의 효능을 이해하는 데 참고해야 할 사항은 세 가지이다.

첫째, 진피는 방향성이 있는 열매의 껍질이다. 껍질에는 영양분보다 기능성 물질이 많다. 따라서 인체의 기능 이상을 치료하는 효능이 좋다. 여기에 진피처럼 진한 향기를 지니고 있으면 막힌 기를 풀어주는 효능이 강해진다.

둘째, 진피의 맛은 맵고 쓰며 성질은 따뜻하다. 매운맛이 강하면 열을 내고 땀을 빼주는 작용을 하지만, 진피처럼 강하지 않으면 순환을 돕거나 위장의 움직임을 강화하는 작용을 한다. 쓴맛 또한 강하면 열과 염증을 가라앉히는 작용을 하지만 진피처럼 약하면 기운을 밑으로 내리는 작용을 한다. 진피의 쓴맛은 음식의 소화를 도와 밑으로 내려보내는 작용을 한다.

셋째, 진피의 작용 부위는 비장과 폐이다. 현대의학에서 말하는 비장은 림프기관이지만, 한의학에서는 소화를 담당하는 핵심 장기를 의미한다. 진피는 비장의 기능을 도와 소화력을 강화한다. 또한 폐의 기능을 도와 가래와 기침을 멎게 한다.

🌳 치료 질환

소화불량, 가래, 담, 딸꾹질, 고지혈증

🌰 알아두면 좋은 상식

귤껍질을 벗기면 안쪽에 흰색 속껍질이 있다. 이것을 벗기지 않고 겉껍질과 함께 사용하면 위를 보(補)하고 속을 편안하게 해준다. 따라서 위장의 기능이 약해졌을 때는 진피의 흰 속껍질을 버리지 말고 함께 사용해야 한다. 반면 막힌 기를 치료하려면 흰색 속껍질을 긁어내고 써야 한다. 그러면 담을 삭이고 체기를 풀어주는 효능이 강해진다. 육진양약(六陳良藥, 오래 묵을수록 약효가 좋은 약초) 중에 진피가 포함되는데, 진피를 오래 묵혀두면 흰 속껍질이 없어져 기를 순환시키는 효능이 강해지기 때문이다.

🎁 용량 및 용법

- 진피의 1회 복용량은 건조된 것으로 4~12g이다. 달여서 복용해도 되고, 가루나 환을 만들어 복용해도 된다.

- 여러 형태의 담(痰)을 없애는 방법은 다음과 같다. 반하 8g, 진피 4g, 적복령 4g, 감초 2g을 1회 분량으로 달여서 하루 2~3회 복용한다. 단, 마른 사람이 복용하면 몸이 더욱 건조해지므로 주의해야 한다.

- 식욕이 없고 소화력이 약한 경우, 소화가 안 되어 가슴이 답답한 경우에는 백출 4g, 백복령 4g, 인삼 4g, 진피 4g, 목향 4g, 감초 4g을 1회 분량으로 달여서 하루 2~3회 복용한다.

- 딸꾹질에는 진피 10g, 대추 4g, 생강 6g, 감초 4g을 1회 분량으로 달여 수시로 복용한다.

진피(귤나무) **509**

마고 (표고)

📖 **식물 이름** : 표고
　사용 부위 : 자실체
　약재 이름 : 마고(蘑菰)
　작용 부위 : 주로 간과 위에 작용한다.
　맛과 성질 : 맛은 달고 평하다.

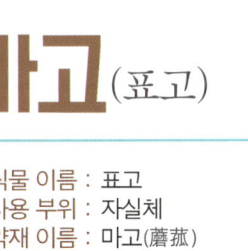
▲ 마고 _ 약재

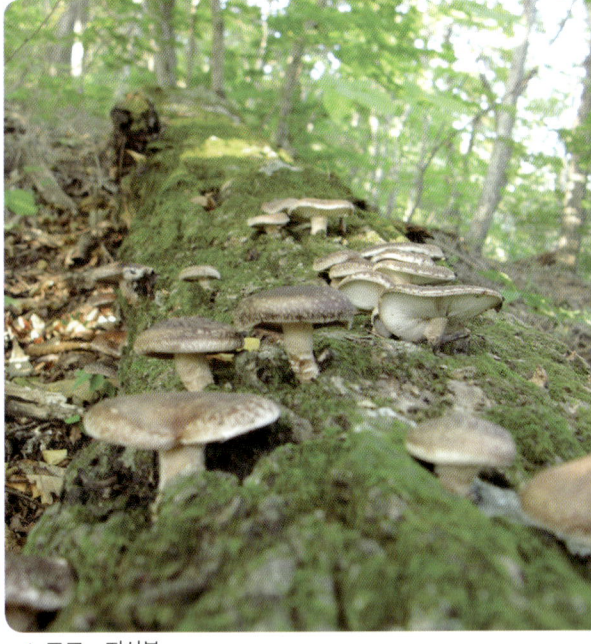
▲ 표고 _ 지상부

🌿 생김새

　표고는 낙엽버섯과의 버섯으로 갓의 지름은 4~10cm, 대의 길이는 3~10cm이다. 갓은 처음에 반구형이나 점차 펴져 편평하게 된다. 표면은 다갈색이며 흑갈색의 비늘조각으로 덮여 있고, 더러 속이 터지기도 한다. 갓의 가장자리는 처음에는 안쪽으로 감겨 있으며, 흰색 또는 연한 갈색 피막으로 덮여 있다가 터지면 가장자리와 버섯대에 떨어져 붙는다. 대에는 흰색의 주름살이 촘촘히 있다. 숙주 나무에 붙은 상태로 한쪽으로 기울어 자란다. 버섯 중 으뜸으로 여기며 식용 및 약용한다.

🌸 효능

　표고는 장과 위의 기능을 강화하는 효능이 있어 식욕을 돋우고 설사와 구토를 멎게 한다. 따라서 소화력이 약하고 소화불량과 설사가 있을 때 사용하면 좋다. 또한 가래를 삭이는 효능이 있고, 유즙 분비를 촉진하며, 모세혈관이 약해서 쉽게 터지는

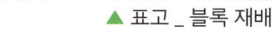

▲ 표고 _ 자연산   ▲ 표고 _ 블록 재배

▲ 표고 _ 원목 재배

증상을 치료한다.

표고는 영양가가 높고 향이 독특하여 예로부터 동양에서 많이 먹어 왔다. 최근에는 항암물질이 들어 있다고 해서 특히 각광받고 있으며, 혈압과 콜레스테롤 수치를 낮추는 효능이 입증되었다. 일본에서 표고 100g(마른 표고 50g)을 1주일간 먹었을 때 혈중 콜레스테롤 수치가 10% 정도 줄어든다는 연구 결과가 발표되었다.

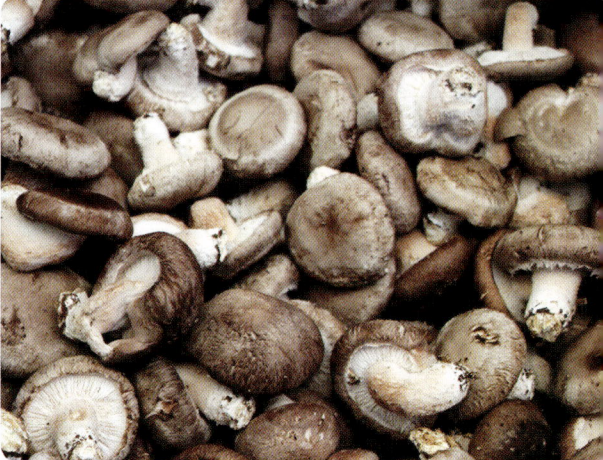

▲ 표고 _ 채취한 자실체

🎁 용량 및 용법

- 표고의 1회 복용량은 건조된 것으로 8~12g이다.
- 소화불량과 설사에는 표고 30~40g을 달인 것을 3등분하여 하루 3회 복용한다. 1주일 정도 복용하면 좋다.

마고(표고)   **511**

23

출혈을
멎게 하는 약초

측백엽 (측백나무)

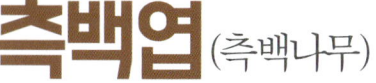

📖 식물 이름 : 측백나무
　사용 부위 : 어린가지와 잎
　약재 이름 : 측백엽(側柏葉)
　작용 부위 : 주로 폐와 간에 작용한다.
　맛과 성질 : 맛은 쓰면서 떫고 성질은 차
　　　　　　 갑다.

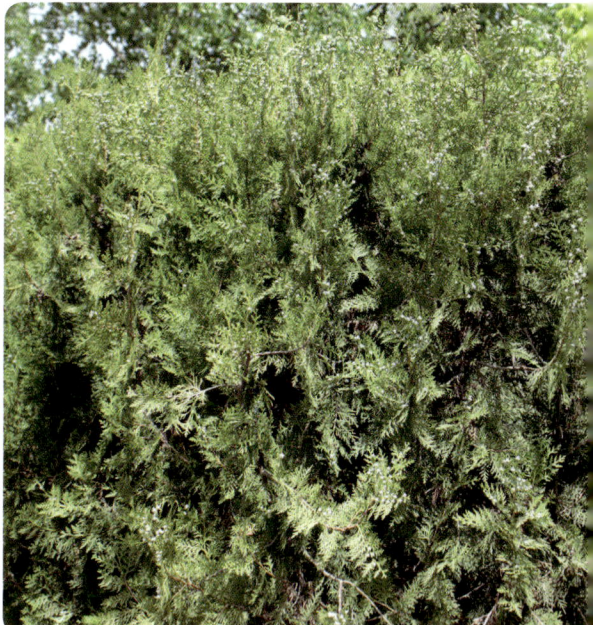

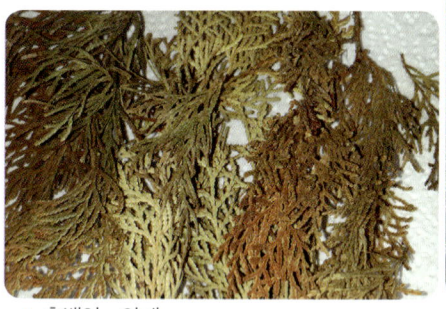

▲ 측백엽 _ 약재

▲ 측백나무 _ 지상부

🌿 생김새

　측백나무는 측백나무과의 상록침엽교목으로 키는 25m, 지름은 1m까지 자란다.
나무껍질은 적갈색 또는 회갈색으로, 세로 방향으로 가늘고 길게 갈라지며 벗겨진
다. 잎은 가지를 가운데 두고 서로 어긋나게 비늘 모양으로 달리며 잎끝이 뾰족하
다. 꽃은 4월에 암수한그루로 피는데, 수꽃은 전년 가지의 끝에 1개씩 달리며 10개
의 비늘조각과 2~4개의 꽃밥이 있다. 암꽃은 8개의 실편과 6개의 밑씨가 있다. 열
매는 길이 1.5~2cm의 달걀 모양이며 9~10월에 익는다. 씨앗과 잎을 약용한다.

🌱 채취 및 건조

　잎을 사용하는 약초는 꽃이 만개하기 전, 또는 열매가 성숙하기 전에 채취하는 것
이 일반적이다. 측백나무는 4월에 암꽃과 수꽃이 한 나무에서 핀다. 9~10월에는
둥근 모양의 열매가 열린다. 한의학 교재에는 봄과 가을에 측백엽을 채취하는 것으

로 되어 있는데, 그러면 꽃이 피고 열매가 맺는 시기와 일치한다. 하지만 측백나무는 상록수이고 어린잎을 골라서 채취하기 때문에 시기가 겹치더라도 상관없다. 채취한 것은 바람이 잘 통하는 곳에서 말린 후에 사용한다.

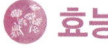 효능

측백엽은 다양한 형태의 급성출혈증에 사용하는 약초이다. 급성출혈은 출혈된 혈액이 선홍색이고 출혈량이 많다는 특징이 있다. 이때 측백엽을 태워서 사용하면 좋은데, 태우면 출혈을 멎게 하는 효능이 강해지기 때문이다. 측백엽뿐만 아니라 어떤 약초든지 태우면 지혈의 효능이 더해진다. 급할 때는 측백엽을 단독으로 사용해도 되지만, 증상을 살펴 다른 약초와 함께 사용하는 것이 좋다. 예를 들어 위궤양이나 십이지장궤양으로 출혈이 있을 때 측백엽과 오적골(갑오징어 뼈)을 함께 사용하면 지혈 효과가 강해진다. 폐와 기관지의 질환으로 객혈이 있을 때는 패모와 함께 사용하고, 하혈(下血)의 양이 많고 선홍색일 때는 하부출혈에 효과가 있는 지유와 함께 사용한다. 단, 자궁출혈에 쓸 때에는 출혈이 멎으면 바로 사용을 중단하고 사물탕으로 조리하는 것이 좋다.

측백엽은 모발을 검게 하는 효능이 있다. 나이가 많지 않음에도 머리카락이 세거

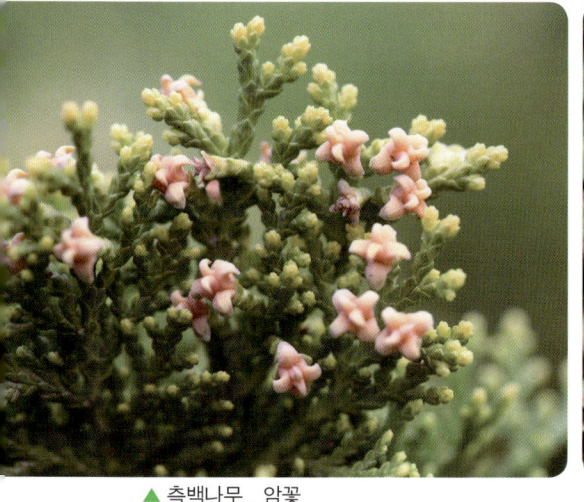

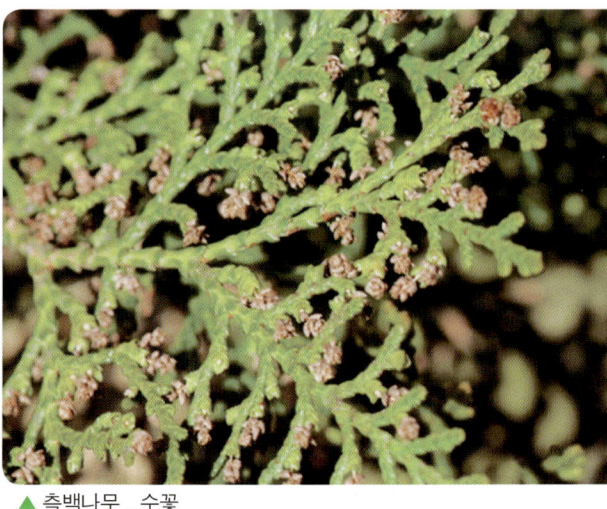

▲ 측백나무 _ 암꽃

▲ 측백나무 _ 수꽃

측백엽(측백나무)　**515**

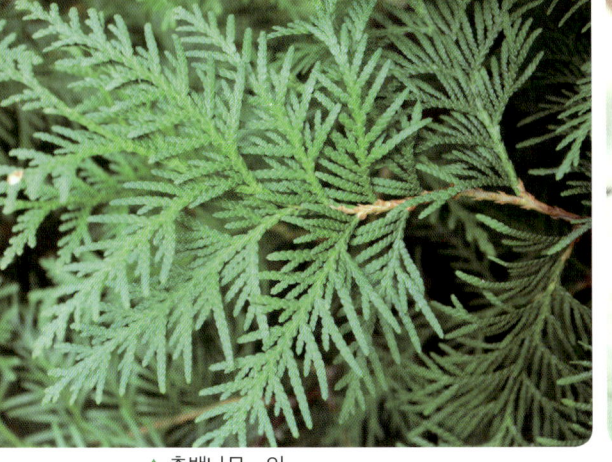
▲ 측백나무 _ 잎

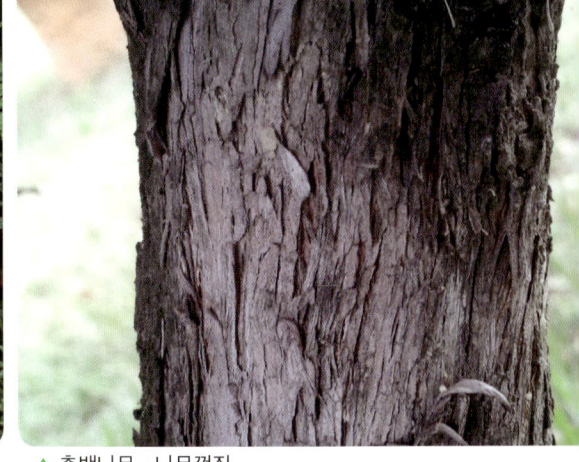
▲ 측백나무 _ 나무껍질

나 탈모가 진행되는 경우에는 하수오, 숙지황 등과 함께 사용하면 효과적이다. 우리나라 천연기념물 제1호는 대구시 동구 도동의 측백나무 숲이다. 이곳 나무들은 바위틈처럼 척박한 땅에 뿌리를 내리고 100년 이상 살고 있을 정도로 생명력이 강하다. 그래서 중국에서는 측백나무를 불모지대 녹화사업용으로 활용한다. 이처럼 측백나무의 강한 생명력은 모발이 희어지고 탈모가 진행되는 것을 막는 힘으로 발휘된다.

《동의보감》에 다음과 같은 구절이 나온다. '측백엽을 오랫동안 복용하면 병이 없어지고 오래 산다. 1년을 복용하면 10년을 더 살 수 있고, 2년을 복용하면 20년을 더 살 수 있다. 측백엽은 음(陰)을 보하는 중요한 약초이다.' 여기서 음(陰)은 인체의 신진대사 과정에 필요한 물질을 의미한다. 과로, 질병, 노화로 신진대사에 필요한 물질이 부족해지면 몸 어딘가에 문제가 생겨 수명이 단축된다. 머리카락이 빨리 세는 것도 음(陰)이 부족해진 결과이다.

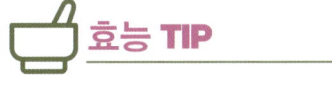

효능 TIP

측백엽의 효능을 이해하는 데 참고해야 할 사항은 세 가지이다.

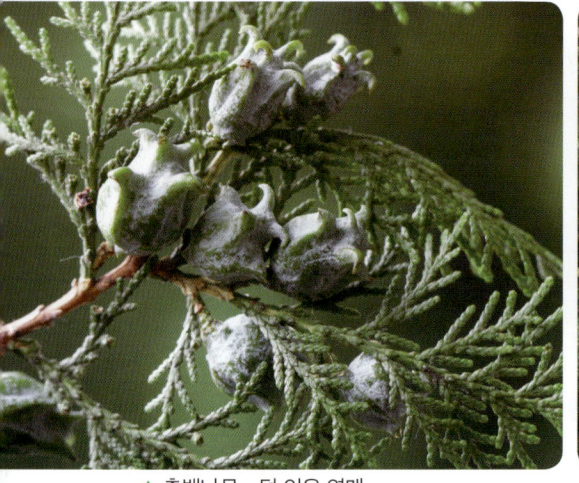
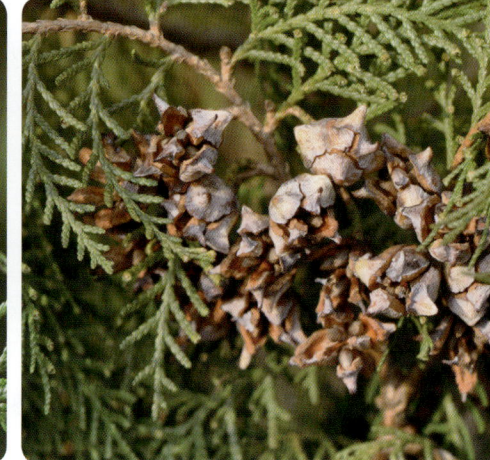

▲ 측백나무 _ 덜 익은 열매　　　▲ 측백나무 _ 익은 열매

첫째, 측백나무의 생태이다. 측백(側柏)은 백색이면서 기울었다는 뜻이다. 백(白)은 서쪽을 의미하므로, 서쪽으로 기울어진 나무가 바로 측백이다. 다른 나무는 동쪽이나 남쪽으로 자라지만 측백나무는 서쪽을 향하면서 자란다. 그래서 침엽수임에도 차가운 성질을 지니고 있다. 차가운 성질은 출혈을 멎게 하는 데 도움을 준다.

둘째, 측백엽의 맛은 쓰면서 떫다. 쓴맛은 열을 내려 출혈을 멎게 한다. 여기에 수렴작용이 있는 떫은맛이 더해지면 그 효능은 더욱 커진다.

셋째, 측백엽은 간과 폐에 작용한다. 측백엽이 폐에 작용하는 것은 호흡기질환에 의한 출혈증을 멎게 하기 때문이다. 간은 혈액을 저장하고 분배하는 역할을 하는 장기이므로 출혈증과 관련이 깊다. 또한 간은 경락상으로 여성의 생식기와 연결되어 있어 하혈(下血)을 치료하는 측백엽의 효능과 관련이 있다.

🌿 약초의 효능 더하기

볶은 측백엽[側柏葉炭] : 측백엽을 솥에 넣고 강한 불로 표면이 초갈색이 될 때까지 볶다가 맑은 물을 약간 뿌려 불티가 없어지면 꺼내어 그늘에서 말린다. 이렇게 하면 출혈을 멎게 하는 효능이 좋아진다. 달이거나 가루 또는 환을 만들어 먹는다.

측백엽(측백나무)

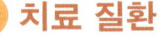 **치료 질환**

급성출혈증, 위궤양성 출혈, 십이지장궤양성 출혈, 코피, 객혈, 자궁출혈, 탈모, 모발조백(毛髮早白)

용량 및 용법

- 측백엽의 1회 복용량은 건조된 것으로 8~16g이다. 달여서 복용해도 되고, 가루나 환을 만들어 복용해도 된다.
- 혈변에는 측백엽(쪄서 햇볕에 말리는 과정을 여러 번 반복한 것) 80g, 괴화(흑색이 될 때까지 볶은 것) 40g을 가루 내어 꿀로 반죽하여 녹두 크기의 환을 만들어서 1회에 60개씩 복용한다.
- 자궁출혈에는 작약 8g, 측백엽(볶은 것) 8g을 1회 분량으로 달여서 하루 2~3회 복용한다.
- 혈뇨에는 측백엽 40g, 황련 40g을 가루 내어 1회에 10g씩 물로 복용한다.

〈혼동하기 쉬운 약초 비교〉

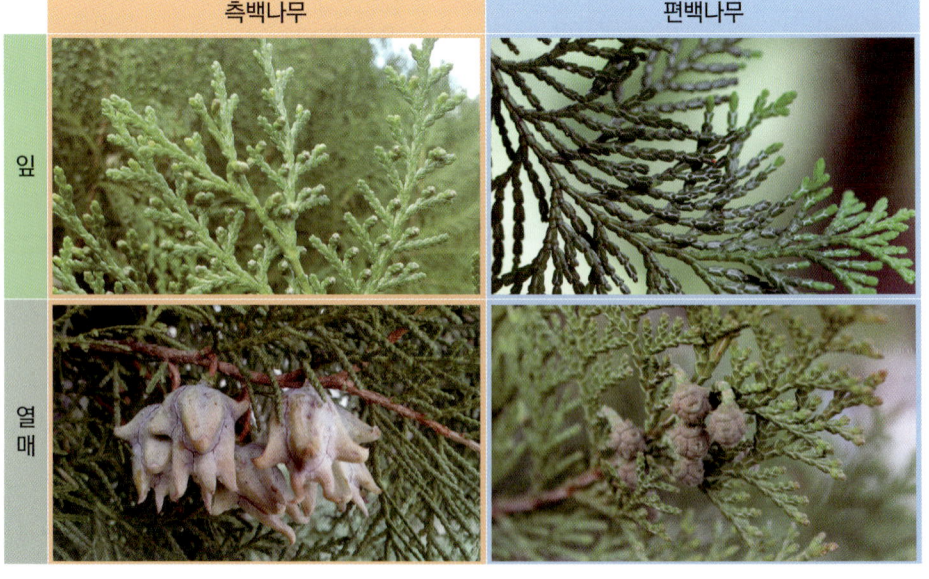

괴화 (회화나무)

식물 이름 : 회화나무
사용 부위 : 꽃과 꽃봉오리
약재 이름 : 괴화(槐花)
작용 부위 : 주로 간과 대장에 작용한다.
맛과 성질 : 맛은 쓰고 성질은 약간 차갑다.

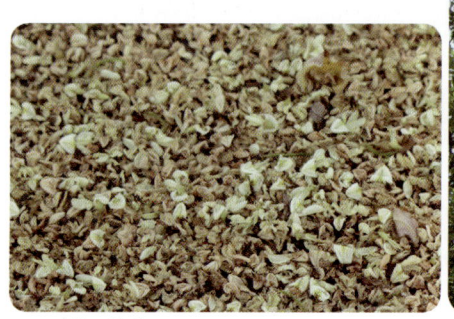

▲ 괴화 _ 약재

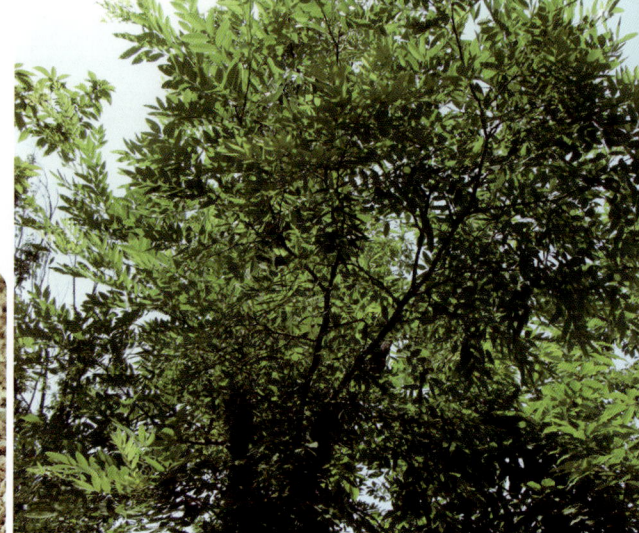

▲ 회화나무 _ 지상부

🌿 생김새

회화나무는 콩과의 낙엽활엽교목으로 키는 10~30m, 지름은 1~2m이다. 줄기는 바로 서서 굵은 가지를 내며, 나무껍질은 회암갈색이고 세로로 갈라진다. 잎은 어긋나며 홀수 깃꼴겹잎이다. 잔잎은 7~17개이며 길이 2.5~6cm, 너비 1.5~2.5cm에 달걀 모양 또는 긴 달걀상 피침 모양이다. 꽃은 8월에 황백색으로 피며, 가지 끝에 원추꽃차례로 달린다. 꽃의 길이는 1.2~1.5cm이고 꽃받침에 누운 털이 나 있다. 열매는 길이 5~8cm의 협과로 염주처럼 달리고, 안에 1~4개의 종자가 들어 있으며 10월에 갈색으로 익는다. 꽃과 꽃봉오리를 괴화라고 하며 약용한다.

🌱 채취 및 건조

꽃을 사용하는 약초는 꽃이 만개하기 전에 채취하는 것이 좋다. 꽃이 만개하여 수정이 이루어지면 씨앗을 만드는 데 영양분을 빼앗기기 때문이다. 괴화는 꽃과 꽃봉

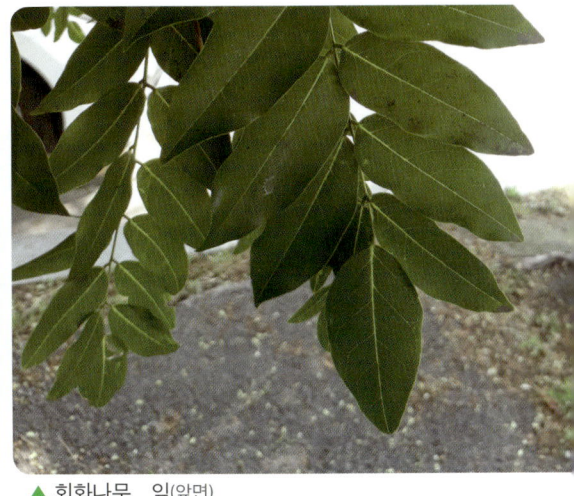

▲ 회화나무 _ 꽃

▲ 회화나무 _ 잎(앞면)

오리를 함께 사용하는 약재이다. 8월에 흰색 꽃이 피므로 이 시기에 맞추어 채취한다. 꽃이 막 피었을 때 채취한 것을 괴화(槐花)라고 하고, 꽃이 피기 전에 채취한 꽃봉오리를 괴미(槐米)라고 한다. 채취한 것에서 불순물을 제거하고 채취한 당일 햇볕에 말린 후 사용한다.

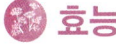 효능

괴화는 출혈을 멎게 하는 효능이 좋아서 다양한 출혈증에 사용하는데, 특히 대장출혈에 효과가 좋다. 《동의보감》에서도 '괴화는 장풍(腸風, 대변에 피가 섞여 나오는 증상), 치질, 이질에 가장 좋은 약초이다.'라고 하였다. 따라서 괴화는 심한 변비 때문에 대변에 피가 섞여 나오는 증상에서부터 항문열상이나 장결핵, 이질, 내치핵 등으로 대변출혈이 있는 경우에 모두 사용할 수 있다.

회화나무는 부위마다 약으로 사용한다. 회화나무를 괴목(槐木)이라고 하는데 소염작용(消炎作用)과 소종작용(消腫作用)이 있고, 최근에는 항암작용이 있는 것으로 알려졌다. 회화나무의 열매를 괴실(槐實)이라고 하며, 괴화처럼 치질과 대장출혈에 효과가 있고 자궁출혈에도 효과적이다. 예전에 시골에서는 출혈이 있을 때 괴실을 갈아서 바로 마시는 사람이 많았을 정도로 지혈의 효과가 좋다. 괴실은 스트레스로

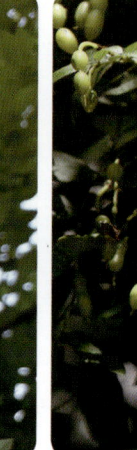
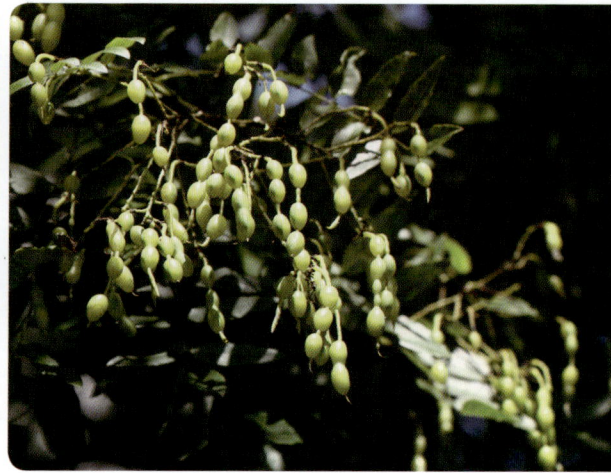

▲ 회화나무 _ 잎(뒷면)   ▲ 회화나무 _ 열매

인한 두통과 어지럼증, 안구충혈에도 사용한다. 회화나무의 가지를 괴지(槐枝)라고 하며, 자궁출혈과 대하증에 효과가 있다. 회화나무의 잎을 괴엽(槐葉)이라고 하는데, 치질이나 옴이 있을 때 달여서 세척하는 외용제로 사용한다. 회화나무에서 나오는 수지(樹脂)를 괴교(槐膠)라고 하며 경풍(驚風), 파상풍, 구안와사, 허리와 등이 뻣뻣해지는 증상을 치료한다. 끝으로 회화나무에서 나는 버섯을 괴이(槐耳)라고 하는데, 치질과 탈항(脫肛), 하혈(下血)에 사용하고 여성의 생식기 주변이 헐고 아플 때 사용한다. 또한 괴이는 항암효과가 있는 것으로 알려져 있다.

🥣 효능 TIP

괴화의 효능을 이해하는 데 참고해야 할 사항은 두 가지이다.

첫째, 괴화의 맛은 쓰고 성질은 차갑다. 쓴맛은 열과 염증을 없애는 작용을 한다. 좋은 약은 입에 쓰다는 말이 있는데, 이는 쓴맛이 있는 대부분의 약초가 염증을 가라앉히고 아픈 것을 낫게 하기 때문이다. 출혈증 또한 염증의 일종이므로 괴화의 쓴맛이 염증과 출혈을 멎게 하는 데 기여하며, 여기에 찬 성질이 더해지면 그 효능은 강해진다.

괴화(회화나무) **521**

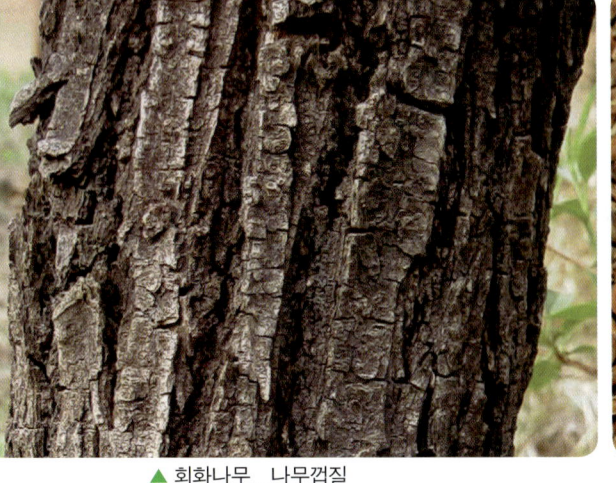
▲ 회화나무 _ 나무껍질

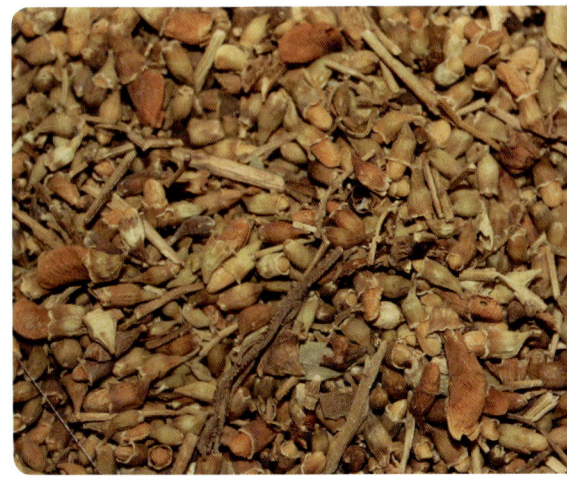
▲ 괴미 _ 약재(건조한 꽃봉오리)

둘째, 괴화는 간과 대장에 작용한다. 간은 혈액을 저장하고 몸 구석구석에 배분하는 역할을 한다. 따라서 간의 기능이 약해지면 혈액이 부족해질 뿐 아니라 말초조직이 약해져 출혈이 생길 수 있다. 괴화는 간의 기능을 도와 출혈을 멎게 한다. 괴화가 대장에 작용하는 것은 대장출혈을 멎게 하는 효능이 다른 약초보다 뛰어나기 때문이다.

🌿 약초의 효능 더하기

볶은 괴화[炒槐花] : 괴화를 솥에 넣고 약불로 노랗게 될 때까지 볶은 후 꺼내어 식힌다. 이렇게 하면 출혈을 멎게 하는 효능이 좋아진다. 참고로 괴화를 조금 더 볶아서 태우면 인체의 하부출혈을 치료하는 데 효과적이다. 달이거나 가루 또는 환을 만들어 먹는다.

🌳 치료 질환

치질, 항문출혈, 자궁출혈, 장결핵, 이질

🎁 용량 및 용법

- 괴화의 1회 복용량은 건조된 것으로 4~12g이다. 달여서 복용해도 되고, 가루나 환을 만들어 복용해도 된다.
- 대장출혈에는 괴화 40g과 형개수(荊芥穗) 40g을 가루 내어 1회에 4g씩 복용한다.
- 과음으로 인한 변혈에는 말린 괴화 20g, 볶은 괴화 20g, 치자 40g을 가루 내어 1회에 8g씩 물에 타서 식전에 복용한다.
- 치질로 인한 출혈에는 괴화 80g, 지유 60g, 창출 60g, 감초 40g을 약간 볶아서 가루 내어 아침저녁으로 8g씩 식전에 복용한다.
- 자궁출혈에는 괴화 40g, 백초상 20g을 가루 내어 1회에 12g씩 복용한다.
- 코피가 멎지 않을 때는 같은 양의 괴화와 오적골을 절반쯤 볶아서 가루 내어 코로 흡입한다.

〈혼동하기 쉬운 약초 비교〉

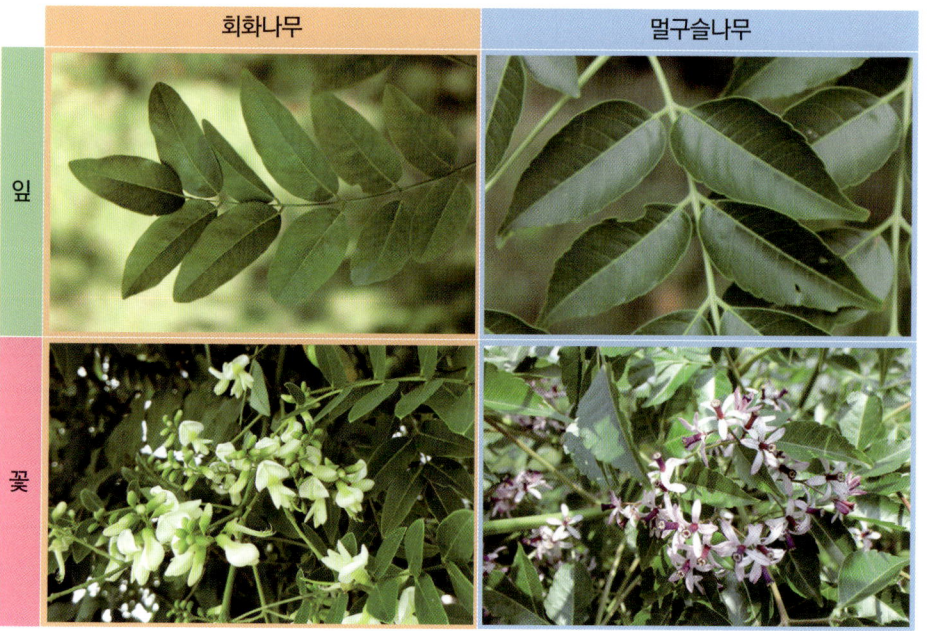

괴화(회화나무) **523**

지유(오이풀)

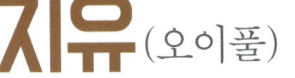

📖 식물 이름 : 오이풀
　사용 부위 : 뿌리
　약재 이름 : 지유(地楡)
　작용 부위 : 주로 간과 대장에 작용한다.
　맛과 성질 : 맛은 쓰면서 시고 떫다. 성질
　　　　　　은 약간 차갑다.

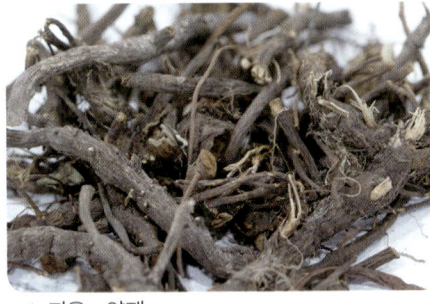

▲ 지유 _ 약재

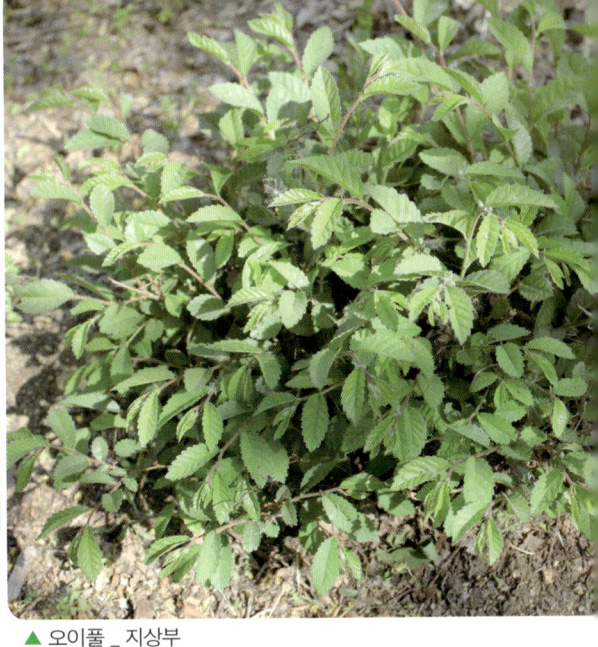

▲ 오이풀 _ 지상부

🌿 생김새

　오이풀은 장미과의 숙근성 여러해살이풀로 키는 30~150cm이다. 줄기는 곧게 자라고 윗부분에서 가지가 갈라진다. 잎은 1회 깃꼴겹잎이며 잎자루가 길다. 잔잎은 5~11개이며 길이 2.5~5cm, 너비 1~2.5cm에 긴 타원형 또는 달걀 모양이고 삼각형의 톱니가 있다. 7~9월에 줄기와 가지 끝에서 자라난 긴 꽃자루에 수많은 꽃이 수상꽃차례로 뭉쳐 핀다. 꽃잎은 없고 네 갈래로 갈라진 꽃받침이 꽃잎처럼 보이며 빛깔은 붉은빛을 띤 어두운 보라색이다. 열매는 사각형의 수과이며 꽃받침으로 싸여 있다. 뿌리는 옆으로 비스듬히 방추형으로 자라며, 잔뿌리가 많이 내린다.

🌱 채취 및 건조

　지유처럼 뿌리를 사용하는 약초는 봄과 가을에 채취한다. 잎이 무성한 계절에 채취하면 약의 기운이 잎과 줄기에 있기 때문에 뿌리에서 약효를 기대하기 어렵다. 지유는 봄철 싹이 트기 전이나 가을철 잎과 줄기가 말라 시든 후에 캐서 남아 있는 줄기와 잔뿌리를 제거하고 깨끗하게 씻어서 햇볕에 말린 후 사용한다.

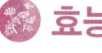 효능

잎이 느릅나무[楡]와 비슷하고 처음 싹이 나면 땅[地]에 깔리기 때문에 지유(地楡)라는 이름을 갖게 되었다. 지유는 대장출혈, 치질출혈, 자궁출혈, 월경과다, 산후출혈 등 주로 인체의 하부에 출혈이 있을 때 사용한다. 대장출혈에는 유사한 효능을 지닌 괴화와 함께 사용하고, 몸이 약한 경우에는 황기, 당귀, 아교, 감초를 더하여 사용한다. 자궁출혈이 심할 때는 측백엽과 함께 사용한다. 식생활의 서구화로 치질 환자가 증가하면서 수술을 하는 사람이 많아졌다. 지유는 치질 수술을 한 이후에 출혈을 빨리 멎게 하기 위한 목적으로 사용할 수 있다. 그리고 수술을 하기 전에 복용하면 출혈을 방지할 수도 있다. 이때 괴화를 함께 사용하면 더욱 효과적이다.

지유는 화상(火傷)이나 외상(外傷)으로 인한 상처를 아물게 하는 효능이 좋다. 《동의보감》에서도 '지유는 여러 가지 누창(瘻瘡), 악창(惡瘡), 열창(熱瘡)을 치료하고, 상처 입은 살[惡肉]을 없애주며 고름을 배출시키고 통증을 없애준다.'라고 하였다. 따라서 갑작스러운 화상이나 상처를 대비하여 다음과 같이 만들어놓으면 응급약으로 사용할 수 있다. 끓인 참기름에 지유 가루를 넣고 잘 저어 고약처럼 만든다. 이것을 소독한 병에 보관하였다가 상처 입었을 때 환부를 소독하고 그 위에 얇게 발라준다. 이렇게 하면 세균의 감염을 막을 수 있고 상처가 악화되는 것도 예방할 수 있다.

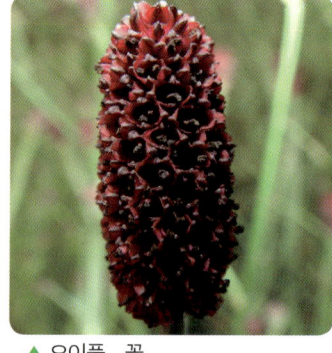
▲ 오이풀 _ 꽃

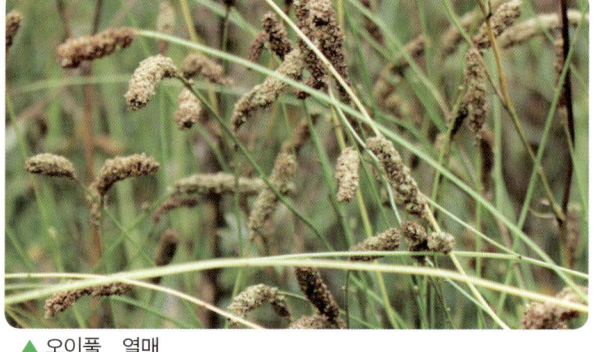
▲ 오이풀 _ 열매

지유(오이풀) **525**

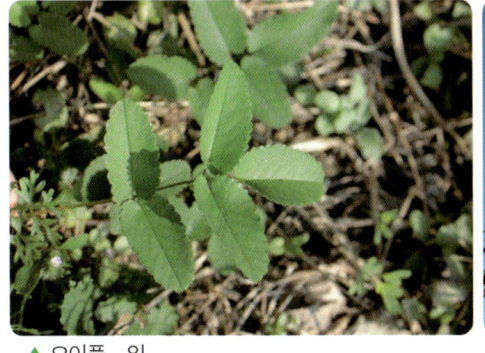
▲ 오이풀 _ 잎

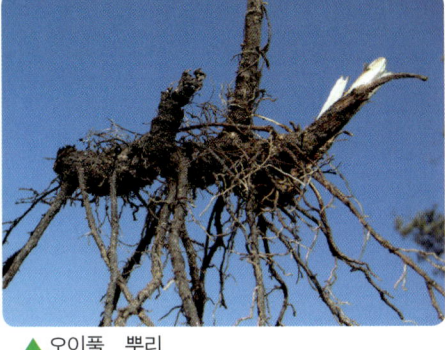
▲ 오이풀 _ 뿌리

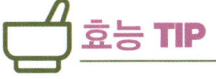 **효능 TIP**

지유의 효능을 이해하는 데 참고해야 할 사항은 두 가지이다.

첫째, 지유의 맛은 쓰면서 시고 떫다. 쓴맛은 열과 염증을 가라앉히는 효능이 있어 출혈을 멎게 하는 데 도움을 준다. 여기에 찬 성질이 더해지면 그 효능은 더욱 강해진다. 신맛과 떫은맛은 이완된 조직을 수축시키는 효능이 있다. 즉 출혈이 일어나는 부위를 수축시켜 지혈을 유도하고, 화상이나 상처 입은 부위를 수축시켜 빨리 아물게 한다.

둘째, 지유는 간과 대장에 작용한다. 간은 혈액을 저장하고 말초에 혈액을 배분하는 역할을 한다. 따라서 간의 기능이 약해지면 혈액이 부족해질 뿐 아니라 말초조직이 약해져 출혈이 생길 수 있다. 지유는 간의 기능을 도와 출혈을 멎게 한다. 지유가 대장에 작용하는 것은 대장출혈을 멎게 하는 효능이 있기 때문인데, 실제로는 자궁출혈에도 효과적이다.

> 🌿 **약초의 효능 더하기**
>
> 볶은 지유[地楡炭] : 지유를 뜨거운 솥에 넣고 강한 불로 표면이 검게 탈 때까지 볶다가 맑은 물을 약간 뿌려서 불티가 꺼질 즈음에 꺼내어 식힌다. 이렇게 하면 출혈을 멎게 하는 효능이 좋아진다. 달이거나 가루 또는 환을 만들어 먹는다.

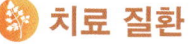 치료 질환

대장출혈, 자궁출혈, 월경과다, 산후출혈, 치질출혈, 화상(火傷)

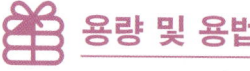 용량 및 용법

- 지유의 1회 복용량은 건조된 것으로 12~20g이다. 달여서 복용해도 되고, 가루나 환을 만들어 복용해도 된다.
- 대장출혈이 멎지 않을 때는 지유 20g, 창출 40g을 1회 분량으로 달여서 하루에 한 번 복용한다.
- 화상을 입었을 때는 지유 볶은 것을 가루 내어 참기름에 개어서 여러 차례 상처에 바른다.

〈혼동하기 쉬운 약초 비교〉

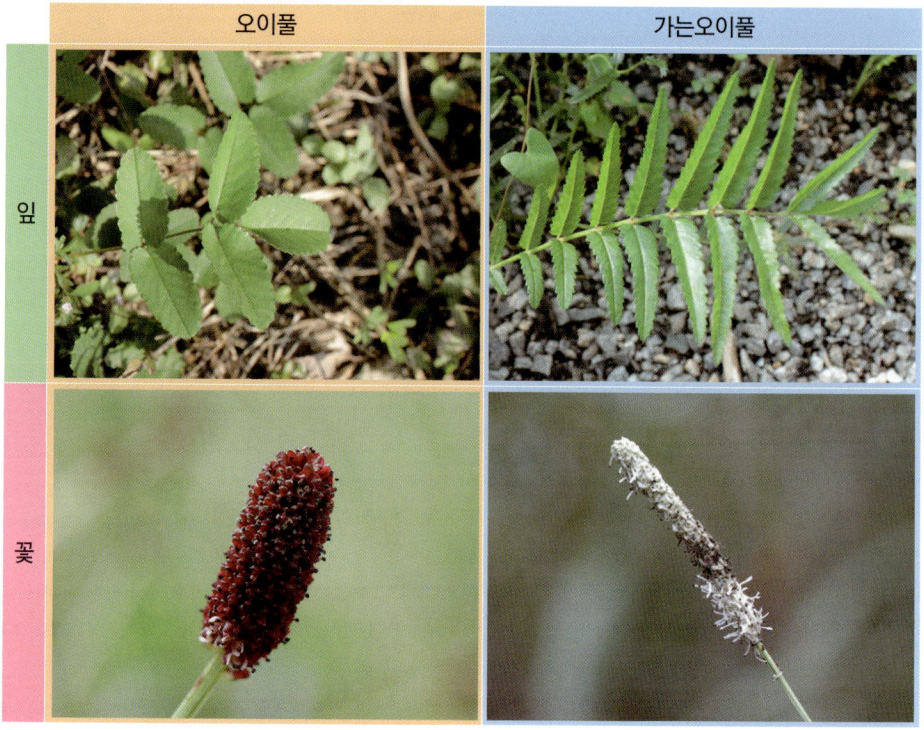

지유(오이풀) **527**

포황(부들)

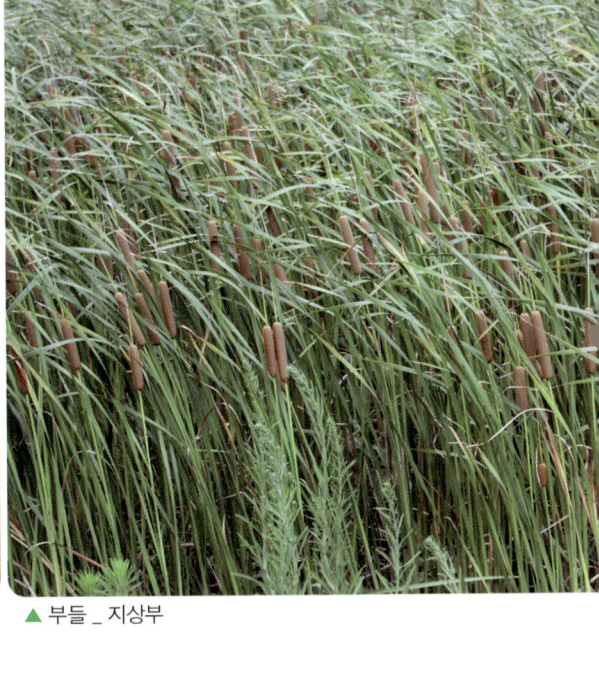

📖 식물 이름 : 부들 또는 기타 동속 식물
　사용 부위 : 꽃가루
　약재 이름 : 포황(蒲黃)
　작용 부위 : 주로 간과 심포경락에 작용
　　　　　　한다.
　맛과 성질 : 맛은 달고 성질은 차갑지도
　　　　　　따뜻하지도 않다.

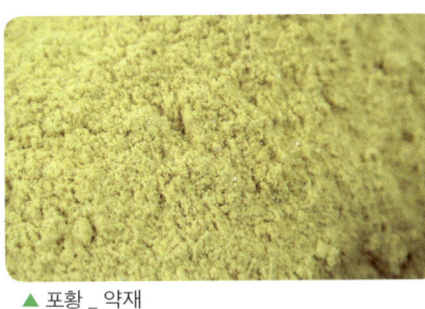

▲ 포황 _ 약재

▲ 부들 _ 지상부

🌿 생김새

　부들은 부들과의 여러해살이풀로 키는 1~1.5m이다. 줄기는 원주형으로 털이 없으며 밋밋하다. 잎은 길이 80~130cm, 너비 0.5~1cm의 줄 모양이며, 밑부분이 원줄기를 완전히 감싸고 길게 위로 올라온다. 꽃은 7월에 황색으로 피는데, 수꽃이삭은 윗부분에 달리며 암꽃이삭은 바로 밑에 달린다. 포는 없거나 일찍 떨어지며, 밑부분에 수염 같은 털이 있다. 열매이삭은 길이 7~10cm의 타원형이며, 11월에 적갈색으로 익는다. 흰 뿌리는 옆으로 뻗으며 수염뿌리가 많다. 꽃가루는 포황이라고 하며 약용한다.

🌱 채취 및 건조

　여름철(6~7월)에 부들의 이삭에 있는 황색 수꽃차례를 채취하여 햇볕에 말리고 눌러서 으스러뜨린 후에 체로 꽃가루를 걸러낸다.

528

효능

포황은 출혈량이 많은 급성출혈에 사용한다. 급성출혈은 병세가 급하기 때문에 몸에 열이 나기도 하고, 출혈 때문에 수분이 소실되어 갈증이 나며, 맥박이 빨라지는 등의 증상이 나타난다. 이럴 때 포황을 주약으로 사용하면 되는데, 볶아서 살짝 태운 것을 쓰면 더욱 좋다. 예를 들어 갑작스러운 코피에는 볶은 포황 가루를 콧속 점막에 바르고, 12g 정도를 달여서 복용한다.

포황을 볶아서 사용하면 대장출혈을 멎게 하는 효능이 좋아진다.《동의보감》에서도 '볶아서 사용하면 장(腸)을 몹시 껄끄럽게 하므로 항문으로 출혈되는 것과 혈리(血痢)를 멎게 한다.'라고 하였다.

포황은 자궁을 수축시키는 효능이 있다. 따라서 생리량이 지나치게 많거나 자궁수축이 약하여 산후에 출혈이 멎지 않는 경우, 산후에 오로가 나오지 않아서 복통이 심한 경우에 사용하면 좋다.《동의보감》에서도 '포황을 익혀서 쓰면 보혈(補血)하고 지혈(止血)하니, 여자의 자궁출혈과 대하(帶下)가 멎지 않는 것을 치료하고, 유산하고서 정신이 없는 것, 산후의 제반 혈병(血病)을 치료한다.'라고 하였다.

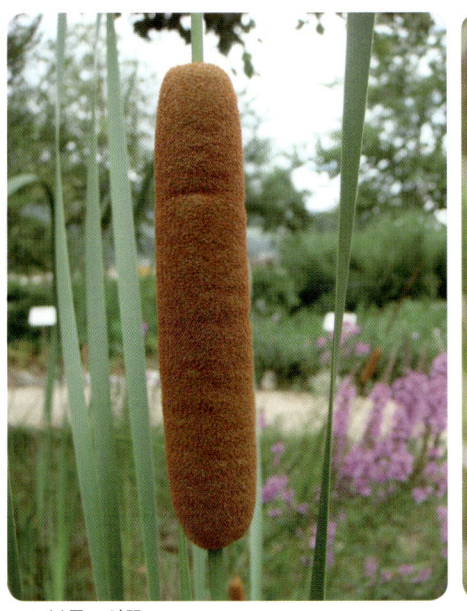
▲ 부들_암꽃

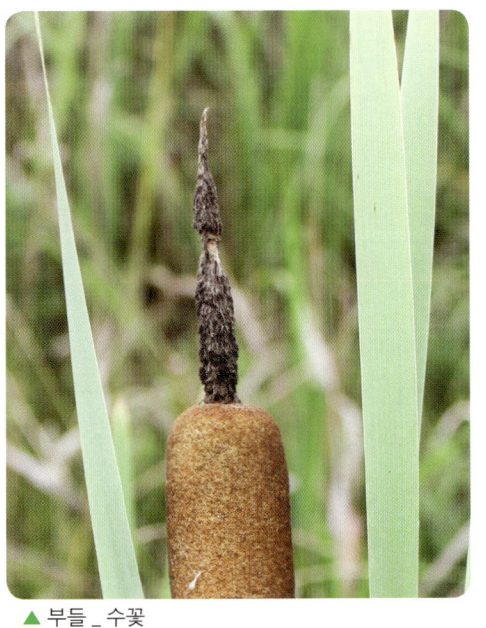
▲ 부들_수꽃

포황(부들) **529**

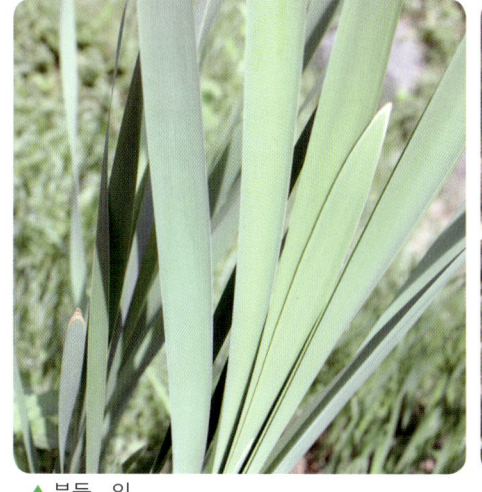

▲ 부들 _ 잎

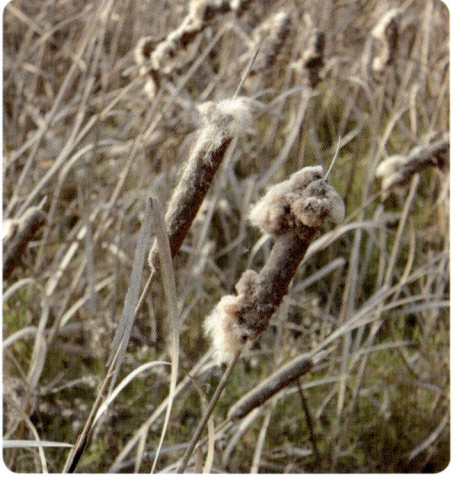

▲ 부들 _ 종자 결실

포황은 어혈을 제거하는 효능이 있어 협심증이 있을 때 오령지와 함께 사용하면 좋고, 타박상을 입어 몸속에 어혈이 있을 때는 포황 가루를 뜨거운 물에 타서 복용하면 좋다. 또한 포황은 이뇨작용이 있어 비뇨기 계통의 급성 출혈에도 사용한다.

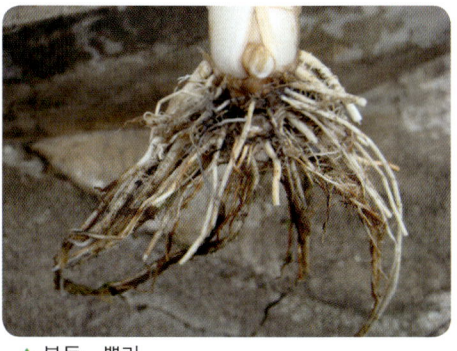

▲ 부들 _ 뿌리

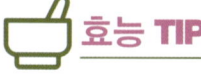 효능 TIP

포황의 효능을 이해하는 데 참고해야 할 사항은 두 가지이다.

첫째, 포황의 맛은 달다. 꽃가루에는 영양분이 풍부하다. 그래서 단맛이 나는 것인데, 한의학적으로 단맛은 몸에 영양분을 공급하는 특성이 있고, 긴장된 몸을 이완시키는 효능이 있다. 그러나 포황은 단맛이 있음에도 이러한 효능이 강하지 않아서 예외에 속한다. 대신 맛이라고 하기는 어렵지만 실제로 포황을 먹어보면 텁텁하다. 텁텁한 느낌을 맛으로 표현한다면 떫은맛에 해당한다. 그리고 떫은맛은 수렴작용과 지혈작용을 한다. 결론적으로 포황의 지혈작용은 떫은맛에 기인한다고 할 수 있겠다.

둘째, 포황은 간과 심포경락에 작용한다. 간은 혈액을 저장하고 인체의 각 부위에 혈액을 분배하는 역할을 한다. 따라서 간의 기능에 문제가 생기면 출혈처럼 혈액과 관련된 증상이 생긴다. 포황이 간에 작용하는 것은 이 때문이다. 심포경락에 작용하는 것은 포황이 어혈을 제거하는 작용을 하고, 특히 협심증을 치료하는 효능이 있기 때문으로 보인다. 심포경락이 심장 부위로 흐르기 때문이다.

🌿 약초의 효능 더하기

볶은 포황[蒲黃炭] : 포황을 솥에 넣고 중간 불로 흑갈색이 될 때까지 계속 저으면서 볶은 뒤 맑은 물을 조금 뿌려서 불티가 꺼질 때쯤 꺼내어 그늘에 말린다. 이렇게 하면 출혈을 멎게 하는 효능이 좋아진다. 달이거나 가루 또는 환을 만들어 먹는다.

🌳 치료 질환

급성출혈, 코피, 대장출혈, 자궁출혈, 산후출혈, 협심증, 타박상, 혈뇨(血尿)

🎁 용량 및 용법

- 포황의 1회 복용량은 건조된 것으로 6~12g이다. 달여서 복용해도 되고, 가루나 환을 만들어 복용해도 된다.
- 월경과다나 자궁출혈에는 포황(볶은 것) 120g, 애엽 40g을 가루 내어 녹두 크기의 환으로 만들어서 1회에 40개씩 하루 2회 복용한다.
- 타박상으로 인한 어혈에는 포황 가루 12g을 공복에 따뜻한 물이나 술로 복용한다.
- 코피에는 포황 50g, 석류꽃 40g을 가루 내어 1회에 4g씩 복용한다.

포황(부들) **531**

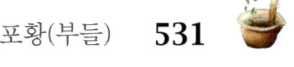

우절(연꽃)

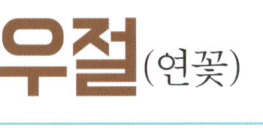

📖 **식물 이름** : 연꽃
　사용 부위 : 뿌리줄기의 마디
　약재 이름 : 우절(藕節)
　작용 부위 : 주로 심장과 위, 간에 작용
　　　　　　　한다.
　맛과 성질 : 맛은 달면서 떫고 성질은 차
　　　　　　　갑다.

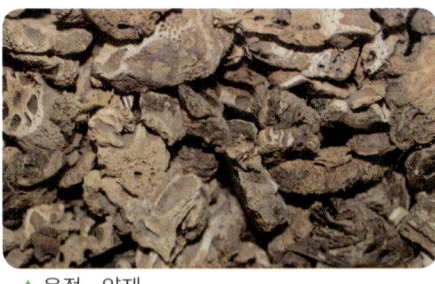

▲ 우절 _ 약재

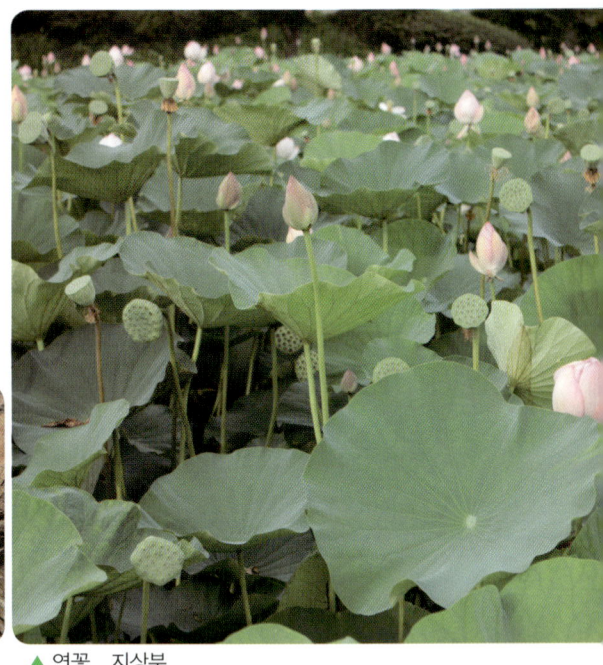

▲ 연꽃 _ 지상부

❄ 생김새

연꽃은 수련과의 여러해살이 수초로 키는 1m 정도이다. 잎은 뿌리줄기에서 길게 나와 물 위로 솟고 지름 40cm의 둥근 방패 모양이며 백록색을 띤다. 잎맥이 사방으로 퍼지며 잎자루에 짧은 가시가 드문드문 나 있다. 꽃은 7~8월에 연한 홍색 또는 흰색으로 피는데, 뿌리에서 꽃대가 나와 그 끝에 지름 15~20cm의 큰 꽃이 1송이 달린다. 꽃받침은 4~5조각이며, 꽃잎은 거꿀달걀 모양이다. 열매는 수과로 길이 2cm 정도의 타원형이며 검게 익는다. 뿌리는 옆으로 길게 뻗고 마디가 많이 생기며 가을에 뿌리 끝부분이 특히 굵어진다. 열매 및 씨앗은 연자(蓮子) 또는 연자육(蓮子肉)이라 하고, 뿌리줄기는 우절 또는 연근(蓮根)이라 하며, 잎은 하엽(荷葉)이라 한다.

🌱 채취 및 건조

뿌리를 사용하는 약초는 가을이 되어 잎이 시든 이후에 채취하는 것이 좋다. 일찍 채취하면 약의 기운이 뿌리로 내려오지 않기 때문이다. 우절은 가을과 겨울에 채취하여 깨끗한 물로 잘 씻은 다음 햇볕에 말려 사용한다.

효능

연근과 우절은 같은 뿌리의 다른 부분이다. 연뿌리의 통통한 부위가 연근이고, 마디 부위가 우절이다. 연근은 삶아서 반찬으로 먹는 경우가 많은데, 삶은 연근은 소화를 돕고 설사를 멎게 하며 오래 먹으면 몸을 튼튼하게 해준다. 그리고 생연근은 갈증과 번열(煩熱)을 멎게 하는 효능이 있다. 우절은 연근보다 성질이 차가우며 급성출혈증에 사용한다. 단, 지혈의 효능이 강하지 않아서 단독으로 사용하기보다 다른 약초의 보조약으로 사용하는 편이다. 급할 때는 신선한 우절의 즙을 내어 복용하면 출혈을 멎게 하는 데 상당한 도움이 된다.

이처럼 우절과 연근은 다르지만 신선한 것을 사용한다면 효능에는 큰 차이가 없다. 따라서 코피나 토혈(吐血), 하혈(下血), 요혈(尿血) 등이 있을 때 신선한 연뿌리를 깨끗하게 씻은 후 즙을 내어 마시면 출혈을 멎게 하는 데 도움이 된다. 신선한 우절과 연근은 허열(虛熱)을 내리고 갈증과 번열을 멎게 하는 데에도 사용한다. 《동의보감》에서도 '우즙(藕汁, 연뿌리의 즙)은 토혈을 멎게 하고 어혈(瘀血)을 삭인다. 날것으

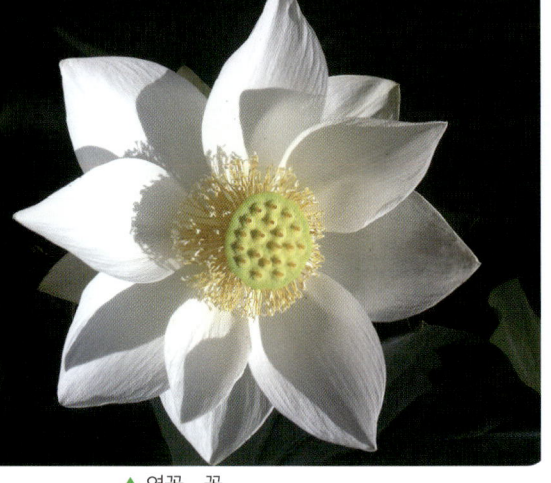

▲ 연꽃 _ 꽃

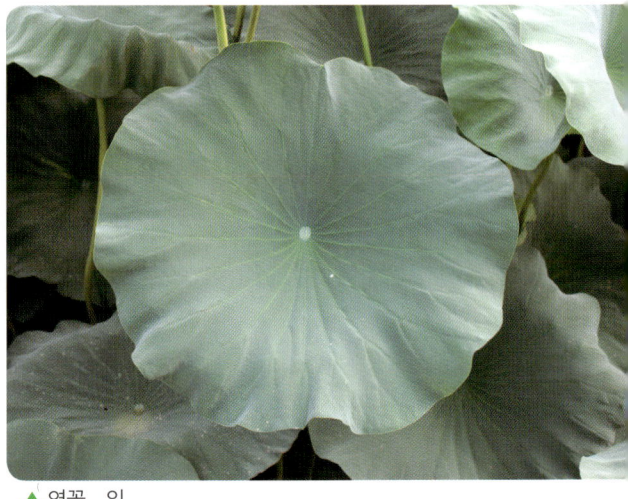

▲ 연꽃 _ 잎

우절(연꽃) **533**

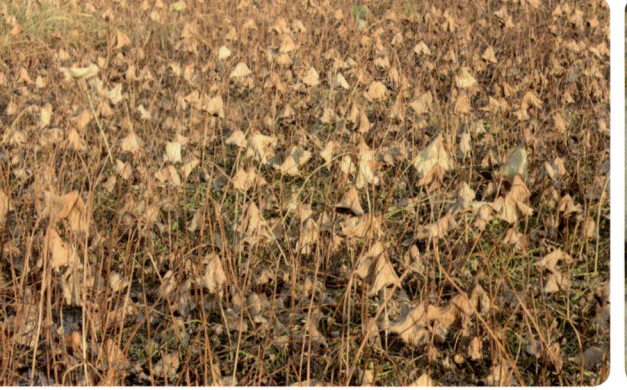

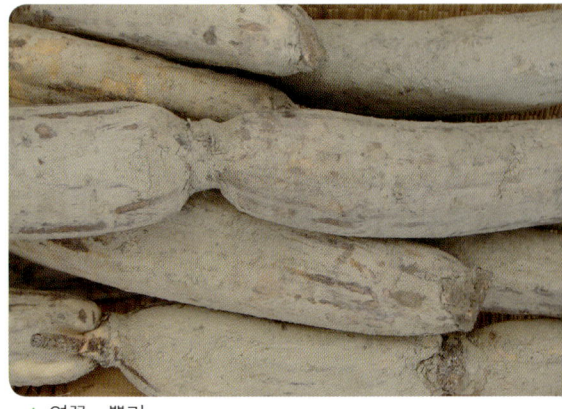

▲ 연꽃 _ 뿌리 채취 시기 모습　　　　　▲ 연꽃 _ 뿌리

로 먹으면 곽란(霍亂) 후 허(虛)해서 생기는 갈증을 멎게 하며, 답답한 것을 없애고 설사를 멎게 하며, 주독(酒毒)을 풀어주고, 식후나 병을 앓고 난 뒤에 열이 나면서 생긴 갈증을 멎게 한다. 또한 산후에 가슴이 답답한 것과 나쁜 피가 가슴으로 치밀어서 아픈 것을 치료한다. 대체로 산후에는 날것과 찬 것을 금하되 다만 연뿌리 즙만은 금하지 않는 것은 어혈을 능히 풀어주기 때문이다.'라고 하였다.

　연꽃의 다른 부위도 약으로 사용한다. 연꽃의 씨앗(연자육)은 위장을 튼튼하게 하여 설사를 멎게 하고, 오래 복용하면 체력을 길러주고 정신을 안정시킨다. 씨앗 속에 있는 배아를 연의(蓮薏)라고 하는데, 심열(心熱)과 열병(熱病)으로 인한 갈증과 여름철에 생기는 곽란을 치료한다. 연잎과 연방(蓮房)은 토혈과 각혈(咯血)에 좋은데, 불에 말려서 가루 낸 것을 미음으로 먹는다. 또한 산후에 태반이나 오로가 잘 나오지 않는 경우에 달여서 먹으면 좋고, 야생버섯의 독과 옻독을 풀어준다. 연잎의 꼭지는 태아를 안정시키며 나쁜 피를 없애고 좋은 피를 남게 하는 효능이 있다. 연꽃은 마음을 안정시키고 정기(精氣)를 튼튼하게 하여 노화를 지연시킨다.

효능 TIP

　우절의 효능을 이해하는 데 참고해야 할 사항은 두 가지이다.

첫째, 우절의 맛은 달면서 떫고 성질은 차갑다. 단맛은 몸에 영양분을 공급하는 작용을 한다. 우절의 단맛과 찬 성질은 허열이 있을 때 몸에 수분을 공급하면서 열을 내려주는 작용을 한다. 그리고 떫은맛은 수렴작용이 있어 출혈을 멎게 하는 데 도움을 준다.

둘째, 우절은 심장과 위, 간에 작용한다. 우절은 열을 내려주고 갈증을 멎게 하는 효능이 있어 심장과 위에 작

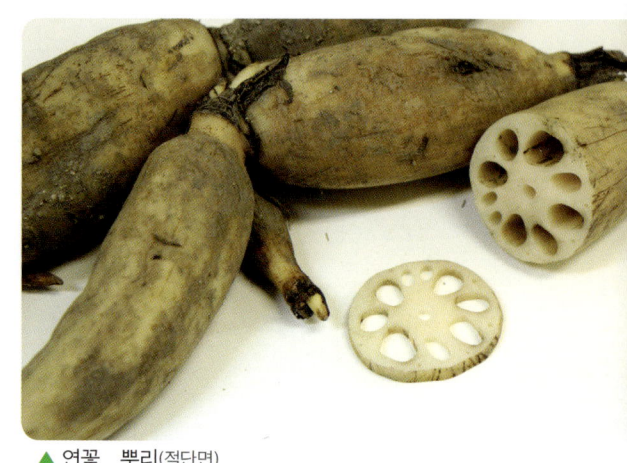

▲ 연꽃 _ 뿌리(절단면)

용하는 약초로 분류된다. 심장을 안정시키고 위에 진액(津液)을 공급하면 열을 내리고 갈증을 멎게 하는 데 도움이 되기 때문이다.

 약초의 효능 더하기

볶은 우절[藕節炭] : 우절을 뜨거운 솥에 넣고 표면이 초흑색(焦黑色)을 띠고 내부가 황갈색이 될 때까지 강한 불로 볶은 후 맑은 물을 조금 뿌려서 불티가 꺼질 때쯤 꺼내어 그늘에 말린다. 이렇게 하면 출혈을 멎게 하는 효능이 좋아진다. 달이거나 가루 또는 환을 만들어 먹는다.

치료 질환

코피, 토혈(吐血), 하혈(下血), 요혈(尿血), 갈증(渴症), 번열(煩熱)

용량 및 용법

• 우절의 1회 복용량은 건조된 것으로 10~15g이다. 달여서 복용해도 되고, 가루나 환을 만들어 복용해도 된다.

우절(연꽃) **535**

- 코피가 멎지 않을 때는 우절즙을 마시고 즙을 콧속에 떨어뜨려 넣는다.
- 변혈(便血)이 있을 때는 가루 낸 우절 8g을 인삼과 꿀 달인 물에 개어서 하루에 2회 복용한다.
- 갑작스러운 토혈에는 우절과 연잎을 짓찧어 즙을 복용한다.

〈혼동하기 쉬운 약초 비교〉

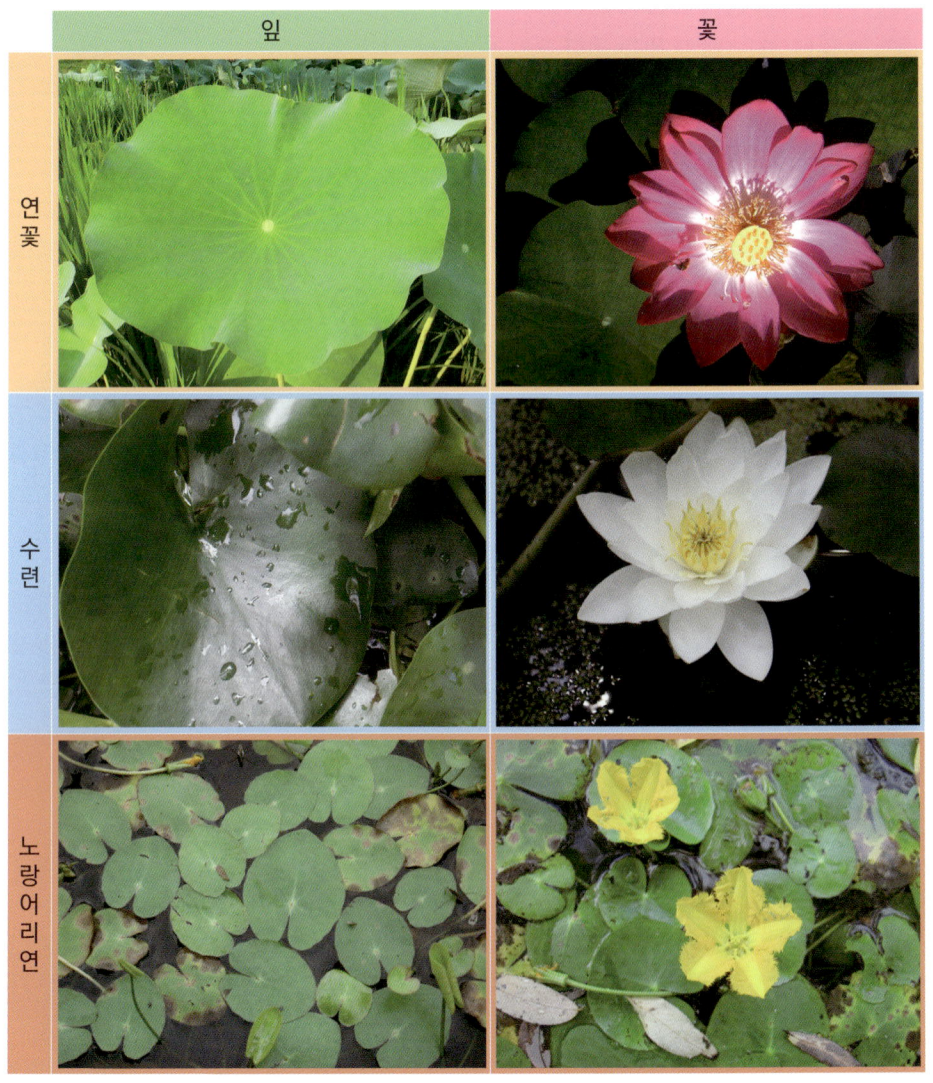

대계 (엉겅퀴)

📖 식물 이름 : 엉겅퀴
　사용 부위 : 전초(全草)
　약재 이름 : 대계(大薊)
　작용 부위 : 주로 심장과 간에 작용한다.
　맛과 성질 : 맛은 달면서 쓰고 성질은 약
　　　　　　간 차갑다.

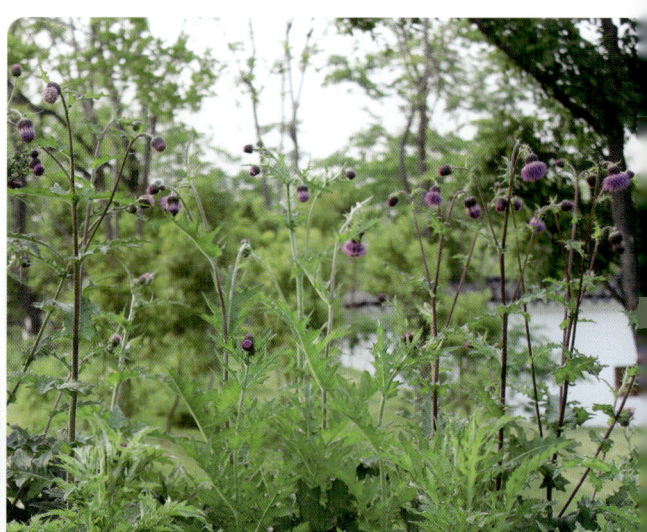

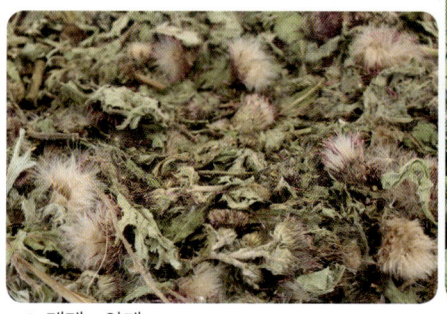

▲ 대계 _ 약재

▲ 엉겅퀴 _ 지상부

🌿 생김새

　엉겅퀴는 국화과의 여러해살이풀로 키는 50~100cm이다. 줄기는 곧게 서고 가지가 갈라지며 전체에 흰 털과 거미줄 같은 털이 나 있다. 잎은 6~7쌍의 깃 모양으로 갈라지고 길이 15~30cm, 너비 6~15cm에 타원형 또는 뾰족한 타원형이다. 밑부분은 좁고 양면에 털이 있으며 가장자리에 결각상의 톱니가 있다. 꽃은 지름 3~5cm로 6~8월에 가지 끝과 원줄기 끝에 1개씩 달리고, 꽃부리는 자주색 또는 적색이며 길이는 1.9~2.4cm이다. 꽃받침에 끈적끈적한 점액이 있는 것이 특징이다. 열매는 9~10월에 맺고 길이 1.6~1.9cm의 흰 갓털이 달린다. 어린순은 식용하고 잎, 줄기, 뿌리는 약용한다.

🌱 채취 및 건조

　엉겅퀴의 꽃은 6~8월에 자주색 또는 적색으로 피고 열매는 9~10월에 달린다.

대계(엉겅퀴)　**537**

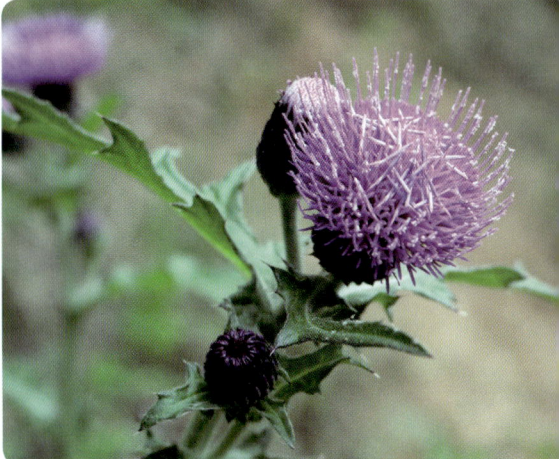
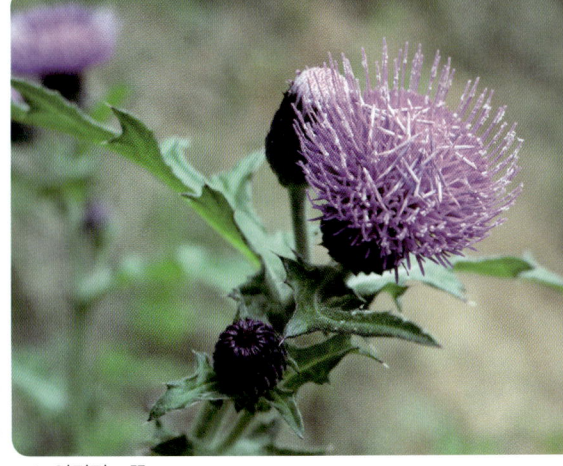

▲ 엉겅퀴 _ 꽃봉오리　　　　　　　　　▲ 엉겅퀴 _ 꽃

대계는 뿌리와 잎, 줄기, 꽃을 모두 사용하는 약초이므로 열매가 열리기 전에 채취하는 것이 좋다. 여름과 초가을에 꽃이 활짝 피었을 때 뿌리째 뽑아서 흙과 불순물을 제거하고 햇볕에 말린 후 사용한다.

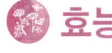 효능

대계는 크게[大] 바라는[薊] 바가 있다는 의미를 담고 있는데, 각종 출혈증이 신속하게 낫기를 바라는 마음에서 이렇게 이름을 지었다. 대계는 위장출혈로 인한 토혈, 폐와 기관지질환에 의한 객혈, 갑작스러운 코피, 자궁출혈, 대변출혈 등 다양한 출혈증에 사용한다. 《동의보감》에서도 '구규(九竅)에서 피가 나는 것을 치료한다.'고 하였는데, 인체에 있는 9개의 구멍(눈, 코, 입, 귀, 항문, 요도)을 구규라고 한다. 이처럼 여러 출혈증에 대계를 사용할 수 있으며, 특히 혈뇨(血尿)에 뛰어난 효능을 나타낸다. 소변에 피가 섞여 나올 때는 대계 하나만 복용해도 효과를 볼 수 있으며, 급성출혈에는 대량으로 3일 정도 복용하면 출혈이 멎는다. 또한 단순한 방광염, 요도염으로 출혈은 없지만 소변이 잘 나오지 않고 배뇨통이 있는 경우에도 효과가 좋고, 요로결석이나 신장염에도 다른 약초와 함께 사용하면 빠른 효과를 얻을 수 있다. 이 외에도 대계는 외상이나 감염으로 인한 피부의 염증과 농(膿)을 제거하는 데에도 사용한다.

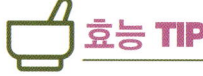

▲ 엉겅퀴 _ 잎   ▲ 엉겅퀴 _ 전초(채취품)   ▲ 엉겅퀴 _ 건조한 뿌리

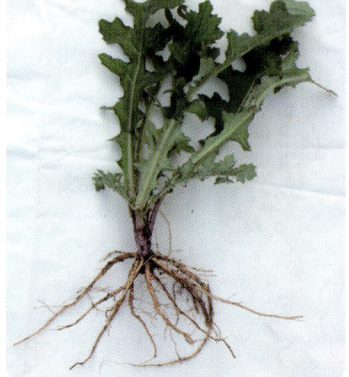
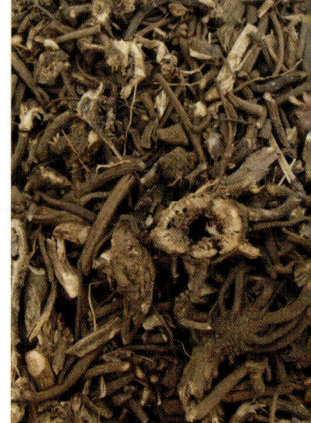

대계는 정력을 강화하는 효능이 있다. 《동의보감》에서 '대계는 정(精)을 길러주고 혈(血)을 보전한다. 출혈을 치료하는 것 이외에 겸하여 보양(補養)한다.'라고 하였다. 이러한 효능 때문인지 항간에서는 달인 대계를 '마시는 정력제'라고 부르기도 한다.

🥣 효능 TIP

대계의 효능을 이해하는 데 참고해야 할 사항은 두 가지이다.

첫째, 대계의 맛은 달면서 쓰고 성질은 약간 차갑다. 대계는 전초를 사용하는 약초인데, 뿌리에서는 단맛이 나고 잎에서는 쓴맛이 난다. 단맛은 영양분을 공급하는 작용을 하며, 쓴맛은 열과 염증을 가라앉히는 작용을 한다. 따라서 출혈을 멎게 하는 데에는 잎이 더 좋을 것이고, 정력을 강화하는 데에는 뿌리가 더 좋다.

둘째, 대계는 심장과 간에 작용한다. 한의학적으로 심장은 마음을 뜻하는데, 대계가 심장에 작용하는 약초로 분류된 것은 스트레스로 몸에 열이 많아지면 염증과 출혈이 생길 수 있기 때문이다. 간은 혈액을 저장하고 인체의 구석구석에 혈액을 배분하는 역할을 한다. 간의 기능이 약해지면 출혈이 생길 수 있기 때문에 대계가 간에 작용하는 약초로 분류되었다.

대계(엉겅퀴) **539**

약초의 효능 더하기

볶은 대계[大薊炭] : 대계를 뜨거운 솥에 넣고 표면이 초흑색이 될 때까지 강한 불로 볶은 후 술과 맑은 물을 소량 넣어 불티가 없어지면 꺼내어 그늘에 말린다. 이렇게 하면 출혈을 멎게 하는 효능이 좋아진다. 달이거나 가루 또는 환을 만들어 먹는다.

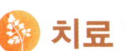 치료 질환

토혈, 객혈, 코피, 자궁출혈, 대장출혈, 혈뇨, 방광염, 요도염, 신장염, 요로결석, 피부염증, 정력약화

용량 및 용법

- 대계의 1회 복용량은 건조된 것으로 12~40g이다. 달여서 복용해도 되고, 가루나 환을 만들어 복용해도 된다.
- 토혈과 코피, 자궁출혈에는 신선한 대계를 짓찧어(900mL 정도) 복용한다.
- 자궁출혈이 멎지 않을 때는 대계 20g, 애엽 12g, 황백(볶은 것) 20g을 1회 분량으로 달여서 하루 2회 복용한다.
- 혈뇨(血尿)에는 신선한 대계 50g을 깨끗이 씻고 짓찧어 끓인 물을 적당히 넣고 약한 불에 1시간 정도 끓인다. 이것을 하루 3회 식전에 복용한다.

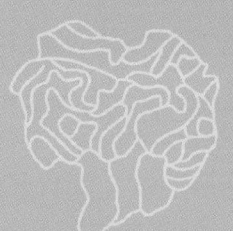
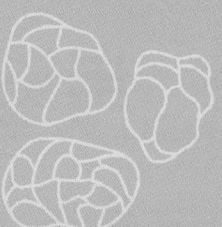

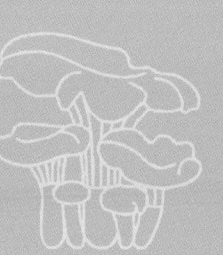

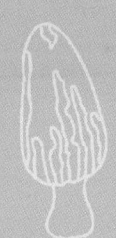
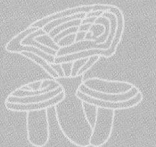

24

약용 버섯

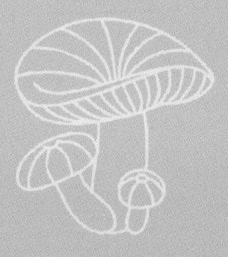
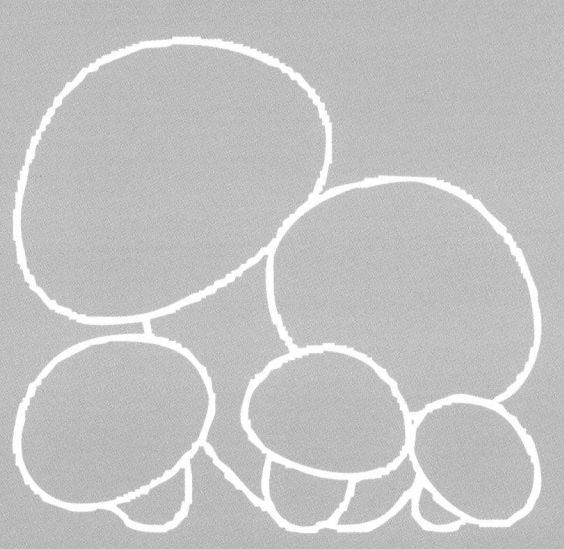

복령

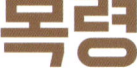

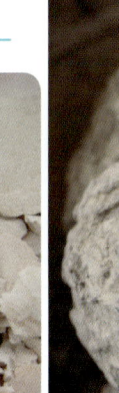

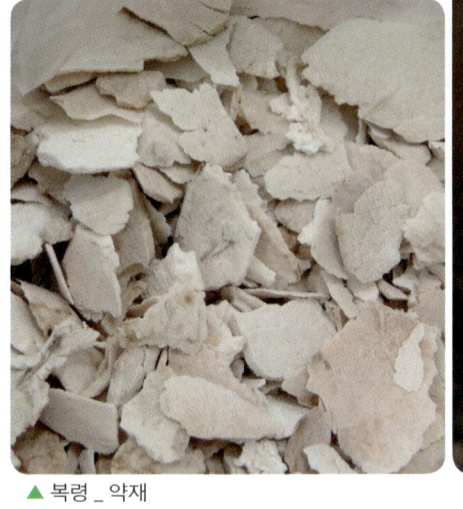

▲ 복령 _ 약재

▲ 복령 _ 자실체

🌀 생김새

복령은 구멍장이버섯과의 버섯으로 벌채한 지 3~10년 된 소나무 뿌리에 기생한다. 지름은 10~30cm이고 무게 1kg 이상까지 성장하는데 형체는 일정하지 않다. 구형 또는 울퉁불퉁한 균핵으로 겉은 암갈색, 안은 회백색의 육질로 되어 있다. 소나무 뿌리가 내부에 있는 것은 복신, 안이 흰 것은 백복령, 붉은 것은 적복령이라고 하여 약용한다. 땅속에서 자라므로 긴 꼬챙이로 소나무 밑의 땅을 찔러서 느낌으로 채취한다.

🌸 효능

자연산 복령은 7월부터 다음 해 3월 사이에 소나무 숲에서 채취하고, 인공 재배한 것은 종균을 접종한 2년 후 7~8월에 채취한다. 송이(松耳)가 자랄 수 있을 정도의 나이(30년)가 된 소나무 중에서 외상(外傷)이 있는 것이나 벌채한 소나무에서 자

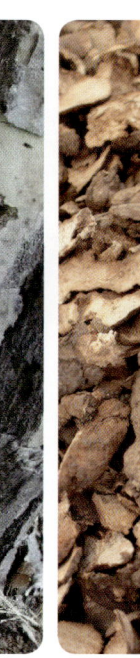
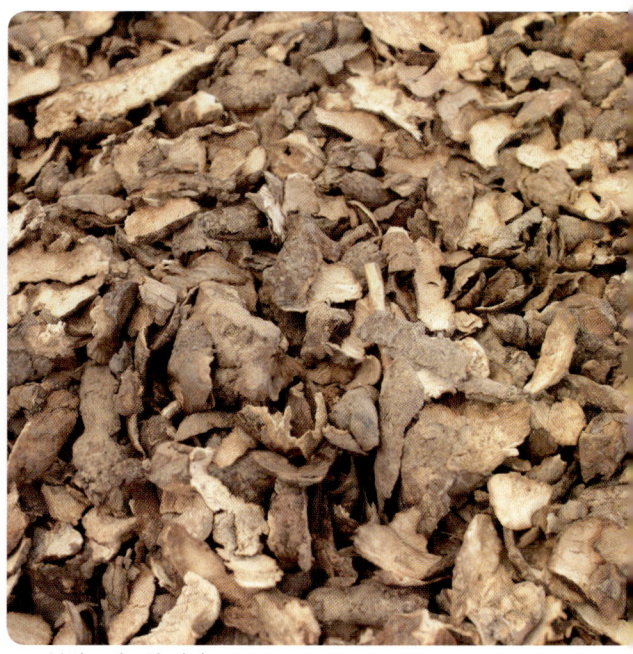

▲ 복령 _ 채취품　　　　　　▲ 복령 _ 건조한 껍질(복령피)

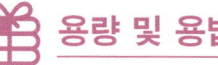

란다. 외상이 생기고 나서도 최소한 5~7년이 지나야 복령이 자랄 수 있다.

　복령은 이뇨작용이 있어 몸이 붓거나 요도염, 방광염 등이 있을 때 사용하는데, 다른 이뇨제와 달리 위장을 튼튼하게 하고 신경을 안정시키는 효능이 있어 몸이 약한 사람에게 좋다. 따라서 인삼이나 황기, 백출, 감초 등과 함께 보약으로 많이 사용된다.

🎁 용량 및 용법

- 복령의 1회 복용량은 건조된 것으로 10~15g이다. 다른 약초와 함께 달여서 먹거나 가루나 환을 만들어 먹는다.
- 인삼, 백출, 감초와 함께 달여서 먹으면 위장이 약하여 소화가 안 되고 설사하는 증상을 치료할 수 있다.
- 소변이 자주 마렵고 요실금이 있을 때는 같은 양의 산약과 백복령을 가루로 만들어 묽은 미음과 함께 복용한다.

복령　**543**

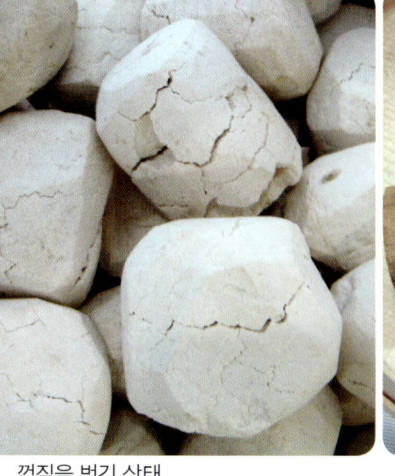
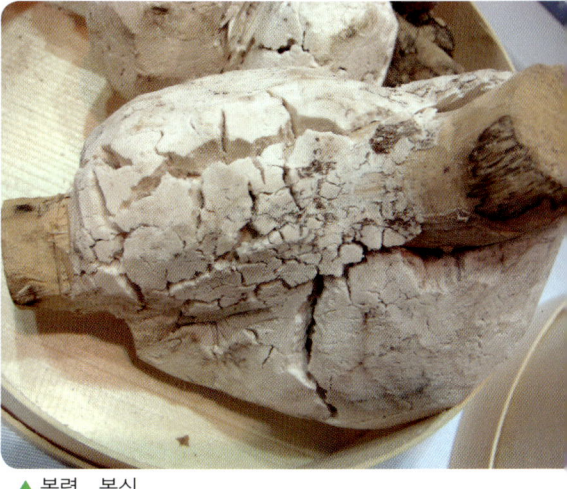

▲ 복령 _ 껍질을 벗긴 상태   ▲ 복령 _ 복신

🍄 버섯 이야기

어느 부잣집에 소령이라는 딸이 있었다. 소령은 소복이라는 남자 하인과 사랑하는 사이였는데, 아버지가 반대하자 둘이 함께 집을 나왔다. 그런데 얼마나 고생을 했는지 소령은 그만 풍습병(風濕病, 지금의 신경통)에 걸리고 말았다. 소복은 먹을 것을 구하러 활을 메고 산에 오르곤 했는데, 어느 날 화살에 맞은 토끼를 잡으러 뒤따라간 소복은 토끼는 없어지고 화살만 남아 있는 것을 보았다. 그 자리에는 소나무가 한 그루 있었고 소나무 밑에는 흰 감자 같은 것이 있었다. 소복이 그것을 캐 와서 소령에게 먹였더니, 소령은 갈수록 몸이 좋아졌다. 소복은 그것을 더 캐서 소령에게 먹였고 마침내 소령의 병은 완치되었다. 소복과 소령이 이 약을 발견했다고 하여 둘의 이름을 따서 복령이라고 하였다.

저령

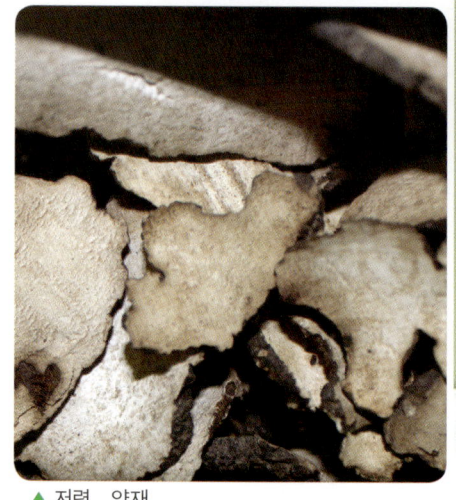

▲ 저령 _ 약재

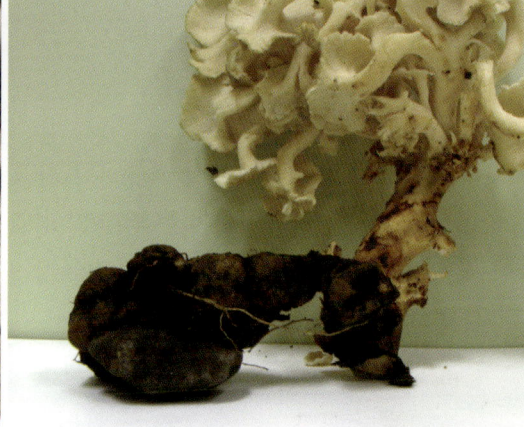

▲ 저령 _ 자실체

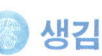 생김새

저령은 구멍장이버섯과의 버섯으로 활엽수림 속의 오리나무와 참나무류의 산 뿌리에 기생한다. 흑갈색의 고르지 않은 덩어리 모양으로 멧돼지 똥 비슷하다고 하여 저령(猪苓)이라는 이름이 붙여졌다. 바깥쪽 면은 움푹 들어간 자국과 거친 주름이 많으며 잘 꺾어지고, 안쪽은 흰색으로 촘촘하다. 자실체는 복잡하게 가지를 친 버섯대와 버섯갓으로 구성된다.

효능

저령은 복령처럼 몸을 보(補)하는 효능은 없지만 이뇨작용은 복령보다 강하다. 따라서 방광염, 요도염, 신장염 등 비뇨기에 염증이 있을 때 사용하면 효과적이다. 단, 대량으로 복용하거나 장기간 복용하면 몸이 상할 수 있기 때문에 치료 효과를 얻으면 복용을 중단해야 한다. 몸이 차고 위장이 약하고 기력이 없는 사람에게는 복령이

저령 **545**

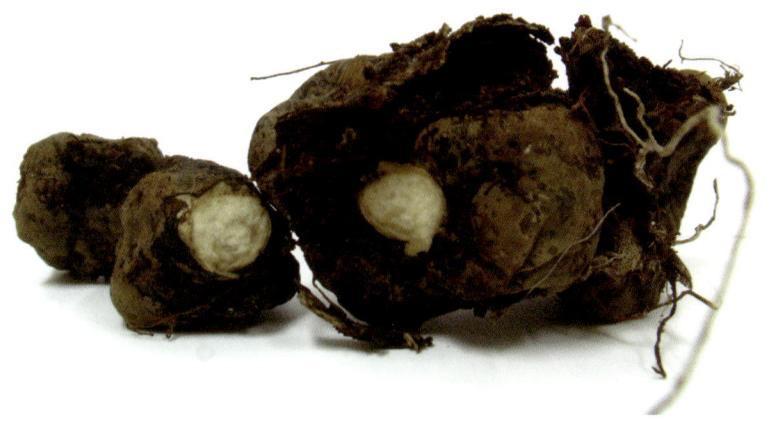

▲ 저령 _ 자실체(채취품)

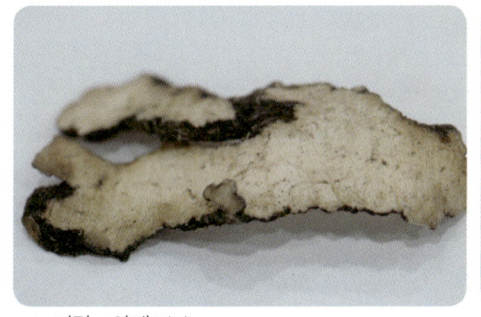

▲ 저령 _ 약재(절편)

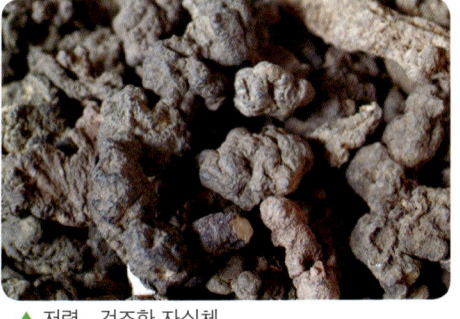

▲ 저령 _ 건조한 자실체

적합하고, 급성염증이 생겼거나 몸이 붓고 열이 날 때는 저령이 적합하다. 최근 연구에서 저령은 폐암에 뚜렷한 효과가 있는 것으로 밝혀졌다.

🎁 용량 및 용법

- 저령의 1회 복용량은 건조된 것으로 8~16g이다. 달여서 먹거나 가루나 환을 만들어 먹는다.
- 요도염, 방광염에는 택사, 복령 등과 함께 가루 내어 1회에 4g씩 먹는다.
- 전립샘염이나 치질 수술 후 갑자기 소변이 나오지 않는 경우에는 즉시 저령 20g을 진하게 달여 복용하면 좋다.

영지(불로초)

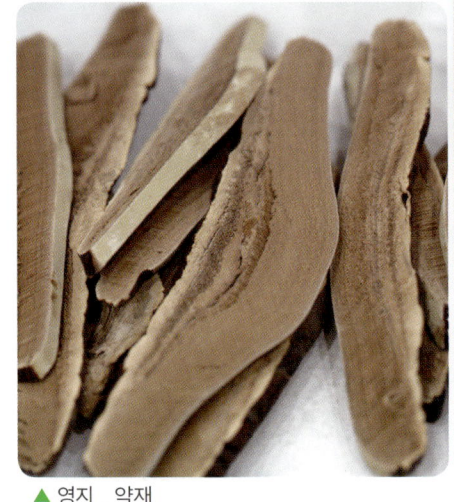
▲ 영지 _ 약재

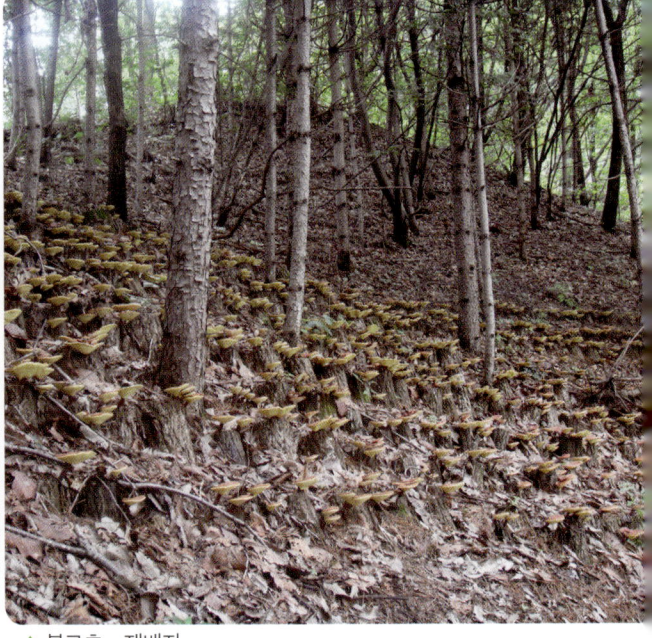
▲ 불로초 _ 재배지

생김새

불로초는 불로초과의 버섯으로 활엽수의 뿌리 밑동이나 그루터기에서 자란다. 갓의 지름은 5~15cm, 두께는 1~1.5cm이고 반원 모양, 콩팥 모양, 부채 모양으로 편평하며 동심원상의 홈이 있다. 갓의 표면은 노란빛을 띠는 흰색이었다가 점차 갈색, 붉은 갈색, 밤갈색으로 변한다. 버섯대는 길이 3~15cm로 붉은 갈색 또는 검은 갈색이며, 약간 굽는다. 갓과 버섯대의 표면에 니스를 칠한 것과 같은 광택이 있다. 홀씨는 이중의 막으로 되어 있으며 연한 갈색이다. 불로초로 불릴 정도로 효능이 뛰어나 약재로 많이 이용된다.

효능

영지는 신경을 안정시키는 효능이 있어 꿈을 많이 꾸는 증상, 불면증, 불안증, 건망증 등에 사용한다. 특히 기(氣)와 혈(血)을 보하는 효능이 있어 기력이 없고 위장

영지(불로초) **547**

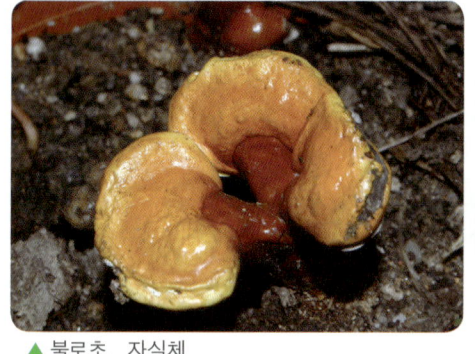
▲ 불로초 _ 자실체

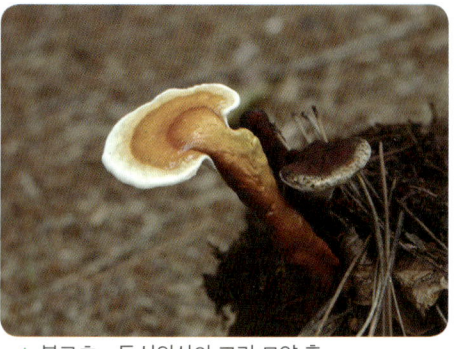
▲ 불로초 _ 동심원상의 고리 모양 홈

이 약한 사람에게 이와 같은 증상이 있을 때 보다 효과적이다. 이 밖에도 영지는 만성기침과 천식에 효과가 있고 고혈압, 고지혈증, 관상동맥경화증, 간염 등에도 치료효과를 나타낸다.

참고로 우리나라에 자생하는 영지는 약간 쓰면서 담담한 맛이 있는 반면, 중국에서 나는 영지는 달면서 담담하다. 이러한 차이는 약효에 영향을 주는데, 단맛은 영양분을 공급하고 몸을 이완시키는 작용이 있기 때문에 중국의 영지가 신경을 안정시키는 효능이 더 좋다. 쓴맛이 강한 영지는 위장이 약하고 기력이 없는 사람에게 많이 사용하지 않는 것이 좋다.

🎁 용량 및 용법

- 영지의 1회 복용량은 건조된 것으로 4~20g이다. 잘게 잘라 물로 달여서 복용하거나 가루 내어 먹는다.
- 신경쇠약으로 불면증, 불안증, 건망증 등이 있을 때는 영지와 오디를 함께 달여서 차로 복용한다.
- 만성기침과 천식에는 영지를 달여서 장기간 차로 마신다.

동충하초

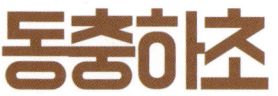

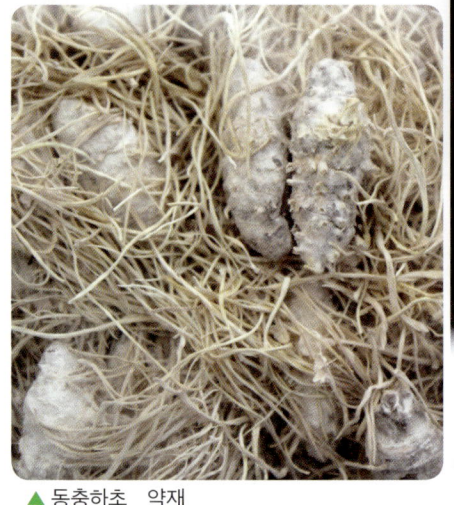

▲ 동충하초 _ 약재

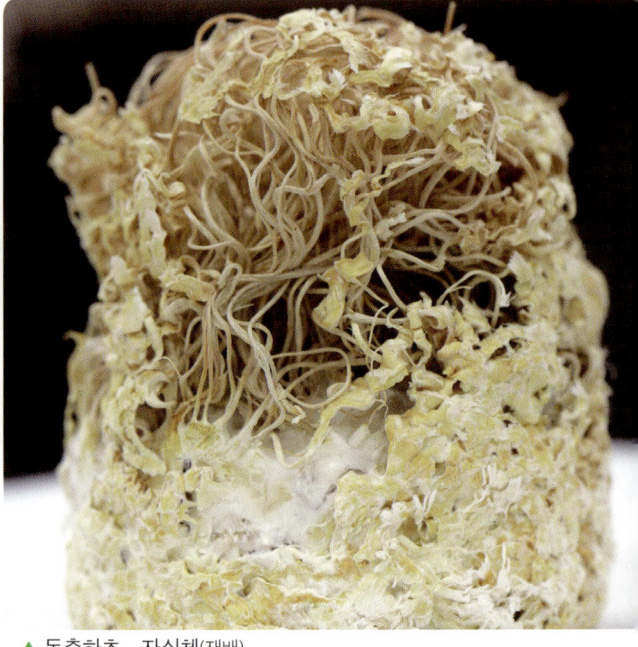

▲ 동충하초 _ 자실체(재배)

생김새

동충하초는 동충하초과의 버섯으로 분류되며, 나방류 등 곤충에 기생하여 내성균핵을 형성하다가 성장하면 밖으로 나온다. 겨울에는 벌레이던 것이 여름에는 버섯으로 변한다고 해서 동충하초라는 이름이 붙여졌다. 길이 3~10cm의 원통형 또는 곤봉형으로, 대는 1개가 있지만 여러 개의 분지도 있을 수 있고, 등황색을 띠는데 기부로 갈수록 색깔이 옅어진다. 자실체 상부에 자실층이 있으며 포자의 모양은 원주상 방추형이다.

효능

동충하초는 약해진 몸을 보양(補養)하고 정기(精氣)를 보충하며 기침을 멎게 하고 가래를 삭이는 효능이 있다. 따라서 기침이 나고 숨이 가쁜 증상, 폐병으로 기침이 나는 증상, 각혈(咯血), 몸이 약하여 잠잘 때 식은땀이 나는 증상, 성교불능증과 유

동충하초 **549**

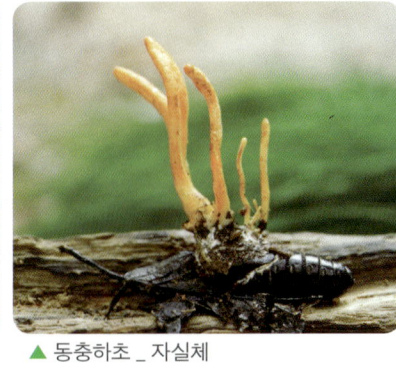
▲ 동충하초 _ 자실체(재배)

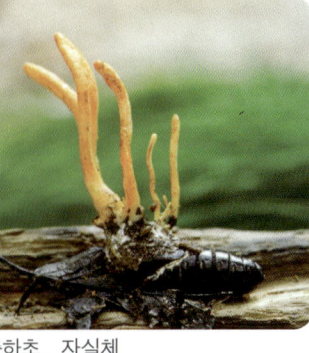
▲ 동충하초 _ 자실체

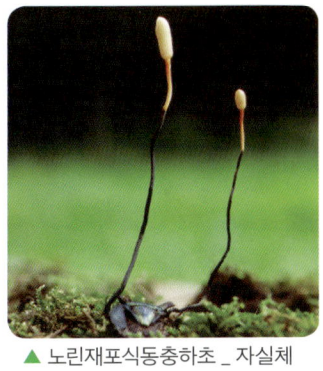
▲ 노린재포식동충하초 _ 자실체

정(遺精), 허리와 무릎이 시큰시큰 쑤시고 아픈 증상, 병이 나은 뒤 기력이 회복되지 않는 증상 등을 치료한다.

최근 동충하초에 관한 동물실험 및 임상연구가 가장 많이 이루어지는 나라는 일본과 중국이지만, 우리나라와 대만, 미국, 유럽에서도 활발하게 연구가 진행되고 있다. 최신 연구에서는 항암, 면역증강, 항피로, 노화 방지에 효과가 있음이 밝혀지고 있다. 일본과 미국에서 발표된 연구 결과들 또한 항암효과, 면역증강, 신장이식 후 면역반응 억제, 혈당강하 효과 등이 있는 것으로 보고하고 있다.

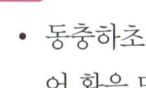 ## 용량 및 용법

- 동충하초의 1회 복용량은 건조된 것으로 6~12g이다. 달여서 먹거나 가루 내어 환을 만들어 먹는다.
- 빈혈, 성교불능증, 유정(遺精)에는 동충하초 20~40g을 닭고기와 같이 푹 삶아서 먹는다.

목이

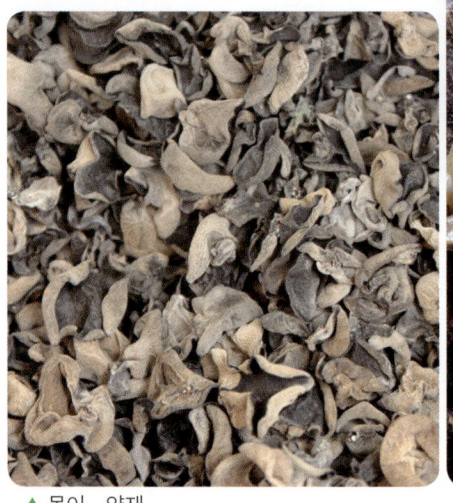
▲ 목이 _ 약재

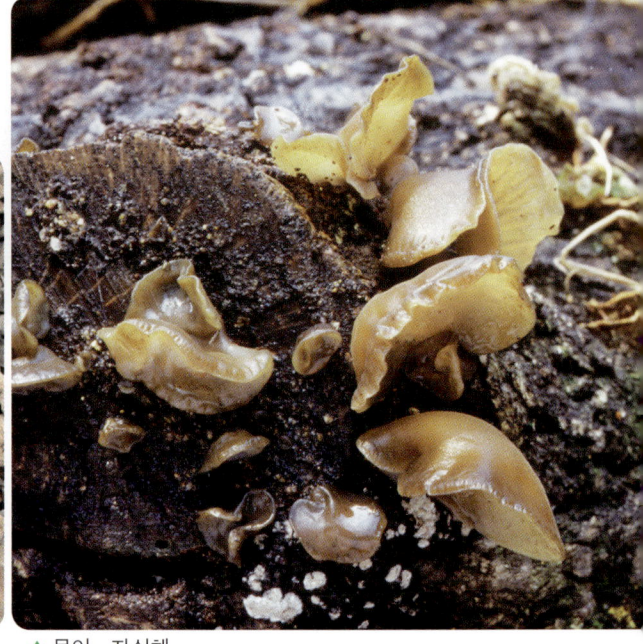
▲ 목이 _ 자실체

생김새

목이는 목이과의 버섯으로, 귀처럼 생겨서 나무의 귀라는 뜻으로 이 이름이 붙여졌다. 몇 개가 달라붙어 덩어리를 이루며 습기를 머금으면 흐물흐물해져 흐르레기라고도 한다. 지름은 2~10cm이며 갓 윗면은 자갈색이고 아랫면은 광택이 있다. 전체가 아교질로 되어 반투명한 것이 특징이다. 목재부후균으로 주로 활엽수의 고목에서 발생한다. 뽕나무와 물푸레나무, 닥나무, 느릅나무, 버드나무에서 발생한 것을 '5목'이라고 하여 최고로 친다. 식용 및 약용하는데 중국요리에 많이 쓰인다.

효능

목이는 기력이 없고 혈액이 부족한 것을 보(補)하는 효능이 있으며, 혈액순환을 돕고 출혈을 멎게 하는 효능도 있다. 따라서 몸이 허약해져 기력이 없고 얼굴이 창백한 사람에게 좋고, 폐기능이 약하여 만성적으로 기침이 계속되는 경우, 각혈(咯

목이 **551**

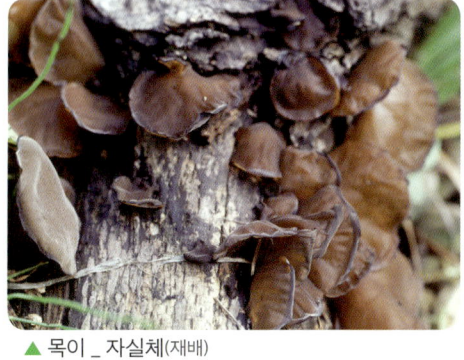

▲ 목이 _ 자실체(재배)

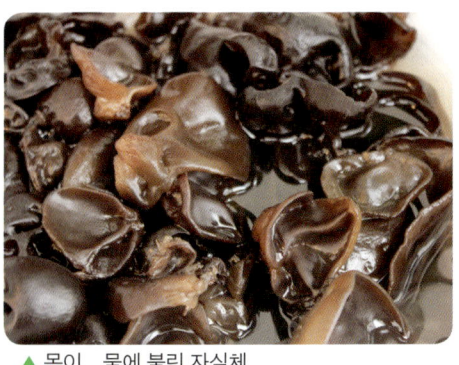

▲ 목이 _ 물에 불린 자실체

血), 토혈(吐血), 코피, 자궁출혈, 치질로 인한 출혈 등에 사용하면 좋다. 여름과 가을
에 채취하여 햇볕에 말려 사용한다.

🎁 용량 및 용법

- 목이의 1회 복용량은 건조된 것으로 2~40g이다. 달여서 먹거나 가루나 환을
  만들어 먹는다.
- 기력이 없는 사람은 목이를 상시로 복용하면 좋다.
- 자궁출혈에는 연기가 날 때까지 목이를 볶은 후 가루로 만들어 1회에 8g씩 복
  용한다.

〈혼동하기 쉬운 버섯 비교〉

	목이	석이
약재	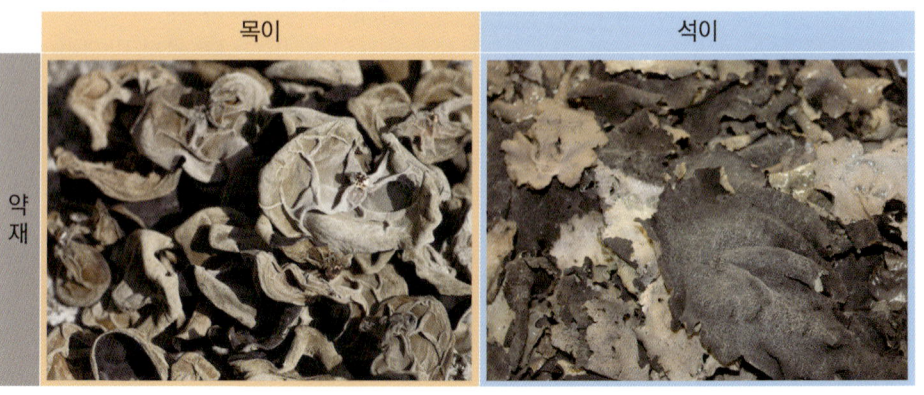	

송이

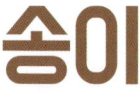

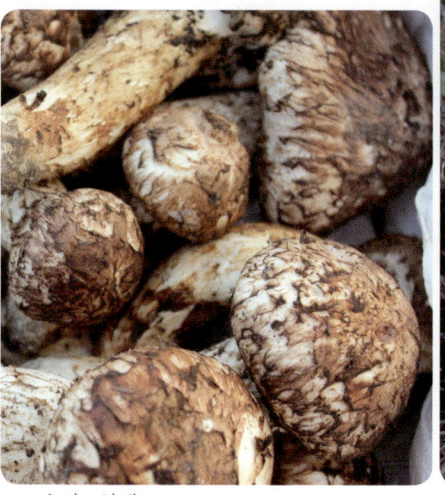

▲ 송이 _ 약재

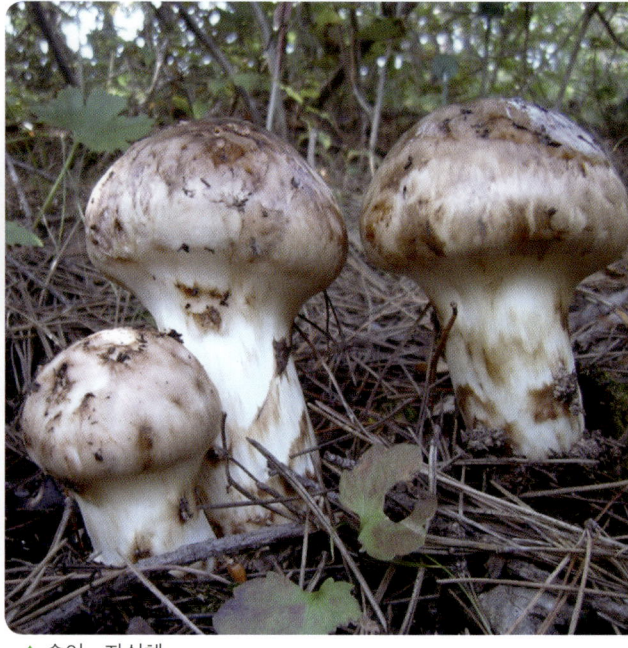

▲ 송이 _ 자실체

생김새

송이는 송이과의 버섯으로 소나무 숲에서 무리 지어 자라거나 한 개씩 자란다. 갓은 지름이 5~25cm이고 처음에는 구형으로 가장자리 안쪽으로 말려 있다가 점차 커지면서 편평하게 펴진다. 갓은 섬유상 막질의 내피막으로 싸여 있다. 표면은 옅은 황색 바탕에 황갈색, 적갈색의 섬유상 비늘껍질 또는 누운 섬유상 비늘껍질이 있으며, 성장하면 종종 방사상으로 갈라져 하얀 조직이 나오기도 한다. 대는 길이 10cm, 굵기 2cm에 주름살이 약간 치밀하며, 흰색이지만 성장하면서 갈색 얼룩이 진다.

효능

송이의 맛은 달고 매우 향기로운 소나무향이 난다. 그래서 예전부터 귀한 버섯으로 여겨졌다.《동의보감》에서도 '이것은 산에 있는 늙은 소나무 밑에서 솔기운을 받

송이 **553**

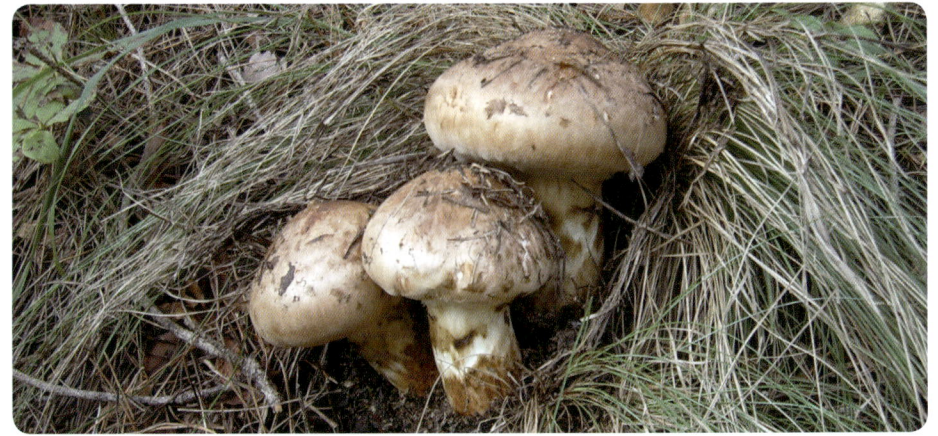

▲ 송이 _ 자실체(재배)

으면서 돋은 것인데, 나무버섯 가운데서 제일이다.'라고 하였다.

송이는 장과 위의 기능을 강화하는 효능이 있어 식욕을 돋우고 설사를 멎게 하며 기운을 나게 한다. 실제로 송이에는 강력한 소화효소가 함유되어 있어 송이밥을 해서 먹으면 소화가 잘된다. 또한 송이는 담(痰)을 삭이는 효능이 있고, 소변이 뿌옇게 나오는 증상, 소변을 참지 못하는 증상, 허리와 대퇴(大腿)가 시리고 아픈 증상, 수족이 마비되는 증상을 치료한다.

송이는 항암효과가 뛰어난 버섯 중 하나이다. 균사체에 있는 다당류 성분인 글루칸이 강력한 항암작용을 할 뿐 아니라 병에 대한 저항력을 높여준다.

 용량 및 용법

《동의보감》에는 먹는 양이나 방법이 따로 설명되어 있지 않다. 송이가 음식에 가까운 약초이기 때문에 그런 것으로 보인다. 단, 다른 버섯과 달리 향이 있어 오래 달여서 복용하는 것은 좋지 않다. 이는 송이뿐 아니라 향이 있는 약초의 공통점이기도 하다.

송이를 물로 씻지 말고 흙을 잘 긁어 제거하고 젖은 면(綿)으로 닦아서 생으로 먹거나 구워서 소금장에 찍어 먹는 것이 일반적이다. 일본에서는 칼로 자르면 쇠 냄새가 난다 하여 가능하면 손으로 찢거나 대나무칼을 사용한다.

 참고

북한 이름도 송이이며, 백두산에서 태백준령이 이르는 지역에서 발생한다. 잡목이 조금 있는 적송림에서 나며, 소나무 수령이 30~60년인 경우에 많이 발생한다. 현재 많은 학자들이 연구하고 있으나 아직 인공 재배에 성공하지는 못했다.

〈혼동하기 쉬운 버섯 비교〉

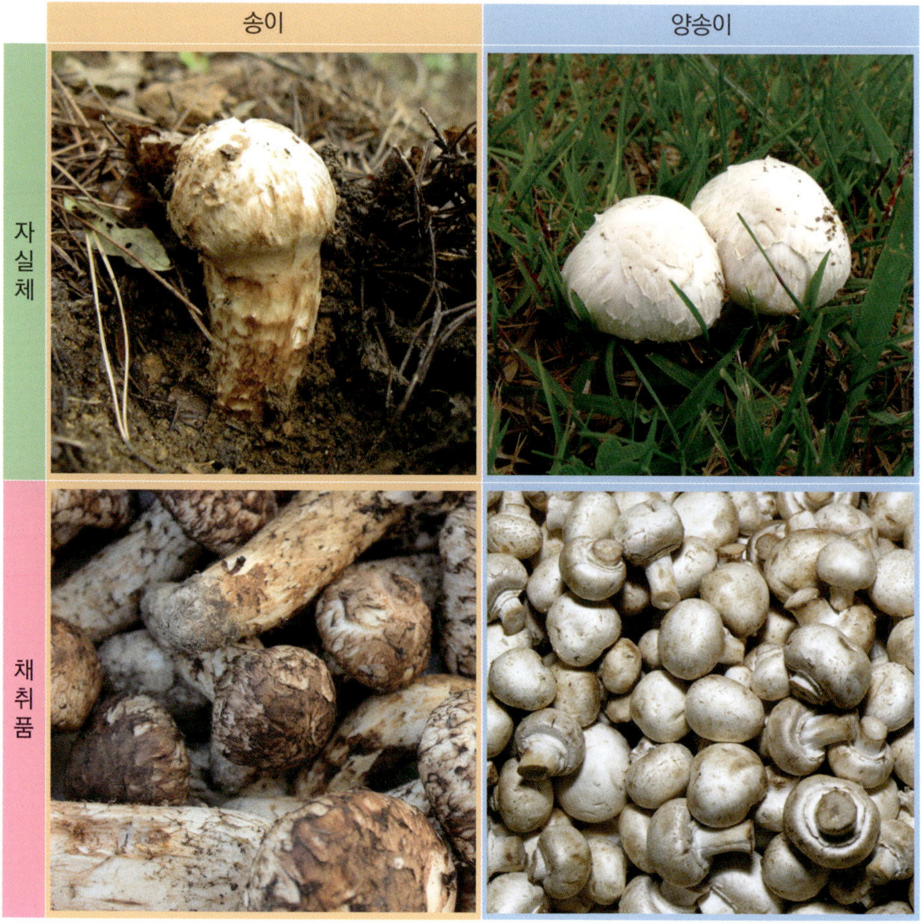

	송이	양송이
자실체		
채취품		

송이 **555**

운지 (구름송편버섯)

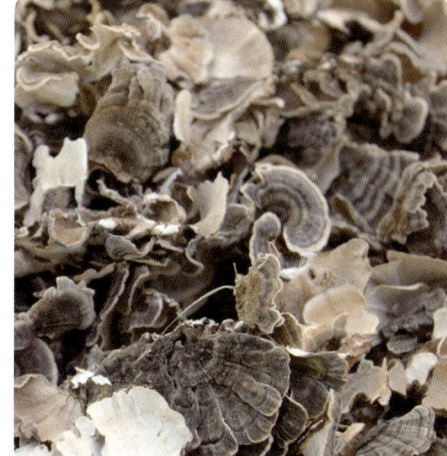

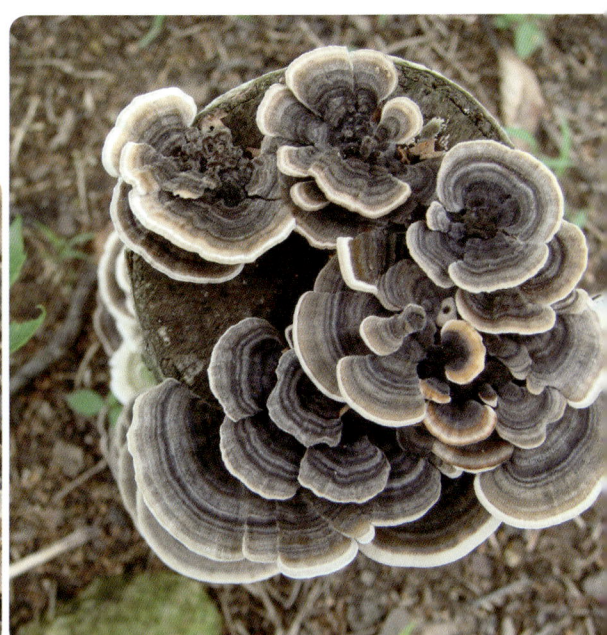

▲ 운지 _ 약재

▲ 구름송편버섯 _ 자실체

🔵 생김새

구름송편버섯은 구멍장이버섯과의 버섯으로 죽은 나무나 그루터기 위에서 무리 지어 자란다. 갓은 지름 1~5cm, 두께 0.1~0.3cm에 반원형으로 얇지만 가죽처럼 질기다. 표면은 흑색 또는 회색, 황갈색 등의 고리 무늬가 많이 있고 짧은 털로 덮여 있으며 조직은 흰색이다. 관공은 0.1cm 정도에 흰색 또는 회백색이고, 관공구는 원형으로 1mm 사이에 3~5개가 있다. 대는 없고 기주에 부착되어 있다. 포자문은 흰색이고, 포자 모양은 원통형이다. 딱딱하여 식용하지 못하고 약용한다.

🔴 효능

구름송편버섯은 버섯 중에서 처음으로 항암물질(폴리사카라이드)이 발견된 버섯이다. 위암, 식도암, 결장암, 직장암 등의 소화기암과 폐암, 유방암에 효과가 좋은 것으로 알려졌다. 화학요법이나 방사선요법과 병용하면 치료 효과를 높일 수 있고, 수술

556

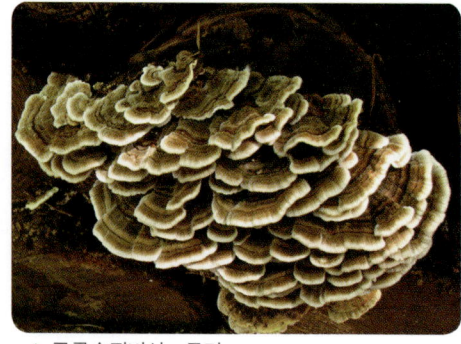

▲ 구름송편버섯 _ 무리

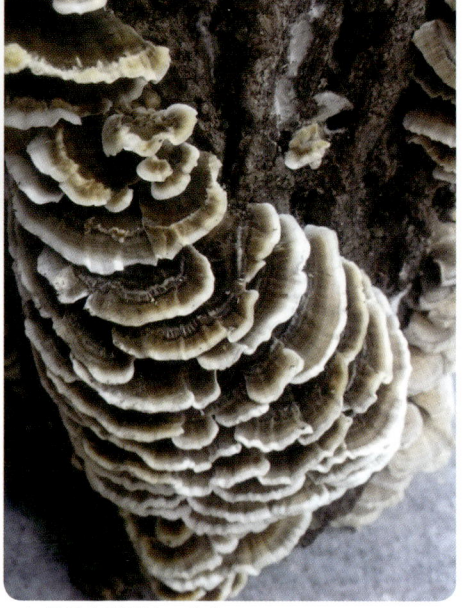

후에도 잔존하는 암세포를 파괴하는
것은 물론 암의 재발과 전이를 예방하
는 효과도 있다. 구름송편버섯은 간염
과 기관지염에도 효과가 있다.

▲ 구름송편버섯 _ 재배

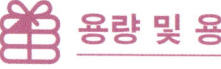 **용량 및 용법**

• 구름송편버섯의 1회 복용량은 건조된 것으로 10~20g이다. 달여서 먹거나 가
  루나 환을 만들어 먹는다.

〈혼동하기 쉬운 버섯 비교〉

구름송편버섯	삼색도장버섯
자실체 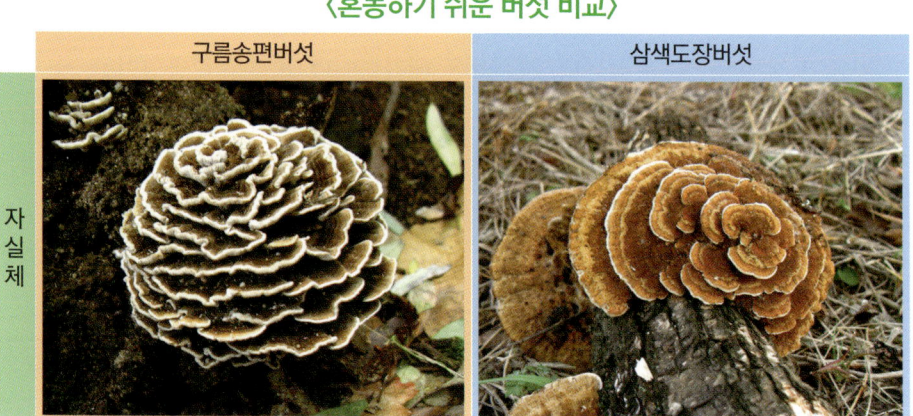	

운지(구름송편버섯) **557**

차가버섯
(자작나무시루뻔버섯)

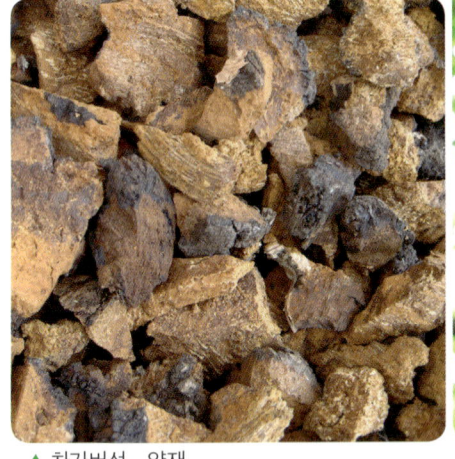
▲ 차가버섯 _ 약재

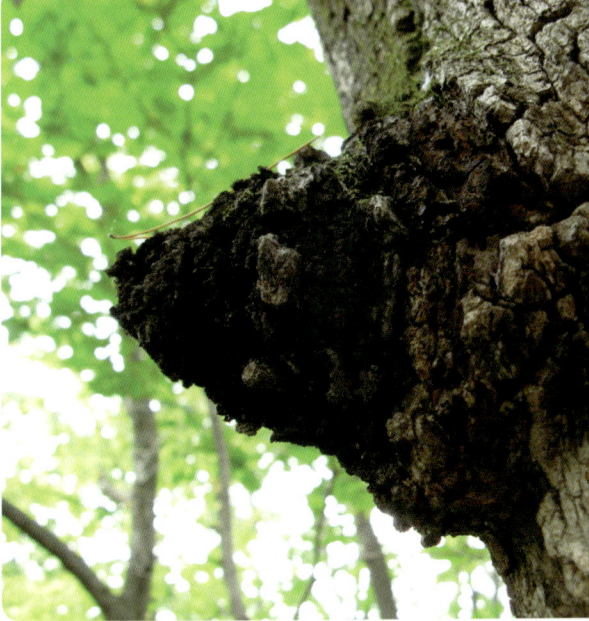
▲ 자작나무시루뻔버섯 _ 자실체

생김새

　자작나무시루뻔버섯은 소나무비늘버섯과의 버섯으로 북위 45도 이상 지방의 자작나무에 기생한다. 크기는 9~25cm이고 덩어리로 되어 있어 형태가 불규칙하다. 표면은 암갈색 또는 검은색으로 거북 등처럼 갈라져 있으며, 조직은 쉽게 부서지고 자르면 검은색으로 변색된다. 자실층은 배착형이며 표면은 관공형이고, 종종 나무껍질 아랫부분에 군데군데 발생한다. 자실층의 색은 어릴 때는 흰색을 띠나 갈색으로 변하며, 오래되면 암갈색을 띤다. 관공구는 각진 형이거나 타원형이고, 길이는 약 1cm이다. 조직은 싱싱할 때는 부드러운 코르크질이나 건조하면 딱딱해지고 쉽게 부서진다.

효능

　차가버섯은 러시아에서 공식적인 암 치료제로 인정될 만큼 항암효과가 뛰어나다.

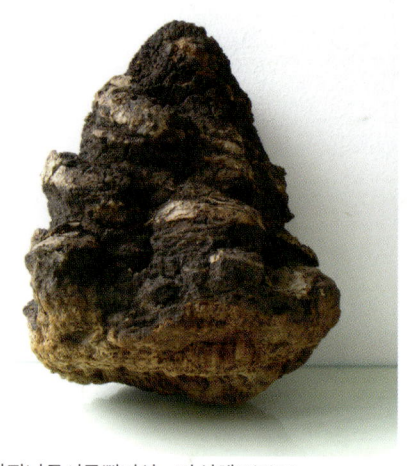

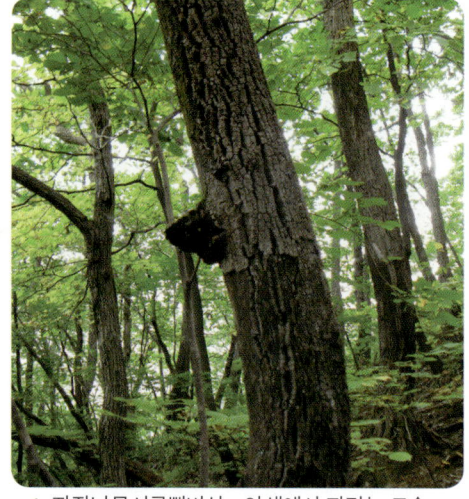

▲ 자작나무시루뻔버섯 _ 자실체(채취품)   ▲ 자작나무시루뻔버섯 _ 야생에서 자라는 모습

'차가'는 언뜻 우리말처럼 보이지만 러시아어 'Чаrа'를 발음대로 쓴 것이다.

버섯은 생명이 다한 생물을 분해하는 역할을 한다. 죽은 나무에 버섯이 자라는 것을 보면 알 수 있다. 살아 있는 나무에서도 자라는데, 이는 나무가 살아 있기는 하지만 버섯이 분해해야 할 무언가가 있기 때문이다. 젊고 건강한 사람보다 나이가 들고 몸이 약해진 사람에게 암이 잘 생기는 것과 같은 이치이다. 그렇다. 버섯과 암세포는 썩어 없어져야 할 물질을 자연으로 돌려보내는 역할을 한다. 그래서 어떤 일본 의학자는 '암세포란 우리 몸의 쓰레기를 없애는 장치'라고도 표현하였다.

버섯은 생명을 마치거나 생명력이 약해진 생물에 붙어서 썩히는 작용을 하기 때문에 그것에 알맞은 기능과 물질을 갖추고 있다. 즉 버섯은 암세포처럼 우리 몸의 노폐물을 처리하는 효능이 있다. 그래서 종류에 따라 다르지만 버섯에는 공통적으로 항암효과가 있다.

차가버섯(자작나무시루뻔버섯)   **559**

말굽버섯

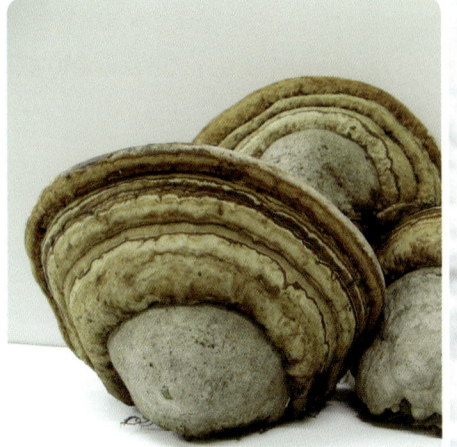
▲ 말굽버섯 _ 약재

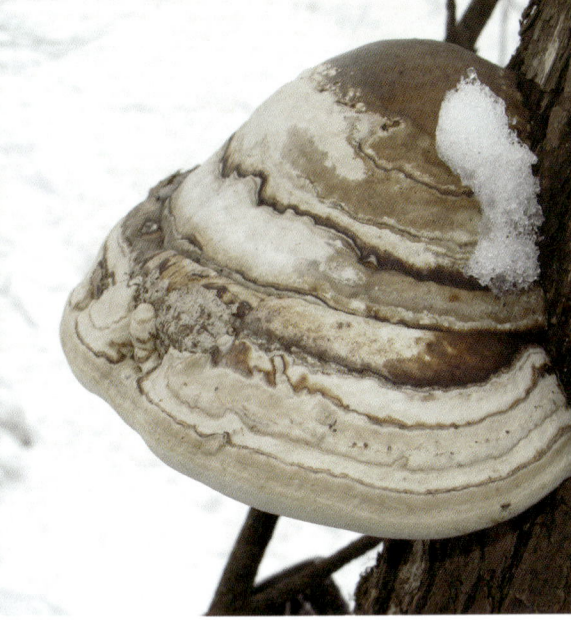
▲ 말굽버섯 _ 자실체

🔵 생김새

말굽버섯은 구멍장이버섯과의 버섯으로 전체가 딱딱한 말굽을 닮아 이 이름이 붙여졌다. 갓의 지름은 5~50cm, 두께는 3~20cm로 대형 버섯이다. 겉은 두껍고 단단한 껍질로 덮여 있는데, 표면은 회백색 또는 회갈색이며, 동심원상의 물결무늬가 있다. 조직은 황갈색이고 가죽질이다. 관공은 여러 개의 층으로 형성되며, 회백색을 띤다. 포자문은 흰색이고, 포자 모양은 긴 타원형이다.

🔴 효능

말굽버섯은 껍질이 매우 단단해서 물에 달일 때는 잘게 썰어서 사용해야 한다. 의성(醫聖) 히포크라테스도 뜸을 뜨는 데 이 버섯을 사용하였다는 기록이 있고, 오래된 유적에서도 발견되어 현재 가장 오래된 버섯 가운데 하나로 알려져 있다.

버섯은 생명력이 없어진 생물을 썩히는 역할을 하는데, 이러한 역할에 필요한 기

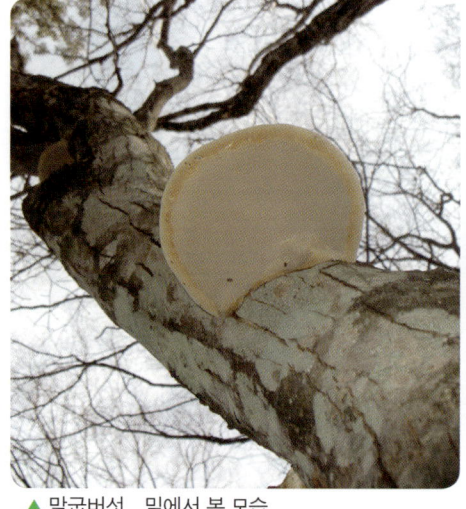

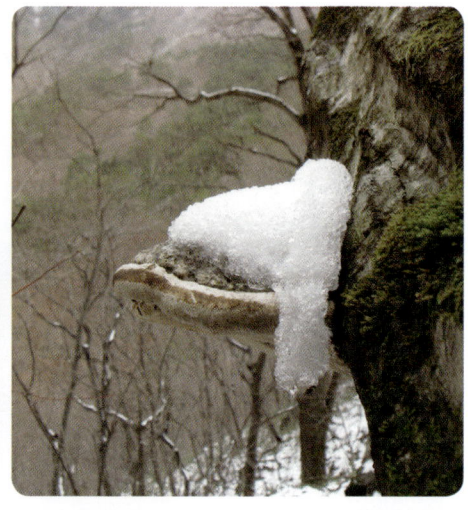

▲ 말굽버섯 _ 밑에서 본 모습

능과 물질이 버섯에 함유되어 있어 사람이 복용하면 몸에 있는 노폐물이 처리되는 효과를 얻는다. 그래서 여러 종류의 버섯이 항암효과를 가지고 있는 것인데, 말굽버섯 또한 항암제로 많이 사용된다. 식도암, 위암, 자궁암 등에 효과가 있는 것으로 알려져 있다.

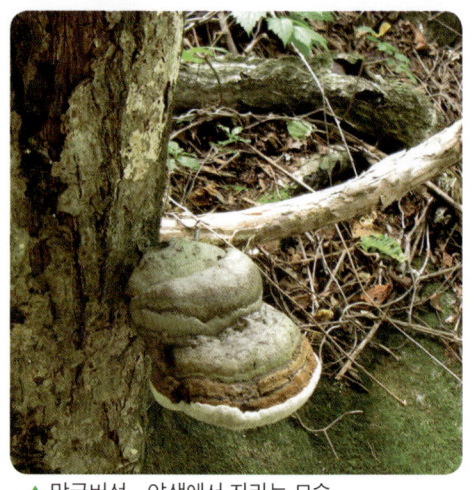

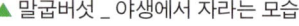

▲ 말굽버섯 _ 야생에서 자라는 모습

말굽버섯 **561**

노루궁뎅이

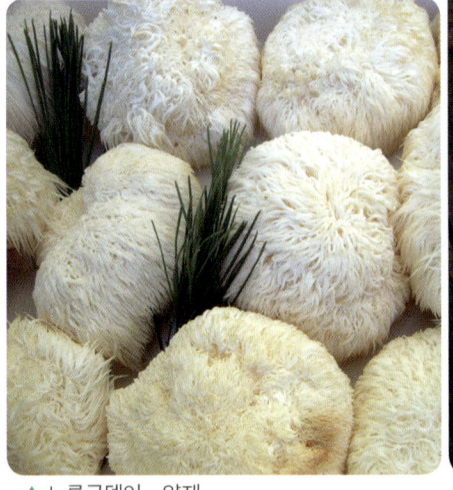

▲ 노루궁뎅이 _ 약재

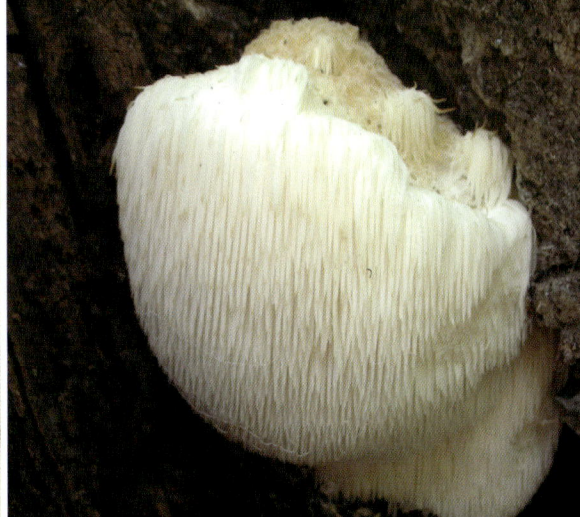

▲ 노루궁뎅이 _ 자실체

생김새

노루궁뎅이는 노루궁뎅이과의 버섯으로 갓의 지름은 5~20cm이다. 공 또는 달 걀 모양으로 윗면에 짧은 털이 많이 나 있고 옆면과 아랫면에는 무수히 많은 바늘 이 늘어져 있어 노루의 궁둥이처럼 보인다고 하여 노루궁뎅이라고 부른다. 전체적 인 생김새는 고슴도치와 비슷하다. 처음에는 흰색이지만 자라면서 노란색이나 엷 은 황토색을 띤다. 표면에 자실층이 발달하고 포자는 공 모양이다. 건조하면 스펀지 처럼 물을 빨아들인다. 항암효과가 있으며, 식용 및 약용한다.

효능

생명이 없어진 물질을 분해하는 세균과 진균(곰팡이)이 없다면 산에는 태풍에 쓰 러지고 뿌리가 뽑힌 나무가 썩지 않고 그대로 있을 것이고, 해마다 떨어지는 나뭇잎 도 쌓여만 갈 것이다. 세균과 진균은 인간을 공격하기도 하는데, 이는 인간의 몸속

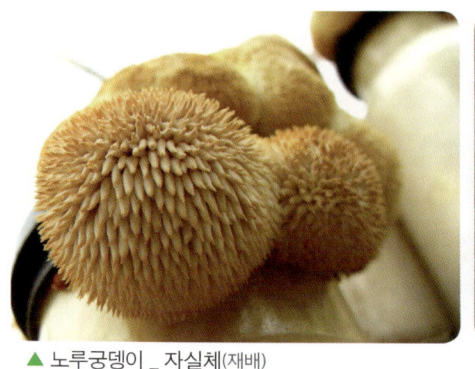

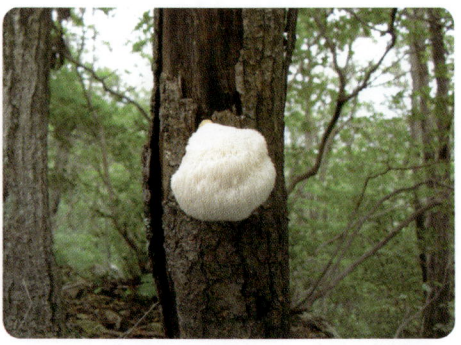

▲ 노루궁뎅이 _ 자실체(재배)

에 썩어 없어질 물질이 존재하기 때문이다. 결국 이들은 자연의 섭리에 따라 자신의 일을 하고 있을 뿐이다. 그리고 때로는 인간에게 유익한 물질을 선물하기도 한다. 곰팡이에서 우연히 발견된 페니실린이 좋은 예이다.

버섯은 진균의 일종이며, 역시 분해자 역할을 한다. 우리가 버섯을 섭취하면 몸속에 남아 있는 노폐물이 처리되는 효과를 얻을 수 있는데, 그 결과 암이 치료되고 각종 염증성 질환이 개선

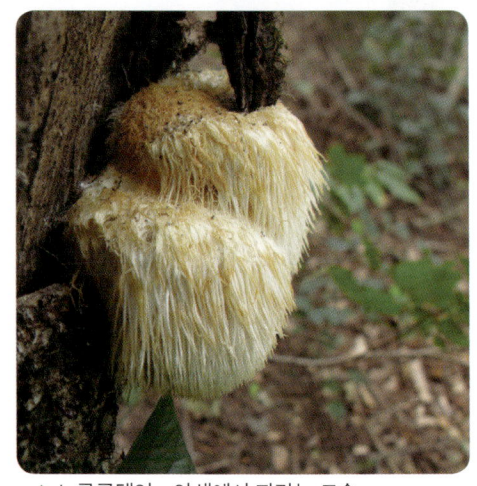

▲ 노루궁뎅이 _ 야생에서 자라는 모습

된다. 노루궁뎅이 또한 여러 질병에 좋은 효과를 나타내는데, 특히 식도염과 위염, 당뇨병, 암 등을 개선하는 효과가 있는 것으로 알려져 있다. 특히 최근 연구 결과에서는 사람의 인지능력을 강화하여 치매를 개선하는 효과가 있는 것으로 밝혀졌다.

풍진사 단행본도서

풀꽃이 약초

사진작가 사용중 공인된 약용식물 463가지

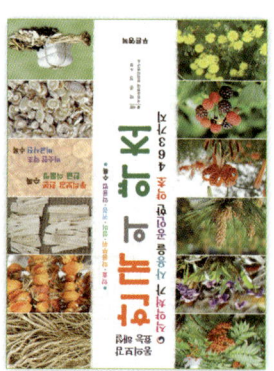

대한민국에서 공인받은 약용식물을 가장자리에서 우리나라에 자생하는 약초로 463종이 보등을 정리했고, 각 약용식물의 그 쓰임에 관하여 자세하게 실었다. 그리고 한방의 효능과 약리작용(藥理作用) 등 우리의 약초인 야생화에 대해 전문적 지식이 없는 일반인이나 주부, 등산인, 낚시인 그리고 학생들까지도 쉽게 공부할 수 있도록 상세한 설명과 특징, 이 책은 전문가가 아니라도 쉽게 이해할 수 있게 필요한 야생 약초의 정보를 담고 있는 책이라 이해하기 쉽게 다양한 약용을 소개하고 있는 것이 특징이다.

사용출판 지음 | 1,048쪽 | 4×6배판 | 올 컬러 | 값 58,000원

동의보감 약초 대백과

꽃·나무·버섯 약초, 약재 457종 집대성

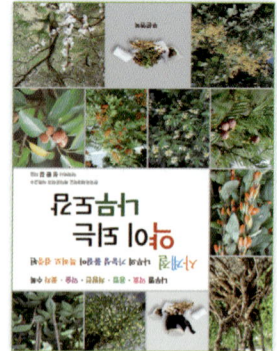

이 책에는 《동의보감》에 기록되어 있는 약초와 꽃 약초를 이용하여 볼 수 있는 (꽃) 283종, 나무(목본) 158종 그리고 버섯 16종까지 총 457종이 수록되어 있다. 사용할 수 있는 약초의 꽃, 열매, 잎, 줄기, 뿌리 등을 사진과 함께 상세히 실었다. 그리고 기준과 약재에 해당하는 주요 동작을 먼저 싣고, 민간약학, 특히 기본이 되는 한방의 효과와 이용법을 체계적으로 정리하였고, 특히 기간에는 쓰임새 때문에 사라져 가고 있는 사용식물로 재배방법을 원칙적으로 간략 정리하였다. 이어 각종 꽃과 식물, 그리고 열매 잎, 가지(확장부위), 뿌리 등의 각종 효능부위는 생리활성물질과 약리작용을 정리했고, 채집 시기와 사용금기 등 약재의 특성들도 기본적으로 수록하여 독자들이 알기 쉽게 집성하였다.

박종철, 성환길 지음 | 1,476쪽 | 신국판 | 올 컬러 | 값 62,000원

사계절 약이 되는 나무도감

약이 되는 나무의 성분과 약용·활용 수록

산과 들에 자라고 있는 우리 나무들이 약용식물들을 알고 지내는 나무들이 자라고 있는데, 이 책은 주변에 있는 공원이나 가로수의 도심의 가로수들이 있고, 가정의 정원수로도 심는 나무들 그리고 우리 주변 가까이에 자라는 가장 대표적인 약이 되는 나무들을 모두 엮었다. 그 중에 꽃 나무는 물론이고 이른 봄에 이용하는 다듬, 양자, 산삼, 응달엽 열매 약초, 개암나무와 노루귀와 같은 열매를 채취하여, 보고 가을부터는 나무열매들이 주렁주렁 열리는 단풍나무 줄기의 잎까지 자르고 있고, 이용법으로 계통적으로 구분하여 알기 쉽고 이용하기 편리하게 정리하였다. 꽃이 귀한 겨울철에는 나무가지부터 겨울잎을 채취하여 약용하는 겨울풀들을 볼 수 있을 것이다.

성환길 지음 | 728쪽 | 4×6배판 | 올 컬러 | 값 68,000원